TRAITÉ

CLINIQUE ET PRATIQUE

DES

MALADIES DES ENFANTS

—

TOME TROISIÈME.

LIBRAIRIE MÉDICALE GERMER BAILLIÈRE,

17, RUE DE L'ÉCOLE-DE-MÉDECINE.

ANDRAL. Cours de pathologie interne, professé à la Faculté de médecine de Paris ; recueilli et publié par M. le docteur Amédée Latour, 2e édition refondue. 1848, 3 vol. in-8 de 2076 pages. 18 fr.

AUBER (Édouard). **Traité de la science médicale** (histoire et dogmes), comprenant : 1° un précis de méthodologie et de médecine préparatoire ; 2° un résumé de l'histoire de la médecine, suivi de notices historiques et critiques sur les écoles de Cos, d'Alexandrie, de Salerne, de Paris, de Montpellier et de Strasbourg ; 3° un exposé des principes généraux de la science médicale, renfermant les éléments de la pathologie générale. 1853, 1 fort vol. in-8. 8 fr.

BOUCHARDAT. Manuel de matière médicale, de thérapeutique comparée et de pharmacie. 1856-1857, 2 vol. grand in-18, 3e édit. 14 fr.

BECQUEREL ET **RODIER. Traité de chimie pathologique appliquée à la médecine pratique**, contenant l'étude et la composition à l'état sain et à l'état malade de tous les liquides du corps humain, tels que le *sang*, les *urines*, la *lymphe*, le *chyle*, la *salive*, la *bile*, le *suc pancréatique*, le *sperme*, le *lait*, les *larmes*, le *mucus*, les *crachats*, les *vomissements*, les *sécrétions*, la *sueur*, le *pus*, le *tubercule*, le *cancer*, etc. 1854, 1 vol. in-8. 7 fr.

BOUCHARDAT ET **DELONDRE. Quinologie.** Des quinquinas et des questions qui, dans l'état présent de la science et du commerce, s'y rattachent avec le plus d'actualité. 1854, 1 vol. gr. in-4, avec 23 pl. coloriées et 2 cartes. 40 fr.

BRIERRE DE BOISMONT. Des hallucinations, ou Histoire raisonnée des apparitions, des visions, des songes, de l'extase, du magnétisme et du somnambulisme. 1861, 3e édition très augmentée. 7 fr.

CHOMEL. Leçons de clinique médicale, faites à l'Hôtel-Dieu de Paris, recueillies et publiées sous ses yeux par MM. les docteurs Genest, Requin et Sestiér. 1834-1840, 3 vol. in-8. 21 fr.

DESMARRES. Traité théorique et pratique des maladies des yeux, par M. le docteur L.-A. Desmarres, professeur de clinique ophthalmologique, etc. 1854-1858, 2e édition, 3 forts volumes in-8 avec 205 figures intercalées dans le texte. 23 fr.

DEVERGIE (Alphonse). **Médecine légale théorique et pratique** avec le texte et l'interprétation des lois relatives à la médecine légale, revus et annotés par M. Dehaussy de Robécourt, conseiller à la cour de cassation. 1852, 3e édition, 3 vol. in-8. 23 fr.

FABRE. Dictionnaire des dictionnaires de médecine français et étrangers, avec un volume supplémentaire rédigé sous la direction du docteur Ambroise Tardieu. 1851, 9 vol. in-8. 45 fr.

MENIÈRE. De la guérison de la surdi-mutité et de l'éducation des sourds-muets ; exposé de la discussion qui a eu lieu à l'Académie impériale de médecine, avec notes critiques, réflexions, additions, et un résumé général. 1855, 1 vol. in-8. 5 fr.

TARDIEU. Manuel de pathologie et de clinique médicales. 1857, 1 vol. grand in-18, 2e édition, corrigée et augmentée. 7 fr.

ZIMMERMANN. De la solitude, des causes qui en font naître le goût, de ses inconvénients, de ses avantages et de son influence sur les passions, l'imagination, l'esprit et le cœur ; traduit de l'allemand par M. Jourdan. Nouvelle édition. 1840, in-8. 3 fr. 50

Paris.—Imprimerie L. MARTINET, rue Mignon, 2.

TRAITÉ

CLINIQUE ET PRATIQUE

DES

MALADIES DES ENFANTS

PAR MM.

E. BARTHEZ ET F. RILLIET

Médecin de S. A. le prince impérial
et de l'hôpital Sainte-Eugénie.

Ancien médecin en chef de l'hôpital
de Genève.

Ouvrage couronné par l'Académie des Sciences et par l'Académie de Médecine,

et autorisé par le Conseil de l'Instruction publique

POUR LES FACULTÉS ET LES ÉCOLES PRÉPARATOIRES DE MÉDECINE.

DEUXIÈME ÉDITION

ENTIÈREMENT REFONDUE ET CONSIDÉRABLEMENT AUGMENTÉE.

2ᵉ Tirage.

> Nous devons préférer la connaissance
> de quelque peu de vérité, à la vanité de
> paraître n'ignorer rien.
> **DESCARTES.**

TOME TROISIÈME.

PARIS

GERMER BAILLIÈRE, LIBRAIRE-ÉDITEUR,

17, RUE DE L'ÉCOLE-DE-MÉDECINE.

LONDRES, | **NEW-YORK,**
H. BAILLIÈRE, 219, Regent street. | BAILLIÈRE BROTHERS, 440, Broadway

MADRID, C. BAILLY-BAILLIÈRE, PLAZA DEL PRINCIPE ALFONSO, 16.

1861

AVERTISSEMENT.

Plusieurs personnes nous ont exprimé le regret de ne trouver nulle part dans notre livre l'indication des points sur lesquels ont porté les principales modifications introduites dans cette seconde édition

Pour remplir cette lacune, nous avons, dans la *table analytique et alphabétique*, noté au moyen d'un *, tous les sujets non traités dans la première édition ; et au moyen d'un double ** tous ceux qui ont subi des modifications considérables, et qui peuvent ainsi passer pour nouveaux. Nous nous sommes servis des mêmes signes pour le tableau synoptique qui termine cet ouvrage et leur avons donné la même valeur.

Il va sans dire que cette table, ne faisant pas mention de tous les détails contenus dans cette nouvelle édition, plusieurs des sujets qui auraient dû être signalés par un astérisque simple ou double, n'ont pas pu y trouver place ; nous citerons entre autres la plupart des articles intitulés : *Nature de la maladie.* C'est sous ce titre et dans les préliminaires de chaque classe que le lecteur devra chercher l'exposition de nos doctrines, et la partie plus spécialement théorique de cet ouvrage.

Une seconde table analytique, destinée exclusivement à la *partie thérapeutique* de notre ouvrage, a pour but de permettre aux praticiens de trouver promptement les remèdes appropriés à chaque maladie; ils y trouveront en particulier l'indication exacte du volume et de la page où sont étudiés les principaux remèdes en usage chez les enfants, avec leurs doses, leur mode d'administration, leurs avantages et leurs inconvénients.

TRAITÉ CLINIQUE ET PRATIQUE

MALADIES DES ENFANTS

SIXIÈME CLASSE

MALADIES GÉNÉRALES AIGUES SPÉCIFIQUES.
(SUITE.)

CHAPITRE IV.

VARIOLE.

Art. I. — Historique.

On a publié de nombreux mémoires sur l'origine de cette maladie
et sur l'époque où elle a paru dans le monde. Il est inutile de reproduire ici toutes les discussions auxquelles la question historique a
donné naissance, et nous nous contenterons de dire, avec M. Bousquet, « qu'après les Chinois, les Arabes ont connu les premiers la
petite vérole, et que Sydenham en a donné la première description
fidèle. » Depuis lors les publications se sont multipliées et l'histoire
descriptive de la maladie est parfaitement connue.

Une bibliographie de la variole formerait à elle seule un volume,
dit Joseph Frank : aussi l'on comprendra que nous n'avons pas l'intention de mentionner tous les traités et les mémoires qui ont été
publiés sur cette pyrexie. D'ailleurs ces travaux sont loin d'être spéciaux à la variole des enfants, et conséquemment leur analyse serait
de peu d'intérêt pour ceux qui s'occupent exclusivement de la médecine du jeune âge. Nous renvoyons ceux de nos lecteurs qui désireraient faire quelques recherches historiques sur cette maladie, à la
notice bibliographique publiée par Joseph Frank.

Nous nous contenterons de signaler quelques travaux dans lesquels la variole a été étudiée d'une manière spéciale chez les enfants,
et que l'on pourra consulter avec fruit : ce sont, 1° plusieurs parties
du *Traité de médecine pratique* de Sydenham, qui a donné des préceptes diagnostiques, pronostiques et thérapeutiques sur la variole
du jeune âge; 2° le *Traité des maladies des enfants* de Rosen, qui a
particulièrement insisté sur le pronostic et sur le traitement; 3° l'excellente monographie d'Hufeland (1), qui est entré dans les détails les
plus circonstanciés sur le traitement de la variole naturelle et inoculée. On trouve annexées à ce travail 11 observations intéressantes
de variole chez des enfants de un à quinze ans; 4° le *Traité des maladies des enfants* de Fleisch (2). Ce médecin consacre 78 pages à
l'étude de la maladie qui nous occupe. Son traitement est très détaillé ; il indique surtout avec précision les médications qui conviennent aux symptômes pénibles de la maladie, tels que les douleurs
de tête et de gorge, la salivation, etc.; 5° le *Traité* de Wendt (3),
qui a recommandé l'emploi des préparations d'opium, de musc, de
camphre, d'arnica, de valériane, de quinquina dans le traitement
des varioles dites malignes; 6° celui de Henke (4), qui a insisté sur
les différentes formes anatomiques et symptomatiques. Parmi les
premières, il range les varioles confluentes, discrètes, lymphatiques, siliqueuses, verruqueuses, sanguines ; parmi les secondes, celles
qu'il nomme inflammatoires, gastriques, malignes, nerveuses,
putrides. L'article *Pronostic* est traité avec développement. Henke
dit avoir retiré de bons effets de la teinture thébaïque à la dose
de 2 à 3 gouttes toutes les demi-heures quand l'éruption était lente
à paraître; 7° le *Traité* de Meissner (5), qui a cité la plupart des auteurs allemands auxquels on doit des observations sur les complications de la variole; mais il n'a pas assez distingué celles qui étaient
inhérentes à la maladie elle-même, et celles qu'on devait considérer
comme de simples coïncidences ; 8° enfin nous louerons sans réserve
l'excellent travail du docteur Gregory (6), qui, après avoir étudié les
principales complications de la variole et l'époque à laquelle elles se
manifestent, a indiqué dans un tableau synoptique, composé avec
168 observations, l'époque à laquelle survient la mort. Il a recherché
ensuite quelles étaient les causes de la terminaison fatale aux différentes périodes de la maladie. Du premier au septième jour, ce sont

(1) *Bemerkungen über die natürlichen und geimpften Blattern*, etc. Berlin, 1798.
S. 15-255.

(2) *Handbuch über die Krankheiten der Kinder.* 2 Bd. S. 1-78.

(3) *Die Kinderkrankheiten*, etc., S. 191-224.

(4) *Handbuch zur Erkenntniss und Heilung der Kinderkrankheiten*, etc. I Bd.
S. 239-264.

(5) *Die Kinderkrankheiten*, etc., Bd. S. 391-438.

(6) *Cyclopedia*, etc., dans *Analecten*. Heft XII, S. 81.

les accidents cérébraux, du huitième au treizième l'inflammation du larynx, du quinzième au vingt et unième l'intensité du mouvement fébrile, les épanchements dans le cerveau, la gangrène de la peau, la pneumonie, la pleurésie et la laryngite; au delà de cette époque, la mort est occasionnée par l'épuisement, l'érysipèle et la persistance du mouvement fébrile.

MM. Evanson et Maunsell ont décrit à part les varioles discrètes et confluentes et la varioloïde. Leur travail est court et n'offre rien de remarquable. Frankel, dans la traduction allemande qu'il a donnée de cet ouvrage, a ajouté des notes étendues et mis à contribution les travaux des médecins allemands. Il distingue, comme Henke, les formes inflammatoire, nerveuse et putride. Nous ferons remarquer ici que, pour les médecins de l'Allemagne, ces différentes dénominations indiquent une véritable complication de la variole avec les maladies auxquelles ils donnent le nom de fièvres synoque, nerveuse ou putride, tandis que nous ne voyons dans ces variétés que la prédominance de certains symptômes.

Indépendamment des ouvrages que nous venons de citer rapidement, et dont nous aurions pu beaucoup augmenter le nombre, nous rappellerons que l'on trouve dans la science plusieurs observations particulières ou mémoires :

1° Sur les complications de la variole ;

2° Sur les varioles après vaccine ;

3° Sur les récidives ;

4° Sur la marche simultanée de la variole et de la vaccine.

Nous allons citer ici les principales sources.

1° *Complications de la variole.* — Les observations de varioles compliquées de convulsions sont rares. Nous avons trouvé un fait de cette espèce dans le *Journal de Vandermonde.* Il s'agit d'un enfant de sept ans dont la variole fut précédée de convulsions et de miliaire. Les accidents convulsifs persistèrent, et ce fut le troisième jour seulement, à la suite d'un bain, que survint l'éruption (1). Dans un autre fait, il s'agit d'une variole irrégulière ataxique, dont l'éruption fut favorisée par l'administration d'un bain chaud (2).

Les observations de variole compliquée d'autres éruptions ou de purpura sont plus nombreuses. Des Essarts a publié des observations de scarlatine suivie de variole, et d'autres exemples de variole compliquée de miliaire. Dans ce dernier cas, l'invasion de la petite vérole était annoncée par de la fièvre, de la soif et du délire; cinq ou six heures après survenait l'éruption pustuleuse; puis il apparaissait une miliaire qui suspendait la marche de la variole.

On a fréquemment signalé la complication du purpura ; nous cite-

(1) *Journ. méd.-chir. et pharm.*, 1760, t. XIII.
(2) *Id.*, 1768, t. XXVIII, p. 314.

rons en particulier l'observation, insérée dans le *Journal de Vandermonde* (1), d'une fille de six ans qui, au quinzième jour d'une variole discrète, fut, à la suite d'un orage, prise d'une abondante hémorrhagie nasale, et d'un purpura très étendu. Malgré le traitement tonique, la maladie s'aggravait et l'enfant était à l'agonie ; il y avait des mouvements convulsifs du visage ; le pouls était misérable. On appliqua des vésicatoires aux extrémités ; il survint de l'amélioration, et la petite malade guérit.

Des exemples de variole hémorrhagique ont été publiés par Matthey (2) ; on en trouve un autre dans le *Journal de Boston* (3). Il s'agit dans ce cas d'un enfant de huit mois atteint de varicelle qui se compliqua de purpura le second jour. A l'autopsie, les reins, de couleur noire, ressemblaient à des caillots (apoplexie). Plusieurs observations de variole hémorrhagique sont relatées dans la thèse du docteur Couture; une autre est publiée dans le *Journal des hôpitaux* (4) ; dans ce cas, le purpura précéda la variole. M. Murdoch (5) en a rapporté plusieurs exemples chez des enfants très détériorés ; l'haleine devenait fétide ; les lèvres se couvraient de croûtes noirâtres ; l'éruption était en général retardée dans sa marche. Des faits semblables ont été publiés par M. Weber, qui a observé aussi des épanchements sanguins dans des cas où, pendant la vie, on n'avait pas constaté d'hémorrhagie (6).

On trouve aussi quelques renseignements sur d'autres complications moins fréquentes, sur l'anasarque (7), la gangrène de la bouche (8), les douleurs rhumatoïdes (9), les abcès (Weber, *loc. cit.*), le croup (10), les ulcérations du tube digestif (Weber, *loc. cit.*, *Obs.* 7), la pneumonie (11).

M. Couture (12), dans sa thèse, a insisté sur plusieurs des complications de la variole dans l'enfance. Il dit que dans la période d'éruption il peut se développer des inflammations pharyngées, des affections gastro-intestinales, et entre autres, la dysenterie, des affections thoraciques, telles que la bronchite, la pleurésie, la pneumonie. Pendant la période de suppuration, les maladies intercurrentes sont plus

---

(1) 1791, t. LXXXVIII, p. 325.
(2) *Ann. Soc. méd. de Montpell.*, t. XVIII, p. 34.
(3) *The Bost. med. and surg. journ.*, dans *Journal des progrès*.
(4) Deuxième année, 1825, p. 162.
(5) *Clinique Ann.*, 2ᵉ année, p. 100.
(6) *Journ. hebd.*, 1830, p. 89.
(7) *Journ. méd.-chir. pharm.*, 1791, t. LXXXVI, p. 325.
(8) *Ibid.*
(9) *Ibid.*
(10) *Journ. hebd.*, t. I, 1830.
(11) Constant, dans *Gaz. méd.*, 1833, p. 765.
(12) Thèse sur la variole compliquée, n° 11, 1829.

graves ; les vomissements peuvent être opiniâtres. Si les complications
signalées au début de l'éruption se développent pendant la suppuration, il est rare que celle-ci soit franche. La dessiccation peut être
remplacée par la résorption du pus et par les accidents qu'elle entraîne. Les affections secondaires qui peuvent emporter le malade à
cette époque sont les symptômes cérébraux, la diarrhée, qui souvent
devient sanguinolente, la pneumonie. Après la desquamation, il peut
encore survenir des ophthalmies et des symptômes cérébraux, qu'il
faut distinguer de la méningite. Les autres accidents sont des éruptions de furoncles ou de rupia.

Ce résumé court et bien fait des complications de la variole peut
être utile ; mais il pèche par trop de confusion. M. Couture termine
sa thèse par un résumé de 33 observations et par deux faits détaillés.

2° *Variole après vaccine.* — Les annales de la science renferment un
grand nombre de faits de cette espèce. Parmi beaucoup d'autres,
nous citerons ceux publiés dans *The London med., surg. and pharm.
repository,* janvier 1814. — *Id.,* mars 1815. — *Annales cliniques de
la Société de médecine pratique de Montpellier,* juillet et août 1814. —
Med. and phys. journal, juillet 1820, etc., etc.

3° *Double variole chez un même enfant* — Parmi les observations de
cette espèce, nous citerons un fait publié dans le *Recueil périod. de
la Soc. de méd. de Paris* (novembre et décembre 1815). Il s'agit
d'une fille de neuf ans qui fut atteinte à deux reprises de variole régulière. Un fait d'une date plus ancienne, mais plus curieux, a été publié dans le *Journal de Vandermonde* (1). Un enfant de douze ans
était atteint de variole ; le dix-septième jour après la dessiccation, il
se fit une nouvelle éruption. *Les boutons réellement varioliques,* dit
l'auteur, *parcoururent leur temps.* Il survint plus tard un grand nombre d'abcès. On trouve dans le même journal (2) des observations
analogues, mais différentes par la rapidité avec laquelle marcha
l'éruption. *La maturité des derniers boutons s'opéra avec tant de promptitude, qu'ils se trouvèrent être en suppuration en même temps que ceux
qui avaient paru les premiers.*

4° *La réunion de la variole et de la vaccine* a été spécialement étudiée par Odier, Duplan, Bouteille, Sédillot et par les docteurs Herpin,
Legendre, Clérault, Hérard ; nous citerons et nous analyserons la
plupart de ces travaux dans le cours de ce chapitre.

Art. II.—Tableau de la maladie.—Formes, marche, durée.

La variole ou petite vérole est une affection aiguë, fébrile, spécifique, contagieuse, caractérisée par une éruption générale vésiculo-

____

(1) 1758, t. VIII, p. 49.
(2) *Ib.,* 1791, t. LXXXVI, p. 325.

pustuleuse ombiliquée. Telle qu'elle se présente de nos jours chez les enfants, cette affection peut être divisée en cinq espèces assez distinctes.

1° La variole normale dans laquelle les symptômes locaux et généraux suivent une marche tellement régulière, qu'elle peut être prévue à l'avance. Cette variété est la variole véritable, la seule à laquelle s'applique exactement la définition précédente. Les espèces suivantes n'en sont que des modifications ou des dégénérescences dues à l'influence de causes assez nettement déterminées.

2° La variole anomale. Dans cette forme, l'éruption bien que reconnaissable, est modifiée, l'évolution régulière des symptômes généraux est détruite, et des phénomènes étrangers se développent.

3° La varioloïde normale, dont la marche est assez régulière et qui est une variole écourtée ou avortée, plutôt qu'irrégulière.

4° La varioloïde anomale dans laquelle la maladie n'est pas seulement abrégée, mais encore irrégulière.

5° La varicelle, que beaucoup de pathologistes séparent complétement de l'affection qui nous occupe. Nous serions tentés de nous ranger à cette manière de voir, tant l'éruption et la maladie tout entière diffèrent de la pyrexie vraie, si, dans les épidémies, on ne voyait pas la varicelle précéder et accompagner la variole (1).

Entre le moment où le virus contagieux est introduit dans l'économie et celui où il révèle sa présence par les symptômes propres à la variole, il se passe un temps d'*incubation* dont la durée est encore assez indéterminée et pendant lequel aucun phénomène ne révèle les graves modifications qui se préparent dans l'économie.

Des symptômes généraux annoncent le *début* de la maladie et constituent la première période de *prodromes*, suivie bientôt de la seconde période d'*éruption*. Lorsque les pustules deviennent croûteuses, la période de *dessiccation* commence et est remplacée par celle de *desquamation*, qui termine la maladie.

Cependant on a décrit des varioles bornées pour ainsi dire à la première période, celle des prodromes. Leurs caractères assez tranchés, l'épidémie régnante, la contagion bien reconnue, justifient l'admission, dans le cadre nosologique, de cette forme très bénigne de la variole décrite par Ludwig, P. Frank, Borsieri (2). Plusieurs

---

(1) Le présent chapitre a été composé avec 153 observations de varioles de toute espèce recueillies à l'hôpital. Parmi ce nombre nous comptons 30 varioles normales, 39 varioles anomales, 52 varioloïdes normales, 20 varioloïdes anomales, 9 varicelles. Trois fois nous n'avons pas assez vu l'éruption pour déterminer son espèce. Depuis lors nous avons observé, soit en ville, soit dans nos hôpitaux de Paris et de Genève un grand nombre de faits qui n'ont pas sensiblement modifié les opinions émises dans notre première édition.

(2) Dans *Compendium de médecine*, t. VIII, p. 444.

pathologistes ont nié cette fièvre varioleuse sans éruption; mais des observations récentes ne permettent pas de doute sur son existence (1).

I. *Variole normale.* — La maladie débute par des vomissements alimentaires d'abord, bilieux ensuite, accompagnés d'une fièvre plus ou moins vive; l'enfant, s'il est assez âgé, se plaint de courbature, de mal de reins; l'appétit est perdu, la soif est vive; bientôt à ces symptômes se joignent de la constipation, souvent du mal de tête, parfois de l'assoupissement ou du délire. Il peut arriver alors que le malade présente des symptômes qui simulent le début d'un embarras gastrique, d'une fièvre typhoïde, ou d'une méningite; ou bien, si l'on peut prévoir une fièvre éruptive, on reste dans l'indécision de savoir laquelle doit se développer.

Après cette première période d'*invasion*, qui dure deux ou trois jours, rarement plus ou moins, la maladie passe à la seconde période d'*éruption*. Alors on voit paraître sur la figure des taches rouges, bientôt papuleuses, qui se répandent rapidement et successivement sur toute la face, sur le col, sur les membres. Si l'enfant est très jeune, l'éruption débute souvent par les fesses ou par le pli des aines; en tous cas, elle reste discrète sur l'abdomen. En même temps, des petites taches rouges, suivies d'un dépôt pseudo-membraneux lenticulaire, se montrent sur les membranes muqueuses, visibles à l'œil. Pendant cette période, et à mesure que l'éruption est plus complète, les symptômes généraux se calment, tous ceux qui pouvaient faire croire à une autre maladie que la variole s'évanouissent, la fièvre seule persiste souvent, quoique déjà moindre.

Dès le lendemain ou le surlendemain, l'éruption est complète, et a changé en partie d'aspect : des vésicules ont remplacé les papules; elles sont entourées d'une auréole inflammatoire, puis une dépression ombilicale s'est formée à leur centre. Le malade se plaint de mal de gorge, et sa voix enrouée indique l'extension de l'éruption dans le larynx; la fièvre est tombée, la constipation persiste, souvent l'anorexie disparaît, et l'enfant demande à manger. Les autres fonctions s'exécutent bien; la respiration est pure, le ventre est souple et indolent; le sommeil est tranquille ou rarement agité.

Mais bientôt la scène change, les vésicules deviennent légèrement opalines en augmentant de volume, la suppuration ou plutôt une sécrétion plastique se fait sous l'épiderme. Alors, et nous sommes au quatrième ou cinquième jour de l'éruption, la figure se gonfle, et bientôt la tuméfaction gagne en partie les extrémités. Puis au moment où elle est presque générale et où les pustules sont bien formées et l'ombilic encore apparent, il se déclare une fièvre souvent violente, accompagnée de chaleur, de sécheresse de la peau, de céphalalgie rare ou peu vive; en même temps les enfants se plaignent d'un senti-

(1) Richelot, dans *Archives*, 1844, t. IV, p. 492.

ment de tension et de douleur à la face et aux membres. La voix
devient plus rauque, s'éteint parfois; le mal de gorge est violent, la
soif vive; si la constipation persiste, le ventre devient un peu douloureux.

Cet état de crise dure jusqu'au huitième ou dixième jour de l'éruption; pendant ce temps, un nouveau changement s'est opéré; les
pustules ont perdu leur ombilic; elles sont devenues globuleuses,
hémisphériques à la face d'abord, puis en partie aux membres; quelques croûtes même ont paru sur les lèvres et sur la partie moyenne du
visage. A partir de ce moment, les symptômes généraux diminuent
d'intensité aussi bien que les symptômes locaux. La fièvre tombe, le
pouls et la chaleur reviennent à l'état normal, la toux et le mal de
gorge diminuent, puis disparaissent; la voix peut être articulée, puis
elle prend son timbre naturel, le dégonflement s'opère en même
temps que le petit malade répand une odeur très caractéristique et
des plus désagréables. Elle est très fétide, et cependant fade et nau-
séeuse tout à la fois; on la sent quelquefois encore lorsque la période
suivante (de desquamation) est très avancée. Enfin la *dessiccation*
devient générale, et.le malade serait tout à fait guéri si les croûtes de
la face, sèches et dures, ne tiraillaient pas la peau sous-jacente, et ne
causaient pas ainsi une douleur ou plutôt une gêne désagréable.

Au bout d'un temps plus ou moins long (du onzième au seizième
jour de l'éruption), la période de *desquamation* commence, les croûtes
se détachent et tombent successivement : cette opération exige un
temps souvent considérable, et l'on voit quelquefois des croûtes persister et se reproduire sur la face ou sur les mains jusqu'au trente-
huitième ou quarantième jour de l'éruption et même davantage. Pendant cette longue période le malade se rétablit complétement, la
fièvre a disparu, les selles sont devenues normales, l'appétit est bon ;
toutes les fonctions s'exécutent régulièrement. Le malade, amaigri et
affaibli, commence à se lever, et bientôt il peut être considéré comme
guéri.

Après la chute des croûtes, il persiste des taches rouges ; les unes
sont déprimées et formeront plus tard des cicatrices, les autres sont
de niveau avec la peau. Ces taches, qui sont d'un rouge d'abord
assez vif, deviennent de plus en plus ternes et cuivrées, et ne disparaissent qu'après un temps fort long. Les cicatrices de la variole sont
persistantes, là surtout où la suppuration a été abondante, là où le
derme a été ulcéré, c'est-à-dire à la face, quelquefois au col, plus rarement aux membres. Tout le monde connaît ces tristes reliquats de
la variole, qui parfois déforment les traits d'une manière hideuse.

Telle est la marche de la variole normale et simple, qui se termine
le plus habituellement par le retour à la santé. Toutefois, il se peut
qu'en l'absence de toute complication importante, la mort soit
la suite de la marche naturelle de la pyrexie : alors la fièvre de sup-

puration persiste ou reparaît au moment de la chute des croûtes, la
fétidité que répand le malade continue ou augmente, il survient un
dévoiement plus ou moins abondant, l'enfant maigrit, et il succombe
à une époque assez éloignée du début. Nous avons vu la mort arriver
ainsi le trente-sixième jour ; le dévoiement avait persisté pendant
dix-sept jours sans qu'il existât aucune lésion intestinale. La mort est
encore plus rapide si des accidents cérébraux se déclarent : ainsi
nous possédons l'exemple d'une jeune fille qui succomba le seizième
jour : mais dans ce cas la variole, bien que normale, était survenue
pendant le cours d'une chorée ; il y eut un délire intense à l'époque
de la suppuration. Nous reviendrons plus tard sur les cas de cette
nature.

S'il se joint à la variole une complication assez grave pour déter-
miuer un mouvement fébrile, le pouls augmente de nouveau en fréquence et en force, la chaleur s'accroît ; mais ce n'est jamais qu'après
la chute de la fièvre de suppuration, et alors les symptômes de la
maladie intercurrente se manifestent ainsi que nous les indiquerons
dans un des articles suivants.

Le tableau que nous venons de présenter est celui de la variole
normale considérée dans son ensemble ; mais il est utile, avec tous les
praticiens, d'en distinguer deux variétés : l'une discrète, l'autre
confluente. Dans la première, les symptômes généraux du début sont
moins intenses, et cessent à peu près complétement dès que l'éruption paraît. Celle-ci est composée de pustules assez rares pour ne pas
se toucher par leurs bords, et en même temps plus volumineuses que
celles de la variole confluente. Cependant la fièvre de suppuration a
lieu à l'époque habituelle aussi bien que la dessiccation : mais les
croûtes restent isolées les unes des autres, et ne forment pas ce masque dur et rugueux qui tiraille la peau et cause des douleurs, ou
plutôt une gêne désagréable au malade. Il en résulte aussi qu'elles
se détachent plus facilemeut, et que la desquamation est achevée du
dix-neuvième au vingt-cinquième jour d'éruption, ou un peu plus
tard. La limite entre les varioles discrète et confluente est du reste
aussi difficile à établir qu'entre certaines varioloïdes et la variole
discrète.

II. *Variole anomale*. — Cette forme de la variole a une marche si
différente de la première, qu'on ne saurait les confondre, sauf dans
un petit nombre de cas.

Les enfants, souvent détériorés par une maladie antérieure, sont
quelquefois pris de variole sans symptômes précurseurs, ou peu de
temps après l'apparition de la fièvre ; d'autres fois celle-ci persiste
pendant quelques jours sans autres symptômes, ou accompagnée de
dévoiement ; puis l'éruption paraît irrégulière, ou bien affectant une
sorte de régularité, mais ne se développant pas, restant papuleuse,
vésiculeuse, s'aplatissant, prenant une teinte violacée, tandis que le

gonflement s'établit à la face. En même temps paraissent les complications, tantôt du côté de la poitrine, tantôt du côté des voies digestives : ou bien il se fait des suintements sanguins, en même temps qu'apparaissent à la peau des taches de purpura. La fièvre persiste tout le temps de la maladie, et l'enfant meurt au bout d'un, deux ou trois jours d'éruption ; d'autres fois la vie se prolonge jusqu'au quatrième, sixième ou même dixième jour, bien rarement au delà. Si le malade guérit il reste longtemps débilité, et échappe rarement aux complications, qui mettent encore sa vie en danger.

Il y a dans cette forme de la petite vérole tant de variétés d'aspect, qu'il est impossible de les comprendre dans une même description ; il suffit de dire que souvent l'éruption emprunte ses caractères à l'état de santé antérieur. Ainsi on voit un enfant pâle, anémique, détérioré par des maladies chroniques, être pris d'une variole pâle et anémique comme lui, peu abondante, sans réaction fébrile, bornée à quelques parties du corps.

Si l'enfant, sans être cachectique, relève cependant d'une maladie qui a déjà profondément altéré l'organisme, la fièvre éruptive s'annonce plus violente, s'accompagne d'un mouvement fébrile intense, puis s'arrête dans sa marche, modifiée qu'elle est par les complications, et surtout par les hémorrhagies. La mort est encore prompte dans ce cas.

D'autres fois, c'est chez un enfant fort et robuste que se déclare la variole anomale. Alors la maladie marche un peu plus régulièrement ; sa forme se rapproche davantage de l'éruption légitime, les complications tardent plus à se montrer et ont plus le caractère inflammatoire.

Enfin, il y a pour ainsi dire autant d'aspects différents dans la variole irrégulière grave, qu'il y a de variétés dans l'état général des enfants.

III. *Varioloïde normale.* — La varioloïde débute presque toujours pendant le cours de la bonne santé. Habituellement précédée de symptômes peu graves et de peu de durée, tels que de la fièvre, de la céphalalgie, de la constipation, elle se manifeste après un à trois ou quatre jours, par des papules semblables à celles de la variole, mais plus rares et discrètes ; dès lors la fièvre qui avait signalé les prodromes s'éteint, le pouls baisse, la chaleur disparaît, le petit malade se sent bien portant ; il mangerait et se livrerait volontiers à ses jeux.

Cependant l'éruption, qui dès lors est presque le seul phénomène morbide, continue à marcher ; il se forme des vésicules qui s'ombiliquent, deviennent opalines, et dès le troisième ou quatrième jour, la suppuration est commencée. La fièvre secondaire manque d'habitude ; quelquefois le pouls s'élève, rarement il y a de la chaleur de la peau ; puis la dessiccation se fait, suivie d'une desquamation facile ; et dans un espace de dix à vingt jours environ le malade est guéri. Il ne con-

serve plus de sa variole que quelques taches ou saillies rouges qui
disparaissent au bout d'un temps variable, et qui rarement laissent des
cicatrices persistantes.

Cette forme est bénigne dans la très grande majorité des cas, et ne
s'accompagne presque jamais de complications qui mettent en danger la vie du petit malade. Il existe cependant une autre variété de
varioloïde qui correspond à la variole confluente. Dans ce cas, tous
les symptômes prodromiques et tous ceux de la période papulo-vési-
culeuse de l'éruption sont identiques à ceux de la variole confluente,
et ne leur cèdent en rien ni pour le nombre, ni pour l'intensité, ni
pour la marche. Puis au moment où la suppuration devrait se former,
et où la fièvre de suppuration devrait s'allumer, les pustules se des-
sèchent, se racornissent, le gonflement sous-cutané s'affaisse, et le
malade entre rapidement en convalescence. Après la chute des
croûtes, au lieu de cicatrices déprimées, la peau est marquetée de
saillies et de rugosités qui sont assez lentes à disparaître. Cette variété
est rare chez l'enfant, parce que l'influence de la vaccine est encore
assez puissante pour empêcher une manifestation aussi énergique du
principe varioleux.

IV. *Varioloïde anomale.* — Quelquefois la varioloïde affecte dans
sa marche une irrégularité qui la rapproche de certains cas de variole
anomale. C'est ainsi qu'après ou sans symptômes précurseurs, on
voit survenir un petit nombre de vésicules ombiliquées, et le lendemain des papules qui suivront leur cours, ou qui avorteront ; d'autres
fois on verra d'abord des pustules ombiliquées, et le lendemain des
vésicules ; l'aspect des malades sera du reste subordonné à l'état dans
lequel les aura surpris la varioloïde, qui n'est alors qu'une complication assez bénigne d'une maladie plus grave. Cette forme est, en
effet, le plus habituellement secondaire, et sa durée n'a rien de fixe,
depuis trois ou quatre jours jusqu'à douze ou quinze. Dans le premier
cas, la brièveté de la maladie dépend de la terminaison par la mort
due à l'affection primitive.

V. *Varicelle.* — Les auteurs ont parlé plus ou moins longuement
de la varicelle, en décrivant des épidémies et des fièvres varicelleuses ;
nous renvoyons, pour l'étude de cette variété, aux traités *ex professo.*
La varicelle s'est montrée à nous comme une maladie très bénigne.
L'éruption débute sans symptômes précurseurs ou est précédée, pendant un ou deux jours, par un peu de céphalalgie et de fièvre. Elle se
montre sous forme de petites taches papuleuses, entourées d'une
large auréole rouge siégeant sur la face, l'abdomen ou les membres,
et se développant successivement pendant trois à cinq jours, quelquefois même plus. Ces papules, qui manquent souvent, durent d'un à
deux ou trois jours, et sont rapidement remplacées par des vésicules.
Celles-ci, qui se montrent souvent dès le premier jour, sont le plus
souvent globuleuses et larges, semblables à de grosses vésicules

d'herpès. Au bout de deux ou trois jours, le liquide qu'elles contiennent devient opalin lactescent, puis une écaille sèche brune couvre
le sommet de la vésicule, y reste adhérente un ou deux jours, puis
se détache et laisse une surface plane à peine rouge, qui reprend
bientôt son aspect normal. Cependant on observe quelquefois des
cicatrices, surtout chez les enfants indociles qui arrachent prématurément les croûtes. Aucun symptôme général n'accompagne cette
éruption ; c'est à peine s'il est nécessaire de contraindre les enfants à
garder la chambre, et la maladie tout entière se termine en huit à
douze jours.

Avec un grand nombre de faits, il ne serait pas difficile de décrire
une varicelle normale, et une autre anomale. En effet, parmi le
peu d'observations de ce genre que nous possédons, il en est dans
lesquelles l'éruption a été régulière et a suivi une marche qu'on
pouvait prévoir d'avance. Chez quelques autres, l'éruption a été
irrégulière, et bien qu'elle fût bénigne, on ne pouvait savoir si
les vésicules devaient disparaître brusquement ou se terminer par
dessiccation.

Ce sujet est trop peu important pour nous occuper plus longtemps,
et la description qui précède nous évitera de parler de la varicelle
dans les pages qui vont suivre.

Ainsi se trouve complet le cadre des maladies varioliques ; peu de
différences, en général, séparent les formes normales entre elles, et il
ne serait pas difficile d'établir des nuances insensibles entre la varicelle régulière et la varioloïde normale, entre celle-ci et la variole légitime. Cette chaîne continue justifie l'opinion des praticiens qui considèrent toutes ces éruptions comme des variantes d'une seule et même
maladie. Il en est de même pour les formes anormales ; et la varicelle, la varioloïde et la variole anomale, se rapprochent entre elles
par des nuances souvent difficiles à distinguer. Mais de plus, chacune
d'elles se rattache à la forme normale correspondante par des cas
particuliers dans lesquels l'anomalie est peu tranchée.

Toutes ces idées se trouveront justifiées par l'analyse détaillée des
prodromes, de l'éruption, et des symptômes de ces diverses formes.

Art. III.—Prodromes.

I. *Variole normale.* — Comme toutes les fièvres éruptives, la variole
débute par un certain nombre de symptômes avant-coureurs de la
maladie, mais n'en indiquant pas toujours la nature.

1° Parmi eux, la *fièvre* et la *céphalalgie* qui l'accompagnent d'ordinaire, sont les plus fréquents et les plus persistants. Ces symptômes
apparaissent d'habitude le premier jour, et existent encore lorsque
paraît l'éruption. Cependant la fièvre peut manquer au début, ou

même pendant toute la durée des prodromes. Nous n'avons observé ce fait qu'une seule fois. Il est difficile de s'assurer de l'existence du frisson. Nous l'avons rarement noté. La fièvre est continue, quoique d'intensité variable ; la chaleur est vive, quelquefois sèche, plus souvent moite ; le pouls est fréquent et se maintient élevé. La céphalalgie est frontale, souvent intense ; elle s'observe à peu près également dans les varioles discrètes ou confluentes, et la gravité de la maladie ne paraît pas influer d'une manière sensible sur son intensité.

2° Après ces deux symptômes, ceux qu'on observe le plus souvent sont les *nausées*, les *vomissements bilieux*, l'*anorexie*. Les vomissements se montrent souvent dès le premier jour, et constituent même quelquefois le premier symptôme ; ils cessent ensuite, ou persistent jusqu'à l'époque de l'éruption. Les matières qui les composent sont une bile verte, porracée, dont l'abondance est variable. Les vomissements se répètent un petit nombre de fois dans la journée. L'anorexie persiste jusqu'à l'éruption.

3° La *constipation* est assez ordinaire dans les prodromes de la variole. Les malades restent pendant deux ou trois jours sans aller à la garderobe, ou bien les selles sont peu fréquentes et composées de matières dures et sèches. Les exceptions à cette remarque sont très rares : nous n'en comptons qu'une seule parmi toutes nos observations.

4° Un symptôme assez fréquent et qui appartient plus spécialement à la variole, est une *douleur* assez semblable à celle d'un lumbago, et qui a pour siège la *région lombaire*.

Cette douleur, qui existe chez le plus grand nombre des malades, mais non pas chez tous, débute d'ordinaire le premier, le deuxième, ou même le troisième jour, et persiste pendant quelques heures ou quelques jours, parfois violente ou bien à peine sensible.

5° Un autre symptôme qui coexiste rarement avec le lumbago, est une *douleur abdominale* plus ou moins intense, rarement générale. Son siège est quelquefois à l'épigastre, d'autres fois à l'ombilic : ce sont alors de véritables coliques plus ou moins vives, des épreintes qui attirent fortement l'attention vers les voies digestives. Plus rares que les symptômes précédents, les douleurs abdominales persistent presque toujours pendant toute la durée des prodromes.

6° Les *forces* sont d'ordinaire perdues dès le début ; les enfants se plaignent de fatigue, de lassitude générale. La déperdition des forces est presque toujours en raison directe de l'intensité de la maladie.

Viennent ensuite un certain nombre de symptômes qui se sont présentés à nous assez rarement, sans doute en conséquence du petit nombre d'observations que nous possédons ; ces symptômes sont :

De l'agitation ou du délire ;

Des douleurs vagues dans la poitrine et dans les membres ;

Une douleur pharyngée ou laryngée plus ou moins vive ;

De l'abattement et de la prostration ;

De l'assoupissement ;

Du larmoiement, des sueurs, etc.

Tous les auteurs, depuis Sydenham, parlent des convulsions au début de la variole chez les enfants ; nous n'avons pas eu occasion d'en constater, même chez les plus jeunes.

Parmi les symptômes que nous venons de passer en revue, il n'en est aucun, sauf les douleurs lombaires, qui soit spécial à la variole : aussi est-il nécessaire de connaître la manière dont ils peuvent se grouper, afin de juger par leur ensemble la nature de la maladie qui se déclare. Nous étudierons cette partie du diagnostic dans un article spécial : il nous suffira de dire ici que les prodromes de la variole normale se présentent sous plusieurs aspects, qui ne sont guère que de simples nuances.

Ainsi on rencontre tout à la fois les symptômes suivants : céphalalgie, fièvre vomissements bilieux, amertume de la bouche, rougeur de la pointe de la langue, anorexie, soif, douleurs abdominales, constipation, douleurs de reins. Ailleurs les douleurs abdominales et lombaires manquent, la céphalalgie est plus vive, les vomissements sont plus abondants ou plus persistants, ou même il s'y joint du délire ; ou bien les symptômes cérébraux sont peu intenses, en même temps que les douleurs lombaires manquent. Dans d'autres cas, on verra se joindre à plusieurs des phénomènes précédents de la rougeur des conjonctives avec du larmoiement, ou bien un mal de gorge plus ou moins violent.

Ces symptômes ainsi réunis persistent avec la même intensité, jusqu'à ce que l'éruption vienne mettre un terme à l'existence de la plupart d'entre eux. Leur durée est ordinairement de deux ou trois jours; cependant nous avons vu l'éruption survenir une fois le deuxième jour, et alors la variole a été bénigne ; d'autres fois elle a paru le cinquième jour, et même une fois le septième. Dans deux de ces cas, la maladie a été plus grave et plus longue (1).

II. *Variole anomale.* — Les mêmes symptômes à peu près caractérisent les prodromes de la variole anomale ; mais ils présentent de grandes différences dans leur nombre, dans la manière dont ils se groupent, et dans leur durée. Nous devons faire observer cependant qu'en général ils ne diffèrent pas d'une manière sensible de ceux de la variole régulière, lorsque la maladie s'est développée chez des sujets bien portants ; tandis qu'au contraire, dans les cas où l'éruption est secondaire, les prodromes de l'exanthème présentent quelques caractères particuliers : aussi les détails dans lesquels nous allons

---

(1)   DURÉE DES PRODROMES DE LA VARIOLE NORMALE.

1 jour	1	4 jours.	4
2 jours.	11	6 jours.	1
3 jours.	0	Durée ignorée. . . .	4

entrer s'appliquent-ils surtout aux faits de cette seconde catégorie.

La fièvre existe chez la plupart des malades dès le début, et persiste jusqu'à l'éruption ; quelquefois elle est le seul symptôme précurseur.

La céphalalgie, au contraire, ne se montre qu'un très petit nombre de fois, et jamais le jour du début. Nous devons trouver la raison de cette différence en grande partie, mais non entièrement, dans l'âge de nos malades, dont un grand nombre avaient moins de trois ans.

Tous les autres symptômes sont rares. L'anorexie est le plus fréquent ; c'est à peine si nous avons noté les vomissements, les douleurs de reins.

Une des grandes différences à remarquer est l'absence de la constipation, si fréquente dans la variole normale, et l'existence du dévoiement, si rare dans le début de la première. Ces deux symptômes se trouvent ainsi en raison inverse l'un de l'autre : il faut en rapporter la cause autant à l'existence des lésions intestinales antérieures qu'à la variole elle-même.

Rarement nous avons constaté du délire et des douleurs abdominales ; mais nous ne pouvons regarder ce fait que comme une coïncidence. Nous avons observé tous les autres symptômes notés pour la variole normale, et plusieurs autres se sont présentés, tels que de l'insomnie, de l'oppression, une anxiété extrême, etc.

Du reste, toutes ces différences ont été assez peu tranchées pour que nous ne voulions pas arrêter l'attention du lecteur sur ce sujet ; seulement nous noterons que les symptômes sont moins nombreux chez chacun des malades (1).

La durée des prodromes est à peu près la même que dans la forme normale, surtout si la variole anomale est primitive : s'il existe une différence peu importante, elle consiste dans une durée moindre. Lorsque la maladie est secondaire, l'éruption se montre ordinairement après deux jours, plus rarement après trois ou quatre ; quelquefois elle paraît le deuxième ; nous l'avons vue se montrer après quelques heures d'une fièvre assez vive, ou même sans aucun prodrome (2).

(1) Il est à remarquer que ce petit nombre de symptômes s'est rencontré surtout chez des malades qui avaient été vaccinés peu avant. Nous reviendrons en temps et lieu sur ce sujet, qui a une grande importance, surtout pour la pratique des hôpitaux.

(2)   DURÉE DES PRODROMES DE LA VARIOLE ANOMALE.

Primitive.		*Secondaire.*	
1 jour	3	Pas de prodromes. . .	1
36 heures	1	Quelques heures . . .	2
2 jours	5	1 jour	1
3 jours	3	2 jours.	7
4 jours.	2	3 jours.	2
Durée ignorée. . . .	5	4 jours.	4
		Durée ignorée. . . .	3

III. *Varioloïde.* — Les prodromes ne diffèrent pas sensiblement de ceux de la variole normale, mais ils sont beaucoup moins intenses et se présentent moins fréquemment chez chacun des malades. La fièvre et la céphalalgie sont toujours les symptômes dominants, et existent chez presque tous les enfants, soit le premier, soit le deuxième jour. La constipation est rare, les symptômes nerveux manquent complétement, et c'est à peine si l'on observe les douleurs lombaires. Il est rare qu'il n'existe pas de prodromes : quelquefois l'éruption débute après une ou deux heures, ou bien le premier ou le deuxième jour des prodromes, le plus souvent le troisième, rarement le quatrième et le cinquième; nous l'avons vue survenir le septième (1).

Nous avons cherché si la vaccine avait influé sur l'existence de ces symptômes, et nous avons constaté que c'est surtout chez les enfants vaccinés qu'ils sont rares, courts et peu tranchés, mais sans présenter une différence assez notable pour exiger plus de détails.

Lorsque la varioloïde est anomale, les prodromes manquent souvent, ou bien ils ont peu d'intensité, et passent inaperçus, surtout lorsque la maladie est secondaire (2).

Art. IV.—Description des éruptions varioliques.

Variole et varioloïde normales. — La pustule variolique, avant d'arriver à sa période d'état, a commencé par une simple rougeur arrondie, bientôt transformée en papule, puis en vésicule. Lorsque l'éruption est confluente, il est difficile de suivre l'évolution graduelle de chaque pustule, d'autant plus que leur rapprochement paraît nuire à leur entier développement. Alors, en effet, les papules sont nombreuses, et pressées les unes contre les autres, leurs auréoles se joignent et elles forment une vaste surface rouge, gonflée, rugueuse et comme chagrinée. Les vésicules qui succèdent à ces papules, petites, aplaties, à peine ombiliquées, s'unissent rapidement entre elles, et constituent un soulèvement général de l'épiderme. Cette vaste surface, d'un gris clair et demi-transparent, prend bientôt une teinte plus opaque et finit par se couvrir de croûtes larges, générales et plus ou moins

(1)   DURÉE DES PRODROMES DE LA VARIOLOÏDE NORMALE.

Pas de prodromes . . .	5	3 jours.	4
Quelques heures. . . .	3	4 jours.	3
1 jour.	6	5 ou 6 jours . . .	2
2 jours	18	Durée ignorée. . .	11

(2)   DURÉE DES PRODROMES DE LA VARIOLOÏDE ANOMALE.

Pas de prodromes . . .	3	2 jours.	2
Quelques heures	1	Durée ou existence ignorées . . .	14

épaisses. L'éruption ne présente guère cet aspect qu'à la figure et aussi chez les plus jeunes enfants, autour des parties génitales.

Mais lorsque les pustules laissent entre elles des intervalles de peau saine, il est plus facile de suivre leurs transformations et d'étudier leur structure.

Les papules, qui ont peut-être chacune vingt-quatre heures d'existence, ne se montrent pas toutes ensemble sur une même partie du corps. Pendant un ou deux jours, il se fait des éruptions successives, en sorte que la durée totale de la période papuleuse est de 1 à trois jours; cependant nous en avons observé encore le quatrième et même le cinquième jour. Il nous a paru en général que la longueur de cette période était en raison inverse de celle des prodromes; en sorte que des prodromes de cinq jours coïncidaient avec une période papuleuse de vingt-quatre heures, et des prodromes de deux ou trois jours avec une période papuleuse de la même durée.

Les vésicules qui succèdent aux papules, plus petites qu'elles au moment de leur apparition, sont un peu acuminées, puis elles s'aplatissent et se dépriment à leur centre en devenant plus volumineuses, et finissent par couvrir toute la papule, qu'elles surpassent bientôt en volume; elles peuvent acquérir de 2 à 3 millimètres de diamètre. Souvent alors elles ont perdu leur diaphanéité et sont d'un gris demi-transparent, légèrement opalin.

Elles s'entourent d'une auréole inflammatoire d'autant plus vive qu'on l'examine plus près du centre. Cette auréole est parfois légèrement saillante, en sorte que la vésicule semble être portée sur une base papuleuse; le plus ordinairement elle est presque plane, et son niveau se confond avec celui de la peau. Bornée quelquefois à 1 ou 2 millimètres d'étendue, on la voit souvent s'étendre beaucoup plus; et si les vésicules d'alentour ne sont pas trop éloignées, leurs auréoles se confondent, de telle sorte que tout l'intervalle de peau qui les sépare est d'un rouge plus ou moins vif.

Les vésicules se développent d'ordinaire le deuxième jour de l'éruption, rarement le troisième, et l'on en retrouve encore le quatrième ou le cinquième, rarement le sixième jour, en sorte que la durée de cette période est de trois à quatre jours.

Il en résulte qu'une variole arrivée à son cinquième ou sixième jour ne présente plus de vésicules, et qu'à cette époque la période suivante ou pustuleuse est déjà déclarée.

Ces trois périodes (papuleuse, vésiculeuse et pustuleuse) ne sont pas tellement distinctes qu'elles n'enjambent les unes sur les autres. Ainsi, le jour où l'on voit des vésicules pour la première fois, n'est pas toujours celui où l'on ne voit plus de papules, et celui où les pustules se déclarent n'est pas nécessairement celui où les vésicules disparaissent; la période suivante empiète toujours d'un ou deux jours sur la période précédente, comme si quelques pustules étaient plus longues que les autres à faire leur évolution, ou plutôt en raison de ces éruptions successives dont nous avons déjà parlé. Ainsi on peut constater à la fois sur le même malade des papules et des vésicules, des vésicules et des pustules, mais jamais on ne trouve à la fois des papules et des pustules : remarque importante pour les cas où, en l'absence de renseignements, on voudrait calculer approximativement l'âge de l'éruption.

C'est donc du quatrième au sixième jour que les vésicules se transforment en pustules ; alors le liquide perd sa transparence et devient un peu louche ; la pustule prend une couleur blanche mate, augmente encore de volume, finit par perdre sa dépression centrale, et s'arrondit en prenant une teinte jaune plus ou moins prononcée. Cette couleur jaune purulente n'est cependant pas générale ; un assez grand nombre de pustules, surtout celles des mains et des pieds, conservent pendant toute la durée de la suppuration leur teinte blanchâtre ; d'autres prennent à leur centre une couleur violacée, comme serait celle d'une ecchymose. C'est ordinairement sur les membres inférieurs qu'on trouve cette coloration ; cependant nous l'avons aussi vue sur toutes les parties du corps.

Les pustules ne se développent jamais d'emblée ; mais en raison de l'augmentation de volume de chacune, les diverses parties du corps paraissent beaucoup plus criblées qu'on ne s'y serait attendu à l'origine. Sur la figure surtout elles se confondent souvent toutes dans leur développement, et donnent au visage un aspect hideux et repoussant.

Après la figure, le cou et les membres sont les parties du corps le plus largement envahies. Le plus ordinairement l'éruption y est moindre qu'à la face, ou si elle est confluente, c'est par places plus ou moins étendues, tantôt sur les membres supérieurs, tantôt sur les cuisses, tantôt sur les jambes ou les pieds. Le tronc n'est presque jamais le siége d'une éruption très abondante ; on voit quelquefois la partie supérieure de la poitrine participer à l'énorme développement pustuleux qui se fait au cou ; mais là s'arrête la puissance de la force éruptive ; le reste de la poitrine et l'abdomen présentent à peine quelques rares pustules.

L'auréole inflammatoire persiste intense au commencement de la période pustuleuse ; mais elle décroît en général vers la fin, et prend alors, en diminuant d'étendue, une teinte plus violacée, puis elle disparaît.

On trouve encore des pustules du neuvième au treizième jour, c'est-à-dire pendant une période de six à neuf jours ; mais la suppuration n'est dans toute son intensité que du sixième au dixième jour environ.

Cette dernière période est donc plus longue que la vésiculeuse, comme celle-ci est plus longue que la papuleuse, en sorte que leur durée va en progression croissante, la première étant d'un à trois jours, la deuxième de trois à quatre jours, et la troisième de six à neuf jours.

Avant d'indiquer comment se fait la dessiccation des pustules, nous devons signaler quelques particularités qui distinguent l'éruption variolique de toutes les autres.

Ombilic. — Du deuxième au quatrième jour de la période vésiculeuse, il se fait au centre des vésicules une dépression assez large, dont les bords sont plus ou moins saillants et arrondis, et qui, par une comparaison assez exacte, a été nommée *ombilic.* On la distingue d'abord sur la figure, autour des lèvres, puis sur toutes les autres parties du corps ; elle est loin cependant de se montrer sur toutes les vésicules.

L'ombilic disparaît pendant la période pustuleuse ; c'est alors que la pustule devient arrondie et perd sa couleur blanche mate, pour devenir jaune et franchement purulente. Nous avons vu l'ombilic persister jusqu'à la dessiccation sur quelques pustules des membres, et notamment des mains, lorsque la vésicule ne devenait pas franchement purulente.

Pointillé de forme. — Un examen attentif permet d'apercevoir une multitude de petites dépressions irrégulièrement disséminées sur toute la vésicule, qu'on dirait ainsi criblée de coups d'une aiguille fine. Elles ont le même aspect que l'ombilic, mais elles sont beaucoup plus petites, et sont analogues à celles que l'on voit souvent à l'œil nu, mais mieux avec la loupe, sur le sommet des lignes régulières de l'extrémité des doigts.

Ces petites dépressions se montren t le plus souvent du deuxième au quatrième jour de l'éruption ; souvent on en peut voir plusieurs sur la dépression ombilicale elle-même. Elle sont plus fréquentes et plus distinctes sur la figure que partout ailleurs.

Leur durée est de trois à quatre jours : elles disparaissent à peu près en même temps que l'ombilic, du cinquième au sixième jour de l'éruption.

Pointillé de couleur. — Lorsque le pointillé de forme existe déjà, et au moment où la vésicule variolique devient pustule, c'est-à-dire du quatrième au sixième jour de l'éruption, les pustules de la *face* présentent irrégulièrement disséminés des points d'un jaune clair opaque, et des points gris demi-transparents. Ces deux colorations sont en raison inverse l'une de l'autre, en sorte que dans l'origine les points gris sont les plus abondants ; mais plus la pustule avance dans son développement, plus le pointillé jaune augmente, de sorte qu'au bout de quatre à cinq jours on dirait seulement quelques points gris demi-transparents sur un fond jaune. Les points jaunes ont d'abord environ le diamètre de l'extrémité d'une petite épingle épointée ; par leur développement successif, ils se couchent les uns les autres, et finissent par former une surface continue. Alors la pustule est arrondie, opaque, en pleine suppuration, quelquefois même la dessiccation est commencée.

Cercles concentriques. — A l'époque où paraît le pointillé de couleur à la face, ou un jour plus tard, on voit se dessiner sur bon nombre des pustules de la *main*, des *avant-bras* et des *pieds*, des cercles concentriques alternativement gris demi-transparent et jaune clair opaque. Le centre et la circonférence sont formés par un cercle jaune, entre les deux est un cercle gris (1); nous en avons vu quelquefois jusqu'à cinq ainsi alternativement placés.

Nous avons, rarement il est vrai, trouvé le centre occupé par un cercle gris; mais alors l'ombilic, au lieu d'être déprimé, était saillant.

Lorsque deux pustules se rencontrent, les cercles jaunes s'interrompent mutuellement.

Les avant-bras, les mains, et quelquefois les pieds, sont leur siége de prédilection; nous en avons une fois constaté quelques-uns près des oreilles.

Dans leur origine les cercles gris sont les plus larges; puis à mesure que la pustule se développe, les cercles jaunes augmentent de largeur et finissent par envahir la totalité de la pustule; cela a lieu après quatre ou cinq jours de durée; ils disparaissent en même temps que le pointillé de couleur, ou durent vingt-quatre heures de plus.

Anatomie de la pustule variolique. — Lorsqu'on ouvre une vésicule variolique à son origine, avant ou peu de temps après l'apparition de l'ombilic, on donne issue à une gouttelette de sérosité parfaitement limpide, alcaline, puisqu'elle bleuit le papier de tournesol rougi ; au-dessous, on trouve le derme, ou plutôt les couches sous-épidermiques de la peau, rouges, gonflées, humides. On a dit que dès cette époque il y avait une couche pseudo-membraneuse sous l'épiderme ; nous pouvons assurer qu'elle n'existe pas, ou tout au moins qu'après l'avoir cherchée avec soin nous ne l'avons jamais trouvée.

Si l'on incise la vésicule un peu plus avancée dans son développement, au moment où elle devient un peu louche, ou plutôt d'un gris demi-transparent, on est étonné de n'en faire sortir encore que de la sérosité parfaitement limpide ; le fond de la vésicule est lui-même rouge et saillant, on n'y voit pas, ou l'on y voit peu de traces de fausse membrane. Si alors on regarde l'épiderme soulevé par sa face interne, afin de s'assurer de la cause de l'opalinité de la vésicule, on voit que la membrane superficielle est elle-même opaque et épaissie ; si on la gratte sur sa face interne, on s'assure assez facilement qu'elle n'est tapissée d'aucune fausse membrane. Dès lors on est certain que l'opa-

____

(1) Cette disposition annulaire des cercles jaunes a été étudiée par M. Rayer.

linité de la vésicule provient uniquement de l'épaississement de l'épiderme par suite de sa macération dans le liquide vésiculaire. C'est ainsi que l'épiderme des mains blanchit et s'épaissit par leur séjour prolongé dans l'eau ; c'est ainsi que l'application répétée des cataplasmes sur une partie du corps produit le même effet.

Si l'on ouvre, par sa circonférence, la vésicule ombiliquée en ayant soin de respecter la partie centrale, on constate une adhérence filiforme entre le centre de la pustule et la portion correspondante du derme enflammé : c'est là ce qui détermine l'ombilic. Remarquons, en effet, qu'il n'y a encore dans la vésicule que de la sérosité. Lorsque plus tard l'ombilic n'existe plus, cette adhérence a été rompue, et la pustule est devenue globuleuse.

Prenez actuellement une vésicule sur le point de passer à l'état de pustule, ou même une pustule à son origine, et vous serez étonné de ne voir sortir encore qu'un liquide séreux, limpide ou à peine louche; mais vous pourrez aussi constater qu'une substance de nouvelle formation existe dans l'intérieur de la pustule. Elle est d'un blanc opaque, molle, friable, et s'est déposée sur le derme par petits points isolés. Irrégulièrement disposés à la face, ils répondent aux points jaunes du pointillé de couleur. Le liquide séreux remplissant leur intervalle, les points gris sont formés par l'épiderme vu par transparence. Ces points jaunes, augmentant de nombre et d'étendue, finissent par s'unir, et forment une couche pseudo-membraneuse molle, comme rugueuse à sa surface, qui tantôt remplit exactement la pustule, tantôt est recouverte d'une certaine quantité de sérosité, ou plus tard de pus. Là où existent les cercles concentriques, les petits points sont régulièrement disposés, finissent par s'unir de manière à former un véritable disque épais en dehors, mince au centre.

Cette fausse membrane a déjà été décrite par M. Rayer, qui avait aussi parlé des cercles jaunes sous le nom de disque ou de liséré blanc. Sécrétée d'abord par le derme, elle finit par adhérer fortement à la face interne de l'épiderme, et on l'enlève avec celui-ci si l'on cherche à les séparer. Plus tard l'épiderme s'en détache en reprenant sa minceur habituelle, et la fausse membrane reste libre dans l'intérieur de la pustule, qui contient peu de liquide.

M. le docteur Rayer a fait des recherches intéressantes sur l'anatomie de la pustule variolique ; il a décrit avec soin la fausse membrane, qui a la forme d'un cône tronqué, qui est plus épaisse à ses bords qu'à son centre, et il en a conclu que le volume, la couleur et la dépression des pustules ombiliquées dépendent évidemment du disque membraniforme sécrété par le corps papillaire enflammé, et élevé sous forme de cône sur les points occupés par les pustules. Nous ne saurions partager l'avis de ce savant pathologiste sur la formation de l'ombilic, car il existe lorsque la vésicule ne contient pas encore de matière plastique. En outre, à la face où l'ombilic est presque général, la fausse membrane n'est nullement annulaire, mais bien disposée par points irréguliers. Enfin, là où elle est circulaire, il y en a une portion au-dessous de l'ombilic lui-même, puisque le cercle le plus central est jaune ; et dans certains cas où il n'y a pas de fausse membrane au centre, l'ombilic est saillant : ce sont ces pustules dont un cercle gris occupe le milieu.

Notre opinion est ici plus en rapport avec celle du docteur A. Petzholdt (*Archiv*, 1838, t. II, p. 314). Ce médecin, en effet, a étudié avec soin la pustule variolique, et il a démontré que l'ombilic se produit par la traction sur l'épiderme des conduits excréteurs des glandes cutanées. Cependant dans ce travail, qui paraît fait avec soin, on est étonné de voir le médecin allemand ne pas parler de la présence d'une fausse membrane au sein de la pustule.

C'est d'ordinaire au moment où se fait cette dernière sécrétion qu'on place l'époque de la suppuration ; mais c'est une erreur, car il n'y a réellement de pus dans la vésicule qu'un peu plus tard, lorsque le pointillé de couleur a disparu. Nous devrions donc décrire une période intermédiaire à la vésiculeuse et à la pustuleuse, commençant du quatrième au cinquième jour après le début de l'éruption, finissant à peu près au sixième ou au huitième ; période qu'on pourrait appeler de secrétion plastique ou pseudo-membraneuse.

Viendrait ensuite l'époque de la suppuration, lorsqu'un véritable pus accompagnerait la fausse membrane ; or, cette suppuration est beaucoup moins considérable qu'on ne le croit communément ; elle n'a guère lieu que dans les pustules qui sont accompagnées d'ulcération ou d'érosion du derme.

En effet, prenez une pustule de la main ou de l'avant-bras, bien globuleuse, et, pendant la période de suppuration, vous serez étonné de n'en voir pas toujours sortir du pus. Ce sera encore une sérosité louche, plus ou moins abondante. Alors considérez la surface du derme, et vous verrez que si elle présente des traces d'inflammation, telles qu'une congestion plus ou moins vive, un peu de gonflement, ou une légère érosion, il n'y a pas une ulcération véritable comprenant les couches superficielles du derme et une portion du chorion. L'ulcération de cette dernière membrane est nécessaire pour qu'il y ait une suppuration abondante et plus tard une cicatrice persistante.

Ansi se trouvent expliquées ces différences dans la suppuration aux diverses parties du corps.

1° A la face et quelquefois aux membres il se produit une ulcération qui s'étend plus ou moins profondément jusqu'au chorion ; de là résulte une suppuration véritable, et des cicatrices persistantes.

2° Aux membres le plus souvent, et quelquefois à la face, il se développe une inflammation des couches sous-épidermiques avec érosion; alors il y a de la suppuration, mais la cicatrice ne persiste pas.

3° Si le derme n'est pas érodé, s'il n'existe qu'une inflammation peu vive ou qu'une hypérémie des couches sous-épidermiques, il ne se fait qu'une sécrétion séreuse d'abord, plastique ensuite; puis la première augmente à l'époque où l'ombilic disparaît. Là encore il n'y a pas de cicatrice.

4° Enfin, il se peut que la sécrétion séreuse secondaire vienne à manquer; alors généralement la sécrétion plastique est peu abondante. Il en résulte que la pustule reste plate et ombiliquée, et qu'en outre son centre prend cette couleur violette que nous avons déjà notée lors de la description de l'extérieur des pustules. Cette coloration dépend uniquement de l'injection des couches sous-épidermiques, et ne doit pas être confondue avec celle à peu près semblable qui résulte d'un épanchement de sang, comme on l'observe dans la variole hémorrhagique. Nous reviendrons plus tard sur ces épanchements; mais nous devions noter dès à présent cette coloration comme pouvant exister dans la variole normale.

Gonflement sous-cutané. — Peu après le développement de l'éruption, toutes les parties qu'elle couvre deviennent le siége d'un véritable œdème inflammatoire. La peau est rouge, luisante, tendue, rénitente, et la douleur considérable; sans la présence des pustules on croirait à un érysipèle œdémateux.

A la face, le gonflement débute ordinairement vers le quatrième ou le cinquième jour d'éruption, soit au moment où la suppuration commence, soit un peu avant; on peut le voir cependant s'établir beaucoup plus tôt, c'est-à-dire le deuxième ou le troisième jour, lorsque l'éruption est vésiculeuse ou même papuleuse; mais dans ces cas la variole est très confluente et s'annonce grave.

Il occupe généralement toute la figure, pourvu que l'éruption soit à peu près également répartie sur toute sa surface; mais lorsque les vésicules sont confluentes sur une partie limitée, c'est aussi sur cette partie que le gonflement est plus considérable; ainsi ce sont tantôt les lèvres, et particulièrement la supérieure, qui présentent une tuméfaction quelquefois si intense que ces voiles mobiles ont doublé ou triplé d'épaisseur ou perdent toute leur souplesse.

D'autres fois c'est au pourtour des narines que l'éruption a élu son domicile; alors les ailes et l'extrémité du nez, énormément tuméfiées et surmontées de pustules, sont le siége d'une douleur d'autant plus vive que ces parties sont moins extensibles. A ce moment les narines sont encore ouvertes, et l'on peut voir les pustules se former à l'orifice des fosses nasales.

Très souvent l'éruption se développe en plus ou moins grande quantité sur le bord libre des paupières; dans ce cas, et lors même qu'elle n'est pas abondante, il survient aux paupières un gonflement œdémateux qui est presque toujours assez considérable pour les clore, et priver ainsi le malade de la lumière pendant plusieurs jours.

Le gonflement peut aussi envahir principalement le lobule de l'oreille.

Lorsque toutes les parties de la face sont couvertes de pustules, tous ces œdèmes partiels s'ajoutent les uns aux autres, et alors il est difficile de concevoir (si l'on ne l'a pas vu) l'aspect repoussant que présente la figure des malades, énormément tuméfiée, rouge et parsemée de nombreuses pustules blanchâtres, avec quelques croûtes humides.

Ce gonflement de la face va ainsi en augmentant pendant cinq ou six jours, rarement moins longtemps, quelquefois plus, avec grande gêne, douleur et impatience du petit malade ; alors et pendant que la dessiccation commence, le dégonflement s'opère aussi, et est terminé du dixième au quatorzième jour, lorsque la dessiccation se trouve à peu près complète. A partir du moment où le dégonflement débute, la rougeur, la gêne, la tension, la douleur diminuent graduellement, et le soulagement qu'en éprouve le malade est considérable.

Cette période dure en tout de neuf à dix jours, rarement plus ou moins.

Le gonflement des *membres* se fait comme à la face, partout où les pustules offrent une certaine confluence ; mais il est surtout remarquable et douloureux là où la peau plus épaisse offre une résistance plus considérable à la distension ; les mains, les poignets, les pieds, les malléoles sont rouges, tendus, douloureux, et, sans les pustules varioliques, présenteraient l'aspect exagéré du rhumatisme articulaire aigu.

Le gonflement s'établit aux mains du sixième au neuvième jour d'éruption, lorsque la suppuration commence ou même lorsqu'elle est déjà établie ; en même temps ou à peu près, il se fait aux membres inférieurs ; nous ne l'avons jamais constaté lorsque l'éruption était encore vésiculeuse. Cette circonstance est concevable, si l'on pense que rarement l'éruption est aussi confluente aux extrémités qu'à la face.

Des pieds et des mains, le gonflement s'étend aux parties supérieures, suivant l'abondance de l'éruption, et disparaît complétement du dixième au quatorzième jour, après sept à huit jours de durée ; rarement nous l'avons vu aller au delà.

Ainsi le gonflement des membres naît plus tard, est moins considérable et dure moins longtemps que celui de la face.

Dessiccation et desquamation. — Les pustules, en séchant, se montrent sous plusieurs aspects très différents :

1° La pustule étant pleine et en suppuration prend une couleur de plus en plus jaune, jusqu'à devenir d'un jaune doré ; alors l'épiderme se fend quelquefois sur les bords, le plus souvent au centre ; le pus et la fausse membrane exposés à l'air se concrètent en une croûte jaune, flavescente, d'abord molle, puis dure, inégale, rugueuse. Partielle dans son origine, c'est-à-dire n'occupant qu'une partie de la pustule, cette croûte l'envahit bientôt tout entière, et a une grande tendance à occuper plus de place que le pus qui lui a donné naissance : en sorte que bientôt la croûte recouvre plus que la place occupée par la pustule, et se joint par ses bords avec les croûtes voisines. En même temps sa couleur devient plus foncée, passe au jaune roux, puis au vert ; sa dureté augmente, et il n'existe bientôt plus qu'une croûte large, dure, rugueuse, très adhérente, occupant toute la face ou une partie considérable de son étendue ; c'est, en effet, surtout à la figure que ce genre de croûtes existe ; mais nous l'avons aussi constaté sur les cuisses, les jambes, les bras et les avant-bras.

Ce genre de dessiccation appartient surtout à la variole confluente, véritable, et dans laquelle la suppuration a été très abondante. Ces croûtes, en effet, ne se forment guère que dans les points où le derme a suppuré.

Sans cesse exposées à l'action de l'air, elles se sèchent de plus en plus, se fendillent, et comme elles sont très adhérentes à la peau, elles la tiraillent en divers sens et causent une gêne et une douleur insupportables. Souvent elles obturent complétement les narines, et forcent le malade à respirer exclusivement par la bouche.

Peu à peu cependant les croûtes se décollent d'abord par le retrait de la peau qui succède au gonflement sous-cutané, puis par la cicatrisation qui commence ; d'autres fois parce que le malade les arrache. Au-dessous d'elles le derme est rouge, ulcéré et suppurant, ou bien sec et cicatrisé, suivant l'époque à laquelle a eu lieu leur chute.

2° Lorsque la variole a été peu intense, la suppuration presque nulle, et que les pustules sont restées isolées, il se forme quelquefois, du jour au lendemain, une petite croûte sèche, jaune, demi-transparente, sorte d'écaille cornée qui occupe toute la largeur et toute l'épaisseur de la pustule, arrondie ou demi-globuleuse comme elle, ou un peu plus aplatie.

Ces croûtes existent rarement sur la figure, un peu plus souvent sur les membres. Si on les arrache, elles laissent une surface rouge, humide, collante, saignante parfois, de niveau avec le reste de la peau ; lorsqu'elles tombent seules, ce qui arrive facilement, elles laissent une surface rouge et unie. Leur coloration disparaît au bout de quelque temps, et aucune cicatrice ne leur succède. Ordinairement l'épiderme est détaché dans une petite étendue autour d'elles.

Elles nous paraissent résulter du desséchement sur place de la fausse membrane : l'épiderme qui lui adhère intimement est compris avec elle, et se rompt circulairement au moment de la chute de la croûte. Il paraît probable que dans ce cas la matière plastique occupe tout l'intérieur de la pustule, et n'y est accompagnée que d'une très petite quantité de sérosité purulente. Cette croûte écailleuse, au lieu d'occuper toute l'épaisseur de la pustule, se montre quelquefois sur le centre seulement, pendant que la circonférence demeure purulente, puis se ride et se flétrit.

Ailleurs, cette écaille cornée centrale repose sur un fond plein, solide, papuleux. Elle tombe très promptement : on voit alors qu'elle est mince, lenticulaire, et qu'il reste à sa place une véritable papule plus ou moins large, mais solide, rouge, ombiliquée à son centre, s'affaissant peu à peu, et finissant, après une légère desquamation, par laisser une surface rouge qui disparaît comme dans les autres espèces de dessiccation. Nous avons vu cette forme sur toutes les parties du corps. On dirait que dans ce cas l'inflammation sous-épidermique, en raison de l'affaiblissement ou de la dégénérescence du virus varioleux, peut à peine aller plus loin que le gonflement papuleux, et ne peut produire qu'une très petite quantité de sécrétion séreuse et pseudo-membraneuse. En effet, les diverses espèces de dessiccation décrites dans cette seconde catégorie appartiennent plutôt à la varioloïde qu'à la variole.

3° Nous avons vu aussi les pustules s'affaisser, se flétrir, sans qu'aucune ouverture ait donné lieu à la sortie du liquide : alors on distingue à travers l'épiderme un corps solide demeuré dans l'intérieur de la pustule, mais encore jaune et mou. Peu à peu il prend une couleur plus foncée, devient brun ; et en définitive on constate qu'il existe là une croûte brune, sèche, et encore sous-épidermique.

Elle est évidemment formée par le desséchement de la matière plastique après la résorption de la partie liquide de la pustule ; on ne l'observe guère qu'aux membres, là où l'épiderme est trop épais pour pouvoir se confondre avec le desséchement de la fausse membrane, ou se rompre tout de suite : aussi est-ce aux mains et aux pieds qu'elle se forme d'habitude. Cependant on peut dire d'une manière plus générale qu'elle se fait là où existaient les cercles concentriques ; qu'on la voit souvent en conséquence à la face interne des avant-bras, où la peau est très fine.

Cette croûte doit, pour tomber, se pratiquer une issue à travers l'épiderme. Ce travail est souvent très long, et il exige d'autant plus de temps que cette membrane est plus épaisse : il arrive alors qu'un nouvel épiderme se forme au-dessous de la croûte, pendant que l'ancien n'est pas encore perforé. Si l'on examine la disposition de la croûte à cette époque, on voit qu'elle est entièrement contenue dans l'épaisseur de la membrane superficielle, ce dont on s'assure en divisant la lame qui la recouvre. Nous avons pu d'ailleurs constater le fait d'une manière très positive sur un malade qui, par suite d'une complication, perdit des lambeaux épidermiques d'une seule pièce comprenant l'enveloppe de tout un pied et de toute une main. Il était facile de voir que la croûte était recouverte d'épiderme sur ses deux faces, et que, pour l'examiner à nu, il fallait fendre la membrane des deux côtés.

Cette troisième forme de dessiccation est assez fréquente dans la variole véritable. Lorsque ces croûtes tombent, elles ne laissent guère d'autres traces que celles qui résultent de la rupture de l'épiderme ; aucune cicatrice n'en est la suite.

4° Dans une quatrième forme, il arrive que des pustules se flétrissent et s'affaissent sans qu'aucune ouverture ait donné issue au liquide ; en même temps elles s'agrandissent et semblent s'étaler, de manière à s'unir bientôt aux pustules voisines ; l'épiderme ramolli, plissé, paraît en contact avec le derme ; mais il en est séparé par une couche mince de fausse membrane. Celle-ci devient une croûte peu épaisse, peu adhérente, jaune clair, squameuse ; l'épiderme lui-même sèche sur place et finit par tomber en larges squames. Il reste alors une surface plane à peine rouge.

Cette forme diffère de la troisième par l'union tardive des pustules, par la minceur et le défaut de coloration de la croûte sous-épidermique, et par la desquamation en larges écailles minces.

Jamais nous n'avons trouvé une pareille résorption sur tout le corps à la fois ; mais nous l'avons vue se faire partiellement à la face, ou aux membres supérieurs et inférieurs.

Différences entre l'éruption de la variole et celle de la varioloïde. — Les détails dans lesquels nous venons d'entrer sont communs aux deux éruptions, qui sont souvent tellement identiques qu'on est obligé d'avoir recours à d'autres symptômes pour les différencier.

Le principal caractère de la varioloïde est la rapidité de la marche. On la constate surtout lors de la suppuration, dont la durée est très courte. La dessiccation, qui commence du cinquième au huitième jour d'éruption, est déjà très avancée lorsqu'on la voit pour la première fois, et se trouve complète au bout de très peu de jours. Les croûtes sont le plus habituellement constituées par une écaille centrale déposée sur une papule : la desquamation est très rapide ; commencée le huitième jour de l'éruption, elle est souvent terminée le douzième ou le quatorzième jour, et va bien rarement jusqu'au dix-neuvième.

De l'éruption sur les muqueuses. — Les membranes muqueuses participent au développement pustuleux qui se fait sur la peau et aussi conséquemment à la gravité que l'éruption entraîne par elle-même et qui est, en outre, augmentée par le siége des pustules. En effet, la membrane muqueuse des voies respiratoires est celle qui en est plus souvent atteinte. La bouche, les fosses nasales, le pharynx et le larynx en sont quelquefois couverts autant et plus que la peau.

L'éruption commence sur ces parties par une rougeur plus ou moins vive, souvent générale, avec développement de petites élevures. Ces élevures sont-elles d'abord papuleuses, puis vésiculeuses ? C'est probable, lorsque la muqueuse est revêtue d'un épithélium. Cependant nous n'avons pas cherché à nous en assurer. Quoi qu'il en soit, la période de sécrétion plastique s'annonce un peu plus tôt que sur la peau par le changement de coloration des petites élevures, qui, de rouges, deviennent blanches et laissent apercevoir une petite plaque pseudo-membraneuse arrondie non ombiliquée ; déjà apparente le deuxième ou le troisième jour, elle persiste pendant cinq jours, quelquefois pendant quatre ou six, et se détache, en laissant assez ordinairement une petite ulcération ou érosion qui guérit sans laisser de cicatrices. On voit de ces plaques sur la face interne des lèvres, sur les gencives, sur la voûte palatine, la langue, le voile du palais. Cette dernière partie en est quelquefois criblée au point de paraître, comme la face, couverte d'une plaque blanchâtre presque générale.

Peu de jours après que les pustules se sont formées sur ces membranes, et d'autant plus tôt qu'elles sont plus nombreuses, il se développe autour d'elles une véritable phlegmasie.

Alors les gencives deviennent grosses, rouges, comme fongueuses ; elles sont parsemées de points blancs, arrondis, pseudo-membraneux ; et souvent dans leur intervalle il se dépose sur la muqueuse de petites plaques blanches, irrégulières, pseudo-membraneuses, peu adhérentes, identiques avec celles qui se développent dans la plupart des maladies fébriles.

Quelquefois c'est sous la voûte palatine que l'inflammation s'établit, plus rarement sur la langue ; car il est souvent curieux de voir une langue petite, blanchâtre, humide, saine, ou à peine parsemée d'un petit nombre de pustules, sortir de la bouche d'un malade dont la figure est si énormément tuméfiée.

Le plus ordinairement il se joint à cette stomatite une pharyngite générale ou partielle qui débute postérieurement au développement des pustules, et qui s'annonce par un mal de gorge plus ou moins violent, avec gêne et difficulté à la déglutition, développement et douleur des ganglions sous-maxillaires, et la plupart des symptômes propres aux angines.

Très souvent les pustules laryngées déterminent autour d'elles une inflammation qui coexiste avec la phlegmasie du pharynx ou qui en reste isolée ; alors la douleur de gorge siége plus bas, et les enfants indiquent bien évidemment l'organe malade ; leur voix est voilée, souvent entièrement éteinte ; la toux est rauque, éteinte, laryngée.

Cette pharyngo-laryngite débute d'autant plus tôt que l'éruption est plus abondante sur ces muqueuses. Elle se montre environ du troisième au sixième jour d'éruption, pour cesser du huitième au treizième. Elle existe rarement plus longtemps, souvent moins ; quelquefois même elle manque, et l'on peut s'assurer alors que le développement pustuleux est nul ou presque nul dans l'arrière-gorge.

Variole et varioloïde anomales. — L'éruption commence le plus souvent par la période papuleuse ; cependant celle-ci peut manquer ou au moins être tellement courte que d'un jour à l'autre il se forme

des pustules ombiliquées. Ainsi les périodes de l'éruption sont rac-
courcies et se confondent. On voit naître des vésicules le premier ou
le deuxième jour, rarement le troisième; on voit naître les pustules
le deuxième ou le quatrième jour de l'éruption.

Rarement l'éruption est retardée; cependant une fois nous avons
constaté des vésicules lorsque la dessiccation existait déjà depuis deux
jours. En outre, lorsque la variole a revêtu la forme hémorrhagique
confluente grave, la marche de la phlegmasie cutanée est souvent
très irrégulière, et les papules en particulier ont une très longue durée,
puisque nous les avons encore constatées le cinquième et même le
sixième jour de l'éruption.

Quel que soit du reste le moment où commence chacune des
périodes, elles sont d'habitude tellement confondues qu'on ne saurait
les séparer nettement, et qu'il arrive de voir le même malade présenter à la fois des papules, des vésicules, des pustules et des croûtes.

Ce n'est pas seulement dans leur ordre d'apparition et dans leur
durée que les périodes sont modifiées, c'est aussi dans le nombre, la
disposition, la forme, la couleur des vésicules et pustules, c'est dans
la nature du produit sécrété, dans la forme des croûtes, etc.

Ainsi, si le nombre des pustules est quelquefois considérable,
comme dans la variole confluente, on le trouve aussi très restreint,
et de très rares pustules sont disséminées sur le corps ; plus souvent
elles se développent en quantité considérable sur des parties très
limitées, tandis qu'elles sont rares ou même nulles sur les autres.
Ailleurs la figure est exclusivement couverte d'une éruption confluente ; d'autres fois le bras, l'avant-bras, le poignet ou les cuisses
présentent de larges plaques dans lesquelles les pustules sont tellement
confondues, que l'épiderme est soulevé généralement et ne présente
que des bosselures, indice peu tranché de la place occupée primitivement par les pustules. Nous les avons vues revêtir cette forme sur le
pubis, les aines et la partie supérieure interne des cuisses, surtout chez
les jeunes enfants dont les évacuations sont involontaires; ou bien
encore sur le sacrum et les fesses, sur lesquels ils reposent constamment.

Les papules, au moment de leur apparition, sont quelquefois pâles,
irrégulières, inégales, sans auréoles, comme étiolées ; souvent, dans
ce cas, l'enfant est déjà miné par une maladie chronique ; alors les
vésicules et les pustules qui succèdent sont aussi pâles que les papules,
et les auréoles ne se prononcent pas. Nous n'avons pas vu cette forme
de variole arriver à suppuration complète. Les malades meurent, en
général, avant la fin de l'éruption.

D'autres fois, au contraire, les papules sont d'un rouge violacé aussi
bien que leur auréole ; puis la vésicule qui succède, au lieu d'être
transparente et incolore, est d'un rouge de sang ; la pustule est elle-
même d'un rouge violet. Cette forme, une des plus graves parmi les

varioles irrégulières, est celle qu'on nomme hémorrhagique, parce qu'un épanchement de sang s'est fait dans les pustules. Les croûtes qui succèdent aux pustules hémorrhagiques sont elles-mêmes réellement sanguines. Le tissu qui les porte saigne facilement, et comme l'enfant, tourmenté par les démangeaisons, ne manque pas de les arracher, il se fait entre leurs bords un suintement séro-sanguinolent d'une plus ou moins grande abondance.

Ordinairement dans cette variole hémorrhagique, et quelquefois si la variole anomale n'a pas ce caractère, les papules et les vésicules ont une petitesse extrême ; lentes à se développer en saillie et en étendue, elles restent petites et plates ; les sécrétions séreuse et pseudo-membraneuse se font en petite quantité ; si l'éruption est en même temps confluente, il en résulte que la peau offre une surface saillante à peine bosselée, blanchâtre, comme si une couche d'albumine demi-coagulée avait été étendue sous l'épiderme.

D'autres fois les pustules restent isolées et larges, mais toujours plates et peu remplies.

Dans cette forme qui est toujours grave, la sécrétion pseudo-membraneuse peut être tout à fait changée ; elle manque déjà en grande partie dans la variole hémorrhagique. Nous avons vu aussi la pustule remplie d'un liquide épais, visqueux, filant, comme muqueux : on aurait dit que la sécrétion pseudo-membraneuse était délayée dans la sérosité.

Il résulte de cet aspect que la variole semble marcher avec plus de lenteur, que la suppuration ne s'établit pas convenablement. Cependant les croûtes se forment de bonne heure et commencent là où les pustules se sont développées les premières ; elles sont plates, souvent déprimées, minces, molles, se détachent avec facilité ; le tissu qu'elles recouvrent est saignant et conserve des cicatrices, que nous avons, du reste, rarement constatées, parce que la mort est extrêmement fréquente et arrive presque toujours avant la desquamation complète.

La dessiccation des pustules qui restent isolées, ressemble souvent beaucoup aux trois dernières formes que nous avons décrites dans la variole normale.

Une autre variété d'éruption qu'on rencontre fréquemment dans la variole anomale et quelquefois dans la variole normale, est la suivante : on trouve un certain nombre de bulles pemphigoïdes qui portent à leur centre la pustule variolique ; en sorte que l'épiderme de celle-ci se trouve éloigné du derme par un intervalle que nous avons vu aller jusqu'à près d'un centimètre : aussi la pustule n'existe-t-elle plus réellement ; mais l'épiderme, soulevé par la sérosité, a seulement conservé la forme que lui avait imprimée la maladie première. Ces bulles, quelquefois assez petites, sont d'autres fois, assez étendues pour avoir plusieurs centimètres de diamètre ; on les trouve aux membres, mais surtout aux poignets et près des malléoles ; nous en avons vu sur l'hypogastre, jamais sur la figure. Le liquide qu'elles contiennent est séreux, souvent sanguinolent, et si on les ouvre, on voit dans leur fond, sur le derme correspondant, la trace de la pustule primitive marquée soit par le développement des vaisseaux, soit par l'érosion ou l'ulcération du derme.

Les croûtes qui succèdent à cette forme sont larges, écailleuses et squameuses.

Il n'est pas toujours facile de déterminer dans quelles circonstances ces éruptions anomales doivent être appelées variole ou varioloïde, et il n'y a pas grand intérêt à le rechercher.

Le *gonflement sous-cutané* présente des irrégularités tout aussi nombreuses que l'éruption. Il manque lorsque les pustules sont petites et sans auréole. Quelques malades meurent si rapidement que ce gonflement n'a pas le temps de survenir. Lorsqu'il s'est développé, la mort arrive presque toujours pendant sa décroissance, en sorte qu'il est rare de voir une variole anomale atteindre l'époque de la disparition complète du gonflement sous-cutané.

L'éruption ayant une grande tendance à se déposer par plaques confluentes, le gonflement suit la même marche, c'est-à-dire qu'on le voit manquer à la face et être considérable à un coude ou à un poignet.

En somme, dans la variole anomale le gonflement sous-cutané se développe plutôt que dans la variole normale ; il est plus irrégulièrement distribué, marche plus rapidement, et cependant il existe encore lorsque la mort arrive.

Résumé. — Nous avons donné cette longue description des éruptions varioliques pour faire connaître les résultats auxquels nous sommes arrivés, et pour être utiles aux médecins qui seraient désireux d'étudier avec détail l'apparence et la structure des pustules varioliques. Nous résumons ici en peu de mots leurs caractères.

La variole normale débute par des papules qui durent d'un à trois jours, et qui sont remplacées par des vésicules entourées d'une auréole. Après une durée de trois à quatre jours ces vésicules passent à l'état de pustules ; celles-ci persistent pendant six à neuf jours. De là trois périodes qui enjambent l'une sur l'autre, de telle sorte que la vésiculaire débute au second jour de l'éruption, et la pustuleuse du quatrième au sixième jour, mais de manière aussi qu'on ne trouve jamais ensemble sur le même individu des pustules et des papules ; ce dernier cas n'arrive que si la variole est anormale.

Du deuxième au quatrième jour d'éruption, la vésicule se déprime et s'ombilique ; en même temps on aperçoit sur elle une multitude de dépressions beaucoup plus petites que l'ombilic et irrégulièrement disposées : c'est le pointillé de forme. Au moment où s'établit la suppuration, on peut remarquer qu'elle se fait sur la figure par le dépôt de points d'un jaune opaque, au milieu de points gris demi-transparents, ce qui constitue le pointillé de couleur. Les points jaunes vont en augmentant de nombre, jusqu'à ce qu'ils aient envahi toute la pustule. A peu près à la même époque on voit se dessiner sur l'éruption des membres, et surtout des avant-bras, des cercles alternativement jaunes et gris demi-transparents.

Toutes ces dispositions, sauf l'ombilic et le pointillé de forme, dépendent d'un dépôt pseudo-membraneux qui se fait dans la pustule, et qui précède la suppuration.

Les pustules commencent à se sécher du sixième au neuvième jour ; la dessiccation est à peu près générale du dixième au quatorzième ; la desquamation commence du onzième au seizième ; elle est complète dans un intervalle qui varie du dix-neuvième au quarantième jour d'éruption.

La dessiccation se fait de différentes manières, suivant la forme et le siége des pustules : 1° par des croûtes générales, rugueuses, flavescentes et molles d'abord, puis dures, et se colorant en vert foncé ; 2° par la dessiccation en bloc de la pustule dans sa totalité : de là une écaille sèche cornée et occupant la même étendue qu'elle ; 3° par la dessiccation de la matière plastique au-dessous de l'épiderme et indépendamment de lui ; 4° par le passage du centre de la pustule à l'état d'écaille sèche, tandis que la circonférence demeure purulente ; 5° par l'affaissement et la flétrissure des pustules, avec soulèvement étendu de l'épiderme qui tombe en larges écailles ; 6° par la formation de croûtes générales, plates, minces, déprimées, brunes et sanguines, fendillées par places, et laissant écouler un suintement séreux sanguin ; 7° par la formation d'une écaille centrale, dure et sèche, pendant que le reste de la pustule devient papuleux. La première forme appartient à la variole normale, la sixième à la variole anomale, la septième à la varioloïde. Toutes les autres peuvent se rencontrer dans la variole et la varioloïde normales et même anomales.

Art. V.— Symptômes concomitants de l'éruption.

Fièvre. — Lorsque la *variole* est *normale*, la fièvre prodromique s'arrête rarement au moment où se montre l'éruption ; en général, elle diminue graduellement, puis s'éteint dès qu'il n'apparaît plus de nouvelles papules.

Mais au cinquième ou sixième jour de l'éruption, la suppuration étant déjà commencée à la figure, un mouvement fébrile, appelé *fièvre secondaire,* se développe et acquiert souvent un haut degré d'intensité.

Alors le pouls s'élève d'un jour à l'autre de 76 ou 80 pulsations à 100, 120, 140. Il reste régulier mais redevient fort, large, dur et plein ; la chaleur est vive, ou très vive, la peau sèche : rarement il y a des sueurs, qui alors sont ordinairement partielles. Le mouvement fébrile va quelquefois en augmentant pendant plusieurs jours ; d'autres fois il persiste tel qu'il est, ou même il diminue peu après son apparition.

Ces variétés dépendent de la marche de la suppuration : la fièvre va croissant si celle-ci doit croître encore ; elle diminue dès que la suppuration est générale et franchement établie ; elle disparaît dès que la dessiccation, à peu près complète à la face, commence à se faire aux membres, c'est-à-dire du neuvième au onzième jour de l'éruption.

La fièvre secondaire est donc sous l'influence immédiate et nécessaire de la suppuration ; elle en est la conséquence, comme le mouvement fébrile qui s'établit lors de l'inflammation et de la suppuration d'une plaie en est la suite ; on doit la regarder comme une sorte de fièvre traumatique.

A partir du moment où la fièvre secondaire est tombée, la maladie se termine, quelle que soit sa durée, sans que la fièvre s'allume de nouveau. Nous n'avons vu d'exception à cet égard que dans les cas où il est survenu des complications assez graves pour déterminer la mort.

La fièvre secondaire existe toujours dans la *variole normale*, nous ne l'avons jamais constatée dans la *varioloïde anomale ;* elle se développe au contraire quelquefois dans la *varioloïde normale,* même lorsque l'éruption peu intense ne peut pas être confondue avec la variole légitime. Nous l'avons rencontrée chez les enfants vaccinés et chez plusieurs qui ne l'étaient pas. En tous cas, elle est plus légère et plus courte que dans la variole véritable.

Dans la *variole anomale* il n'existe pas, à bien dire, de fièvre secondaire ou de suppuration, car la fièvre prodromique persiste ou même augmente après l'éruption commencée. Ses caractères varient suivant la nature des complications existantes et suivant l'état général du malade. Ainsi on voit le pouls constamment fréquent, être plein, large, régulier, dur ; ou bien faible, petit et filiforme. La chaleur est vive et sèche ou moite, ou bien la peau est froide en même temps que l'éruption est sans vigueur.

Souvent alors les enfants meurent avant l'époque de la fièvre secondaire ; plus souvent, lorsque la suppuration s'établit, elle détermine à peine une légère augmentation dans un état fébrile déjà grave. Bien rarement les malades vont au-delà de la période de suppuration, et alors la fièvre tombe et la guérison survient à une époque plus ou moins éloignée.

Symptômes nerveux. — L'agitation et le délire, quoique assez fréquents, ont rarement une intensité remarquable dans la *variole régulière.* Tantôt ils ne durent qu'une seule nuit à l'époque de la fièvre secondaire ; d'autres fois ils apparaissent pendant la période vésiculeuse, lorsque l'éruption est confluente et que le gonflement de la face se déclare de bonne heure. Par une singularité que nous ne saurions expliquer, la fièvre n'existe pas à ce moment, et ne se déclare que plusieurs jours après. Dans d'autres circonstances, c'est à la fin de la maladie que le délire existe, mais alors il coïncide avec des complications.

Dans la *variole anomale*, le délire, l'agitation, les cris continuels, sont à la fois plus fréquents, plus intenses et d'un pronostic plus grave. Souvent ils existent sans interruption pendant les trois ou quatre derniers jours; d'autres fois c'est pendant toute la durée de la maladie que l'on constate leur existence.

Les caractères du délire n'ont rien de particulier; rarement il est tranquille et loquace, ou bien il consiste en une agitation continuelle avec cris aigus ; d'autres fois les enfants sortent de leur lit pour courir et se promener dans les salles.

Dans quelques cas assez rares, il se joint au délire des tremblements des doigts, des soubresauts de tendons, de la roideur du tronc, une résolution complète, ou même des convulsions. Il n'y a guère que la variole anomale, et surtout la variété hémorrhagique, qui se complique de ce trouble profond des fonctions du système nerveux.

Expression de la face. — Souvent la figure du malade, ou plutôt son aspect général exprime le malaise, l'anxiété, ou bien un abattement et un affaissement plus ou moins profonds; lorsque ces symptômes existent, et surtout lorsqu'ils se prononcent dans les premiers temps de la maladie, ils sont d'un pronostic fâcheux ; car toujours (une fois exceptée) nous avons vu succomber les malades qui nous les ont présentés.

État des forces. — Ordinairement elles sont conservées pendant toute la durée de la maladie : mais si elles viennent à se déprimer d'une manière sensible, et si le malade a de la peine à se mouvoir dans son lit, à changer de place, ce sera un fâcheux symptôme; souvent cette dépression des forces indique l'approche de la mort.

Elle est surtout notable dans la variole anomale ; cependant même dans cette forme nous avons vu les enfants conserver une énergie singulière dans leurs mouvements pendant toute la durée de la maladie ; mais ce cas est de beaucoup le plus rare.

Les symptômes que nous venons d'énumérer sont à peu près les seuls qui, en dehors de toute complication, appartiennent à la variole elle-même. Aussi serons-nous brefs sur les suivants.

Voies respiratoires. — A part les symptômes fournis par la laryngite pustuleuse, les voies respiratoires sont à l'état normal. L'auscultation et la percussion ne donnent guère que des résultats négatifs ; quelquefois on perçoit un peu de râle ronflant, sibilant, sous-crépitant, mais toujours rare, fugace et de peu de durée.

Voies digestives. — La langue est habituellement à l'état naturel ; si elle est couverte d'un enduit blanc ou jaune, ou encore si elle est rouge et un peu sèche, ces symptômes légers disparaissent rapidement.

L'appétit persiste rarement pendant toute la durée de l'éruption, excepté dans la varioloïde. Cependant on voit des enfants demander des aliments lorsque leur figure est couverte d'une éruption abondante.

La soif est presque toujours vive dans les varioles normales et anomales ; son intensité est ordinairement en rapport avec celle de la fièvre.

L'abdomen présente assez souvent son aspect habituel. Quelquefois les enfants se plaignent de douleurs plus ou moins vives à l'épigastre, à l'ombilic, dans les fosses iliaques ; en même temps le ventre est un peu volumineux, chaud, tendu ; mais en l'absence de complications, ces symptômes son rares, fugaces, de peu de durée, et ne sont pas toujours en rapport avec le dévoiement ou la constipation. Lorsqu'ils persistent quelque temps avec intensité, ils sont toujours le signe d'une complication plus ou moins grave sur laquelle nous reviendrons plus tard.

Ces légers symtômes sont, du reste, plus fréquents et plus intenses dans la variole anomale que dans la variole normale, et plus dans cette dernière que dans la varioloïde, où l'absence de tout symptôme abdominal est de beaucoup le cas le plus fréquent.

Selles. — La constipation, que nous avons vue si constante dans les prodromes, persiste longtemps ; quelquefois elle est continue, d'autres fois il y a une selle dure tous les deux ou trois jours ; rarement les évacuations sont normales ; assez souvent, à la fin de la première ou de la seconde semaine, la constipation est remplacée par quelques garderobes liquides, puis les évacuations deviennent naturelles ; chez les très jeunes enfants la diarrhée est beaucoup plus fréquente.

Le plus ordinairement nous avons vu mourir les enfants chez lesquels une diarrhée intense s'est établie. Aussi la constipation nous paraît être un symptôme favorable. Dans le cas où elle causerait des accidents, ce que nous n'avons jamais observé, il faudrait la combattre avec une extrême réserve.

Ces remarques, faites à propos de la variole normale, s'appliquent exactement à la variole anomale ; ici en effet, le dévoiement, comme la mortalité, est de beaucoup le cas le plus fréquent ; et si, dans cette forme, nous avons rencontré des selles normales, c'est, en général, chez les malades qui n'ont pas succombé.

Comme nous avons déjà eu l'occasion de le faire remarquer, il faut établir une distinction entre les cas de variole anomale observés chez des sujets dont la santé est bonne au début de la maladie, et ceux où la variole complique une autre affection. C'est alors surtout que le dévoiement est fréquent et grave.

Dans la varioloïde, la constipation ou les selles normales sont, comme dans la variole, le cas le plus ordinaire.

Nausées et vomissements. — Ces symptômes, si fréquents dans les prodromes de la variole, n'existent plus dès que l'éruption est déclarée; à peine voit-on quelques malades avoir des nausées, rares, peu fatigantes. Nous avons constaté quelquefois des vomissements de bile ou de tisane dans le cours de la variole anomale. Nous les avons en particulier observés très nombreux le second jour de l'éruption (sixième de la maladie), chez un garçon de huit ans et demi, dont la variole avait, pendant les premiers jours, revêtu la forme de la méningite. Il en a été de même chez une fille de onze ans le premier jour de l'éruption.

Art. **VI.**—**Diagnostic.**

Le diagnostic de la variole n'est important à établir que pendant les prodromes; car l'éruption, une fois déclarée, ne peut que bien rarement être confondue avec d'autres.

Pendant sa première période, la variole peut être prise pour un embarras gastrique, une méningite, une fièvre typhoïde, ou une autre fièvre éruptive.

En règle générale, si l'on a quelques doutes sur la nature des symptômes fébriles qu'on observe, et si l'on a quelques raisons de craindre le développement d'une variole, il faut rechercher d'abord les traces d'une vaccine antérieure, ensuite l'existence ou l'absence des douleurs lombaires. Si un enfant a de la fièvre, de la constipation, des vomissements bilieux, si en même temps il n'est pas vacciné et qu'il se plaigne de douleurs lombaires, on peut avec presque certitude prévoir une variole.

Mais si les symptômes sont les suivants : céphalalgie peu intense, fièvre, vomissements alimentaires, puis bilieux, amertume de la bouche, anorexie, soif, douleurs abdominales, constipation ou selles naturelles, on pourra hésiter entre un embarras gastrique, une fièvre typhoïde et une variole. Dans les cas de cette nature le diagnostic est difficile, et nous croyons qu'il est convenable de rester dans le doute: toutefois on trouvera des indications diagnostiques dans l'existence de la vaccine et des douleurs lombaires, dans l'épidémie régnante, dans la possibilité de la contagion. En outre, en l'absence même de ces dernières indications, si les selles sont liquides dès le premier jour, on devra croire à une fièvre typhoïde.

Lorsque les symptômes sont : de l'anxiété extrême, de l'oppression, si en même temps les yeux sont brillants, légèrement douloureux, il faut croire à la variole plus qu'à une fièvre typhoïde ou à un embarras gastrique. Enfin, il ne faut pas oublier d'examiner avec l'attention la plus scrupuleuse toute la surface du corps ; car, si la

variole est anomale, elle peut débuter sur une tout autre région que
sur la face.

Dans quelques cas plus rares, les symptômes cérébraux dominent
et peuvent en imposer pour le début d'une méningite aiguë simple :
alors on observe avant l'éruption une céphalalgie intense avec vomissements, constipation, agitation, délire même; dans ces occasions il
est difficile de prévoir une variole. Mais il faut toujours, avant de prononcer son jugement, insister sur l'existence des particularités que
nous avons indiquées dans les diagnostics précédents; vaccine, épidémie, contagion, douleurs lombaires, examen minutieux de la surface
du corps.

Nous exposerons ailleurs les moyens de distinguer la variole à son
début des autres fièvres éruptives et de la méningite tuberculeuse
(voyez ces maladies); et nous terminons le diagnostic des prodromes
de la variole primitive par l'extrait de deux observations dans lesquelles l'erreur était facile.

OBSERVATION. — F. Higret, âgé de six ans, bien portant le 18 mars, est
pris, le 19, de mal de ventre peu intense et de quelques envies de vomir. Cependant il va encore à l'école, et en revient le soir avec une douleur abdominale beaucoup plus vive, il n'avait pas eu de selles depuis deux jours, l'appétit était perdu. La nuit il y eut de la fièvre avec chaleur, soif vive, plaintes
continuelles. Il n'y eut pas d'épistaxis, pas de toux, pas de douleurs de côté,
pas d'éruption.

Aucune cause n'explique le développement de cette maladie : l'enfant bien
vêtu, bien nourri, bien logé, n'a pas reçu de coups, n'a pas fait de chute. Il
habite Paris depuis l'âge de vingt-deux mois ; il est habituellement gai et bien
portant, n'a pas eu de maladies graves ; non vacciné, il n'a eu ni la variole ni
la rougeole.

Nous le voyons le 23 mars au matin, au commencement du cinquième jour
à partir de l'apparition des premiers symptômes. Il a les yeux bleus, les cheveux blonds, la peau blanche; mais ses chairs sont fermes, et il est fort et bien
constitué.

Sa peau est très chaude, sans moiteur ni sécheresse ; le pouls est vibrant,
régulier, à 140 ; la respiration est à 28, égale, sans ampleur ni anxiété ; le décubitus est dorsal ; les yeux sont cernés, les narines légèrement dilatées, sèches
et pulvérulentes, les lèvres et les dents sèches, non croûteuses, les joues légèrement rosées ; les pupilles, non dilatées, sont contractiles; l'expression générale du faciès est l'abattement à un médiocre degré. Nous ne constatons pas
d'éruption, pas de taches, pas de sudamina.

La langue est humide, rose foncé à la pointe, grisâtre en arrière. L'haleine
n'est pas fétide. L'abdomen est peu développé, souple ; ni le foie, ni la rate ne
débordent des côtes. On perçoit un léger gargouillement dans la fosse iliaque
droite. Une pression assez forte sur l'abdomen ne détermine aucun cri ; mais
l'enfant accuse spontanément des douleurs au niveau de l'ombilic. Pas de selles
la veille ni le matin ; peu de soif. L'auscultation et la percussion ne fournissent que des signes négatifs. L'intelligence est nette, et l'enfant répond assez
bien aux questions. On n'observe pas de symptômes cérébraux ; toutefois pen-

dant la dernière nuit l'enfant a été agité, il riait ou criait sans cause, et il a eu un peu de délire.

On diagnostique une fièvre typhoïde à son cinquième jour, et l'on prescrit : Eau gommée, potion huileuse ; cataplasmes émollients sur l'abdomen.

Pendant la nuit l'enfant a plusieurs selles en dévoiement ; il a poussé des cris violents, et le délire a été intense.

Le matin du sixième jour, la figure est légèrement colorée ; les lèvres sont sèches, les dents un peu fuligineuses. L'enfant crie et pleure sans raison ; son aspect est typhoïde au plus haut degré. Cependant nous apercevons autour du menton un assez grand nombre de petites papules ; puis, en examinant le reste du corps, nous trouvons sur les cuisses une dizaine d'élevures lenticulaires, rouges, petites et saillantes. En outre, à la partie interne et supérieure de la cuisse droite, on trouve une vésicule ombiliquée. Nous apprenons en même temps que cette dernière avait été vue la veille par une personne étrangère.

Il fallut donc changer le diagnostic et inscrire variole anomale. En effet, l'eruption se développa, fut irrégulière, et l'enfant succomba.

Dans ce cas, l'aspect franchement typhoïde, l'arrivée de la maladie à son cinquième jour, le gargouillement, les douleurs abdominales, devaient nous induire en erreur ; mais l'absence de la vaccine devait attirer notre attention sur la possibilité d'une variole. L'examen minutieux du corps et la découverte d'une vésicule ombiliquée sur la cuisse nous eussent évité une erreur d'un jour.

Chez un autre malade, la méprise fut différente, et nous crûmes à une méningite.

OBSERVATION. — Morel, garçon, âgé de huit ans et demi, entre le 25 juin 1840 à l'hôpital des Enfants. Il n'est pas vacciné.

Il était malade depuis quatre jours ; son affection avait débuté par des douleurs dans le ventre, les lombes et la tête. Le troisième jour, il avait gardé le lit : alors il était survenu une fièvre intense accompagnée de délire, qui avait persisté le lendemain.

Le cinquième jour, l'enfant est dans l'état suivant : la constitution est médiocrement forte, la peau brune, les yeux et les cheveux noirs, les membres grêles. Les yeux sont cernés, les narines sèches et légèrement pulvérulentes, les ailes du nez dilatées, la face pâle ; le facies est agité. Cependant l'œil est fixe, on voit de temps en temps se dessiner les traits nasal et intersourciller. La peau est brûlante, le pouls à 184, peu développé, dépressible, régulier ; nous comptons 36 inspirations, par moments inégales. On n'aperçoit pas traces d'éruption. La voix est claire, les dents et les gencives humides, couvertes d'un enduit blanc épais. L'haleine n'est pas fétide, la déglutition est facile. Les ganglions sous-maxillaires sont légèrement tuméfiés. L'abdomen est rétracté. L'enfant crie dès qu'on le touche. L'appétit est perdu, la soif très vive ; il n'y a pas de selles, les urines sont involontaires. Délire et agitation extrême. Les yeux craignent la lumière, et les paupières se ferment par moments. L'intelligence est abolie ; l'enfant prononce des mots sans suite et ne répond à aucune question. Il exerce des demi-mouvements de déglutition.

Deux heures après que nous avions recueilli cette note, il se fit une éruption de variole hémorrhagique du plus mauvais caractère ; les cris, l'agitation, le délire persistèrent jusqu'à la mort; il s'y joignit en outre, à partir du sixième jour, de la résolution de l'extrémité supérieure droite, de la contraction des pupiles, etc. Le sixième jour l'enfant mourut.

A l'autopsie, les vaisseaux cérébraux étaient gorgés de sang; mais l'encéphale et ses membranes n'offraient pas la moindre lésion.

Dans ce cas, nous nous laissâmes dominer par l'état actuel du malade. L'intensité du délire et de l'agitation, la fixité du regard, la susceptibilité à la lumière, l'abolition de l'intelligence, nous firent croire à l'existence d'une méningite inflammatoire; mais nous avions oublié que la maladie avait débuté par des douleurs de reins, et que l'enfant n'était pas vacciné.

Nous croyons donc que si l'erreur est quelquefois impossible à éviter, c'est dans des cas rares. Un examen attentif et une comparaison exacte des symptômes les plus insignifiants en apparence mettront le praticien à même de porter le plus ordinairement un diagnostic positif. Enfin, si l'on ne peut se faire une conviction, et si l'on est obligé de suspendre son jugement, l'attente ne sera pas longue, l'éruption devant se faire au bout de peu de jours.

On ne pourra porter un diagnostic très certain que si l'enfant est bien portant au début. Lorsque la variole est secondaire, ses prodromes sont si peu tranchés et s'unissent si rarement de manière à constituer un ensemble, que tout ce que l'on peut espérer c'est de prévoir une complication sans pouvoir déterminer si ce sera une variole, une rougeole, ou une scarlatine, ou toute autre affection.

Lorsqu'on aura prévu que la maladie qui se prépare est la variole, on doit rechercher si elle sera normale ou anormale, discrète ou confluente. En général, plus les symptômes du début sont intenses et plus les phénomènes cérébraux dominent, plus il faut craindre une éruption confluente et anormale. Nous n'avons, du reste, trouvé qu'un petit nombre de signes qui pussent nous aider à porter le diagnostic à cette époque de la maladie; nous y reviendrons à l'article *Pronostic*. Bon nombre de personnes pensent que l'on peut prévoir la nature de l'éruption d'après la durée des prodromes. Sydenham affirme que l'éruption des varioles confluentes se fait d'ordinaire le troisième jour, quelquefois avant, presque jamais après; tandis que celle des varioles discrètes arrive le quatrième jour, ou plus tard, très rarement plus tôt. .

Cette opinion, partagée par un grand nombre d'auteurs, est en grande partie contraire aux faits que nous avons observés. En effet, le chiffre moyen de la durée des prodromes dans la variole normale est de deux à trois jours. La variole discrète s'est toujours maintenue dans ces limites, sauf un cas où les prodromes ne durèrent qu'un jour. La variole confluente, au contraire, a paru plusieurs fois après trois jours de prodromes. Toutefois nos faits sont trop peu nombreux pour que nous voulions en tirer des conclusions absolues; et nous nous bornons à dire que d'après nos observations, la durée des prodromes est assez variable dans chaque espèce de variole pour qu'elle ne puisse être d'aucune utilité pour diagnostiquer l'une plutôt que l'autre.

L'éruption une fois déclarée, il n'est pas en général difficile de la distinguer de toute autre ; quelquefois cependant, et surtout lorsqu'elle est anomale, elle est si confluente, et en même temps chaque papule ou vésicule est si petite, qu'à un examen superficiel on peut croire à l'existence d'un érysipèle, ou bien à une rougeole; mais l'aspect chagriné de la rougeur sur la face, et le développement des pustules sur le reste du corps, auront bientôt rectifié l'erreur. (Voy. ci-après le diagnostic avec la rougeole).

Art. VII. — Anatomie pathologique.

Les lésions que l'on constate après la mort sont le plus souvent insuffisantes pour l'expliquer.

En effet, on rencontre quelques rares noyaux de congestion ou de pneumonie, ou une entéro-colite légère, ou une laryngite plus ou moins étendue, ou bien enfin aucun organe ne porte les traces d'une lésion quelconque; mais après un examen plus attentif on voit qu'il existe un fait plus général que celui que nous venons d'énoncer ; c'est que dans la plupart des organes, et surtout dans les cavités du cœur et des gros vaisseaux, on trouve un sang liquide séreux, plus ou moins abondant, quelquefois d'une couleur lie de vin ; s'il existe des caillots, ils sont petits, noirs, mous, diffluents; il est rare de les trouver décolorés et fibrineux : dans ces cas ils se montrent de préférence lorsqu'une inflammation aiguë, intense, a envahi un organe important. Dans cette circonstance encore, arrive-t-il parfois que les caillots fibrineux et solides baignent au milieu d'une sérosité abondante.

S'il y a quelques exceptions à cette remarque, elles sont rares et s'expliquent presque toujours par des circonstances accessoires : ainsi un malade dont la variole s'était compliquée de gangrène, a présenté à l'autopsie un sang fluide et vineux, malgré la coexistence d'une inflammation grave et aiguë. La même chose est arrivée chez les enfants qui avaient eu plusieurs éruptions simultanées ou successives ; dans ce cas, la présence d'une pneumonie ou d'une laryngite grave n'a pas déterminé la formation de caillots fibrineux.

En résumé, dans la variole le sang est fluide, a souvent l'aspect lie de vin, et se forme peu en caillots.

Une inflammation aiguë grave détruit cette règle.

Cette exception elle-même n'a pas lieu lorsque le malade a eu deux ou trois fièvres éruptives, ou lorsqu'à l'inflammation s'est jointe une gangrène.

Aux remarques précédentes, ajoutons que la plupart des organes présentent une congestion sanguine plus ou moins intense ; les muscles sont rouges et fermes, les méninges fortement injectées, les sinus gorgés de sang, la substance cérébrale plus ou moins piquetée et sablée. Un sang abondant s'écoule des vaisseaux pulmonaires que l'on divise; le foie, la rate et les reins présentent le même aspect; la congestion sanguine est générale.

Cependant lorsque l'éruption a été pâle, blafarde, étiolée, on ne trouve le plus souvent qu'une injection très médiocre des organes, qui souvent même sont décolorés.

L'altération du sang suffit sans doute pour expliquer la mort; mais on peut y ajouter l'abondance de l'éruption. Des membranes aussi étendues que la peau et que la muqueuse du conduit pharyngolaryngé, ne peuvent être enflammées dans une grande partie de leur surface sans danger pour le malade.

Passons maintenant à l'examen de chacun des organes en particulier.

Encéphale. — L'injection des vaisseaux et de la substance cérébrale est à peu près la seule lésion importante à noter : on la constate partout, mais surtout aux parties déclives. Assez souvent aussi il s'y joint une infiltration séreuse, on séro-sanguinolente abondante; cependant elle ne nous a paru ni plus fréquente ni plus considérable qu'elle ne l'est d'habitude chez les enfants.

Pharynx. — *Larynx.* — *Trachée.* — Le larynx, le pharynx et la trachée présentent assez souvent, mais non constamment, des traces de l'éruption qui s'est faite sur ces parties; d'autres fois ils offrent une simple inflammation sans trace aucune de pustules varioliques; enfin dans une troisième série de faits on rencontre réunies l'inflammation et les pustules (1).

L'éruption pustuleuse se présente dans le larynx et le pharynx sous plusieurs formes, qui dépendent de l'époque à laquelle est survenue la mort. Dans un premier degré on voit un plus ou moins grand nombre de petites fausses membranes, blanches, minces, exactement arrondies, disséminées sur toute la muqueuse, à laquelle elles adhèrent peu, et qui au-dessous d'elles est quelquefois rouge et enflammée : à un degré plus avancé, les fausses membranes ont disparu, et il existe des ulcérations circulaires dont les unes sont superficielles et ne comprennent pas toute l'épaisseur de la muqueuse, dont les autres plus profondes ont traversé cette membrane et arrivent jusqu'aux fibres musculaires; nous avons vu celles-ci même être envahies et l'ulcération reposer sur les cartilages ; les bords des ulcérations sont ordinairement taillés à pic, rouges et mous.

Tantôt on n'en trouve qu'un petit nombre rarement disséminées sur

____

(1) Bien que la phlegmasie doive être considérée comme une complication et, pour cette cause, étudiée dans un autre article que l'éruption pharyngée, cependant nous les réunissons, parce que nous avons déjà été obligés de le faire pour la symptomatologie.

·les cordes vocales, l'épiglotte, le pharynx; tantôt plus nombreuses, elles s'unissent par leurs bords et forment de larges plaques ulcéreuses irrégulières. Nous ne pouvons du reste en donner une meilleure idée qu'en copiant la description suivante, extraite de nos notes :

Chez un garçon de dix ans qui a succombé au seizième jour d'une variole anomale primitive, tout le pharynx, depuis l'ouverture postérieure des fosses nasales jusqu'à l'ouverture supérieure du larynx, est tapissé par un pus gris d'odeur très fétide, mais non gangréneuse. Au-dessous sont des ulcérations arrondies, la plupart confluentes, quelques-unes isolées ; leurs bords sont taillés à pic ; leur fond repose sur la muqueuse érodée. Le larynx et la trachée sont couverts par un pus gris aéré. Toute la surface du larynx est dénudée, de sorte qu'on retrouve à peine quelques traces de membrane muqueuse ; les fibres musculaires se montrent presque partout, et çà et là on voit quelques ulcérations plus profondes qui les traversent elles-mêmes de part en part. La trachée est d'un rouge violacé général. Tapissée par une couche de mucus transparent assez épais, elle présente un grand nombre d'ulcérations qui siégent surtout à la face postérieure ; leur forme est arrondie ; leur fond est grisâtre ou sous-muqueux. La muqueuse de toute la trachée s'enlève assez facilement par le grattage, et cependant elle fournit encore des lambeaux de plus d'un centimètre.

Lorsque l'inflammation accompagne ces ulcérations, la muqueuse qui les environne est rouge, molle, dans une étendue plus ou moins grande, comme dans toutes les autres espèces de pharyngo-laryngite; en outre, il n'est pas rare de constater une fausse membrane inflammatoire, parfaitement distincte des disques pseudo-membraneux qui constituent la pustule des muqueuses ; ce sont, en effet, des lames jaunâtres, minces, foliacées, de forme irrégulière, couvrant un plus ou moins grand nombre d'ulcérations, et rappelant tout à fait les fausses membranes des pharyngo-laryngites secondaires. On trouve quelquefois sur le même enfant les disques pseudo-membraneux varioliques et les fausses membranes secondaires. En voici un exemple :

Une jeune fille teigneuse succombe le douzième jour d'une variole primitive devenue anomale par le fait d'une vaccine concomitante. La face postérieure de l'épiglotte et les cordes vocales sont couvertes d'ulcérations qui ont détruit presque toute la muqueuse, dont on retrouve à peine quelques traces. Dans les autres parties du larynx et de la trachée, la muqueuse est très molle, épaissie, d'un rouge violet, et recouverte d'une fausse membrane assez étendue, très molle, d'un jaune blanchâtre, peu adhérente. En outre, on trouve disséminées çà et là des traces de pustules varioliques, petits disques blanchâtres au-dessous desquels la muqueuse est ulcérée dans presque toute son épaisseur.

Enfin, il n'est pas très rare de constater l'existence d'une pharyngo-laryngite qui présente tous les caractères que nous avons décrits dans notre premier volume, et qui est érythémateuse ou pseudo-membraneuse. Dans le premier cas, la muqueuse est rouge et molle dans une étendue variable, quelquefois épaissie et dépolie, et couverte d'un muco-pus gris, ténu, plus ou moins abondant. L'extrait suivant donnera un exemple de la forme pseudo-membraneuse :

. C'est un garçon de dix ans qui succomba au sixième jour environ d'une variole hémorrhagique. Le pharynx et le larynx étaient le siége d'une vive inflammation. Le premier était couvert d'une couche mucoso-purulente épaisse, audessous de laquelle la muqueuse était rouge, épaissie et ramollie. Le larynx était tapissé d'une fausse membrane grise, épaisse, molle, assez adhérente, se prolongeant peu dans la trachée. Au-dessous, la muqueuse était gonflée, molle, d'un rouge vif, et par places même ecchymosée ; nulle part il n'y avait de traces d'ulcérations ni de disques pseudo-membraneux.

Il ne faut pas croire cependant qu'il soit très fréquent de constater à l'autopsie les différentes lésions pharyngo-laryngées dont nous venons de parler ; en effet, lorsque la mort survient dans les varioles normales, c'est à une époque avancée de la maladie, et lorsque l'éruption de la gorge est terminée depuis longtemps, comme celle de la peau. On ne peut donc guère retrouver cette inflammation que lorsque l'enfant a succombé à une variole anomale ; or, dans les cas de ce genre, l'éruption laryngée manque quelquefois, surtout si la variole est survenue chez des enfants déjà malades et détériorés.

Si maintenant nous comparons ces diverses phlegmasies entre elles, suivant l'époque à laquelle est survenue la mort, nous arrivons à cette conclusion, que les lésions pharyngo-laryngées suivent une marche progressive. Ainsi les enfants qui meurent à une époque rapprochée du début de la variole offrent l'inflammation érythémateuse jointe aux disques pseudo-membraneux ; un peu plus tard, on constate les érosions de la muqueuse, puis enfin des ulcérations plus étendues et plus profondes. Toutefois ces remarques ne sont pas sans exception.

Poumons. — C'est surtout dans les poumons que la congestion sanguine est considérable ; mais il est à remarquer qu'elle est très souvent mêlée à de la sérosité, qui même peut être assez abondante pour constituer un véritable œdème. Nous l'avons rencontré dans plus du tiers de nos autopsies, accompagné le plus souvent de friabilité du tissu du poumon, ou plutôt de facilité à la déchirure, comme dans un commencement d'engouement.

Plèvres, péricarde et péritoine. — La variole ne détermine, dans ces membranes séreuses, aucun changement remarquable autre que ceux dont nous parlerons à l'article *Complications*.

Cependant on peut dire que la même influence qui produit l'œdème pulmonaire détermine quelquefois un épanchement assez peu abondant, d'une sérosité limpide ou rougeâtre.

Intestins. — Les intestins présentent un aspect tout à fait remarquable. Souvent le développement des follicules est considérable, soit comme nombre, soit comme volume, à l'origine ou à la fin de l'intestin grêle, plus rarement dans le gros intestin.

Cette éruption folliculeuse consiste en de petites saillies hémisphériques ou acuminées, ou un peu aplaties, et présentant souvent un petit point central noir, quelquefois déprimé ; cette disposition pourrait faire croire à un développement vésiculeux ou pustuleux dans l'intestin. Cette idée se trouve confirmée par ce fait qu'en piquant ces saillies après les avoir soigneusement essuyées, on en tire une gouttelette de liquide séreux.

Mais cette opinion est tout à fait détruite par les considérations suivantes : 1° Ces mêmes saillies contenant de la sérosité existent dans beaucoup d'autres maladies, et ne sont pas spéciales à la variole ; 2° une vésicule variolique ne saurait se former là où il n'y a pas d'épithélium à soulever ; 3° jamais nous n'avons vu dans l'intestin de petites fausses membranes ni aucune lésion qui puissent se rapprocher de celles qu'on rencontre sur les autres membranes muqueuses ; l'orifice anal est le seul point du tube gastro-intestinal sur lequel on constate des pustules varioliques ; 4° enfin, une dernière preuve se trouve dans l'état des plaques de Peyer, qui sont aussi souvent développées que les follicules isolés ; nombreuses, grandes, saillantes, ramollies, souvent rouges, elles simulent parfaitement certaines plaques typhoïdes à leur origine, et seraient confondues avec elles si elles présentaient quelques ulcérations ; mais jamais nous n'avons trouvé cette dernière lésion, et il est très rare de constater le développement, la rougeur et le ramollissement des ganglions mésentériques.

Cependant ce développement des plaques et des follicules est si fréquent et si remarquable, qu'on doit le prendre en considération ; car il est une des preuves du lien qui unit la variole à la fièvre typhoïde.

En outre de cette disposition, la muqueuse intestinale présente assez souvent des traces d'une congestion qui n'existe plus : ainsi elle est couverte d'une couche de mucus épais et adhérent, ou bien elle présente une coloration générale gris de fer, pointillée, comme si de la matière noire, trace du passage du sang, y était demeurée.

Foie. — Presque toujours congestionné fortement, le foie ne présente pas d'altération importante. Cependant nous devons noter que sept malades nous ont offert, à l'autopsie, un foie gras à un degré plus ou moins avancé. Chez trois d'entre eux il existait conjointement de rares tubercules ; chez les autres nous n'en trouvâmes point. Aucune autre affection aiguë ne nous a présenté un aussi grand nombre d'exemples de cette altération. Était-elle antérieure à la variole ? nous ne saurions le décider.

Rate. — Un rapport anatomique entre la variole et la fièvre typhoïde est le développement de la rate. Dans plus du tiers des cas où on l'examine, elle a augmenté de volume, elle est gorgée de sang liquide, souvent couleur lie de vin, et elle est presque toujours ramollie.

Reins. — La congestion et le développement des reins ne sont pas moins remarquables que ceux de la rate. Presque toujours ces organes sont augmentés de volume, gorgés de sang, vivement injectés; quelquefois alors ils sont ramollis à leur surface, et présentent les caractères d'une véritable néphrite. L'injection peut même s'étendre jusque dans les bassinets, et constituer un commencement de pyélite.

Après la mort, la peau présente les traces de la variole, qui permettent de constater la vérité des détails dans lesquels nous sommes entrés dans un des articles précédents.

Mais quel est le siége précis de la lésion cutanée? L'inflammation et l'ulcération que recouvre l'épiderme soulevé, les cicatrices profondes que laisse la maladie, les ulcérations des muqueuses, indiquent d'une manière positive que le derme est affecté. Il est certain aussi qu'une pareille inflammation ne peut se faire sans que le corps vasculaire y participe. La phlegmasie de la peau est donc beaucoup plus profonde dans la variole que dans les autres fièvres éruptives. Elle est en même temps plus intense; la suppuration, la production pseudo-membraneuse, l'ulcération, en sont les preuves.

Il est bien possible, en outre, et rien ne répugne à cette idée, que les follicules de la peau soient le siége spécial de la variole. L'éruption est, en effet, très abondante là où ces follicules sont nombreux, presque nulle là où ils sont plus rares. La vérité de cette opinion semble, du reste, avoir été démontrée par le docteur Petzholdt (*Archives*, 1838, tome II, page 314), qui a décrit avec soin l'état des glandes cutanées : elles sont, dit-il, toutes plus ou moins gonflées, elles paraissent piriformes, et leurs conduits excréteurs sont souvent très distendus par suite de la sécrétion glandulaire. Cependant le docteur allemand pense que la portion de peau qui n'est pas couverte de pustules est aussi dans un état morbide, et qu'elle présente partout une matière blanche puriforme qui lui est adhérente comme dans les pustules, et qui est enlacée dans les plexus des vaisseaux.

Art. VIII.—Complications.

Les complications de la variole sont nombreuses et graves; toutefois elles se réunissent moins souvent sur le même individu que dans la rougeole. Là, en effet, nous verrons la fièvre éruptive se compliquer simultanément de trois ou quatre maladies, tandis qu'ici le fait est plus rare, et l'on peut dire avec vérité qu'un enfant atteint de variole est sujet à moins d'accidents que celui qui est atteint de rougeole. L'intensité et la fixité de l'éruption en sont sans doute la cause; tandis qu'en même temps les membranes muqueuses participent d'une manière moins générale à la fluxion inflammatoire.

Les complications varioliques naissent à deux époques très différentes : lors du début de la maladie, non pas pendant les prodromes, mais du premier au quatrième jour de l'éruption; alors la variole est anomale et le plus souvent grave. Toutefois ce n'est pas toujours à ces complications qu'il faut attribuer les anomalies; mais bien à une prédisposition antérieure à leur développement, qui souvent alors est due à la constitution épidémique.

La seconde époque à laquelle surviennent les complications est la convalescence, lorsque la dessiccation est presque complète et la desquamation commencée, quelquefois à la fin de cette dernière période. Ces affections, bien moins graves que les précédentes, appartiennent en général à la variole normale, et semblent être quelquefois un phénomène critique, un complément de l'éruption plus favorable que nuisible. Dans d'autres cas cependant le but est dépassé, ou bien la complication est en réalité un accident fâcheux qui n'a rien de critique, et la mort en est la suite.

Ptyalisme. — Phénomène assez rare chez les enfants varioleux, le ptyalisme se présente avec les mêmes caractères à peu près que chez l'adulte; il consiste dans l'écoulement par la bouche d'une quantité plus ou moins considérable de salive un peu visqueuse, limpide, souvent écumeuse.

C'est ordinairement entre le quatrième et le onzième jour que nous avons constaté ce phénomène; une fois cependant il s'est montré le dix-huitième jour; rarement il a duré plus de quatre à cinq jours et même nous ne l'avons constaté que pendant une seule journée.

La salivation est rarement assez abondante pour forcer l'enfant à tenir constamment sa tête au-dessus d'un vase; parfois elle est pénible, difficile, exige des efforts; c'est plutôt une expuition fréquente et forcée d'une petite quantité de liquide visqueux et adhérent.

En cherchant à quelle cause on devait rapporter ce symptôme. nous avons trouvé que les plus jeunes enfants en étaient exempts; c'est à l'âge de six ans que nous l'avons vu pour la première fois.

Nous l'avons constaté chez des malades qui ont guéri aussi souvent que chez ceux qui ont succombé; dans la variole régulière, plus souvent que dans la variole anomale et que dans la varioloïde.

Il nous a paru plus fréquent lorsque la variole est confluente que lorsqu'elle est discrète, et cette circonstance nous a conduits à nous demander si l'abondance de l'éruption de la bouche n'était pas la cause de ce phénomène, ou s'il ne dépendait pas du développement d'une pustule à l'entrée des conduits salivaires (1).

(1) Nous avons observé neuf fois un ptyalisme plus ou moins abondant dans les formes suivantes :

Variole normale.	. . .	4	Varioloïde normale. . .	2
Variole anomale.	. . .	2	Espèce de variole ignorée.	1

Six fois il a été abondant ou très abondant; trois fois il a plutôt consisté dans l'expuition fréquente d'un liquide séro-muqueux peu abondant.

En ville le ptyalisme n'a pas été proportionnellement plus fréquent.

Phlegmasies cutanées, sous-cutanées et articulaires. — Il n'est pas très rare de voir survenir, pendant le cours de la variole, des phlegmasies diffuses ou circonscrites (érysipèle, abcès, furoncles, arthrites, etc.), qui méritent d'être étudiées soit en raison de leur gravité, soit à cause des questions théoriques qu'elles soulèvent (1).

Ces phlegmasies paraissent d'ordinaire à la fin de la dessiccation et pendant la desquamation, c'est-à-dire du douzième au trentième jour de la maladie. Cependant nous les avons vues se développer avant ou après cette époque. Souvent elles consistent en une phlegmasie qui se termine simplement par résolution ; plus souvent ce sont de véritables abcès ; quelquefois c'est un phlegmon diffus ; rarement, dans l'enfance au moins, ce sont des furoncles ou des anthrax. Il n'est pas commun que ces phlegmasies soient uniques ; il s'en développe presque toujours plusieurs soit simultanément, soit plutôt successivement. Toutes les parties de la surface du corps peuvent en être atteintes ; nous en avons vu sur la face, sur le cuir chevelu, sur la parotide, sur le cou, sur les membres, sur l'épine iliaque, autour des jointures, plus rarement sur le tronc.

Ces diverses conditions de développement, de marche, de forme et de siége, donnent aux phlegmasies qui nous occupent des apparences assez diverses.

Nous n'avons vu qu'une seule fois la phlegmasie simple envahir la continuité des membres : c'était un érysipèle œdémateux de toute la jambe survenu au vingt-sixième jour de l'éruption d'une variole normale et qui se dissipa au bout de six jours.

Plusieurs fois nous avons vu la phlegmasie se circonscrire autour des articulations qui étaient gonflées, rouges et douloureuses : semblable alors au rhumatisme articulaire, qu'elle simulait à s'y méprendre, l'inflammation envahissait une jointure et passait rapidement à une autre, ou bien elle en occupait plusieurs à la fois et disparaissait dans un intervalle de trois à dix jours sans laisser de traces de son passage ; mais plus souvent elle se distinguait du véritable rhumatisme par la facilité avec laquelle elle se terminait par suppuration. Le pus se faisait facilement jour au dehors et la cicatrisation était rapide. Dans toutes nos observations, cette phlegmasie a été périarticulaire. Cependant on a cité des exemples dans lesquels le pus occupait l'intérieur des articulations. (Voy. t. II, p. 117.)

Les abcès siégeant loin des jointures sont une des formes les plus fréquentes de la suppuration variolique. Quelques-uns (mais c'est le cas le plus rare) succèdent évidemment au gonflement sous-cutané lorsqu'il a été intense et accompagné de vives douleurs ; dans ce cas,

(1) Dans notre première édition nous avons donné l'analyse de dix observations de ce genre recueillies à l'hôpital. Les faits que nous avons vus depuis, en modifiant quelques-unes de nos opinions, nous permettent de donner une description plus générale.

au moment de la détumescence générale, il persiste un gonflement partiel et limité dans lequel la fluctuation devient bientôt manifeste. D'ordinaire, c'est beaucoup plus tard qu'on s'aperçoit d'une tuméfaction locale avec empâtement circonvoisin ; elle survient très rapidement, presque sans douleur, et, lorsque le malade accuse sa présence, la suppuration est imminente où déjà accomplie. Une fois ouverts, ces abcès, dont le nombre peut être très grand (1), se cicatrisent promptement et avec facilité.

La forme la plus grave de la suppuration, après celle qui occupe l'intérieur des articulations, est le phlegmon diffus. Alors la phlegmasie s'étend au loin, le pus dissèque les tissus, forme des clapiers plus ou moins considérables, dont la guérison est très longue à obtenir et qui peuvent entraîner la mort.

Cependant nous devons dire que, dans les faits qui nous servent à rédiger ce paragraphe, les diverses suppurations que nous venons de passer en revue n'ont pas été graves. La plupart des petits malades ont guéri, même lorsqu'ils étaient atteints de ces varioles anomales qui sont en général si fâcheuses.

Les phlegmasies sous-cutanées et articulaires paraissent être quelquefois une complication toute locale, résultat de l'intensité du gonflement inflammatoire qui accompagne l'éruption. La succession des symptômes est alors si évidente, que la relation de cause à effet ne paraît pas pouvoir être niée. Cependant ce cas est de beaucoup le plus rare, et le plus ordinairement la phlegmasie et la suppuration se montrent sans qu'on puisse invoquer l'influence d'une irritation locale. D'autre part, en constatant la multiplitcié des phlegmasies, leur dissémination, leur passage rapide d'un point à un autre, la ressemblance fréquente qu'elles affectent avec le rhumatisme, la fréquence et la facilité du dépôt purulent, il est impossible de ne pas voir l'influence d'une cause générale née de la variole, sorte d'infection analogue à la diathèse purulente.

On peut supposer que cette tendance à la suppuration est le résultat de la résorption du pus et de son mélange avec le sang, ou bien qu'elle est un moyen employé par la nature pour débarrasser le corps d'un excès de matériaux morbides et pour faire une épuration qui a été insuffisante.

Si notre opinion devait se fonder sur les seuls faits qui ont passé sous nos yeux, la dernière opinion serait la seule admissible. L'absence des symptômes généraux de l'infection purulente, le siége

____

(1) Dans une observation, que nous devons à l'obligeance du docteur de Saint-Laurent, nous lisons qu'un enfant de quatre mois eut, à la suite de la variole et dans l'espace de deux mois, *deux cent soixante* abcès au moins, tous superficiels et très petits. La plupart furent ouverts par la lancette, bon nombre s'ouvrirent spontanément ; l'enfant guérit.

exclusif de la suppuration à l'extérieur du corps, sa fréquence proportionnelle dans la variole normale, nous en paraissent être des preuves positives ; et enfin la guérison habituelle de la maladie dans le cas de suppuration, guérison si rare dans les abcès métastatiques, justifie l'idée d'un phénomène critique, d'une épuration complémentaire d'un favorable augure.

Cependant on a cité des cas dans lesquels les frissons répétés, la fièvre violente, l'aspect typhoïde des malades, et enfin le siége de la suppuration dans les viscères assimilaient la complication aux abcès métastatiques et indiquaient l'existence probable d'une véritable résorption purulente.

Aussi croyons-nous qu'il est convenable de ne pas avoir une opinion exclusive et d'admettre que la suppuration post-variolique reconnaissant plusieurs causes, n'a pas toujours la même nature et ne fournit pas toujours les mêmes indications thérapeutiques.

Pour résumer cette discussion, nous admettons trois sortes de phlegmasies post-varioliques :

1° Des abcès locaux, suite de l'intensité du gonflement sous-cutané;

2° Des phénomènes critiques, sorte d'épuration complémentaire se faisant surtout à la surface du corps ; ce sont des phlegmasies cutanées, des arthrites pseudo-rhumatismales, des suppurations sous-cutanées ou articulaires, des furoncles ;

3° Des abcès métastatiques, suite d'une véritable infection et peut-être d'une résorption purulente.

Les deux premières espèces sont les seules que nous ayons observées, ce sont aussi les plus fréquentes. S'il existait un moyen d'empêcher leur développement, nous craindrions de l'employer et nous préférons laisser le mal accomplir sa marche. Toutefois, la phlegmasie, utile dans certaines limites, devient nuisible si elle les dépasse, ou si elle siége sur un organe important ; elle entraîne alors un danger plus ou moins grand par elle-même : tels sont les phlegmons diffus, les suppurations articulaires. Aussi faut-il surveiller ces suppurations critiques, pour les modérer, ou pour leur donner promptement issue lorsqu'il est utile de le faire.

Otite. — Les remarques consignées dans le paragraphe précédent sont tout à fait applicables à la phlegmasie du conduit auditif. L'otite se développe lors de la desquamation ; nous l'avons vue naître du quinzième au quarante-troisième jour de la variole normale.

L'écoulement de pus fétide, variable d'abondance, est quelquefois précédé de douleurs auriculaires et accompagné de surdité passagère. D'après M. Triquet, l'otite varioleuse serait suivie d'une large perforation du tympan, et offrirait de la gravité au point de vue du pronostic local. Plusieurs fois nous avons vu les malades atteints d'otite avoir conjointement des abcès sous-cutanés ; tous ont guéri, sauf un malade chez lequel la phlegmasie auriculaire se montra au début d'une variole anomale grave.

L'*ophthalmie variolique* était autrefois l'une des causes les plus fréquentes de cécité. La vaccine, en diminuant le nombre des épidémies et des varioles graves, a considérablement restreint la fréquence de cette triste complication. Ce n'est pas là l'un des moindres bienfaits de la découverte de Jenner.

L'ophthalmie grave dont nous voulons parler n'est pas cette conjonctive simple qui accompagne fréquemment l'éruption et qui se termine promptement par la guérison. Ce n'est pas non plus celle qui résulte du développement d'une pustule sur la conjonctive : cette espèce que nous n'avons jamais observée paraît n'être pas grave, la marche de la pustule est rapide et sa guérison facile. Nous voulons parler d'une phlegmasie survenant, comme les abcès et les otites, à une époque avancée de la maladie, lorsque l'éruption est en pleine desquamation, quelquefois même lorsque les croûtes sont tombées. Cette phlegmasie doit être rapprochée des abcès sous-cutanés et de l'otite ; elle paraît reconnaître la même cause, mais son siége la rend beaucoup plus grave. C'est en effet le plus souvent la cornée elle-même qui est atteinte. Cependant nous avons eu l'occasion de voir plusieurs conjonctivites simples développées dans ces circonstances et terminées par une guérison rapide.

Nous avons observé à l'hôpital cinq cas de kératite grave. Dans l'un d'eux, la phlegmasie survenue au vingt-cinquième jour de la maladie, s'accompagna de chémosis et d'infiltration opaque de la cornée. Dans les quatre autres il y eut une véritable ulcération dont la marche ne fut pas toujours pareille.

Ainsi chez deux des petits malades, l'ulcération se développa à la même époque (dix-septième et dix-huitième jour) : elle était limitée, *en coup d'ongle*, située à la partie inférieure de la cornée ; pendant quelques jours elle alla en augmentant de dimension, mais en restant toujours superficielle ; tout à côté d'elle il survint une petite tache jaune, résultat de l'infiltration des lames de la cornée par une matière purulente. La conjonctive était vivement injectée ; dans un cas, il y avait photophobie. Au bout de huit jours, sous l'influence de la cautérisation directe, et de l'emploi du collyre au nitrate d'argent, les ulcérations avaient considérablement diminué d'étendue ; elles avaient l'aspect d'une facette d'un dé à coudre, et ne tardèrent pas à se cicatriser.

Chez les deux autres malades la kératite s'est terminée par la perte de l'œil.

Dans les deux cas, la maladie débuta par une ulcération parfaitement arrondie au bas de la cornée de l'œil droit ; mais au lieu de rester stationnaire, elle s'étendit rapidement en surface et en profondeur, bien que dans un cas elle ait été immédiatement cautérisée avec le nitrate d'argent. Le fond des ulcérations, au lieu de rester pellucide et transparent, comme dans les cas précédents, prit bientôt une teinte blanchâtre ; il en fut de même de leur pourtour. En outre, une seconde ulcération se développa dans le voisinage, et ne tarda pas à joindre la première ; au bout de six jours, toute la cornée était envahie. On ne distinguait plus alors d'ulcérations ; mais la cornée était remplacée par une masse jaunâtre, comme lardacée, saillante : elle s'affaissa un peu, prit ensuite une teinte rosée, piquetée de points noirs, et la vision fut complétement perdue.

Il est fort difficile au moment où se développe la kératite, de prévoir quelle marche elle suivra. Cependant si l'ulcération est petite, nettement circonscrite, si son fond et ses bords sont pellucides, si sa profondeur est peu considérable, on a lieu d'espérer qu'étant convenablement traitée elle s'arrêtera dans sa marche ; si au contraire elle est plus profonde, si surtout ses bords et son fond sont opaques, et si elle prend rapidement de l'accroissement, il est à craindre qu'elle ne finisse par envahir toute la cornée, et qu'elle ne détermine sa perforation.

Bronchite et broncho-pneumonie. — Cette complication de la variole n'est pas fréquente, et bien rarement nous l'avons vue constituer une maladie grave par son étendue ou par l'intensité de ses symptômes. Ainsi la bronchite n'a jamais été suffocante et la broncho-pneumonie n'a consisté que dans un léger catarrhe avec quelques noyaux disséminés de congestion, d'hépatisation ou de carnification. Un seul de nos malades nous a présenté une carnification d'apparence lobaire étendue à tout le lobe moyen droit, et la partie correspondante du poumon gauche.

Nous citerons comme exceptionnel le fait suivant :

L'un de nous (M. Rilliet) fut consulté pour une jeune fille de huit ans atteinte d'une de ces broncho-pneumonies subaiguës tout à fait analogues à celles que l'on observe dans le cours de la rougeole, et qui simulent à un haut degré la phthisie pulmonaire. D'après les renseignements qui nous furent donnés, cette complication s'était développée en même temps que l'éruption. L'enfant passait pour poitrinaire, et elle était réellement fort malade. Cependant, tout en convenant de la gravité du mal, nous n'otâmes pas toute espérance aux parents. Nous fondant sur l'extrême rareté de la tuberculisation à la suite de la variole, nous opinâmes pour une broncho-pneumonie simple. La suite a prouvé que nous avions raison, car cette jeune fille a recouvré une excellente santé, après trois mois d'une maladie très sérieuse.

La bronchite et la broncho-pneumonie passent le plus souvent inaperçues, ou bien leurs symptômes, lorsqu'elles en fournissent, sont ceux que nous avons indiqués dans le premier volume de cet ouvrage. Elles se développent soit dans les premiers jours de l'éruption, soit lors de la convalescence, c'est-à-dire du premier au cinquième jour et du treizième au dix-neuvième. Nous n'avons jamais vu la variole normale et primitive se compliquer de ces maladies à son début, et nous nous sommes demandé si l'irrégularité de la variole dépendait de la maladie antérieure ou de la complication pulmonaire survenue pendant les premiers jours de l'éruption. Nous croyons que les deux causes peuvent contribuer chacune pour leur part à produire cet effet. Chez un seul de nos malades la pneumonie survint à une époque intermédiaire à celles que nous venons d'indiquer, c'est-à-dire le huitième jour de l'éruption. La variole était anomale; la pneumonie eut pour effet très positif de la décolorer presque instantanément, et d'ajouter à l'irrégularité antérieure de l'éruption une pâleur notable.

C'était une fille de treize ans atteinte de variole anomale confluente. La tuméfaction de la face était considérable, les pustules franchement purulentes, entourées d'une auréole rouge intense. Nous venions de terminer notre examen; nous avions constaté la pureté du bruit respiratoire; deux heures plus tard, la religieuse, frappée du changement survenu dans l'aspect de l'éruption, nous fit appeler. Nous trouvâmes la malade dans un état d'affaiblissement considérable; la coloration avait entièrement disparu; la face s'était tuméfiée, et l'éruption était aplatie, et en même temps nous constatâmes les signes d'une pneumonie double.

Cette complication est fâcheuse soit par elle-même, soit plutôt parce qu'elle accompagne une variole déjà très grave. Elle peut donc être considérée comme une conséquence et un signe de la malignité première de la maladie. Cela est si vrai qu'elle guérit facilement lorsqu'elle survient à la fin de la variole normale.

Pneumonie lobaire. — Cette phlegmasie est relativement plus fréquente dans la variole que dans les autres exanthèmes.

Elle se développe de préférence pendant sa convalescence, se manifeste par les signes qui lui sont propres et se termine le plus souvent par la guérison. Nous avons rarement pu déterminer la cause qui lui a donné naissance. Mais en constatant l'époque tardive de son développement, sa bénignité, et sa coïncidence avec la variole normale, nous nous sommes demandé si elle n'avait pas un rapport d'origine avec les phlegmasies sous-cutanées et les abcès dont nous avons parlé plus haut; en un mot, s'il ne fallait pas la considérer comme un phénomène critique, ou comme la preuve d'une épuration incomplète.

Complications intestinales aiguës ou chroniques. — On a déjà vu dans l'histoire des catarrhes et des phlegmasies du tube digestif sous quelles formes symptomatiques elles se présentent (p. 746, t. 1er); en sorte qu'il nous reste peu de chose à en dire ici.

Les catarrhes et les phlegmasies catarrhales aiguës dominent de beaucoup, et parmi elles plusieurs sont graves. Les formes dysentériques et chroniques sont plus fréquentes dans la variole que dans les autres fièvres éruptives.

Dans les cas de variole normale, nous avons vu la maladie intestinale débuter du huitième au vingt-quatrième jour, et jamais avant
cette époque. Dans la variole anomale, au contraire, nous l'avons
toujours vue débuter le premier ou le deuxième jour de l'éruption.

Cette complication a une gravité notable, ou tout au moins est un
symptôme fâcheux. En effet, la plupart de ceux de nos malades qui
nous ont offert du dévoiement un peu abondant ont succombé. Il faut
avouer, il est vrai, que la lésion intestinale est loin d'avoir toujours
été la cause de la terminaison fatale, et qu'elle a été souvent légère.
Cependant ⎮les formes dysenteriques et chroniques ont toujours été
graves par elles-mêmes ; on ne sera donc pas étonné si nous pensons
que les lésions intestinales ont dans la variole plus de gravité que de
fréquence ; comparées, en effet, à celles de la rougeole, on trouve ces
dernières plus nombreuses, mais moins intenses.

Hémorrhagies. — Cette complication, une des plus graves de la
variole, est particulière à l'éruption anomale. Il faut en chercher la
cause dans des influences spéciales qui appauvrissent le sang en lui
faisant perdre une partie de sa fibrine.

Cette complication est assez fréquente ; car sur 30 varioles anomales,
nous en comptons 13 avec hémorrhagie, soit par la peau, soit par les
muqueuses, soit dans les poumons. Nous possédons un autre exemple
d'hémorrhagie dans le cours d'une variole normale.

Toutefois nous ne faisons pas rentrer dans ce nombre plusieurs
enfants qui ont eu, soit pendant les prodromes, soit pendant le cours
de la variole, des épistaxis plus ou moins abondantes, survenues subitement, comme il arrive pendant la bonne santé ou dans les premiers
jours des maladies fébriles. Ces épistaxis, qu'on pourrait dire actives,
ne doivent pas être confondues avec les hémorrhagies dont nous
voulons parler ici, qui, constituées par l'écoulement d'un sang séreux,
durent pendant plusieurs jours avec peu d'abondance, s'arrêtent
quelquefois pour reparaître bientôt, et conduisent ainsi le malade
jusqu'à la mort.

On doit établir entre ces deux sortes d'hémorrhagies une différence
essentielle qui tient à l'état du sang : la première espèce étant active
comme chez les pléthoriques ; la deuxième, passive par appauvrisse-
ment du sang, et devant être considérée comme un véritable purpura
hemorrhagica secondaire.

Les prodromes de la variole hémorrhagique ne diffèrent pas sensiblement des prodromes des autres varioles, et rien dans nos observations n'a pu faire prévoir la nature de la complication qui devait
survenir. Cependant l'intensité des symptômes, et surtout des symptômes nerveux, est peut-être plus grande que dans d'autres cas de
variole. Ainsi, chez un de nos malades, le délire, l'anxiété, l'agitation
furent extrêmes, et nous firent craindre l'invasion d'une affection
cérébrale.

Quelles que soient les circonstances au milieu desquelles survient la variole, elle est remarquablement anomale ; l'éruption, petite, inégale, aplatie, irrégulière en forme, en volume, en saillie, reste souvent papuleuse jusqu'au cinquième jour ; et même à cette époque elle est si peu saillante, que la peau paraît seulement rugueuse. Nous ne nous étendrons pas sur les caractères de l'éruption, ce sujet ayant déjà été traité d'une manière complète, nous nous bornerons à étudier les points suivants :

1° Dans quels organes se fait l'hémorrhagie, quelle en est la fréquence relative ?

2° A quelle époque survient-elle ?

3° Quels en sont le siége et la marche dans chaque organe ?

4° Quelle en est la gravité ?

5° Quelles en sont les causes ?

1° Presque tous les organes peuvent être le siége des hémorrhagies. Mais il est rare qu'un écoulement de sang se fasse par un organe sans que la peau présente aussi quelques traces de cette complication, soit dans les pustules, soit en dehors d'elles.

Après la peau, les différentes muqueuses fournissent le plus ordinairement l'exsudation sanguine. Vient ensuite le poumon, puis l'appareil urinaire et le système musculaire.

2° L'époque la plus hâtive à laquelle nous ayons constaté l'apparition de l'hémorrhagie à la peau, est le second jour de l'éruption. Celle des muqueuses est survenue une fois en même temps que l'exanthème. Le plus ordinairement l'hémorrhagie se déclare du troisième au cinquième jour ; une fois nous l'avons vue se montrer à la peau le huitième, une autre fois le vingtième.

3° L'hémorrhagie de la peau occupe les pustules elles-mêmes, leur pourtour, ou bien leur intervalle. L'hémorrhagie circa-pustuleuse est la plus rare. Le même malade présente d'ordinaire ces épanchements dans deux de ces points ou même dans les trois à la fois.

La pustule contient un liquide séro-sanguin et un petit caillot déposé au centre et sur le derme malade. L'ouverture de la pustule est indispensable si l'on veut s'assurer de l'existence de l'hémorrhagie, et ne pas la confondre avec l'injection violacée du derme dont nous avons déjà parlé. Il est d'autant plus facile de se méprendre, que dans beaucoup de cas de variole hémorrhagique, les pustules violettes ne contiennent pas de caillots. D'autres fois il n'existe ni caillots ni injection, mais une véritable ecchymose du derme. En général (surtout le premier jour), un très petit nombre de pustules présentent des ecchymoses ; les jours suivants elles augmentent de nombre et d'étendue, mais rarement au point d'occuper toute la pustule. Du reste, l'étendue de l'ecchymose ou le volume du cailllot varie suivant la période de la maladie ; si la mort arrive lorsque l'éruption est encore à l'état papuleux, l'ecchymose est peu étendue ; si l'exanthème atteint la période vésiculeuse, alors le dépôt sanguin augmente d'abondance, surtout dans les cas où plusieurs vésicules, en s'unissant, forment de petites bulles pemphygoïdes; l'éruption, dans des cas de cette espèce, ressemble à de gros grains de cassis.

Quand l'ecchymose est bornée au pourtour de la papule, c'est-à-dire à son auréole, elle forme un cercle noir vif qui circonscrit exactement la petite saillie, et qui, par sa couleur, tranche fortement avec la teinte pâle de la papule elle-même.

Enfin, quand les taches ecchymotiques siégent en dehors de l'éruption elles sont identiques aux taches du purpura hemorrhagica. D'ordinaire petites, assez nettement circonscrites, elles sont quelquefois plus larges et plus diffuses; elles ressemblent alors à des ecchymoses, suite de contusions. Cette disposition a lieu principalement à la partie postérieure du tronc, dans tous les points soumis à une pression un peu forte, au niveau du trochanter, du sacrum, de l'os des iles. Une fois développées, les taches de purpura augmentent en général de nombre et de dimension pendant trois à quatre jours, puis elles restent stationnaires jusqu'à la mort. Leur marche a été remarquable chez un garçon de dix ans, qui fut traité par le sulfate de quinine; elles commencèrent à s'effacer lorsqu'une certaine quantité du médicament eut été administrée, au bout de treize jours elles avaient entièrement diparu.

Deux fois la peau a été le siége d'une hémorrhagie qui s'est fait jour à l'extérieur.

Un garçon de neuf ans, atteint de variole hémorrhagique dans la convalescence d'une fièvre typhoïde, eut un écoulement sanguin au niveau d'une ulcération située à la partie interne de la cuisse droite. Il est probable que cette ulcération était le résultat de l'excoriation des pustules; nous la constatâmes la veille de la mort seulement. Le second cas est celui d'une fille de huit ans et demi, chez laquelle il se fit, au vingtième jour environ d'une variole normale, un suintement sanguin abondant par des ulcérations développées sur le sacrum.

Nous avons rarement vu les hémorrhagies internes déterminer une perte de sang considérable. Cependant une jeune fille de huit ans rendit, pendant les trois derniers jours de la vie, des selles très copieuses, grumeleuses, noirâtres et semblables à du raisiné. Une autre fille de onze ans eut une hématurie abondante pendant quatre jours.

Le plus habituellement il se fait, par les gencives ou par le nez, un suintement séro-sanguinolent; ou bien les matières fécales sont mêlées d'une quantité plus au moins grande de sanie sanguine.

Enfin l'autopsie nous a fait voir que les muqueuses présentaient quelquefois des ecchymoses analogues à celles de la peau : ainsi nous avons trouvé la trachée rouge ecchymosée sur un malade; ailleurs la muqueuse de l'estomac ou des intestins nous a offert de petites taches

rouge brun, sorte de piqueté ecchymotique plus ou moins abondant.
Enfin nous avons constaté une altération remarquable de la membrane muqueuse des bassinets, (voy. t. II. p. 311).

Les hémorrhagies du parenchyme pulmonaire ne nous ont aussi été révélées que par l'autopsie. Dans ces cas les poumons présentaient un ou plusieurs noyaux d'apoplexie pulmonaire généralement petits, noirs, demi-liquides, véritable épanchement sanguin que nous avons décrit en détail dans un autre chapitre.

Les membranes séreuses ne sont pas exemptes de ce genre de lésion ; nous avons vu épanchée dans les plèvres une quantité notable de sang liquide presque pur, toujours séreux, mais avec prédominance de la portion sanguine. Le même épanchement se fait, plus rarement il est vrai, dans le péricarde ; et nous y avons de plus constaté une seule fois de petites ecchymoses sous-séreuses identiques à celles de la peau et des muqueuses.

Ces lésions n'ont jamais constitué une complication grave ; mais elles servent à constater l'altération générale des liquides dans cette forme de variole.

4° Le *pronostic* de la variole hémorrhagique est extrêmement grave ; un seul de nos malades a guéri. Si la terminaison fatale peut, dans quelques cas, être rapportée aux maladies concomitantes ou antécédentes, elle est évidemment dans les autres le résultat de l'affection générale dont le purpura est le symptôme. C'est le fait de l'apparition d'une ecchymose, quelque petite qu'elle soit, qui indique un haut degré de gravité ; car elle prouve une altération profonde du sang, et peut faire prévoir les plus graves désordres ; mais si l'hémorrhagie s'étend de la peau aux muqueuses, et si l'écoulement sanguin devient abondant, la gravité de la maladie augmente encore par l'affaiblissement nécessaire qui résulte de cette hémorrhagie. Les caractères de l'épidémie régnante, la force du sujet, etc., doivent aussi entrer en ligne de compte pour le pronostic.

5° A quelles *causes* peut-on rapporter les hémorrhagies varioliques? Remarquons tout d'abord que, dans nos observations, cette complication est survenue plus souvent dans les varioles primitives que dans les secondaires, c'est-à-dire que sur 13 malades, nous comptons 8 varioles primitives et 5 secondaires. Il faut donc chercher la cause ailleurs que dans une débilitation antérieure. Et en effet, c'est presque toujours sous une influence épidémique que se produisent les varioles noires. Les relations des épidémies varioliques en font foi, et nos observations, si peu nombreuses qu'elles soient, en sont aussi la preuve : car les varioles hémorrhagiques se sont presque toujours montrées à nous par groupes et dans les mêmes saisons.

Lorsque l'affection est secondaire elle peut encore reconnaître pour cause la même influence ; toutefois, nous aurions quelque tendance a croire que la variole qui survient pendant la convalescence d'une fièvre typhoïde, se complique plus facilement de purpura qu'à la suite de toute autre affection. Nous remarquons, en effet, que sur cinq varioles hémorrhagiques secondaires, deux sont survenues pendant la convalescence de la fièvre typhoïde ; en outre, un varioleux convalescent de dothinenterie, sans être atteint de purpura, eut cependant une apoplexie pulmonaire. Les trois autres varioles hémorrhagiques secondaires succédèrent à une entérite, à une pneumonie et à une rougeole ; maladies qui sont bien plus souvent antérieures à la variole que ne l'est la fièvre typhoïde elle-même.

La constitution primitive des enfants ne paraît pas avoir une grande influence sur le développement de cette complication ; cependant nous l'avons constatée chez plusieurs qui étaient assez robustes et bien constitués.

En outre, les enfants de sept à onze ans nous en ont offert de bien plus nombreux exemples que les plus jeunes (1), et les garçons que les filles (2). Toutes ces circonstances confirment l'idée déjà émise que ce n'est pas seulement dans la débilité antérieure des enfants qu'il faut chercher les causes de ces hémorrhagies, surtout quand elles sont primitives.

Gangrène. — La variole peut déterminer des gangrènes, mais beaucoup moins fréquemment que les autres fièvres éruptives. Nous n'en avons observé que six exemples ; encore sur ce petit nombre, deux enfants ont-ils eu une scarlatine anomale concomitante, un troisième une bronchite suffocante et une stomatite à laquelle succéda la mortification de la bouche, et un quatrième une hydrargyrie à laquelle il est peut-être permis de rapporter la mortification. Les deux seules gangrènes qui puissent être regardées comme une suite de la variole occupaient une fois la bouche (3) et une autre fois les bronches : nous avons donné l'histoire de cette dernière au chapitre destiné à cette affection (p. 403, t. II).

Hydropisies. — La plus fréquente de toutes les hydropisies varioliques est certainement l'œdème du poumon, qu'il y ait ou non une broncho-pneumonie ou une pneumonie concomitante.

Nous ignorons la cause de ce fait d'autant plus singulier que les autres espèces d'hydropisies sont rares. Ainsi trois malades seulement nous ont offert une anasarque assez intense. La variole était normale

---

(1) 4 ans . . . . 2 | 10 ans 3
    7 ans . . . . 1 | 11 ans 1
    8 ans . . . . 4 | 13 ans 1
    9 ans . . . . 1 |

L'un de nous (M. Barthez) en a observé un exemple chez un enfant âgé de vingt-sept jours.

(2) Garçons . . . . 9 | Filles 4

(3) Cette observation n'est pas rentrée dans notre travail sur la gangrène de la bouche.

chez deux de ces enfants, le troisième avait une varioloïde. Dans deux cas la desquamation était terminée lorsque l'anasarque est survenue ; dans le troisième l'éruption était pustuleuse, et quelques croûtes commençaient à se former.

Chez ce dernier malade, l'infiltration était bornée aux bourses, accompagnée de rougeur ; elle augmenta le lendemain ; puis elle diminua, et disparut rapidement. Elle dura en tout huit jours, et fut précédée de gonflement des ganglions inguinaux. Les urines ne furent pas examinées. Un autre de nos malades chez lequel l'anasarque reconnaissait pour cause un refroidissement, fut atteint d'une manière beaucoup plus grave : l'infiltration parut d'abord à la poitrine ; puis elle s'étendit rapidement au reste du corps, et le second jour elle était générale. Le sixième elle commença à diminuer. Cette diminution fut graduelle jusqu'au treizième : à cette époque, toute trace d'anasarque avait disparu. La bouffissure reparut le 20 à la figure ; le lendemain elle était dissipée. Il y eut jusqu'au neuvième jour quelques symptômes de réaction (pouls à 90-108) ; les urines n'offrirent jamais la moindre trace d'albumine.

Dans notre troisième observation, il s'agit d'une fille de sept ans dont l'anasarque débuta par les mains et les pieds, et s'étendit ensuite à l'avant-bras, mais ne gagna pas le reste du corps. Après avoir offert quelques alternatives d'augmentation et de diminution, elle disparut définitivement au bout de onze jours. Les urines ne furent pas examinées.

Il faudrait des faits plus nombreux pour décider la question de la gravité de l'anasarque dans la variole ; mais ceux que nous venons de citer sont rassurants et semblent indiquer que cette complication ne compromet pas la vie d'une manière directe.

Chez un de ces malades, la cause occasionnelle a été évidente ; l'anasarque se développa à la suite de l'impression du froid. L'enfant étant descendu dans la cour de l'hôpital un jour qu'il pleuvait, et où la température était refroidie, fut immédiatement pris d'anasarque. Les autres causes nous ont échappé. Nous remarquons cependant que deux fois l'œdème s'est développé à une époque où les anasarques primitives étaient assez communes dans les salles.

Rougeole et scarlatine. — Il n'est pas rare de voir la rougeole et la scarlatine précéder la variole, s'unir à elle ou lui succéder. Lorsque les deux fièvres éruptives coïncident, toutes deux suivent leur cours en prenant quelques caractères qu'on doit sans doute attribuer à leur réunion. En effet, nous n'avons jamais vu la variole normale se rencontrer avec une autre fièvre éruptive ; tandis que nous avons constaté la coïncidence de la scarlatine et de la rougeole avec la variole anomale, la varioloïde régulière et anomale. Nous verrons de même que la rougeole normale ne se montre jamais en même temps qu'une autre fièvre éruptive.

Ces remarques sont seulement applicables au cas où ces maladies se développent simultanément, car, si un intervalle assez long les sépare, la varioloïde peut être normale. En tout cas, lorsque les érup-

tions se mélangent, elles sont faciles à reconnaître : l'exanthème de
la rougeole ou de la scarlatine se montre, entre les pustules de la
variole ou de la varioloïde, parfaitement distinct des auréoles. A la
face, si les éruptions sont confluentes, elles se confondent, et l'on ne
saurait dire à laquelle appartiennent les rougeurs, si l'on ne cher-
chait les places où les pustules isolées laissent entre elles assez d'espace pour qu'on puisse distinguer la nature de la coloration morbide.

Dans l'observation suivante la variole et la rougeole développées
simultanément ont été modifiées toutes deux, et il a paru évident
que la rougeole ayant d'abord suspendu la marche de la variole, a
été elle-même abrégée par cette dernière maladie.

Il s'agit d'un garçon de dix ans qui était atteint de pneumonie lorsque se développa la variole. Le premier jour, nous notâmes dans l'après-midi quelques
petites papules sous le menton ; elles avaient la dimension d'une demi-tête
d'épingle ; elles disparaissaient à la pression. Le deuxième jour, toute la surface du corps était couverte d'une éruption générale de rougeole ; elle était surtout marquée au visage. On voyait des taches d'un rouge vif, saillantes, morcelées, irrégulières, disparaissant à la pression, plus pâles et moins saillantes
sur le reste du corps, mais assez larges. Le troisième jour, l'éruption rubéolique
était encore très marquée sur le visage, aux régions maxillaires inférieures ;
ailleurs elle avait pâli, cependant on la distinguait encore. Le quatrième jour,
nous vîmes de nouveau vingt à trente papules de variole, pâles, petites, aplaties, ressemblant, sauf l'aplatissement, à de petites papules de prurigo non
excoriées. Le cinquième jour, la rougeole avait entièrement disparu ; les papules varioliques avaient beaucoup augmenté en nombre et en volume ; mais
elles étaient toujours aplaties et plus nombreuses au cou que partout ailleurs.
Les trois jours suivants, l'éruption devint vésiculaire et ombiliquée ; les vésicules augmentèrent un peu de grosseur, mais d'une manière très inégale. Il
survint en outre des ecchymoses dans leur centre. La mort arriva huit jours
après l'apparition des premières papules varioliques.

La rougeur et la scarlatine semblent déterminer, à un premier
aperçu, un dérangement dans la marche régulière du mouvement
fébrile de la variole. Ainsi lorsqu'elles se développent avant la période de suppuration variolique, la fièvre ne cesse pas après l'apparition des papules et des vésicules, parce que le malade est sous
l'influence de la fièvre qui précède une éruption rubéolique ou scarlatineuse. Si au contraire l'éruption étrangère ne se développe que
pendant la période de desquamation, le mouvement fébrile de la
variole suit sa marche normale pendant les premiers temps ; et peu de
jours avant l'éruption rubéolique ou scarlatineuse, il se fait, soit un
accroissement, soit un développement nouveau de fièvre, suivant
l'état du pouls pendant la variole.

On voit donc que s'il y a perturbation dans l'appareil fébrile, elle
est plutôt apparente que réelle ; car la fièvre qui appartient à chaque
éruption se développe à son époque ; celle de la rougeole, par exemple,

prenant naissance avant ou après celle de la variole ou coïncidant avec elle, mais n'entravant pas sa marche.

Les autres symptômes offrent un mélange de ceux qui appartiennent à chaque fièvre éruptive ; ainsi la bronchite et la pneumonie lobulaire dominent si la rougeole s'unit à la variole, tandis que c'est l'angine, si la scarlatine est la complication. Dans ce cas, il y a double cause pour le développement d'une angine : aussi a-t-elle été constante dans nos observations; mais il a été presque toujours évident que la pharyngite scarlatineuse dominait la váriolique. Le fait est facile à concevoir, puisque nous n'avons jamais constaté de variole normale conjointement avec la scarlatine.

Les fièvres éruptives aggravent le pronostic de la variole ; peut-être même doit-on leur attribuer la forme anomale qu'elle prend lorsque ces exanthèmes se développent pendant ses premiers jours. En effet, nous remarquons que la gravité de la maladie a été d'autant plus notable que les éruptions ont paru coup sur coup, tandis que si un intervalle de bonne santé les séparait, elles pouvaient se succéder toutes les trois sans entraîner la mort. Ainsi nous avons vu guérir une jeune fille qui eut une varioloïde, une scarlatine et une rougeole dans un intervalle de quarante-sept jours ; tandis que nous en vîmes périr deux autres qui eurent les trois mêmes éruptions dans un intervalle de dix et de seize jours (1).

Hydrargyrie. — Nous avons eu occasion de constater comme complication de la variole une autre éruption qui fut le résultat du traitement par l'emplâtre de Vigo *cum mercurio*, et qui porte le nom d'hydrargyrie; n'ayant pas eu d'autre occasion de voir cette maladie, nous inscrivons ici le résumé de quelques observations que nous avons faites sur ce sujet.

Cette éruption, si rare, puisque M. Rayer dit n'en avoir vu que trois exemples, s'est présentée à nous cinq fois après l'emploi de l'emplâtre de Vigo *cum mercurio* dans la variole, et avec les caractères suivants :

De huit à quinze jours après l'éruption variolique, de quatre à dix jours après l'application de l'emplâtre de Vigo, on distingua entre les pustules de la variole une éruption de taches rouges, vives, quelquefois pointillées comme celles de la scarlatine; d'autres fois irrégulières et semblables à celles de la rougeole, disparaissant par la pres-

(1) Chez huit malades, la rougeole a précédé l'éruption variolique de six à vingt jours. Deux fois seulement la variole coïncida avec la fin de l'éruption rubéolique. Chez sept autres malades, la rougeole succéda à la variole dans un intervalle de deux à seize jours ; six de ces enfants présentèrent les deux éruptions simultanément. Chez le septième, les croûtes de la variole étaient déjà tombées. Cinq fois la scarlatine précéda la varioloïde dans un intervalle de un à dix-sept jours. Une seule fois les deux éruptions furent concomitantes, cinq fois aussi la scarlatine a suivi la variole de quatre à vingt-deux jours, et trois fois sur les cinq cas les deux éruptions coïncidèrent.

sion du doigt pour revenir bientôt. Elles siégeaient à la face interne
et supérieure des cuisses, sur le pubis et la partie inférieure de l'abdomen, s'accroissaient en peu de temps ; chez deux malades elles
disparurent le second jour, avant d'avoir déterminé aucun autre
symptôme.

Chez les autres, elles s'accompagnèrent du développement de vésicules acuminées, remplies d'un liquide d'abord séreux, puis purulent.
Après leur dessiccation, l'épiderme s'enlève en larges écailles.

Voici, du reste, l'histoire abrégée de plusieurs de ces malades.

Chez l'un d'eux, lorsqu'on enleva l'emplâtre qui couvrait la cuisse, il entraîna avec lui une lame de l'épiderme, et on vit que la place qu'il occupait
était d'une rougeur générale scarlatineuse, et couverte d'une multitude de petites vésicules de la grosseur d'une tête de petite épingle, parfaitement arrondies, et remplies d'un liquide séreux : on aurait dit une multitude de sudamina. Cette éruption était très exactement limitée à la place qu'occupait le
topique. Au bout de quelques heures, le liquide séreux s'était troublé, était devenu lactescent; puis les vésicules s'allongèrent dans le sens de la longueur de
la cuisse, et le lendemain matin elles s'étaient réunies de manière à former un
soulèvement général de l'épiderme, recouvrant un liquide lactescent. Ce liquide
n'était pas assez abondant pour sous-tendre entièrement l'épiderme, en sorte
que celui-ci était flasque et ridé. Bientôt il devint sec, et il se fit une desquamation par larges plaques, et au cinquième jour depuis le commencement, tout
avait disparu.

Chez un autre malade, l'hydrargyrie ne se borna pas à cette légère éruption;
mais la rougeur s'étant déclarée sur les cuisses et le bas-ventre, loin du lieu où
l'emplâtre de Vigo avait été appliqué, s'étendit, se réunit en une vaste surface
rouge simulant la scarlatine ; dès le second jour de cette rougeur, on vit paraître une multitude de vésicules semblables à celles du malade précédent,
mais déjà remplies d'un fluide lactescent. Elles existaient d'abord sur les
cuisses et dans les aines, où la rougeur avait paru en premier ; puis sur le
ventre, de manière que les vésicules furent toujours précédées de deux
jours par la rougeur. L'éruption s'étendit de la même manière sur la poitrine,
sur les fesses, sur le dos, sur les avant-bras, se propageant de place en place,
presque comme l'érysipèle ambulant, en sorte qu'elle ne conservait pas partout
à la fois la même intensité. Dans ce cas, les vésicules restèrent toujours petites, ne se réunirent pas ; mais vers le quatrième jour, la rougeur diminua dans
les aines, et il se fit une desquamation en larges lames. Cette chute de l'épiderme
eut lieu dans toutes les parties où avaient paru les vésicules, et au dixième jour,
la maladie était terminée.

Chez un autre malade, l'éruption fut à peu près semblable, mais plus grave
et plus étendue. Les rougeurs ne se réunirent que partiellement ; mais les vésicules se formèrent bientôt : il en résulta un soulèvement général de l'épiderme,
qui s'enlevait dans quelques endroits par le frottement des draps avant la dessiccation complète et laissait le derme à nu. La desquamation se fit d'une manière beaucoup plus générale, puisqu'on put enlever d'une seule pièce l'épiderme de la paume des mains et d'une partie des doigts, aussi bien que celui
de tout un pied. A cette hydrargyrie se joignit une complication qui, réunie
aux deux éruptions déjà graves par elles-mêmes, enleva le malade au tren-

tième jour de la variole, et au quinzième de l'hydrargyrie. Des noyaux d'engorgement de la grosseur d'une noisette se formèrent sur les cuisses, sur les fesses, et se terminèrent par gangrène locale : il en résulta des ulcérations arrondies comme une pièce de 50 centimes à un franc, profondes de près d'un centimètre, à fond gangréneux, causant d'horribles douleurs au malade, qui ne pouvait demeurer couché sur les parties où elles se montraient. Chaque jour de nouveaux engorgements se déclaraient, et le malade ne pouvant rester ni sur le dos ni sur les côtés, obligé de se coucher sur le ventre, était dans un état déplorable d'angoisse et d'anxiété. A l'autopsie, on constata que les noyaux gangréneux embrassaient toute l'épaisseur de la peau, et souvent une partie du tissu sous-jacent; ils étaient parsemés sur les fesses, les cuisses, les jambes, les avant-bras, et avaient le même aspect que pendant la vie. Les seules altérations remarquables des organes étaient une carnification du lobe moyen du poumon droit et du point correspondant du poumon gauche, avec un œdème considérable des lobes supérieurs.

Cette complication appartenait-elle à la variole ou à l'hydrargyrie, ou à toutes les deux ? C'est ce que nous ne saurions décider.

Un autre malade traité par l'emplâtre de Vigo présenta au vingt-cinquième jour de la variole, vingt et unième de l'application du topique, une large desquamation de la partie interne des cuisses et des mains, tout à fait analogue à celles des autres malades hydrargyriques, et qui peut faire soupçonner que l'éruption se développa sans avoir été remarquée.

Les autres symptômes décrits par les auteurs ont existé dans nos observations ; mais comme ils appartiennent aussi à la variole, il est difficile de dire si la complication hydrargyrique était pour quelque chose dans leur production. Ainsi le mal de gorge s'est montré chez presque tous nos malades, même avant l'application de l'emplâtre, et il a continué à exister après. Toutefois il a été remarquable chez celui qui est mort des suites de la complication hydrargyrique. Pendant quelques jours avant le développement de cette éruption, il se plaignit d'un mal de gorge très violent ; on ne voyait aucune pustule sur le pharynx, et comme la variole avait une marche fort régulière, que la douleur laryngée normale avait déjà cessé, on crut que le malade exagérait sa souffrance ; cependant au bout de quelques jours la fièvre survint; l'éruption hydrargyrique parut, et le mal de gorge diminua bientôt. A l'autopsie on ne trouva aucune lésion au larynx.

La fièvre ne coïncida avec l'éruption ou ne la précéda de quelques jours que dans les deux derniers cas où la complication fut plus étendue et plus grave.

Autres complications. — Nous ne parlons que pour mémoire de quelques autres complications assez rares pour que nous ne croyions pas qu'elles aient un rapport immédiat avec la fièvre éruptive ; telles sont la pleurésie, la péricardite, la néphrite, la stomatite, le croup.

Nous n'avons pas vu la fièvre typhoïde se développer pendant le cours de la variole : en effet, cette dernière pyrexie, pas plus que les autres fièvres éruptives, ne coïncide jamais avec la dothiénentérie. Cependant l'enfant qui a été atteint de l'une de ces affections, n'est pas pour cela à l'abri de l'autre ; et ce fait a une certaine valeur dans un temps où l'on a cru pouvoir avancer que la variole arrêtée par la vaccine a été remplacée par la fièvre typhoïde, et qu'ainsi la mortalité, anciennement limitée à l'enfance, a été transportée à la jeunesse sans profit pour l'humanité.

Nous ne pouvons pas résoudre toutes les questions que soulève une pareille assertion ; nous n'avons d'ailleurs rien à ajouter à ce qui a été dit à ce sujet par M. Roche à l'Académie de médecine, par M. Barth dans un Mémoire tout récent, et enfin dans divers articles de journaux, et surtout dans ceux de la *Gazette médicale*.

Un mot seulement sur quelques parties de ce sujet.

On conçoit à peine que des médecins aient pu soutenir que la fièvre typhoïde n'est qu'une variole interne. Certes il y a des rapports et des analogies entre ces deux pyrexies, mais ce sont de ces rapports qui existent entre des maladies de même classe, qui conduisent à les placer l'une à côté de l'autre dans le cadre nosologique, mais qui jamais ne sauraient justifier une confusion entre elles. Les analogies entre la dothiénentérie et la variole existent toutes pareilles entre la première de ces pyrexies et les autres fièvres éruptives. Ces maladies ont des caractères communs et chacune a ses caractères particuliers qui l'individualisent. Cette thèse est trop évidente pour que l'on se donne la peine de la développer.

Dans l'impossibilité de confondre ces deux maladies, on se rejette sur l'idée tout aussi fausse que l'une s'est substituée à l'autre et la remplace. La réponse ici est aussi facile que tout à l'heure.

1° La fièvre typhoïde n'a de nouveau que son nom : elle était connue et décrite avant la vaccine et avant l'inoculation, sous des noms différents.

2° Non-seulement elle était connue alors, mais encore elle était aussi fréquente qu'aujourd'hui. (Roche.)

3° Autrefois la variole atteignait presque tous les individus qui s'exposaient à la contagion : elle était, pour ainsi dire, inévitable. Aussi la regardait-on comme une dépuration nécessaire. La fièvre typhoïde, au contraire, est relativement rare puisqu'elle atteint à peine un cinquième de la population. (Roche.)

4° Les études de géographie médicale (qui cependant ont besoin d'être complétées) semblent démontrer que la fièvre typhoïde règne dans une certaine zone de la terre, quels que soient d'ailleurs les effets de la présence ou de l'absence de la vaccine ou de la variole en dedans ou en dehors de cette zone. (F. Jacquot.)

5° Enfin si la fièvre typhoïde se substitue à la variole et la remplace, il faut que la préexistence de l'une de ces maladies constitue une immunité contre l'autre ; or, on voit des individus qui ont eu la variole prendre la fièvre typhoïde et réciproquement (1). (Barth.)

Nous ne possédons aucun exemple de tuberculisation, suite de variole; aussi croyons-nous que la variole ne peut pas être considérée comme une cause prédisposante ou déterminante du dépot tuberculeux.

C'est à peine si dans les nombreuses publications que nous avons parcourues, nous avons trouvé quelques faits contraires à cette assertion (2). Les auteurs se contentent d'affirmer que la tuberculisation succède fréquemment à la variole, mais nulle part on n'en trouve la preuve. Nous reviendrons sur ce sujet en parlant des causes des tubercules.

Art. IX. — Influence de la variole sur les maladies pendant le cours desquelles elle se développe.

Lorsque la variole se développe pendant le cours d'une autre maladie, elle exerce souvent sur sa marche une influence importante qu'il est utile de connaître. La conclusion générale qui ressort de nos observations est la suivante :

Si la maladie primitive est une de celles qui compliquent habituellement la variole, la pyrexie a pour effet de l'aggraver.

(1) M. Barth a cité des faits de ce genre. Nous en avions indiqué plusieurs dans notre première édition ; et d'après les détails dans lesquels nous venons d'entrer (pages 56-57) sur la complication de ces maladies l'une par l'autre, la variole qui succède à la fièvre typhoïde serait particulièrement grave. Depuis 1843 nous avons observé des faits analogues chez l'adulte et dans l'enfance. En outre, nous avons vu des personnes non vaccinées prendre la fièvre typhoïde, et cette même pyrexie se développer chez des enfants qui, malgré la vaccine, avaient eu la varioloïde.

(2) L'une de ces observations a été recueillie dans le service du professeur Requin, et publiée dans l'*Union médicale* (11 janvier 1853). Il s'agit d'une jeune fille de quinze ans atteinte d'une variole normale primitive grave, compliquée de vomissements et de diarrhée. Au bout de trois semaines elle était convalescente. Alors elle eut un érysipèle, qui parut et disparut deux fois en huit jours. Cependant la diarrhée et les vomissements continuèrent ; de nombreux abcès se développèrent; la malade maigrissait et s'affaiblissait sans présenter d'autres symptômes. Il en fut ainsi pendant plus de deux mois. Alors seulement survinrent la toux, l'oppression, les sueurs nocturnes et les signes physiques de la tuberculisation pulmonaire qui fit périr la malade deux mois plus tard. L'autopsie ne fut pas faite.

Nous ne voulons pas nier complétement la valeur de ce fait en élevant un doute sur le diagnostic à cause du manque de l'examen cadavérique. Nous demandons seulement si c'est bien à la variole qu'il faut rapporter les tubercules lorsque *leurs premiers* signes ont paru deux mois et demi après la guérison de la fièvre éruptive. Nous aimons autant croire avec le rédacteur de l'observation que la succession de plusieurs graves maladies a préparé une tuberculisation aiguë, sans attribuer à la variole une action tuberculisatrice spéciale. En affirmant, en effet, que la variole n'est pas une cause de tubercules, nous ne disons pas qu'elle met à l'abri de cette cruelle maladie.

Au contraire elle peut amoindrir, suspendre ou guérir celles qui ne rentrent pas dans le cadre habituel de ses complications. Ainsi, nous n'avons jamais vu la pneumonie ou les affections intestinales guérir sous l'influence d'une éruption variolique ; au contraire cette dernière avait pour effet presque certain de leur imprimer un degré de gravité plus considérable. Deux fois la variole survenue pendant la convalescence d'une pneumonie a déterminé une rechute ; deux fois la variole survenue pendant le cours d'un catarrhe intestinal lui a donné les caractères de la dyssenterie, et dans plusieurs autres cas a augmenté la diarrhée et aggravé la lésion intestinale.

Une fois nous avons vu la variole et une fois la varicelle survenir pendant le cours de la chorée. Il s'agit dans le premier cas d'une fille de neuf ans et demi affectée d'une chorée intense qui durait depuis plusieurs mois, lorsqu'il survint une variole grave qui s'accompagna bientôt de délire et d'augmentation de la chorée ; au septième jour de l'éruption le délire cessa et la chorée disparut complétement ; quatre jours plus tard nous observâmes de nouveau quelques mouvements choréiques bornés aux doigts ; la malade mourut deux jours après. Dans ce cas, l'influence de la variole sur la chorée fut assez singulière : son premier effet fut de l'augmenter, puis au bout de quelques jours de déterminer sa disparition. Nous avons cité, dans notre chapitre sur la chorée, une observation du docteur Piet, dans laquelle une variole avait aussi momentanément exaspéré cette névrose pour la faire complétement disparaître ensuite.

Dans le second exemple, l'influence fut plus tranchée. Une jeune fille de quatorze ans, bien constituée, avait une chorée d'intensité médiocre ; elle fut traitée par trois saignées et un purgatif ; la chorée persistant, la malade fut prise de quelques symptômes fébriles, puis survint une éruption de varicelle qui dura sept jours. La chorée disparut pendant le cours de l'éruption ; l'enfant resta encore une huitaine de jours à l'hôpital d'où elle sortit parfaitement guérie.

MM. Guersant et Blache ont cité des faits analogues, mais ils ont vu quelquefois la névrose récidiver dans la convalescence de la pyrexie.

Le docteur Legendre a plusieurs fois constaté l'influence heureuse de la variole sur les maladies chroniques de la peau. C'est ainsi qu'il a vu guérir l'eczéma, l'impétigo, le lichen, le prurigo, par le développement d'une éruption variolique. Le favus, au contraire, parut faire des progrès rapides pendant le temps que dura la fièvre éruptive (1).

Enfin, nous avons étudié tout particulièrement l'influence réciproque de la variole et des tubercules. Nous possédons cinquante-neuf observations d'enfants morts soit de la variole, soit d'une autre maladie, mais peu de temps après avoir eu cette éruption.

Chez vingt-cinq de ces malades, nous avons trouvé des tubercules

____

(1) *Recherches anat.-pathol.*, etc., p. 439.

en quantité variable. Cette proportion assez considérable est cependant moindre que celle fournie par la totalité de nos autopsies (1). Toutefois elle prouve que la présence des tubercules n'est pas un obstacle au développement de la variole.

Sur nos vingt-cinq malades, nous comptons seulement trois enfants atteints de tuberculisation considérable, et deux chez lesquels les produits accidentels étaient médiocrement abondants; chez les vingt autres, il n'existait qu'un très petit nombre de tubercules, et souvent un, deux ou trois seulement (2). Nous nous croyons donc en droit de conclure que la variole qui se développe chez les tuberculeux atteint de préférence ceux chez lesquels le dépôt du produit accidentel est peu abondant. Cette conclusion semble indiquer un antagonisme réel entre l'affection varioleuse et la diathèse tuberculeuse.

Les trois enfants dont la tuberculisation était avancée eurent, l'un une variole irrégulière, les deux autres une varioloïde anomale. Si nous possédions un grand nombre de faits pareils, nous dirions que la tuberculisation avancée a pour effet de rendre l'éruption variolique irrégulière et peu abondante. On doit d'autant plus admettre cette loi qu'elle n'est spéciale ni à la variole, ni aux tubercules ; car toute fièvre éruptive devient irrégulière lorsqu'elle est secondaire à une affection grave.

Les varioleux présentent toutes les espèces de tubercules ; mais la forme de beaucoup la plus fréquente est celle qui indique que ces produits accidentels passent à la guérison; c'est-à-dire qu'ils sont crétacés. Par une coïncidence remarquable, il en est ainsi souvent, mais non toujours, lorsque la variole a duré longtemps, c'est-à-dire de neuf à vingt-trois jours (cette durée est longue pour les varioles terminées par la mort). Il semblerait que la fièvre éruptive a une action immédiate sur les tubercules, et que, par une sorte de dérivation, elle les dessèche et les fait passer à l'état crétacé. Il est donc possible que cet effet ne dépende pas de l'antagonisme de nature que nous croyons reconnaître entre les deux états morbides; mais seulement de la nécessité où se trouve l'organisme de fournir rapidement des matériaux à une fluxion inflammatoire et à une suppuration étendues à la plus grande partie de la surface du corps. Aussi nous ne prétendons pas que la variole guérisse la diathèse tuberculeuse, nous disons seulement qu'elle peut guérir les tubercules actuellement existants, s'ils sont peu nombreux.

En effet, sur les vingt-cinq enfants qui nous ont offert des tuber-

----

(1) En effet toutes nos observations réunies nous donnent 312 tuberculeux sur 512 autopsies : proportion plus grande que celle de 25 à 59.

(2) La proportion des tuberculisations considérables ou moyennes aux tuberculisations peu étendues est de 226 à 86; elle est ici de 5 à 20. Le rapport est donc inverse et la différence est considérable.

cules, dix nous en présentèrent à l'état crétacé dans un ou dans plusieurs organes. Cette proportion est très considérable ; car en retran-
chant du nombre des tuberculeux les vingt-cinq cas dont nous venons
de parler, nous voyons que le rapport entre le nombre des malades qui
ont des tubercules crétacés et ceux qui n'en ont pas, est de 1 à 10,
tandis que chez les vingt-cinq varioleux la proportion est de 1 à 2 1/2.
En outre, ce nombre de dix, comparé à la totalité des exemples de
tubercules crétacés que nous avons sous les yeux, en forme plus du
quart. Toutefois nous devons dire qu'un certain nombre des malades
qui nous occupent nous ont offert, soit conjointement à la variole,
soit avant, soit après elle, une scarlatine ou une fièvre typhoïde, maladies auxquelles nous reconnaissons la même propriété qu'à la variole. L'influence de cette dernière affection s'exerce surtout sur les
malades qui ne présentent qu'un très petit nombre de tubercules. Cependant, chez un enfant qui succomba à une variole consécutive à
une fièvre typhoïde, nous avons trouvé dans les ganglions mésentériques une masse tuberculeuse entièrement crétacée, dure comme de
la pierre, et ayant environ le volume du poing.

Résumons toutes ces propositions :

1° La variole qui se développe chez les tuberculeux choisit de préférence ceux chez lesquels les produits accidentels ne sont pas abondants.

2° La cachexie tuberculeuse modifie la variole, et la rend irrégulière.

3° Lorsque les tubercules ne sont pas nombreux, la variole tend à
les faire passer à l'état crétacé et à les guérir.

4° La préexistence de la variole ne met pas pour l'avenir les enfants
à l'abri des manifestations scrofulo-tuberculeuses.

Depuis la première édition de notre ouvrage, on a peu étudié cette
question. Il semblerait qu'on ait craint de l'aborder sérieusement, de
peur d'arriver à ce résultat que la variole et la diathèse tuberculeuse
étant antagonistes, il faut se garder de neutraliser la première pour ne
pas favoriser l'apparition de la seconde. Les attaques assez peu fondées
que l'on dirige depuis quelques années contre la vaccine peuvent,
jusqu'à un certain point, justifier cette crainte. Toutefois s'il est
vrai, comme les faits ci-dessus rapportés semblent le prouver (1),
qu'il existe un antagonisme réel entre ces deux états morbides, ce
n'est pas une raison de conclure que la variole tendant à disparaître
du monde, les tubercules devraient augmenter de fréquence. Il faudrait

_____

(1) Il est bien entendu que la vérité de nos conclusions est subordonnée à la
valeur et au nombre des faits que nous citons. Ils ne sont pas assez nombreux pour
décider la question d'une manière absolue ; mais notre opinion nous semble plus
légitime que les affirmations sans preuves données jusqu'à ce jour. Si une observation exacte et suffisammment répétée venait à la contredire, nous n'aurions
aucune répugnance à l'abandonner.

des travaux entrepris sur une tout autre échelle et à un point de vue tout différent, pour trancher une pareille question. Nous ne croyons pas d'ailleurs que les faits conduisent jamais à cette conclusion singulière que, pour supprimer les scrofules et les tubercules, ou pour diminuer leur fréquence, il faille favoriser la propagation de la variole. Nous ne le pensons pas, même si l'on arrivait à prouver que la phrase suivante de Mead est l'expression exacte de la vérité : « Quelque terrible que soit la variole, elle ne laisse pas cependant encore de procurer un avantage; car si le sang se trouve vicié, ou naturellement, ou par l'effet d'un mauvais régime, et qu'une lymphe trop visqueuse ait produit *quelque tumeur dans les glandes*, la petite vérole, en digérant les humeurs, en les dépurant, pour ainsi dire, communique au corps une meilleure santé pour le reste de la vie (1). »

Art. X.—Influence de la vaccine sur la variole.

Nous n'avons pas l'intention de traiter ce vaste sujet sous tous ses points de vue : d'autres l'ont déjà fait avec des matériaux plus nombreux que les nôtres. Ici nous avons seulement pour but de rechercher comment les faits que nous avons sous les yeux nous permettent de résoudre les questions suivantes : 1° Quelle espèce de variole prennent les enfants vaccinés depuis longtemps ? 2° Quelle espèce de variole prennent les enfants non vaccinés ? 3° Quelle espèce de variole prennent les enfants qu'on vaccine pendant l'incubation de la variole ? 4° Quelle espèce de variole prennent les enfants qu'on vaccine pendant les prodromes ou pendant les premiers jours de l'éruption variolique ?

Première question. — Les enfants qui ont été vaccinés depuis longtemps ne sont pas entièrement soustraits au contagium variolique : ils contractent le plus ordinairement des varioloïdes normales ou anomales et des varicelles. Si l'on cherche dans quelles circonstances les formes anomales se développent de préférence, il est facile de voir que l'état de santé antérieur en est presque l'unique cause.

Très rarement nous avons constaté les varioles normale et anomale après vaccination; en sorte que, chez les enfants vaccinés, le nombre total des varioloïdes l'emporte de beaucoup sur celui des varioles (2).

(1) Cette phrase a été reproduite à la suite d'une observation insérée dans le *Journ. de méd. chir. et pharm.*, et intitulée : *Phthisie pulmonaire commençante, guérie à la suite d'une variole de mauvaise espèce*, 1792, t. XCXI, p. 140.

(2)   *Enfants vaccinés, 30.*

Variole normale primitive... 2	Varioloïde normale { primitive. 12	
Variole anomale { primitive .. 2	{ secondaire 3	
{ secondaire. 1	Varioloïde anomale { primitive . 1	
	{ secondaire 7	
	Varicelle primitive.............. 2	

Il est utile de chercher combien de temps après la vaccine se développent ces diverses varioles, c'est-à-dire quelle est la durée de l'immunité variolique après la vaccine. (Voyez, à ce sujet, l'article Revaccination, dans le chapitre suivant.)

Seconde question. — La proportion change considérablement sans cependant devenir tout à fait inverse, si l'on considère les mêmes éruptions survenues chez des enfants non vaccinés. Ainsi, dans nos observations, les varioles normales sont fréquentes ; les varioles anomales le sont un peu moins ; les varioloïdes normales restent toujours plus fréquentes que chacune des deux espèces séparées ; mais le nombre total de toutes les varioloïdes, loin de surpasser celui de toutes les varioles, lui est inférieur. Cette différence dépend des varioles anomales, dont le nombre est beaucoup plus considérable que celui des varioloïdes anomales. L'influence de la santé antérieure se fait encore sentir ici ; car les éruptions anomales se présentent de préférence chez les enfants déjà malades. Toutefois bon nombre des varioles irrégulières sont primitives. Nous rappellerons bientôt les causes de ces anomalies (1).

L'influence générale de la vaccine sur les éruptions varioliques est donc de les modifier en les atténuant, et de faire que les enfants vaccinés ne sont plus soumis qu'aux formes légères, sauf de très rares exceptions. Mais ce n'est pas sans quelque étonnement que nous voyons un si grand nombre d'enfants non vaccinés prendre la varioloïde plutôt que la variole. Doit-on considérer ce fait comme l'état de nature, ou comme le résultat d'une influence générale exercée par la vaccine inoculée depuis plusieurs années à un grand nombre d'individus ; et, dans ce cas, comment s'exerce une telle influence ? Pour répondre à cette question, il faudrait rechercher si

(1)
Enfants non vaccinés, 66.

Variole normale	{ primitive... 19		Varioloïde normale	{ primitive. 21
	{ secondaire.. 1			{ secondaire 2
Variole anomale	{ primitive... 11		Varioloïde anomale secondaire. 4	
	{ secondaire.. 8			

En outre, chez 47 enfants, nous avons oublié de constater ou de consigner sur nos notes la vaccine antérieure ; les varioles étaient ainsi distribuées :

Variole normale	{ primitive... 7		Varioloïde normale	{ primitive. 13
	{ secondaire.. 1			{ secondaire 1
Variole anomale	{ primitive ... 5		Varioloïde anomale	{ primitive. 1
	{ secondaire.. 3			{ secondaire 6

Varicelle { primitive............. 5
{ secondaire............ 2
Espèce de variole ignorée........... 3

Il serait facile d'établir sans grande erreur si ces 47 enfants étaient ou non vaccinés ; il suffirait de suivre les lois indiquées par les chiffres précédents. On regarderait comme non vaccinés les enfants qui ont eu une variole normale ou anomale. Ceux atteints de varioloïde seraient considérés, partie comme vaccinés, partie comme non vaccinés ; ces derniers seraient un peu plus nombreux que les premiers. Mais la chose importante à noter sur ces 47 enfants, est que l'influence des maladies antérieures sur l'éruption est la même que chez les précédents.

la varioloïde existait avant la découverte de la vaccine. Le langage des pathologistes de cette époque est assez obscur, et leur description assez peu précise pour qu'il soit difficile de se faire une opinion positive (1). Mais lors même que nous admettrions, avec M. Bousquet, que la varioloïde a toujours accompagné la variole, nous ne pouvons nous empêcher de reconnaître que les descriptions laissées par Sydenham, Cullen, Stoll, prouvent que les varioles régulières et irrégulières graves étaient à leur époque de beaucoup les plus fréquentes. Or, si nous nous bornons aux faits particuliers que nous possédons, il est facile de voir que nos varioloïdes sont plus nombreuses que nos varioles, et que les premières sont très fréquentes chez les enfants non vaccinés (2). D'autre part, si nous considérons que bon nombre de nos varioles anormales prennent ce caractère en raison de l'état antérieur des enfants; si en même temps nous nous rappelons ces graves épidémies, dans lesquelles les varioles irrégulières étaient si nombreuses, nous ne pouvons nous empêcher de conclure que le nombre des varioles graves a diminué notablement. Or, à quoi rapporter un pareil résultat, sinon à la vaccine?

Il est difficile, du reste, de concevoir comment cette dernière maladie a pu porter son influence sur la variole d'enfants non vaccinés, et comment il se fait que la variole et la vaccine se propageant chacune de leur côté, la dernière a pu détruire une partie de l'intensité de la première, sans la précéder sur le même individu. Peut-être en faut-il chercher la cause dans l'hérédité et dans la transmission des parents aux enfants, d'une disposition moindre à contracter le virus variolique. En effet, nous avons eu sous les yeux, depuis 1837 jusqu'en 1840, des enfants âgés de un à quinze ans, dont les parents devaient être nés vers le commencement de ce siècle, c'est-à-dire de 1801 à 1810 : alors la vaccine se répandait avec activité dans Paris et dans la France entière. Nous sommes donc à l'époque à peu près de la

(1) L'existence de la varioloïde avant la découverte de la vaccine n'aurait rien d'étonnant : cette variole modifiée pouvant être le résultat soit d'une récidive, soit de la modification par hérédité de la manifestation du principe virulent (voy. page suivante). Ces deux causes auraient donné naissance à la varioloïde, qui se serait ensuite propagée comme éruption spéciale, et aurait conservé son individualité à côté de celle de la variole.

(2) En effet, nous possédons 60 varioles normales ou anomales et 71 varioloïdes normales ou anomales ; nous ne faisons pas rentrer dans ce nombre 10 malades dont l'éruption (variole ou varioloïde) était devenue anomale sous l'influence de causes spéciales que nous détaillerons bientôt. Sur les 70 varioloïdes, 23 appartiennent à des enfants vaccinés, 26 à des enfants non vaccinés; 21 fois nous ignorons s'il y a eu vaccine. Nous notons encore que plusieurs des varioloïdes survenues chez des enfants non vaccinés étaient de celles qui tiennent le milieu entre la variole discrète et la varioloïde; mais nous attachons peu d'importance à ce fait, parce que nous retrouvons le même genre d'éruption chez des enfants vaccinés.

première génération née d'individus vaccinés. Nous avons, il est vrai, négligé de nous assurer si les parents des enfants qui nous occupent étaient vaccinés, en sorte que nous ne pouvons donner ces idées que comme des présomptions. Si des recherches, faciles à faire, en démontrent la vérité, on devra en conclure que la vaccine, atténuant ainsi, de père en fils, l'intensité des éruptions varioliques, il arrivera un jour où cette terrible maladie aura complétement disparu, ainsi que la prédisposition à la contracter, bien que tous les individus ne soient pas vaccinés.

Troisième question. — Quelle espèce de variole prennent les enfants que l'on vaccine pendant l'incubation de la fièvre éruptive?

Au premier abord il peut paraître oiseux de rechercher la solution de cette question : et cependant cette recherche a une importance réelle, car il s'agit de déterminer s'il faut vacciner en présence d'une variole imminente. L'occasion de décider de ce point de pratique, sans être journalière, est cependant assez commune. Elle se présente presque toujours en temps d'épidémie, souvent aussi lorsque la fièvre éruptive sporadique vient à se montrer au milieu d'une famille ou bien enfin dans les hôpitaux d'enfants, où la variole est pour ainsi dire endémique.

On a donc eu l'occasion de vacciner pendant l'incubation de la variole, et de voir les deux éruptions marcher simultanément. De là sont sortis les travaux nombreux et importants d'Odier (1), de Duplan (2), Bouteille (3), Sédillot (4), Couture (5), Herpin (6), Renne (7), Rayer (8), Legendre (9), Clérault (10), Monneret et Fleury (11), Hérard (12), Bousquet (13), Verger (14).

(1) *Mémoire sur l'inoculation de la vaccine.* Genève, 1801.

(2) Observations sur la petite vérole survenue pendant la marche de la vaccine, etc. (*Journ. gén. de méd., chir. et pharm.*, t. XXVIII).

(3) *Tableau de la vaccine et de la petite vérole en concurrence sur le même individu* (même journal, t. XXIX).

(4) *Observations de variole et de vaccine* (même journal, t. XXIX).

(5) *Des varioles modifiées* (Thèse inaugurale, 1829, p. 58).

(6) *Mémoire sur l'influence réciproque de la variole et de la vaccine* (*Gazette médicale*, 1832).

(7) *Esquisse historique d'une épidémie de variole* (*Arch.*, 1834).

(8) *Traité des maladies de la peau.*

(9) *Mémoire sur le développement simultané de la variole et de la vaccine* (*Arch.*, 1844, et *Rech. anat.-pat.*, etc., p. 419).

(10) *Thèse inaugurale*, 1845.

(11) *Compendium*, t. VIII, p. 450.

(12) *Du développ. simultané de la variole et de la vaccine* (*Union*, 1848, p. 428).

(13) *Nouveau traité de la vaccine*, p. 200.

(14) *Épidémie de variole arrêtée en quinze jours par la vaccination en masse* (*Gaz. méd.*, 1849, p. 387).

L'opinion générale qui ressort de ces travaux est que la variole survenue pendant le cours de la vaccine est modifiée et atténuée. Nous avons ajouté, et M. Legendre a confirmé notre opinion, que dans certaines circonstances elle est aggravée. Enfin, l'un des hommes qui a le mieux étudié la vaccine, M. Bousquet, a soutenu avec un incontestable talent que l'influence de la vaccine est nulle, et que les modifications observées sont de simples coïncidences.

Si l'on s'en rapporte à la première opinion, il faut toujours vacciner en présence d'une variole imminente. Dans la seconde, il est des conditions d'âge et de santé qui doivent engager à ajourner la vaccine. M. Bousquet n'a pas formulé de conseil sur ces points pratiques ; faut-il en conclure qu'à ses yeux il est indifférent de pratiquer la vaccination ou de s'en abstenir?

Lorsque l'on considère d'une manière générale les faits qui ont été cités, il est évident que l'éruption variolique est modifiée dans la très grande majorité des cas; mais pour apprécier cette modification, il faut avec M. Hérard étudier séparément les cas suivis de guérison et ceux qui ont été mortels.

Or, pour les faits de la première série, il ne peut pas rester de doute sur les modifications favorables que présente la variole. Elles portent sur l'ensemble de la maladie, sur les symptômes locaux comme sur les symptômes généraux. Non seulement les varioles confluentes graves sont exceptionnelles, mais encore les varioles régulières et discrètes sont rares ; presque toujours les périodes de la maladie sont abrégées, la suppuration est à peu près nulle, la fièvre de suppuration manque ou bien elle est très faible ; en un mot, la variole est transformée en varioloïde.

En vain voudrait-on ne voir dans ces faits qu'une simple coïncidence. La varioloïde, il est vrai, est fréquente chez les individus non vaccinés : les chiffres que nous avons donnés dans le paragraphe précédent en sont la preuve; mais quelle différence s'il y a eu vaccine antérieure ou concomitante! Le nombre des varioloïdes comparé à celui des varioles est à peu près le même, que la vaccine ait été pratiquée pendant l'incubation variolique ou plusieurs années avant ; tandis que là où la vaccine manque, les varioles véritables sont beaucoup plus nombreuses que les varioloïdes. « Quand sur onze enfants, » dit M. Hérard, nous voyons au moins neuf ou dix fois se développer » une véritable varioloïde; quand ces faits, s'ajoutant à d'autres iden- » tiques notés par MM. Rayer, Guersant, Blache, Legendre, Clé- » rault, etc., forment un faisceau compacte et imposant, y a-t-il » défaut de logique à ne plus voir là une simple coïncidence, mais » une modification réelle par la vaccine simultanée? » La conviction devient plus complète, lorsqu'à côté de ces faits on en constate d'autres où la variole, née dans les mêmes conditions, mais en dehors de toute influence vaccinale, se montre confluente et grave. Cette remarque de M. Hérard est pleine de justesse et de vérité.

La modification favorable de la variole par une vaccine concomitante étant prouvée, peut-on prévoir si cette modification sera plus ou moins considérable suivant que la vaccine aura paru plus ou moins de temps avant l'éruption varioleuse. Il nous paraît difficile de répondre à cette question : bien que MM. Herpin et Clérault aient donné une solution affirmative, il ne nous semble pas que les faits cités soient concluants ; M. Hérard en a vu de contraires. Pour nous, il nous suffit d'admettre avec les auteurs du *Compendium*, et après Odier, que la variole n'est modifiée qu'autant qu'elle apparaît après la pustule vaccinale. En d'autres termes, si l'on vaccine pendant l'incubation de la fièvre éruptive, et si l'éruption vaccinale paraît la première, la variole sera modifiée et atténuée.

Les conclusions qui précèdent sont le résultat de l'étude d'une série d'observations dans lesquelles la maladie s'est terminée par la guérison. Mais il est une autre série de malades dans laquelle la mort a eu lieu ; et ces faits sont loin d'être rares, puisque dans l'épidémie de Marseille seize personnes ont succombé dans ces circonstances (1). M. Clérault cite douze cas mortels sur cent onze ; M. Hérard en a vu sept sur dix-huit ; M. Legendre quatre, et nous-même sept sur huit (2).

En présence de faits pareils et si nombreux, il semble permis de dire avec M. Hérard que la vaccine ne modifie pas toujours heureusement la variole concomitante.

M. Bousquet, plus que tout autre, devait être frappé de ce résultat : « Pour montrer que la variole se joue de la vaccine quand elles sont » face à face, il m'a suffi, dit-il, d'en compter les victimes. » Mais il ne suffit pas de compter les faits, il faut les peser.

Or, dans tous les cas mortels, l'éruption a été anomale (3). Dans aucun d'eux on n'a vu la variole, grave par sa confluence, suivre

(1) Bousquet, *loc. cit.*, p. 203.

(2) M. Bousquet nous fait dire que nous citons trente-six morts sur trente-neuf ; cependant nous avons plusieurs fois répété que nous avons vu la coïncidence de la variole et de la vaccine sur sept enfants seulement. De même il affirme que de notre aveu, la vaccine pratiquée pendant l'incubation hâte l'explosion de la variole, tandis que sur nos sept malades la variole se développa cinq, onze, douze et vingt jours après la vaccine. Nous soupçonnons que notre honorable confrère, trompé par les mots, a pris tous nos exemples de variole secondaire pour des varioles survenues après la vaccine. Le mot primitif, opposé à celui de secondaire, a trait dans tout notre livre, et à propos de toutes les maladies, à l'état de santé antérieur. Variole secondaire veut dire variole survenue chez un individu malade.

(3) Il faut peut-être en excepter une observation de M. Duclos (thèse de M. Clérault, p. 77), dans laquelle la variole fut confluente et régulière jusqu'à la veille de la mort, survenue le huitième jour. Mais n'est-ce pas souvent à cette époque que commencent les irrégularités des varioles anomales?

régulièrement ses périodes et entraîner la mort par son intensité propre ou par les complications qui lui sont habituelles, comme cela arrive quelquefois lorsque la variole est abandonnée à elle-même. Au contraire la variole a toujours été modifiée, soit dans ses caractères anatomiques, soit dans ses symptômes généraux, et a présenté la plupart' des anomalies que nous avons indiquées. Le plus souvent l'éruption est petite, inégale, irrégulièrement disséminée, pâle, sans auréole, sans réaction locale ni générale; quelquefois il y a plus d'activité dans les premiers jours de l'éruption, la fièvre l'accompagne, mais la maladie prend bientôt tous les caractères des varioles hémorrhagiques.

Il est important de rechercher quelles influences donnent naissance à ces irrégularités si constantes. L'âge des enfants, leur santé antérieure, les conditions hygiéniques au milieu desquelles ils vivent, ou la vaccine, peuvent être accusés de ces anomalies et de leur funeste conséquence. Pour nous, qui avons les premiers soulevé cette question, frappés de ce fait que c'était presque toujours des enfants très jeunes, mal portants et débilités qui mouraient avec une variole anomale dans le cas de vaccine concomitante; appuyés d'ailleurs sur l'observation qui en avait été déjà faite par l'une des religieuses de l'hôpital, nous conclûmes que toutes ces causes réunies devaient concourir à produire un aussi fâcheux résultat. Nous donnâmes le conseil de ne pas vacciner des enfants jeunes et chétifs actuellement placés sous l'incubation de la variole. Nous le donnâmes cependant avec doute, à cause du petit nombre de nos observations et de l'influence bien connue de la mauvaise santé sur la forme et la gravité de la variole.

M. Legendre a confirmé notre opinion et a insisté sur l'opportunité des préceptes que nous avions formulés; mais depuis lors une réprobation violente s'est élevée contre les conseils que nous avions donnés. « A qui pourrait-on persuader, a-t-on dit, que la vaccination peut » être dangereuse? » Nous n'essayerons pas de le persuader à ceux qui regardent la vaccine comme une insignifiante piqûre. Mais les médecins qui pensent qu'elle modifie toute l'économie en détruisant l'aptitude à contracter la variole, ne trancheront pas si légèrement cette question ; pas plus que ceux aussi qui ont observé l'intensité des symptômes fébriles chez quelques enfants pendant l'inflammation vaccinale; pas plus enfin que ceux qui ont vu périr des enfants sous l'influence de la vaccine seule, et parce qu'ils étaient *trop jeunes et trop faibles* pour supporter cette *légère opération*. (Voy. Bousquet, p. 145-146.) On a dit aussi qu'il ne fallait négliger aucun moyen capable de diminuer les chances de mort. Mais nous allons voir s'il est vrai qu'en agissant ainsi on les diminue. Les observations des auteurs qui combattent notre opinion nous donnent trop bien gain de cause, comme M. Legendre en a déjà fait la remarque, pour que nous conservions le moindre doute. Ainsi M. Clérault cite douze cas dans lesquels sur-

vint la mort malgré la concomitance de la variole et de la vaccine :
« Ces douze cas, dit-il, portèrent seulement sur des enfants très jeunes:
» un seul avait huit ans, tous les autres avaient moins de cinq ans, sept
» avaient moins de deux ans ; la plupart étaient d'une mauvaise santé
» antérieure. » « Les sept enfants qui ont succombé, dit M. Hérard,
» étaient presque tous dans un état avancé de cachexie, la plupart
» épuisés par le dévoiement ou par de longues maladies. » Ils étaient
tous âgés de vingt mois à quatre ans.

D'ailleurs ces médecins ne citent pas *un seul fait* d'enfant *très jeune
et malade* chez lequel une éruption variolique ait été assez heureusement modifiée par la vaccine concomitante pour que la guérison ait
suivi. M. Hérard ne dit pas un mot de la santé antérieure des enfants
qui ont guéri (1), et parmi les cent onze observations de M. Clérault,
puisées comme on le sait à toutes les sources, il n'en est aucune qui
ait trait à un enfant jeune, déjà malade au moment du développement simultané de la variole et de la vaccine, et qui ait guéri.

D'après cela, les enfants très jeunes et malades qu'on a vaccinés
pendant l'incubation de la variole, et chez lesquels ces deux éruptions ont marché concurremment, ces enfants, disons-nous, sont tous
morts sans exception (2). Nous le demandons à tout esprit non prévenu, où est l'avantage de la vaccine, et en quoi a-t-elle diminué les
chances de la mort ?

Mais si la vaccine a été inutile, ce n'est sans doute pas une raison
pour qu'elle ait été nuisible.

Or, pour établir quelle a été son influence réelle sur la mortalité, il
faut avant tout déterminer quelle a été celle des autres conditions
concomitantes, c'est-à-dire, celle de l'âge, de la santé antérieure et
de la variole elle-même.

Tout le monde s'accorde à reconnaître que la variole est d'autant
plus souvent mortelle que les enfants sont plus jeunes. Cependant les
exemples de guérison chez les enfants très jeunes atteints de variole
et de vaccine concomitante sont assez fréquents dans le cas où les
deux éruptions sont primitives, c'est-à-dire naissent au milieu de la
bonne santé. Le plus jeune âge ne peut donc pas seul expliquer la
mort constante dans les faits précédents.

Mais lorsqu'au jeune âge s'unit un mauvais état de santé, la variole survenant alors est anomale et mortelle ; aucun doute à ce sujet,

(1) Le soin qu'il a mis à décrire la mauvaise santé des enfants morts doit faire
croire qu'en ne parlant pas de la santé des guéris, il laisse supposer qu'ils n'étaient
pas bien malades au moment où ils ont pris la variole.

(2) Dans notre première édition nous avons cité un fait de guérison ; il a trait à
un enfant de quatre ans qui avait le degré de bonne santé compatible avec une
paraplégie. La variole parut seize jours après la vaccine régulière et avant la
chute des croûtes. M. Clérault remarque avec raison que ce fait sort de la question qui est agitée ici : en effet, les deux éruptions n'ont pas été concomitantes.

nous l'avons dit et répété en 1843 ; nous partageons donc l'avis de ceux qui attribuent à cet état de la santé l'irrégularité et surtout la gravité de la fièvre éruptive. Mais dans ce cas et en l'absence de vaccine concomitante, la mortalité est-elle constante ? c'est ce que l'on n'a pas encore cherché. Or, si l'on arrive à trouver que quelques enfants, non vaccinés très jeunes, mal portants, ont résisté à la variole, que conclure en présence de la mortalité constante qui précède, si ce n'est que la vaccine, ajoutée à ces mauvaises conditions, n'est qu'un danger de plus ?

On comprend que les observations de cette espèce soient rares, surtout dans les hôpitaux d'enfants, où les maladies sont le plus souvent mortelles par elles-mêmes et en dehors de la variole concomitante. Voici cependant les résultats que nous pouvons fournir :

Sur six enfants non vaccinés âgés de vingt mois à trois ans, atteints de maladies sérieuses, sinon mortelles, et qui ont pris la variole (1), un a guéri : c'était un enfant de deux ans non vacciné qui prit une varioloïde au dixième jour d'une scarlatine.

Sur une autre série de huit varioleux plus jeunes, c'est-à-dire âgés de quatorze jours à huit mois (2), les uns malades, les autres faibles et chétifs et non vaccinés, deux ont survécu. L'un est un enfant de un mois qui, atteint d'un catarrhe intestinal aigu, prit de sa mère une variole bénigne qui guérit en dix-huit jours (3). L'autre est un enfant de huit mois qui, débilité par une broncho-pneumonie grave à peine

(1) Observations recueillies à l'hôpital des Enfants.

(2) Observés par l'un de nous (M. Barthez) à l'hôpital Sainte-Marguerite.

(3) Ce premier fait a été d'autant plus frappant qu'il a presque coïncidé avec un autre dans lequel l'union de la vaccine et de la variole n'empêcha pas la mort. Voici l'extrait de cette observation qui vient trop bien à l'appui de la thèse que nous soutenons ; elle a été recueillie dans les salles de M. Barthez à l'hôpital Sainte-Marguerite par les internes du service, MM. Cadet-Gassicourt et Frémineau.

« Rosine Hindret est née à l'hôpital le 4 août 1853. Elle était forte et bien portante, lorsque quatre jours après sa naissance elle fut prise d'une ophthalmie purulente qui fut assez grave, mais qui cependant était à peu près guérie le 19 août, lorsque la mère de l'enfant tomba malade. Elle était vaccinée, et il était difficile de prévoir une varioloïde qui se déclara deux jours plus tard.

» Je pensai immédiatement à vacciner l'enfant, mais son très jeune âge (elle avait alors dix-sept jours), la maladie qu'elle venait de subir, m'inspiraient des craintes sur l'opportunité de l'opération. Cependant, en présence de l'opposition violente qu'avaient soulevée notre opinion et celle de M. Legendre, en présence d'un état de santé qui n'indiquait aucun danger immédiat, je crus de mon devoir de pratiquer la vaccination. J'ordonnai donc qu'elle fût faite immédiatement ; malheureusement il ne fut possible de se procurer du vaccin que le lendemain.

» Quatre jours plus tard, c'est-à-dire le 26 août, deux boutons de vaccine parurent sur chaque bras. L'enfant tetait bien, et ses garderobes étaient naturelles. Sans avoir toute la force que promettaient ses premiers jours, elle avait cependant une assez bonne apparence. Le 28 août, elle était plus pâle et avait de la diarrhée. Du

guérie, contracta une variole presque confluente et accompagnée d'accidents graves, mais qui fut normale.

30 au 31 parut une éruption de variole qui débuta sur le pourtour des parties génitales et s'étendit bientôt à tout le corps.

» A ce moment, les pustules vaccinales, arrivées à leur cinquième jour (neuvième de l'inoculation), étaient très naturellement développées, larges comme une lentille moyenne, régulières, aplaties, ombiliquées, elles étaient entourées d'une auréole de médiocre étendue ; cependant, il n'existait pas d'engorgement souscutané. Plus larges encore le lendemain, les pustules vaccinales commencèrent bientôt à se flétrir ; le treizième jour (troisième de l'éruption), on constata sur chacune l'existence d'une croûte qui, au sixième jour (jour de la mort), était noire, sèche, cornée et encore adhérente.

» La vaccine suivit donc à très peu près sa marche naturelle ; il n'en fut pas de même de la variole : irrégulière et inégale, confluente par places, très discrète en d'autres, pustuleuse aux cuisses et aux aines, et encore papuleuse à la face, elle fut accompagnée d'une diarrhée et d'un mouvement fébrile persistant. Cependant la variole ne fut pas atonique, pâle et sans réaction ; les pustules s'entourèrent d'une auréole un peu violette et d'un gonflement sous-cutané assez notable.

» Le 4 septembre (quatorzième jour de la vaccination, huitième des prodromes de la variole dont l'éruption était au cinquième jour), l'enfant refusa de teter, quelques-unes des pustules étaient devenues hémorrhagiques, les membres supérieurs et les pieds étaient le siége d'un gonflement général considérable de couleur violette foncée. Ces symptômes fâcheux augmentèrent rapidement ; un grand nombre des pustules devinrent hémorrhagiques, quelques plaques gangréneuses se montrèrent à la surface de la peau, et la mort eut lieu le 16 septembre.

» A l'autopsie, les viscères ne présentèrent aucune lésion importante. Le sang contenu dans le cœur était liquide et sans caillot. »

Certes, un fait unique ne prouve rien ; car on peut attribuer la gravité de la variole à l'âge seul de l'enfant et à l'affaiblissement dû à l'ophthalmie purulente qui était en voie de guérison. Mais ce fait acquiert de la valeur s'il est uni à ceux que nous avions déjà vus et à ceux que citent MM. Legendre, Clérault, Hérard, et s'il est comparé à celui dont nous parlions tout à l'heure, dans lequel un enfant, placé dans les mêmes conditions d'âge et de santé, mais non vacciné, n'eut qu'une variole bénigne.

Quant à notre petite malade, nous avons peine à croire que la variole, paraissant au milieu de la grande activité du travail vaccinal, n'ait pas trouvé là un terrain préparé pour produire ces varioles secondaires que nous savons être presque toujours anomales et mortelles, même lorsqu'elles ne sont pas confluentes.

Depuis que ces lignes sont écrites, un nouveau fait est venu confirmer notre opinion en constituant la contre-partie de l'observation précédente. Il s'agit d'un enfant de vingt-trois jours non vacciné, affaibli par une nourriture insuffisante et chez lequel une varioloïde très discrète et compliquée de muguet se termina par la guérison en quatorze jours. Cependant les accidents généraux furent graves, et pendant plusieurs jours la mort parut imminente.

En opposant ce fait au précédent, nous croyons, sans grande crainte de nous tromper, que la terminaison eût été fatale s'il y avait eu vaccine concomitante. L'enfant n'aurait pas eu la force de résister à une maladie de plus. Il eût d'ailleurs été impossible que la vaccine rendît l'éruption variolique plus discrète et plus

Ainsi, sur quatorze enfants, trois ont guéri (1). Si ce résultat ne suffit pas pour entraîner la conviction, il peut au moins ébranler la croyance de ceux qui regardent la vaccine comme une opération toujours innocente et inoffensive.

En parlant ainsi, nous espérons, comme le dit M. Legendre, « qu'on » ne se méprendra pas sur notre pensée et qu'on ne prendra pas pour » une accusation dirigée contre la vaccine un reproche que nous » adressons à son inopportunité. »

Des faits et des discussions qui précèdent, il résulte :

1° Que, si l'on vaccine les enfants pendant l'incubation de la variole, de manière que l'éruption vaccinale précède l'éruption variolique, cette dernière sera presque toujours modifiée ;

2° Que dans la grande majorité des cas la modification sera favorable, et que la variole deviendra une varioloïde ;

3° Que, si la fièvre éruptive en se modifiant prend un caractère de gravité, il faut l'attribuer surtout à l'état de santé antérieure joint au très jeune âge des enfants ;

4° Que dans ce dernier cas, la vaccine, troisième maladie surajoutée à deux autres, n'a aucune influence favorable sur la variole, et n'est plus qu'une complication à laquelle l'âge et la faiblesse des enfants peuvent donner une certaine gravité.

Les deux premières conclusions admises par la majorité des pathologistes sont énergiquement repoussées par M. Bousquet. Mais il est aisé de voir que c'est purement dans un intérêt de doctrine que le savant académicien soutient cette thèse. Il n'admet pas qu'il y ait lutte entre la variole et la vaccine ; il ne veut pas que la seconde modifie directement la première, mais seulement qu'elle se substitue à elle. La vaccine n'arrête pas la variole, dit-il, c'est la variole qui s'arrête devant la vaccine ; et lorsque la capacité varioleuse est comblée par la vaccine antécédente, la fièvre éruptive se flétrit et s'éteint comme une plante sur un sol qui ne peut la nourrir.

Eh bien, cet aveu nous suffit pour le conseil pratique qu'il nous reste à donner, et avec tous les autres pathologistes nous dirons aux praticiens : Profitez de ce que l'incubation variolique est beaucoup plus longue que l'incubation vaccinale, pour donner le pas à la vaccine, afin de détruire ou de restreindre à temps la capacité varioleuse, et vaccinez immédiatement les enfants lorsque vous pouvez croire qu'ils sont sous l'incubation de la variole.

Cependant hésitez à le faire si les enfants sont très jeunes et débi-

---

écourtée qu'elle ne l'a été spontanément. (Voyez, pour les détails de l'observation, la *Revue médico-chirurgicale*, janvier, 1854.)

(1) D'après la note qui précède, nous pouvons dire aujourd'hui que sur quinze enfants, quatre ont guéri.

lités par une maladie antérieure ; hésitez d'autant plus que la débilitation est plus profonde et l'âge moins avancé (1).

Quatrième question. — M. le docteur Eichorn a préconisé la vaccination pendant les prodromes de la variole comme méthode thérapeutique utile. Ce sujet sera donc plus convenablement discuté dans l'article destiné au traitement. Nous y renvoyons le lecteur.

Art. XI.— Pronostic.

Les distinctions que nous avons établies entre les diverses espèces de varioles sont assez tranchées pour qu'il soit impossible de porter le pronostic de cette affection sans suivre les mêmes divisions. Si l'on considère qu'il faut tenir compte de l'espèce de variole, rerchercher si elle est primitive ou secondaire, simple ou compliquée, si elle se développe chez un enfant très jeune ou plus âgé, on comprendra combien est complexe le problème qu'on doit résoudre. Voici, du reste, quelques conclusions qui résultent de nos observations.

La variole normale guérit le plus habituellement, elle ne devient grave que par ses complications. On doit sans doute trouver une cause de ce résultat dans ce fait, que la variole normale est presque toujours primitive, et survient d'habitude après l'âge de six ans. Tous les auteurs s'accordent, en outre, à établir une différence notable dans la gravité des varioles discrète et confluente. Dans les faits que nous avons sous les yeux, la différence est beaucoup plus tranchée entre les varioles simples et compliquées. En effet, nous n'avons pas eu à enregistrer un seul cas de mort parmi les varioles confluentes simples. Nous devons dire, en outre, que les varioles discrètes sont presque toujours simples ou guérissent malgré les complications.

Il n'en est plus de même de la variole anomale, qui se termine presque toujours par la mort, quelles que soient les circonstances au milieu desquelles elle se développe. Nous ne comptons, en effet, que trois exemples de guérison sur trente-neuf. C'est dans cette forme que l'on peut constater l'altération du sang, parce que la variole peut entraîner la mort sans complications. Les varioles compliquées sont un peu plus fréquentes que les simples ; les primitives le sont à peu près autant que les secondaires, et parmi les trois exemples de guérison que nous avons recueillis, deux fois la variole était primitive, une

(1) On comprend facilement pourquoi nous n'indiquons pas ici une limite fixe d'âge et un degré déterminé de maladie. La vaccine est contre-indiquée par l'âge seul dans les premiers jours de la vie. A tout âge, elle est contre-indiquée par la maladie seule, si celle-ci est nécessairement mortelle. Plus cette maladie sera grave et débilitante, plus, sous le rapport de la force, elle rapprochera l'enfant du nouveau-né. Nous devons nous contenter de poser la règle, c'est au praticien à décider dans quel cas elle est applicable.

fois secondaire, et dans les trois cas compliquée. Il faut dire cependant que les formes consécutives deviennent souvent mortelles par le fait des maladies antérieures, aussi bien qu'elles étaient devenues anomales par la même influence. Si l'enfant soumis au contagium variolique eût été bien portant, la variole eût été normale, et par conséquent moins grave.

La varioloïde se termine à peu près constamment par le retour à la santé, qu'elle soit primitive ou secondaire, simple ou compliquée; c'est, en effet, la forme la plus bénigne. Toutefois il faut noter que si elle est secondaire, elle peut parcourir ses périodes et guérir ; tandis que peu de jours après, l'enfant doit succomber à la maladie première. Dans ce cas la varioloïde a probablement accéléré la terminaison fatale, et l'on doit toujours craindre une mort prochaine lorsqu'il survient une éruption de ce genre chez un enfant gravement malade. Toutefois la varioloïde normale ne constitue pas, comme dans la forme précédente et comme dans la suivante, ces éruptions terminales qui entraînent la mort en peu de jours.

La varioloïde anomale se développe, au contraire, quelquefois dans les derniers jours de la vie ; c'est une maladie ultime qui, en raison de la faiblesse de l'enfant, ne peut suivre ses périodes régulières : aussi son apparition, chez un enfant gravement malade, doit-elle faire craindre la mort sous peu de jours. Cependant nous comptons encore, dans cette forme un moins grand nombre de morts que de guérisons.

Enfin la varicelle est une maladie légère qui, presque toujours primitive et simple, guérit constamment. Chez un seul de nos malades elle a été secondaire, et l'enfant a succombé à l'affection première avant la terminaison de la varicelle (1).

(1) Nous donnons ici les chiffres de la mortalité suivant les formes et les complications.

			Guéris.	Morts.	Total.
Variole normale	primitive simple. . . .		9	0	9
—	—	secondaire simple . . .	0	1	1
—	—	primitive compliquée . .	11	8	19
—	—	secondaire compliquée. .	0	1	1
		Total.	20	10	30
Variole anomale	primitive simple. . . .		0	6	6
—	—	secondaire simple. . . .	0	7	7
—	—	primitive compliquée. . .	2	11	13
—	—	secondaire compliquée . .	1	12	13
		Total.	3	36	39
Varioloïde normale	primitive simple		41	0	41
—	—	secondaire simple. . .	3	0	3
—	—	primitive compliquée. .	6	0	6
—	—	secondaire compliquée. .	1	1	2
		Total	51	1	52

Nous venons d'étudier le pronostic suivant la forme, les complications et l'état antérieur des malades ; ajoutons quelques considérations suivant l'âge et le sexe. Il est indubitable que plus l'enfant est jeune, plus la variole est grave, et ceci tient à plusieurs causes. Ainsi les varioles anomales se développent plus souvent avant l'âge de six ans qu'après ; et en outre, à cette période de la vie, les complications sont plus fréquentes et plus graves (1). Le sexe, au contraire, ne nous a pas paru avoir une influence notable sur la terminaison fatale ; cependant nous comptons une plus grande mortalité parmi les filles que parmi les garçons : ce que nous croyons devoir attribuer aux saisons pendant lesquelles nous avons observé, plutôt qu'au sexe (2).

Après avoir dit dans quelles circonstances la variole est plus ou moins grave, résumons en quelques mots les signes au moyen desquels on peut porter un pronostic favorable ou défavorable.

Si la maladie débute pendant la bonne santé ; si les prodromes, bien qu'intenses, ne présentent pas une grande prédominance des phénomènes nerveux, s'ils ont une durée moyenne de deux à trois jours, on peut présumer que la variole sera normale, et conséquemment qu'il existe de grandes chances de guérison (3). Toutefois, si

Varioloïde anomale primitive simple . . .	1	0	1
— — secondaire simple . . .	7	6	13
— — primitive compliquée . .	3	1	4
— — secondaire compliquée. .	2	0	2
	13	7	20
Varicelle primitive simple . . . . guéris. . .			7
— secondaire simple . . . . . . — . .			1
— — — : . . . . . . mort . . .			1
Total			9

Espèce d'éruption ignorée, 3 : 2 morts, 1 guéri.

(1) Sur 9 enfants âgés de quatorze jours à huit mois, 7 sont morts et 2 ont guéri.
Sur 55 enfants âgés de un à cinq ans, 32 sont morts et 23 ont guéri.
Sur 98 enfants âgés de six à quinze ans, 26 sont morts et 72 ont guéri.

(2) Sur 23 filles âgées de cinq ans et au-dessous, 15 sont mortes et 8 ont guéri.
Sur 54 filles âgées de six ans et au-dessus, 14 sont mortes et 40 ont guéri.
Sur 28 garçons âgés de cinq ans et au-dessous, 13 sont morts et 15 ont guéri.
Sur 48 garçons âgés de six ans et au-dessus, 12 sont morts et 36 ont guéri.
En tout 32 filles sont mortes et 45 ont guéri.

25 garçons sont morts et 51 ont guéri

(3) « Si les enfants qui sont attaqués de ces accès (épileptiques) ont déjà toutes
» leurs dents, je soupçonne toujours que la petite vérole va paraître, a dit Sy-
» denham ; et en effet elle paraît ordinairement quelques heures après, ce qui jus-
» tifie mon pronostic. Par exemple, si l'enfant a un accès épileptique sur le soir, la
» petite vérole paraîtra le lendemain matin ; et j'ai très souvent observé que les
» petites véroles qui arrivent aux enfants immédiatement après des accès épilepti-

l'éruption dès l'abord est abondante et petite, si le gonflement de la face survient dès le second ou le troisième jour d'éruption, on doit craindre une variole confluente grave.

Si la variole est discrète ; si la fièvre tombe ou au moins diminue considérablement du premier au troisième jour d'éruption ; si la fièvre secondaire arrive à son époque et est peu intense ; si aucune complication ne survient, la guérison est à peu près certaine. La variole restant normale, si les pustules sont petites, confluentes, si le gonflement est considérable, si la fièvre tombe à peine après l'éruption achevée et se joint presque sans intervalle à la fièvre secondaire, la maladie est grave ; cependant elle peut guérir encore ; mais s'il survient du délire, s'il existe une prédominance notable des symptômes nerveux, elle est presque nécessairement mortelle.

Lorsque la variole discrète ou confluente a suivi son cours normal jusqu'à la dessiccation, si la fièvre de suppuration est terminée ou déjà moindre, on pourra porter un pronostic favorable ; mais à cette époque s'il survient une recrudescence de fièvre, on devra craindre le développement d'une complication grave qui, le plus souvent alors, entraînera la mort. Toutefois, si cette complication consiste dans le développement d'abcès ou d'une otite, on devra en concevoir plus d'espérance que de crainte, à moins que la suppuration ne soit très étendue, ou que les abcès ne se répètent en trop grand nombre. L'intensité de la fièvre devra servir alors à porter le pronostic. En tout cas, la constipation ou les selles normales sont un signe de favorable augure, la diarrhée doit inspirer des craintes, surtout si elle dure plus de quatre à cinq jours (1).

Sydenham a dit : « Dans les petites véroles confluentes (régulières), » le danger est extrême, et la plupart des malades meurent le on-

____

» ques, produisent de grosses pustules, sont bénignes, d'un bon caractère ; rare-
» ment confluentes. » (Sydenham, *OEuvres de méd. prat.*, traduction de Jault et Baumes, 1816.) Nous n'avons pas eu l'occasion de vérifier ces remarques diagnostiques et pronostiques de Sydenham, aucun des enfants que nous avons observés n'ayant eu des convulsions pendant les prodromes.

(1) Sydenham a dit : « La petite vérole confluente est aussi sûrement accompa-
» gnée de la diarrhée dans les enfants que de la salivation dans les adultes ; la na-
» ture ne manque pas de produire l'une ou l'autre de ces deux évacuations afin de
» se débarrasser de la matière morbifique. Ainsi, comme je n'arrête pas la saliva-
» tion, je n'arrête pas non plus la diarrhée ; l'un serait aussi mal entendu que
» l'autre, et c'est en voulant arrêter mal à propos cette diarrhée que des femme-
» lettes ignorantes ont causé la mort de plusieurs milliers d'enfants, se persuadant,
» contre toute raison, que le cours de ventre est aussi dangereux dans la petite
» vérole confluente que dans la discrète, et ne sachant pas qu'il n'est nuisible que
» dans celle-ci, où l'évacuation de la matière morbifique se fait par le moyen des
» pustules, au lieu que, dans celle-là, il est l'ouvrage de la nature, qui cherche
» par là à se délivrer de la maladie. » Nous rapportons textuellement ces paroles

» zième jour. » Cette assertion, peut-être véritable pour l'adulte, ne l'est plus chez l'enfant, car aucun de ceux que nous avons vus succomber à une variole régulière n'est mort ce jour-là. Nous n'avons constaté la mort le onzième jour que deux fois dans la variole anomale.

Lorsque la variole est anomale à son origine, lorsque dès les premiers jours il survient des complications, et notamment un *purpura hœmorrhagica*, la mort est presque certaine. L'inégalité des pustules, leur aplatissement, la persistance de la fièvre des prodromes, l'existence des symptômes nerveux graves à cette époque, joints aux signes des complications, donneront la mesure de la gravité, et devront faire prévoir la mort pour une époque plus ou moins éloignée, et circonscrite d'habitude entre le quatrième et le quatorzième jour de la maladie. Deux fois seulement nous avons vu la variole anomale entraîner la mort à une époque plus éloignée du début, le quinzième et le dix-huitième jour. Les enfants dont la maladie est primitive sont ceux qui résistent le plus longtemps ; lorsqu'au contraire ils sont jeunes et déjà malades, ils succombent le sixième ou le septième jour. Nous avons vu un enfant mourir le lendemain même de l'apparition des papules varioliques survenues sans prodromes pendant le cours d'une pneumonie.

Ainsi, dès que l'on constatera, chez un enfant âgé de plus de cinq ans, une variole anomale primitive, on pourra pronostiquer la mort entre le sixième et le quatorzième jour. Si l'enfant est jeune et la variole secondaire, on devra présumer la mort avant le huitième jour, et dans la grande majorité des cas, l'événement justifiera le pronostic.

Si la maladie se prolongeait au-delà de ces limites, et si les symptômes offraient quelque amendement, on pourrait, à partir du quinzième au vingtième jour, pronostiquer le retour à la santé. Mais nous sommes loin de considérer cette assertion comme aussi générale que les précédentes, n'ayant que trois faits pour la justifier.

Art. XII. — Causes.

Contagion. — Un grand nombre de nos malades ont pris la variole dans les salles de l'hôpital.

Il est tellement évident que cette éruption est contagieuse, qu'il

de Sydenham, parce qu'elles sont en contradiction avec ce que nous avons observé. Nous pouvons affirmer que la diarrhée, suite de variole, est l'exception dans nos notes, surtout lorsque l'éruption a été régulière, qu'elle ait été discrète ou confluente. En outre, la mortalité a été moins considérable chez les enfants qui n'ont pas eu le dévoiement que chez ceux qui l'ont eu : ainsi nous avons seulement trois enfants guéris parmi ceux qui ont eu de la diarrhée ; deux avaient une variole confluente, un une varioloïde. C'est par erreur qu'il a été compté quatre guérisons dans notre premier volume, page 746.)

n'est pas nécessaire d'insister pour prouver que des enfants, entourés
d'autres infectés de variole, ont pris la maladie par contagion. Mais
nous devons faire remarquer que celle-ci a été d'autant plus fréquente, qu'il y a eu plus de rapports entre les diverses salles où se
sont déclarées les varioles (1).

Il est intéressant de rechercher quel est le temps de l'incubation
variolique.

Quelques enfants ont pris la maladie étant encore dans les salles ;
les autres sont sortis guéris de la première maladie qui les avait fait
entrer à l'hôpital, et au bout de quelque temps sont rentrés avec une
variole.

Or, la première série de malades, qui est de beaucoup la plus nombreuse, nous montre que les enfants entrés à l'hopital bien portants
ou malades, ne contractent la variole qu'au bout d'un certain temps.

En supposant, en effet, que l'infection a lieu au moment même de
l'entrée, il faut que l'incubation ait le temps de se faire. Or, sur
quarante-sept malades placés dans ces conditions, nous n'en comptons que quatre chez lesquels la variole se soit développée trois,
quatre ou six jours après leur entrée à l'hôpital ; chez le plus grand
nombre, elle est survenue entre le septième et le vingt-cinquième
jour ; cependant nous en trouvons encore huit autres dont le séjour à
l'hôpital a été plus long sans qu'ils aient contracté la variole : il a été
compris entre vingt-six et quarante-cinq jours. Ce ne sont pas toujours ceux qui ont vécu au milieu du foyer d'infection qui ont contracté la variole le plus tôt ; nous voyons, au contraire, plusieurs de
ceux-là résister à la contagion pendant trente à quarante jours.

Nous ne pouvons pas affirmer, il est vrai, que la période d'incubation
a duré aussi longtemps, car le moment précis où s'est fait l'infection
nous a échappé ; mais nous pouvons être certains qu'un enfant non
vacciné qui est resté plus d'un mois dans les salles de l'hôpital sans

______

(1) Enfants ayant contracté la variole dans l'hôpital. 80
    Enfants ayant contracté la variole dans les salles mêmes où sont
        traités les varioleux. 56
    Enfants ayant contracté la variole dans d'autres salles desservies
        par les mêmes médecins, hospitalières et infirmières, que les
        précédentes. 16
    Enfants ayant contracté la variole dans des salles qui n'ont que
        des rapports éloignés avec les précédentes 8

Pour que ce chiffre fût exact, il faudrait être certain que nous avons vu tous
les enfants varioleux de l'hôpital en même temps que nous étudions la variole dans
nos salles, il n'en est rien en effet ; mais nous sommes assez familiarisés avec ce
qui se passe dans l'hôpital des Enfants pour être certains que le nombre de malades
qui nous a échappé n'est pas assez considérable pour surpasser ni même égaler
celui des enfants qui ont contracté la maladie dans le foyer d'infection.

prendre la variole, ne s'est pas accoutumé au contagium et n'en est pas à l'abri.

Nous pouvons conclure de ces faits que la durée de la période d'incubation est comprise entre un et quarante-six jours, sans affirmer qu'elle atteigne ces chiffres extrêmes.

La seconde série de malades est moins nombreuse, car elle n'en comprend que quatorze (1). Ici la durée du séjour à l'hôpital a été de trois à vingt et un jours ; les enfants étant sortis, c'est de deux à treize jours plus tard que la variole s'est déclarée. Nous en concluons que si un enfant qui a passé un certain temps au milieu d'un foyer d'infection n'a pas pris la variole avant le treizième jour après le moment où il n'est plus soumis au contagium, il peut être regardé comme ayant résisté à son influence (2). De nouvelles observations pourraient seules contredire ce résultat.

Les observations prises à l'hôpital ne peuvent pas nous donner des renseignements plus précis, à cause de l'ignorance où l'on est du moment où débute l'incubation. Malheureusement il est très difficile dans les villes de préciser l'époque de la contagion ; et bien que plusieurs pathologistes affirment que la durée de l'incubation varie seulement de sept à neuf jours, on doit conserver des doutes à cet égard. « Les semences végétales ne se lèvent pas toutes à la même » heure ; il doit en être de même des maladies qui naissent d'un » germe. » (Bousquet, p. 42.)

Épidémie. — Non-seulement la variole est contagieuse, mais elle est épidémique. On trouve dans les ouvrages de médecine la relation d'épidémies plus ou moins graves ; nous y renvoyons le lecteur.

Maladies antérieures. — La variole est plus habituellement primitive que secondaire, c'est au moins ce qui ressort de nos observa-

---

(1) Sur les 80 malades qui ont contracté la variole à l'hôpital, il en est 19 chez lesquels le temps d'incubation nous a échappé.

(2) Si les observations de cette série eussent été plus nombreuses, en nous donnant les mêmes chiffres pour l'incubation, elles nous auraient utilement servi à restreindre l'approximation donnée par les malades de la première série ; car chez les 14 derniers la durée de l'incubation n'a pu être que de 3 à 34 jours.

Il y a loin de là à la contradiction que nous reproche M. Bousquet : « Je ne vois pas de conséquence à dire que, dans l'hôpital, l'incubation peut se prolonger jusqu'à 45 jours, tandis qu'il n'y a plus de danger hors de l'hôpital 13 jours après la sortie. » Nous n'avons pas voulu dire que la période d'incubation comprise à l'hôpital entre 1 et 45 jours n'est plus que de 13 jours hors du foyer d'infection. Si un enfant qui a demeuré pendant 20 jours en contact avec des varioleux prend la pyrexie 13 jours après les avoir quittés, le temps de l'incubation peut varier dans ce cas de 14 à 23 jours ; si l'enfant est resté 30 jours, l'incubation peut être de 43 jours, et ainsi de suite ; car on ignore auquel des 20 premiers jours la contagion a eu lieu.

tions (1). Les maladies dans le cours ou la convalescence desquelles nous avons vu survenir la variole sont surtout les fièvres éruptives, quelquefois la fièvre typhoïde; plus souvent la pneumonie primitive ou secondaire, les affections chroniques des intestins, le rachitisme, la chorée. Une fois la variole est survenue pendant le cours d'une suette miliaire.

Age. — La variole peut se développer à tout âge; les enfants nouveau-nés et même les fœtus âgés à peine de quatre à cinq mois, présentent quelquefois une éruption très caractérisée (2). Il est remarquable que dans ces cas la mère ne soit pas simultanément atteinte de la même maladie : elle a seulement servi de passage au virus contagieux. C'est en effet chez des femmes vaccinées ou ayant eu antérieurement la variole qu'on a en général observé cette curieuse transmission.

Dans les premiers mois de la vie, la variole, comme les autres fièvres éruptives, est plus rare qu'après l'âge de six mois. On la constate un peu plus souvent depuis ce dernier âge jusqu'à cinq ans : contrairement à un grand nombre des affections que nous avons décrites jusqu'à présent, elle est plus fréquente dans nos observations après l'âge de six ans qu'avant dans une proportion assez considérable. Les formes normales se développent presque exclusivement chez les enfants les plus âgés, tandis que les formes anomales sont plus communes chez les plus jeunes (3).

Sexe. — Nous possédons un nombre aussi considérable de garçons

(1) Sur 153 varioles, nous comptons 106 primitives et 46 secondaires; une fois l'état de santé antérieur est ignoré; les varioles et varioloïdes normales sont presque constamment primitives; les mêmes éruptions anomales sont le plus souvent secondaires.

(2) Bousquet, *Traité de la variole*, etc.; — variole chez un fœtus de quatre mois (Lebert, dans *Gaz. méd.*, 1839, p. 252); — chez un fœtus de cinq mois (Charcot, *Gaz. méd.*, 1851, p. 409) ; cette observation détaillée est très intéressante. — Variole chez un nouveau-né (Gérardin, dans *Journal de médecine*, 1843, p. 32).

(3)			Après l'âge de 6 ans.	
Varioles normales de 1 à 6 ans		3		27
Varioles anomales	—	21	—	18
Varioloïdes normales	—	10	—	42
Varioloïdes anomales	—	12	—	8
Varicelles norm. ou anom.	—	6	—	3
Espèce d'éruption ignorée.	—	2	—	1
Totaux . . .		54		99

La variole prend un accroissement sensible à six mois, dit M. Bousquet, et se soutient à peu près également menaçante, également meurtrière jusqu'à cinq ans; après quoi elle se calme jusqu'à vingt ans. Mais le savant académicien juge la chose seulement d'après les tables de la mortalité de Paris, sans tenir compte du fait que les enfants âgés de moins de cinq ans succombent bien plus souvent à la variole que ceux qui ont dépassé cet âge.

que de filles, en sorte que les deux sexes semblent également capables
de contracter la variole. Nous trouvons une différence assez notable
dans la distribution des diverses formes suivant le sexe, car les filles
nous présentent plus d'exemples de variole normale que les garçons,
et ceux-ci plus d'exemples de varioles anomales que les filles ; mais
nous ne croyons pas qu'on doive en conclure que le sexe prédispose
à l'une plutôt qu'à l'autre de ces formes (1). Nous attribuons ces différences, qui sont au reste peu considérables, au génie épidémique de la
variole qui régnait dans les salles, et qui était différent suivant chaque
saison.

Avant de terminer cet article, résumons en peu de mots les causes
sous l'influence desquelles la variole revêt telle ou telle forme. Ce
sont la vaccine, l'état de santé antérieur, les épidémies, les complications et l'âge.

La variole normale se rencontre chez des enfants âgés de plus de
six ans, non vaccinés, bien portants au début, et lorsque la maladie
arrive jusqu'à la dessiccation sans qu'il s'y joigne une complication
importante. En outre, elle peut être épidémique, et alors la forme
normale dépend du génie de l'épidémie.

La variole anomale se développe chez les enfants non vaccinés ; elle
est aussi fréquente à peu près chez les plus jeunes sujets que chez les
plus âgés. Dans le premier cas, elle est habituellement secondaire ,
dans le second, elle est primitive, et l'irrégularité doit être attribuée
à l'époque à laquelle se développent les complications et au génie
épidémique.

La varioloïde normale naît dans les mêmes circonstances que la
variole normale ; seulement elle est habituelle chez les enfants vaccinés. Si elle a la même fréquence chez les enfants non vaccinés, on
doit l'attribuer à l'influence générale exercée sur la variole par la
vaccine, et peut-être à l'hérédité. La varioloïde anomale se développe
à peu près dans les mêmes circonstances que la variole anomale,
seulement elle choisit de préférence les enfants vaccinés.

On voit donc que ces diverses causes concourent au même but, et
l'ensemble qui en résulte justifie parfaitement les divisions que nous
avons admises.

	Garçons.	Filles.
(1) Varioles normales	11	19
Varioles anomales	23	16
Varioloïdes normales	29	23
Varioloïdes anomales	12	8
Varicelle	1	8
Espèce d'éruption ignorée.	0	3
Total	76	77

Art. XIII.—Traitement.

Les indications du traitement de la variole sont nombreuses; nous ne pouvons les exposer d'une manière complète qu'en discutant les questions thérapeutiques suivantes :

I. La prophylaxie de la variole.

II. Le traitement de l'éruption elle-même : ici nous aurons trois questions à résoudre.

1° Doit-on chercher à provoquer l'avortement des pustules varioliques?

2° Doit-on chercher à favoriser leur développement?

3° Quels sont les moyens de déterminer l'un ou l'autre de ces faits?

III. Traitement des diverses formes de varioles simples.'

IV. Traitement des diverses complications.

I. *Prophylaxie.* — La *vaccination* est le moyen réellement préservatif de la variole. Et cependant la vertu de la vaccine n'est pas infaillible, car si elle détruit souvent l'aptitude à prendre la fièvre éruptive, souvent aussi elle ne fait que la diminuer. Dans le chapitre destiné à la vaccine, nous indiquerons les grandes questions qui se rattachent à l'histoire de cette maladie; il nous suffira de rappeler ici : 1° que les médecins doivent continuer à unir leurs efforts pour propager la vaccine contre laquelle s'élèvent encore les préjugés et l'aveuglement d'une partie de la population; 2° qu'il est inutile et sans doute nuisible de vacciner les enfants très jeunes, malades et déjà placés sous l'influence de l'incubation variolique.

Séquestration. — Lorsque la vaccination n'a pu être pratiquée en temps utile, l'éloignement des enfants non vaccinés ou la séquestration des varioleux est de toute nécessité. Rien de plus pernicieux à cet égard que la pratique mise en usage à l'hôpital des Enfants à l'époque où nous faisions nos premières recherches. Là, en effet, on recevait dans la même salle tous les enfants vaccinés ou non ; puis, deux fois par semaine, on faisait le départ de ceux qui ne l'étaient pas et on leur inoculait le vaccin pris sur des enfants qu'on amenait exprès du dehors. Il en résultait que tout malade non vacciné qui entrait à l'hôpital, dans l'intervalle de ces deux jours, demeurait exposé au contagium jusqu'au moment de la nouvelle vaccination. Bien heureux encore si l'on n'avait pas oublié de constater dès le jour d'entrée s'il était vacciné; car s'il avait passé quelques jours à l'hôpital, on pensait rarement à faire cet examen.

Nous croyons donc qu'une des réformes indispensables à faire est de vacciner, avant leur entrée dans les salles, tous les enfants qui se présentent à l'hôpital; par ce moyen on obtiendra des premières et des secondes vaccinations qui mettront les enfants à l'abri du contagium variolique. Il sera en outre nécessaire d'avoir des salles particu-

lières pour les varioleux, afin que la vaccine nouvelle ait le temps
de se développer et de mettre les enfants des autres salles à l'abri de
la contagion.

Inoculation. — Avant la découverte de la vaccine on pratiquait
l'inoculation de la variole. La préservation obtenue par ce moyen était
sans doute payée par des sacrifices cruels; mais il était peut-être préférable de s'y résigner plutôt que d'attendre la variole spontanée bien
plus souvent grave et mortelle que la variole inoculée. Aujourd'hui
les cas ne sont pas fréquents qui justifient l'emploi de ce préservatif
dangereux. Lorsqu'une variole se déclare dans une famille ou dans
un village, il est bien rare qu'on ne puisse pas d'abord séquestrer le
varioleux, ensuite se procurer du vaccin assez promptement pour vacciner les individus qui ne l'ont pas été. En agissant ainsi, on peut
encore prévenir le développement de la fièvre éruptive, ou tout au
moins obtenir ces varioles modifiées par la vaccine concomitante et
dont nous avons parlé page 72. Dans le cas très rare où cette pratique
ne serait pas possible, peut-être serait-il sage d'inoculer la varioloïde
ou la variole très discrète, si toutefois on avait sous la main un sujet
présentant cette forme de la maladie. C'est du moins le conseil que
M. le professeur Trousseau n'hésite pas à donner (1) si la petite vérole
éclate dans une famille où sont des enfants non vaccinés, et si l'on
n'a pas de vaccin.

II. *Traitement de l'éruption.* — *Doit-on chercher à déterminer l'avortement des pustules varioliques?* — Cette question en renferme plusieurs. Lorsqu'un enfant est pris des prodromes de la variole et qu'on
peut prévoir le genre de maladie qui va se déclarer, doit-on chercher
à la modifier par des moyens perturbateurs? L'éruption ayant paru,
doit-on la faire complétement avorter ou seulement s'efforcer de la
rendre moins abondante; ou bien encore est-il utile, tout en la diminuant sur une partie du corps, de l'augmenter sur une autre, afin
d'établir une sorte de compensation?

1° Si, pendant les prodromes, on peut prévoir la variole, il ne faut
pas chercher à modifier l'éruption future par des moyens violemment
perturbateurs. S'il est vrai, et nous en doutons, que ces moyens soient
utiles chez l'adulte, ils sont nuisibles chez l'enfant; tout au moins en
a-t-il été ainsi dans le petit nombre de cas de ce genre que nous avons
été à même d'observer. Toutefois nous aurons à parler de la méthode
préconisée par le docteur Eichorn, et qu'on met en usage soit pendant
les prodromes, soit pendant le premier jour de l'éruption.

2° Celle-ci étant déclarée, on s'est bien souvent efforcé d'en provoquer l'avortement. Sydenham, dans la persuasion que le principal
danger de la variole consistait dans l'abondance des pustules (lorsque
la fièvre éruptive n'était pas hémorrhagique), voulait qu'on fît

(1) *Union médicale,* 1853, p. 246.

tous ses efforts pour modérer l'éruption pendant le temps de sa sortie. « Car il faut bien remarquer, disait-il, et c'est une chose » constante par les meilleures observations, que moins il y a de » pustules dans la petite vérole, moins elle est dangereuse, et que » plus il y en a, plus aussi elle est dangereuse. Ainsi le petit nombre » ou le grand nombre des pustules décident de la vie ou de la mort » des malades. » Nous avons vu que ces remarques sont moins justes chez l'enfant, qui succombe plutôt aux varioles irrégulières ou aux complications des varioles normales qu'à l'abondance de l'éruption. En conséquence, les préceptes que Sydenham joint à ses observations sont moins applicables ici qu'à un autre âge de la vie. Il y a loin, du reste, des conseils que donne ce grand médecin à ceux qui auraient pour but de faire disparaître l'éruption, car il ajoute : « Lorsqu'une fois l'éruption est achevée, il serait extrêmement » dangereux d'entreprendre la moindre chosè. » En effet, la grande mortalité se rencontre surtout parmi les varioles anomales, et c'est précisément cette forme que détermine toute médication qui a pour but l'avortement général des pustules. Nous croyons donc qu'il faut rejeter ces méthodes perturbatrices, et se contenter de chercher à diminuer l'abondance de l'éruption lorsqu'on peut redouter sa trop grande confluence.

3° Si toute méthode d'avortement général est nuisible, il n'en est pas de même de celle qui aurait pour but de diminuer l'éruption sur certaines parties limitées, et de protéger la figure en empêchant les ulcérations du derme et les cicatrices difformes qu'elles entraînent. Il n'est pas nécessaire, en effet, que la variole laisse de pareils reliquats pour être complète, et d'ailleurs l'inflammation très vive de la face est la cause d'un mouvement fébrile intense, et n'est sans doute pas pour peu de chose dans la production des symptômes nerveux qui indiquent toujours un danger imminent.

D'ailleurs, si l'on avait la crainte que l'avortement d'une éruption aussi abondante que celle de la face pût être l'origine d'accidents, on pourrait chercher à l'accroître dans une autre partie du corps afin d'établir une sorte de balance, en se rappelant cette remarque de Sydenham, que le danger est beaucoup moindre s'il y a peu de pustules sur le visage, quelque quantité qu'il y en ait sur le tronc et sur les extrémités.

Doit-on chercher à favoriser le développement des pustules ? — Sydenham s'est élevé avec la plus grande force contre cette méthode, et tout ce qu'il a écrit sur la variole semble avoir été fait dans le seul but de blâmer les médecins qui, donnant à leurs malades des *cordiaux échauffants*, leur prescrivant de garder le lit et les couvrant outre mesure, veulent hâter la sortie des pustules et en augmenter le nombre.

L'avis de ce grand praticien doit certainement être suivi ; et, pour notre part, nous ne concevons aucune utilité à augmenter l'inflammation déjà si intense de la peau. Mais il n'est pas moins vrai que, dans quelques circonstances rares, il est utile de chercher à faire sortir l'éruption soit d'une manière locale, soit d'une manière générale : telles sont, par exemple, certaines varioles anomales dans lesquelles l'éruption est petite, assez peu abondante, lente à se faire, et qui n'arrivent que difficilement à suppuration, ou bien encore lorsqu'on veut suppléer à l'éruption faciale en augmentant celle des extrémités.

Si nous résumons les préceptes qui résultent de la discussion à laquelle nous venons de nous livrer, nous conclurons : 1° que, dans la grande majorité des cas et surtout si la variole est normale, il ne faut pas essayer d'enrayer sa marche par des moyens perturbateurs ; 2° que cependant on peut chercher à diminuer l'éruption de la face soit pour amoindrir l'inflammation, soit pour empêcher les cicatrices difformes ; 3° qu'il est quelquefois utile d'accélérer la marche générale de la variole ou d'augmenter localement le nombre et l'inflammation des pustules.

Passons maintenant à l'étude des moyens qui sont en notre pouvoir pour remplir ces indications.

Examen des diverses médications qui modifient l'éruption variolique. — 1° *Moyens de l'atténuer.* — Bon nombre d'auteurs recommandent d'employer pendant les prodromes la saignée et les éméto-cathartiques ; ils pensent que ces moyens sont utiles pour préparer les malades. Ces médicaments ont été plus particulièrement employés dans la médecine des adultes et repoussés avec raison de celle des enfants ; en effet, les deux seuls malades chez lesquels nous avons vu pratiquer une émission sanguine avant l'éruption ont eu une variole irrégulière et ont succombé. Nous croyons donc que pendant les prodromes, il faut, chez l'enfant, s'abstenir de toute évacuation sanguine. Sydenham recommande aux malades de se lever pendant la journée et de ne pas garder le lit avant le soir du sixième jour, surtout lorsque la variole est confluente et nonobstant les maux de cœur et le malaise qui en peuvent résulter. Il donne pour boissons de la petite bière ou de l'eau laiteuse, et il assure que, par ce moyen, l'éruption devient moins abondante et moins dangereuse. Nous ne saurions juger cette méthode, que nous n'avons pas vu employer ; mais considérant que l'abondance de l'éruption n'est pas chez l'enfant aussi nuisible que le pensait Sydenham, nous croyons qu'il est inutile de faire tenir les enfants hors de leur lit lorsqu'ils ont une fièvre intense et qu'ils sont tourmentés de nausées et de vomissements que le décubitus assis ou la station tendent à augmenter. D'une autre part, nous adoptons sans hésiter le conseil de Sydenham de ne pas les couvrir plus qu'ils ne le sont habituellement et de ne pas leur donner des boissons chaudes et diaphorétiques.

C'est ici le lieu de parler d'une méthode de traitement préconisée par le docteur Eichorn, et qui a pour but de diminuer l'intensité de la fièvre éruptive.

Ce médecin veut que l'on pratique de quarante à cinquante petites incisions dans lesquelles on doit introduire autant de vaccin que possible, et cela lorsque l'on reconnaît les prodromes de la variole ou même lorsque les premiers stigmates de l'éruption apparaissent sur le visage. Cette vaccination ne doit pas être faite plus tard, et l'on doit employer du vaccin pris de bras à bras.

M. le docteur Rayer dit avoir deux fois mis cette méthode en usage et sans succès, mais il ajoute que son expérience n'est pas concluante, les varioles étant déjà avancées et le vaccin étant sec et conservé.

Pour nous, trois fois nous avons fait cette vaccination d'après la recommandation de Baudelocque et du docteur Bouneau ; nous avons pratiqué vingt-six piqûres de vaccine sur les bras et les cuisses, deux fois avec du vaccin sec et une fois de bras à bras. Chez deux des malades, l'éruption était à son début ; elle devint irrégulière dans les deux cas et même hémorrhagique dans l'un d'eux ; les malades moururent. Le troisième avait seulement des prodromes dont le peu d'intensité fit supposer la possibilité d'une variole bénigne ; deux jours après la vaccination, les papules vaccinales parurent, et autour d'elles il se fit une autre éruption qui fut postérieure et qui consista seulement en deux ou trois petites papules varioliques autour de chaque bouton de vaccine. Les deux éruptions marchèrent simultanément, mais d'une manière tellement irrégulière, que la vaccine, après être devenue vésiculeuse, pustuleuse, ombiliquée, commença à se dessécher le huitième jour, et que le seizième les croûtes-vaccinales tombèrent sans laisser de cicatrices. Les pustules varioliques marchèrent encore plus rapidement ; elles se formèrent, et furent ombiliquées ; mais la dessiccation commença dès le sixième jour. La desquamation fut terminée le douzième jour, et le malade guérit sans conserver de traces des deux éruptions.

Ce fait est-il assez concluant pour faire admettre la méthode ? Non, sans doute ; mais il doit engager à faire de nouveaux essais ; car en cas de réussite la vaccine rendrait le double service d'être un médicament prophylactique et curatif.

Depuis que nous avons écrit ces lignes en 1843, nous avons rarement eu l'occasion d'employer ce moyen. Mais dans ce petit nombre de faits, nous ne sommes arrivés à aucun résultat favorable pour la variole qui suivit sa marche, la vaccine n'ayant pas paru ou ayant avorté. MM. Legendre, Guersant, Blache, Hérard, n'ont pas observé non plus que la variole fût modifiée. D'ailleurs, si quelque praticien conservait un doute à cet égard, nous dirions, comme M. Hérard, que dans ces circonstances il n'y a aucun inconvénient à pratiquer la vaccination.

On a conseillé encore les affusions froides, les frictions avec un linge rude et sec. Nous n'avons pas vu employer ces deux pratiques ; la seconde est abandonnée ; la première doit augmenter les accidents pulmonaires et laryngés, ou rendre l'éruption irrégulière : elle rentre donc dans la classe des médications qui ont pour but de modifier l'éruption d'une manière générale, et nous les proscrivons toutes.

Trois moyens de faire avorter les pustules doivent surtout attirer l'attention, parce qu'ils peuvent agir sur une partie restreinte du corps, ce sont : la teinture d'iode, le nitrate d'argent et les préparations mercurielles employés comme topiques.

Voici le mode d'emploi et les résultats du traitement par la teinture d'iode (1) : « Il suffit d'étendre cette teinture à l'aide d'un pinceau sur toutes les parties qu'on tient à préserver de cicatrices indélébiles, on peut se borner à une application par jour ; mais le traitement doit être commencé dès les premiers jours de l'éruption et être répété jusqu'au cinquième ou sixième jour. On voit alors, sous l'influence incontestable de ce topique, le gonflement de la peau diminuer, les pustules s'aplatir sans suppuration préalable, et les croûtes qui les remplacent tomber sans laisser de traces. »

La cautérisation par le nitrate d'argent se fait, soit en masse, soit isolément. La cautérisation en masse, pratiquée au moyen d'un pinceau imbibé d'une solution concentrée, n'arrête pas la marche de l'éruption et n'empêche pas les cicatrices ; elle peut même les rendre plus difformes. C'est au moins ce qui est résulté pour nous de la vue d'une jeune fille horriblement couturée de la petite vérole. Cette enfant avait été traitée en ville par la cautérisation en masse.

La cautérisation individuelle des pustules est, au contraire, un moyen presque infaillible de les faire avorter. Pour réussir, il faut pénétrer dans l'intérieur de la pustule avec un crayon pointu de nitrate d'argent afin de cautériser le derme : aussi est-il convenable d'enlever, avec une lancette, une partie de l'épiderme soulevé. Il faut joindre à ces précautions celle non moins importante de choisir l'époque de la cautérisation : c'est seulement le premier ou le second jour de l'éruption qu'elle a un succès *certain ;* cependant nous l'avons vue réussir fréquemment le troisième ou le quatrième jour, et même le cinquième.

La cautérisation des pustules cause immédiatement une douleur très vive, et l'on croirait qu'il doit en résulter pour l'instant un accroissement d'inflammation locale ; peut-être en est-il ainsi lorsque cette opération est pratiquée sur un grand nombre de pustules rapprochées ; mais il n'en est rien lorsque le nitrate d'argent a été appliqué seulement sur un petit nombre. Bien loin de là, l'inflammation avorte comme les pustules elles-mêmes : cet effet du moins ne nous a jamais

(1) *Gaz. méd.*, 1849, p. 113.

manqué lorsque nous avons cautérisé celles qui se développent sur le bord des paupières. Il était même surprenant de voir l'œdème considérable de ces voiles membraneux disparaître du jour au lendemain après ce traitement.

Il est donc certain que la cautérisation individuelle des pustules avec un crayon de nitrate d'argent les fait avorter, aussi bien que la tuméfaction qui les environne, et empêche qu'elles ne laissent des cicatrices : ce traitement peut être employé pour atteindre le double but que l'on se propose.

Mais il ne faut pas oublier que la douleur est très vive et nécessite qu'on ménage l'emploi d'un pareil remède, surtout chez les enfants à la jeunesse desquels il faut épargner autant de douleur qu'il est possible.

Il est d'ailleurs bien difficile, pour ne pas dire impossible, de cautériser individuellement toutes les pustules d'une variole confluente à la face; nous dirons comme M. le docteur Rayer, la cautérisation doit être bornée aux parties sur lesquelles on a intérêt qu'il ne reste pas de cicatrices, et dans des cas de varioles discrètes ou semi-confluentes.

Il existe une méthode dont l'emploi est plus facile et nullement douloureux, nous voulons parler de l'application pure et simple sur les pustules d'un emplâtre de *Vigo cum mercurio* (1).

Nous avons vu employer ce topique un petit nombre de fois, et toujours il a réussi (2). Aucun de nos malades n'a conservé de cicatrices, et cependant plusieurs d'entre eux avaient une variole confluente dont les pustules suivirent régulièrement leur marche, à part celles couvertes par l'emplâtre.

Pour produire son effet, l'emplâtre de Vigo doit être appliqué dès les premiers jours de l'éruption, le premier ou le second, pas au-delà du troisième. A partir de ce moment, son effet n'est plus certain; cependant nous avons encore vu le cinquième jour, non pas l'avortement des pustules, mais un retard dans leur marche. Cette modification a peut-être suffi pour empêcher l'ulcération de laisser une cicatrice persistante.

L'emplâtre doit être en contact parfait avec les pustules, il doit leur adhérer; s'il se soulève habituellement, l'effet est manqué ou du moins incomplet. Cette application exacte est assez difficile à faire et surtout à maintenir. Pour y parvenir, nous taillions des morceaux d'emplâtre de la forme des différentes parties du visage. Nous les appliquions sur le front, sur les joues, sur les côtés du nez ; une bande

(1) Tout le monde sait que ce traitement a été fréquemment mis en usage chez les adultes, par MM. les docteurs Serres, Garriel, Briquet, Nonat, etc.

(2) C'est dans le service de M. le docteur Baudelocque que ces expériences ont été faites.

sur le dos du nez, une sur la lèvre supérieure, une autre sur l'inférieure et le menton ; des plaques convenablement taillées remplissaient tous les intervalles, et étaient exactement maintenues par des bandelettes de diachylon.

Ce masque, assez long à bien appliquer, demeurait sur le visage jusqu'à la terminaison de l'éruption sur les autres parties du corps. Quelquefois nous en soulevions un instant un seul coin pour examiner l'état des pustules et l'action progressive du topique ; nous n'avons jamais observé que cette manœuvre faite pendant peu de secondes en ait entravé l'effet.

Pour juger de l'action de ce médicament sur toutes les parties du corps, Baudelocque faisait appliquer un emplâtre pareil sur un avant-bras et sur une cuisse.

Voici les résultats auxquels nous sommes arrivés.

La modification imprimée à l'éruption a été manifeste dans tous les cas. Les vésicules ou les pustules étaient arrêtées dans leur marche, restaient petites, isolées, ne prenaient ni ombilic, ni pointillé, ou les perdaient parfois du jour au lendemain ; il ne s'en développait pas de nouvelles dans l'intervalle des premières ; car lorsqu'on levait l'emplâtre, on voyait les pustules isolées, lors même qu'autour d'elles l'éruption, d'abord discrète, était devenue ensuite confluente; il y avait aussi aux mêmes points peu ou pas de gonflement.

L'action était d'autant plus tranchée, que l'application était faite sur des pustules moins avancées ; cependant nous n'avons vu qu'une seule fois la suppuration manquer totalement, et alors nous ne trouvâmes que de petites papules rouges, plates, isolées.

Il y avait donc suppuration ou plutôt sécrétion de matière plastique, car jamais nous n'avons constaté de pus véritable ; mais cet effet avait lieu plus tôt que d'habitude, quelquefois dès le lendemain de l'application du topique, jamais plus tard que le cinquième ou sixième jour de l'éruption.

Rarement la dessiccation s'opérait sous l'emplâtre ; la couche pseudo-membraneuse restait stationnaire et sans aucun changement jusqu'au moment où le topique était enlevé, c'est-à-dire jusqu'au septième ou huitième jour ; alors l'emplâtre entraînait souvent avec lui l'épiderme ; au-dessous se trouvaient des rugosités, des petites croûtes mollasses, ou des petites élevures blanches, molles, formées par la substance pseudo-membraneuse et placées entre le derme et un nouvel épiderme. Dans quelques endroits il ne restait qu'une surface légèrement rosée. D'autres fois on voyait de petites croûtes jaunes, minces, sur la surface interne desquelles se trouvaient des petits filaments qui les unissaient aux parties profondes.

Toutes ces variétés dépendaient sans doute des différences dans l'époque, l'exactitude et la durée de l'application de l'emplâtre.

Si, en effet, quelque petit malade, soit dans son délire, soit impatienté par la gêne que causait le masque, venait à l'arracher après trois ou quatre jours, il en résultait que les pustules, déjà modifiées dans leur marche, prenaient ensuite un accroissement assez considérable, et se terminaient par des croûtes sèches écailleuses, semblables à celles de la varioloïde.

L'effet était encore moins tranché si quelque obstacle, comme des cheveux sur le front, ou un creux près des éminences de la figure, avait empêché l'adhésion absolue de l'emplâtre. A tous ces endroits les pustules se développaient, mais, il est vrai, avec moins d'intensité que là où il n'y avait pas de topique : l'un de nos malades conserva cependant des cicatrices sur le front.

Pour obvier aux inconvénients qu'entraîne la difficulté de l'application exacte de l'emplâtre, Bataille, pharmacien à l'hôpital des Enfants, avait composé, sur la demande de Baudelocque, une pommade dans laquelle entre une certaine proportion d'onguent mercuriel ; car c'est par l'addition du mercure que l'emplâtre de Vigo acquiert la propriété de faire avorter les pustules. Après plusieurs essais infructueux, parce que la chaleur développée sur la figure liquéfiait trop facilement le corps gras, il était arrivé à la formule suivante, qui paraît réunir toutes les conditions nécessaires comme facilité d'application et comme réussite.

℞ Onguent mercuriel . . . . 24 parties.
  Cire jaune. . . . . 10 —
  Poix noire. . . . . 6 —
  F. s. a.

Quels que soient, du reste, les avantages de cette médication, il faut aussi en dire les inconvénients possibles ; pour nous, nous n'avons observé qu'un seul accident, mais qui a existé chez la plupart des enfants. Cette complication, qui n'a pas encore été notée chez l'adulte, consiste en une éruption connue sous le nom d'*hydrargyrie*, et que nous avons décrite ailleurs (voy. p. 60).

Peut-être doit-on attribuer son développement à l'étendue des emplâtres qu'on appliquait sur la face et sur une bonne partie d'un avant-bras et d'une cuisse ; peut-être doit-on invoquer la facilité de l'absorption cutanée chez les enfants.

Aussi croyons-nous qu'on doit se borner à mettre l'emplâtre en contact avec la peau du visage, et chercher, au contraire, à provoquer la sortie de l'éruption sur les autres parties du corps.

Le docteur Legendre, qui, depuis nous, a vu souvent employer ce traitement dans le service de Baudelocque, n'a jamais vu survenir aucun accident. Il a seulement observé que l'éruption buccale était plus abondante que dans les cas où la pommade mercurielle n'avait pas été appliquée. C'est donc avec confiance qu'il en conseille l'emploi.

2° *Moyens qui favorisent le développement de l'éruption.* — Le nombre de cas où l'on doit chercher à produire cet effet est extrêmement restreint : si l'éruption a été retardée par un refroidissement, ou si, pour toute autre cause, elle sort lentement et incomplétement, on met le malade dans un bain un peu chaud, qui, par l'excitation qu'il détermine sur la surface cutanée, active la sortie et le développement des pustules. Nous avons vu ce moyen employé avec succès chez un malade dont l'éruption, arrivée au troisième ou quatrième jour, était encore petite, plate et de très mauvais aspect.

D'autres médecins conseillent aussi, dans la même circonstance, l'emploi des bains de vapeur. Ce remède, plus énergique que le bain simple, doit avoir un effet plus marqué ; trois fois nous l'avons vu mettre en usage dans des cas de variole anomale ; deux fois dans les premiers temps de l'éruption ; une fois le quatorzième jour. Son influence sur l'éruption fut assez peu tranchée; cependant l'un des trois malades guérit.

On peut aider l'action des bains par des sudorifiques, comme la salsepareille, le gaïac, ou mieux l'acétate d'ammoniaque, à la dose de 4 à 8 grammes dans un julep.

Mais ce n'est pas toujours la totalité de l'éruption dont on veut exciter le développement ; plus souvent on veut l'accroître sur une partie du corps, aux extrémités inférieures, par exemple. Cet effet peut être produit au moyen de pédiluves sinapisés, ou mieux de sinapismes légers promenés sur les extrémités inférieures ; on peut même appliquer des vésicatoires aux mollets et à la partie interne des cuisses.

III. *Traitement des varioles simples.* — Cette maladie est ordinairement, chez les enfants, assez régulière dans sa marche pour qu'on doive, dans le plus grand nombre de cas, l'abandonner à elle-même, ou se contenter de surveiller l'intensité de chacun des symptômes. Le traitement est fort simple : de l'eau gommeuse, de l'infusion de mauve, de l'eau laiteuse, de la limonade pour tisane ; un gargarisme d'eau d'orge et de miel rosat pour la gorge et la bouche ; des lotions émollientes fréquemment répétées sur les yeux, des cataplasmes chauds aux pieds ; la diète, le séjour au lit dans une chambre dont la température soit modérée, sont les moyens à employer pendant le cours ordinaire de la maladie.

Dans quelques circonstances, cependant, des indications particulières devront être remplies : ce sera lorsque certains symptômes prendront une trop grande intensité.

Ainsi, la fièvre est-elle très violente au moment de la suppuration ; le gonflement est-il trop considérable et presque érysipélateux ; enfin la maladie prend-elle une forme inflammatoire générale, ce qui n'a guère lieu que chez les enfants robustes : une saignée sera utile, nécessaire peut-être, sans être un moyen assez énergique pour amener une perturbation dans la marche de l'éruption.

Est-ce, au contraire, la pharyngo-laryngite qui est l'accident dominant : on portera du chlorure de chaux sec ou de l'alun au fond de la gorge au moyen d'un pinceau ou du doigt ; on insistera sur les gargarismes, on ajoutera un loch, un julep gommeux.

Nous ne recommandons pas, dans ce cas, l'application des sangsues au cou : elle nous ont paru, en général, aggraver l'inflammation gutturale plutôt que la diminuer.

Si une ophthalmie légère se déclare, on emploiera des collyres émollients et laudanisés fréquemment répétés ; s'il se développe une pustule sur la cornée ou sur la conjonctive, nous sommes d'avis de la cautériser, s'il est possible, avec un crayon pointu de nitrate d'argent. Ce moyen doit toujours être employé pour faire avorter les pustules qui naissent sur le bord des paupières.

Nous avons vu que la constipation était l'état normal dans la variole, et que l'apparition du dévoiement dénotait presque toujours une complication plus ou moins grave du côté des voies digestives ; il faut donc respecter la constipation, à moins que, devenue opiniâtre, elle n'occasionne du malaise, du développement et de la sensibilité de l'abdomen ; alors quelques lavements simples ou légèrement laxatifs suffiront pour la faire cesser, et l'on devra s'en tenir à cet effet. Cependant quelques personnes pensent qu'à l'époque de la suppuration il est bon de donner des purgatifs. Pour nous, qui savons combien les affections intestinales sont faciles à produire chez les enfants ; qui avons constaté un développement folliculaire, ou une inflammation de la muqueuse digestive chez bon nombre des varioleux dont nous avons ouvert les cadavres, nous repoussons complétement cette méthode, et nous évitons de produire le dévoiement chez un jeune varioleux.

Nous regardons aussi comme une pratique inutile cette purgation que beaucoup de personnes jugent nécessaire après la maladie complétement achevée, afin de terminer l'*épuration des humeurs*, et d'empêcher la production de nouveaux accidents, tels que les suppurations consécutives. Cette crainte nous paraît mal fondée, car nous avons vu un enfant mourir avec des abcès après avoir eu un dévoiement considérable. Nous ajouterons toutefois qu'à l'époque avancée dont nous parlons, l'irritation intestinale est terminée, et qu'il y a moins de danger qu'à tout autre moment à donner un léger laxatif. Alors seulement il est permis de céder à la sollicitation des parents.

Les préceptes précédents sont applicables à toutes les formes, sauf quelques légères modifications : ainsi la variole anomale est-elle simple, ou plutôt l'éruption est-elle tardive dans son développement, on insistera sur les moyens propres à l'activer. Le traitement de la varioloïde sera encore plus simple, s'il est possible, que celui de la variole normale ; on abandonnera la maladie à elle-même, en se contentant de prescrire des tisanes émollientes et délayantes ; le repos au lit les premiers jours, la diète peu sévère et peu prolongée.

IV. *Traitements des complications.* — Les complications qui dépendent de l'élément inflammatoire doivent être traitées par les antiphlogistiques ou les autres moyens dirigés contre les inflammations. Celles qui tiennent à la nature intime de l'affection réclament, en général, des toniques. Des modifications seront apportées aux règles générales, suivant que l'enfant sera sanguin ou anémique, bien portant au début ou déjà malade.

Ptyalisme. — Nous n'avons jamais vu le ptyalisme être assez abondant pour appeler l'attention ; et d'ailleurs il est sans doute utile de suivre le conseil de Sydenham, qui veut qu'on respecte cette évacuation

Inflammations articulaires et abcès. — Ces phlegmasies peuvent être traitées par des applications de sangsues, si leur intensité exige un traitement énergique et si l'état de l'enfant le permet. On s'en abstiendra s'il est jeune et débilité. Dans ce dernier cas, et dans le précédent après la chute des sangsues, on appliquera des cataplasmes tièdes, laudanisés, fréquemment renouvelés tant que la douleur persistera ; les cataplasmes seront simples dès que la douleur sera moindre. Les abcès devront être ouverts aussitôt que l'on constatera la présence du pus, et la plaie sera pansée simplement.

Ces moyens, que nous avons vu mettre en usage le plus souvent, sont aussi les plus rationnels. Cependant chez un de nos malades, un vésicatoire appliqué sur une articulation douloureuse a contribué évidemment à dissiper l'inflammation.

Bronchite. — *Pneumonie.* — Les mêmes médications que l'on dirige contre ces maladies en général peuvent être mises ici en usage.

Nous avons vu employer avec succès la méthode mixte par la saignée et l'émétique, et aussi les émissions sanguines suivies de l'emploi de l'oxyde d'antimoine. Il faut suivre ici toutes les distinctions indiquées par la forme de la pneumonie, l'âge et l'état antérieur de l'enfant ; nous ne croyons pas que la pneumonie variolique exige un traitement plus spécial que les autres phlegmasies secondaires du poumon. Toutefois il faut distinguer soigneusement celle qui prend naissance pendant le cours de la variole anomale de celle qui survient à une époque plus avancée de la pyrexie normale ; les préceptes précédents sont applicables à celle-ci. La première réclame le plus souvent l'emploi des toniques (voyez ci-après *Traitement des varioles hémorrhagiques*).

Entéro-colite et catarrhe intestinal. — Ce que nous avons dit de la gravité de ces affections fait présumer qu'il ne faut pas les respecter. Lorsqu'elles sont légères, elles n'exigent qu'une médication peu énergique : des cataplasmes sur le ventre, des lavements émollients ; une tisane un peu astringente, de l'eau de riz ou de la décoction blanche, sont les moyens appropriés.

L'inflammation est-elle plus vive, ou plutôt le dévoiement plus abondant, ces moyens sont insuffisants, et rarement les antiphlogistiques réussissent, parce qu'il est peu fréquent qu'un enfant robuste soit exposé à cette complication ; on doit alors employer dés topiques plus actifs, tels que les lavements astringents avec le ratanhia ou le nitrate d'argent, et tous les autres moyens que nous avons énumérés dans le chapitre destiné aux lésions intestinales aiguës ou chroniques.

Ophthalmie. — Les ophthalmies consécutives à la variole doivent être traitées énergiquement en raison des conséquences funestes qui peuvent en être la suite. Les ulcérations de la cornée seront cautérisées avec un crayon de nitrate d'argent s'il est possible de le faire. Au moment où l'ulcération est touchée par la pierre infernale, sa surface blanchit et est escharifiée. Au bout de peu de jours, la pellicule mortifiée se détache, et il reste une ulcération circonscrite à fond transparent et qui guérit avec rapidité sans laisser aucune taie ; si l'indocilité du malade rend la cautérisation impossible, on instillera sur la conjonctive cinq ou six fois par jour deux gouttes d'une solution de nitrate d'argent à 5 centigrammes pour 30 grammes d'eau distillée ; au bout de peu de jours, on emploiera une solution plus concentrée, 5 centigrammes pour 15 grammes d'eau ; on pourra aller jusqu'à 10 centigrammes pour la même quantité de liquide ; on peut encore remplacer ce collyre par un autre fait avec le sulfate de zinc ou l'extrait de Saturne. Dans le cas où la douleur serait violente, on se contenterait de mettre sur la conjonctive, matin et soir, une goutte de laudanum de Sydenham affaibli ; cependant ce moyen, que nous n'avons vu employer qu'une seule fois, n'a eu aucun résultat favorable et n'a apporté aucun chagement à la marche de l'ophthalmie.

Hémorrhagie, adynamie, ataxie. — Lorsque le malade est dans la prostration et l'abattement, sans qu'aucune complication explique ces phénomènes, il est utile de chercher à relever les forces par des excitants mêlés aux toniques ; de la tisane de camomille ou de bourgeons de sapin, de l'eau vineuse, de la décoction de quinquina, devront être employées ; on permettra une ou deux cuillerées de vin de Malaga ; des sinapismes seront promenés sur les extrémités inférieures.

Mais si l'adynamie est la suite d'une complication de *purpura hæmorrhagica,* ces moyens devront être soutenus par l'emploi des toniques les plus énergiques. Nous avons souvent vu employer dans ce cas par les docteurs Baudelocque et Jadelot, le sulfate de quinine à la dose de 20 à 50 centigrammes par jour ; ils y associaient du vin et du sirop de quinquina, de la décoction de quinquina en tisane et en lavement, du vin de Malaga et tous les toniques de ce genre. Mais ces moyens, aussi bien que tous ceux que l'on peut conseiller, échouent le plus souvent. Toutefois, dans un cas que nous avons publié dans les *Archives* (1841), le sulfate de quinine, donné à doses fractionnées et souvent répétées, a évidemment modifié en bien une variole irrégulière hémorrhagique, et a amené la guérison là où la mort était presque certaine. On commença le sulfate de quinine le troisième jour de l'éruption, à la dose de 30 centigrammes, divisés en six paquets donnés à une heure d'intervalle. Deux jours après, on donna 50 centigrammes en dix paquets ; puis le lendemain on diminua la dose à 40 centigrammes en huit paquets ; le surlendemain, on revint à 0,50 en dix paquets ; on cessa le sulfate de quinine après dix jours d'administration. Le malade avait pris, en tout, 3 grammes 10 centigrammes de sulfate de quinine. La guérison eut lieu, et, nous le répétons, c'est un de ces cas de variole hémorrhagique dont nous n'avions jamais vu la guérison avant cette époque.

Jusqu'à présent donc le sulfate de quinine, administré à la dose de 5 centigrammes toutes les deux heures, jusqu'à concurrence de 50 centigrammes par jour, nous paraît la méthode préférable. A cette médication générale doit être joint l'usage des topiques astringents que nous avons détaillés, contre les diverses hémorrhagies (voyez les chapitres destinés à ces maladies, et notamment le *Purpura*, t. II, p. 329).

Enfin, il est certains cas où la variole anomale, hémorrhagique ou non, n'est plus adynamique, mais ataxique ; où les phénomènes cérébraux dominent, et où la mort est presque inévitable. Dans le cas de ce genre, la médication tonique nous paraît encore indiquée, bien qu'elle soit insuffisante ; mais nous croyons qu'il faut y joindre les antispasmodiques à haute dose. Plusieurs auteurs préconisent, dans les cas de ce genre, le musc seul ou uni à l'opium. Nous ne voyons pas de raison pour rejeter ce moyen, qui, s'il n'est pas exactement placé, ne saurait cependant être nuisible à un enfant dont la mort est pour ainsi dire certaine.

Gangrène. — Cette complication est rare et ne mérite pas d'autre traitement que celui que nous avons conseillé dans les chapitres destinés à cette affection, c'est-à-dire l'usage des cautérisations des parties qu'on peut atteindre, et l'emploi comme médication générale des toniques les plus énergiques.

V. *Résumé.* — A. Un enfant bien portant est pris de fièvre, de céphalalgie, de vomissements, de douleurs de reins ; on peut prévoir une éruption variolique ; on doit prescrire :

1° Le repos au lit, en évitant les refroidissements et la trop grande chaleur ; les couvertures seront les mêmes que d'habitude.

2° Une tisane tiède et acidulée, telle que la limonade citrique ou tartrique, l'eau de groseilles, ou bien encore de l'eau mêlée d'un tiers de lait.

3° La diète absolue.

B. Après deux ou trois jours révolus, l'éruption papuleuse se fait ;

la vaccine antérieure ou le peu d'intensité des prodromes font présumer que l'éruption sera une varioloïde ou une variole discrète :

1° On continuera la même médication.

2° Si l'enfant réclame de la nourriture, on augmentera la quantité de lait dans l'eau, ou même on donnera une ou deux tasses de lait pur dans la journée.

3° On lavera fréquemment les yeux et les narines avec une décoction de guimauve.

4° Si l'enfant se plaint de la gorge on fera gargariser avec de l'eau d'orge et du miel rosat.

5° Lors de la fièvre de suppuration, on ordonnera une diète absolue; dès que le mouvement fébrile aura disparu, on pourra revenir peu à peu à une alimentation liquide, puis solide, si l'enfant la réclame.

C. Un enfant bien portant, âgé de plus de six ans, non vacciné, est pris des mêmes symptômes que ci-dessus, mais plus intenses; la variole se déclare, et le nombre des pustules fait prévoir sa confluence. On prescrira :

1" Le repos au lit et les mêmes tisanes qu'au titre *A.*

2° On appliquera, sur le visage seulement, l'emplâtre de Vigo, ou mieux la pommade de Bataille; ce topique sera inutile passé le quatrième jour d'éruption.

3° Les mains devront être maintenues dans le lit, et les pieds entourés de cataplasmes chauds ou au moins de flanelle.

Si la seconde prescription n'est pas mise à exécution, pour une cause ou pour une autre, la troisième ne devra pas l'être non plus. Les pieds ne seront pas plus couverts que d'habitude, et il ne sera pas aussi nécessaire de maintenir les mains dans le lit.

5° Les pustules qui se développent sur le bord des paupières seront cautérisées avec un crayon fin de nitrate d'argent, du premier au troisième jour de leur développement.

6° Des lotions émollientes seront faites deux fois par jour sur les yeux et sur les narines.

7° Si le mal de gorge est violent, on fera gargariser avec l'eau d'orge; ou bien, s'il est possible, on promènera sur la gorge un pinceau chargé de chlorure de chaux; mais si ces remèdes nécessitent trop d'efforts pour être appliqués, il vaut mieux s'en abstenir que de tourmenter l'enfant.

8° La chambre sera maintenue à une température moyenne, mais égale; on évitera les courants d'air, surtout si l'enfant a les mains et le visage découverts.

9° La diète sera absolue.

D. L'éruption, bien que confluente, suit sa marche naturelle; la suppuration s'établit; la fièvre reparaît; le pouls est plein et fort :

1° On redoublera de précautions pour éviter les refroidissements;

cependant on craindra toujours d'augmenter la fièvre en couvrant trop les enfants.

2° La tisane sera de l'eau laiteuse ou de l'infusion de mauve ou de violette, tiède, mais non très chaude ; et même, si le temps est chaud, les tisanes seront données à la température de l'appartement.

3° On évitera toute purgation ; mais s'il y a de la constipation, on ordonnera un lavement avec l'eau de guimauve.

4° La diète sera toujours absolue.

5° Enfin, si l'enfant est robuste, si le pouls est très plein et dur, et si la fièvre est très violente, on fera une saignée du bras d'une palette et demie à trois palettes.

E. La dessiccation se fait à l'époque naturelle et suit sa marche normale ; la fièvre tombe ; le gonflement sous-cutané diminue ou disparaît ; la peau couverte de croûtes est cependant à une bonne température et sans sécheresse ; l'enfant demande à manger :

1° On lui permettra un peu de lait, puis des potages gras.

2° S'il y a de la prostration, si le pouls ne conserve pas sa plénitude on donnera chaque jour une ou deux cuillerées de vin de Malaga.

3° Si les croûtes de la face sont générales, dures et tiraillent la peau, on étendra sur elles quelque peu de pommade de concombre, de cérat ou d'huile.

4° On résistera encore pendant longtemps à toute instance pour purger l'enfant, et l'on remettra de le faire après la chute complète des croûtes.

5° Le malade pourra se lever dans la chambre dès que la dessiccation sera générale et la desquamation commencée. On ne le laissera sortir qu'après la chute complète des croûtes.

F. 1° Après la suppuration et pendant la dessiccation, la fièvre, au lieu de baisser, s'accroît ou reparaît ; une complication pulmonaire (bronchite ou pneumonie) se déclare : employez le traitement par les émissions sanguines et le tartre stibié, et surveillez exactement les effets de la potion émétisée, afin d'en suspendre l'usage si elle déterminait des accidents intestinaux. (Voy. *Traitement des pneum.*, t. I, p. 501 et 539.)

2° S'il se déclare du dévoiement, on se contentera d'abord d'appliquer des cataplasmes sur le ventre, de donner des lavements de guimauve et d'amidon, de prolonger la diète. Cependant, s'il y avait des douleurs vives, si le dévoiement était abondant, ou s'il durait longtemps, il faudrait le traiter suivant sa forme aiguë ou chronique, par les moyens indiqués dans le tome I, pages 749 et 758.

3° Enfin, pour toutes les complications qui surviennent à cette époque, suivez les préceptes donnés dans les pages précédentes (99-101).

G. Un enfant bien portant et non vacciné est pris de symptômes graves qui n'annoncent pas d'une manière positive une variole plutôt qu'une autre affection; mais après peu de temps il survient une éruption très nombreuse, très petite; le pouls est fréquent et très peu développé; l'éruption reste longtemps papuleuse; les vésicules ne se forment pas ou sont très petites et très plates.

Prescrivez : 1° Un bain un peu chaud, 28 à 29° R., dans lequel l'enfant restera un quart d'heure ou vingt minutes. Si vous voulez obtenir un effet plus marqué, remplacez le bain ordinaire par un bain de vapeur.

2° Une boisson un peu diaphorétique, comme une infusion très chaude de bourrache, édulcorée avec le sirop de capillaire, ou bien encore une tisane de tilleul et de feuilles d'oranger ou de camomille.

3° Ajoutez une couverture au lit de l'enfant, et entourez-lui les pieds de cataplasmes chauds ou de flanelle.

4° Si ces moyens produisent l'effet désiré, si la variole se développe, si l'éruption prend des caractères normaux, suspendez cette médication, et reprenez le traitement indiqué sous le titre *B* et suivants. Si l'éruption reste toujours petite, sans qu'il survienne d'autres phénomènes, réitérez le bain simple ou le bain de vapeur les jours suivants, et ajoutez à la tisane 8 à 12 grammes d'acétate d'ammoniaque. Enfin, s'il se joint à ces symptômes de l'adynamie et de la prostration, recourez à la médication indiquée sous le titre *I*.

H. Lorsque les symptômes énumérés au titre *G* sont accompagnés de force ou de concentration du pouls et de chaleur très vive, si en même temps l'enfant est robuste et âgé de plus de six ans, pratiquez une saignée générale.

Dans ce cas l'émission sanguine favorisera la sortie des pustules.

I. L'enfant est jeune et délicat; la variole est irrégulière; dès les premiers jours il s'y joint un écoulement de sang peu abondant par les narines, par les gencives, dans les pustules; on voit apparaître quelques taches de purpura; le pouls est petit, fréquent; l'enfant est dans la prostration et la stupeur :

Ordonnez : 1° Une tisane de quinquina faite à froid.

2° 40 centigrammes de sulfate de quinine, divisez en dix paquets, dont on donnera un toutes les heures.

3° Un lavement avec la décoction de quinquina.

4° Deux fois par jour une cuillerée de vin de Malaga; les jours suivants, augmentez la dose du sulfate de quinine, et donnez jusqu'à 50, 60, 70 centigrammes par jour, si l'enfant peut les supporter sans les rejeter par le vomissement, auquel cas vous diminuerez la dose, ou même la remplacerez par une potion tonique (t. II, p. 331).

Continuez ce traitement tant que les mêmes symptômes persisteront, lors même qu'il se développerait quelque complication inflammatoire ; toutefois, s'il existe un dévoiement abondant, insistez sur les toniques astringents en lavements; et au lieu de la décoction de quinquina employez le ratanhia et les autres médicaments de ce genre. (Voy. tome I, page 759.)

Si l'hémorrhagie est abondante par le nez et les intestins, et si elle est ainsi par elle-même un phénomène grave, employez la médication styptique, ainsi qu'il a été dit en traitant des hémorrhagies des divers organes (t. II, p. 332).

K. Les symptômes cérébraux dominent ; il y a de l'agitation ou un délire violent ; les préparations toniques ne suffisent pas à calmer tous ces accidents graves ; qu'il y ait ou non des hémorrhagies, faites les prescriptions suivantes :

1° Tisane de quinquina.

2° Toutes les deux heures une pilule ou une poudre contenant 5 centigrammes de musc et 1 centigramme d'extrait d'opium ; on donnera 4 à 5 de ces pilules dans la journée.

3° On alternera avec les prises précédentes le sulfate de quinine, à la dose de 10 centigrammes toutes les deux heures.

4° S'il est impossible de faire prendre ces médicaments par la bouche, on les donnera en lavements, en augmentant un peu la dose et en les réitérant jusqu'à ce que l'enfant les conserve pendant deux heures au moins.

L. Enfin la variole anomale est secondaire ; l'enfant est débilité par une maladie antérieure ; si celle-ci persiste encore, suivez toujours ses indications, donnez quelques toniques ; si l'affection primitive n'existe plus, employez le traitement indiqué au titre *G*.

CHAPITRE V.

VACCINE.

La vaccine est une maladie éruptive, aiguë, spécifique, contagieuse, qui a pour caractère anatomique une pustule ombiliquée analogue à celle de la variole, et qui jouit de la propriété de détruire dans l'économie l'aptitude à contracter cette pyrexie, qu'elle remplace.

La vaccine résulte de l'inoculation à l'homme du liquide contenu dans la pustule du cowpox ou picote des vaches, maladie qui se déloppe sur le trayon de ces animaux.

Le vaccin est le liquide transparent que renferme la pustule vaccinale avant sa suppuration, et qui est l'excipient d'un virus inconnu dans sa nature et dans ses propriétés physiques.

La vaccination est l'opération au moyen de laquelle on inocule le vaccin.

Cinquante-cinq ans se sont écoulés depuis que Jenner a fait paraître sa première publication sur la vaccine, et depuis cette époque bien des questions importantes ont été soulevées et résolues ou seulement agitées. L'influence favorable de la vaccine sur la santé publique, appuyée sur des faits irrécusables, a été exagérée par les uns, contestée par les autres; mais la vaccine est sortie victorieuse de ces discussions. D'autre part, quelques pathologistes, se fondant sur la dégénérescence du vaccin, on cru pouvoir prédire le temps où la vaccine perdra toute sa vertu prophylactique; mais on peut affirmer hardiment que rien encore ne justifie de telles craintes : la vaccine est et sera pendant longtemps encore un excellent préservatif contre la variole. Bien plus, nous croyons que si l'on cultive avec soin le vaccin, que si l'on ne perd aucune occasion de l'améliorer et de le renouveler, un jour pourra venir où la variole aura disparu, et peut-être même où l'on aura détruit la prédisposition héréditaire à contracter cette pyrexie. Mais ce sont là des questions que nous ne pouvons ni ne voulons aborder; et laissant le soin de les résoudre à ceux qui ont entre les mains des matériaux nombreux et suffisants, nous nous bornons à l'exposition des parties de l'histoire de la vaccine utiles aux praticiens.

Nous ne voulons pas non plus entretenir nos lecteurs de l'origine de cette maladie, ni des ouvrages qu'elle a inspirés; tout le monde sait que l'Angleterre peut à juste titre revendiquer la gloire de cette précieuse découverte.

Quels que soient les résultats des recherches bibliographiques sur l'époque où a été constatée la propriété qu'a la picote des vaches d'être transmise à l'homme et de le mettre à l'abri des atteintes de la variole, l'honneur tout entier de la découverte, et surtout de ses applications et de leur vulgarisation, appartient à Jenner. Il n'est plus besoin de rappeler ses travaux, ni ceux des médecins anglais, ses contemporains; il n'est pas besoin non plus de dire tous les services rendus en France par le comité central de vaccine dont Husson fut l'infatigable secrétaire. Depuis cette époque, le prix proposé par l'Académie des sciences a fait naître des travaux sérieux, et on lira toujours avec fruit les ouvrages de MM. Bousquet, Steinbrenner, Fiard, le rapport si savant et si lucide de M. Serres, etc. (1).

(1) Nous nous sommes principalement servis, pour composer ce chapitre, des ouvrages de ces médecins, de l'article du *Dictionnaire de médecine*, par M. Guersant et Blache, qui est un véritable modèle d'exposition, et aussi de l'article VACCINE du *Compendium de médecine pratique*, dans lequel les diverses questions relatives à cette maladie sont discutées avec un soin et une impartialité dignes d'éloges. Enfin nous avons consulté bon nombre de mémoires dont nous donnerons l'indication dans le cours de ce chapitre.

Art. I. — Tableau de la maladie. — Marche. — Durée.

Il faut distinguer deux espèces de vaccine : l'une vraie, qui préserve de la variole; l'autre fausse, qui n'en préserve pas. La première espèce est elle-même régulière, normale, ou bien irrégulière, anomale.

I. *Vaccine vraie et régulière.* — Nous empruntons à M. Bousquet la description suivante (1). « La vaccine ne se montre jamais spontanément, elle est toujours le fruit d'une opération expresse, particulière. On a dit qu'à l'instant où la piqûre venait d'être faite, elle s'entourait d'un petit cercle rose, d'une ligne à peu près de diamètre, lequel présageait un heureux résultat. Ce signe est tout au moins fort équivoque : il est commun à toutes les piqûres, de quelque nature qu'elles soient; il n'indique donc rien par préférence pour la vaccine.

» Le premier, le second et le troisième jour de l'opération, on n'aperçoit rien, si ce n'est pourtant une apparence de vie dans les piqûres, signe visible d'un travail profond et caché; mais pour les yeux inexpérimentés, le sujet vacciné est comme s'il ne l'était pas : c'est la période d'incubation commune à toutes les maladies contagieuses, et principalement aux fièvres éruptives.

» Du troisième au quatrième jour, un peu plus tôt en été, un peu plus tard en hiver, on aperçoit sur chaque piqûre un point rouge plus sensible au toucher qu'à la vue, et, en effet, le doigt distingue très nettement un petit engorgement : il ne fait que commencer, mais il n'en doit pas rester là.

» Le cinquième jour, à compter de celui de l'incubation, ou le second de l'éruption, ce bouton se prononce davantage, mais il n'a encore aucun caractère particulier propre à le faire reconnaître pour ce qu'il est; en sorte que si l'on n'était pas instruit des antécédents, on n'en soupçonnerait même pas la nature..

» Parvenu au sixième jour, il est impossible de s'y tromper. Au lieu de se développer en pointe comme il avait commencé, le bouton s'élargit, s'aplatit, se creuse légèrement au centre, et prend une teinte blanchâtre tirant un peu sur le bleu, laquelle joue le reflet de l'argent ou de la nacre. En même temps la base s'entoure d'un petit cercle rouge encore très circonscrit, mais qui s'étend chaque jour davantage.

» Le septième et le huitième jour, mêmes symptômes avec un peu plus de développement. La pustule, alors dans toute sa vigueur, se présente aussi avec tous les traits qui la distinguent : large d'une à deux lignes, d'un blanc légèrement azuré, entourée d'une auréole rouge et plus ou moins étendue, déprimée dans son centre et terminée par des bords durs, saillants, plus élevés que le reste de la surface.

» Le neuvième et dixième jour, tout cet appareil de **symptômes**

____
(1) *Traité de la vaccine,* 1848, p. 171.

acquiert encore plus d'intensité, mais le changement le plus remarquable se passe dans l'aréole, dont la couleur plus vive, plus ver-
meille, disparaît plus difficilement à la pression du doigt et s'étend
jusqu'à neuf ou dix lignes en tous sens. Les parties sous-jacentes sont
engorgées, et cet engorgement est proportionné à l'intensité et à
l'étendue de l'auréole.

» A ces signes, il est aisé de juger qu'il existe une inflammation
assez vive. C'est aussi à cette époque que le vacciné éprouve de la démangeaison aux pustules, de la douleur avec une légère tuméfaction
aux glandes axillaires ; assez souvent il survient une petite fièvre marquée par des bâillements, la pâleur et la rougeur alternatives du
visage, la chaleur de la peau et l'accélération du pouls ; mais ces symptômes, plus ou moins prononcés, en général, suivant le degré de
l'irritation locale, n'offrent aucun danger. On ne voit plus ces vomissements ni ce délire dont Jenner a chargé la description de la fièvre
vaccinale.

» Revenons au bouton. L'état où nous l'avons laissé ne se soutient
pas. Dès le cinquième jour il commence à se flétrir, le reflet argenté
s'altère et se brunit, l'aréole se rétrécit, pâlit et jaunit ; enfin, à dater
du douzième ou treizième jour, le bouton se dessèche et se transforme
en une croûte dure, noirâtre, qui tombe du vingtième au vingt-cinquième, en laissant à sa place une cicatrice indélébile et tellement
caractéristique, qu'avec un peu d'habitude il est presque toujours facile
d'en reconnaître l'origine.

» La cicatrice vaccinale est ronde, profonde, gaufrée, traversée de
rayons et parsemée d'une foule de petits points noirs qui répondent
sans doute aux cellules dont les boutons sont garnis à l'intérieur. Il
serait superflu d'ajouter que plus la cicatrice est récente, plus elle est
marquée ; au contraire, plus elle est ancienne, plus elle se confond
avec les téguments, mais elle ne s'efface jamais complétement.....

» Considéré dans ses caractères anatomiques, le bouton vaccin a son
siége dans le corps de la peau, un peu plus superficiellement par conséquent que la variole, qui réside dans l'épaisseur du derme. A la
naissance ce n'est qu'un petit tubercule plus ou moins dur ; mais à
mesure qu'il se dessine à l'extérieur sous les apparences que nous
avons décrites, il se fait dans son organisation intérieure des changements non moins remarquables, non moins caractéristiques. Dissé-
quez ou coupez transversalement un bouton déjà fait, vous le
trouverez divisé en une foule de petites chambres ou cellules bien
séparées les unes des autres par des cloisons minces, et remplies d'un
liquide clair, diaphane : c'est le virus vaccin dont nous parlerons
bientôt. Les cellules ne communiquent pas ensemble ; les cloisons se
dirigent toutes de la circonférence au centre, où elles se réunissent et
se confondent sous une bride commune dont l'adhérence avec l'épiderme épaissi forme cette dépression centrale que nous avons donnée

comme un des traits les plus caractéristiques des pustules vaccinales.

» Tel est l'état intérieur des parties du sixième au neuvième jour ; mais cet état ne dure pas. Une fois en mouvement, le bouton ne s'arrête plus, et à mesure qu'il avance le vaccin s'altère et se trouble, le pus se mêle au vaccin ; toutes les digues sont rompues, et finalement la pustule s'abcède. »

II. *Vaccine vraie et anomale.* — Il n'est pas rare de voir la vaccine suivre une marche différente de celle que nous venons de décrire. La cause de ces anomalies est quelquefois assez nettement déterminée, tandis que d'autres fois elle nous échappe complétement.

Certains enfants présentent une résistance plus ou moins grande à l'absorption du virus. Il faut les vacciner trois ou quatre fois, ou même beaucoup plus, avant d'obtenir un résultat. On peut sans doute attribuer souvent ces différences à la manière dont le vaccin a été choisi et recueilli, à la vaccination qui a été plus ou moins bien faite ; mais il faut surtout invoquer des prédispositions individuelles, soit passagères, soit permanentes, soit peut-être héréditaires. Cette résistance tout individuelle n'est pas d'ailleurs particulière à la vaccine, puisque l'on a vu souvent des personnes ne jamais contracter la variole à la contagion de laquelle elles avaient été exposées.

Plusieurs auteurs ont décrit une fièvre vaccinale sans éruption. Elle consiste en un mouvement fébrile survenant, en l'absence de toute pustule, du sixième au huitième jour de la vaccination, et entraînant la perte de l'aptitude à contracter la vaccine et la variole. Les faits de ce genre sont peu nombreux ; bien des médecins nient leur existence ; et en tous cas il faut, pour qu'on les admette, qu'ils soient entourés de toutes les preuves possibles d'authenticité.

Une irrégularité plus commune est l'augmentation du nombre des jours d'incubation. On a vu la pustule vaccinale se développer sept, huit, dix, et même trente jours et plus après l'inoculation. Peut-être faut-il élever quelques doutes sur des faits très exceptionnels d'éruption vaccinale survenant beaucoup plus tard, c'est-à-dire un an ou deux après la vaccination. On ignore les causes de cette anomalie, qu'il faut, comme la résistance à l'inoculation, attribuer à une disposition individuelle.

Il est beaucoup plus rare que le temps de l'incubation soit abrégé ; mais ce cas, dit M. Bousquet, doit toujours inspirer quelques doutes sur la légitimité de l'éruption.

Celle-ci une fois déclarée est sujette à des anomalies assez nombreuses. M. Bousquet a vu, sur le même sujet, une telle différence dans la marche et le développement des boutons, que les uns touchaient à leur fin, tandis que les autres ne faisaient que débuter. On a cité aussi des cas de récidive de la vaccine, soit immédiatement après la chute des croûtes, soit plusieurs mois plus tard.

Ailleurs on a vu la vaccine se développer, non-seulement sur les

points d'insertion, mais aussi en dehors d'eux, sur les bras et sur
d'autres points du corps. Ces pustules surnuméraires se sont montrées
soit en même temps que celles d'inoculation, soit postérieurement à
elles dans un intervalle de cinq à vingt jours. Il ne faut pas confondre
avec ces vaccines générales des éruptions vaccinales dues à ce que les
enfants ont porté sur diverses parties du corps le vaccin qu'ils s'ino-
culaient en s'excoriant. Il ne faut pas non plus prendre pour des
vaccines générales des varioloïdes survenant après vaccine et pendant
le développement des pustules vaccinales.

Ces restrictions une fois reconnues, les faits de pustules surnuméraires sont rares, mais cependant prouvés. Leur existence est facilement comprise si l'on se rappelle l'analogie qui existe entre cette éruption et la variole, et si l'on n'oublie pas que la vaccine est bien une
maladie générale. Il faut peut-être chercher la cause de cette anomalie
dans une disposition individuelle ou héréditaire. « Est-ce forcer l'analogie, dit M. Gillette (1), que de supposer que beaucoup de ces vaccines à forme plus intense sont arrivées chez des individus prédisposés
à contracter des varioles graves ? Ne serait-ce point surtout dans les
familles où déjà la variole avait sévi avec force et où les récidives
étaient plus communes, qu'on aurait rencontré des éruptions surnuméraires, et soit la variole après vaccine, soit de secondes vaccines? »
Quelques faits cités par M. Gillette et par M. Richelot justifient cette
opinion (2).

Les anomalies dont nous avons parlé jusqu'à présent ne portent pas
sur la marche de chacune des pustules en particulier. Il est rare, en
effet, que cette marche normale soit modifiée sans que la vaccine
soit fausse, c'est-à-dire sans qu'elle ait perdu sa propriété prophylactique. Cependant on a vu les pustules de vaccine vraie devenir hémorrhagiques lorsqu'un *purpura* venait compliquer l'éruption. On a vu
aussi, et ce fait est plus curieux, les pustules suspendre leur marche
pendant plusieurs jours, pour la reprendre ensuite avec activité. Les
cas de ce genre ont toujours été observés lorsqu'une maladie intercurrente est venue absorber à son profit les forces réactives de l'économie.

III. *Vaccine fausse, vaccine modifiée, vaccinelle.* — Quel qu'importantes que soient les anomalies décrites dans le paragraphe précédent, elles n'empêchent pas la vaccine d'être véritable, car elle manifeste sa légitimité par la double propriété de préserver de la variole et
de se reproduire par l'inoculation. Mais il peut arriver que la vaccine,
en dégénérant, perde successivement ces deux propriétés.

« Tandis que la bonne vaccine débute à peine à la fin du troisième

(1) *Des anomalies de la vaccine*, par M. Gillette (*Journal de médecine*, 1843,
p. 339).

(2) *Archives de médecine*, 1844, t. IV, p. 487.

jour, dit M. Bousquet (1), la mauvaise, beaucoup plus précoce, se montre dès le premier ou deuxième jour de l'insertion; en sorte qu'on peut dire qu'elle se sépare dès les premiers pas. Mais ce signe à lui seul ne suffit pas pour la distinguer. La fausse vaccine est quelquefois si rapide qu'elle ne fait, pour ainsi dire, que paraître et disparaître; c'est comme une flamme qui brille et s'éteint en un instant. D'autres fois, et plus souvent, elle s'annonce par un petit tubercule plus sensible à l'œil qu'au toucher; ce tubercule grandit jusqu'au quatrième ou cinquième jour, et laisse encore le médecin incertain sur les suites; mais le lendemain ou le surlendemain, au lieu de se développer, il s'arrête, pâlit et se sèche. D'autres fois, il va plus loin encore, mais, dans son rapide développement, il conserve toujours la forme conique ou globuleuse, signe certain, selon moi, de la fausse vaccine, comme l'aplatissement, la dépression de la pustule forment le caractère spécifique de la vraie.

» L'aspect de la fausse pustule est tantôt rouge et tantôt jaunâtre; jamais elle ne prend cet aspect brillant, cet éclat argenté qui caractérise la vaccine préservative. La forme en est sinon irrégulière, du moins mal circonscrite : c'est comme un dessin dont les lignes sont mal définies, mal arrêtées.

» Arrivée au quatrième, cinquième, sixième, septième jour (car la fausse vaccine n'a rien de fixe, rien de réglé dans sa marche), elle jaunit, suppure et se sèche; d'où l'on voit que, quoiqu'elle finisse toujours plus tôt que la vraie, la durée en est cependant très variable.

» N'oublions pas les signes de l'aréole. Au lieu d'être égale et de se fondre insensiblement, comme dans la variole légitime, elle apparaît irrégulière et se termine brusquement, de manière à trancher fortement avec le reste de la peau. Ajoutez qu'autour du bouton principal, il en vient souvent d'autres tout petits : ce sont comme de petites vésicules difficiles quelquefois à voir à l'œil, mais très distinctes à la loupe; je ne saurais mieux les comparer qu'aux ressauts d'une plume qui crache.

» Mais ce n'est pas seulement par les formes extérieures que la fausse vaccine diffère de la vraie; la même différence se retrouve dans la constitution de la pustule. Située plus superficiellement dans la peau, la fausse pustule ne renferme qu'une seule cavité, et voilà pourquoi elle se vide tout d'un coup pour peu qu'on y touche avec la pointe de la lancette. »

Les variétés de cette vaccine modifiée sont donc très nombreuses, et il n'est pas difficile de trouver toutes les nuances intermédiaires entre la simple papule qui avorte en peu de jours et la pustule, suivant une marche régulière, quoique rapide, et terminée par une dessiccation analogue à celle de la vaccine normale. Le rapprochement que

____

(1) *Loc. cit.*, p. 180.

M. Rayer établit entre ces vaccines modifiées et la varioloïde est de toute vérité. Les formes les moins développées de la fausse vaccine répondent à la varicelle; les formes les plus élevées, auxquelles M. Rayer donne le nom de vaccinelle, répondent à la varioloïde, comme les vaccines anomale et normale représentent les varioles de même forme. En effet, comme le remarque M. Bousquet, ce ne sont que des degrés dans des maladies qui ont une même nature, c'est-à-dire une même origine : la vaccinelle et la fausse vaccine sont des dégénérescences d'un même virus vaccinal, et ne peuvent pas se développer sous l'influence d'une autre cause que la vaccine. Toutefois la vaccinelle a, dit-on, des caractères qui lui sont propres et qui sont intermédiaires à ceux de la vaccine légitime et des formes les moins développées de la fausse vaccine. Ainsi la vaccine préserve de la variole et se transmet par inoculation; la vaccinelle ne préserve pas de la pyrexie, mais elle est inoculable, et peut alors donner lieu à une vaccine légitime ; la fausse vaccine ne préserve pas de la variole et ne peut pas être inoculée. Mais ces caractères fondamentaux, que la forme de l'éruption ne peut pas toujours indiquer, sont difficiles et souvent impossibles à établir, en raison des causes même qui ont transformé la vaccine vraie en vaccinelle ou en fausse vaccine. Ces deux dernières maladies, en effet, se présentent indifféremment chez des individus déjà vaccinés, ou ayant déjà eu la petite vérole. On les rencontre aussi lorsque la variole concomitante a modifié la vaccine ; ou bien encore lorsqu'on a vacciné avec du vaccin purulent et trop avancé. Enfin, on les voit se développer toutes deux en dehors de ces circonstances, et lorsque aucune cause apparente ne peut rendre compte de ces dégénérescences.

Art. II. — Complications.

Le vaccin, qui modifie si profondément l'économie, produit une éruption légère qui parcourt habituellement ses périodes sans déterminer d'accidents. Toutefois elle peut s'accompagner de phénomènes assez graves ou donner naissance à des maladies qui ne manquent pas d'importance.

Parmi ces complications, il en est qui ne sont que l'exagération des symptômes normaux (1). On peut ranger parmi elles l'inflammation érysipélateuse développée autour des pustules, l'engorgement et la suppuration des ganglions axillaires, l'ulcération de pustules vaccinales, qui deviennent même gangréneuses ; et enfin l'intensité exagérée du mouvement fébrile et des symptômes généraux concomitants. Mais, il faut le reconnaître, ces complications, qui se représentent assez fréquemment lorsque la vaccine est le résultat de l'inoculation du cowpox, deviennent moins intenses et moins fréquentes au

____

(1) Gillette, mém. cit. (*Journ. de méd.*, 1843, p. 341).

fur et à mesure de la transmission successive. Cependant nous devons faire ici une réserve à propos d'un fait sur lequel nous n'avons pas de renseignements suffisants. La vaccine, pratiquée chez des enfants âgés de quelques jours seulement, peut devenir une maladie grave, cause de mort (1). L'enfant a-t-il succombé alors à l'exagération des symptômes de la vaccine, ou à des complications intestinales ou pulmonaires? Il est probable que ces diverses causes peuvent toutes être constatées.

Existe-t-il des complications qui dépendent de l'ébranlement général déterminé par la vaccine, et qui puissent être rapportées à la nature même de cette maladie plutôt qu'à l'exagération accidentelle de ses symptômes? Il en est sans doute quelques-unes; mais leur rareté pourrait engager à les regarder plutôt comme une coïncidence que comme le résultat d'une relation de cause à effet. Sans doute aussi il faut invoquer la prédisposition du sujet, et l'on peut penser, comme M. Gillette, que le seul tort de la vaccine est d'être venue en temps inopportun. Cependant, ajoute-t-il (et nous sommes de son avis), en reconnaissant que la prédisposition malheureuse du sujet fait presque tout dans ces rares exceptions, on ne peut s'empêcher de reconnaître encore la parenté de la vaccine avec la variole dans la nature même de ces accidents. On observe, en effet, des suppurations et des arthrites tout à fait analogues à celles que nous avons décrites dans le chapitre précédent; M. Gillette en cite de remarquables exemples.

Quant aux complications accidentelles, on en a observé de toutes sortes. Le rhumatisme, les diverses pyrexies, la fièvre intermittente, et beaucoup d'autres maladies pyrétiques ou apyrétiques, peuvent se développer pendant le cours de l'éruption vaccinale. Le plus souvent, les deux maladies marchent simultanément, et la vaccine antécédente suit ses périodes accoutumées. Il en est ainsi surtout lorsque la complication est apyrétique. Mais lorsqu'il s'agit d'une maladie fébrile et surtout d'une épidémie, la vaccine est souvent modifiée : c'est dans les cas de cette espèce qu'on l'a vue devenir anomale et suspendre sa marche pendant un certain nombre de jours.

Art. III.—Influence réciproque de la vaccine et des maladies pendant le cours desquelles on inocule le vaccin.

La solution de cette question ne manque pas d'intérêt; car elle conduit à rechercher si cette vaccine secondaire a une influence curative sur les maladies qu'elle complique, et aussi, si elle a une vertu préservative pareille à celle de la vaccine primitive. L'hôpital des Enfants est l'un des endroits les plus favorables pour étudier ce sujet. MM. Guersant et Blache ont rapporté en ces termes le résumé des re-

(1) Voy. Bousquet, *loc. cit.*, p. 145.

cherches entreprises par M. Taupin sur ce point spécial (1) : « Il a
observé que dans les affections médicales et chirurgicales apyrétiques,
le développement de la vaccine n'était nullement modifié ; seulement
chez les sujets dont la constitution était faible, le travail local présentait
moins d'activité que chez les sujets robustes, ce qui d'ailleurs a lieu
constamment même en l'absence de toute maladie. Dans l'ictère et la
chlorose, M. Taupin a observé que les boutons vaccin semblent participer à la maladie, ils prennent la coloration jaune ou pâle et anémique
répandue sur le reste du corps. L'apparition et le développement des
pustules n'ont d'ailleurs nullement été retardés. La vaccine inoculée
chez des enfants atteints d'affections tuberculeuses avancées (péritonite chronique, ramollissement de tubercules pulmonaires), se développe toujours très tardivement, rarement avant dix jours, quelquefois après quinze, vingt et même vingt-sept jours. Elle parcourt aussi
ses périodes avec une extrême lenteur. Quand la vaccination a été
pratiquée sur des sujets atteints de la fièvre typhoïde ou de phlegmasie de la poitrine (pleurésies, pneumonies, bronchites intenses), le
développement des boutons ne s'est fait, à part de rares exceptions,
que dans la période de déclin de la maladie. Il en a été tout autrement
chez les malades atteints de phlegmasies cérébrales, de méningites,
par exemple ; chez eux, la vaccine s'est développée aussi régulièrement qu'au milieu de la meilleure santé.

» Lorsque la vaccine se rencontre avec des fièvres éruptives (rougeole, scarlatine, roséole, urticaire, pemphigus), elle est toujours
retardée dans son développement, si l'inoculation a été pratiquée
pendant les prodromes. »

Ces faits semblent indiquer que la vaccine développée pendant le
cours d'une variole ne doit pas suivre son cours naturel. Cependant
les auteurs sont loin d'être d'accord à cet égard : les uns affirment
qu'elle est profondément modifiée, les autres qu'elle reste normale.
Le résumé de tous les faits semble conduire à cette conclusion, que la
vaccine, pratiquée pendant les prodromes ou pendant les premiers
jours de l'éruption variolique, ne se développe qu'exceptionnellement ;
que dans les cas rares où elle paraît, sa marche est modifiée, et qu'elle
passe le plus ordinairement à l'état de vaccinelle. Enfin, lorsque les
deux éruptions ont paru à peu près simultanément, elles suivent chacune leur marche habituelle.

Dans aucun de ces cas, la variole ne paraît subir de modification
(voy. *Variole*). Il en est de même d'ailleurs de toutes les maladies
préexistantes à la vaccine. Lors de la découverte de cette affection
bien des médecins ont pu croire qu'elle était destinée à régénérer l'espèce humaine. En constatant la modification profonde quoique inaperçue, que subissait l'organisme, on a pensé que la vaccine pouvait

<hr>

(1) *Dictionnaire de médecine*, p. 406, t. **XXX**.

faire disparaître les états morbides constitutionnels. L'irritation locale avait ainsi l'avantage d'être un révulsif cutané fortifié par une action générale. Aussi a-t-on bientôt cité un grand nombre d'exemples de maladies chroniques amendées ou guéries après la vaccination. Mais ces faits n'ont pas été vérifiés depuis. Aujourd'hui il semble seulement démontré que la vaccine agit dans quelques cas comme un révulsif cutané ou comme toute suppuration locale. Il en est certainement ainsi lorsqu'un nombre considérable de piqûres de vaccine pratiquées sur une tumeur érectile en a entraîné la disparition.

Art. IV. — Influence prophylactique de la vaccine. — Revaccination.

Les avantages de la vaccine sont incontestables. En neutralisant le principe variolique elle sauve de la mort un grand nombre de victimes qui jadis lui étaient fatalement vouées ; et, dans les cas même où elle ne supprime pas la variole, elle l'atténue assez pour la rendre le plus souvent inoffensive. Nous connaissons à peine les tristes réliquats de cette maladie et les infirmités qui en étaient jadis la conséquence si fréquente ; c'est là un résultat de la prophylaxie vaccinale qu'il ne faut pas oublier et que l'on doit rappeler à ceux qui nient que la vaccine est un bienfait.

Cependant dès l'origine de la découverte de Jenner, bien des voix se sont élevées contre elle. On a accusé la vaccine d'être une véritable boîte de Pandore et de recéler dans ses aréoles le germe de tous les maux de l'humanité. Dans ces dernières années ces attaques se sont renouvelées, et l'on a voulu faire croire que la vaccine, en supprimant la variole, avait eu pour résultat d'augmenter le nombre des fièvres typhoïdes et des affections scrofulo-tuberculeuses, et qu'elle avait transporté dans l'âge adulte la mortalité qui frappait autrefois l'enfance.

A ce sujet, nous n'avons rien à ajouter aux remarques de MM. Bousquet, Roche, Barth, etc. (voy. *Variole*, page 62) ; nous nous contenterons seulement de faire remarquer qu'en calculant le nombre des enfants enlevés jadis par la variole et conservés aujourd'hui par la vaccine, on n'a jamais prétendu que tous étaient préservés de la mort jusqu'à un âge avancé ; il est évident que les individus épargnés par la variole rentrent dans la loi commune de l'humanité : ils succombent à leur heure sous l'influence des causes si nombreuses qui déciment les hommes et font qu'un petit nombre seulement arrive à la vieillesse.

Mais nous avons hâte de quitter le terrain de l'hypothèse pour passer à l'étude des questions plus en rapport avec la pratique. La vaccine préserve-t-elle de la variole en raison de ses phénomènes locaux ou généraux ? quelle est l'importance du nombre, de l'intégrité, du caractère des pustules vaccinales ? à quel moment la vaccine acquiert-elle la vertu préservatrice ? la préservation est-elle absolue et indéfinie ou complète et temporaire? faut-il revacciner et au bout de combien de temps ? telles sont les graves questions sur lesquelles des volumes ont été écrits.

M. Bousquet pense que la vaccine a acquis toute la plénitude de sa puissance peu d'heures après l'apparition des pustules (1). L'inoculation infructueuse de la variole ou de la vaccine pratiquée à ce moment en est la preuve. Cependant cette opinion n'est pas admise par tout le monde : MM. Guersant, Blache placent le début de la préservation vers le sixième ou septième jour de l'inoculation ; Husson pensait qu'elle se produit du neuvième au dixième jour ; M. Steinbrenner dit qu'elle n'est probablement complète que vers le quinzième ou le seizième jour. Nous nous rangeons de préférence à l'opinion de M. Bousquet. Les faits qu'il a cités nous semblent péremptoires, et nous croyons avec lui que l'infection s'opère et s'accomplit pendant la période d'incubation, c'est-à-dire que la préservation existe à partir du cinquième jour environ : peut-être faut-il ajouter que l'aptitude à la reproduction de la maladie n'est complétement détruite que lorsque l'économie ne produit plus de liquide vaccinal, c'est-à-dire que la préservation est complète à partir du septième au huitième jour.

Ce résultat prouve que la vertu préservatrice n'est pas tant liée à l'éruption elle-même qu'à la cause de cette éruption, c'est-à-dire à la modification générale de l'économie produite par l'infection. Cela est tellement vrai, qu'il ne paraît pas que l'éruption puisse servir à déterminer la réalité de la préservation. On a vu la fièvre vaccinale sans éruption préserver de la variole ; on a vu cette dernière pyrexie naître chez des individus qui avaient eu des pustules vaccinales très régulières. Bien plus, on peut faire avorter les pustules sans que la préservation soit moins complète. Enfin la cicatrice la plus régulière n'indique pas une immunité absolue ; les relevés faits en Allemagne et en France en sont la preuve.

Il reste démontré aujourd'hui qu'un bon nombre d'individus vaccinés prennent la variole, que plusieurs même y succombent. Ces cas sont assez fréquents pour qu'on ne puisse les attribuer à une vaccination mal faite. Il faut donc reconnaître que la prophylaxie de la vaccine n'est absolue ni chez tous ni pour toujours.

Cependant parmi les personnes vaccinées, celles qui ne prennent pas la variole sont beaucoup plus nombreuses que celles qui redeviennent aptes à la contracter ; ce qui prouve que de nos jours encore la préservation est plus souvent absolue que temporaire.

La préservation temporaire peut tenir à ce que la modification générale produite par la vaccine ne s'est pas soutenue au degré où elle était d'abord ; c'est-à-dire que la préservation, absolue lors de l'éruption vaccinale, s'affaiblit graduellement. On en trouve la preuve dans

____

(1) Bousquet, *loc. cit.*, p. 529.

le nombre assez grand des personnes qui, préservées complétement par une vaccine pratiquée dans leur première enfance, ne deviennent aptes de nouveau à contracter la variole qu'après être arrivées à l'âge adulte.

Mais il faut aussi en accuser la dégénérescence du vaccin lui-même aussi bien que la disposition individuelle, car les enfants les plus jeunes ne sont pas à l'abri de la variole après vaccine (1).

Que la préservation soit simplement temporaire ou graduellement affaiblie, elle reste, à vrai dire, incomplète, mais elle est rarement détruite en entier. En effet, les varioles après vaccine sont dans l'immense majorité des cas de simples varioloïdes.

En tous cas il est difficile, pour ne pas dire impossible, de déterminer d'avance chez quelles personnes la préservation est temporaire, et aussi à quelle époque elle cesse d'être complète ou même s'éteint entièrement.

Une conséquence qui semble découler tout naturellement de ces faits est la nécessité d'une seconde vaccination, soit comme moyen d'éprouver la solidité de la première, soit plutôt comme moyen d'annihiler entièrement ou du moins d'atténuer les manifestations du virus variolique.

Cette nécessité de la revaccination paraît aujourd'hui généralement sentie en France, et nous ne pouvons que lui donner notre assentiment, tout en maintenant les réserves que nous avons faites à propos de l'opportunité de la vaccine dans certains cas spéciaux (voy. p. 71).

L'époque à laquelle il convient de revacciner n'est pas la même pour les divers auteurs qui se sont occupés de la question. On s'accorde à dire qu'en temps d'épidémie il est prudent de revacciner même assez

---

(1) Ainsi, à l'hôpital des Enfants, sur 96 enfants varioleux, 30 étaient vaccinés. Voici leur âge :

2 ans	2
3 —	5
4 —	1
5 —	3
6 —	2
7 —	1
8 —	2
9 —	4
10 —	2
11 —	4
12 —	1
14 —	3

En ville, nous n'avons pas observé la variole après vaccine avant l'âge de 9 ans. Cette différence entre la ville et l'hôpital ne tient-elle pas à la constitution et à l'état de santé si différents dans les deux cas? On pourrait, sans doute, invoquer ce fait pour prouver l'influence de la santé et de la force sur la dégénérescence du vaccin. (Voy. l'article suivant.)

peu d'années après la première vaccination ; en temps ordinaire, M. Serres préfère la quatorzième année ; M. Bousquet pense que c'est à partir de l'âge de dix à douze ans que commence l'opportunité de la revaccination ; M. Trousseau voudrait qu'on revaccinât tous les sept ou huit ans, ou même tous les cinq ans. Quant à nous, nous préférons la revaccination hâtive lorsqu'une occasion avantageuse s'offre de la faire et, en tous cas, nous pensons qu'il ne faut pas attendre plus longtemps que la septième année.

Art. V. — Du vaccin.

C'est vers le quatrième jour de l'inoculation que le vaccin commence à se déposer dans la vésicule vaccinale ; il va en augmentant d'abondance et en conservant sa pureté jusqu'au huitième et même au neuvième jour. Lorsqu'on perce la pustule, il s'en échappe lentement et peu à peu en raison de sa viscosité et des cloisons cellulaires par lesquelles il est maintenu. « Alors il se présente (1) sous forme d'un liquide assez semblable à la sérosité qui distend les ampoules produites par les brûlures et les vésicatoires ; il est transparent, incolore, visqueux, inodore, d'une saveur âcre et salée. Exposé à l'air sur une surface plane, il se dessèche promptement sans perdre sa transparence et adhère fortement au corps sur lequel on l'a placé avant sa dessiccation. Il se dissout très facilement dans l'eau, soit qu'on le prenne encore liquide, soit qu'on l'ait laissé dessécher, et ce mélange aqueux ne trouble nullement sa transparence. Il est promptement décomposé quand on le soumet à un grand refroidissement ou à l'action d'une vive chaleur. La température ordinaire, la lumière et l'action de l'air atmosphérique lui font subir une décomposition totale, mais assez lente. »

L'analyse chimique et l'examen microscopique du vaccin n'ont, jusqu'à présent, fourni aucun résultat bien utile. Les substances qui le composent n'expliquent nullement ses propriétés, et le liquide vaccinal n'est rien autre chose qu'un excipient dans lequel le virus se cache et échappe à toute recherche directe. Mais si nous ne pouvons pas le saisir et l'isoler, nous savons cependant que ses propriétés physiques ne sont pas celles du virus varioleux. En effet, « il ne volatilise pas (2), il ne se mêle pas à l'air ; appliqué sur l'épiderme, il ne peut encore rien ; il faut de toute nécessité le mettre en contact avec les bouches absorbantes, sinon il reste absolument sans effet. »

Comme toutes les semences végétales auxquelles on l'a justement comparé, le vaccin ne produit pas toujours des fruits aussi robustes que lui-même, c'est-à-dire qu'il peut dégénérer.

____

(1) Guersant et Blache, _loc. cit._, p. 408.
(2) Bousquet, _loc. cit._, p. 223.

La cause de cette dégénérescence est peut-être double. Le cowpox, n'appartenant pas à l'homme, ne trouve sans doute pas en lui un terrain favorable à sa reproduction, et doit dégénérer comme une graine semée hors du climat qui lui convient. Peut-être aussi que la dégénérescence est due à une culture incomplète ou mal entendue, et parce qu'on a négligé de mettre le vaccin dans les conditions les plus propices à sa conservation.

Nous ne voudrions pas décider à laquelle de ces deux causes il faut rattacher l'affaiblissement du vaccin ; toutes deux nous semblent avoir leur part d'influence. Nous ne pouvons pas changer la première; mais les faits paraissent démontrer qu'une culture bien entendue peut perfectionner le vaccin ou tout au moins retarder sa dégénérescence. C'est sur la partie pratique de cette culture que nous devons insister, en parlant :

1° De la récolte du vaccin lui-même et de sa conservation ;

2° Du choix des sujets qui le fournissent ;

3° Du choix des sujets qui doivent le recevoir.

Dès qu'il s'agit du perfectionnement du vaccin, le troisième point se confond avec le second, car celui-là même qui reçoit doit être apte à donner ensuite (1).

Récolte et conservation du vaccin. — Il doit être recueilli du quatrième au huitième jour; avant cette époque, il n'est pas formé; après elle, il est mêlé de pus, et perd une partie de son activité. Celle-ci paraît être d'autant plus forte que le vaccin est plus jeune; tout au moins reste-t-elle la même pendant l'intervalle indiqué. Le vaccin doit être pur de tout mélange et avoir les propriétés physiques que nous avons énumérées. Cependant on peut obtenir une vaccine suffisante lorsqu'il s'y mêle un peu de sang venu de la pustule déchirée. Si le vaccin n'est pas assez abondant, un peu d'eau l'étend sans altérer sensiblement ses propriétés.

Il faut choisir de préférence des pustules intactes ; cependant, quel que soit leur état, si l'on peut en extraire du vaccin transparent et visqueux, la vaccine se développera.

La vaccination réussit d'autant mieux que le vaccin est plus fraîchement recueilli. Lorsqu'on l'extrait d'une pustule pour l'inoculer

(1) Il y a ici deux questions très distinctes qu'on a peut-être trop confondues. Propager la vaccine est tout autre chose que perfectionner le vaccin ; vacciner un individu pour le préserver est autre chose que le vacciner pour recueillir le vaccin. Dans le premier cas il s'agit d'un intérêt personnel qui s'éteint avec l'individu (voy. *Opportunité de la vaccination*), et alors un vaccin faible peut donner une préservation actuellement suffisante; c'est ce qui arrive tous les jours. Dans le second cas, il s'agit d'un intérêt général attaché à la conservation d'une semence qu'il faut choisir aussi bien que le terrain dans lequel elle doit germer. Nous aurons soin autant que possible de séparer ces deux questions dans les pages suivantes.

tout de suite, il est encore vivant, et n'a subi aucune des altérations chimiques qu'entraîne la perte de la vie.

Cependant la vaccination immédiate n'est pas toujours possible, et, d'autre part, on a reconnu que le vaccin peut être conservé liquide ou séché pendant un temps assez long. Mais il est évident, d'après les résultats obtenus jusqu'ici, que ces procédés, utiles pour la préservation des enfants, ne le sont plus autant pour la conservation de l'énergie vaccinale, et que, dans une culture bien entendue, il faut vacciner de bras à bras.

Parmi les nombreux procédés que l'on a conseillés pour conserver et transporter le vaccin, les meilleurs jusqu'à présent sont les lancettes, les tubes et les plaques de verre. On se sert aussi quelquefois des croûtes vaccinales. Voici, sur ces différents moyens, les détails que donne M. Bousquet (1) :

« *Lancette.* Si l'on se propose d'employer le vaccin dix, douze, vingt-quatre, quarante-huit heures après l'avoir recueilli, on peut le prendre sur la pointe de la lancette : il réussit presque toujours. On roule autour de la base de la lame une petite bandelette de papier, afin que quand on rapproche les châsses, elles ne frottent pas l'une contre l'autre, et n'enlèvent pas le vaccin dont nous supposons que l'instrument est chargé. .

» Lorsqu'on fait provision de vaccin avec l'intention de le garder longtemps, il est plus sûr de le prendre sur des plaques de verre.

» *Plaques.* Ces plaques sont carrées ; elles ont six, huit ou dix lignes. On les pose alternativement sur un bouton largement ouvert, de manière que les points humectés se répondent exactement.

» On répète cette petite manœuvre deux ou trois fois, et lorsqu'on juge que la quantité de vaccin qu'elles retiennent est suffisante, on les applique l'une contre l'autre, après avoir donné cependant au vaccin le temps de prendre un peu de consistance, afin qu'il ne s'étale pas trop : c'est l'affaire de deux ou trois minutes. Il est d'usage, en France, de les luter soit avec de la cire blanche, soit avec de la cire à cacheter. En Angleterre, on ne se donne pas cette peine ; on se contente de rapprocher exactement les plaques et de les envelopper dans des feuilles d'étain. J'adopte volontiers ce procédé : il est plus simple et aussi sûr que beaucoup d'autres plus compliqués.

» Les plaques sont-elles destinées à un long voyage, à passer les mers, par exemple, on les met dans une petite bouteille à large ouverture ; cette bouteille est elle-même renfermée dans une plus grande, et l'on interpose entre les deux un mélange frigorifique de nitre et de muriate de soude.....

» *Tubes.* Longs de 8 à 10 lignes, légèrement renflés dans le milieu ; les tubes capillaires sont terminés par deux extrémités infiniment déliées.

» Les plus fins sont les plus estimés.....

» Premièrement, il faut les remplir. Cette opération se fait presque d'elle-même. On prend le tube par le ventre avec le pouce et l'indicateur ; on l'approche par son extrémité du bouton largement ouvert, et le vaccin est aspiré en vertu de cette loi hydraulique qui fait monter les liquides dans les conduits

____

(1) *Loc. cit.*, p. 234.

capillaires, contre les lois de la pesanteur. Une chose importante dans ce temps de l'aspiration, est de présenter toujours le tube par le même bout ; il se ferait un vide au milieu, ou, pour parler plus exactement, l'air retenu entre les deux colonnes du vaccin ne permettrait pas de l'emplir entièrement et favoriserait la fermentation de ce qui serait entré.

» Comme le vaccin est très visqueux, il arrive assez souvent qu'il se fige, et l'opération s'arrête tout à coup. Il faut alors casser la pointe du tube, extraire avec les doigts la portion du virus épaissi, et recommencer, comme il a été dit, jusqu'à ce que le tube soit plein.

» Frappé des difficultés d'emplir convenablement les tubes capillaires, M. Pourcelot a proposé d'atténuer la viscosité du vaccin en y ajoutant un peu d'eau ; cette addition ne porte aucune atteinte à ses propriétés.

» Le tube plein ou presque plein, il faut le fermer ; pour cela, on approche alternativement les deux extrémités de la base de la flamme d'une bougie, en commençant par celle où il reste du vide ; de la base, disons-nous, afin de ménager l'action de la chaleur sur le vaccin ; la chaleur de la bougie fait fondre le verre et la fusion le fait souder.

» M. Fiard a imaginé un petit tube de 2 pouces de long, du diamètre d'un quart de ligne, ouvert à une de ses extrémités, et terminé de l'autre par une petite ampoule. Voici la manière de s'en servir. On commence par raréfier l'air contenu dans l'ampoule, soit avec les doigts, soit avec la bouche. Cela fait, on le saisit par la tige, entre le pouce et l'indicateur, et on le présente, par l'autre extrémité à la surface du bouton. Au même instant, il se fait une condensation de l'air raréfié de la boule par l'action de l'air extérieur, et le vaccin s'élance dans le tube en quantité plus ou moins grande, peu importe ; il ne faut pas penser à le remplir.

» La manière de le sceller est la même que pour les tubes capillaires. La sensibilité de l'instrument dépend de la grosseur des boules et de la petitesse du tube. Tout ici rappelle le thermoscope ou le thermomètre différentiel.

» M. Fiard ne fait pas de différence entre son tube et les tubes capillaires pour la conservation du vaccin, tant il est persuadé que la fermentation est égale des deux côtés, et il le préfère de beaucoup à cause de sa commodité.

» *Croûtes* (1). Entre tous les moyens de conservation du vaccin, les croûtes vaccinales sont certainement le plus simple et le plus naturel ; malheureusement, elles ne sont pas le plus fidèle. Cela se conçoit, d'après ce que nous avons dit de la dégradation du vaccin à mesure que la pustule avance. Plus le succès est douteux, plus il importe de se prémunir contre tout ce qui pourrait le compromettre. L'observation a prouvé que les croûtes qui succèdent à des boutons dont on a dérangé la marche, soit pour y prendre du vaccin, soit par tout autre motif, l'observation a, dis-je, prouvé que ces croûtes ne sont bonnes à rien. Celles-là seules offrent quelques chances qui se forment sur des boutons dont on a respecté l'intégrité jusqu'à la fin. Il ne faut pas attendre qu'elles tombent d'elles-mêmes, il faut les cueillir quelques jours auparavant. On se contente ordinairement de les renfermer dans une boîte ou dans un flacon plein de son ou de toute autre poudre également sèche. Un pharmacien a proposé

____

(1) Bousquet, *loc. cit.*, p. 242.

de les *dorer* de quelques touches de blanc d'œuf et de baume de Commandeur, espèce de vernis avec lequel il prétend les défendre plus sûrement contre les injures de l'air.

» Les croûtes vaccinales doivent conserver la forme primitive de la pustule ; elles sont brunes, demi-transparentes. »

Des sujets qui fournissent ou reçoivent le vaccin. — On s'accorde assez généralement à préférer le vaccin recueilli chez les enfants vigoureux et bien portants. L'expérience a démontré, disent MM. Guersant et Blache, que dans le jeune âge le vaccin est plus actif et d'un effet plus certain. D'autre part, la force et la santé sont de bonnes conditions qui rassurent toujours les parents sur la crainte d'inoculer à leurs enfants un virus malsain. Cependant il paraît démontré aujourd'hui que la force et la santé des personnes qui fournissent le vaccin sont des conditions secondaires, si l'on n'a égard qu'à la personne qui doit le recevoir, c'esf-à-dire à sa préservation particulière et à sa santé future.

En effet, quelle que soit la maladie dont est atteint l'enfant qui fournit le vaccin, ce virus ne se mélange à aucun autre, et la vaccination ne transmet pas autre chose que la vaccine. Voici les résultats obtenus à cet égard par M. Taupin, qui a vacciné plus de deux mille sujets à l'hôpital des Enfants (1) : il a pu observer « que le vaccin recueilli chez des enfants atteints de maladies aiguës ou chroniques, de fièvres essentielles, affection typhoïde, fièvres éruptives, de phlegmasies thoraciques, cérébrales, abdominales, de névroses, telles que chorée, hystérie, épilepsie, etc., était tout aussi actif que s'il eût été emprunté à des enfants bien portants ; qu'il donnait lieu à une vaccine tout aussi abondante et régulière, et qui préservait tout aussi efficacement de la variole (2) ; et ce qu'il n'importait pas moins d'établir par un nombre considérable d'observations, c'est que le virus ne transmettait aucune maladie, soit aiguë, soit chronique, contagieuse ou non contagieuse. Un grand nombre d'enfants atteints de gale, de scarlatine, de rougeole, de varicelle, de varioloïde et de variole, ont fourni un vaccin qui n'a jamais communiqué aucune de ces maladies contagieuses. Il en a été de même pour le vaccin pris sur des sujets atteints de rachitis, de scrofules, de syphilis, de tubercules, d'éruptions chroniques du cuir chevelu, de dartres, etc. Dans aucun cas, nous y insistons à dessein, le virus n'a rien communiqué que la vaccine toute seule. Loin de nous l'idée de conclure de cette innocuité qu'on doive

____

(1) *Dict. de méd.*, t. XXX, p. 413.

(2) Nous ne sommes pas aussi certains que MM. Guersant et Blache que la préservation ait été complète dans les cas de ce genre : les enfants n'ont pas pu être suivis assez longtemps pour qu'on puisse l'affirmer. L'immunité peut avoir cessé quelques mois, une année peut-être après la vaccination.

employer indifféremment du vaccin pris sur des sujets sains ou malades; mais nous voulions rapporter ces faits bien avérés pour faire justice de ce préjugé qui attribue à du vaccin malsain les maladies qui surviennent quelquefois chez les sujets vaccinés, longtemps même après l'inoculation. Pour compléter ce qui a trait aux expériences de M. Taupin, nous ajouterons qu'il a plusieurs fois inoculé le vaccin pris chez des enfants après leur mort, et que constamment cette inoculation a échoué sur des sujets qui, plus tard, ont été revaccinés avec succès. »

Ces expériences sont importantes ; cependant leur résultat pouvait être prévu, puisque les maladies dont il s'agit ne sont pas transmissibles par inoculation : cela est du moins certain pour la plupart d'entre elles. Mais il n'est pas prouvé qu'il en soit de même pour les maladies inoculables. On a cité des exemples de syphilis transmise par la vaccination ; et bien que souvent les observations de cette nature laissent beaucoup à désirer, il est convenable d'en tenir compte (1).

Les détails précédents peuvent rassurer dès qu'il s'agit de vacciner un enfant dans le but de le préserver; on obtiendra une vaccine normale, régulière, préservatrice et sans danger pour la santé, quels que soient l'âge, la force, le tempérament et la santé de l'enfant qui fournit le vaccin. Mais est-on bien assuré que le virus ainsi obtenu n'a pas subi un degré de dégénérescence inappréciable par une seule transmission, mais très certain et très notable au bout de plusieurs générations ? La dégénérescence du vaccin de l'Académie de médecine n'est-elle pas en partie due à ce que l'on est trop souvent réduit à perpétuer le vaccin au moyen des enfants faibles, chétifs et trop jeunes que fournit l'hospice des Enfants trouvés ?

Nous savons bien que MM. Guersant et Blache ont vu dans un très grand nombre de cas que la débilité du porteur du virus n'a nullement nui à la reproduction du vaccin chez un sujet robuste ; que la vaccine se développait alors régulière, active, et semblait se retremper en quelque sorte en passant sur un sujet vigoureux. Mais d'une part ce *besoin* qu'a le vaccin de se *retremper* indique déjà une dégénérescence et prouve l'influence favorable d'un bon terrain, et d'autre part cette observation n'est pas tout à fait d'accord avec celle du docteur Wirer de Rettenbach.

Ce médecin attache une grande importance à l'âge, à la santé, à la constitution, au tempérament de la personne qui fournit le vaccin, et même à la constitution et à la santé de ses parents. Bien que ces opinions méritent d'être confirmées par de nouvelles recherches, nous pensons qu'elles doivent être prises en sérieuse considération

____

(1) *Gaz. méd.*, 1849, p. 874 ; *Journ. des conn. méd.-chir.*, 1844, p. 108; *Arch.*, 1851, p. 93.

lorsqu'il s'agit de la dégénérescence ou du perfectionnement du vaccin (1).

Du renouvellement du vaccin. — L'obscurité qui règne encore sur plusieurs des questions qui ont trait à la dégénérescence du vaccin et au meilleur moyen de le perfectionner ou de l'entretenir, doit engager à chercher toutes les occasions de le renouveler directement. Après la découverte de Jenner il s'est passé bien des années avant qu'on ait retrouvé un vrai cowpox ; mais il est bien évident aujourd'hui que cette maladie des vaches n'est pas aussi rare qu'on l'avait cru d'abord, et qu'avec un peu de soin on peut en rencontrer des cas assez nombreux pour renouveler le vaccin aussi souvent que cela sera nécessaire (2). Il semble qu'il y a dans ce fait tout ce qu'il faut pour rassurer les médecins qui, persuadés de la dégénérescence du vaccin, songent sérieusement à revenir à la pratique de l'inoculation.

L'un de nous, M. Rilliet, a eu l'occasion d'observer à Genève le résultat de quelques vaccinations faites avec du cowpox provenant de l'établissement spécial fondé en Styrie par l'archiduc Jean.

Cette inoculation vaccinale a produit des pustules beaucoup plus volumineuses, entourées d'une base plus dure et d'une auréole plus inflammatoire qu'on ne l'observe dans la grande majorité des cas. La chute des croûtes, qui s'est faite dans le temps ordinaire, a laissé voir, au lieu d'une cicatrice, de larges et profondes ulcérations qui ont mis plusieurs semaines à se guérir. Ces ulcérations étaient taillées à pic et fournissaient une abondante suppuration.

Art. VI. — Vaccination.

Opportunité de la vaccination — Age — La vaccine peut être inoculée à tout âge : on peut vacciner les enfants naissants aussi bien

(1) Si l'on veut vacciner avec succès, dit ce médecin, il est de toute nécessité qu'on le fasse avec la matière d'un individu en bonne santé, sur un individu également en bonne santé, et que la différence de leur âge ne soit pas considérable. Ma propre expérience m'a démontré combien on peut augmenter cette réaction en choisissant des individus d'un âge plus avancé pour des individus d'un âge moins avancé, puisque j'ai souvent inoculé trois ou quatre fois un jeune enfant avec la matière d'un autre encore plus jeune sans obtenir aucun résultat, tandis qu'en l'inoculant plus tard avec la matière prise d'un enfant plus âgé que lui, j'ai obtenu le septième jour une forte réaction accompagnée presque toujours de pustules de même bien développées. De mes observations il résulte aussi que l'intensité du symptôme réactionnel. est en général proportionnée au développement des affections locales, et que l'absence de ces dernières ne forme pas toujours, tandis que l'absence de la réaction générale forme le *criterium* d'une inoculation avortée. » (*Sur la vaccination, la revaccination et leur vraie valeur,* par le chev. T. Wirer de Rettenbach, recteur émérite de la Faculté de Vienne, *Journal de médecine,* 1843, p. 176.)

(2) Bousquet, *loc. cit.,* p. 463.

que les vieillards. Cependant on s'accorde en général à remettre cette
opération à la sixième semaine de la vie ; et cette habitude est fondée
sur la rareté de la variole dans les premiers mois qui suivent la naissance, aussi bien que sur la crainte de provoquer une maladie qui,
légère en général, peut devenir grave par la faiblesse et le peu de
résistance vitale des enfants naissants. C'est au moins ce que semblent prouver les fâcheux résultats obtenus à l'hospice des Enfants
trouvés (1). Il est vrai que dans ce cas il faut tenir compte de la débilité native des enfants et des conditions hygiéniques au milieu desquelles ils vivent autant que de l'âge lui-même.

Santé. — Bien que la vaccine puisse réussir quel que soit l'état de
santé des enfants, il semble convenable de préférer toujours, sauf
nécessité, le moment où l'enfant jouit de la plénitude de sa santé. Les
modifications que subit la vaccine (voy. p. 114) justifient ce précepte,
qui acquiert encore plus d'importance si les enfants sont en outre très
jeunes. Dans ce cas nous préférons attendre leur guérison, sauf dans
certaines circonstances que nous indiquerons bientôt.

Saisons. — On peut et l'on doit vacciner en toute saison, car la
vaccine réussit dans tous les moments de l'année et il faut perpétuer
le vaccin. Il paraît cependant que le printemps et l'automne sont les
deux moments de l'année les plus favorables au développement des
pustules ; la chaleur le hâte et le froid le retarde, mais une température trop élevée s'oppose à l'infection et fait que dans les étés comme
dans les climats trop chauds la vaccination échoue le plus souvent.
Enfin, il paraît que sous l'empire de certaines constitutions médicales
l'opération réussit moins facilement que dans d'autres circonstances (2).

Épidémies varioleuses. — S'il est un moment où la vaccination et la
revaccination doivent être pratiquées avec activité, c'est certainement
lorsqu'une épidémie de variole se déclare ; comme le disait Husson,
tout retard volontaire doit alors être considéré comme un délit.

Dans ce cas donc, quelle que soit la saison, quel que soit l'âge de
l'enfant, il faut le vacciner. La mauvaise santé elle-même ne sera pas
un obstacle, à moins que l'enfant ne soit très jeune et ait déjà passé
quelque temps au milieu du foyer de la contagion. Nous avons discuté
cette question dans le chapitre de la variole, et malgré l'opposition
qu'a soulevée le précepte que nous avons donné en 1843 et qu'a confirmé M. Legendre, nous ne pouvons que le maintenir. Nous désirons
que l'on comprenne bien notre pensée : nous ne disons pas qu'il faut
s'abstenir de vacciner un enfant très jeune et malade qui va être exposé
à la contagion variolique. Les faits que nous avons vus, loin de s'opposer à cette pratique, lui sont au contraire favorables. Car si nous
prenons pour exemples les tristes résultats qui se succèdent depuis de

(1) Bousquet, *loc. cit*, p. 145.
(2) Bousquet, p. 149 et suiv.

si longues années à l'hôpital des Enfants, nous sommes aussi peinés que surpris de voir que l'on persévère dans cette fâcheuse habitude de ne pas vacciner tous les enfants *au moment même de leur entrée*. Mais il n'en est plus ainsi lorsque les enfants, très jeunes et affaiblis par une maladie, ont déjà passé quelque temps au milieu du foyer contagieux ; alors, nous le croyons, la vaccine n'est plus utile, et elle n'est peut-être même qu'un danger de plus (voy. *Variole*).

Procédé. — Il est complétement inutile de préparer les enfants à la vaccination. Cette opération légère, dont les effets ne doivent se manifester que plusieurs jours plus tard, peut être pratiquée à l'improviste et dans toutes les conditions de la vie.

Le lieu d'élection est d'ordinaire la partie externe et supérieure du bras. C'est un endroit commode pour l'opérateur, peu accessible aux mains de l'enfant tourmenté par les démangeaisons. En outre, habituellement caché par les vêtements, il permet de dissimuler la cicatrice, en même temps qu'il peut être facilement découvert lorsqu'on veut la constater. Cependant on peut pratiquer cette inoculation sur toutes les parties du corps, et il n'y a pas lieu de refuser de vacciner les enfants sur les membres inférieurs.

Des trois procédés qui ont été conseillés, l'inoculation par la lancette est aujourd'hui le seul habituellement mis en usage. Le vésicatoire est tout à fait abandonné ; l'incision est infidèle et difficile à employer chez les enfants (1).

« C'est avec juste raison que l'on préfère à ces dernières méthodes la vaccination par piqûre dont le succès a confirmé les avantages. La plupart des praticiens se servent, pour pratiquer cette petite opération, d'une lancette ordinaire ou d'une lancette à grain d'avoine. Il nous paraît indifférent d'employer ces deux instruments ou la lancette de M. Husson.

» Jenner et Woodville ne demandaient qu'un seul bouton. L'effet préservatif a certainement lieu même quand un seul bouton se développe, mais comme une seule insertion peut échouer, il vaut mieux les multiplier et en faire deux ou trois à chaque bras ; dans certains cas même, et en particulier, quand on a besoin de beaucoup de vaccin, on peut en faire quatre ou six à chaque bras, en prenant la précaution de laisser un certain intervalle entre les piqûres afin de prévenir la réunion des boutons par leur auréole. M. Husson (*ibid.*, p. 384) recommande de les faire à 3 centimètres de distance. Sacco conseillait de les éloigner de 6 centimètres. Il nous semble, d'après les nombreux essais tentés par nous ou sous nos yeux, que 10 ou 15 millimètres d'intervalle suffisent, même quand on fait un assez grand nombre de piqûres.

(1) Nous empruntons à MM. Guersaut et Blaché la description des procédés de vaccination ; elle est claire et très pratique.

» Au reste, il faut proportionner cette distance à l'énergie supposée du virus. Si, par exemple, on doit inoculer du cowpox recueilli directement sur la vache ou n'ayant servi qu'à un petit nombre d'inoculations successives, il faut espacer davantage les piqûres pour empêcher la propagation de l'inflammation consécutive, toujours fort intense après l'inoculation d'un semblable vaccin.

» *Procédé opératoire.* — Le médecin, après avoir préalablement chargé l'instrument de virus vaccin, saisit postérieurement avec la main gauche le bras du sujet ; il tend exactement la peau, et avec la main droite pratique la piqûre en introduisant l'instrument sous l'épiderme, dans une direction qui peut être ou légèrement oblique, ou verticale, ou mieux horizontale. Il laisse séjourner un instant la pointe de l'instrument dans la petite plaie, et la retire en lui faisant exécuter de légères oscillations, de manière à bien imprégner de virus la petite solution de continuité (1).

» On doit éviter, autant que possible, de faire écouler le sang, en faisant des plaies trop profondes. En effet, ce liquide, quand il sort abondamment, peut entraîner le vaccin après lui. Il est cependant assez difficile d'empêcher une effusion de sang assez grande quand on vaccine des enfants indociles et pleureurs : la peau s'injecte sous l'influence des cris et de l'agitation, et à peine peut-on effleurer la peau sans faire couler le sang. En pareil cas, on doit avoir soin de pratiquer des piqûres très superficielles. Nous devons néanmoins rassurer les praticiens contre les suites possibles d'un pareil accident ; et nous dirons que nous avons vu plusieurs fois, ainsi que M. Bousquet (*Traité de vaccine*, p. 45), des boutons vaccin se développer régulièrement et avec une grande activité dans les cas où la lancette avait pénétré à une très grande profondeur dans la peau et même les muscles du bras (2).

(1) L'application bien exacte de la peau sur les tissus sous-jacents est très importante ; elle est facile à faire chez les enfants qui ont des chairs rebondies. Il n'en est plus de même chez ceux qui sont amaigris, et dont la peau flasque se plisse sous la lancette au lieu de se laisser pénétrer par elle ; dans ce cas il faut exercer avec la main gauche une traction assez énergique et prolongée. La réussite de l'opération nous a aussi paru facilitée par une lotion à l'eau tiède suivie d'une légère friction avec un linge sec. Cette précaution est surtout utile chez les enfants affaiblis ou malades qui ont habituellement la peau sèche et desquamante.

(2) Nous insistons sur ce fait que l'incision trop profonde n'empêche pas la vaccination de réussir. Bien des fois nous avons, volontairement ou involontairement, pratiqué des incisions qui donnaient lieu à un écoulement de sang assez notable. Jamais alors nous n'avons vu manquer l'opération ; bien plus, nous avons vu plusieurs fois une pustule se développer aux deux angles de l'incision. Au contraire, il arrive souvent que l'inoculation n'a pas lieu lorsque l'on pique superficiellement et horizontalement. Cela arrive pour la seconde et surtout pour la troisième piqûre pratiquée avec la même lancette. La première a enlevé le vaccin de la pointe de l'instrument, qui ne se charge plus, vu la viscosité du liquide et la position de la lancette. Nous préférons donc en général une incision un peu pro-

» Lorsque l'humeur vaccinale est renfermée dans les tubes capillaires, on casse les deux extrémités du tube, on adapte à l'une d'elles un tuyau de paille ou un très petit tube de verre en forme d'entonnoir, et l'on applique l'autre sur une lame de verre; on souffle très doucement dans cette paille, de façon qu'il reste environ 2 ou 3 millimètres de vaccin dans le tube. Cette dernière précaution est indispensable, car si on la négligeait, il pourrait se faire que l'air insufflé altérât le virus et diminuât son efficacité. Lorsque le vaccin est descendu sur la lame de verre, on l'y reprend avec la lancette, et on l'inocule comme dans la vaccination de bras à bras.

» Quand on veut se servir du vaccin conservé dans les tubes proposés par M. Fiard, il suffit de briser la pointe et de réchauffer l'ampoule; le vaccin s'échappe bientôt du tube par le seul effet de la dilatation de l'air; on le reçoit alors sur une plaque de verre, ou sur la lancette elle-même.

» Si le vaccin qu'on doit employer est desséché sur des plaques, on ne doit retirer les verres de la feuille d'étain qui les enveloppe qu'au moment même de s'en servir. On délaye le vaccin avec une très petite goutte d'eau froide ou de salive; on agite quelques minutes la solution avec la pointe de la lancette, jusqu'à ce qu'on n'y rencontre aucune partie solide, aucun grumeau, et que le mélange ait acquis une consistance mucilagineuse; on en charge ensuite la pointe de l'instrument, et l'on procède à l'insertion comme il a été dit plus haut.

» On n'a pas besoin d'appliquer aucun appareil sur le bras des sujets vaccinés; on laisse sécher les petites plaies, et l'on évite seulement ensuite de les mettre en contact avec de la laine ou des chemises d'un tissu grossier, de tenir le bras serré dans un vêtement trop étroit. Il n'est pas non plus nécessaire de faire suivre un régime aux sujets inoculés, de les empêcher de quitter leur lit, ou de prendre l'air au dehors, à moins que la température extérieure ne soit très basse. La vaccine se développe sans qu'on ait besoin de recourir à toutes ces précautions. S'il survient un mouvement fébrile au huitième ou dixième jour, et que l'accès inflammatoire soit trop intense, on diminuera la quantité des aliments et l'on prescrira quelques boissons rafraîchissantes. Dans le cas où les pustules viendraient à s'ulcérer, on emploiera des émollients et les moyens propres à hâter la cicatrice. Mais si l'ulcération a lieu avant le septième jour, il sera prudent de

fonde et faite verticalement. Nous avons vu plusieurs de nos confrères se servir d'un procédé qu'on pourrait appeler la *vaccination par écorchure* : il consiste à faire, au moyen de la lancette, plusieurs légers sillons parallèles en grattant simplement l'épiderme avec la pointe de l'instrument portée perpendiculairement sur la peau. Les pustules qui en résultent sont plus larges que celles produites par tout autre procédé. Ce mode d'inoculation doit être préféré dans les cas où l'on veut éviter un écoulement de sang : dans l'hématophyllie, par exemple.

procéder plus tard à une nouvelle vaccination ; car il y a lieu de craindre que la première ne soit pas préservative. Quant à l'usage des purgatifs après la vaccine, il est plus sage d'y renoncer, à moins d'indications très évidentes ou de complications qui puissent en motiver l'utilité. »

CHAPITRE VI.

SCARLATINE.

La scarlatine est une maladie générale aiguë, spécifique, contagieuse, caractérisée par un exanthème général ou étendu en larges plaques non saillantes, accompagné, le plus souvent, par une angine d'intensité variable.

Plus rare que la rougeole et que la variole, cette maladie est souvent bénigne et guérit par les seules ressources de la nature. Cependant on la voit aussi s'accompagner d'accidents graves, ou se terminer subitement par une complication suraiguë, qui entraîne la mort en peu de jours ou même en peu d'heures.

Aucun des âges de l'enfance n'en est exempt ; on la rencontre chez les filles comme chez les garçons ; elle est primitive ou secondaire, simple ou compliquée, normale ou anomale, et emprunte à ces diverses conditions des caractères particuliers sur lesquels nous devons appeler l'attention (1).

Art. I. — Historique.

Nous répéterons ici ce que nous avons dit dans le chapitre destiné à la variole, savoir, que la scarlatine étant une maladie commune aux divers âges de la vie, il est difficile de faire, dans les livres, la part de ce qui appartient spécialement à l'enfance : aussi nous nous contenterons, après avoir dit quelques mots de la marche de la science et des principales épidémies qui ont sévi en Europe, de citer les ouvrages et les observations des médecins qui se sont plus particulièrement occupés de la scarlatine chez les enfants.

D'après quelques auteurs, on trouverait des descriptions de la scarlatine dans les ouvrages des anciens, tels qu'Hippocrate, Celse,

____

(1) Nous nous sommes servis, pour la composition de ce chapitre, de 87 observations recueillies par nous. Sur ce nombre nous avons 24 scarlatines normales, 40 anomales ; une fois l'éruption ne s'est pas faite, et 22 fois nous ne l'avons pas assez vue pour pouvoir juger son caractère.

Les faits assez nombreux que nous avons eu l'occasion d'observer en ville ont confirmé la plupart des détails contenus dans notre première édition, et nous ont permis d'en ajouter quelques autres.

Cœlius Aurelianus, Ætius, Avicenne, etc. Ceux de nos lecteurs qui tiendraient à approfondir cette question historique trouveront dans l'ouvrage de Jos. Frank et dans celui de M. Noirot (1) les citations des ouvrages des médecins qui ont écrit sur ce sujet. D'après Frank (*loc. cit.*, p. 100), Ingrassias aurait un des premiers décrit la scarlatine d'une manière non équivoque sous le nom de *rossania* (d'après l'expression italienne *rosso*, qui signifie couleur rouge). Il sépare bien nettement la scarlatine de la rougeole, lorsqu'il dit : *Nonnulli morbillos et rossaniam eumdem esse morbum existimarunt : nos ipsi nostrismet oculis diversos eorum affectus esse videmus; morbilli enim racematim venire solent.* Depuis Ingrassias, une foule d'auteurs se sont occupés de la scarlatine ; l'énumération de leurs ouvrages serait aussi fastidieuse qu'inutile. Remarquons toutefois que chez les enfants principalement, la scarlatine n'a pas été décrite sous son véritable nom, mais sous celui d'*angine gangréneuse*. Cependant J. Frank nous paraît aller trop loin en disant que la maladie épidémique qui, au commencement du xviiᵉ siècle, ravagea l'Espagne, l'Italie et la Sicile, et fut décrite par Mercatus, Villaréal, Nunnez, Carnevale, Nola, Zacutus Lusitanus, etc., n'était qu'une scarlatine. Nous avons vu ailleurs (voy. tom. I, pag. 266) que la plupart de ces épidémies appartiennent évidemment à la diphthérite.

. Dans le milieu du xviiᵉ siècle, la scarlatine fut décrite sous le nom de *morbilli ignei maligni, purpura epidemica maligna infantum.* Sydenham le premier donna la relation de l'épidémie qui régna à Londres ; elle fut remarquablement bénigne, tandis que, quelques années plus tard, Morton en décrivait une des plus graves développée dans la même ville.

Depuis lors, on trouve dans la science la description d'un grand nombre d'épidémies qui, pour la plupart, atteignaient simultanément les enfants et les adultes, et quelques-unes exclusivement les enfants. Plusieurs ont offert un haut degré de gravité ; presque toujours la scarlatine était compliquée.

En étudiant la plupart de ces épidémies, on peut voir que les complications les plus fréquentes étaient l'angine légère ou grave, avec ou sans aspect gangréneux, l'anasarque et les symptômes cérébraux ataxiques ou adynamiques. Parmi les épidémies accompagnées d'angine grave, dite gangréneuse, nous citerons celle observée par Huxham à Plymouth (1752), Navier en Champagne (1751), Bruning à Essen (1770), l'épidémie de Gênes en 1784, celle qui régna à la Ciotat en 1791, etc. Le épidémies dans le cours desquelles on a le plus souvent noté l'anasarque sont celles observées en Suède par Rosen (1741-1742), par Navier en Champagne, Zimmerman à Heidelberg (1775), Meza à Copenhague (1787), Robert à Langres (1800), Torrencé en Angleterre

____

(1) Noirot, *Histoire de la scarlatine*, 1847.

(1809). Les symptômes cérébraux prédominèrent dans l'épidémie
qui régna à Céphalonie en 1763, et à Braine (près Soissons) en 1767.
Dans plusieurs, et en particulier dans celle de Céphalonie, il est fait
mention des vers que les enfants rendaient en abondance. Dans une
scarlatine épidémique qui ravagea les comtés septentrionaux de la
vallée de Virginie, les piqûres de sangsues et les vésicatoires se gan-
grenaient; la saignée était désastreuse. La plupart de ces épidémies,
dont nous avons trouvé la relation, soit dans Ozanam, soit dans
d'autres auteurs, ont débuté au printemps ou en été, plus rarement
en automne, presque jamais en hiver.

La lecture de ces différentes descriptions peut être utile pour le médecin qui désire connaître les divers aspects sous lesquels se présente
la scarlatine.

Nous conseillerons à ceux qui désireraient étudier cette fièvre éruptive dans des ouvrages spéciaux à l'enfance, de consulter les traités
sur les maladies du jeune âge, que nous avons cités dans le chapitre
de la variole, quelques monographies insérées dans les recueils qui ont
pour objet les maladies de l'enfance, et un grand nombre de faits particuliers disséminés dans les annales de la science. Au nombre des
traités dont la lecture peut être fructueuse, nous recommandons particulièrement celui de Wendt (1), remarquable par les détails dans
lesquels il est entré au sujet du traitement des formes graves et des
accidents secondaires, et celui de Henke, qui a exposé d'une manière
complète d'après Curie le traitement de la scarlatine par les affusions
froides (2). Fraenkel a ajouté à la traduction de l'ouvrage de MM. Evanson et Maunsel des notes étendues dans lesquelles on trouve reproduites les opinions des auteurs qui, en Allemagne, ont le plus récemment écrit sur la scarlatine (III, Lief, p. 514). On trouvera dans la
collection de Mezler des remarques intéressantes de Heim sur les différences qui existent entre la scarlatine, la roséole et la rougeole (3),
et dans les *Analecten* (4) la relation d'une épidémie de scarlatine
grave qui a régné à Dresde. Le docteur Ammon, qui en a donné une
bonne relation, a observé chez les enfants, principalement au début de
la maladie, de la strangurie. Dans d'autres cas, il a vu les jeunes malades être pris au milieu de leurs jeux de douleurs de tête aiguës, de
coma et de convulsions, et la mort arrivait quelquefois en vingt-quatre
heures, tandis que chez d'autres l'exanthème apparaissait subitement
et sans prodromes. On trouve dans le même recueil un travail considérable du docteur Jahn (5), dans lequel sont soulevées un grand

(1) *Loc. cit.*, p. 240.
(2) *Loc. cit.* t. II, p. 336.
(2) VIII Bd. S. 103. Extrait de *Hufeland's Journ.*, 1812.
(4) XI Heft. S. 42. Extrait de *Clarus et Radius, wöchentliche Beiträge*, etc.,
Ad. III. n° 17-1.
(5) *Beiträge zur Erforschung der noch immer problematischen Krankheit, die*

nombre de questions importantes. L'éruption scarlatineuse est en particulier étudiée avec soin. L'auteur insiste sur le balancement qui existe entre l'éruption qui se fait à la peau et celle qu'on observe sur les autres membranes, etc.

Parmi les mémoires ou observations qui ont pour objet quelques parties de l'histoire de la scarlatine chez les enfants, nous signalerons, 1° *sur la prophylaxie*, des recherches de M. Miquel d'Amboise, qui a inoculé à plusieurs enfants le fluide obtenu en piquant une plaque de scarlatine. Au bout de deux à trois jours, il a constamment vu se développer un cercle rouge autour des piqûres qui disparaissait le cinquième jour (1). Nous citerons à l'article *Traitement* les noms des médecins qui ont surtout préconisé l'usage de la belladone.

2° *Sur la scarlatine sans exanthème.* — On a publié depuis plus d'un siècle un grand nombre de faits concluants (2).

3° *Sur l'angine diphthéritique et la scarlatine.* — Des faits et des remarques du plus haut intérêt sur les rapports et les différences qui existent entre la scarlatine et l'angine diphthéritique, ont été publiés par MM. Bretonneau (3) et Trousseau (4). On doit au premier de ces médécins des propositions intéressantes sur la scarlatine; il affirme que la tuméfaction généralement attribuée aux parotides a son siége dans les ganglions lymphatiques qui correspondent au pharynx (5).

On trouve dans la science quelques mémoires et des faits nombreux sur les différentes complications de la scarlatine. Tels sont :

Une observation de scarlatine ataxo-adynamique avec décomposition du sang (6); une scarlatine chez un enfant de dix ans, compliquée de parotides et d'inflammation articulaire (7) ; chez un garçon de quinze ans, l'éruption est compliquée de coryza pseudo-membraneux (8); chez un enfant de trois ans, des convulsions et un état comateux sont suivis de l'éruption, qui survient seulement le jour de la mort (9); chez des enfants de huit à neuf ans, des observations

---

wir Scharlach Krankheit nennen, von Dr. F. JAHN *zu Meinengen* (dans *Hufeland's Journal*, 1829).

(1) *Journal des conn. méd.-chir.*, 1834, p. 201.

(2) Joseph Frank énumère la plupart des auteurs qui ont observé la scarlatine sans exanthème, tels que Hengstroem Johnston, De Meza, Withering, Vogel, Clarke, Schæffer. Dans ces derniers temps, des observations intéressantes ont été publiées sur ce sujet par le docteur Trousseau, *Archiv.*, t. XXI, 1ʳᵉ série; Taupin, *Diss. inaug.*; Romain Gérardin, *Journ. des conn. méd.-chir.*, mars 1840.

(3) *Archiv. de méd.*, t. XIII, p. 29.

(4) *Ibid.*, t. XXI, p. 541.

(5) *Jourdal des conn. méd.-chir.*, 1833, p. 267.

(6) *Journ. hebd.*, 1829, t. V, p. 86, par Weber.

(7) *Bull. Soc. méd. d'émul.*, mai 1816.

(8) *Journ. gén. des hôp.*, p. 313, 1ʳᵉ ann., 1828.

(9) *Journal de Boyer, Corvisart et Leroux*, 1812, t. XXIII, p. 323.

d'anasarque guérie (1); chez un enfant de huit ans et demi, une récidive d'anasarque après guérison (2); chez un enfant de douze ans, anasarque suite de scarlatine ; chez un autre, anasarque et œdème de la glotte (3). On trouve aussi des observations sur l'œdème accompagné de néphrite et de rétention d'urine (4); sur la rétention d'urine suivie de mort subite, sans anasarque (5); sur la fièvre typhoïde compliquée de scarlatine (6); sur la scarlatine irrégulière (7); sur l'hydropéricarde suraiguë qui entraîna la mort en quatorze heures (8); sur le purpura (9).

Des observations ou des indications intéressantes sur le traitement de la scarlatine des enfants par les lotions ou les affusions froides ont été publiées par le docteur Fothergill (10); par le docteur Nasse (11), qui les a employées avec succès chez quinze enfants dans les cas où la peau était sèche, la chaleur continue et sans frisson ; et par le docteur Caron d'Annecy (12), qui réussit à guérir un garçon de treize ans atteint d'une scarlatine ataxique très grave. On trouve dans la science plusieurs faits sur le traitement avantageux des accidents cérébraux de la scarlatine par les émissions sanguines abondantes (13), et d'autres observations sur les inconvénients de la saignée. Ainsi, chez un enfant de onze ans, atteint d'une scarlatine maligne angineuse, la saignée échoua : l'enfant demanda instamment des boissons froides ; on lui permit d'en prendre, et dans l'espace de quelques heures le pouls tomba de 140 à 120; la guérison fut rapide (14). Une fille de six ans traitée pendant les prodromes par les émissions sanguines, le nitre et le calomel, était mieux au bout de six jours ; puis l'exanthème reparut sur tout le corps; on pratiqua de nouvelles émissions sanguines, et l'enfant mourut (15). On a signalé aussi les avantages du sous-carbonate d'ammoniaque dans la forme typhoïde (16).

Nous avons pour notre première édition mis à profit la plupart des

<hr>

(1) *Ibid.*, janvier 1811.

(2) *Ibid.*, 1812, t. XXIII, p. 223.

(3) *Lancette*, 1835, p. 521. — *Ib.*, 1834, p. 102.

(4) *Revue méd.*, novembre 1837. (Extrait du *Journal für practische Heilkunde.*)

(5) Siebert, cité dans *Fleich*, t. II, p. 257.

(6) Constant, *Gaz. méd.*, 1833, p. 765.— Le même, *Lancette*, 1837, p. 71.

(7) Le même, *Gazette méd.*, 1835, p. 808.

(8) Hauff et Silvester, cité par Fraenkel. *Loc. cit.*, p. 519.

(9) J. Frank, *loc. cit.* p. 125.

(10) *Med. and phys. journ.*, déc. 1814.

(11) *Journ. Huf.*, août 1811.

(12) *Rec. périod. Soc. méd. de Paris*, 1816, t. LVIII.

(13) *American med. and surg. journ.*, juillet 1831. — Marshall - Hall, *loc. cit.*, etc. (Voy. *Complications.*)

(14) *American journal*, etc., dans *Revue méd.*, 1833, t. III, p. 454.

(15) *Journ. Huf.*, dans *Revue méd.*, 1830, t. II, p. 116.

(16) Stæber, *Clin. des mal. des enfants de Strasbourg*, p. 21.

travaux que nous venons de citer, et utilisé un grand nombre de faits que nous avions recueillis à l'hôpital. Notre travail a été reproduit en grande partie dans une excellente monographie publiée par M. Noirot. Cet ouvrage doit être entre les mains de tous ceux qui désirent connaître à fond l'histoire de la scarlatine, car il n'est pas un des points de la monographie de cet exanthème qui n'ait été étudié et apprécié par ce médecin distingué. Nous aurons à plus d'une reprise l'occasion de citer les consciencieuses recherches de M. Noirot, dans lesquelles un savoir profond est allié à l'esprit critique le plus judicieux.

Art. II. — Division. — Tableau. — Marche. — Durée.

Les auteurs ont décrit un grand nombre de variétés de scarlatine : Cappel en admettait jusqu'à vingt-six. La division adoptée par les dermatologistes anglais et français est la moins compliquée. Ils reconnaissent quatre espèces de scarlatine : 1° simple ; 2° angineuse ; 3° maligne ; 4° sans exanthème. M. Noirot (1) a fondé ses divisions, 1° sur le caractère des symptômes généraux (*scarlatine simple, inflammatoire, nerveuse, putride*) ; 2° sur l'existence d'une complication importante (*angineuse, gastrique*) ; 3° sur l'étendue, la disposition ou l'absence de l'exanthème (*tachetée, confluente, générale, partielle, sans exanthème*) ; 4° sur la forme anatomique de l'éruption (*miliaire, bulleuse, papuleuse*) ; 5° enfin, il a rangé dans un dernier groupe les variétés qui ne rentrent pas dans les classes précédentes (*puerpérale, locale*, etc.).

Tout en reconnaissant l'utilité de ces divisions, nous ne les adopterons pas, et nous plaçant à un autre point de vue, nous ne décrirons que deux variétés : la scarlatine normale et anomale, en renvoyant au chapitre *Complications* pour tous les détails complémentaires.

I. *Scarlatine normale.* — L'enfant est pris brusquement au milieu de la bonne santé d'une fièvre en général violente accompagnée ou non de vomissements bilieux et de céphalalgie ; bientôt il s'y joint un mal de gorge plus ou moins intense, de la perte d'appétit, de la soif, quelquefois du délire, de l'assoupissement, très rarement des convulsions.

Au bout de quelques heures, d'un jour, ou deux ou plus, on voit paraître sur la figure ou dans les plis du cou de petites taches rosées, inégales, irrégulières, déchiquetées non saillantes, disparaissant par la pression ; ces taches, qui laissent d'abord entre elles des intervalles de peau saine, se réunissent promptement et s'étendent à toute la surface du corps formant de larges plaques d'un rouge vif, marquées d'une multitude de points très petits d'une couleur rouge plus foncée, qui tranchent par leur coloration plus vive sur le reste de la peau, dont la teinte est rosée. Pendant ce temps les autres symptômes persis-

____

(1) Noirot, *Histoire de la scarlatine*, p. 124.

tent avec toute leur intensité ; la peau est brûlante, sèche rugueuse ;
le pouls fort, plein, vibrant, rapide ; la face est vivement colorée ;
l'œil est vif, animé, souvent injecté, quelquefois larmoyant ; les narines sont enchifrenées, la gorge est douloureuse, la déglutition difficile,
les deux amygdales rouges, grosses ; les ganglions maxillaires
légèrement tuméfiés ; la langue est humide, couverte d'un enduit
blanc ou jaune plus ou moins épais, sa pointe et ses bords sont d'un
rouge vif.

La respiration est régulière, non accélérée, normale ; l'auscultation
ne fournit que des renseignements négatifs ; le ventre est souple,
indolent, peu développé ; l'appétit est perdu, la soif vive, les selles
normales, ou bien il existe un peu de dévoiement ou une légère
constipation.

L'enfant, dont le décubitus est indifférent, est tranquille dans son
lit ; quelquefois il se plaint de la tête, son sommeil est agité, ou bien
il a pendant la nuit un délire un peu intense.

Pendant ce temps l'éruption, qui n'est arrivée qu'à son second jour,
croît encore en intensité ; les taches se confondent en une rougeur
générale, encore pointillée, mais d'une couleur plus vive et comme
framboisée. Rien n'est plus vrai que cette expression d'Huxham, qui
disait que les malades semblaient avoir été *barbouillés avec du jus de
framboises*. La rougeur est en général un peu plus intense, mais en
même temps plus violette et plus foncée aux plis des articulations,
à la face interne des cuisses, et souvent sur la figure et la face dorsale
des mains. Si l'enfant pousse des cris, ces efforts peuvent augmenter
momentanément l'intensité de la coloration, qui est aussi rendue plus
vive par une brusque exposition à l'air. Il se fait aussi une sorte
de turgescence de tout le tissu sous-cutané ; la face et les membres
sont généralement tuméfiés, et l'enfant y ressent une légère douleur,
ou plutôt une sorte de prurit.

A la même époque les autres symptômes croissent ou restent stationnaires ; la langue se dépouille assez souvent de son enduit blanc,
épais ; elle est alors rouge, papillaire, lisse. L'urine augmente
d'intensité ; les amygdales plus gonflées se couvrent de petites taches
blanches ou de fausses membranes molles, minces, pultacées. La
fièvre persiste quelquefois, tandis que le plus ordinairement elle diminue un peu, aussi bien que la soif.

L'éruption marche ainsi jusqu'à son troisième ou quatrième jour,
puis elle pâlit, tout en prenant une teinte plus terne, et disparaît peu
à peu ; en sorte qu'en deux, trois ou quatre autres jours elle n'existe
plus sur aucune partie du corps : sa durée totale est donc de six à
huit jours.

Alors les symptômes généraux diminuent progressivement ou subitement ; le pouls continue à baisser ou tombe tout à coup ; la chaleur
est peu marquée, la gorge est moins douloureuse, les petites fausses

membranes sont rejetées ou résorbées, et la maladie tend vers une guérison rapide.

A ce moment, la desquamation, dont nous indiquerons bientôt les caractères, commence par la face et le col pour gagner bientôt les autres parties du corps. Elle dure pendant huit, dix, quinze, vingt jours, et plus même ; pendant ce temps l'enfant se rétablit complétement : il reprend de l'appétit ; ses fonctions digestives et respiratoires se font avec régularité ; seulement il reste de la rudesse de la peau jusqu'à la terminaison complète de la desquamation,

Telle est la marche simple et normale de la scarlatine, qui peut subir de nombreuses modifications sous l'influence, soit de maladies antérieures, soit de complications subséquentes, soit même sans cause apparente.

II. *Scarlatine anomale.* — Dans une première variété l'anomalie se manifeste par une marche incomplète, et d'apparence beaucoup plus bénigne que la scarlatine normale.

Dans cette forme les prodromes sont peu intenses et plus courts ; à peine existe-t-il un peu de fièvre et de perte d'appétit ; puis peu d'heures après ou le lendemain on trouve partiellement disséminée, ou généralement étendue, une rougeur légère pointillée, de couleur rosée claire, sans gonflement aucun : le visage reste naturel et nullement animé : la peau est peu chaude, le pouls à peine élevé ; la douleur de gorge est nulle ou à peu près ; les amygdales et le voile du palais ne sont pas tuméfiés et à peine rouges. Après un, deux ou trois jours de cette éruption bénigne, on retrouve encore un peu de rougeur qui disparaît bientôt ; la fièvre a complétement cessé ; les fonctions, à peine dérangées, sont rentrées dans leur exercice normal, et au bout de cinq à six jours l'enfant paraît complétement guéri.

En affaiblissant les teintes de ce tableau déjà bien pâle, on arrive, par gradation insensible, à la scarlatine sans prodromes, puis à la scarlatine avec prodromes, mais sans exanthème ; et enfin à la scarlatine sans prodromes et sans exanthème, sorte d'empoisonnement mystérieux dont on serait tenté de révoquer en doute la réalité si les funestes résultats qui en sont la conséquence ne venaient pas l'affirmer d'une manière positive,

La scarlatine pâle se développe chez des enfants déjà anémiques et détériorés par des maladies antérieures, et en particulier par des catarrhes intestinaux, et alors elle aggrave l'état fâcheux du malade, en ajoutant une nouvelle affection à une plus ancienne : mais aussi dans ce cas elle est moins sujette à se compliquer d'accidents graves et instantanés. Ce ne sont pas seulement les enfants cachectiques qui sont sujets à cette variété qu'on pourrait appeler la scarlatine *par défaut*, on peut l'observer dans le cours des épidémies chez les enfants les mieux portants au début.

D'un autre côté la marche de la scarlatine peut devenir anomale par un excès contraire, c'est-à-dire par une exagération des symptômes généraux, l'éruption elle-même n'étant que peu irrégulière. Cette forme est accompagnée, en général, d'accidents cérébraux graves que nous étudierons plus tard (*scarlatine ataxique* des auteurs).

Dans une autre variété, les symptômes généraux, aussi bien que l'éruption sont exagérés (*forme inflammatoire et typhoïde* des auteurs); la fièvre vive dans le début s'accompagne de céphalalgie, de douleur de gorge, quelquefois de délire ; les prodromes se prolongent jusqu'au second, au troisième ou même au quatrième jour. Alors l'éruption apparaît intense et s'étend rapidement; sa couleur est foncée; elle prend bientôt une teinte violette et se prolonge longtemps, souvent jusqu'à la mort. Dans ce cas la fièvre est violente, l'appétit nul, la soif ardente, la pharyngite souvent intense, ou les symptômes cérébraux sont graves. Sans nous arrêter à tous les phénomènes qui résultent des complications, nous dirons que souvent alors la figure de l'enfant exprime la souffrance, l'anxiété ou l'abattement; que les paupières sont cernées, les conjonctives légèrement injectées, les narines sèches, pulvérulentes, le trait naso-labial très prononcé; le pourtour du nez et des lèvres pâle, les lèvres grosses, saignantes, croûteuses; les gencives tuméfiées et couvertes de plaques blanches, les dents sèches et fuligineuses, la langue rouge et brunâtre, collante ou même sèche, grillée, fendillée. En un mot l'aspect typhoïde est des plus prononcés.

Cette apparence est souvent complétée par un peu de ballonnement du ventre et de douleur abdominale, par le développement du foie ou de la rate, par un dévoiement plus ou moins abondant, par un délire tranquille.

Cette analogie de la scarlatine et de la fièvre typhoïde, ou plutôt cette scarlatine typhoïde est assez fréquente, bien qu'elle ne se présente pas toujours avec des caractères aussi complets que ceux que nous venons d'énumérer. Toujours grave, elle détermine le plus souvent la mort dans un assez court espace de temps.

Lorsque la scarlatine est épidémique, elle peut revêtir une forme plus grave que celle que nous venons de décrire (*forme putride* des auteurs). Nous transcrivons, pour exemple, la description donnée par Withering (1) :

Chez les jeunes sujets, le délire survenait quelques heures après la première apparition du mal ; la peau était brûlante ; l'éruption de scarlatine avait lieu le premier ou le second jour, et généralement la mort survenait durant le troisième. Pour d'autres qui échappaient à cette terminaison rapide, on voyait la teinte scarlatineuse des téguments passer au brun ; alors il était permis de concevoir quelques espérances. Cependant le pouls était encore faible et vite, la peau sèche et rude, a cavité buccale comme brûlée, rôtie, les lèvres fen-

____

(1) *Account on the scarlet fever and sore throat*, dans *Compendium*, t. I. p. 138.

dillées et noirâtres, la langue dure, desséchée et d'un brun foncé, les yeux languissants et enfoncés. Les malades présentaient en outre une grande aversion pour toute espèce d'alimentation. Ils se livraient avec la plus grande difficulté au moindre mouvement, et semblaient fortement prostrés. Semblable état persistait pendant plusieurs jours sans qu'aucune circonstance parût y apporter du soulagement. Enfin une matière jaunâtre, de couleur d'ambre, fluide, s'écoulait en grande quantité des narines ou des oreilles, ou de ces différentes ouvertures à la fois ; ce flux continuait ainsi durant quelques jours. Quelquefois le liquide rejeté présentait une grande analogie avec le pus combiné au mucus. L'écoulement diminuait quand le malade revenait à la santé : mais généralement les malheureux observés par le docteur Withering tombaient en langueur, et, après un mois ou six semaines de souffrances à dater des premiers accidents, ils succombaient à un profond affaiblissement.

En résumé donc, la scarlatine normale et simple suit une marche régulière.

Ses anomalies sont :

1° Une diminution de tous les symptômes, et cette scarlatine incomplète est ordinairement bénigne.

2° L'éruption est incomplète et d'apparence bénigne, tandis que les symptômes concomitants sont graves et ont une marche tout à fait anormale.

3° L'exanthème et les symptômes concomitants sont graves, et souvent alors la scarlatine revêt la forme typhoïde.

Le tableau que nous venons de tracer de la marche normale ou anormale de la scarlatine résulte de faits qui nous appartiennent. Mais on trouve dans la science des relations d'épidémies scarlatineuses dans lesquelles la marche de l'exanthème et des symptômes concomitants diffère, à quelques égards, de ce que nous avons obseévé. Cette différence doit être attribuée, d'une part au génie particulier de chaque épidémie, d'autre part au petit nombre des malades que nous avons été à même de voir. Toutefois, comme les relations les plus importantes qui se trouvent dans la science ont rapport plutôt à l'angine scarlatineuse qu'à la marche normale de la maladie, nous en dirons quelques mots dans l'article destiné aux complications.

Art. III. — Prodromes.

I. *Scarlatine normale* — La *fièvre prodromique* de la scarlatine normale offre, dans la grande majorité des cas, des caractères sur lesquels nous devons insister, savoir : 1° l'instantanéité de son apparition ; 2° son intensité à une époque très rapprochée du début ; 3° sa continuité. Son type est au plus haut degré celui de la fièvre inflammatoire cantinue, et elle diffère grandement de la fièvre prodromique de la rougeole qui a le type rémittent catarrhal. Nous ne connaissons dans l'enfance qu'une maladie, la fièvre éphémère, dont le mouvement fébrile se rapproche de celui de la scarlatine par les caractères sus-indiqués.

Cependant il faut aussi en rapprocher quelques cas de fièvre typhoïde grave.

Comme dans tous les exanthèmes, la fièvre marque presque toujours le début : quelquefois elle s'annonce par des frissons ou du froid; mais c'est le cas le plus rare, et une fièvre caractérisée par l'accélération du pouls et la chaleur est le premier symptôme observé. Elle persiste pendant toute la durée des prodromes.

Quatre fois seulement nous l'avons vue manquer entièrement, soit que la maladie ait débuté par d'autres phénomènes, soit que la fièvre ne se soit déclarée qu'avec l'éruption et après des prodromes d'une autre nature.

Le mouvement fébrile s'accompagne quelquefois, mais assez rarement, de céphalagie frontale autant du moins que l'âge des enfants permet de s'en assurer.

Tous les autres symptômes que l'on peut constater dans les prodromes de la scarlatine normale sont peu nombreux.

Un des plus fréquents est une douleur de gorge assez vive avec rougeur peu intense, qui précède l'éruption cutanée. Nous ne voudrions pas assurer, cependant, que cette rougeur existât toujours à cette période de la maladie; nous n'avons pu, en effet, la constater que dans un petit nombre de cas, à cause de l'époque tardive à laquelle les enfants sont entrés à l'hôpital.

A part la douleur de gorge, les voies digestives ne sont que très rarement affectées pendant les prodromes ; quelquefois des vomissements bilieux ou alimentaires ont lieu, soit le jour même du début, soit plutôt le lendemain. Nous les avons constatés comme premiers symptômes un très petit nombre de fois; ils sont peu abondants et peu répétés.

Une seule fois nous avons noté du dévoiement le jour du début, et une autre fois le lendemain. Dans ces deux cas il était peu abondant. Tout le monde comprend que nous ne faisons pas rentrer dans ce nombre les enfants qui avaient une diarrhée antérieure aux prodromes de la scarlatine. Très rarement il existe de la constipation ou des douleurs de ventre peu intenses et générales.

L'*appétit* est perdu, la *soif* est vive, et ces symptômes persistent pendant toute la durée des prodromes.

En outre nous avons constaté quelquefois de la tristesse, du changement de caractère, de l'accablement, de l'agitation et du délire, de la congestion de la face ou quelquefois de la pâleur ; rarement de l'injection des yeux. Nous ne devons pas oublier de noter l'absence de la toux ; en effet, ce phénomène, très rare dans les prodromes de la scarlatine, très fréquent dans ceux de la rougeole, servira d'indication pour présumer l'imminence de l'une de ces maladies plutôt que de l'autre.

Tous ces symptômes, notés dès le premier jour, ont persisté le second, lorsque l'éruption n'est pas venue les accroître ou les faire disparaître.

Les symptômes précurseurs de la scarlatine forment assez rarement un ensemble qui puisse indiquer, avec quelque certitude, quelle sera la nature de la maladie qui va se développer. Nous reviendrons sur ce sujet en parlant du diagnostic; pour le moment, nous nous contenterons de noter que les prodromes ont rarement une longue durée : après un jour ou deux au plus ils sont accompagnés de l'éruption, dont la nature ne laisse plus que peu de doute ; rarement aucun symptôme n'est le prélude de l'exanthème ; assez souvent on ne peut constater que douze, dix-huit ou vingt-quatre heures de prodromes ; nous n'avons jamais vu l'éruption normale de la scarlatine se faire attendre plus de deux jours.

La durée des prodromes et leur nature ne nous ont pas paru modifiées par les circonstances au milieu desquelles s'est développée la scarlatine normale. Pendant la bonne santé, comme pendant le cours d'une autre maladie, simple ou compliquée, l'éruption normale de la scarlatine est précédée des symptômes que nous avons énumérés ; ils apparaissent dans l'ordre que nous avons indiqué ; c'est du moins ce qui résulte de nos observations.

II. *Scarlatine anomale.* — Dans cette forme, les prodromes diffèrent peu des précédents ; toutefois nous avons noté que la fièvre ne se montre pas aussi souvent dès le premier jour. Alors elle ne débute que le second, ou manque tout à fait, malgré l'existence de prodromes d'autre nature.

Le dévoiement, au contraire, est plus fréquent, tandis que tous les autres symptômes abdominaux ne présentent qu'une médiocre différence. Ainsi nous avons vu la scarlatine anomale s'annoncer par de la fièvre et de l'anorexie, de la soif et du dévoiement. D'après quelques faits observés en ville, nous croyons qu'il y a lieu de redouter une scarlatine anomale grave quand les prodromes sont caractérisés par une fièvre violente rapidement suivie de grande anxiété ou de délire et accompagnée de vomissements et de dévoiement.

Ailleurs, au contraire, la fièvre a été le seul symptôme réel qui précédât l'exanthème, tandis que quelques autres enfants nous ont présenté de la douleur de ventre, avec ou sans dévoiement.

La différence qui existe dans les prodromes des scarlatines normale et anomale se trouve plutôt dans leur durée que dans leur nature. En effet, il est rare que ces symptômes ne durent qu'un jour, et presque toujours c'est entre le second et le troisième qu'apparaît la scarlatine anomale, c'est-à-dire un jour plus tard que la scarlatine légitime.

Il faut en excepter toutefois les scarlatines terminales, qui ne s'annoncent par aucun symptôme appréciable, et celles dont les prodromes se confondent avec les symptômes généraux d'une maladie antérieure. Il en résulte que les prodromes de la scarlatine anomale sont tantôt plus courts, tantôt plus longs, et rarement de même durée que ceux de la scarlatine normale (1).

Art. IV. — Description de l'éruption.

I. *Scarlatine normale.* — La scarlatine est caractérisée à l'extérieur par une éruption de plaques rouges, larges, non saillantes, tendant à s'unir par leurs bords et à envahir ainsi toute la surface du corps. Cette phlegmasie ne suppure jamais : elle se termine toujours par résolution.

La couleur de ces taches a un aspect tout particulier et qui caractérise assez bien la scarlatine : elle n'est pas uniforme, et l'on peut facilement s'assurer qu'elle se compose d'un fond rose vif sur lequel est semée une multitude de très petits points d'un rouge foncé, qui donnent à toute l'éruption un aspect pointillé remarquable. Ces deux sortes de rougeurs n'ont pas toujours la même intensité relative ; si les petits points foncés manquent ou sont peu nombreux, l'éruption, quoique vive, est plus claire et moins chaude de ton ; dominent-ils au contraire, l'éruption est plus foncée et prend une teinte rouge framboisée des plus intenses.

La dimension des taches est beaucoup moins appréciable dans la scarlatine que dans la rougeole ; leurs bords sont moins distincts ; l'intervalle de peau qui les sépare a presque toujours une teinte rosée qui se développe si rapidement, qu'il est rare de pouvoir constater l'isolement des taches : elles sont arrondies, de dimension variable ; leurs bords sont inégaux et dentelés ; jamais elles ne prennent par leur réunion la forme d'un demi-cercle. Elles représentent toujours des plaques de largeur très variable, pouvant avoir plusieurs centimètres de diamètre, tendant sans cesse à s'étendre et à s'unir aux voisines, et précédées par une coloration rosée de la peau environnante.

Jamais ces plaques ne tranchent sur la peau que par une saillie ; l'œil n'en voit aucune, et le doigt promené à la surface, ne perçoit pas

(1)   DURÉE DES PRODROMES DE LA SCARLATINE.

	Normale.	Anormale.	Esp. d'érupt. ignorée.
Pas de prodromes. . . .	1	7	1
Moins d'un jour.	5	4	1
1 jour	9	2	2
2 jours	2	9	4
3 jours	0	4	1
Durée ignorée.	7	12	13
	24	38	22

En outre, deux malades dont la scarlatine était de nature ignorée ou anomale nous ont offert des prodromes de huit jours de durée et un autre de onze jours. Nous parlerons ailleurs de ces faits exceptionnels.

d'inégalités ; mais, sous la pression, la couleur disparaît et reparaît immédiatement après (1).

L'éruption se fait sur toutes les parties du corps ; aucune n'en est exempte ; on en trouve des traces sur le visage, la poitrine, l'abdomen, le dos et les membres. En général, plus intense à la figure que partout ailleurs, elle y forme des taches tout à la fois très vives et d'une couleur foncée, beaucoup plus uniformes que sur le reste du corps, allant quelquefois jusqu'au développement des petites veinules. Cette coloration régulière sur les joues, et parfois nulle ou peu vive sur le pourtour des lèvres, en imposerait assez facilement pour l'injection factice donnée à la face par une fièvre intense, si l'éruption plus générale ne suffisait pas pour empêcher l'erreur.

Sur le cou, le thorax et les membres, l'éruption est telle que nous l'avons indiquée. Il arrive cependant assez souvent que la couleur est plus vive sur l'abdomen et les cuisses que partout ailleurs : lorsqu'une portion de la peau est ainsi envahie de préférence, les autres présentent souvent une éruption pâle et rosée. A la partie postérieure du tronc, l'exanthème prend une couleur foncée plus terne : le pointillé y est parfaitement marqué, la couleur générale de la peau n'est plus rose vif, mais violette.

Dans sa marche, l'éruption change de physionomie. La rougeur, devenue également intense partout, ou plus vive dans un point que dans l'autre, ne présente plus l'aspect de taches, mais conserve toujours son pointillé ; sa couleur devient plus foncée, plus violette ; mais elle disparaît encore par la pression, soit en totalité, soit en partie ; plus tard enfin le pointillé disparaît ; l'éruption pâlit peu à peu, passe du violet à un rose terne et s'efface insensiblement, ne laissant après elle aucune couleur anormale de la peau ; mais celle-ci reste rugueuse, sèche ; elle a perdu une partie de sa souplesse.

Dans quelques cas l'éruption conserve sa teinte violette jusqu'à la mort, malgré la desquamation commençante.

L'éruption scarlatineuse, outre les caractères que nous venons de lui assigner, suit une marche particulière qui complète son ensemble.

La scarlatine normale débute d'habitude par la face, quelquefois elle semble envahir d'emblée tout le tronc. La peau est marbrée de taches vives, pointillées, irrégulières ; dans les intervalles qui les séparent elle est rosée ; bien rarement elle reste saine.

(1) D'après Heim, cette réapparition de la rougeur aurait lieu de la périphérie au centre. Suivant Jahn, avant que les taches de scarlatine soient répandues sur la surface du corps, on aperçoit à la loupe de petits points isolés de couleur de chair de la dimension d'une pointe d'aiguille. Ils apparaissent d'abord sur le visage pour s'étendre bientôt sur les autres parties du corps ; on ne peut les reconnaître par le toucher. D'après la quantité de ces petites taches élémentaires, on peut prévoir si l'éruption sera rare ou abondante. D'après Bicker, ces petits points rouges auraient, au microscope, une apparence vésiculeuse.

Ainsi développée, l'éruption s'étend avec rapidité ; elle a bientôt envahi tout le tronc et les membres ; elle croît en étendue et en intensité pendant trois jours, et alors elle est à son maximum, à sa période d'état ; quelquefois elle y arrive dès son second jour ; d'autres fois et plus souvent, seulement au quatrième.

La scarlatine met donc à se développer plus de temps que la rougeole ; et aussi, arrivée à son maximum, elle y persiste plus longtemps, c'est-à-dire vingt-quatre heures ou même quarante-huit.

Alors elle entre dans sa période de décroissance qui s'annonce par une diminution graduelle dans l'intensité de la couleur ; elle prend une teinte d'un rouge terne d'abord, assez foncé, qui pâlit peu à peu, devient rose et s'efface complétement. D'habitude, le sixième jour, il n'en reste plus de traces ; cependant nous avons vu l'éruption ne rester que cinq jours, ou bien s'étendre jusqu'au septième, huitième et même dixième ; mais jamais la rougeur scarlatineuse n'a persisté au-delà de ce terme.

La desquamation se présente sous différents aspects qu'il est important de connaître, ne fût-ce que dans le but de s'assurer si une éruption qu'on n'a pas sous les yeux a été réellement une scarlatine.

Quelquefois on voit l'épiderme se soulever en une petite élevure arrondie, non acuminée, ayant d'abord le volume d'une pointe d'épingle ; l'épiderme qui la forme est sec, d'un blanc opaque ; et si on le déchire, il ne s'écoule aucun liquide ; au-dessous une nouvel épiderme s'est formé ; ces petites élevures croissant en volume, prennent bientôt la dimension d'un sudamina ; mais elles en diffèrent toujours par l'absence de liquide, par la flaccidité de l'épiderme, par sa sécheresse et son opalinité.

Arrivée à ce point, quelquefois même avant, la saillie se rompt à son centre, et il ne reste plus qu'un cercle épidermique qui va en s'agrandissant par le décollement successif de la membrane, jusqu'à ce qu'il se joigne aux cercles voisins et se confonde avec eux. Alors il en résulte que la surface de la peau présente une multitude d'ilots irréguliers, formés par des portions d'épiderme en partie détachées sur leurs bords, d'étendue variable ; sortes d'écailles ou de squames minces, légères, sèches et opalines, qui bientôt se détachent complétement et tombent à des époques variables.

Chez quelques enfants, les soulèvements d'épiderme conservent, sans crever, leur apparence du sudamina flétris ; le décollement épidermique n'en continue pas moins, s'étend de proche en proche, conservant son même aspect ; en sorte que la réunion des pseudo-sudamina forme une surface plus ou moins vaste sur laquelle l'épiderme inégalement soulevé, maintenu par places, toujours opalin et sec, donne à la peau une apparence toute spéciale ; on dirait en l'examinant à quelque distance, que des plaques de moisissure se sont déposées à sa surface. Tôt ou tard cependant l'épiderme soulevé se rompt, et, dans ce dernier cas, il tombe en écailles bien plus larges, en lambeaux étendus, irréguliers, minces et secs.

On comprend du reste que la chute de l'épiderme doit présenter quelques différences, suivant l'épaisseur de cette membrane dans les diverses régions du corps. La desquamation se fait telle que nous venons de la décrire, surtout au cou, à la poitrine, à l'abdomen, sur quelques parties des membres. Mais il est rare d'observer à la face des soulèvements épidermiques pointillés ou pseudo-sudamina ; la première desquamation qu'on y observe est la chute d'écailles plus ou moins petites, rarement, jamais peut-être, de larges lambeaux : sur les extrémités des membres et là où l'épiderme est épais, ces petits soulèvements, qui supposent la minceur et la souplesse de la membrane décollée, ne peuvent se former ; cependant l'épiderme se détache en conservant sa forme et son apparence, seulement il blanchit, il semble s'épaissir, puis il se fend par places et tombe en larges lambeaux, que les enfants enlèvent eux-mêmes d'une seule pièce, formant ainsi quelquefois une enveloppe générale à un doigt, une main, à un pied tout entier. Nous n'avons jamais vu les poils et les ongles tomber avec l'épiderme, comme Withering et Navier disent l'avoir observé (*J. Frank*, tom. II, p. 112).

Enfin, dans quelques cas assez rares, surtout dans la scarlatine normale, nous avons vu l'épiderme s'enlever en petites écailles furfuracées plus ou moins abondantes et semblables à celles de la rougeole.

Il existe un rapport assez marqué entre la vivacité de l'éruption et l'abondance de la desquamation ; nous avons cru quelquefois aussi trouver un rapport entre la forme des deux phénomènes : ainsi à l'éruption avec pointillé succéderait la desquamation par pointillé petit et se détachant avant de former des écailles considérables ; à l'éruption qui se distingue par l'absence de pointillé et la forme érysipélateuse succéderait la desquamation en larges plaques. Mais ces remarques ont présenté un assez grand nombre d'exceptions pour qu'il nous paraisse plus rationnel de considérer la forme de la desquamation comme étant sous la dépendance de différences d'épaisseur de l'épiderme dans les diverses régions du corps.

Quoi qu'il en soit, il nous a semblé qu'une desquamation générale abondante était favorable en ce sens qu'elle empêchait le développement de l'anasarque. Du moins dans quelques-uns des cas où nous avons observé cette complication, la chute de l'épiderme avait été peu abondante.

La rudesse et la sécheresse de la peau persistent en général pendant tout le temps de la desquamation.

La chute de l'épiderme, qui est constante dans la scarlatine normale, paraît à des époques très diverses ; cependant nous ne l'avons pas vue se montrer pendant la période de croissance ; très rarement elle débute pendant la période d'état, ordinairement pendant la décroissance au sixième jour de l'éruption, rarement plus tôt ou plus tard. Elle commence par la figure, par le cou, moins fréquemment par l'abdomen et les membres, puis elle s'étend peu à peu et devient générale. Sa durée est très variable, mais ordinairement longue ; nous l'avons quelquefois constatée pendant dix à douze jours, et d'autres fois pendant vingt, trente et plus.

Nous citons ici un passage du mémoire de Vieusseux dans lequel cet habile praticien a déterminé les causes des différences que présente la desquamation dans son apparition, sa durée et son abondance.

« *Le commencement de la desquamation* paraît dépendre de la violence de la maladie et de l'abondance de l'éruption, car si la fièvre est très forte, l'éruption promte et fort abondante, la desquamation commence pendant que la fièvre dure encore, et avant que la rougeur soit dissipée. Si l'éruption est lente, peu abondante, et la fièvre modérée, la desquamation commence plus tard, lorsque la fièvre et l'éruption sont passées, et que le malade paraît tout à fait rétabli. Mais dans quelques cas où la rougeur de la peau est à peine visible, la violence de la maladie étant déterminée au cerveau et à la gorge, mais non à la surface extérieure du corps, et dans lesquels la maladie ne peut être reconnue pour fièvre scarlatine que par l'observation précédente de semblables cas, ou par l'épidémie régnante, la desquamation commence fort tard, quelquefois deux, et même trois semaines après que la maladie a paru tout à fait terminée.

» La desquamation commence par le cou et le dos ; ensuite elle continue aux bras et aux mains, et finit par les pieds : en général, elle suit la marche de l'éruption.

» Quant à *la durée et à l'abondance de la desquamation*, on peut dire qu'elle sera générale, considérable et de longue durée, quand la fièvre et les symptômes inflammatoires auront été violents, même avec peu ou point d'éruption ; mais dans ces derniers cas la desquamation finit plus tard, parce qu'elle commence plus tard, et parce qu'elle chemine beaucoup plus lentement que lorsque l'éruption a été abondante. Si l'éruption est abondante et la fièvre assez forte, sans aucun autre symptôme violent, la desquamation sera de courte durée, quoique générale. Si la maladie est très légère quant à la fièvre et à l'éruption, la desquamation sera aussi légère, seulement partielle, et quelquefois presque imperceptible, en sorte qu'il faut la plus grande attention pour s'assurer si elle a eu lieu. »

Les variétés que présente la scarlatine normale n'offrent pas d'autre importance que celles qui ont été signalées dans le cours de la description précédente. Quelques différences légères dans l'intensité de la rougeur, dans sa distribution, dans sa durée, telles que nous les avons indiquées, ne sauraient constituer des anomalies dignes de remarque. Mais il est un accompagnement fréquent de la scarlatine, même normale, que nous ne devons pas passer sous silence ; nous voulons parler de la miliaire : ces vésicules, acuminées, très petites, bientôt remplies d'un liquide blanchâtre, opaque et réellement purulent, se développent de préférence avec les éruptions scarlatineuses étendues et intenses. Plus rares cependant que chez l'adulte, elles se sont montrées chez nos malades une fois seulement sur douze ou quinze. Jamais cette éruption n'est générale : on la trouve tantôt sur l'abdomen, tantôt sur le cou, sur le thorax, tantôt sur les membres, rarement sur plusieurs de ces parties en même temps. Elle ne paraît pas d'ordinaire pendant la période de croissance; nous l'avons vue survenir pendant la période d'état, plus souvent pendant la décroissance de la maladie.

Ces vésicules, ou plutôt ces petites pustules disparaissent avec la même rapidité qu'elles se développent ; on est étonné de les voir un jour toutes formées, et de ne plus les retrouver le lendemain. Le plus souvent cependant elles durent deux, trois ou quatre jours, et sont remplacées immédiatement par une petite desquamation circulaire dont la forme et l'aspect, tout à fait différents de la desquamation scarlatineuse, rappellent l'origine.

II. *Scarlatine anomale.* — Les anomalies de l'exanthème scarlatineux sont moins importantes que celles des autres fièvres éruptives. La forme des taches, leur faculté de s'étendre rapidement et de couvrir ainsi une large surface, l'absence de saillie, l'aspect pointillé, sont autant de caractères qui manquent rarement dans la scarlatine, et qui doivent en général guider lorsque l'on est en doute sur la nature de l'éruption.

Cependant la couleur de l'exanthème est sujette à des variations importantes. Ainsi, on voit des scarlatines dont l'éruption est constituée par une teinte rosée, qui s'étend à presque toute la peau ou à une partie limitée de sa surface, et qui, à un examen superficiel, se confond presque avec sa teinte normale, surtout si la peau de l'enfant est par elle-même fine et colorée. Ce défaut de coloration coïncide, en général, avec une courte durée de l'éruption, qui disparaît après deux ou trois jours, rarement plus.

Cette forme pâle de la scarlatine s'accompagne ordinairement d'une desquamation petite, peu abondante, assez souvent furfuracée, bornée d'habitude au visage et au cou, rarement générale.

Chez d'autres enfants, la scarlatine prend une couleur d'un violet foncé beaucoup plus intense qu'elle ne doit être dans l'état normal. Cette coloration, qui se présente quelquefois dans les premiers jours de l'exanthème, peut aussi ne se montrer qu'à l'époque de sa décroissance. Alors la rougeur ne disparaît qu'incomplétement à la pression du doigt : elle persiste plus longtemps que dans la scarlatine normale et pendant la desquamation. Ces cas, qui ne sont pas rares, sont graves; au moins les avons-nous toujours vus terminés par une mort ordinairement prompte.

L'éruption est quelquefois anormale par son siége; alors elle ne débute pas par la face, mais bien par l'abdomen, par le dos, par les membres, tandis que la figure est exempte de rougeurs pendant toute la durée de l'éruption. Ces anomalies donnent un aspect particulier à la scarlatine, et la font quelquefois échapper à un examen superficiel. Par un effet très singulier, la figure, qui a été exempte de rougeurs, desquame de bonne heure et aussi abondamment que si elle eût été couverte par l'exanthème.

La face, cependant, n'est pas la seule partie du corps sur laquelle l'éruption puisse manquer ; l'exanthème est quelquefois borné au tronc, au siége, au dos ; ailleurs sa marche est irrégulière, et sa durée abrégée. Enfin, à côté de ces éruptions incomplètes, on doit placer les scarlatines dans lesquelles l'exanthème manque entièrement, et qui s'accompagnent de tous les symptômes dont nous parlerons bientôt. Dans ces cas, il est vrai, on ne peut admettre l'existence de la scarlatine que si d'autres circonstances prouvent sa réalité, c'est-à-dire s'il règne une épidémie, si la contagion est évidente, et surtout si les autres symptômes sont ceux de la fièvre éruptive, c'est-à-dire si le mouvement fébrile est continu, la peau sèche et brûlante, la langue d'un rouge vif et comme vernissée, l'angine très prononcée, et qu'en même temps on ne constate pas de symptômes d'une inflammation locale ou d'une fièvre typhoïde. A défaut de ces symptômes, l'état de la peau et les accidents consécutifs peuvent servir à faire reconnaître la scarlatine sans exanthème.

M. Noirot (1) fait observer avec raison que la scarlatine sans exanthème est surtout fréquente dans la variété angineuse de la maladie, et il l'explique par l'antagonisme qui existe entre l'angine et l'efflorescence cutanée. Les relations d'épidémies fournissent des faits de cette espèce.

L'absence d'éruption ne prouve cependant pas d'une manière absolue l'absence de tout état morbide de la peau. Il n'est pas prouvé qu'à défaut d'exanthème, l'enveloppe cutanée ne soit pas atteinte d'une manière invisible soit dans sa texture soit dans ses fonctions.

Il peut arriver que certains malades présentent successivement deux éruptions de scarlatine, sorte de rechute assez rare, et qui doit porter le nom de récidive, lorsqu'un intervalle de santé appréciable sépare les deux éruptions. Dans ce cas, le second exanthème est ordinairement anomal, ainsi qu'on pourra le voir dans l'exemple suivant :

Chez un garçon de sept ans, nous constatâmes une éruption scarlatineuse bien caractérisée, et qui était générale à son quatrième jour. Elle suivit la marche habituelle, mais se compliqua d'anasarque à son vingt-deuxième jour. Deux jours plus tard, il survint une seconde éruption qui avait les caractères suivants : le matin toute la surface du corps était couverte de petites rougeurs semblables à des morsures de puce, qui s'étendirent le jour même et formèrent sur le front une large plaque. Le soir elles étaient plus nombreuses sur le reste du visage et du corps, mais ne s'étaient pas encore réunies. Le lende-

(1) *Loc. cit.*, p. 144-145.

main, second jour, les petites taches formaient de larges plaques rouges sur les cuisses et l'abdomen. Au visage, l'éruption avait déjà pâli ; le troisième jour elle persistait, mais plus pâle ; le quatrième, elle avait presque entièrement disparu ; la peau était sèche et rugueuse, et sur l'abdomen l'épiderme s'enlevait en larges plaques.

Cette éruption, irrégulière et incomplète, n'était pas moins de nature scarlatineuse.

Il est incontestable cependant que la scarlatine, dans l'immense majorité des cas, n'attaque qu'une seule fois un même individu ; mais il n'est pas moins prouvé non plus que, dans quelques cas exceptionnels, on peut observer des récidives. Joseph Frank cite plusieurs auteurs qui en ont rapporté des exemples. Du reste, il faut remarquer avec raison qu'il ne faut pas confondre avec une véritable récidive la réapparition de la scarlatine au bout de peu de jours.

Dans ces dernières années en particulier, on a cité des exemples positifs de récidives. Le docteur Wood, sur quarante-cinq malades, en a vu cinq qui avaient déjà eu la scarlatine. Le docteur Heyfelder (1) rapporte qu'ayant été lui-même atteint de scarlatine à cinq ans, il a contracté de nouveau l'exanthème à l'âge de trente-deux ans, à l'époque où il donnait des soins à plusieurs scarlatinenx ; l'éruption fut anomale et accompagnée d'une angine assez intense. En raison de ses antécédents, il ne crut pas que cette maladie fût la scarlatine : aussi, à peine l'angine avait-elle disparu, qu'il quitta la chambre ; mais il eut à s'en repentir, car bientôt il fut atteint d'anasarque aux extrémités.

Dans la plupart des exemples de récidives publiés par les auteurs, l'éruption a été anomale.

Causes des anomalies de la scarlatine. — Il est souvent difficile de déterminer quelles sont les causes qui rendent l'éruption anomale, parce qu'il n'existe pas un rapport constant entre la forme de l'exanthème et les conditions au milieu desquelles il prend naissance. Expliquons-nous par quelques exemples.

Un enfant est pris, au milieu de la bonne santé, d'une scarlatine qui ne s'accompagne dans les premiers temps d'aucune complication sérieuse ; l'éruption sera sans doute le plus souvent normale, mais dans quelques cas elle sera irrégulière, sans que rien puisse expliquer l'anomalie.

Ailleurs on verra un enfant atteint d'une maladie grave être pris d'une scarlatine qui marchera d'une manière normale ou anormale, sans qu'on puisse assigner une cause à ces différences. Ainsi nous avons vu des enfants atteints de pneumonie contracter une scarlatine qui suivait régulièrement sa marche, tandis que chez d'autres, placés dans

____

(1) *Studien im Gebiete der Heilwissenschaft*, 2 Bd. S. 68.

les mêmes conditions, l'éruption était anormale. De même nous avons vu la scarlatine et la varioloïde se développer concurremment, et la première suivre une marche normale ou anormale sans qu'aucune autre complication pût en rendre compte. Enfin des accidents cérébraux graves ont coïncidé avec le début de la scarlatine, et tantôt ont changé sa marche, tantôt l'ont laissée régulière.

Voici cependant quelques remarques qui résultent de nos observations, mais que nous ne donnons pas comme des règles sans exception.

Nous n'avons jamais vu la scarlatine marcher d'une manière normale : 1° lorsqu'elle coïncide avec la rougeole ; 2° lorsqu'elle se complique *dès son début* d'une angine *grave ;* 3° lorsqu'elle se développe pendant le cours d'une phthisie pulmonaire avancée. Cette dernière circonstance est très rare, car un seul de nos malades nous en a offert un exemple.

La plupart des différences que présente l'éruption scarlatineuse ont été signalées par les auteurs, et en particulier par le docteur Jahn ; mais ces médecins n'ont pas cherché à se rendre compte des anomalies de l'exanthème. Aucun de ceux que nous avons consultés n'a établi la distinction fondamentale entre les deux formes de l'éruption normale ou anomale.

Art. V. — Symptômes concomitants de l'éruption.

L'étude que nous venons de faire des anomalies de la scarlatine et de leurs causes a fait voir que l'éruption elle-même était peu influencée par les affections concomitantes ou antérieures. Nous devons admettre, il est vrai, que la scarlatine qui débute pendant le cours d'une autre maladie est souvent anomale, qu'elle l'est encore si une complication grave vient se joindre à elle dès son début ; mais ce n'est pas ici une règle générale, c'est une différence de plus à moins ; et la scarlatine peut être normale, soit qu'elle débute pendant le cours d'une autre maladie, soit qu'elle s'accompagne à son origine d'une complication grave.

L'éruptiou pouvant ainsi rester indépendante des causes qui pourraient la modifier, il est facile de concevoir que les symptômes généraux seront moins influencés par l'éruption elle-même que par les complications. Par exemple, s'il existe une angine grave, le mouvement fébrile sera plutôt modifié par elle que par la régularité ou l'irrégularité de l'éruption. Aussi comprendra-t-on que dans l'étude qui va suivre nous n'aurons pas à séparer la scarlatine normale de la scarlatine anomale ; mais bien la scarlatine simple de la scarlatine compliquée. La première, il est vrai, comprendra le plus grand nombre des scarlatines régulières et quelques anomales ; la seconde, quelques scarlatines normales et le plus grand nombre des irrégulières.

Organes des sens. Parfois les yeux présentent quelques symptômes, de l'injection, du larmoiement, ou de la douleur, ou bien encore ils sont brillants, animés. Ces symptômes, bien que plus particuliers à la rougeole, se retrouvent dans bon nombre de scarlatines ; on les constate le premier ou le second jour ; d'habitude ils ne persistent que pendant l'époque de croissance, rarement pendant toute la durée de l'éruption ou au-delà, et constituent alors une légère ophthalmie.

Assez souvent aussi les narines et les fosses nasales nous ont présenté quelques symptômes ; tantôt elles étaient sèches et pulvérulentes ou croûteuses, tantôt humides et fournissaient un mucus plus ou moins abondant ; ailleurs il existait de l'enchifrènement ou un véritable coryza.

Tous ces symptômes se montrent dans les premiers jours de l'éruption, et pour peu qu'ils aient une certaine intensité ils se prolongent au-delà pendant huit, dix ou douze jours. Une seule fois, dans la scarlatine simple, nous avons constaté une épistaxis abondante survenue au quatrième jour de l'éruption, et qui ne s'est pas renouvelée.

Ces symptômes sont beaucoup plus fréquents, plus intenses, de plus longue durée dans la *scarlatine compliquée ;* quelquefois même ils peuvent aller jusqu'à constituer eux-mêmes une complication. Ainsi les épistaxis sont plus fréquentes et plus abondantes ; le coryza devient pseudo-membraneux ; l'injection des conjonctives se change en une ophthalmie, ou bien encore il s'établit des otorrhées. Mais ces complications seront plus longuement étudiées ailleurs.

Aspect général. — La coloration de la face vive par l'éruption qui s'y développe, persiste rarement après elle ; presque toujours la peau conserve une teinte violacée, surtout si l'éruption a été intense, en même temps que le masque devient pâle, et contraste ainsi avec la coloration du reste de la figure.

Lorsque la scarlatine est *simple et légère*, l'aspect général de la face et les traits ne présentent rien à noter ; le facies est tranquille et normal. Mais si la scarlatine est intense, soit par son éruption, soit par ses *complications*, la figure prend une expression d'anxiété et de souffrance remarquable ; elle est tirée, grippée, le trait labial prononcé, ou bien encore il survient un abattement et une prostration extrêmes. Cet état ne se montre guère qu'après l'éruption bien établie, et pendant son maximum ou sa décroissance ; sa durée plus ou moins longue dépend en général du nombre et de l'intensité des complications. Sous l'influence seule de la scarlatine, on ne le constate que pendant peu de jours.

Les lèvres sont le plus ordinairement sèches, rouges et croûteuses ; quelquefois elles sont gonflées, saignantes, ulcérées ou érodées ; et ces symptômes, que l'on constate, soit dès le début, soit pendant l'éruption seulement, persistent assez souvent au-delà de l'exanthème jusqu'à la convalescence ou jusqu'à la mort. Moindres, en général, ou nuls lorsque la scarlatine est simple, ces symptômes sont plus graves et de plus longue durée lorsqu'elle est compliquée.

Les gencives sont quelquefois grosses, rouges, et couvertes de plaques blanches, que la scarlatine soit simple ou compliquées en même temps que les dents sont sèches ou croûteuses. Ces symptômes, assez rares, débutent en général lorsque l'éruption est établie, coïncident quelquefois avec le développement des complications et persistent alors plus longtemps.

Forces. — Les forces sont rarement déprimées dans la scarlatine *normale et simple*, et le décubitus est indifférent. Il n'en est lus de même dès que la fièvre éruptive se complique d'une maladie un peu grave : les forces se dépriment, et les enfants sont affaissés et couchés dans le décubitus dorsal.

Fièvre. — Dans la *scarlatine simple*, le mouvement fébrile, intense pendant les prodromes, persiste, en général pendant l'éruption : ainsi le pouls est élevé, plein, fréquent, à 100, 120, 130, 160, suivant l'âge ; la peau est chaude et sèche ; la fièvre, bien que persistant pendant la période de croissance, diminue cependant d'intensité peu à peu, en sorte que le pouls reprend à peu près son état normal pendant la période de déclin, et lorsque l'éruption a disparu en partie : souvent aussi la fièvre conserve son intensité pendant toute la période de croissance et tombe rapidement d'un jour à l'autre au moment où l'éruption commence à pâlir. Cette chute rapide a lieu le troisième et le cinquième jour d'éruption, et le plus habituellement elle coïncide avec les cas où l'éruption elle-même a diminué rapidement à une certaine époque. La diminution de la fièvre et celle de l'exanthème se font alors à peu près au même moment.

Cette chute graduelle ou subite au mouvement fébrile n'est cependant pas toujours complète : quelquefois, en effet, il persiste peu intense, pour reparaître bientôt, ou bien il revient au bout de quelques jours comme accompagnement ou prélude d'une complication plus ou moins grave.

Scarlatine compliquée. — La marche de la fièvre n'est plus la même dès que la scarlatine normale ou anormale s'accompagne pendant sa croissance d'une complication un peu intense ; alors l'accélération du pouls persiste ou augmente, suivant la durée et l'intensité de cette complication.

Ce phénomène important doit toujours guider le médecin pour déterminer la cause de l'anomalie de l'exanthème (1).

(1) D'après Currie, la chaleur de la peau dans la scarlatine ferait monter le thermomètre de plusieurs degrés. Ainsi il a vu la colonne de mercure s'élever jusqu'à 112 degrés Fahrenheit (36 degrés Réaumur), et le docteur Nasse, dans l'épidémie qui a régné à Biefeld (en 1809 et 1810), à 108 degrés (34 degrés Réaumur).

La *peau* est le plus ordinairement *sèche*. Lorsque nous avons constaté des *sueurs*, elles ont été presque toujours partielles et peu abondantes. Dans la scarlatine compliquée, elles nous ont paru peut-être un peu plus fréquentes, plus abondantes et plus générales ; mais cette différence est si minime qu'elle peut n'être que le résultat d'une coïncidence.

Nous n'avons, en général, noté ces sueurs que pendant un ou deux jours au plus, et pendant la période croissante de l'éruption ; c'est par exception que nous les avons constatées pendant sa décroissance ou après elle.

On conçoit parfaitement cette rareté des sueurs, si l'on veut se rappeler ce que nous avons dit sur l'état de la peau après la scarlatine. Sèche, rugueuse, ayant perdu de sa souplesse, couverte d'un épiderme opaque et parfois épaissi, elle trouve en lui un obstacle à l'accomplissement de ses fonctions.

Bientôt, du reste, nous insisterons davantage sur ces remarques en étudiant les complications de la maladie.

Ce que nous avons dit suffit cependant pour faire comprendre que l'anasarque est un phénomène très fréquent. Nous l'avons, en effet, souvent constaté, soit partiel et peu intense dans la scarlatine simple, soit général, grave, et constituant une complication importante.

Comme conséquence des remarques précédentes, nous dirons que l'œdème survient plus tard que les sueurs, c'est-à-dire bien rarement pendant la croissance de la scarlatine, et le plus souvent pendant sa décroissance ou après elle. Nous remarquons en outre que parmi ceux de nos malades qui ont eu des sueurs, le plus grand nombre a été exempt d'anasarque à une époque plus éloignée. Ce fait, qui, du reste, concorde parfaitement avec toutes les remarques précédentes, ne se rencontre cependant pas assez constamment dans nos observations pour que nous devions le considérer comme une règle générale.

Fonctions respiratoires. — Les fonctions respiratoires sont presque toujours à l'état normal dans la *scarlatine simple.* La respiration n'est pas accélérée, ou si nous l'avons vue quelquefois dépasser le chiffre normale, ce n'a jamais été que dans les premiers jours de l'éruption. Le plus habituellement alors il s'est fait, entre le troisième et le cinquième jour une chute rapide des mouvements respiratoires qui précédait d'un jour celle des pulsations artérielles.

Il est donc prouvé que dans le cas où l'éruption, bien que simple et normale, reste vive jusqu'au troisième ou cinquième jour pour diminuer ensuite avec rapidité, il existe une excitation générale, un éréthisme fébrile plus intense que dans les cas où l'éruption croît régulièrement pour décroître de même.

Lorsque l'exanthème est *compliqué*, la respiration est en général plus accélérée ; mais ce phénomène dépend du genre de complication, débute avec elle et suit sa marche. Il se montre donc à une époque variable de l'éruption, et n'étant plus sous sa dépendance, il sera étudié ailleurs.

La respiration reste toujours pure et la percussion sonore, ou bien
on entend à peine un peu de ronflement, à moins qu'une complication
aiguë, pleurésie, et plus rarement pneumonie, ne se soit développée,
ou bien qu'il n'y ait eu coïncidence de rougeole. En un mot, dans la
scarlatine simple, les fonctions respiratoires sont à l'état normal, et
l'on n'y remarque pas cette tendance inflammatoire sur laquelle nous
insisterons à propos de la rougeole.

Cependant la *toux* est fréquente, même dans la scarlatine simple
et normale. Mais l'absence de toute lésion bronchique ou pulmonaire
indique qu'ici ce symptôme n'appartient plus aux voies respiratoires;
en effet, l'angine peut seule expliquer ce phénomène. En général, la
toux scarlatineuse est sèche, varie d'abondance; parfois elle est
rauque et résonnante, ou bien éteinte, et dans ces derniers cas, elle
indique presque toujours que l'inflammation gutturale s'est prolongée
jusque dans les voies aériennes et a envahi le larynx.

La toux apparaît toujours pendant les premiers temps de l'éruption, lors de la croissance, et sa durée est variable suivant celle de
l'angine.

On conçoit facilement que si une complication pulmonaire ou
pleurale se déclare, la toux apparaîtra avec elle et la suivra dans sa
marche, ne présentant aucun caractère plus spécial que celui qu'elle
a d'habitude lorsque ces affections sont secondaires à une autre
maladie.

La *voix* est rarement altérée dans la scarlatine simple comme dans
la scarlatine compliquée. Lorsqu'elle présente quelque symptôme,
elle est embarrassée, gutturale, nasillarde, et ce phénomène est encore
sous la dépendance de l'angine scarlatineuse. Est-elle au contraire
rauque et enrouée, elle est l'indice d'une laryngite. Il ne faut cependant pas accorder à ces caractères une confiance exclusive; car nous
avons vu un enfant succomber après avoir présenté de la raucité dans
la voix et dans la toux, sans qu'à l'autopsie nous ayons pu constater
aucune lésion laryngée ni même pharyngée.

Voies digestives. — Scarlatine simple. — La portion sus-diaphragmatique de l'appareil digestif présente le plus habituellement des
symptômes importants. Ainsi, les premiers jours, la langue est recouverte d'un enduit blanc ou jaune plus ou moins épais, qui occupe
une grande partie de sa face dorsale, tandis que sa pointe et ses bords
sont d'un rouge vif; mais bientôt elle se dépouille de cet enduit, et,
pendant la croissance de l'éruption, elle devient lisse, luisante, d'un
rouge vif dans toute son étendue; ses papilles sont saillantes : on la
dirait nue et dépouillée de son épithélium; elle est habituellement
humide.

Il est très rare que la langue ne présente pas ces caractères que l'on observe aussi dans l'âge adulte; et ce n'est que par exception, dans des scarlatines très bénignes, que la langue reste peu colorée, ou conserve un enduit peu épais pendant toute la durée de la maladie. Presque toujours, à une époque quelconque, elle se dépouille et prend d'une manière plus ou moins tranchée l'aspect dont nous parlons.

Nous disons que l'époque varie : ainsi nous avons vu chez un enfant dont la scarlatine fut normale, la langue devenir rouge à la pointe et papillaire deux jours avant l'éruption; chez un autre nous l'avons vue devenir rouge, lisse et nette dès le premier jour, se couvrir le second d'un enduit blanc, épais, dont elle se dépouillait deux jours après.

Après six à dix jours la langue revient à son état normal, c'est-à-dire que sa rougeur, de plus en plus terne, finit par disparaître pour faire place à la couleur naturelle; en même temps les papilles s'affaissent et reprennent leur dimension habituelle.

Le même symptôme, mais encore plus intense, existe dans la scarlatine *compliquée*. La coloration rouge vif, générale ou limitée aux bords et à la pointe, n'a jamais manqué, et plusieurs fois la langue est devenue collante, sèche même, ou brune au centre, grillée et fendillée; en un mot tout à fait typhoïde.

Ce symptôme naît à la même époque que dans la scarlatine simple; une fois cependant chez un enfant qui avait une scarlatine anormale et compliquée, nous avons vu la langue ne devenir rouge et dépouillée qu'à la fin de la décroissance de l'éruption.

Cet état de la langue se prolonge en général plus longtemps que dans la scarlatine simple, et alors nous avons constaté quelquefois plusieurs dépouillements successifs de la langue ; en sorte que, converte une première fois d'un enduit assez épais, elle se dépouillait et devenait rouge à l'époque habituelle ; puis se recouvrait d'un nouvel enduit qu'elle perdait de nouveau au bout de peu de temps pour redevenir rouge et papillaire. Nous avons vu ces changements successifs se reproduire ainsi jusqu'au quinzième ou vingtième jour de la maladie.

Gorge. — A côté de ces lésions de la langue se placent naturellement celles de la gorge. L'angine, aussi commune que cette sorte de glossite, s'unit à elle pour constituer, avec l'éruption, les symptômes extérieurs par lesquels se manifeste la scarlatine.

L'angine, quand elle est légère, n'est qu'un épiphénomène de peu d'importance; si elle est grave, elle peut mettre en danger les jours du jeune malade. Nous croyons donc devoir décrire dans une autre partie de ce chapitre l'angine scarlatineuse, et nous nous contentons de rappeler ici qu'il ne faut pas ranger parmi les complications la rougeur qui recouvre la gorge, comme dans les autres fièvres éruptives, et qui ne s'accompagne pas de tuméfaction des parties ni d'exsudation pseudo-membraneuse.

Appétit. — Soif. — L'appétit perdu dès les prodromes de la scarlatine ne revient pas au moment où l'éruption se montre, mais seulement à l'époque de déclin ; quelquefois cependant il a tardé à reparaître, même dans la scarlatine simple, jusqu'au huitième, dixième et douzième jour. La soif, vive d'abord, diminue avec la décroissance de l'éruption, mais d'habitude avant la chute du pouls.

Vomissements. — Très rarement la scarlatine s'accompagne de vomissements. Nous en avons noté quelquefois dans les prodromes, mais presque jamais pendant le cours de l'éruption simple.

Selles. — Dans la scarlatine simple, les selles sont le plus ordinairement normales : il n'existe dans cette maladie que fort peu de tendance à un flux inflammatoire vers les parties sous-diaphragmatiques du tube digestif. Le dévoiement, lorsqu'il existe, est peu abondant, de courte durée, il débute pendant les prodromes ou avec l'éruption, et ne persiste que deux ou trois jours.

La scarlatine simple s'accompagne de constipation presque aussi souvent que de dévoiement ; mais, léger et de peu de durée, ce symptôme cède facilement.

Si la scarlatine est compliquée, le dévoiement peut être un peu plus fréquent, et devient même, dans quelques cas, une complication assez importante. Toutefois, nous devons remarquer que presque jamais nous n'avons vu les entérocolites scarlatineuses former une complication primitivement grave. Presque toujours une autre maladie, à laquelle la diarrhée pouvait se rattacher, existait antérieurement. Nous devons noter cependant que plusieurs auteurs, et en particulier Huxham, ont signalé les selles fréquentes chez les enfants comme un symptôme assez habituel et quelquefois de fâcheux augure.

Deux enfants nous ont présenté, à la fin de leur maladie, une diarrhée abondante qui a pu être considérée comme critique : elle a duré trois jours chez l'un, quinze jours chez l'autre. Dans un cas, elle marqua la terminaison d'une scarlatine simple. Nous aurons occasion, plus tard, de parler du second malade.

Le ventre est habituellement à l'état normal. La tension et la douleur, lorsqu'elles existent, sont peu prononcées, mais elles peuvent persister pendant plusieurs jours. Dans la scarlatine simple ou compliquée, nous avons constaté ces douleurs abdominales pendant la période de croissance ; aussi souvent au moins pendant son déclin ; elles duraient tantôt un ou deux jours, plus souvent quatre à cinq, quelquefois douze, quinze et vingt jours. Ces douleurs de ventre coïncident ordinairement avec la diarrhée, ou avec une augmentation dans le volume du foie, plus rarement de la rate. Dans quelques cas, il nous a été impossible de déterminer leur cause.

Les urines ne présentent rien de bien important à noter dans la scarlatine normale et simple ; elles ont à peu près la même apparence que dans les autres maladies fébriles, c'est-à-dire qu'elles sont rouges et plus ou moins foncées pendant la période pyrétique. D'après M. Becquerel, elles contiendraient toujours une certaine proportion d'albumine; mais il résulte de recherches très attentives que nous avons faites en ville que cette assertion est beaucoup trop absolue. Ce n'est que dans le cours de certaines complications qu'elles prennent des caractères spéciaux : nous y reviendrons plus tard.

Rappelons toutefois qu'il est très important d'examiner les urines dans la convalescence de l'éruption; on peut ainsi reconnaître l'existence d'une complication grave (la maladie de Bright), au moment même où elle prend naissance.

. *Système nerveux.* — Beaucoup plus souvent que dans la rougeole, le système nerveux présente des symptômes dignes de remarque, c'est-à-dire une céphalalgie et un délire ou une agitation plus ou moins considérables. Ces symptômes, que nous avons presque constamment rencontrés pendant la période de croissance, cessent ordinairement avec elle ou rarement se prolongent au-delà. Quelquefois cependant ils offrent assez de gravité pour constituer une véritable complication mortelle par elle-même. Nous devrons donc bientôt insister sur ce sujet (1).

Art. VI. — Diagnostic.

La scarlatine ne peut être confondue qu'avec un petit nombre d'affections, soit pendant ses prodromes, soit même lorsque l'exanthème s'est développé.

Lorsque, le jour du début, et avant l'éruption, on constate de la fièvre précédée ou accompagnée de vomissements avec de la céphalalgie, de la perte d'appétit, il est réellement impossible de se former une idée précise sur la nature de la maladie qui débute. Ainsi, toute inflammation, toute fièvre éruptive, peut s'annoncer par les mêmes symptômes; dans ce cas donc, il faut que le diagnostic reste quelque temps en expectative, et le doute ne sera pas de longue durée.

Mais si à ces symptômes il se joint du mal de gorge avec ou sans rougeur, le diagnostic sera plus précis et devra se concentrer sur la possibilité d'une angine simple, d'une diphthérite pharyngée ou d'une scarlatine. L'absence de fausses membranes au début et l'intensité des symptômes fébriles doivent faire prévoir la scarlatine plutôt

---

(1) Nous n'avons pas mis au nombre des symptômes de la scarlatine l'odeur spéciale mentionnée par Heim, et qui, d'après cet auteur, est tellement caractéristique qu'il a pu plusieurs fois reconnaître la maladie avant l'apparition de l'exanthème. Il la compare à celle du vieux fromage ou à celle qu'on perçoit à une certaine distance des endroits dans lesquels sont renfermés des animaux carnassiers. Nous n'avons rien constaté de semblable. Joseph Frank affirme très positivement que cette odeur n'existe jamais.

que la diphthérite. En effet, au début de celle-ci, la fièvre est nulle ou au moins très médiocre, et les fausses membranes sont déjà déposées sur le pharynx.

Il n'en est plus de même pour l'angine grave. Nous avons cité, tome I, page 231 et 233, deux observations, dans lesquels l'angine grave débuta par de la fièvre et des vomissements, puis du mal de gorge, comme aurait pu le faire une scarlatine. La ressemblance a même été telle dans la seconde de ces observations, que nous nous sommes demandé si nous n'avions pas eu affaire à une scarlatine sans éruption. Dans les cas de ce genre, il faut rester dans le doute, et attendre pendant un ou deux jours que l'exanthème mette un terme à l'hésitation. Toutefois nous pensons que si l'inflammation gutturale est intense dès le premier jour, on doit présumer que l'angine est primitive, et la traiter comme telle, à moins qu'il ne règne à cette époque une épidémie de scarlatine.

Dans les cas où le mal de gorge est remplacé par de l'injection de la face et des yeux, par du coryza, et surtout par de la toux, on a plus de raison pour supposer l'imminence d'une rougeole.

Si la scarlatine s'annonce par de la fièvre, de l'anorexie, de la soif, des vomissements, du dévoiement, de l'agitation ou du délire, on pourrait confondre ce début avec celui d'une fièvre typhoïde ou d'une entérite. Dans ces cas, il est convenable de rester dans le doute; toutefois ils sont très rares, et si quelque indice, tel que le développement d'une douleur pharyngée, venait mettre sur la voie du diagnostic d'une scarlatine, le dévoiement devrait faire présumer une éruption anomale.

Enfin, lorsque l'exanthème est déclaré, les caractères que nous lui avons assignés ne permettent pas de le confondre avec aucun autre, Cependant nous devons appeler l'attention du praticien sur la facilité avec laquelle l'éruption disparaît lorsqu'elle est peu intense de prime abord, et sur les erreurs qui en peuvent résulter.

Ainsi, lorsqu'un enfant est pris de symptômes graves avec angine, si, au bout de peu de jours, une éruption se déclare, elle peut échapper, sur le tronc à cause de sa pâleur ; sur la face, parce qu'elle se confond avec la coloration que lui donne la fièvre ; ou bien encore parce qu'elle se développe et s'évanouit pendant la nuit. Il peut se faire aussi que l'éruption manque complétement : alors, si les symptômes persistent et s'accroissent, l'erreur peut être multiple.

Si l'angine domine, on pourra croire à une pharyngite grave et primitive. Si les accidents nerveux sont intenses, on soupçonnera à tort le développement d'une méningite. Si les symptômes typhoïdes sont graves, il sera possible qu'on s'arrête à l'idée d'une fièvre typhoïde ataxique.

Or, on comprend facilement combien de pareilles erreurs sont préjudiciables. Aussi dans les cas de ce genre nous ne saurions trop en-

gager le médecin à s'enquérir des circonstances qui peuvent faire soupçonner l'existence de l'éruption ; à examiner attentivement toute la surface cutanée ; à rechercher l'exanthème non-seulement le jour, mais
encore la nuit, malgré la difficulté avec laquelle on distingue les éruptions à la lumière artificielle. En agissant ainsi, on évitera l'erreur,
et peut-être on verra diminuer le nombre des scarlatines sans exanthème. Il est possible, en effet, que dans plusieurs des observations
citées par les auteurs, l'éruption ait été assez fugace pour échapper à
des recherches peu minutieuses.

Enfin, si l'exanthème manque complétement, on devra se diriger
d'après les antécédents du malade, l'épidémie régnante, l'état de la
langue et de la gorge, la nature des symptômes abdominaux, l'absence de taches et de sudamina, et enfin la desquamation, si elle a
lieu.

Nous rappellerons, en terminant, que les auteurs allemands ont
décrit sous le nom de *Rœtheln* une affection qui, d'après quelques-uns
de ces médecins, serait une variété de la scarlatine ; suivant d'autres,
un mélange de scarlatine et de rougeole ; ou bien enfin une éruptiou
spéciale. Il nous semble que l'on a réuni sous ce nom la roséole et
quelques cas de scarlatine anomale dans lesquels l'éruption est très
bénigne et pâle. On trouvera la description de cette maladie dans la
plupart des traités publics en Allemagne sur les maladies des enfants,
et dans quelques monographies insérées dans les *Analecten ueber die
Kinderkrankheiten.*

Dans ces derniers temps, M. Stœber a de nouveau décrit cette ma-.
ladie qu'il considère comme la réunion de la rougeole et de la scarlatine (1). Il s'appuie sur les raisons suivantes : 1° les deux maladies
règnent en même temps ; 2° la scarlatine rubéoleuse existe chez des
enfants dont la peau présente en d'autres points des traces de vraie
scarlatine ; 3° elle s'accompagne d'angine, et peut être suivie de parotide et d'hydropisie ; 4° enfin elle paraît pouvoir se transmettre d'un
individu à un autre, et produire chez les uns cette même éruption,
chez d'autres la scarlatine normale. En lisant les observations particulières publiées par M. Stœber, il nous a semblé qu'il avait eu affaire
à des scarlatines anomales. Nous parlerons ailleurs de la réunion de
la rougeole et de la scarlatine.

Enfin, nous devons rappeler que parmi les exanthèmes des enfants
à la mamelle et en travail de dentition, décrits sous le nom d'*éruptions sudorales*, la variété scarlatiniforme est une des plus fréquentes.
Bien souvent au début de notre pratique, nous avons été en doute
sur la nature de cette éruption. Voici les caractères qui permettent de
la reconnaître : 1° Elle n'est presque jamais générale ; 2° elle occupe
surtout le tronc et en particulier le dos et le ventre ; c'est par ces ré-

______
(1) *Clinique des maladies des enfants.* Strasbourg, 1841.

gions qu'elle débute ; 3° quelque ressemblance qu'elle offre avec la scarlatine, elle en diffère cependant par l'absence de la miliaire et du petit pointillé rouge vif, tranchant sur le fond rose ; 4° enfin l'âge de l'enfant, ses conditions physiologiques (dentition) et hygiéniques (défaut de soins de propreté, transpiration abondante), et l'absence des symptômes généraux et locaux de la scarlatine serviront à compléter les éléments du diagnostic.

Art. VII.—État des organes après la mort. — Siége et nature de la maladie.

Nous n'avons eu sous les yeux qu'un seul exemple d'enfant mort de la scarlatine seule et sans complication ; il est conséquemment difficile d'indiquer exactement quel est l'état des organes après la mort, puisqu'il est probablement modifié par les différentes complications aiguës qui peuvent survenir.

Pour suppléer autant que possible à cette insuffisance des faits, nous avons consulté toutes les observations des malades qui avaient succombé dans le courant des deux premiers septénaires de la scarlatine, et par conséquent à une époque où ils étaient encore sous l'influence de l'exanthème. Ces enfants étaient atteints de complications de toute espèce, accidents cérébraux, albuminurie, angine grave, etc. En laissant de côté les altérations de l'organe, siége de la complication, nous avons cru pouvoir considérer comme un résultat de l'influence de la scarlatine les lésions qui se sont présentées le plus communément dans le plus grand nombre des organes. Nous savons bien que certaines affections, et notammment celles qui sont fébriles, doivent avoir une influence notable sur l'état du sang ; peut-être doit-on expliquer ainsi quelques-unes des différences que nous allons noter. Quoi qu'il en soit, des observations convenables pourront seules démontrer un jour la vérité ou la fausseté de nos assertions.

Le sang contenu, soit dans les cavités, soit dans les vaisseaux des différents organes, s'est offert sous des aspects très variés : tantôt liquide et très fluide, assez noir, ou bien encore séreux et clair, il ne présentait nulle part des caillots abondants et solides ; ceux qui existaient étaient mous et facilement écrasés ; ailleurs, au contraire, les caillots étaient abondants, fermes, fibrineux en partie et solides ; ou bien encore décolorés, gélatineux. Quelquefois le sang était répandu en profusion dans les tissus, comme on le voit dans la variole ; ailleurs la congestion n'était que normale ; quelquefois, au contraire, certains organes étaient pâles et contenaient peu de sang. Ce dernier état était certainement le plus rare.

La pie-mère était cependant de tous les tissus celui qui présentait le plus habituellement cette congestion sanguine, soit dans ses petits vaisseaux, soit dans ses grosses veines.

La substance cérébrale était en général injectée comme la pie-mère, mais à des degrés très variables.

L'appareil respiratoire était généralement sain. Le larynx, la trachée et les bronches avaient leur couleur rosée normale, exagérée dans quelques cas, mais rarement.

Les poumons, parfois gorgés de sérosité, présentaient le plus souvent leurs vaisseaux remplis de sang liquide et noir ; ailleurs ils étaient peu congestionnés.

Les séreuses offraient assez souvent quelques légères altérations ; rarement injectées, elles contenaient une petite quantité de sérosité ou de petites fausses membranes récentes ; ailleurs cependant elles étaient tout à fait saines.

L'analogie que nous avons déjà signalée entre les symptômes de la fièvre typhoïde et quelques scarlatines se retrouvait encore à l'autopsie. Ainsi le tube digestif présentait des plaques saillantes, à aréoles plus ou moins effacées par l'épaississement des cloisons, ramollies, et parfois d'un rouge très vif ; dans quelques cas même nous avons observé un développement inflammatoire peu intense, il est vrai, des ganglions mésentériques ; et aussi une augmentation de volume et un ramollissement considérable de la rate. Toutefois, si les symptômes et les lésions de la scarlatine, pris à part, rappellent quelquefois ceux .de la fièvre typhoïde, l'analogie cesse dès qu'on veut établir une ·relation entre les résultats de l'autopsie cadavérique et les phénomènes observés pendant la vie. Ainsi, ceux de nos malades qui, atteints de scarlatine, nous ont offert les altérations réunies des plaques de Peyer, des ganglions mésentériques de la rate, n'avaient pas présenté, pendant la vie, les symptômes typhoïdes ; tandis que ceux dont la scarlatine avait revêtu cette forme ne nous ont présenté les altérations typhoïdes que très légères et incomplètes, savoir : quelques plaques boursouflées et molles, sans inflammation des ganglions mésentériques. D'autres fois même aucune lésion n'est venue justifier les symptômes observés pendant la vie.

Le gonflement et le ramollissement de la rate que nous venons de signaler se rencontrent assez rarement dans la scarlatine ; cependant sa fréquence est encore assez grande pour mériter d'attirer l'attention.

Le foie peut être volumineux et congestionné, et cette lésion, assez rare, ne nous a rien présenté de remarquable.

Enfin, les reins, qui jouent un rôle si important dans les complications de la scarlatine, ne présentent, dans les cas ordinaires, aucune lésion. Quelquefois rouges et congestionnés, rarement décolorés, non augmentés de volume, ils sont évidemment à l'état sain.

En résumé, on voit donc que la scarlatine s'accompagne assez fréquemment d'une congestion sanguine du cerveau, des membranes séreuses, de la rate, des plaques de Peyer et des follicules intestinaux.

Il nous reste à préciser le siége anatomique de l'exanthème, en tirant parti des résultats que nous venons d'exposer.

Remarquons d'abord que l'éruption scarlatineuse s'étend avec rapidité sur une large surface ; que sa rougeur est tout à fait superficielle et sous-épidermique ; que, par conséquent, elle siége entre le chorion et l'épiderme.

Ajoutons ensuite que la chute, si générale, si constante de cette membrane inorganique, semble indiquer que la rougeur a affecté le tissu qui est en contact avec elle.

Or, tout le monde sait qu'immédiatement sous l'épiderme existe un vaste réseau lymphatique qui s'injecte assez facilement au moyen du mercure. Il est plus superficiel que le réseau capillaire sanguin qui constitue le corps muqueux de la peau.

Il ne doit donc pas répugner de croire que l'exanthème scarlatineux affecte de préférence le système lymphatique superficiel.

Cette hypothèse aurait l'avantage de faire comprendre l'existence si fréquente des anasarques et des épanchements séreux à la suite de la scarlatine. Car on conçoit l'union intime qui doit exister entre ces infiltrations sous-cutanées et un empêchement aux fonctions exhalantes et absorbantes de la peau.

D'autre part, la scarlatine, étant une maladie générale, il est probable que si elle se localise sur les lymphatiques, ce doit être non-seulement sur ceux de la peau, mais aussi sur tous ceux de l'économie. Toutes les membranes séreuses étant doublées d'un réseau lymphatique abondant, devront aussi présenter des modifications de fonctions. De là, la possibilité d'un épanchement dans les cavités séreuses. Ces remarques, qui sont tout à fait hypothétiques, trouvent un appui dans la fréquence réelle de ce genre de complications, et dans l'aspect que ces membranes présentent après la mort.

En suivant l'analogie, on arriverait à penser que l'inflammation buccale et pharyngée de la scarlatine siége spécialement sur le réseau lymphatique de ces muqueuses.

En résumé donc, la scarlatine est une affection générale qui se manifeste extérieurement par une phlegmasie ou une congestion dont le siége est peut-être le système lymphatique des membranes cutanées, muqueuses et séreuses. La plupart des auteurs allemands, sauf toutefois le docteur Jahn, admettent la nature inflammatoire de la maladie. Quant à son siége, Pitschaft (1) le place dans le réseau de Malpighi, et voit une grande analogie entre la scarlatine et l'érysipèle. Ester (2) considère aussi la scarlatine comme une inflammation du réseau vasculaire de la peau, et explique ainsi les symptômes et les maladies secondaires. D'aprèr Biehl (3), l'exanthème est une inflammation

---

(1) *Annalen für die gesammte Heilkunde*, I, 1.
(2) *De Febre scarlatinosa*, etc. Königsberg, 1826.
(3) *Idem*, Berlin, 1828. (Ces trois citations dans Fraukel, III Lief., s. 516.)

spécifique du réseau de Malpighi qui ne s'étend jamais aux portions plus profondes de la peau.

Art. VIII. — Complications.

Dans l'article précédent, nous avons fait pressentir quelques-unes des complications qui se développent pendant le cours de la scarlatine.

Ainsi la maladie se manifestant à l'extérieur par une inflammation de la peau et du pharynx, on conçoit aisément qu'elle peut se compliquer d'une exagération de la phlegmasie de ce dernier organe. En outre le siége qu'elle occupe indique la possibilité des hydropisies, et surtout de l'anasarque.

La fréquence des symptômes cérébraux fait prévoir que le système nerveux peut être le point de départ d'accidents graves, tandis que l'absence habituelle de symptômes pulmonaires et intestinaux conduit à penser que la fièvre éruptive est rarement compliquée d'une lésion de viscères thoraciques ou abdominaux.

Enfin plusieurs maladies peuvent se développer sous l'influence de la fièvre éruptive sans que la connaissance que nous avons acquise de ses symptômes, de sa nature et de son siége, puisse *à priori* nous les faire connaître.

I. *Pharyngo-laryngite.* — La plus fréquente et l'une des plus graves complications de la scarlatine, l'angine, suivant quelques auteurs, fait en réalité partie essentielle de la maladie elle-même ; mais nous avons cru devoir la séparer de l'éruption scarlatineuse qui se fait sur la gorge, et la considérer toujours comme une complication : nous possédons, en effet, plusieurs exemples de scarlatine normale sans pharyngite (1). Nous réunissons à la pharyngite quelques exemples de laryngite qui, le plus souvent, ont coïncidé avec elle.

L'angine débute pendant les prodromes et avec la maladie elle-même, ou bien seulement avec les rougeurs scarlatineuses ; nous ne l'avons jamais vue survenir après le deuxième jour d'éruption.

Elle s'annonce en général par une *douleur de gorge*, qui, peu vive d'abord, augmente bientôt, surtout à la pression de la main, derrière les angles des mâchoires. Lorsque la douleur a précédé l'éruption, elle s'accroît, en général, au moment de l'apparition de celle-ci. Souvent légère, elle reste telle pendant tout le temps que dure l'angine ;

---

(1) A l'hôpital, sur 87 scarlatines de toute espèce, nous avons rencontré 37 pharyngites légères ou de moyenne intensité, 20 graves ou très graves ; 12 fois nous n'avons pu savoir si l'éruption avait été accompagnée d'angine ; 18 fois il n'existait pas d'inflammation gutturale, 4 de ces 18 malades avaient une scarlatine normale. Comme nous possédons 24 exemples de cette forme d'éruption, il en résulte que, dans nos observations, 1 scarlatineux sur 6 n'a pas d'angine.

quelquefois elle est assez vive pour empêcher le sommeil, ce cas est cependant rare. Une fois établie, la douleur persiste ou augmente pendant quatre ou huit jours, décroît ensuite si la complication doit guérir, et a disparu dans un espace de cinq à douze jours environ.

La douleur de gorge est presque constante; cependant nous ne l'avons pas notée chez quelques enfants assez âgés pour exprimer leurs sensations, et dont l'angine était assez grave pour dominer toute la maladie.

La douleur, du reste, n'est pas toujours pharyngée ; elle siége quelquefois au niveau du larynx, ou se propage depuis la région supérieure jusqu'à cet organe ; alors la pression du cartilage thyroïde est douloureuse et indique que l'angine pharyngée a gagné le larynx ; mais ce cas est rare.

En même temps la déglutiton devient douloureuse et gênée ; cependant ce phénomène est loin d'être constant ; il débute après la douleur, la suit dans ses variations et disparaît avant elle.

L'*inspection de l'arrière-gorge* montre que celle-ci a pris une rougeur insolite très remarquable qui apparaît le plus souvent en même temps que la douleur, et constitue plus qu'elle encore un symptôme constant au début de l'angine. Parmi tous les cas assez nombreux où nous avons pu examiner la gorge dès le premier jour de la complication, il ne nous est arrivé qu'une seule fois de voir la rougeur manquer ce jour même, alors elle se montra le second, et avait été précédée de douleurs pharyngées pendant environ vingt-quatre heures.

La *rougeur* couvre le voile du palais, soit en totalité, soit seulement les piliers ou la luette et les amygdales : ces portions peuvent être envahies toutes en même temps ou successivement, puis la rougeur gagne bientôt toutes les parties du pharynx accessibles à la vue ; comme la douleur elle s'accroît pendant une espace de quatre à huit jours, diminue ensuite pour disparaître après une existence de quatre à douze jours environ ; cependant nous l'avons vue quelquefois persister jusqu'au quinzième ou vingtième jour chez des enfants qui ont guéri, et plus encore chez d'autres qui ont succombé.

Les parties devenues rouges se tuméfient en général, et cette tuméfaction qui se fait d'habitude en même temps que les tissus se colorent, peut cependant être retardée de peu de jours et ne se montrer que lorsque la rougeur et la douleur sont parfaitement établies. Les amygdales et la luette sont les parties visibles qui se tuméfient ; le gonflement est en général peu intense et ne va presque jamais jusqu'à rapprocher considérablement les tonsilles l'une de l'autre ; aussi n'avons-nous eu qu'une seule fois l'occasion de voir les amygdales luisantes, grosses, et comme remplies et distendues par une collection purulente. Le gonflement est inégal et irrégulier, les deux amygdales sont séparées par un intervalle assez considérable, et la gêne qu'éprouve l'enfant ne va pas jusqu'à l'anxiété, le malaise, la demi-asphyxie qui existe dans certains cas d'abcès des amygdales. La tuméfaction augmente ainsi ou persiste pendant quatre, cinq, six jours, quelquefois plus dans les cas les plus graves, surtout lorsqu'ils doivent être suivis de la mort, puis elle décroît pour disparaître à la même époque que la rougeur et la douleur..

Mais ce qui, dans cette angine, doit surtout attirer l'attention, à cause de la confusion possible avec quelques angines primitives, est le développement de *fausses membranes;* ici une distinction réelle doit être établie entre les deux angines primitive et scarla-tineuse.

En effet, jamais nous n'avons vu la dernière débuter d'emblée par le dépôt plastique pseudo-membraneux. L'époque la plus rapprochée du début de l'angine à laquelle nous l'ayons constaté est le second ou le troisième jour, ou bien encore le cinquième ou sixième, quelquefois même seulement le dixième ou onzième jour. Ces fausses membranes petites, minces, jaunes ou blanches, foliacées, siégent sur l'une ou l'autre amygdale, ou sur la luette; elles s'enlèvent assez facilement ou sont assez fortement adhérentes pour qu'on ne puisse les détacher par le frottement du doigt ; assez souvent le dépôt pseudo-membraneux appréciable à l'œil se borne à ces débris ; quelquefois il s'étend et couvre toute la portion visible du pharynx ; son épaisseur varie ; mince, il est pellucide et transparent ; ailleurs, il double les tissus d'une couche épaisse de 1 à 2 millimètres : ce cas cependant est de beaucoup le plus rare.

Les fausses membranes disparaissent quelquefois dès le lendemain pour ne plus se montrer; mais le plus souvent elles persistent pen-dant trois, quatre jours, quelquefois beaucoup plus, ou bien si elles disparaissent promptement, c'est pour reparaître de même et persister ainsi jusque près de la fin de l'angine.

Ces alternatives dans l'apparition et la disparition des fausses mem-branes ne sont pas spéciales seulement à ce produit d'inflammation. En effet, l'angine scarlatineuse, au moins avons-nous eu occasion de le voir plusieurs fois, est sujette à une sorte d'intermittence; c'est-à-dire qu'après avoir augmenté pendant quelques jours, les symptômes diminuent pour s'accroître bientôt et reprendre leur première intensité.

Il est rare que pendant la vie on puisse s'assurer de l'existence d'*ulcérations* pharyngées : nous en parlerons bientôt plus au long.

L'angine scarlatineuse détermine la *fétidité de l'haleine*, qui est rarement excessive ; nous ne l'avons jamais notée gangréneuse; elle ne se manifeste guère pendant les premiers jours; nous l'avons habituellement constatée entre le troisième et le neuvième jour, tan-tôt pendant un jour seulement, tantôt pendant deux ou trois, rarement pendant huit ou dix. En général, quoique non constam-ment, la fétidité de l'haleine coïncide avec l'apparition des fausses membranes, elle est d'autant plus intense que celles-ci sont plus épaisses et plus abondantes.

Un des accompagnements les plus constants et les plus remarquables de l'angine scarlatineuse est le développement inflammatoire des ganglions sous-maxillaires ; il se prononce, en général, le lendemain du jour où l'on a noté du gonflement dans le pharynx, c'est-à-dire qu'alors les régions sous-maxillaires deviennent grosses, douloureuses à la pression, quelquefois tendues et rouges. Il est inutile de dire que le gonflement siége du côté où l'angine existe ; qu'en conséquence il est plus ordinairement double. Borné d'abord aux ganglions, il gagne avec facilité le tissu cellulaire environnant, et forme de vastes tuméfactions cellulaires.

Alors le cou est gros, roide et tendu par la tuméfaction des tissus sous les deux branches du maxillaire inférieur et d'une oreille à l'autre ; les mâchoires peuvent à peine s'entr'ouvrir de manière à laisser passer tout au plus la pointe de la langue et à empêcher toute exploration de la gorge. Cette tuméfaction n'est souvent qu'un véritable œdème actif et en présente tous les caractères ; il se résout assez facilement lorsque l'inflammation des ganglions domine. Cependant il peut s'y faire une véritable suppuration, soit que celle-ci commence dans les ganglions eux-mêmes, soit qu'elle débute dans le tissu cellulaire qui les environne. Il en résulte alors des abcès sous-maxillaires qui suppurent pendant un temps plus ou moins long. Cette forme doit sans doute être susceptible de guérison, mais dans ces cas nous avons toujours vu succomber les enfants. L'inflammation du tissu cellulaire peut arriver même jusqu'à la peau du cou, et constituer une sorte d'érysipède qui détermine la suppuration plus promptement encore.

Ces fontes purulentes sont fort rares, et le plus ordinairement la maladie se borne à un gonflement qui diminue et disparaît dans un intervalle de trois à douze jours ; il peut persévérer jusqu'à la mort.

A ces symptômes principaux viennent s'en joindre quelques secondaires qui indiquent que la maladie se propage dans les voies aériennes. Ainsi on devra redouter cette complication lorsque la toux est fréquente, et surtout dans les cas où elle est sonore, aboyante ; lorsque la voix est rauque, ou enrouée, ou éteinte ; lorsque enfin il se joint aux symptômes de l'angine ceux d'une laryngite. Mais nous savons déjà combien sont peu tranchés les symptômes de la laryngite secondaire, en sorte que cette phlegmasie échappe souvent à l'observation.

Si maintenant nous résumons l'aperçu que nous venons de donner, on verra que l'angine scarlatineuse débute pendant les prodromes ou le jour même de l'éruption par de la douleur, de la rougeur et du gonflement dans l'arrière-gorge ; les piliers du voile du palais, la luette et les amygdales en sont d'abord atteints, puis bientôt toute la partie du pharynx visible à l'œil. Ces symptômes, peu graves jusqu'alors, n'entraînent pas une réaction bien vive, ou plutôt leurs phénomènes fébriles se confondent avec ceux de l'éruption elle-même. Mais bientôt il se développe des fausses membranes molles qui recouvrent les amygdales et la luette ; les ganglions sous-maxillaires deviennent douloureux et tuméfiés ; la parole est embarrassée, gênée ; l'enfant avale avec assez de facilité, mais quelquefois il rejette une partie des liquides, et l'angine, arrivée entre son troisième et son cinquième jour, est à son maximum ; alors, si elle est grave et étendue, elle domine toute la maladie. La réaction fébrile est intense, l'oppression quelquefois grande, la respiration gênée, la toux fréquente, rarement éclatante et sonore ; rarement aussi la voix est rauque ou éteinte ; la figure est animée, colorée, vultueuse, inflammatoire, ou bien encore elle pâlit remarquablement, une fois l'éruption terminée ; enfin, dans quelques cas, elle exprime la prostration, l'anxiété, la souffrance, l'abattement ; et la maladie continuant à faire des progrès l'enfant meurt lorsque l'angine est arrivée entre son cinquième et dixième jour.

Dans les cas où nous avons vu le petit malade succomber à une époque plus éloignée du début de l'angine, celle-ci avait suivi une autre marche. Ainsi, bien que grave, la pharyngite s'était amendée et guérie presque complétement à l'époque habituelle, puis, au bout de peu de jours, il était survenu une recrudescence qui déterminait la mort.

Toutefois l'angine, même intense, n'est pas toujours aussi grave, et nous l'avons vue guérir et renaître pour guérir encore, bien que l'enfant succombât à une autre complication ; alors les symptômes généraux sont moins intenses, ou bien ils se manifestent sous l'influence d'une autre lésion.

D'après cette description de l'angine scarlatineuse, on peut saisir les différences qui la séparent de la pharyngite primitive ; toutefois, ce sujet ayant été l'objet d'un grand nombre de travaux, nous croyons devoir suivre la comparaison dans un autre ordre de considération ; c'est-à-dire dans l'examen cadavérique.

Prenant d'abord les cas les moins compliqués, nous voyons que certains enfants ne présentent qu'une simple rougeur de la muqueuse pharyngienne avec ou sans gonflement bien notable, les amygdales, cependant, étant la partie du pharynx le plus souvent tuméfiée et la plus malade.

La rougeur s'étend sur la luette, sur tout le pharynx, et même se prolonge quelquefois jusque sur l'épiglotte, les cordes vocales et tout le larynx ; il est probable que, dans les cas de ce genre les plus graves, la rougeur s'étend jusque dans les fosses nasales. Nous disons que cela est probable, parce que nous ne possédons aucun exemple où la rougeur et le gonflement soient les seules altérations pathologiques développées, sur une aussi grande surface. Dans les cas où la maladie est aussi étendue, nous avons trouvé, outre la rougeur, du pus, des fausses membranes ou des ulcérations. Comme ces lésions sont précédées de rougeur et de gonflement de la muqueuse, il est probable que si les enfants avaient succombé quelques jours plus tôt, nous eussions constaté seulement de la rougeur sur toutes ces parties.

Si la maladie est un peu plus avancée, on trouve une couche purulente grise ou sanieuse étendue sur toute la muqueuse pharyngienne, qui est d'un rouge vif, gonflée, ramollie dans une étendue variable et souvent considérable ; alors les amygdales sont infiltrées de pus, très molles, et s'écrasent avec la plus grande facilité.

Dans un degré plus avancé, ou plutôt dans une altération d'autre espèce, nous avons trouvé les amygdales très volumineuses et dures. En les examinant avec soin, nous avons vu leurs follicules remplis de matière grisâtre et solide, tandis que les cloisons étaient formées par un tissu blanc rosé, dur et résistant. On aurait dit des aréoles de tissu fibreux dans lesquelles se serait déposé du pus concret.

Chez d'autres malades on trouve des fausses membranes déposées à la surface de la muqueuse. Très limitées, elles peuvent ne recouvrir que les tonsilles et la luette ; très étendues, elles gagnent l'épiglotte, les cordes vocales, la trachée, l'origine des bronches mêmes, et jusqu'à l'œsophage ou bien encore s'élevant à la partie supérieure, elles tapissent les fosses nasales, embrassant aussi, dans leurs vastes ramifications, la presque totalité des muqueuses sus-diaphragmatiques. Il faut dire cependant que ces cas sont de beaucoup les plus rares.

Les fausses membranes se présentent sous plusieurs aspects. Chez quelques enfants elles sont petites, minces, molles, peu adhérentes, mélangées à du pus en quantité variable. Chez quelques autres elles couvrent une large surface, ailleurs, mais rarement, elles sont épaisses, résistantes, adhérentes : car en général, bien qu'elles soient étendues, elles restent minces et foliacées ; tout le pharynx, mais surtout les amygdales et la luette, sont de toutes les parties celles où les fausses membranes sont les plus abondantes et les plus épaisses. Dans le larynx, au contraire, nous ne les avons jamais rencontrées que minces, foliacées et peu adhérentes.

La muqueuse qu'elles recouvrent est le plus souvent gravement malade, d'un rouge plus ou moins foncé, gonflée, ramollie, assez souvent ulcérée.

Cette dernière et importante lésion doit attirer notre attention : nous l'avons trouvée non-seulement sous les fausses membranes, mais aussi lorsqu'il n'existe aucun produit de ce genre.

Les ulcérations ont différents aspects : superficielles, ce sont quelquefois de simples érosions serpigineuses, semblables aux traces sinueuses que laissent les vers sur le drap ; ailleurs ce sont de véritables

ulcérations, de profondeur variable, allant jusqu'au tissu sous-muqueux, et jusqu'aux fibres musculaires elles-mêmes : de la dimension
de quelques millimètres à 1 ou 2 centimètres de diamètre, irrégulières
et inégales, leurs bords sont taillés à pic et bien marqués ; habituelle
ment situées dans le pharynx, elles sont communes sur les amygdales,
mais se rencontrent aussi sur la face antérieure du pharynx, derrière
le larynx, et dans la gouttière pharyngo-laryngée. Rarement nous en
avons constaté dans le larynx lui-même.

La description que nous venons de donner offre de nombreuses
dissemblances avec celle de la pharyngite primitive ; cependant nous
avons émis plusieurs assertions qui ont besoin d'être soutenues par
des exemples, parce qu'elles ont été niées par des praticiens célèbres :
nous voulons parler, entre autres, de l'extension des fausses membranes dans le larynx ; nous joignons donc quelques descriptions aux
détails précédents.

Un garçon de onze ans est pris, au milieu de la bonne santé, d'une scarlatine dont la marche est des plus graves : l'éruption est régulière ; l'aspect du
malade est profondément typhoïde. L'angine débute le quatrième jour de la
maladie, très légère d'abord. Le cinquième jour, la narine droite fournit un
mucus épais qui devient de plus en plus abondant ; puis des fausses membranes se montrent à l'orifice des fosses nasales. L'enfant meurt le dixième jour
de la maladie.

A l'autopsie, l'éruption scarlatineuse persiste encore violacée ; le pharynx est
dans l'état suivant :

Dans sa totalité il est recouvert de fausses membranes jaunes assez épaisses,
peu adhérentes, mêlées à du pus. Au-dessous, la muqueuse est très rouge, assez gonflée ; les amygdales sont très grosses, molles et rouges. Le larynx présente le même aspect. Cependant la muqueuse, un peu moins rouge, n'est pas
ramollie ; la trachée est d'un rouge violacé foncé. Ces parties sont tapissées de
fausses membranes moins épaisses que dans le pharynx ; on en trouve sur toute
la partie supérieure. Au-dessous, les cordes vocales en sont exemptes, aussi
bien que la partie supérieure de la trachée ; mais à sa partie inférieure, on en
trouve quelques-unes, molles, peu épaisses, peu adhérentes, qui s'étendent
jusqu'à l'origine des bronches.

Dans cet exemple, il est impossible de nier la présence des fausses
membranes dans le conduit laryngo-trachéal : en même temps la muqueuse sous-jacente était vivement enflammée. Pendant la vie on
avait constaté un coryza pseudo-membraneux qui ne put être étudié
après la mort ; mais il n'en résulte pas moins que la plus grande
partie des muqueuses sus-diaphragmatiques était envahie par l'inflammation pseudo-membraneuse.

La description suivante présente encore quelques analogies et quelques différences avec celle que nous avons donnée de l'angine pseudo-
membraneuse primitive.

Un garçon de dix ans est pris de mal de gorge, et le lendemain d'une éruption scarlatineuse anomale. Il meurt cinq jours après le début. Le mal de gorge a dominé toute la maladie.

A l'autopsie, l'amygdale gauche est très volumineuse, et recouverte à sa partie postérieure de quelques petites fausses membranes jaunâtres peu adhérentes ; elle est dure sous le scalpel ; ses follicules sont remplis d'une matière grise demi-solide, entourée d'un tissu blanc rosé, solide, dur et résistant, d'aspect fibreux. Les parties latérales postérieures et inférieures du pharynx, la face postérieure de la luette, sont couvertes de fausses membranes d'un blanc grisâtre, très adhérentes et très minces, La muqueuse sous-jacente rouge présente un assez grand nombre de petites ulcérations allongées, sinueuses, comme le serait le trajet laissé par des vers sur le drap. La muqueuse environnante n'est pas ramollie.

L'épiglotte et la partie postérieure des replis aryténo-épiglottiques sont tuméfiées ; la face inférieure de l'épiglotte est revêtue d'une fausse membrane molle, mince, inégale ; la muqueuse sous-jacente est dépolie et rouge par places ; le larynx lui-même est revêtu de cette fausse membrane, qui, de même espèce que les précédentes, couvre les cordes vocales et toutes les parties environnantes. La muqueuse laryngée n'est pas rouge, non plus que celle de la trachée ; elles sont rosées, et ont leur poli habituel.

Il n'y a pas d'œdème de toutes ces parties ; cependant le gonflement est considérable. L'orifice supérieur du larynx est très rétréci.

L'œsophage présente à sa partie moyenne quelques fausses membranes linéaires, longitudinales et adhérentes, entourées d'un petit liséré rouge ; sous ces fausses membranes, la muqueuse est érodée.

Dans cet exemple exceptionnel, la fausse membrane avait envahi le larynx, qui néanmoins, comme dans plusieurs cas de croup véritable, avait conservé sa couleur normale. Dans la partie inférieure du pharynx, la muqueuse ne présentait encore que des érosions.

Dans l'exemple suivant, les ulcérations étaient plus profondes.

Un garçon de six ans est pris tout à la fois de varioloïde et d'une scarlatine qui suit sa marche normale. L'angine débute le jour même de l'éruption, et l'enfant meurt le seizième jour de la maladie. L'autopsie montre les lésions suivantes.

L'amygdale droite, très ramollie, est infiltrée de pus, qui est combiné avec le tissu lui-même ; la gauche, au contraire, est presque entièrement détruite et profondément excavée. Aucune fausse membrane ne recouvre ces parties. Dans la gouttière pharyngo-laryngée droite la muqueuse est détruite dans l'étendue de 1 centimètre 1/2 ; le tissu sous-muqueux est épaissi et tapissé d'une fausse membrane jaune, adhérente. Une lésion de même espèce, mais moins étendue, existe dans le point correspondant gauche.

La face postérieure de l'épiglotte et tout le larynx sont tapissés par des fausses membranes jaunâtres assez minces, qui se détachent avec facilité. La muqueuse sous-jacente offre une teinte générale rosée.

Dans ce fait encore, la muqueuse laryngée est saine sous la fausse membrane, tandis que la muqueuse pharyngée est profondément ulcérée.

De ces exemples il reste prouvé, nous le croyons, que l'angine scarlatineuse peut revêtir la forme ulcéreuse et pseudo-membraneuse grave; qne cette inflammation secondaire peut envahir le conduis laryngo-bronchique, et présenter quelquefois des caractères analoguet à ceux de la laryngite pseudo-membraneuse primitive (Voy. t. 1 au bas de la page 277).

Toutefois, malgré la présence des fausses membranes laryngées, nous n'avons jamais observé les symptômes propres du croup. Nous verrons bientôt que M. Guéretin en a constaté un exemple.

Pour terminer ce sujet, nous dirous que les ganglions sous-maxillaires s'euflamment le plus souvent; nous les avons trouvés à l'autopsie gros, rouges, ramollis, ou dans un degré plus avancé, gris, s'écrasant sous le doigt très facilement, et infiltrés d'une quantité considérable de pus. Enfin, nons avons même rencontré dans leur intérieur des collections d'un pus épais, crémeux, formant de véritables abcès.

L'angine est une des complications graves de la scarlatine. Pouvant envahir de vastes surfaces et outre-passer les limites du pharynx pour s'étendre dans les fosses nasales, le larynx, l'œsophage, l'inflammation pseudo-membraneuse détermine facilement la mort des petits malades : cependant il se joint souvent à elle quelque autre affection qui, bien que peu grave par sa nature ou par son peu d'étendne, aide à la terminaison fatale : telles sont des pneumonies ou des pleurésies légères, des entéro-colites peu intenses, des anasarques, etc.

Lorsque l'angine scarlatineuse est épidémique, elle se présente sous une forme qui peut être très grave. Elle est si intense, et les symptômes génraux sout tels, que l'on n'a pas hésité à admettre l'existence d'une gangrène du pharynx. N'ayant pas été à même d'observer d'épidémie de cette nature, nous nous contenterons de transcrire les descriptions données par quelques auteurs. Nous devons prévenir toutefois qu'ils n'ont pas toujours distingué les enfants des adultes.

Nous rapportons textuellement une partie de la relation de l'épidémie observée par Huxham, et intitulée : *Dissertation sur le mal de gorge avec ulcère malin* (1). On reconnaîtra facilement que cette épidémie, qui régna en 1752, était une scarlatine compliquée d'angine dont la description s'éloigne peu de celle que nous avons donnée.

Les attaques de ce mal s'annoncèrent très différemment dans différentes personnes. Chez les unes, c'était d'abord le frisson avec quelque épaississement et quelque sensibilité dans la gorge, une tension douloureuse du col ; chez les autres, c'étaient quelques alternatives de chaud et de froid, avec un peu de mal de tête, quelques vertiges ou de l'assoupissement ; d'autres encore avaient

____

(1) *Nouvel essai sur les différentes espèces de fièvres*, p. 432. Paris, 1784.

une fièvre plus considérable, grand mal de tête, mal dans le dos, dans les membres, grande oppression de poitrine avec un sifflement continuel : d'autres enfin, tout au contraire, n'avaient pendant un jour ou deux que l'émotion, sans se trouver ni mal ni bien ; mais peu à peu la fatigue et l'anxiété les abattaient et les forçaient à garder le lit. Tel était sous ses différentes formes le début de cette maladie. Le plus communément cependant c'étaient d'abord des alternatives de chaud et de froid, pesanteur et douleur de tête, mal de gorge et enrouement, un peu de toux, mal à l'estomac, des vomissements et des selles fréquentes, surtout chez les enfants, chez qui ce symptôme était quelquefois très fâcheux ; au lieu que, dans les adultes, c'était à ce dernier égard le plus souvent le contraire.

Peu d'heures après la première attaque du mal, aussitôt même quelquefois, on sentait de l'enflure, du mal dans la gorge. Les amygdales devenaient très enflées et très enflammées ; un peu après se développait l'enflure des glandes parotides et maxillaires, qui devenait très considérable en très peu de temps, quelquefois même aussitôt : si bien que le malade semblait menacé d'étouffement. La gorge paraissait bientôt d'un rouge fleuri et foncé, ou plutôt d'une forte couleur cramoisie, lustrée et brillante ; enfin, très communément il paraissait sur la luette, les amygdales, le voile du palais et la partie postérieure du pharynx, quelques taches blanchâtres et livides, dispercées çà et là, qui souvent ne tardaient guère à s'agrandir ; de sorte qu'une ou deux couvraient la luette, les amygdales etc. : il s'y formait dans la suite l'eschare des ulcères superficiels, quoique quelquefois il y eût érosion profonde dans les parties. Vers ce temps, la langue n'était que blanche et noire au bout ; mais à la racine elle était fort chargée et couverte d'une matière épaisse, jaunâtre ou brune. L'haleine devenait alors de moment en moment plus fétide, et finissait par être insoutenable, quelquefois au malade lui-même.

Le second ou le troisième jour, tous les symptômes s'aggravaient, et la fièvre augmentait ainsi que la difficulté d'avaler. La respiration devenait d'instant en instant plus difficile, et elle était accompagnée d'une espèce de râlement, comme si le malade allait être étouffé, la voix étant tout à fait creuse et enrouée. L'haleine de tous les malades devenait de plus en plus insupportable jusqu'à la crise, et environ le quatrième ou le cinquième jour, ils crachaient des mucosités puantes ou purulentes, quelquefois teintes de sang ; d'autres fois la matière en était tout à fait livide et d'une odeur abominable. Dans la plupart les narines mêmes étaient enflammées et excoriées. Non-seulement les narines et la gorge étaient attaquées, mais quelquefois la trachée-artère même, et les malades rendaient en crachant des lambeaux de ses membranes externes avec beaucoup de sang et de sanie. J'étais quelquefois étonné de voir l'aisance avec laquelle quelques-uns avalaient, malgré le gonflement des amygdales et de la gorge.

Le plus communément, avant l'angine venaient les exanthèmes ; mais plusieurs fois nous vîmes les éruptions cutanées succéder au mal de gorge, et elles étaient quelquefois considérables, quoiqu'il eût été médiocre, ou qu'il n'y eût pas même eu de douleur, lorsqu'au contraire après le mal de gorge le plus cruel il n'y avait aucune éruption, quoiqu'il y eût encore dans ces cas grande démangeaison, et que la peau s'enlevât ensuite par écailles. La couleur de l'efflorescence était communément le cramoisi : c'était comme si l'on eût barbouillé la peau avec du suc de framboises, et cela gagnait jusqu'au bout des doigts.

Nous pourrions facilement multiplier les descriptions de scarlatine angineuse épidémique ; mais comme la plupart sont antérieures aux travaux de S. Bard et de M. Bretonneau, et laissent dans l'indécision de savoir si le mal de gorge était gangréneux ou pseudo-membraneux, nous préférons terminer ce sujet en rappelant l'épidémie si bien décrite, il y a quelques années par le docteur Guéretin(1). Dans ce cas le mal de gorge domina, fut constant, et souvent même fut le premier symptôme, tandis que la fièvre éruptive manqua chez bon nombre de malades ou fut entièrement anomale. Nous remarquons surtout que l'éruption ne se fit pas ou fut très tardive dans les formes bénignes et moyennes, tandis que dans la forme maligne aiguë, si l'éruption se faisait dans les vingt-quatre ou quarante-huit premières heures, elle se développait bien, et la maladie se terminait d'une manière heureuse ; si elle se faisait attendre jusqu'au quatrième ou cinquième jour, elle était incomplète, prenait une teinte violacée, et se terminait par la mort. Nous citons textuellement la description que donne M. Guéretin de l'angine dans la forme maligne, et l'on verra que son tableau, tracé d'après l'idée que le mal de gorge était pseudo-membraneux, présente cependant de très grandes ressemblances avec celui que nous avons emprunté à Huxham, et qui a été écrit sous l'empire de cet opinion que l'angine était gangréneuse.

Une violente angine, constituée par un gonflement considérable des amygdales, par des pseudo-membranes sur toute leur surface, et souvent sur les piliers, sur la luette et sur les parois pharyngiennes, était observée ordinairement dès la première visite. Les pseudo-membranes étaient plus étendues, plus épaisses, plus consistantes, et d'un blanc jaunâtre. Pour les détacher, il fallait une certaine traction, et au-dessous l'on trouvait une surface excoriée, saignante. Au bout de trente-six à quarante-huit heures, ces couronnes se ramollissaient, devenaient *grisâtres*, *pulpeuses*, etc. Le cou, fortement gonflé dès le début, exécutait difficilement ses mouvements : la face était pâle, comme bouffie, l'haleine fétide, la respiration normale, ou seulement embarrassée par l'état des fosses nasales ou par une légère laryngo-trachéite. Chez plusieurs de ces malades, la phlogose existait concurremment dans la gorge et les fosses nasales. La matière mucoso-purulente rejetée par le nez contractait vers le huitième ou dixième jour, et souvent plus tôt, une odeur extrêmement fétide. Loin de s'améliorer par les cautérisations, et par l'usage des détersifs ou des astringents, la gorge devenait plus laide, *déchiquetée,* rouge lie de vin, *noirâtre, d'une fétidité repoussante.*

L'épidémie décrite par M. Guéretin nous intéresse, parce qu'elle a sévi sur un grand nombre d'enfants. Toutefois nous regrettons que ce praticien n'ait pas insisté un peu plus sur les variétés que la ma-

____

(1) Mémoire sur une *épidémie d'angine scarlatineuse,* observée dans le canton du Lion-d'Angers (Maine-et-Loire) pendant l'anné 1841, par J. Guéretin, D. M. P., et dans *Archives,* juillet 1842, p. 280.

ladie a présentées aux différents âges. Voici les indications que nous avons pu rencontrer :

« En général, les enfants résistaient mieux à la violence des sym-
» ptômes généraux ; chez eux l'éruption se faisait plus facilement, et
» leurs angines d'ailleurs n'étaient pas plus graves... Je n'ai vu l'ana-
» sarque que cinq fois... quatre enfants de quatre à douze ans et une
» femme adulte me l'ont présentée. »

En outre, M. Guéretin signale l'existence de la laryngo-trachéite, qui une fois, chez un garçon de cinq ans, a présenté tous les caractères du croup.

Nous ne terminerons pas cet article sans dire de nouveau quelques mots de l'engorgement inflammatoire des régions maxillaires et cervicales décrit par les auteurs sous le nom de *parotides*. Nous avons signalé plus haut cette maladie comme une conséquence de l'angine, mais on a observé plusieurs épidémies dans lesquelles cette inflammation était évidemment la complication principale. Ainsi, dans l'épidémie de Greifswald (1), c'est seulement du septième au neuvième jour qu'elle se montrait, et trois à neuf jours après l'apparition de la tumeur, la suppuration était formée. On doit au docteur Vose d'avoir déterminé le siége précis et la nature de ces engorgements. Il résulte de ses recherches : 1° que les glandes salivaires ne participent en rien à la maladie; 2° que, lorsqu'elle est récente, elle occupe seulement le tissu cellulaire, plus tard elle envahit les muscles, et enfin les ganglions; 3° que sa nature est inflammatoire.

Ces engorgements quand ils ont acquis un haut degré d'intensité sont fort dangereux, surtout chez les plus jeunes enfants. Ils se produisent quelquefois avec une grande promptitude et causent des accidents rapidement mortels. M. Mondière a cité le cas curieux d'un enfant chez lequel les régions cervicales prirent en peu de temps un accroissement tel, qu'au bout de six heures le petit malade portait sur le côté gauche du cou une tumeur de la grosseur du poing, et une du côté droit un peu moins grosse. Une heure après il s'écria : j'étouffe ! et tomba mort. M. Ollivier Mairy a rapporté une observation analogue (2). Si les enfants échappent aux dangers résultant de la compression, ils sont exposés à toutes les conséquences des vastes infiltrations purulentes des régions cervicales ou sous-maxillaires. Il peut arriver aussi que l'engorgement se termine par gangrène. La destruction des vaisseaux et une hémorrhagie des plus graves peuvent être le résultat du phlegmon ou de la gangrène. Ces hémorrhagies se terminent presque toujours par la mort; cependant on peut lire dans un journal allemand, l'observation fort intéressante d'une jeune fille de six ans atteinte d'une gangrène du cou survenue dans le cours d'une

(1) Noirot, *loc. cit.*, p. 208.
(2) Noirot, *loc. cit.*, p. 213.

scarlatine grave. L'eschare se détacha le quatorzième jour; le dix-huitième jour survint une hémorrhagie abondante, on pratiqua la ligature de la carotide. L'enfant guérit malgré une anasarque générale (1).

II. *Coryza*. — Dans l'étude que nous venons de faire de la pharyngite scarlatineuse, nous avons indiqué l'existence d'un coryza grave. Cette complication, en effet, n'est pas très rare, et son apparition est habituellement d'un mauvais augure. On a pu juger, par les extraits que nous avons donnés des épidémies décrites par Huxham, Withering et M. Guéretin, toute l'importance de cette maladie secondaire. Pour nous, nous ne l'avons observée qu'un très petit nombre de fois, et nous pensons que le génie épidémique n'est pas étranger à sa production. Nous l'avons vue débuter du premier au sixième jour d'éruption, et persister jusqu'à la mort. Un de nos malades cependant a guéri, et le coryza a duré pendant trente-quatre jours avec des alternatives d'intensité. L'inflammation nasale est purulente ou pseudo-membraneuse, et nous n'avons rien à ajouter aux symptômes donnés par les auteurs que nous venons de citer, et à ceux que nous avons énumérés dans le chapitre destiné au coryza (t. I, p. 188).

III. *Hydropisie*. — Cette complication est une des plus importantes par sa fréquence et par sa gravité. Indiquée pour la première fois par Sennert et Doring (2), elle a depuis été décrite par Schultz, Morton, Heister, Rosen, Stoll, Borsieri, Plencitz, etc. D'après M. Noirot, c'est aux médecins de Florence, Targioni et Parolini, que l'on doit la distinction éminemment pratique de l'œdème en chaud et en froid. Les médecins dont nous venons de citer les noms se sont bornés à quelques indications sommaires sur l'anasarque scarlatineuse, tandis que Vieusseux et Méglin ont publié des travaux très complets sur cette complication. Ce sont ces recherches qui, jointes à celles plus récentes des médecins anglais Wells, Blackall, Hamilton, Snow, ont jeté une vive lumière sur plusieurs points encore obscurs de ce sujet difficile. Les médecins anglais ont spécialement étudié les rapports qui existent entre l'hydropisie et les altérations de la sécrétion urinaire; cette question a été reprise en France par les docteurs Rayer, Guersant, Blache, Legendre, Becquerel, etc., et en Allemagne par le docteur Philippe. Nous avons nous-mêmes, dans notre première édition, apporté un contingent d'observations assez considérable, puisque nous avions constaté l'hydropisie scarlatineuse sur le quart de nos malades. De nouveaux faits recueillis dans notre pratique particulière, et la lecture des travaux postérieurs à nos premières recherches

____

(1) Voir pour les observations d'hémorrhagie : *Annales de la Société médico-chirurgicale de Bruges ; Journal des connaissances médico-chirurgicales*, 1845, p. 158; *Idem*, juin 1841, p. 255, *Gazette médicale*, 1848, p. 956.

(2) Noirot, *loc. cit.*, .166.

nous permettent de traiter ce sujet avec tous les développements nécessaires.

On peut observer à la suite de la scarlatine des hydropisies isolées ou réunies de presque tous les organes. La plus fréquente de toutes est, sans contredit, l'anasarque, puis l'œdème pulmonaire, puis les épanchements séreux de la plèvre du péritoine, du péricarde et de l'encéphale, et enfin l'œdème de la glotte. L'anasarque existe souvent seule, tandis qu'il est tout à fait exceptionnel que l'hydropisie des organes internes ne soit pas associée à celle du tissu cellulaire. Dans l'immense majorité des cas, c'est l'anasarque qui ouvre la marche et les hydropisies internes se manifestent plus tard. Cependant il peut se faire que cet ordre soit interverti.

Ainsi l'un de nous (M. Rilliet) a recueilli à Genève l'observation fort intéressante d'un jeune garçon de cinq ans qui au vingtième jour d'une scarlatine normale, et pour laquelle les précautions les plus minutieuses avaient été prises, fut atteint, six jours après, l'apparition d'urines sanglantes et albumineuses, d'un hydrothorax double suraigu. Pendant tout le temps que dura l'épanchement, on n'observa aucune trace d'anasarque ; dès qu'il disparut, la face devint bouffie, et les jambes enflèrent jusqu'au genou. Cette anasarque ne tarda pas à se dissiper, et la guérison fut complète.

M. Legendre a aussi cité des observations où l'œdème du poumon paraît avoir précédé l'anasarque, mais elles sont beaucoup moins probantes que le fait que nous venons de rapporter. En effet, non-seulement M. Legendre n'a pas assisté au début de la maladie, et, par conséquent, ne s'est pas assuré lui-même de sa marche, mais il n'est pas parfaitement certain qu'il ait eu affaire à une anasarque scarlatineuse.

Les effusions séreuses se font quelquefois toutes en même temps, et ce cas est le plus grave ; ou bien elles se font successivement et semblent se compliquer, quoique, en réalité, elles soient seulement l'expression de la marche croissante de la maladie.

L'opinion très générale des auteurs, conforme à la nôtre, est que l'anasarque est surtout à redouter deux ou trois semaines après l'éruption (1.) Cependant Borsieri l'a vue survenir le trentième jour, et

(1) L'anasarque se déclarerait habituellement le onzième jour d'après Hufeland ; le quatorzième ou le quinzième selon Vogel, Gardien et Underwood ; du dixième au vingtième d'après MM. Blache et Guersant ; le vingt-deuxième ou le vingt-troisième au dire de Charles Wells. Vieusseux et Méglin prétendent qu'elle est surtout à redouter deux ou trois semaines après l'éruption (voyez Noirot, *loc. cit.*, p. 169). C'est entre le douzième et le vingt-quatrième jour que nous avons observé l'hydropisie scarlatineuse. M. Legendre indique le vingt-deuxième jour comme moyenne, et M. Piogey l'intervalle compris entre le quinzième et le vingtième jour.

Hamilton au bout de cinq semaines. J. Frank, MM. Blache et Guersant. disent qu'on ne la voit jamais passer la sixième semaine (1).

Les hydropisies scarlatineuses apparaissent quelquefois sans prodromes, mais le plus souvent elles sont précédées de fièvre, de malaise, d'insomnie, d'inappétence, de vomissements, de diarrhée et de douleurs dans le bas-ventre, et surtout d'urines sanglantes ou tout au moins fortement albumineuses.

L'anasarque qui, comme nous l'avons dit, est, dans la très grande majorité des cas, la première hydropisie, débute le plus souvent par la face et devient très rapidement générale en vingt-quatre ou quarante-huit heures ; bien rarement elle reste partielle. Nous avons décrit ailleurs tous les symptômes relatifs aux hydropisies ; nous y renvoyons le lecteur. Nous nous contenterons de faire observer que les hydropisies scarlatineuses ont souvent la forme aiguë et suraiguë, mais qu'elles peuvent aussi revêtir la forme chronique.

Les auteurs ont cité des observations dans lesquelles cette complication a causé la mort du malade dans un espace de quarante-huit heures, ou même moins ; nous en possédons une dans laquelle la maladie n'a guère duré que douze heures. Dans d'autres cas, l'hydropisie suit d'abord une marche bénigne, puis elle se termine par une encéphalopathie ou par des accidents de suffocation aussi subits que violents ; alors l'infiltration, bornée d'abord au tissu sous-cutané, a envahi ensuite les organes respiratoires ; c'est dans ce cas qu'elle est promptement mortelle.

Tous les auteurs anciens recommandent de distinguer avec soin l'anasarque chaude de l'anasarque froide. Toute la distincion consiste pour eux dans l'absence ou dans la présence de la fièvre, quelle que soit du reste la marche de la maladie. Peut-être l'état du pouls ne suffit-il pas pour différencier ces deux espèces ; car il arrive quelquefois qu'il est fébrile pendant un ou deux jours au début de l'anasarque, puis qu'il cesse de l'être, et que la maladie prend ensuite la forme d'une anasarque froide. D'autre part, on voit aussi des hydropisies à marche suraiguë, sans accélération du pouls ; ces dernières exigent le même traitement que les premières.

Nous croyons donc que, pour établir ces distinctions, il faut tenir compte de la marche rapide de l'hydropisie autant que de l'appareil fébrile qui l'accompagne. Nous parlons du reste seulement d'après nos propres observations, et nous voulons nous contenter d'appeler l'attention sur ce fait que les hydropisies aiguës sont elles-mêmes chaudes ou froides, et que cette dernière espèce diffère considérablement des formes chroniques ou cachectiques. Nous n'avons pas vu d'exemple de ces dernières à la suite de la scarlatine.

En résumé, cet exanthème peut se compliquer d'hydropisies chaudes

____

(1) Noirot, *loc. cit.*

ou plutôt fébriles qui sont aiguës ou suraiguës ; d'hydropisies froides ou plutôt apyrétiques qui ont une marche aiguë ou suraiguë ; puis d'hydropisies apyrétiques dont la marche est chronique.

Les formes suraiguës, pyrétiques ou apyrétiques, durent douze, vingt-quatre, quarante-huit heures ou même trois jours ; celles qui sont aiguës, pyrétiques ou apyrétiques, durent un ou deux septénaires, rarement plus.

Les formes chroniques, les moins fréquentes de toutes, durent quatre ou cinq septénaires ; mais il faut remarquer que, comme dans toutes les choses de la nature, il existe entre ces formes, dont les extrêmes sont tranchés, des cas intermédiaires qui semblent appartenir à l'une ou à l'autre indifféremment.

Telles sont, entre les hydropisies pyrétiques et apyrétiques, celles qui s'accompagnent à peine d'un mouvement fébrile à leur début ; entre les suraiguës et les aiguës, celles qui durent quatre à cinq jours ; entre les aiguës et les chroniques, celles qui persistent pendant deux à trois septénaires ; entre les fébriles et les chroniques, celles qui, fébriles à leur début, passent ensuite à l'état chronique.

Le danger des hydropisies scarlatineuses est subordonné à leur siége, à leur marche, aux conditions de santé dans lesquelles est placé le malade au moment de l'invasion de la fièvre éruptive, à son âge, à la nature de l'épidémie, aux conditions climatériques. Il paraît que ce danger est considérable dans les pays froids et dans certaines épidémies. M. Noirot fait observer avec raison « que le pronostic doit toujours être réservé dans l'anasarque, tant qu'elle est en voie d'accroissement, et surtout si sa marche est rapide, car on doit craindre que d'un moment à l'autre l'hydropisie ne se propage dans les cavités splanchniques. » Mais nous ne pouvons admettre avec lui que « quand le mal a duré sans gravité jusqu'au dixième ou onzième jour, il est rare qu'aucun accident fâcheux soit à redouter (1). » Il est fréquent, au contraire, d'observer divers épanchements séreux passé ce terme. Les accidents cérébraux en particulier (voy. plus bas) apparaissent souvent de deux à quatre semaines après l'anasarque.

Nous renvoyons pour le pronostic spécial aux chapitres où chaque hydropisie à été étudiée en détail.

Les hydropisies scarlatineuses sont surtout fréquentes chez les enfants délicats et lymphatiques ; elles se développent sur plusieurs sujets de la même famille (notre expérience confirme l'exactitude de cette observation que l'on doit à Hamilton). On les observe principalement dans la mauvaise saison et dans les localités froides et humides, etc. (2). L'influence épidémique n'est pas douteuse, elle est probablement aidée par celle de la saison, et se fait sentir d'une ma-

(1) Noirot, *loc. cit.*, p. 179.
(2) Noirot, *loc. cit.*, p. 174.

nière différente suivant les différentes années. On a cité sous ce rapport des faits fort curieux : ainsi dans l'épidémie de Rotterdam (1778-1779), l'anasarque se montrait, pour ainsi dire, à jour fixe, six jours après l'exanthème ; dans celle de Saint-Dié en 1842, les garçons seuls en ont été atteints, bien que sur la totalité des cas de scarlatine, le sexe féminin fût au sexe masculin dans la proportion de 20 à 14, etc.

Les causes que nous venons d'énumérer sont toutes des causes prédisposantes ; mais nous devons chercher à nous élever plus haut dans l'étude de l'étiologie. Quatre opinions ont été soutenues sur la cause prochaine de la maladie.

1° Les hydropisies sont le résultat du trouble apporté par l'exanthème aux fonctions de la peau, elles reconnaissent pour cause déterminante l'action du froid au moment de la desquamation.

2° Elles dépendent d'une altération spéciale du sang.

3° Elles ne sont que l'expression symptomatique d'une maladie viscérale, la néphrite albumineuse.

4° Elles doivent être considérées comme une seconde période de la maladie, comme une espèce de dépuration analogue à la fièvre secondaire de la variole (Plenciz, Stork, de Haen), ou comme une crise non résolue, une crise imparfaite (Robert et Récamier) ou bien comme le résultat de la surabondance dans le sang de matériaux excrémentitiels (Copland) (1).

Sans nier l'influence de ce *quid ignotum* qui constitue l'essence de la maladie, et qui, très probablement, est une modification du sang par suite de l'absorption du virus contagieux, nous croyons que l'altération seule de ce liquide ne peut pas rendre compte de l'apparition des hydropisies. S'il en était ainsi, elles devraient toujours succéder à l'exanthème, C'est pour combattre cette objection irréfutable que l'on a émis la théorie des crises incomplètes. M. Piogey, qui, dans ces derniers temps, a cherché à faire revivre cette hypothèse de Récamier et de Robert (de Langres), s'est surtout appuyé sur la fréquence de l'anasarque à la suite des éruptions légères, incomplètes, de celles en un mot où l'épuration par la peau n'a pas été suffisante. Pour être conséquent avec sa doctrine, il a dû nier d'une manière absolue l'influence pernicieuse du froid sur laquelle tous les médecins qui ont écrit depuis Vieusseux, ont tant insisté. Cette négation absolue n'est pas plus justifiée que l'affirmation contraire. Il est évident que le refroidissement peut produire l'anasarque, et c'est pour cela probablement que cette complication est beaucoup plus fréquente chez les enfants du peuple mal soignés, et à la suite des éruptions bénignes souvent inaperçues, que chez ceux qui appartiennent à la classe aisée, ou qui ont eu une éruption très apparente et pour laquelle on a pris toutes les précautions nécessaires. Mais, tout en reconnaissant

(1) Noirot, *loc. cit.*, p. 185.

avec presque tous les auteurs l'influence fâcheuse du froid, et surtout
du froid humide, nous admettons que dans un certain nombre de cas,
le refroidissement ne joue aucun rôle. Ainsi, nous avons vu en ville
des enfants séquestrés pendant les semaines de rigueur, et tenus
pendant ce temps à l'abri de toute cause susceptible de provoquer
le plus léger changement de température, contracter cependant une
hydropisie scarlatineuse. Robert va bien plus loin encore, puisqu'il
prétend avoir observé, dans l'épidémie de Langres, que les malades
auxquels on n'avait permis de s'exposer à l'air froid que très longtemps après la cessation des symptômes, avaient été affectés de l'anasarque, tandis que plusieurs de ceux qui étaient sortis dès le commencement de leur convalescence en avaient été exempts. M. Ollivier
Mairy dit avoir observé, que, proportion gardée, l'œdème survient
presque aussi souvent chez ceux qui demeurent enfermés que chez
ceux qui sortent trop promptement (1). Vieusseux lui-même avait
admis des exceptions à la règle qu'il pose en ces termes : « L'air froid
produit l'anasarque, et l'anasarque est produite par l'air froid et ne
peut pas l'être par une autre cause. » Car il reconnaît, que dans certaines épidémies, les malades peuvent s'exposer impunément au
froid.

La difficulté d'expliquer la production de toutes les hydropisies par
le refroidissement et la coïncidence de l'albuminurie avec l'anasarque,
ont fait dans ces derniers temps attribuer l'hydropisie à la néphrite
albumineuse. Mais l'absolu de cette cause tombe devant ce double
fait de l'albuminurie sans hydropisie, comme l'a observé M. Rayer et
comme nous l'avons constaté après lui, et de l'hydropisie sans albuminurie comme l'ont vu Blackhall, Blache, Guersant, Baron, Becquerel, et nous-mêmes. M. Noirot en réunissant les observations des
auteurs que nous venons de citer, a évalué que, dans un tiers des cas
environ, l'albumine a manqué dans les urines. Il paraît que cette proportion varie suivant les pays et les épidémies, puisque le docteur
Philippe, sur plus de soixante malades atteints d'anasarque à la suite
de la scarlatine, n'a pas découvert un vestige d'albumine, tandis
que M. Legendre en a trouvé chez tous les siens, et M. Snow dix fois
sur douze (2). (M. Philippe fait observer qu'à Berlin la maladie de
Bright est rare, et que les anasarques, suite de scarlatine, guérissent
aisément) (3).

M. Legendre (4), qui a étudié avec soin les rapports qui existent
entre les hydropisies scarlatineuses et les altérations de la sécrétion
urinaire, a fait observer avec raison que les caractères des urines

(1) Noirot, *loc. cit.*, p. 183-184.
(2) *Gaz. méd.*, 1840, p. 201.
(3) *Gaz. méd.*, 1840, p. 798.
(4) Legendre, *loc. cit.*, p. 316.

varient considérablement, suivant le temps qui s'est écoulé depuis le début de l'anasarque. Si, par exemple, elle date déjà de quinze jours ou de trois semaines, les urines peuvent avoir été coagulables pendant les premiers jours et ne plus l'être au moment où on les examine. Cette remarque doit être prise en sérieuse considération ; aussi, la proportion exacte des hydropisies sans albuminurie ne pourra être établie sur des chiffres précis que lorsqu'on aura relevé un nombre suffisant d'observations dans lesquelles toutes les précautions qu'indique M. Legendre auront été prises, pour s'assurer qu'à aucune époque l'albumine n'a passé dans l'urine.

Si nous souscrivons entièrement à la justesse de cette remarque de M. Legendre, nous ne pouvons admettre avec lui que l'hydropisie scarlatineuse albuminurique soit entièrement distincte de la maladie décrite sous le nom de *néphrite albumineuse aiguë*. Pour nous, ces deux affections ne présentent d'autre différence que d'être, l'une primitive, l'autre secondaire à une scarlatine ; mais au fond elles reconnaissent les mêmes causes, la perversion des fonctions de la peau. Elles débutent de la même manière, suivent la même marche et sont traversées par les mêmes incidents. Le précipité sanglant qui caractérise les urines scarlatineuses et que M. Legendre regarde comme spécial à cette maladie, se retrouve le même dans la néphrite albumineuse aiguë ; si dans l'espèce scarlatineuse les urines reprennent plus rapidement leurs caractères normaux, et si l'hydropisie se dissipe plus promptement, cela tient uniquement à ce que l'altération cutanée produite par la scarlatine a été passagère, et que les fonctions de l'appareil tégumentaire se sont rapidement rétablies, tandis que dans la néphrite albumineuse qui est le résultat de l'humidité, par exemple, cette cause a agi pendant longtemps et a déterminé un trouble fonctionnel plus persistant et plus difficile à faire disparaître et une altération du sang plus profonde et plus durable.

En dernière analyse, nous croyons que c'est au trouble des fonctions de la peau déterminant une altération spéciale du sang, qu'il faut attribuer les hydropisies scarlatineuses et l'albuminurie (1). Nous avons émis plus haut l'hypothèse que la scarlatine occupait spécialement le réseau lymphatique sous-épidermique et sous-séreux, et nous avons cherché à expliquer les hydropisies par la lésion des fonctions de cet appareil. On nous a contesté la justesse de cette explication en disant que rien n'était moins prouvé que les lymphatiques présidassent à l'exhalation et à l'absorption, et que la perspiration cutanée s'accomplissait par les glandes sudoripares (2). Nous ne tenons pas plus à notre explication que l'on ne doit tenir à une hypothèse ; tout ce que nous voulons prouver, c'est que la perversion des fonctions de la peau,

____

(1) Voy. t. II, p. 55 et 137.
(2) Piogey, *loc. cit.*, p. 11.

quel que soit celui de ses éléments plus spécialement malade, est la principale cause de l'hydropisie.

On nous objectera peut-être que la scarlatine n'est pas le seul exanthème qui trouble les fonctions de la peau, et que si la cause que nous invoquons était la véritable, l'hydropisie devrait aussi exister à la suite de la rougeole ou de la variole. A cela nous répondrons d'abord, que dans certains cas on observe une anasarque générale à la suite de ces deux maladies : et ensuite que si elle est beaucoup plus fréquente comme reliquat de la scarlatine, cela tient peut-être à la généralité et à la nature de l'éruption autant qu'à son siége. Dans la variole et dans la rougeole, quelque confluentes qu'elles soient, on trouve toujours de grands intervalles où la peau est saine, tandis que dans la scarlatine la peau tout entière est malade. Les éruptions partielles, anomales ou même nulles, si souvent suivies d'anasarque, ne contredisent pas l'opinion que nous cherchons à faire prévaloir, car ces éruptions ne sont partielles ou nulles que parce que nous n'avons pas d'assez bons yeux pour les voir, ou que nous ne les examinons pas au moment le plus opportun ; la preuve en est dans la desquamation bien plus générale qu'à la suite de la rougeole, même dans les cas où l'éruption a manqué. Les scarlatineux, dont les fonctions de la peau ne se rétablissent pas dans le temps voulu, peuvent être comparés à l'expérimentateur de la Roche qui, recouvert de son vernis, était exposé à de graves accidents. Ne peut-on pas admettre aussi que les matériaux albumineux du sang destinés à la régénération de l'épiderme n'étant pas employés, sont éliminés par les reins et donnent ainsi naissance au précipité albumineux ? Ces diverses explications nous paraissent beaucoup plus plausibles que la théorie des crises incomplètes qui ne prouve rien, et qui d'ailleurs est complétement renversée par ce fait que l'hydropysie a été observée à la suite de toutes les formes de l'éruption, même de celles où l'exanthème a été intense, la chaleur de la peau très élevée et la desquamation très considérable (1).

On nous pardonnera d'avoir insisté sur cette discussion ; elle n'est pas de pure curiosité scientifique ; elle touche, au contraire, à deux points de pratique des plus importants, la séquestration des enfants convalescents de scarlatine, et la meilleure méthode à suivre pour le rétablissement des fonctions de la peau. Il est évident que si l'hydropisie doit se développer d'une manière fatale, si elle n'est, en un mot, que la seconde période de la maladie, toutes les précautions sur lesquelles on a tant insisté depuis Vieusseux sont non-seulement inutiles, mais nuisibles, tandis que, si, comme nous le pensons, les fonctions de la peau jouent le plus grand rôle, il y a tout intérêt à placer les malades dans les conditions les plus favorables au rétablissement de ces fonctions, et danger à les exposer prématurément à celle des causes

(1) Noirot, *loc. cit.*, p. 168.

dont l'influence fàcheuse sur la perspiration cutanée est bien connue.

Encéphalopathie albuminurique et hydropique scarlatineuse. — Nous ne terminerons pas l'étude de l'hydropisie scarlatineuse sans consacrer quelques pages à la descriptions des accidents cérébraux aussi graves qu'instantanés qui se manifestent quelquefois pendant son cours, et qui sont identiques avec ceux que l'on observe dans la néphrite albumineuse primitive. Au lieu d'employer le terme un peu vague d'encéphalopathie ou une longue périphrase, nous aurions pu donner à cette maladie le nom d'*hydrocéphalie* qui lui a été imposé par plusieurs auteurs, mais nous aurions préjugé sa nature, et c'est un point que nous nous réservons d'étudier plus tard (1).

Les auteurs qui ont étudié la scarlatine ou la néphrite albumineuse, ont signalé les accidents cérébraux que nous allons décrire. M. Rayer a résumé leurs descriptions dans les lignes suivantes.

« Les malades atteints de néphrite albumineuse dans le cours de la scarlatine ont quelquefois des douleurs de tête très vives et qui provoquent chez les enfants des cris aigus. Cette céphalalgie peut s'accompagner d'une cécité complète, mais passagère, avec dilatation des pupilles (Wells) ou avec dilatation et resserrement alternatif de l'iris (Wood). Les vomissements sont très opiniâtres. On rapporte des cas de convulsions devenues quelquefois rapidement mortelles. Blackhall a vu un côté du corps paralysé, tandis que l'autre était frappé de convulsions. D'autres fois (et ces accidents peuvent terminer la scène dans les autres formes de cette affection), c'est un état comateux ou une stupeur profonde à laquelle il est presque impossible de soustraire le malade, même pour quelques moments.

» Ces symptômes ont souvent fait soupçonner l'existence d'un épanchement séreux dans les ventricules du cerveau et, dans quelques cas, l'autopsie a confirmé cette opinion. »

Dans les pages qui vont suivre nous compléterons ces remarques du savant pathologiste.

§ I. — *Mode de début — Marche.* — Les accidents cérébraux apparaissent d'ordinaire à une époque où l'anasarque existe déjà depuis deux à quatre semaines. Cependant il peut arriver aussi qu'ils se montrent presque en même temps (Marshall-Hall, Coindet), ou même avant (Avrard). La maladie s'annonce de différentes manières. En général,

---

(1) L'affection qui va faire l'objet des lignes suivantes n'est pas très fréquente ; nous avons pu cependant en rassembler dix observations recueillies par Odier, Matthey, Coindet, Gœlis, Abercrombie, Hunt, Marshall-Hall, Lecointe, Trousseau et par nous-mêmes. Ces faits, joints à deux autres observations d'albuminerie primitive, ont servi à la composition du mémoire publié par l'un de nous (M. Rilliet), dans le *Recueil des travaux de la société de médecine de Genève,* Depuis lors M. Avrard a inséré deux nouvelles observations dans la *Gazette médicale,* 1853, n° 31 et 32, et M. Rilliet en a recueilli une à Genève. L'analyse suivante porte donc sur treize cas d'encéphalopathie albuminurique scarlatineuse.

elle débute par une céphalalgie violente, frontale sus ou intra-orbitaire, accompagnée ou non de vomissements et quelquefois d'agitation, de loquacité ou, au contraire, d'assoupissement. Dans d'autres cas, les symptômes comateux ouvrent la scène et les convulsions leur succèdent, ou bien celles-ci apparaissent d'emblée, ou bien encore c'est l'amaurose qui est le symptôme initial (Avrard). Dans tous les cas, si la mydriase ou l'éclampsie ont été précédées par d'autres phénomènes, elles ne tardent pas à se manifester au bout de peu d'heures; rarement d'un ou deux jours. Que l'éclampsie ait marqué le début ou qu'elle ait succédé à la céphalalgie ou à l'amaurose, c'est elle qui imprime à la maladie un cachet particulier. C'est, en effet, le symptôme le plus constant et le plus grave (1). Les convulsions sont unilatérales ou générales, et dans ce dernier cas, plus marquées d'un côté que de l'autre ; ordinairement très intenses, elles sont accompagnées de congestion de la face, de respiration stertoreuse et d'une grande accélération du pouls. Elles se répètent à plusieurs reprises dans un intervalle qui varie d'une heure ou même deux jours, très rarement plus, mais d'ordinaire elles ont cessé dans les douze premières heures ; quelquefois elles sont suivies d'une paralysie momentanée. Dans l'intervalle des crises, lorsque celles-ci doivent se répéter encore, les enfants reprennent rarement connaissance : ils sont assoupis, comateux; les pupilles sont très dilatées, insensibles à la lumière. Une fois la connaissance revenue, la maladie est quelquefois terminée, mais ils est fréquent de constater pendant deux ou trois jours, rarement plus, quelques symptômes qui indiquent que le cerveau n'est pas entièrement dégagé ; tels sont le ralentissement et l'irrégularité du pouls, rarement la paralysie, plus souvent la somnolence ou bien de l'excitation, un peu de délire ; ou bien encore la diminution de la sensibilité, et surtout la dilatation d'une à deux pupilles. Ce symptôme est celui qui persiste le plus longtemps. Peu à peu ces différents troubles du système nerveux se dissipent et l'enfant entre en convalescence. Dans des cas rares, les attaques d'éclampsie se reproduisent pendant quatre jours une ou deux fois par jour. Dans leur intervalle il existe de la céphalalgie et une amaurose bien caractérisée, puis le coma et une crise convulsive occasionnent la mort (Avrard).

La forme convulsive, assez analogue à la méningite franche, est la plus fréquente ; cependant la maladie peut se présenter sous un aspect assez différent, qui offre beaucoup d'analogie avec la méningite tuberculeuse. Le fait suivant, qui appartient à Gœlis (2), est un exemple qui, pour sa rareté, mérite d'être cité.

(1) Il été noté onze fois sur treize.
(2) *Loc. cit.*, p. 265.

Un garçon âgé de quatre ans, contracta la scarlatine au mois de décembre. L'éruption fut légère, le septième jour la fièvre était dissipée. Trois jours après la disparition de l'éruption, il survint un oreillon du côté gauche et de l'enflure au visage, aux pieds et aux mains ; l'appétit et la quantité des urines diminuèrent, la constipation s'établit. Les diurétiques restèrent sans résultat.

Dix jours après la terminaison de la fièvre, survinrent des éblouissements, de l'assoupissement et de la sensibilité des yeux, de la chaleur à la tête, des nausées, puis des vomissements incessants ; une céphalalgie intense, des élancements et des tressaillements dans la nuque, une altération profonde des traits, la rétraction du ventre, la somnolence continue, l'irrégularité de la respiration et les soupirs, le ralentissement du pouls, la surexcitation de la vue et de l'ouïe.

Gœlis diagnostiqua une hydrocéphalie et prescrivit le calomel, les sangsues derrières les oreilles, les vésicatoires, les applications froides sur la tête. Ces remèdes n'ayant été suivis d'aucune amélioration, il ordonna une seconde application de sangsues et un emplâtre mercuriel sur l'oreillon.

Sous l'influence de ce traitement, les douleurs diminuèrent, les vomissements s'arrêtèrent, le pouls prit une allure plus fébrile. On entretint la suppuration des vésicatoires, on redonna le calomel uni à la digitale, et plus tard la digitale avec la crème de tartre, puis une légère infusion de valériane. A l'aide de ces remèdes l'œdème disparut, ainsi que la tumeur de la carotide, et la guérison fut complète.

Enfin il peut arriver que les symptômes cérébraux survenus à une époque avancée de l'anasarque ne consistent que dans un délire intense ou dans un état comateux qui se termine rapidement par la mort. Nous avons, dans notre première édition, cité deux faits de cette espèce (1).

Un fait très curieux, et qui a été noté dans plusieurs observations (2), c'est que l'anasarque diminue d'une manière notable au début et pendant le cours de la maladie cérébrale : sans doute le traitement énergique, général et local, que l'on fait subir aux jeunes malades (émissions sanguines, diurétiques, purgatifs, mouchetures), y contribue, mais nous croyons qu'il y a aussi une sorte de bascule entre l'anasarque et l'encéphalopathie. Ce qui nous le ferait penser, c'est le retour rapide de l'infiltration une fois que les accidents cérébraux ont disparu. Dans l'observation qui appartient à Odier, ce médecin nota qu'à mesure que les symptômes d'épanchement dans le cerveau diminuaient l'anasarque recommençait et devenait aussi complète qu'auparavant.

§ II. — *Durée.* — *Terminaison.* — *Pronostic.* — La durée de la maladie est très courte : quelquefois, en moins de vingt-quatre heures, tous les accidents ont disparu. D'autres fois, c'est seulement au bout de trois à cinq ou même sept jours que les dernières traces se sont

---

(1) Ces observations ne rentrent pas dans le résumé des treize faits sur lesquels est basée la description que nous venons de donner.

(2) Observations de Matthey, Coindet, Odier, Rilliet et Barthez.

effacées. Mais, longtemps avant cette époque, on peut considérer les enfants comme hors de danger ; en effet, la période grave qui se mesure par la durée de l'état convulsif est, comme nous l'avons déjà dit, en général très courte, il est rare qu'elle dépasse vingt-quatre heures, et souvent elle dure beaucoup moins.

Malgré la gravité apparente des symptômes, la terminaison la plus ordinaire est le retour à la santé quand la forme éclamptique domine : sur treize malades, dix ont guéri, trois sont morts. L'un, vingt-quatre heures après le début marqué par une attaque de convulsion. La mort a, dans ce cas, été occasionnée par la répétitiou des attaques suivies dans les dernières heures de coma et d'asphyxie (Rilliet). L'autre quatre jours après l'apparition de l'éclampsie précédée d'amaurose (Avrard). Le troisième enfant a succombé trente-six heures après le début, après avoir offert les symptômes ataxiques les plus violents (1).

Cette observation, qui appartient à Matthey, mérite d'être citée (2),

OBSERVATION III. — *Enfant de dix ans.* — *Scarlatine probable.* — *Anasarque.* — *Le dixième jour, céphalalgie, puis accidents cérébraux ataxiques.* — *Mort au bout de trente-six heures.*

Kokler, âgé de dix ans, d'une forte constitution, vint me consulter sur une enflure légère de la face et des glandes sous-maxillaires ; il était d'ailleurs en parfaite santé.

Trois jours après je fus appelé à voir le malade alité. L'enflure était générale, la respiration gênée, les urines rares et peu abondantes, le pouls naturel ; le malade ne se plaignait d'aucune partie du corps.

Présumant que cette anasarque était le résultat de l'exposition à l'air dans le temps de la desquamation de la scarlatine (fièvre rouge), je questionnai les parents à ce sujet. Ils me répondirent qu'ils n'avaient rien observé qui pût leur faire soupçonner l'existence de cette maladie : que l'enfant leur avait paru jouir constamment de la meilleure santé ; qu'il n'avait pas cessé d'aller chaque jour au collége. Cependant mes questions réitérées rappelèrent à leur souvenir que dans le courant de juin (cinq semaines environ avant l'apparition de l'enflure) l'enfant s'était plaint en effet d'un léger mal de gorge, qui n'avait point alors fixé leur attention, la santé générale n'en souffrant aucune atteinte. Ils ajoutèrent que peu de jours avant l'œdème de la face, l'enfant s'était exposé la tête nue sous un égout durant une averse. Dès lors, quoiqu'il n'existât point d'apparence de desquamation, je ne conservai aucun doute sur la cause éloignée de la maladie actuelle. Je prescrivis, en conséquence, la réclusion absolue, les vésicatoires aux jambes, les poudres de nitre et de scille, et l'infusion de fleurs de sureau avec miel et vinaigre.

Du quatrième au neuvième jour (à dater de l'invasion de l'enflure de la face) l'anasarque a fort peu diminué, cependant la respiration est plus libre, les urines plus abondantes, le malade reprend de l'appétit et de la gaieté. La chaleur étant excessive, les parents crurent pouvoir sans danger le faire passer dans une chambre plus fraîche.

____

(1) Dans les deux cas cités plus haut, où les symptômes cérébraux n'ont existé que dans du délire et du coma, la mort a eu lieu très rapidement.

(2) Matthey, *loc. cit.*, p. 124.

Le dixième jour, à midi, il mangea la soupe avec avidité, et demanda avec instance d'autres aliments. On les lui refusa en lui promettant de la compote de coings pour son goûter. Alors il s'endormit profondément.

A trois heures il se réveilla se plaignant de la tête, et ne demanda point à manger.

A six heures. Céphalalgie fort augmentée, perte de la vue, mouvements convulsifs (sangsues derrière les oreilles), vésicatoires à la nuque et aux bras, digitale en poudre dans l'eau de tilleul.

Le lendemain. Tous les symptômes sont aggravés, agitation extrême continue ; on avait peine à le retenir au lit ; cris hydrocéphaliques, perte de connaissance.

A midi. Pouls petit, fréquent, paupières fortement contractées, impossibilité d'observer les pupilles, respiration courte, précipitée, cris perçants, continus; déjections liquides, fétides, involontaires, l'anasarque paraît être diminuée. (Mixture éthérée avec addition de laudanum.)

Le soir, même état ; ventre tendu.

Mort le douzième jour à cinq heures du matin, trente-six heures environ après l'invasion des symptômes hydrocéphaliques.

A l'inverse des autres maladies cérébrales de l'enfance, qui entraînent souvent à leur suite quelque dérangement dans les fonctions des organes locomoteurs et sensitifs, ou dans l'intelligence, l'encéphalopathie albuminurique laisse aux enfants qui guérissent la plénitude de leurs facultés sensoriales, motrices et intellectuelles.

L'exemple le plus remarquable que nous puissions en citer ici, est celui de de Candolle, aussi célèbre par la grâce de son esprit que par la profondeur de la science. Dans sa première jeunesse il avait été atteint d'une encéphalopathie consécutive à une hydropisie scarlatineuse ; traité par Odier pour une hydrocéphale, il guérit, et bien souvent il cita son propre rétablissement comme un phénomène, car l'hydrocéphale passait alors pour incurable. Sa guérison fut absolue et définitive, ses belles facultés n'eurent à souffrir aucune atteinte, et plus tard il en donna la preuve, en devenant un des plus illustres naturalistes de notre siècle.

§ III. — *Nature de la maladie — Diagnostic.* — A quelle cause faut-il attribuer les accidents cérébraux qui surviennent dans le cours de l'hydropisie scarlatineuse?

Est-ce à une névrose, à une phlegmasie, à une hydropisie, ou une altération du sang?

L'examen cadavérique devrait donner la solution de cette question ; mais, d'une part, la maladie cérébrale se terminant le plus souvent par le retour à la santé, les recherches nécropsiques font presque toujours défaut : et d'autre part, dans les cas où l'autopsie a pu être pratiquée à temps et où l'on aurait dû, pour ainsi dire, prendre la maladie sur le fait, la lésion a pu disparaître avant la mort et laisser de l'incertitude sur la véritable cause anatomique des accidents (1).

____

(1) Tout récemment encore nous avons fait l'autopsie d'un garçon de dix ans qui

Les auteurs nous fournissent peu de renseignements sur la corrélation des lésions et des symptômes. Suivant eux, dans certains cas, il n'existe aucune lésion appréciable de l'encéphale, tandis que dans d'autres on trouve un épanchement séreux abondant sous-arachnoïdien ventriculaire. Cette dernière opinion nous paraît celle qui se rapproche le plus de la vérité, et nous croyons que c'est à une hydropisie cérébrale que sont dus les accidents dont nous avons donné la description. En effet, ces symptômes sont différents de ceux de l'éclampsie et de la méningite. Rien de plus rare que les convulsions sympathiques dans la seconde enfance ; or tous les malades dont nous avons analysé les observations avaient dépassé quatre ans. D'ailleurs, l'éclampsie éclate brusquement, sans être précédée de céphalalgie, de vomissements, et surtout de mydriase ou d'amaurose. La convulsion disparue, l'enfant est guéri, et l'on ne voit pas persister la série des symptômes sus-décrits.

Dans la deuxième enfance, la méningite phrénétique est la seule qu'on observe, et cette maladie diffère de celle-ci par la répétition et la constance des vomissements, l'intensité et la persistance de la céphalalgie, la *contraction* et la *dilatation* de la pupille au début, l'ataxie et le délire suraigu, et surtout l'absence de convulsions initiales ; la durée plus prolongée de la méningite et sa terminaison presque toujours mortelle servent à compléter le tableau des différences. Nous possédons une observation de méningite de la convexité qui survint dans le cours d'une albuminurie et entraîna la mort en moins de vingt-quatre heures. Dans ce cas, la maladie ne fut caractérisée que par de la pâleur de la face, la décomposition des traits, une agitation désordonnée, des cris continuels, une grande fréquence de la respiration et une petitesse extrême du pouls. Il n'y eut point de convulsions.

Les accidents cérébraux ne devant être rapportés ni à une névrose ni à une phlegmasie, nous croyons rationnel de les regarder comme la conséquence de l'hydrocéphalie, en prenant ce mot dans sa plus large acception, c'est-à-dire en y faisant rentrer non-seulement les épanchements séreux intra ou sous-arachnoïdiens et ventriculaires, mais aussi l'œdème de la substance cérébrale.

Voici les preuves sur lesquelles nous nous appuyons :

1° Il existe dans la science des observations d'hydrocéphalie aiguë primitive, ou secondaire à des maladies étrangères aux affections des reins et du cerveau qui offrent une assez grande analogie avec la ma-

avait succombé en vingt-quatre heures à une encéphalopathie albuminurique éclamptique. Nous n'avons pas trouvé d'épanchement dans les ventricules, mais il existait de la sérosité à la base du crâne et dans le canal rachidien ; en outre les circonvolutions étaient tassées, et, après l'ouverture des ventricules, leur cavité restait béante comme si elle avait été distendue par du liquide.

ladie qui nous occupe. (*Voy.* les observations publiées par Matthey, par Cheyne et par le docteur Fauvel.)

2° Les hydrocéphalies symptomatiques de l'inflammation de la membrane ventriculaire ou des tubercules cérébraux, ont pour symptômes principaux les convulsions.

3° La nature des symptômes et leur marche qui diffèrent, comme nous l'avons dit, des névroses et des phlegmasies, la facilité de la disparition des accidents graves, mais aussi la persistance d'un certain nombre d'entre eux, indiquent comme cause organique la présence d'un élément plus fixe qu'une névrose ou une congestion, mais moins fixe qu'une phlegmasie. L'hydropisie est sans contredit l'altération qui correspond le mieux à ces conditions.

4° La préexistence de l'anasarque, sa disparition rapide, en même temps que le cerveau se prend, son retour avec la disparition des accidents cérébraux, nous paraît être de tous les genres de preuve la plus convaincante pour démontrer la nature hydropique de la maladie. Pourquoi, d'ailleurs, l'encéphale serait-il le seul organe qui échappât à l'hydropisie; et lorsque nous voyons la diathèse séreuse se localiser dans les plèvres, dans le péricarde, dans le poumon, dans le péritoine, pourquoi le cerveau aurait-il le privilége d'être à l'abri d'une lésion aussi générale ?

Les auteurs anglais croient que l'altération du sang joue un grand rôle dans la production des symptômes cérébraux. Mais nous ne saurions nous rendre compte, par cette hypothèse, des principaux symptômes et de la marche de la maladie que nous venons de décrire. Il est possible qu'un état comateux continu, qu'une ataxie terminale soient dans la dépendance d'une altération du sang, mais nous nous expliquons difficilement que des accidents cérébraux puissent apparaître et disparaître aussi facilement, tandis que la cause qui les produit existe toujours, nous comprenons, au contraire, fort bien cette mobilité sous l'influence d'un élément organique également mobile.

En résumé, si nous prenons le mot d'encéphalopathie dans sa plus large acception, nous devons reconnaître à ce groupe d'accidents morbides, deux causes prochaines : l'hydrocéphalie et l'intoxication. Ces deux causes agissent à différents degrés, suivant l'époque de l'albuminurie à laquelle apparaissent les symptômes cérébraux. Si l'encéphalopathie survient dans la première période de l'albuminurie hydropique aiguë ou subaiguë, nous sommes disposés à croire qu'elle coïncide avec un épanchement séreux. Si, au contraire, elle se manifeste à une période plus avancée de la forme chronique, et lorsque la durée de la maladie peut faire supposer une altération profonde des humeurs, nous pensons qu'elle est très probablement la conséquence de l'intoxication.

La question que nous venons de soulever n'est pas de pure curiosité scientifique; elle touche à un point de pratique important. Si l'encéphalopathie, telle que nous l'avons décrite, est la conséquence d'une hydrocéphalie cérébrale aiguë, elle doit réclamer une médication analogue à celle des autres hydropisies albuminuriques aiguës.

Or, toutes ces hydropisies qui sont actives, et que précède une vive congestion, se rapprochent par leur marche et par leurs symptômes des affections inflammatoires, et elles réclament un traitement analogue à celui qui convient aux phlegmasies. Ce que conseille la théorie, l'expérience l'a confirmé. D'un autre côté, si les accidents cérébraux terminaux sont liés à une altération profonde du sang, on comprend qu'un traitement débilitant ne peut qu'exercer une influence fâcheuse sur l'issue de la maladie. Il faut donc avoir recours, de préférence, dans la forme comateuse, à l'emploi des révulsifs énergiques, des toniques ou des excitants diffusibles, et dans la forme délirante, à celui des calmants ou des hypnotiques. Ici encore l'expérience est d'accord avec l'induction.

§ IV.—*Accidents nerveux.*—Nous avons, dans les pages précédentes, décrit les accidents cérébraux qui coïncident avec l'hydropisie. Mais la scarlatine, plus que toute autre fièvre éruptive, se complique de symptômes nerveux graves pendant les prodromes, pendant l'éruption ou même après sa disparition. L'état cérébral est quelquefois si alarmant et absorbe tellement l'attention, que l'éruption passe inaperçue, et qu'au grand détriment des malades, le médecin prend pour une affection cérébrale idiopathique une manifestation nerveuse de la maladie générale. Il suffit de parcourir les recueils d'observations sur la méningite pour en trouver plusieurs décrites sous ce nom et qui ne sont que des scarlatines larvées. Parmi les faits les plus remarquables que nous connaissons, nous citerons celui publié par Fallot, de Namur (1), et un autre qui nous appartient et qui a été inséré dans notre première édition. Cette dernière observation sera reproduite plus loin *in extenso*.

L'anatomie pathologique démontre d'une manière irrécusable que les accidents cérébraux ne sont d'ordinaire le résultat d'aucune lésion importante de l'appareil cérébro-spinal. Une congestion sanguine plus ou moins vive chez les enfants qui succombent du second au septième jour est la seule altération que l'on constate le plus souvent, mais non toujours; et parfois cette congestion n'est pas plus forte que celle qu'on trouve dans plusieurs maladies où les symptômes cérébraux ont été nuls. L'hypérémie existe soit dans les grosses veines et les sinus, soit dans le réseau capillaire de la pie-mère, soit dans la substance cérébrale elle-même, qui est fortement sablée, tandis que la couche grise a pris une teinte rouge plus ou moins foncée.

Cette congestion sanguine ne s'accompagne presque jamais d'un

---

(1) Bricheteau, *Traité théorique et pratique de l'hydrocéphale aiguë*, p. 153 (Extrait du *Journal complémentaire*, t. X).

épanchement de sérosité dans les mailles de la pie-mère, ni dans les ventricules cérébraux ; les liquides séreux, non-seulement ne sont pas plus abondants que d'habitude, mais même, dans quelques cas, ils manquent tout à fait. Ce fait qui devrait étonner dans une maladie où les hydropisies sont fréquentes, faciles et rapides, s'explique par la brièveté de l'encéphalopathie, et plus encore par l'époque à laquelle apparaissent les symptômes nerveux. La prédisposition aux hydropisies existe surtout, comme nous l'avons dit, du quinzième au vingt-quatrième jour après l'éruption, tandis que les symptômes ataxiques se manifestent principalement pendant les prodromes avec l'éruption et à son déclin. Un seul fait que nous avons observé pourrait faire présumer que dans les cas où la maladie cérébrale se prolonge, il peut s'effectuer un épanchement séreux ventriculaire. Nous avons vu, en effet, un enfant présenter des symptômes cérébraux peu intenses (agitation, anxiété) pendant toute la durée d'une scarlatine : au vingt-deuxième jour, l'agitation est remplacée par de la prostration, et à l'autopsie, faite le vingt-cinquième jour de la maladie, nous trouvons un épanchement séreux ventriculaire assez considérable.

Nous sommes loin cependant d'affirmer que les choses se passent toujours de cette manière, car nos faits sont rares, et nous possédons une autre observation où les symptômes cérébraux ayant marqué le début de la maladie, ont duré très intenses pendant treize jours sans que l'autopsie ait démontré aucun épanchement séreux.

Dans cette observation, les accidents nerveux avaient précédé de huit jours l'apparition d'une scarlatine très fugitive, et dont nous eussions pu mettre en doute la réalité, si nous n'eussions pas constaté nous-mêmes la desquamation qui la suivit.

Les symptômes cérébraux très graves différaient peu de ceux de la méningite : la maladie débuta par des vomissements, de la constipation, puis de la céphalalgie, de la fièvre ; il survint ensuite des symptômes cérébraux caractérisés par des convulsions, avec perte de connaissance, qui se reproduisirent plusieurs fois et furent suivies de coma, de cris inarticulés, hydrencéphaliques, de sensibilité obtuse avec refroidissement du côté gauche.

Tous ces symptômes devaient faire croire à une méningite ; mais on aurait dû modifier le diagnostic à l'apparition de la scarlatine, et ne plus considérer les phénomènes cérébraux que comme une complication de l'exanthème. L'autopsie démontra qu'il n'existait pas même une congestion cérébrale.

C'est très probablement à l'altération du sang jointe à l'extrême impressionnabilité nerveuse des enfants, qu'il faut rapporter la véritable cause de ces graves accidents cérébraux analogues à ceux de la fièvre typhoïde ataxique, et qui a valu à cette variété de scarlatine le nom de *maligne.*

Les symptômes nerveux sont assez variables pour que nous préférions citer quelques observations en les abrégeant plutôt que de donner une description générale nécessairement incomplète.

Chez un garçon de six ans, les prodromes de la scarlatine furent de la céphalalgie et de la fièvre ; le lendemain parut l'éruption. Le troisième jour au soir survint un délire qui dura toute la nuit ; et au matin du quatrième jour il persistait encore avec renversement de la tête en arrière sans beaucoup de roideur. La mort survint dans la journée. Dans ce cas encore, la congestion cérébrale était minime.

Un jeune garçon de sept ans fut pris de fièvre et de mal de gorge, en même temps qu'une éruption scarlatineuse se montrait. La rougeur dura seulement quatre jours, après quoi la fièvre diminua, l'appétit revint ; le malade avait par jour deux selles en dévoiement. En même temps se montrèrent quelques vésicules de varicelle qui se développèrent et séchèrent en peu de jours. Au neuvième jour à partir du début la fièvre reparut ; le lendemain elle était vive ; l'enfant grognait et pleurait sans cesse ; sa figure se colorait par moments : il ne voulait pas répondre aux questions, poussait des cris inarticulés, buvait bien, mais continuait de crier tout en buvant, ce qui déterminait le passage d'une partie des liquides dans les voies aériennes. Il buvait sans cesse, mais avait son intelligence et reconnaissait tout ce qu'on lui offrait. Il était dans une demi-érection continuelle.

Une potion huileuse avec addition de deux gouttes d'huile de croton ne détermina qu'une seule selle, et le lendemain l'enfant était dans le même état.

Le douzième jour de la maladie, la figure était vivement colorée, le pouls à 112, saccadé, la chaleur vive : la peau de tout le corps était rouge, sans caractère spécial et couverte de sueurs, le ventre souple et indolent. L'enfant faisait parfois une longue inspiration suivie d'un gémissement inarticulé : il continuait à baver de l'écume ; les pupilles étaient également dilatées, non contractiles. On pouvait observer une sorte de tremblement dans les bras, et par moments dans les jambes. Ce tremblement s'accompagnait cependant de contracture dans les doigts et les avant-bras, qui se portaient avec force en dedans. Cet état n'était pas toujours le même, en sorte que par moments il y avait seulement de la douleur dans les avant-bras, tandis que dans d'autres le tremblement diminuait, et les doigts exécutaient des mouvements comme sur un clavier ; parfois aussi les globes oculaires oscillaient dans l'orbite. La sensibilité était conservée.

Dans les paroxysmes les plus violents, le côté gauche restait roide et immobile, tandis que le droit remuait sans cesse, et alors la jambe et les orteils droits s'agitaient comme la main ; le tronc était roide ; la tête ne se renversait pas en arrière ; par moments il y avait des grincements de dents.

Il ne survint pas de modifications dans la journée ; mais le soir les mouvements devinrent semblables à des soubresauts de tendons ou à des secousses électriques ; au lieu d'exister à droite, ils se faisaient à gauche. Cependant le malade put avaler jusqu'au dernier moment. A l'entrée de la nuit, tous les mouvements convulsifs cessèrent, et l'enfant fut pris d'un râle trachéal qui persista jusqu'à la mort, c'est-à-dire pendant quelques heures. A l'autopsie, les membranes cérébrales étaient congestionnées par un sang noir, fluide, très abondant, sans aucune autre lésion céphalique.

Dans ce cas les symptômes cérébraux ne durèrent que trois jours, et le trouble domina dans les organes locomoteurs plutôt que dans les fonctions intellectuelles.

Dans d'autres cas cependant ce sont les facultés intellectuelles qui présentent préférablement des phénomènes morbides, tels que de l'agitation, du délire, du coma, des cris, des criailleries, etc. : ils sont en général beaucoup moins graves que les premiers. Nous possédons, en effet, des exemples de guérisons dans des cas où les troubles de l'intelligence étaient très prononcés ; tandis que tous ceux de nos malades qui, *pendant les quinze premiers jours de la scarlatine*, ont été pris de convulsions, ou de mouvements convulsifs, de contractures, en un mot de symptômes du côté de l'appareil locomoteur, ont succombé.

Les accidents cérébraux qui surviennent comme complication de la scarlatine sont donc très variables, et rendent le diagnostic bien difficile en l'absence de l'éruption. L'existence ou la connaissance de celle-ci peut seule indiquer à quelle maladie appartiennent les symptômes que l'on a sous les yeux, car les troubles des autres fonctions sont souvent peu propres à mettre sur la voie du diagnostic.

Ainsi l'état de l'abdomen est variable, et, s'il est vrai qu'un certain nombre d'enfants ont dans ces cas du dévoiement, et un abdomen souple et normalement développé, d'autres l'ont contracté, aplati, et ont une constipation à peu près identique avec celle de la méningite.

L'état du pouls et l'élévation de la température de la peau, cependant, peuvent servir à différencier ces accidents de ceux d'une inflammation méningée. Nous n'avons pas eu l'occasion de remarquer, pendant la durée de ces symptômes, aucun *ralentissement avec irrégularité* du pouls. Ce changement dans la circulation est, comme nous le verrons plus tard, habituel dans la méningite tuberculeuse. Sa non-existence sera donc, sinon une preuve, au moins une probabilité que les accidents aigus sont indépendants d'une phlegmasie méningée.

§ V. — *Inflammations des membranes séreuses.* — Complications fréquentes et graves de la scarlatine, les inflammations séreuses se rapprochent par leur marche et par leurs caractères anatomiques, des hydropisies scarlatineuses ; ainsi nous avons peu de détails à donner sur elles.

En effet, elles sont remarquables par un épanchement considérable, et par le petit nombre et le peu d'étendue des autres produits inflammatoires. Quelques fausses membranes molles, petites, souvent linéaires, rarement du pus, viennent dénoter la forme inflammatoire de l'épanchement, mais ne sont pas l'expression anatomique de ces inflammations franches que nous avons observées dans d'autres circonstances.

Ici la sécrétion séreuse domine et se rapproche de l'infiltration sous-cutanée, de l'œdème des différents organes : la cause est la même, la marche est la même ; c'est presque partout une hydropisie active demi-inflammatoire. Toutefois, nous avons noté, chez quelques malades, une rougeur vive de la membrane séreuse sans épanchement : cette congestion, qui s'était révélée pendant la vie par des symptômes inflammatoires, aurait sans doute été suivie par l'épanchement séreux.

Les symptômes de ces inflammations séreuses sont, du reste, les mêmes que ceux dont nous avons parlé ailleurs, et ne méritent pas de nous arrêter plus longtemps. (Voy. MÉNINGITE, PLEURÉSIE, PÉRICARDITE, PÉRITONITE SECONDAIRES.) Nous nous bornerons à faire observer que la péricardite est de toutes ces phlegmasies celle qui a été, vu sa rareté absolue, le plus fréquemment observée à la suite de la scarlatine. Les exemples les plus intéressants de cette complication sont dus à Krukenberg, à Hinterberger et surtout à M. Alison. Ce médecin explique la production de la péricardite et du rhumatisme par la présence dans le sang des scarlatineux de composés cristalisables en excès et non éliminés par les reins. Il nous semble, en effet, tout à fait logique de rattacher tous ces différents phénomènes, inflammations ou hydropisies, à la même cause humorale.

§ VI. — *Inflammations articulaires.* — Nous devons rapprocher des inflammations précédentes, celles des articulations. Bicker, cité par J. Frank et le docteur Rœsch (1), ont signalé, au nombre des maladies secondaires, une variété de rhumatisme articulaire, ce dernier auteur en a rapporté trois exemples. La scarlatine avait été bénigne ; dans la convalescence, la fièvre reparut accompagnée de douleurs et de tuméfaction des articulations comme dans un violent rhumatisme. L'urine était peu abondante. Dans un de ces cas, après la disparition des douleurs articulaires, il survint des symptômes de pleurésie et de péricardite. Avant les auteurs que nous venons de citer, Sennert et Döring avaient fait mention de ce rhumatisme secondaire, *In declinatione tandem materia ad articulos extremorum transfertur ac dolorem et ruborem ut in arthriicis excitat* (Sennert). Et depuis lors il a été observé par Murray, Borsieri, Rush, Wood, Duchâteau, Kreyssig, Pidoux (2), Trousseau. Cette inflammation articulaire est quelquefois suivie de suppuration : MM. Duchâteau, Kennedy et Trousseau en ont cité des exemples. Nous avons observé en ville plusieurs exemples de ces douleurs articulaires rhumatoïdes, analogues à celles que nous avons décrites pour la variole. Cependant, dans aucun de ces cas, la maladie ne s'est terminée par suppuration.

§ VII. — *Complications diverses.* — A l'exception de l'angine, du coryza et des inflammations des membranes séreuses, les autres phlegmasies n'offrent que peu d'intérêt et ne sont que rarement un des reliquats de la scarlatine.

---

(1) *Med. corresp. Blatt.* II B. n° 37 (cité par Heyfelder).
(2) Noirot, *loc. cit.*, p. 203.

A'. *Catarrhes gastro-intestinaux et entéro-colite.* — Il n'est pas très rare de voir la scarlatine s'accompagner d'un dévoiement peu intense pendant un petit nombre de jours. Mais cette diarrhée, qui cesse spontanément, est un phénomène de si peu d'importance que nous n'avons pas cru devoir la considérer comme le symptôme d'une entérite. Chez dix-huit malades seulement, nous avons admis l'existence de cette complication, soit à cause de la durée des symptômes, soit parce que l'autopsie est venue nous démontrer la lésion des intestins. Mais disons de suite que nous n'avons à consigner ici que des entérocolites folliculeuses, des inflammations érythémateuses légères et peu étendues, ou un ramollissement simple de la muqueuse. Jamais nous n'avons rencontré ces graves inflammations ulcéreuses ou pseudomembraneuses que nous avons notées à la suite de la variole, et que nous retrouverons encore dans la rougeole.

La durée et l'intensité des symptômes est, du reste, assez en rapport avec le peu de gravité des lésions. Le dévoiement, peu abondant, durait depuis un petit nombre de jours, lorsque la mort a été occasionnée par d'autres lésions ; la diarrhée avait été à peu près le seul signe de souffrance donné par le tube digestif. Nous en exceptons toutefois deux malades chez lesquels l'entérite revêtit la forme péritonéale. Dans l'un de ces deux cas la mort survint rapidement, et une très légère fausse membrane qui se trouvait sur la séreuse du foie nous fit présumer que la violence des symptômes devait se rap-porter à cette lésion, même légère, du péritoine, plutôt qu'à celle, plus intense, des intestins.

On comprend facilement que les entérites légères que nous venons de mentionner n'ont aucune influence sur la marche de la scarlatine. Elles se développent pendant les quatre premiers jours de l'exanthème, quelquefois plus tard, et n'aggravent en rien le pronostic. Nous comptons à peine des exceptions à cette remarque.

Toutefois nous devons noter qu'un enfant de douze ans fut pris de diarrhée avec douleurs abdominales pendant les premiers jours d'une scarlatine ; cette diarrhée se compliqua d'une pneumonie assez mal dessinée : la maladie revêtit un aspect thyphoïde, le dévoiement persista intense pendant trente-huit jours ; puis, à partir de ce moment, il diminua pour ne s'arrêter que le cinquante-huitième. Dans ce cas, sans doute, bien que postérieure à l'entérite, la pneumonie aura aggravé la maladie abdominale.

Dans des épidémies de scarlatine maligne le dévoiement a été quelquefois abondant, fétide, involontaire, comme dans la fièvre typhoïde. C'est ce qui est arrivé dans l'épidémie de Lunéville, décrite par le docteur Cabernon. Nous en avons observé nous-mêmes quelques exemples en ville.

B. *Bronchite et pneumonie.* — Autant ces deux inflammations sont fréquentes et graves à la suite de la rougeole, autant elles sont rares à la suite de la scarlatine. Le plus souvent épiphénomène d'une autre complication et surtout de l'angine, la bronchite est encore rare, même considérée sous ce point de vue. Nous ne possédons qu'un seul exemple dans lequel nous voyons un enfant mourir au cinquième jour d'une scarlatine avec une angine assez grave, et une bronchite très étendue et suffocante.

Le petit nombre de pneumonies que nous avons constatées à la suite de la scarlatine, ont débuté vers le douzième ou le quinzième jour, et ont revêtu la forme des pneumonies secondaires. Toutefois, nous avons eu rarement occasion d'étudier la marche de la maladie, la plupart des enfants étant morts avant que l'affection eût atteint son développement, et lorsqu'il n'existait encore que quelques noyaux lobulaires disséminés. Le docteur Hamilton (1) est le seul médecin qni ait signalé la bronchite et la broncho-pneumonie comme une complication fréquente de la scarlatine. Les détails dans lesquels il est entré ne permettent pas d'admettre qu'il ait pris des œdèmes pulmonaires pour des bronchites et des hydrothorax pour des pneumonies. « J'ai, dit-il, trouvé les bronches et la trachée remplies d'un fluide mucoso-purulent, et quelquefois des portions de poumon au premier et au second degrë de la pneumonie ; dans aucun cas la maladie n'avait eu le temps de passer au troisième degré ou à l'hépatisation grise, quoique avec un examen superficiel on eût pu le croire. En regardant avec soin une bronche du poumon que l'on comprimait, on voyait du pus sortir, non de tous les points de la surface, mais des bronches d'où il s'étendait sur les parties voisines. »

C. *Phlegmons.* — Nous avons déjà parlé des abcès sous-maxillaires ou cervicaux ; nous ajouterons qu'un de nos malades nous a présenté, au dixième jour de la scarlatine, un gonflement sur le dos de la main droite, avec rougeur et douleur. L'enfant étant mort deux jours plus tard, nous trouvâmes en ce point un abcès peu considérable en dehors des articulations.

Un autre enfant nous a présenté, à l'autopsie, des abcès du poumon que rien n'avait fait présumer. Il existait conjointement une pleurésie qui s'était révélée par ses symptômes habituels.

D. *Otorrhée.* — A ces mêmes suppurations nous rapporterons deux otorrhées que nous avons observées à la suite de la scarlatine ; l'une débuta le onzième jour, l'autre le vingt et unième, toutes deux par une demie-surdité qui s'accompagna d'un écoulemeut muco-purulent abondant et fétide. Chez le premier enfant l'écoulement et la surdité diminuèrent au douzième jour de l'otorrhée ; chez le second, seulement au bout d'un mois ; chez tous deux la maladie eut une durée très longue, car l'un sortit au vingt-neuvième jour de l'otorrhée, celle-ci continuant encore, et l'autre à son trentième jour, lorsque l'écoulement ne faisait que commencer à décroître.

(1) *Gaz. méd.,* 1833, p. 871.

En général, ces suppurations sont rares et ne sauraient former un des phénomènes essentiels de la fièvre éruptive. Toutefois d'après le docteur Heyfelder (1), cette complication serait, au contraire, fréquente. Elle n'a, suivant lui, aucune valeur pronostique : opinion contraire à celle de Berndt, qui la regarde comme d'un pronostic favorable dans les formes cérébrales. Le docteur Heyfelder cite l'observation curieuse d'un enfant atteint d'otorrhée à la suite d'une scarlatine grave : l'écoulement s'arrêta tout à coup, et cette suppression fut suivie d'une forte contracture des extrémités inférieures ; puis il reparut, et tous les symptômes de contracture se dissipèrent.

Hémorrhagies. — Plus rares encore que les complications précédentes, les hémorrhagies ne nous arrêteront que peu d'instants. A l'hôpital des Enfants, nous n'en avions rencontré aucune qui méritât le nom de complication. Il paraît cependant que dans certains cas de scarlatines graves dites nerveuses, on observe des hémorrhagies par diverses voies, et des pétéchies à la surface de la peau : en un mot un véritable purpura hœmorrhagica (J. Frank) (2).

Nous avons parlé déjà des épistaxis qui surviennent pendant les premiers jours. Nous avons rencontré, en outre, des noyaux d'apoplexie pulmonaire disséminés dans les poumons ; ou bien encore des noyaux de pneumonie d'une couleur noire et semi-apoplectique. Nous devons au docteur Durand une observation d'hématurie fort intéressante (voy. t. II, p. 312).

E. *Gangrènes.* — A l'hôpital nous n'avons constaté la gangrène que chez trois malades ; encore l'un de ces cas est-il celui d'une fille qui, dans l'intervalle de dix-huit jours, eut d'abord une scarlatine anomale avec angine, puis une varialoïde, puis une rougeole terminale, et qui succomba avec une gangrène du pharynx et du poumon ; l'autre cas est celui d'un garçon de quatre ans, qui, le dix-septième jour d'une scarlatine anomale avec angine peu intense, fut pris d'une gangrène du pharynx, et cinq jours plus tard d'une gangrène de la bouche ; il succomba au vingt-quatrième jour de la scarlatine. Le dernier cas est celui d'une fille qui mourut d'une gangrène de la bouche survenue après une scarlatine anomale secondaire à une variole confluente.

(1) *Loc. cit.*, p. 58-62-63.

(2) Le docteur Hoefnagels (*Annales de la Société de médecine d'Anvers*, juillet et août 1848 ; *Gaz. méd.*, 1849, p. 68) a vu le purpura sur une jeune fille de dix ans atteinte d'un vaste abcès au cou suite de la scarlatine ; elle eut ensuite des selles sanguines et une épistaxis grave. Tout dernièrement l'un de nous a observé un cas de cette espèce chez une jeune fille de huit ans. La maladie avait débuté par d'abondantes épistaxis, le purpura avait suivi ; les épistaxis se sont répétées pendant plus de cinq semaines, accompagnées de quelques hématuries, et l'enfant a succombé dans le dernier degré de l'anémie. Un assez grand nombre d'enfants ont eu des épistaxis très copieuses, dans le cours de l'épidémie qui règne en ce moment (décembre 1853) à Genève.

M. Heyfelder a vu une gangrène de tout le côté gauche du visage succéder à une parotite terminée par suppuration chez une jeune fille de six ans. Il a aussi observé un cas de gangrène de la face chez une petite fille mal nourrie, faible, et dans le dernier degré de la misère. Le docteur Cabernon a observé en 1842, à Granville, une épidémie de scarlatine irrégulière grave, à laquelle il donne le nom de *miliaire* et dans laquelle plusieurs enfants furent atteints de gangrènes de l'arrière-gorge (1). Dans les épidémies de Dublin (1834 et 1842), le docteur Kennedy a observé plusieurs cas de gangrène du cou compliquant le phlegmon de cette région. Dans les cas de cette espèce la gangrène se produit sous la double influence spécifique et inflammatoire.

F. *Maladies générales aiguës spécifiques.* — La scarlatine ne peut s'unir à d'autres fièvres éruptives (voy. VARIOLE, ROUGEOLE). Nous avons vu deux fois la fièvre typhoïde lui succéder.

G. *Tubercules.* — Enfin, une des complications les plus rares de la scarlatine est la tuberculisation. Nous serions même tentés de nier l'influence de cette fièvre éruptive pour produire les tubercules, si nous ne possédions par devers nous un seul fait dont nous ne pouvons récuser l'authenticité. Nous verrons, en effet, plus tard, que la scarlatine semble antagoniste à la diathèse tuberculeuse.

Dans le fait auquel nous faisons allusion, il s'agit d'un enfant de quatre ans : voici les renseignements que nous fournirent ses parents. Nous supprimons les détails inutiles.

Vers l'âge de trois ans, l'enfant a eu la rougeole, il resta malade pendant quinze jours ; la toux ne persista pas après la maladie, et l'enfant guérit parfaitement. Il était tout à fait bien portant, lorsqu'il contracta la scarlatine d'une de ses sœurs. L'éruption consista en une rougeur générale, accompagnée de mal de gorge, et suivie d'une desquamation en lames assez larges.

Depuis lors, l'enfant ne se rétablit pas ; il avait une fièvre lente ; il traînait, il toussait. La toux persista jusqu'à l'entrée à l'hôpital, c'est-à-dire pendant trois mois. Il survint en outre du dévoiement par intervalles, une otorrhée, des sueurs continuelles. Quinze jours avant son entrée, la fièvre devint violente, et l'état général s'aggrava considérablement. Nous l'examinâmes à l'hôpital pendant huit jours, et à la mort, qui survint trois mois huit jours après le début de la scarlatine, nous trouvâmes une pneumonie double, expliquant les phénomènes aigus des derniers temps, plus une tuberculisation générale avec caverne dans le poumon gauche.

Bien que nous n'ayons pas vu l'éruption, les commémoratifs nous paraissent suffisants pour prouver l'existence de la scarlatine, à laquelle la tuberculisation chronique a succédé. Ce cas est exceptionnel ; parmi les nombreux tuberculeux que nous avons eu occasion

______
(1) *Gaz. méd.*, 1841, p. 19.

d'examiner, il est le seul exemple d'une tuberculisation générale survenue à la suite de la scarlatine.

Parmi les enfants dont la maladie tout entière s'est passée sous nos
yeux, un seul se rapproche du malade dont nous venons de parler.
Mais la jeune fille qui en fait le sujet nous a présenté comme éruption
un mélange de rougeole et de scarlatine; en sorte que la tuberculisation peut dépendre de la première éruption. L'existence d'une rougeole antérieure nous empêche, dans l'observation citée plus haut,
d'invoquer la possibilité d'un pareil mélange.

M. Stœber a publié l'observation d'un enfant qui, dans le cours
d'une hydropisie secondaire à la scarlatine, fut pris d'une phthisie
aiguë qui entraîna la mort. Mais comme ce médecin n'a pas été témoin
de l'éruption, le fait peut laisser du doute. Enfin, le docteur Müller (1)
a signalé la tuberculisation comme une conséquence de la scarlatine.
« Dans un cas, dit-il, les tubercules qui étaient restés jusque-là à
l'état latent se développèrent sous l'influence de la maladie. »

Les complications dont nous venons de parler sont celles que nous
avons constatées nous-mêmes. Nous avons donné au commencement
de ce chapitre l'indication de plusieurs faits analogues et de quelques
autres tout à fait exceptionnels. Les auteurs ont énuméré une foule
d'autres maladies qui peuvent succéder à la scarlatine (2); mais
comme ce sont de simples coïncidences, nous ne croyons pas nécessaire de les mentionner.

Art. IX.—Influence de la scarlatine sur les maladies pendant le cours desquelles elle se développe.

La scarlatine influe sur quelques-unes des maladies pendant le cours
desquelles elle se dèveloppe ; mais cette influence n'est pas constante.
Cependant, en examinant avec soin les modifications survenues chez
quelques-uns de nos malades, nous arrivons à cette conclusion, que
cette pyrexie peut aggraver les affections dans le cours desquelles elle
survient, si elles sont au nombre de celles qui d'habitude la compliquent; dans le cas contraire, l'exanthème peut avoir une influence
opposée et arrêter la marche de l'affection primitive.

Nous pouvons citer pour exemple de la première influence l'observation suivante :

Il s'agit d'un garçon de deux ans dont la maladie débute par une toux sonore ; il n'y a pas de fièvre, l'appétit est normal, ainsi que la soif. Cette toux
dura cinq jours, après lesquels l'enfant est pris dans la nuit d'accès d'oppression avec chaleur, rougeur de la face, râle trachéal. Le lendemain, à l'hôpital,

____

(1) *Archiv. für physiologische Heilkunde*, 2ᵉ semestre 1847, dans *Gaz. méd.*,
1848, p. 56.

(2) Jos. Frank, t. II, p. 125, et Noirot, *passim et* p. 219 à 221.

un de nos collègues (M. le docteur Baron) lui trouve la face vivement colorée,
les ailes du nez dilatées, le pouls fréquent, la peau assez chaude, la respiration à 36, ronflante à l'inspiration, sifflante à l'expiration, la face un peu bouffie.
Il y a de la toux voilée, rentrée, tantôt sonore, semblable au cri d'un jeune
coq ; le cri est sonore; les amygdales sont gonflées et couvertes de plaques
blanches à leur face interne.

Ce début annonçait une diphthérite plutôt que toute autre maladie.
Cependant après cinq jours de cet état, et le onzième du début de la
toux, il survint une scarlatine qui fut irrégulière.

Dans ce cas la pharyngite pseudo-membraneuse était-elle un symptôme prodromique de la scarlatine, ou bien celle-ci, contractée à
l'hôpital, n'a-t-elle été que la complication de la pharyngite? Nous
penchons pour cette dernière opinion ; car nous ne connaissons aucun
autre cas où les prodromes de la scarlatine aient duré aussi longtemps, et se soient présentés avec de pareils phénomènes.

Sous l'influence de la scarlatine la maladie ne fit que s'accroître et
l'enfant étant mort au dixième jour de l'exanthème, vingtième de la
maladie, nous pûmes constater une pharyngo-laryngite ulcéreuse des
plus graves avec abcès sous la mâchoire.

Par une influence toute contraire, nous avons vu un enfant de quatre
ans qui, malade d'une pneumonie lobaire, fut traité par le tartre stibié
à 10, 20 et 30 centigrammes pendant sept jours de suite. Une diarrhée abondante, qui existait depuis huit jours avant cette médication,
fut considérablement augmentée ; les selles étaient involontaires. La
potion stibiée était supprimée depuis trois jours, le dévoiement continuait abondamment, lorsqu'il survint une scarlatine ; dès le premier
jour d'éruption, les selles furent volontaires ; le troisième jour, le dévoiement perdit de son abondance ; le cinquième, les évacuations
étaient devenues naturelles : aucune médication n'avait été faite pour
arrêter le dévoiement. Dans ce cas donc la scarlatine nous a paru
exercer une influence salutaire sur la diarrhée ; et nous avons vu, en
effet, que les colites sont une complication rare de cet exanthème.

Plusieurs fois la scarlatine est survenue dans le cours d'une pneumonie, et jamais, comme pour la rougeole, nous n'avons vu l'inflammation pulmonaire s'exaspérer sous l'influence de la fièvre éruptive.

Bien plus, chez une fille de douze ans, atteinte d'une pneumonie
peu intense, il est vrai, et concomitante d'une roséole, la résolution
de l'inflammation pulmonaire fut activée par la scarlatine. La pneumonie s'était révélée par du râle crépitant, le lendemain la sonorité
était moindre à la base ; au quatrième jour, le râle persistait accompagné de respiration bronchique, profonde ; la percussion était maté ;
ce jour-là la fièvre était violente, et tout annonçait que la maladie
devait s'accroître considérablement ; cependant le lendemain, cinquième jour, il n'existait plus de respiration bronchique, mais seulement du râle crépitant abondant ; en même temps apparaissait une

éruption de scarlatine qui fut normale, mais intense et compliquée d'angine grave et de symptômes cérébraux. La malade était dans un tel état que nous désespérions de sa vie; pendant ce temps toutefois la pneumonie suivit sa marche vers la guérison ; arrivée à son dixième jour, sixième de la scarlatine, malgré un mouvement fébrile intense, elle était complétement résolue, c'est-à-dire qu'il y avait à peine un peu de sibilance et d'obscurité du bruit respiratoire. Au treizième jour de l'inflammation pulmonaire, la respiration était pure; or, on sait déjà que cette guérison est hâtive. La malade ne fut délivrée des suites de la scarlatine qu'au quarantième jour.

Cet exemple est cependant le seul que nous possédions d'une inflammation pulmonaire guérie sous l'influence d'une phlegmasie cutanée; mais cette dernière était extrêmement violente et étendue, tandis que la pneumonie était limitée et peu avancée. Voici donc une influence dérivative favorable exercée par la scarlatine sur deux inflammations qui ne rentrent pas dans le cadre de ses complications. Nous avons vu de même une coqueluche se terminer, et une chorée s'amender, puis disparaître au début de la scarlatine (voy. t. II, p. 576).

Enfin nous possédons l'exemple d'un malade qui avait eu dans son pays une fièvre intermittente ; celle-ci reparut lors du séjour de l'enfant à Paris. Elle était caractérisée par un frisson suivi de chaleur sèche sans sueurs. Elle était tierce, et avait déterminé tous les désordres qu'elle produit après une longue durée, c'est-à-dire une teinte jaune pâle de la peau, une hypertrophie de la rate, et une véritable cachexie. Le premier accès manqua à l'hôpital ; mais le second eut lieu le cinquième jour d'entrée ; il fut caractérisé par un frisson qui dura trois heures et demie, puis par de la chaleur sèche sans sueurs. On se disposait à donner le sulfate de quinine, lorsque le lendemain on constata une scarlatine qui suivit sa marche normale. Pendant sa durée, aucun accès de fièvre intermittente n'eut lieu ; mais le lendemain même du jour où la rougeur disparut, c'est-à-dire après un intervalle de six jours, les accès se reproduisirent. Cependant ce jour n'était pas celui où ils devaient paraître : le type de la fièvre était modifié. Depuis lors l'enfant eut cinq accès de fièvre quarte. Entre l'intervalle du quatrième et du cinquième, il prit trois prises de 60 centigrammes de sulfate de quinine. Le cinquième accès n'en eut pas moins lieu ; mais ces accidents nouveaux changèrent le type de la maladie, qui revint au type tierce. Un seul accès eut lieu ; puis la fièvre passa au type quotidien. Un seul accès eut encore lieu; puis l'enfant n'en eut plus aucun. Il guérit plus tard de son albuminurie, et sortit vingt jours après son dernier accès.

Dans ce fait nous avons vu la scarlatine débuter après un accès de fièvre intermittente ; celle-ci, suspendue par l'exanthème, revint aussitôt après que l'éruption fut achevée, mais elle avait changé de type; elle résista à plusieurs prises de sulfate de quinine, puis cessa peu à peu sous l'influence d'une albuminurie scarlatineuse. Quelle que soit la conclusion qu'on veuille tirer de ce cas, il n'en résulte pas moins que l'enfant a guéri de la fièvre intermittente pendant le cours d'une scarlatine et de l'albuminurie qui en a été la suite.

Pour compléter le sujet dont nous nous occupons, nous devons parler de l'influence réciproque de la scarlatine et de la tuberculisation. Nous croyons qu'en général ces deux maladies s'excluent : ainsi, de même que nous avons déjà vu la scarlatine n'engendrer que bien rarement la tuberculisation, de même cette dernière maladie se complique rarement d'une éruption scarlatineuse. Lorsque cela arrive, ce n'est guère que chez des enfants dont les tubercules sont peu abondants et qui ne sont pas encore sous l'influence d'une diathèse avancée ; au contraire, la scarlatine semble choisir de préférence, parmi les enfants tuberculeux, ceux qui ont survécu à cette triste maladie.

Cependant nous ne voudrions pas affirmer cette dernière proposition ; la guérison de la phthisie est si rare, que les faits recueillis par nous pourraient bien n'être qu'une coïncidence.

Enfin la scarlatine, une fois développée chez un tuberculeux, exerce plutôt une influence curative qu'aggravante.

Toutes ces propositions que nous venons d'émettre trouveront leurs preuves dans les faits que nous allons citer.

Parmi tous les enfants que nous avons vus mourir, après avoir eu l'exanthème, trois seulement étaient gravement tuberculeux. Chez l'un, dont nous avons déjà parlé, la tuberculisation suivit la scarlatine : un autre mourut après avoir eu sous nos yeux deux scarlatines, dont la seconde fut anomale. Nous manquions de renseignements sur les antécédents et n'avons pu déterminer la marche de la maladie chronique. Enfin, chez un troisième, qui avait des cavernes très étendues, il survint une scarlatine terminale qui l'enleva en deux jours.

Or, si l'on considère combien est fréquente la tuberculisation chez les enfants, on sera étonné d'en voir un si petit nombre réunir ces deux maladies. En outre, dans les deux derniers cas où la tuberculisation était considérable, la scarlatine était anomale, ce qui indique déjà une certaine répulsion entre les deux affections. Nous savons, en effet, que l'éruption scarlatineuse, beaucoup *plus fixe* que la rubéolique, reste souvent normale, même lorsqu'elle survient chez des enfants déjà malades.

D'une autre part, trois autres enfants avaient dans les poumons des cicatrices de cavernes, accompagnées d'ailleurs de très peu de tubercules, dont plusieurs étaient crétacés. Les symptômes observés antérieurement, ou la courte durée de la maladie terminale, prouvaient que la guérison des tubercules était antérieure à la scarlatine : à ces trois malades nous en pouvons joindre un autre qui eut une tuberculisation pulmonaire guérie sous nos yeux, et qui plus tard contracta une scarlatine qui se termina par le retour à la santé.

La guérison des tubercules est si rare chez l'enfant qu'il est remarquable de voir un aussi grand nombre de tuberculeux guéris être pris de scarlatine; tandis que nous avons dit que parmi les tuberculeux actuellement malades il se rencontre, absolument parlant, un nombre moindre de scarlatineux.

Enfin nous noterons que sur deux des enfants qui ont contracté la scarlatine après la guérison des tubercules, nous avons pu constater l'éruption, et qu'elle était une fois normale et l'autre fois anomale; dans ce dernier cas, il est vrai, il y avait une rougeole concomitante.

D'autre part, excepté les trois premiers malades dont nous avons parlé, tous ceux qui nous ont présenté des tubercules n'en ont offert qu'un petit nombre, dans les poumons ou les ganglions, jamais ailleurs, toujours petits et peu nombreux, souvent au nombre d'un, de deux ou de trois seulement. Cette coïncidence est certainement remarquable et prouve, nous le croyons au moins, que si la scarlatine se développe chez des tuberculeux, c'est de préférence chez ceux qui ne sont pas actuellement cachectiques.

Enfin nous ajouterons que chez plusieurs de ces derniers malades, et dans une grande proportion, la moitié (1), nous avons trouvé une partie des tubercules à l'état crétacé, c'est-à-dire arrivés ou tendant à arriver à l'une des formes de la guérison. Cette proportion, bien plus grande que celle que l'on rencontre en général chez les tuberculeux, est une preuve ou au moins une probabilité en faveur de cette opinion que la scarlatine exerce une influence favorable sur les tubercules, à moins que la diathèse ne soit assez avancée pour changer elle-même la marche de l'exanthème.

La première partie de notre proposition se trouve encore appuyée par cette remarque, que la mort n'est survenue que du douzième au vingt-quatrième jour après le début de la scarlatine, et que chez presque tous ces enfants les tubercules commençaient à subir la transformation crétacée, tandis qu'à côté il existait des tubercules réellement crétacés, mais en petite quantité. Cet état indiquait que les produits accidentels étaient depuis peu en voie de guérison.

Enfin, pour complément de preuves, ajoutons que parmi les autres malades dont les tubercules étaient à l'état cru, *un seul* nous présenta un ramollissement d'un ganglion bronchique, proportion bien inférieure à celle qu'on observe d'ordinaire chez les enfants. Ce résultat fait ainsi la contre-partie de la proportion plus grande des tubercules crétacés.

Résumons cette discussion :

1° La scarlatine engendre très rarement les tubercules ;

2° Les enfants tuberculeux prennent très rarement la scarlatine, qui alors est anomale ;

(1) Un petit nombre de ces malades avaient eu, avant, après ou avec la scarlatine, une éruption variolique.

3° Les enfants guéris de tubercules contractent la scarlatine plus souvent que les précédents, et l'éruption peut être normale ;

4° Les enfants tuberculeux qui prennent la scarlatine n'ont qu'un très petit nombre de tubercules crus, et très rarement ramollis ;

5° Dans ce cas, les tubercules tendent souvent à devenir crétacés dans un court espace de temps.

Nous en concluons que la diathèse tuberculeuse et la scarlatine sont antagonistes.

Art. X. — Pronostic.

Considérée en elle-même, la scarlatine est un exanthème peu grave, et qui doit se terminer par guérison ; cependant elle fait chaque année des ravages parmi les populations, et surtout parmi les enfants : mais, comme pour la rougeole, ce n'est pas habituellement l'exanthème qui est mortel, mais bien les complications auxquelles il donne naissance (1).

La forme de l'exanthème ne saurait pas, dans le cas actuel, servir,

(1) Ci-joint le tableau de la mortalité suivant les diverses espèces de scarlatine d'après les faits observés à l'hôpital.

	Guéris.	Morts.	Total.
Scarlatine normale primitive simple	9	0	9
— — — compliquée	4	5	9
— — secondaire simple	2	0	2
— — — compliquée	3	1	4
— anomale primitive simple	5	0	5
— — — compliquée	4	10	14
— — secondaire simple	2	5	7
— — — compliquée	2	13	15
Espèce d'éruption ignorée primitive simple	5	1	6
— — — — compliquée	3	6	9
— — — secondaire simple	1	0	1
— — — — compliquée	1	3	4
— santé antérieure ignorée, compliquée	0	2	2
	41	46	87

Ce tableau permet de conclure, 1° que la scarlatine primitive simple guérit facilement ; 2° que nous n'avons vu qu'un seul exemple de scarlatine simple et primitive terminée par la mort ; 3° que les scarlatines anomales et compliquées sont le plus souvent mortelles, qu'elles soient primitives ou secondaires ; que la mortalité est bien moindre lorsque la scarlatine est normale et compliquée, qu'elle soit secondaire ou primitive. Il ne faut pas toutefois attribuer ce résultat en totalité à l'espèce d'éruption, mais il faut faire entrer en ligne de compte l'intensité des complications et des maladies antérieures, qui sont, en général, beaucoup plus graves dans les scarlatines anomales et compliquées que dans les scarlatines normales et compliquées.

comme pour la rougeole, à établir le pronostic. Celle-ci, en effet, s'accompagne de symptômes dont la marche est régulière, et l'on peut, jusqu'à un certain point, prévoir ce qui doit arriver. Ici, au contraire, nous avons déjà vu que les complications avaient peu d'influence sur l'exanthème lui-même, et que l'on ne pouvait présumer leur développement d'après les anomalies de l'éruption.

Cependant voici les données qui pourront servir à prévoir la marche de la maladie.

Si la fièvre est modérée, s'il y a peu ou pas de symptômes cérébraux, s'il n'y a pas d'apparence typhoïde, si l'angine est peu intense, si l'éruption marche régulièrement, il y a tout lieu de croire que la maladie se terminera par le retour à la santé.

La scarlatine étant primitive, si les prodromes sont peu graves et courts, si l'éruption incomplète disparaît rapidement, si le mal de gorge léger ne persiste pas, si les symptômes cérébraux sont nuls, il y a tout lieu d'espérer une guérison prompte ; cependant il faut encore craindre les hydropisies consécutives.

Lorsque les prodromes auront été intenses et prolongés, c'est-à-dire si pendant leur cours la fièvre a été vive, le mal de gorge violent, ou bien lorsqu'ils auront été accompagnés de symptômes cérébraux, on devra rester dans le doute sur le pronostic.

Celui-ci, du reste, sera moins grave si l'éruption paraît après un ou deux jours de prodromes que si elle se fait attendre trois, quatre ou cinq jours.

En outre, les symptômes généraux étant intenses, une éruption qui suivra sa marche normale sera toujours moins fâcheuse que l'exanthème anormal. En sorte que, dans les cas de ce genre, il faudra redouter une terminaison funeste si les rougeurs sont fugaces, tout aussi bien que si elles sont intenses et violacées.

L'angine scarlatineuse qui prend la forme inflammatoire ou pseudo-membraneuse est grave, mais beaucoup moins que celle qui revêt l'aspect gangréneux.

Le pronostic doit être grave s'il se développe un coryza intense, et surtout s'il se dépose de petites fausses membranes sur les bords des narines.

Quelle que soit l'espèce de complication, si la scarlatine prend la forme typhoïde, elle est funeste ; mais elle n'est pas nécessairement mortelle, surtout lorsque l'adynamie domine.

Au contraire, la forme ataxique entraîne le plus souvent la terminaison fatale. Mais ici encore il faut distinguer les troubles de l'intelligence des symptômes fournis par l'appareil locomoteur. Un enfant scarlatineux qui a de l'agitation, du délire, qui crie sans cesse, ou qui est dans le coma, est gravement malade ; mais on doit avoir peu d'espérance s'il présente en outre de la contracture, des convulsions, de la paralysie. Nous avons déjà dit que nous n'avions jamais vu guérir les malades qui nous avaient offert de pareils symptômes pendant les deux premiers septénaires de la maladie.

Il est très essentiel, au point de vue du pronostic, de ne pas confondre avec les accidents cérébraux dont nous venons de parler, ceux qui surviennent à une époque de la maladie plus avancée, et qui succèdent à l'anasarque scarlatineuse : ceux-ci sont bien moins graves que les précédents. Toutefois si, pendant le cours de l'hydropisie, il survient des accidents cérébraux, on doit craindre davantage lorsqu'il existe du délire, de l'agitation, du coma, que lorsque ces accidents sont accompagnés de convulsions.

Si l'enfant est guéri de la scarlatine, il ne faut pas encore le croire hors de danger ; mais on doit redouter les congestions séreuses ou les autres complications que nous avons énumérées. La gravité du pronostic étant subordonnée à l'espèce de la complication, nous renvoyons le lecteur aux chapitres dans lesquels ces maladies ont été étudiées en détail.

Art. XI. — Causes.

Contagion. — L'immense majorité des pathologistes reconnaît que la scarlatine est contagieuse ; cependant quelques auteurs, tels que Dewees, Daehne, Reich, Goede, Tourtual, ont contesté ce caractère. Nos observations démontrent que la contagion joue le principal rôle dans la production de cette fièvre éruptive.

Disons en outre ici que les enfants la contractent d'autant plus facilement qu'ils ont plus de rapports avec le foyer d'infection (1). Cependant bon nombre de scarlatines se développent sans que l'on puisse prouver l'existence de la contagion. Thuessink a rapporté l'observation fort intéressante d'un jeune garçon chez lequel la scarlatine se développa à la suite d'un bain de rivière pris pendant l'hiver ; l'éruption suivit sa marche normale, et atteignit ensuite plusieurs membres de la famille (2). Le développement spontané de la scarlatine a été contesté par plusieurs auteurs, mais nous sommes toujours convaincus de sa possibilité. En effet, nous avons vu des cas de scarlatine entièrement isolés, et développés en dehors de toute cause contagieuse.

Le mode de contagion de la scarlatine a beaucoup occupé les auteurs. Il est douteux, pour plusieurs d'entre eux, que le sang lui-

---

(1) Enfants ayant contracté la scarlatine à l'hôpital   53
Dans les salles mêmes où l'on traite les scarlatines   33
Dans les salles qui ont des rapports fréquents avec les précédentes.   14
Dans les salles qui n'ont que peu de rapports avec les premières .   5
Nous répétons d'ailleurs ici la remarque déjà faite pour la variole (page 84).

(2) Cité dans Fraenkel, *loc. cit*, p. 517.

même recèle le principe contagieux. Cependant M. Miquel d'Amboise
est parvenu à inoculer la scarlatine au moyen du sang provenant des
plaques scarlatineuses; d'après Mandt (1), ce seraient les vésicules
de miliaire qui recéleraient le principe contagieux. On n'a pas pu déterminer jusqu'à quelle époque les individus atteints de scarlatine
sont susceptibles de transmettre la contagion.

La condition de la scarlatine étant prouvée, pouvons-nous déterminer la durée de la période d'incubation? Ici, comme pour la variole, les faits que nous possédons ne sauraient donner une solution
exacte, car il nous est impossible de déterminer, avec certitude, le
moment de l'infection. Toutefois, nous croyons pouvoir conclure que
la période d'incubation est notamment plus courte pour la scarlatine
que pour la variole. Ainsi chez les malades qui ont été infectés, l'éruption a paru assez promptement pour qu'aucun d'eux n'ait eu le temps
de quitter les salles. En effet, en étudiant la variole, nous avons vu
des enfants rester à l'hôpital de trois à vingt et un jours, retourner
chez leurs parents, et revenir au bout de peu de temps avec cette
pyrexie ; au contraire, nous n'avons pas constaté ce fait pour la scarlatine : cette fièvre éruptive s'est toujours déclarée pendant le séjour
même des enfants dans les salles.

En outre, la durée même du séjour a été courte avant le développement de la scarlatine. Le plus grand nombre des enfants l'ont
contractée après être demeurés dans les salles de trois à treize jours.
Quelques enfants cependant ont résisté plus longtemps à l'infection :
nous en avons vu ne prendre la scarlatine qu'après quinze ou vingt
jours, et même une fois après quarante jours. Mais dans les cas de
ce genre, il est probable que l'infection n'avait pas encore eu lieu, et
peut-être aussi que les enfants avaient une maladie qui s'unit difficilement à la scarlatine; nous voyons, en effet, que le plus grand
nombre étaient à l'hôpital dans les salles éloignées de celles où l'on
traite les fièvres éruptives, et qu'un autre qui était resté pendant
dix-huit jours au milieu du foyer d'infection, était atteint d'une tuberculisation générale (2).

Épidémies. — La scarlatine est *sporadique* ou *épidémique*, et dans

____

(1) Cité dans Fraenkel, *loc. cit.*, p. 518.

(2) Trente-huit fois nous avons noté pendant combien de temps les malades
sont restés dans les salles avant de contracter la scarlatine. La durée du séjour a
été comprise entre 2 et 7 jours. . . . . . . 16 fois.
              8 et 13 jours. . . . . . . 14 fois.
           15 et 40 jours. . . . . . .   8 fois.

Parmi ces huit derniers malades, quatre étaient depuis un certain temps dans
les salles des teigneux et des dartreux. Un avait une tuberculisation générale ; un
autre, qui avait pris une première scarlatine six jours après son entrée, en contracta une seconde vingt-quatre jours après la première.

ce dernier cas elle revêt parfois un caractère tout spécial ; ainsi, l'épidémie peut être très bénigne par la forme de l'éruption et l'absence de complications ; d'autres fois elle est très grave, autant par l'éruption elle-même que par la nature et la gravité des maladies concomitantes.

D'après M. Noirot, les épidémies de scarlatine seraient, en France, surtout communes au printemps et en été, tandis que dans les pays septentrionaux elles seraient plus fréquentes en automne. On peut observer la scarlatine dans tous les climats de l'Europe ; d'après Rochoux, elle serait inconnue aux Antilles (1). Tout en admettant, avec presque tous les auteurs, que la scarlatine est le résultat d'un empoisonnement par un principe virulent spécial, transmissible par contagion, nous allons voir qu'il est un certain nombre de conditions qui favorisent le développement de la maladie ou son extension.

Maladies antérieures. — La scarlatine prend naissance pendant la bonne santé comme pendant le cours d'autres affections. Excepté la tuberculisation, il n'est guère de maladies de l'enfance qui ne puissent se compliquer de cet exanthème. Nous ne croyons pas utile de les énumérer ; il suffira de savoir que, dans nos observations, les scarlatines primitives sont plus fréquentes que les consécutives (52 primitives pour 33 secondaires).

Age. — *Sexe.* — Les faits que nous avons recueillis en ville concordent entièrement avec l'opinion unanime des auteurs sur l'extrême rareté de la scarlatine dans le cours de la première année (2), et avec les conclusions que nous avons tirées de nos observations de l'hôpital des Enfants, savoir : que la scarlatine est plus fréquente de trois à dix ans, et surtout de six à dix ans, qu'à tout autre âge, et plus aussi chez les garçons que chez les filles. Ce rapport reste à peu près le même pour les scarlatines primitives et secondaires ; toutefois, ces dernières sont un peu plus fréquentes avant l'âge de cinq ans qu'après, et se rencontrent à peu près aussi souvent chez les filles que chez les garçons. Si au contraire nous considérons la forme de l'éruption, nous ne trouvons dans nos notes aucun exemple de scarlatine normale avant l'âge de trois ans, tandis que l'éruption anormale est fréquente à cet âge, et domine encore jusqu'à cinq ans. A partir de l'âge de six ans, les deux formes normale et anormale sont aussi fréquentes à

(1) Noirot, *loc. cit.*, p. 47.

(2) Même dans les grandes épidémies, les nourrissons sont presque toujours épargnés. Ainsi dans celles de Saalbourg (1785), Washington (1827), Halle (1818), Hanau (1819), etc., les enfants âgés de moins d'un an ne contractèrent pas la maladie (Noirot, *loc. cit.*). Quelque rare que soit la scarlatine dans la première enfance, on l'observe cependant quelquefois, on l'a même vue chez des nouveau-nés. (Ferrario, Tourtual, Potier.)

peu près; et même la première a plutôt une certaine tendance à dominer (1).

Tempérament. — La remarque faite par Stoll que la scarlatine attaque principalement les sujets lymphatiques, se trouve confirmée par les faits de notre pratique civile.

Condition sociale. — Nous n'avons pas observé que la scarlatine fût plus fréquente dans les classes pauvres que dans les classes riches.

Art. XII. — Traitement.

Le traitement comprend trois parties : 1° la prophylaxie ; 2° le traitement de la scarlatine simple ; 3° celui de la scarlatine compliquée.

I. La *prophylaxie* de la scarlatine a fait en Allemagne l'objet des recherches d'un grand nombre de pathologistes qui ont vanté outre mesure la vertu préservatrice de certains médicaments. Cependant cet engouement n'a pas été partagé par tous les médecins de ce pays, et plusieurs ont prouvé par le raisonnement et par l'expérience que le seul préservatif certain était l'éloignement du foyer contagieux. On trouvera dans l'ouvrage de Jos. Frank (2), qui se range à cette dernière opinion, l'énumération de tous les médicaments vantés dans le but d'empêcher le développement de la scarlatine. Nous ne parlerons ici que de ceux qui ont eu le plus de prôneurs, et en particulier de la belladone. Personne n'ignore que Hahnemann, le premier, ayant cru observer un rapport entre les effets produits par la belladone (tels que la sécheresse de la gorge, la rougeur de la face) et la fièvre scarla-

Age.	Garçons.	Filles.	Age.	Garçons.	Filles.
(1) 1 à 2 ans.	7	9	6 à 10	22	10
3 à 5 ans.	11	9	11 à 15	9	7

Garçons 52. Filles 35.

	Espèce de scarlatine.			Forme de scarlatine.		
Age.	Primitive.	Secondaire.	Santé antérieure ignorée.	Normale.	Anomale.	Ignorée.
1 à 2 ans.	5	10	1	0	13	3
3 à 6 ans.	12	11	0	5	1	7
6 à 10 ans.	23	8	1	12	12	8
11 à 15 ans.	12	4	0	7	5	4
	—	—	—	—	—	—
	52	33	2	24	41	22
Sexe.						
Garçons	33	17	2	16	25	11
Filles	19	16	0	8	16	11
	—	—	—	—	—	—
	52	33	2	24	41	22

(2) *Encyclopédie,* t. II, p. 127.

tine elle-même, en conclut, d'après le principe homœopathique, que la belladone devait prévenir la scarlatine. Il prescrivit en conséquence ce médicament à doses infinitésimales. Plusieurs médecins l'ont administré de cette manière. Nous citerons en particulier Schenk, qui, dans le cours d'une épidémie, a vu, sur 525 personnes qui prenaient le préservatif, 3 seulement être atteintes de l'éruption (1) ; Massius (2), qui affirme l'avoir employé avec succès sur lui-même et sur ses enfants. Depuis lors, une foule de médecins ont mis en usage ce préservatif ; mais ils l'ont prescrit à doses élevées. Tels sont Hufeland, Zeuch, Gumpert, Berndt Pitschaft ; et, plus récemment, Martini, Hillenkamp, Serlo, Cohen, Kaiser. La plupart de ces médecins ont appuyé leurs assertions sur des chiffres : ainsi Gumpert, dans plus de vingt familles, l'aurait employé avec un succès constant. Sur 195 enfants auxquels Berndt l'a donné, 14 seulement ont pris la scarlatine. Les résultats du docteur Hillenkamp sont plus favorables encore, puisque, sur 120 enfants, 5 seulement ont contracté la fièvre éruptive.

Au nombre des médecins qui se sont le plus élevés contre l'usage de la belladone, nous citerons Jos. Frank, qui a repoussé le préservatif par des motifs purement théoriques, et les docteurs Lehmann (3), Teuffel (4). Wagner (5), etc., qui ont cité des faits. Ces médecins ont vu le tiers ou le quart des individus auxquels ils avaient donné la belladone contracter la scarlatine. D'après le docteur Lehmann indépendamment de ce que la belladone n'a aucune vertu préservatrice, elle n'apporte pas de modification dans la durée, l'intensité ni la terminaison de l'exanthème. Suivant Frank, la belladone, donnée aux doses que prescrit Hahnemann, serait tout à fait insignifiante, tandis que son usage prolongé peut avoir des inconvénients chez de jeunes enfants, lorsqu'elle est administrée à des doses un peu élevées.

Il est bien difficile de trouver la vérité au milieu de tant d'opinions contradictoires. On a objecté que tous les enfants ne sont pas aptes à contracter l'exanthème, et que, s'ils échappent à la contagion après avoir pris la belladone, ils y auraient également échappé sans avoir pris ce médicament. Mais nous ne pouvons nous empêcher de croire que, lorsqu'un nombre considérable d'individus jouissent de l'immunité après l'usage du préservatif, on doit lui accorder quelque valeur. Nous pensons, en conséquence, que le traitement préservatif par la belladone peut être mis en usage sans inconvénient aux doses prescrites par

---

(1) *Hufeland journ.*, mai 1812.

(2) *Ibid.*, janvier 1813.

(3) *Rust's Magazine.* Bd. 22.

(4) *Annalen für die gesammte Heilkunde unter Redaction der badischen Sanitatscommission. 2 Jahrgang* 1825.

(5) *Horn's Archiv*, 1825 (cité dans Fraeükel, III Lief. S. 527).

Hüfeland, Berndt, Pitschaft Gumpert (1). On peut d'ailleurs, d'après les conseils du docteur Kühlbrand, prévenir les effets fâcheux qui pourraient résulter de l'emploi de la belladone, en faisant matin et soir, sur le front et les tempes, des frictions avec du vinaigre camphré.

Il nous semble sage de réserver l'emploi de la belladone pour les cas où l'épidémie régnante est très grave; si elle est bénigne, il y a peu d'inconvénient à ce que les enfants contractent l'exanthème; parce qu'ainsi ils en seront préservés pour l'avenir.

Du reste, de nouvelles expériences sont nécessaires, et si elles amenaient à un résultat favorable, elles pourraient servir aussi à résoudre plusieurs questions accessoires. Ainsi, pendant combien de temps faut-il employer le médicament? Quelle est la meilleure manière de l'administrer? L'effet préservatif est-il permanent ou temporaire? Faut-il renouveler l'emploi de la belladone à chaque épidémie? Dans les cas où elle n'a pas prévenu le développement de l'exanthème, exerce-t-elle quelque influence sur sa marche?

Si l'action de la belladone est encore douteuse, malgré le grand nombre de ses partisans, celle des autres préservatifs est encore bien plus hypothétique. Ainsi, on a prôné une combinaison de soufre doré et de calomel. La dose, pour les enfants de deux à quatre ans, est d'un sixième ou d'un huitième de grain de calomel uni à autant de soufre doré d'antimoine et mêlé à un peu de sucre ou de magnésie; on répète cette dose trois ou quatre fois par jour. Cette méthode a été conseillée par un médecin hollandais (2), qui affirme que, dans toutes les familles où l'on fit usage du préservatif, la scarlatine ne sévit pas. Il cite l'observation d'un enfant qui, sous son influence, n'eut ni mal de gorge ni éruption, mais la desquamation consécutive.

Disons, en résumé, que jusqu'à présent la meilleure prophylaxie de

(1) ℞ Extrait de belladone . . . . 15 centigrammes.
  Eau distillée . . . . 30 grammes.
  Esprit-de-vin rectifié. . . . . 1 gramme.
Deux fois par jour autant de gouttes que l'enfant a d'années. (Hüfeland.)

  ℞ Extrait de belladone. . . . . 5 centigrammes.
  Eau de cannelle . . . . 15 grammes.
Aux enfants d'un an, matin et soir, deux à trois gouttes; aux plus âgés, par chaque année une goutte de plus.   (Berndt.)

  ℞ Extrait de belladone. . . . . 5 centigrammes.
  Eau de fleurs d'oranger . . . . . . 120 grammes.
  Esprit-de-vin rectifié. . . . . 4 grammes.
  Sirop simple . . . . 15 grammes.
Aux plus jeunes enfants, une demi-cuillerée à thé; aux plus âgés, une cuillerée matin et soir. . . . . (Pitschaft.—Gumpert.)

(2) E. J. Thomassen à Thuessink, docteur et professeur en médecine, traduit du hollandais dans *Journal de Boyer, Corvisart et Leroux*, 1811, t. XXI, p. 152.

la scarlatine est, comme le remarque Jos. Frank, l'isolement. Dès
qu'un enfant est atteint de la fièvre éruptive, il faut, si l'épidémie est
grave, éloigner de lui tous ceux qui n'ont pas encore eu la maladie,
et empêcher, en outre, toute communication directe entre les personnes qui soignent les scarlatineux et les autres enfants.

II. *Traitement de la fièvre éruptive.* — A. *Pendant la durée de l'exanthème.* — § I. *Indications.* 1° La maladie simple et primitive, guéris-
sant toujours par les seules ressources de la nature, doit être abandonnée à elle-même, et il ne faut jamais chercher à modifier ou à
troubler la marche de l'exanthème ;

2° On doit parer à quelques accidents spéciaux ;

3° Il faut s'efforcer de prévenir les complications au moyen d'une
sage hygiène.

§ II. *Examen des médications.* — *Antiphlogistiques.* Il ne nous est
jamais arrivé de trouver l'opportunité d'une émission sanguine dans
la scarlatine simple, quelque violents qu'aient été ses symptômes
fébriles ; mais nous comprenons que, si la tendance aux complications
inflammatoires domine, on puisse pratiquer sans danger une saignée
d'une à deux palettes, suivant l'âge.

En effet, les émissions sanguines générales et locales doivent être
employées avec vigueur et sans crainte dans plusieurs des complications de la scarlatine (voyez ci-après). Pour seconder la médication
antiphlogistique, on peut joindre à l'emploi des émissions sanguines
le tartrate de potasse à petites doses, ou bien donner des tisanes légèrement acides.

Purgatifs. — Plusieurs praticiens ont recommandé de légers purgatifs comme méthode habituelle, et surtout le mercure à dose fractionnée : on l'a préconisé principalement dans les formes malignes,
et l'on a dit qu'un dévoiement modéré, entretenu pendant toute la
durée des symptômes aigus, était de la plus grande utilité, et réussis-
sait manifestement à conduire à bien les formes les plus graves de la
maladie. Cette méthode a été particulièrement préconisée par Stieglitz.
Nous ne saurions recommander l'usage exclusif de ce traitement
pour les enfants, et surtout pour les plus jeunes, qui prennent si
facilement des diarrhées de long cours.

Cependant, comme il nous semble prouvé que dans la scarlatine le
dévoiement léger est moins grave que dans les autres fièvres éruptives, nous croyons qu'on doit plutôt entretenir la liberté du ventre
que respecter la constipation. En conséquence, lorsque celle-ci existe,
on prescrira, soit des lavements laxatifs, soit quelques prises de calomel et de Jalap, ou une potion huileuse, ou un verre d'eau de Sedlitz.
Henke prescrit aux enfants âgés de moins de dix ans, de 10 à 15 centigrammes de calomel, deux et trois fois par jour ; mais il évite de
provoquer des évacuations trop abondantes.

Diaphorétiques. — Les diaphorétiques pourraient être utiles dans les cas où l'on jugerait convenable de rappeler à la peau l'éruption trop fugace, et cette indication devient plus importante à remplir si l'on se rappelle que la marche normale simple est, de toutes, celle qui offre le moins de danger. Toutes les fois donc que l'éruption aura disparu avant son temps, et qu'on aura la crainte de voir survenir des accidents graves du côté de la gorge ou de l'encéphale, on pourra essayer de la faire reparaître; mais nous sommes forcés de convenir que cet effet sera difficile à obtenir, et qu'il n'en résultera pas souvent une amélioration dans les symptômes généraux.

Les moyens qu'on emploie dans les cas de ce genre sont principalement les tisanes chaudes faites avec de la bourrache, auxquelles on ajoute de 4 à 8 grammes d'acétate d'ammoniaque. Henke conseille en pareil cas l'acétate d'ammoniaque, uni à une préparation antimoniale d'après la formule suivante :

> ♃ Eau de fleurs de sureau . . . . 120 grammes.
> Liqueur d'acétate d'ammoniaque . . 8 grammes.
> Vin d'antimoine . . . . 2 grammes.
> Sirop de framboise. . . . . 15 grammes.

Toutes les deux heures, d'une cuillerée à dessert à une cuillerée à bouche.

Wendt est peu partisan des diaphorétiques dans les premières périodes de la maladie, il les réserve pour une époque plus avancée. On peut y joindre aussi l'emploi des bains de vapeur ou simplement des bains chauds à 28 ou 30 degrés Réaumur, en même temps que des compresses froides sont appliquées sur le front. On peut, en outre, mettre sur les extrémités des cataplasmes chauds et sinapisés, et faire des frictions légèrement irritantes avec de la flanelle imbibée d'alcool, etc.

Hygiène. — Les soins hygiéniques sont les plus importants lorsque la scarlatine est simple. Ici nous partageons complétement l'opinion de Sydenham, de J. Frank et d'un grand nombre de praticiens. On recommendera donc des soins minutieux, et l'on se bornera à surveiller les symptômes, afin de les prévenir et, s'il est possible, d'arrêter à leur début les maladies intercurrentes. La chambre sera grande et aérée, la température égale, médiocrement élevée, les boissons acidules, le régime sévère (voy. ci-après Résumé).

B. *Traitement de la convalescence.* — L'éruption une fois terminée, le régime alimentaire n'exige pas une grande sévérité, et l'enfant peut revenir graduellement à son alimentation habituelle. Mais il faut exiger une réclusion sévère, et faire la défense expresse de s'exposer à l'air froid ou au moindre refroidissement. Nous ne saurions d'ailleurs mieux faire que de rapporter les paroles de Vieusseux, déjà répétées par Méglin : « Le terme de la réclusion des malades dépend de la durée de » la maladie, et surtout de la durée de la desquamation. Le danger » subsiste certainement encore quand la desquamation paraît finie, et

» dans les temps froids ou seulement frais, on ne doit pas permettre de
» sortir avant six semaines, à compter de la fin de la fièvre. Quand
» il fait décidément chaud, on peut être un peu plus hardi et ouvrir les
» fenêtres dans le milieu du jour, en évitant les courants d'air. Si la
» chaleur diminue et que la desquamation soit bien finie, on peut
» sortir au bout de quatre à cinq semaines, avec les plus grandes pré-
» cautions, en se souvenant toujours que, si le temps devient subite-
» ment froid, on est encore exposé au danger. Les premières sorties
» doivent être des essais, et se borner à de courtes promenades pen-
» dant le temps chaud du jour, en évitant les lieux froids ou frais et
» exposés au vent ; car il arrive souvent qu'après une première sortie
» le malade n'est pas si bien le soir ou le jour suivant, ayant un peu
» de fièvre ou de bouffissure qui l'oblige encore à garder la chambre
» pendant une ou deux semaines. En hiver, il faut non-seulement
» garder la chambre pendant six semaines entières, en ayant soin que
» celle où l'on se tient soit d'une chaleur suffisante, mais même
» ne pas passer dans une autre plus froide. On a vu l'anasarque sur-
» venir par ce manque de précaution, ou parce que des enfants s'étaient
» tenus un peu longtemps auprès d'une fenêtre fermée où l'air était
» plus froid que dans le reste de la chambre. »

III. *Traitement des complications.* — A. *Pharyngite.* — Les scarlatines
angineuses ont de tout temps attiré l'attention des pathologistes par
leur gravité et par la nécessité de leur opposer un traitement actif.
Disons d'abord que l'angine légère ne réclame pas une médication
énergique. Des gargarismes émollients ou légèrement astringents
pourront être utiles.

Mais si la pharyngite est grave, nous croyons qu'on doit suivre les
indications fournies par la forme de l'éruption, l'intensité de la fièvre,
et la constitution de l'enfant. Si rien ne s'y oppose, nous commençons le traitement par une émission sanguine générale faite au moment où l'angine devient grave, c'est-à-dire pendant les prodromes,
comme pendant l'éruption.

Le jour même nous mettons en usage le traitement par les gargarismes astringents ou légèrement caustiques. Si l'émission sanguine
générale n'a pas calmé les symptômes pharyngés, si l'enfant conserve de la force et de la réaction, on pourra faire une application de
sangsues autour du cou derrière les apophyses mastoïdes. Mais il
ne faut pas oublier que les annélides doivent être employées en assez
grand nombre pour produire un écoulement notable, si non elles peuvent augmenter les accidents locaux : il faut donc appliquer de huit
à douze sangsues pour un enfant de sept à quinze ans ; on laissera
couler les piqûres pendant quatre à cinq heures. Si l'enfant n'a pas
assez de force pour supporter cette émission sanguine, il vaut mieux
s'en abstenir.

Tel est le traitement que nous préférons. Nous ne pouvons nous

empêcher de noter que, dans l'épidémie décrite par M. Guéretin, ce
médecin a cru remarquer que les topiques actifs ne faisaient qu'entretenir la phlogose de la gorge ; qu'ils contribuaient par suite à augmenter le gonflement ganglionnaire du cou, et aggraver la fétidité
de l'haleine. Il ajoute que les injections antiputrides, telles que la
décoction de quinquina camphrée, employées pour déterger la gorge
et le nez, n'atteignaient pas ce but ; et qu'en définitive, il en était venu
à ne s'occuper de la gorge que très secondairement, même quand le
pharynx et les piliers étaient tapissés presque partout de fausses
membranes. Dans ces cas, il se bornait à quelques gargarismes légèrement astringents.

Dans des cas analogues, M. Bretonneau emploie avec succès le gargarisme suivant :

℞ Eau. . . . . 120 grammes.
   Alcool . . . . 15 grammes.
   Vinaigre . . . . 8 grammes.
   Acétate de plomb. . . . . 50 centigr.

Le traitement que nous venons de conseiller est applicable à l'angine qui revêt la forme inflammatoire : mais si elle prend les caractères qui lui avaient mérité le nom de gangréneuse, les émissions
sanguines ne sont plus applicables. Alors le traitement local et général
doit être modifié, et nous croyons que les toniques doivent être mis
en usage.

M. Guersant emploie comme gargarisme la décoction de quinquina
avec ou sans alcool camphré, ou avec addition d'un quart de solution
de chlorure d'oxyde de sodium. J. Frank recommande le collutoire
suivant :

℞ Décoction de quinquina. . . . . . . 500 grammes.
   Acide hydrochlorique étendu . . . . 1 gramme 20 centigr.
   Miel rosat . . . . 30 grammes.

Ou peut remplacer ces différentes préparations par le chlorure de
chaux ou l'alun, ou par le gargarisme de Wendt, dont nous avons
donné la formule page 265, t. Iᵉʳ. Mais il est inutile d'employer simultanément un traitement tonique général.

Les médecins sont unanimes à cet égard. Wendt est celui des auteurs que nous avons consultés qui est entré dans le plus de détails
sur cette médication.

Il conseille, dans les cas où l'angine d'apparence gangréneuse est
accompagnée d'une grande prostration, d'un épuisement évident des
forces vitales, d'une petitesse extrême du pouls, l'emploi des toniques
excitants, et en particulier de la serpentaire de Virginie. Voici sa
formule :

℞ Racine de serpentaire . . . . 4 à 8 grammes.
  (Faites infuser dans une suffisante quantité d'eau bouillante
     pendant une demi-heure, exprimez et ajoutez à la colature de
     180 grammes :
  Eau de cannelle simple.   } aa . . . . 15 grammes.
  Sirop de fleurs d'oranger. }

Lorsque la prostration est encore plus prononcée, la peau couverte d'une sueur froide, le pouls moins fréquent, à peine sensible, il faut, d'après lui, avoir recours aux préparations de camphre. Il conseille l'emploi de la formule suivante :

℞ Camphre pulvérisé. . . . . 2 à 5 centigr.
  Poudre de gomme   } aa . . . . 30 centigr.
  Sucre blanc   }
  Faites une poudre.

On donne toutes les deux heures une de ces poudres ; dans l'intervalle, le malade doit boire l'infusion de serpentaire ci-dessus indiquée.

B. *Laryngite pseudo-membraneuse.* — Dans le cas où les fausses membranes auraient envahi le larynx, si l'enfant était robuste, bien portant au début et peu débilité, il faudrait mettre en usage le traitement conseillé contre le croup. La trachéotomie ne serait pas même contre-indiquée. Nous avons, en effet, trouvé un exemple de guérison du croup scarlatineux qui a été obtenue par la trachéotomie. Il s'agit d'un enfant de sept ans qui était arrivé au neuvième jour d'une angine grave, accompagnée de gêne de la respiration, avec altération de la voix, renflement dans les deux temps respiratoires, retour des boissons par les fosses nasales. Le huitième jour, la prostration alterne avec du délire, la face est violacée, les yeux sont fermés, les lèvres sèches et encroûtées, la langue noirâtre, considérablement épaissie. La respiration de plus en plus bruyante est à 80 par minute. Le neuvième jour, lividité de la face, anxiété croissante de la respiration, petitesse et irrégularité du pouls. On pratique l'opération, elle est suivie de succès (*Journal des conn. médic.-chirurg.*, 10e année, 1er semestre, p. 63).

C. *Hydropisies.* — Nous avons indiqué le meilleur moyen de prévenir les hydropisies. Lorsqu'elles sont survenues, on peut diriger contre elles les médications détaillées aux chapitres qui traitent de chacune en particulier (voy. t. II, MALADIE DE BRIGHT, HYDROPISIES).

Toutefois nous devons faire remarquer que les hydropisies sont habituellement actives et surviennent chez des enfants encore robustes : aussi la méthode antiphlogistique et surtout la saignée générale leur sont-elles applicables de préférence.

Les auteurs allemands ont conseillé, en outre, dans la forme aiguë, le calomel uni à la digitale, d'après la formule suivante :

℞ Calomel . . . .   40 à 80 centigr.
Poudre de feuilles de digitale . . . . . .   10 à 20 centigr.
Sucre blanc. . . . .   4 grammes.
Divisez en huit parties égales. Toutes les deux heures une poudre.

Ils ont aussi vanté la crème de tartre soluble, unie au nitrate de potasse. Voici leur formule :

℞ Crème de tartre soluble . . . .   15 grammes.
Nitrate de potasse. . . . .   2 grammes.
Eau de fleurs de sureau . . . .   120 grammes.
Sirop de polygala seneka. . . . .   45 grammes.
On donne aux très jeunes enfants une cuillerée à café toutes les heures, et une demi-cuillerée à soupe aux plus âgés.

Le docteur Müller donne dans ces cas le nitrate de potasse à très haute dose jusqu'à 15 grammes par jour.

Les médecins allemands recommandent, en outre, l'emploi des antiphlogistiques, tel que nous l'avons détaillé ailleurs.

Dans la forme chronique, lorsque la sécrétion urinaire est rare, ils conseillent principalement la scille, l'oxymel scillitique, les bains de genièvre. Dans les cas où l'hydropisie chronique résiste à ces moyens, Wendt fait usage de l'hydrochlorate d'or :

℞ Hydrochlorate d'or . . . .   5 à 10 centigr.
Eau de fleurs d'oranger . . . .   30 grammes.
Toutes les deux heures 10 gouttes de cette solution dans une cuillerée de tisane.

Krukenberg vante, dans cette forme d'hydropisie, le lait pris en abondance.

Le docteur Müller dit s'être bien trouvé de l'emploi de l'hydrobromate de potasse à la dose de 75 centigrammes à 1,50.

Le docteur O'Ferral (1) conseille spécialement après la disparition des symptômes aigus, l'emploi de l'acétate de plomb à la dose de 1 ou 2 décigrammes cinq fois par jour, et consécutivement celui de la teinture de chlorhydrate de fer.

Accidents cérébraux liés aux hydropisies scarlatineuses. — Le traitement a, chez tous les malades dont nous avons lu les observations, été proportionné par son énergie à la gravité apparente de la maladie. Les émissions sanguines ont été employées dans tous les cas, sauf un seul, tantôt d'une manière modérée (quatre, huit ou douze sangsues derrière les apophyses mastoïdes), tantôt à des doses énormes pour des enfants. Ainsi Abercrombie fit tirer 60 onces de sang à une petite

____

(1) *Journal de médecine et de chirurgie pratiques*, 1846, p. 117.

fille de dix ans ; Hunt, 50 à un enfant du même âge ; Marshall-Hall a
fait pratiquer à un garçon de quatorze ans une saignée de la jugulaire
de 625 grammes, et comme le coma ne disparaissait pas, il fit une
seconde saignée du bras de 218 grammes.

La digitale a été donnée à plusieurs enfants. Coindet en fit prendre
des doses assez fortes à une jeune fille de neuf ans (en moins de vingt-
quatre heures 4 grammes de teinture et 30 centigrammes de poudre).
C'est aussi à ce remède, uni au calomel, que Gœlis a eu recours.

Le calomel a été donné plusieurs fois, mais jamais seul.

Les vésicatoires ont été appliqués à plusieurs malades à la nuque
ou aux cuisses.

Enfin, nous citerons deux moyens qui ont été fort efficaces : la
compression des carotides et les mouchetures. L'enfant dont le professeur Trousseau a publié l'observation a dû sa guérison à la compression de la carotide, du côté opposé à celui où les convulsions
étaient le plus intenses. Chez l'enfant dont l'observation nous appartient, les mouchetures ont eu pour effet la diminution rapide de l'anasarque, l'augmentation proportionnelle des urines et la cessation des
symptômes cérébraux. Pendant la convalescence, on a administré à
quelques enfants une infusion de quinquina et de valériane.

En résumé, le traitement qui nous paraît le plus convenable est le
suivant :

1° Si la fièvre est intense, et si les convulsions sont violentes, une
saignée du bras ou de la jugulaire, ou une forte application de sangsues derrière les apophyses mastoïdes.

2° Si la convulsion ne cède pas, la compression de la carotide.

3° Si l'anasarque est très considérable et que les urines soient rares,
des mouchetures aux extrémités inférieures et la digitale à l'intérieur.

4° Dès que les accidents convulsifs ont cessé et que la connaissance
est revenue, une ou deux prises de calomel seul ou uni à la poudre
de digitale, et la continuation des diurétiques pendant quelques jours
sont nécessaires.

5° Dans la convalescence, il faut se hâter, surtout si la perte de sang
a été considérable, d'alimenter les jeunes malades. Le lait d'ânesse,
par ses propriétés sudorifiques et diurétiques, est le meilleur aliment à
employer. Il est quelquefois convenable d'y joindre de légers toniques.

D. *Autres accidents cérébraux.* — Lorsque les accidents cérébraux se
manifestent dans les premiers jours de la scarlatine, et que, en un
mot, la fièvre éruptive est ataxique, des moyens énergiques doivent
être employés dès l'abord ; c'est principalement dans les cas de cette
nature qu'on a vanté une méthode sur laquelle nous devons attirer
d'une manière spéciale l'attention de nos lecteurs : nous voulons
parler des *lotions et des affusions froides* (1).

____

(1) Nous avons emprunté à Henke une grande partie des détails qui vont suivre.

C'est à Currie que l'on doit d'avoir, le premier, proposé et mis en usage les affusions froides. Frappé des succès qu'il avait obtenus dans le typhus épidémique par l'emploi de cette méthode, ce médecin n'hésita pas à la mettre en usage dans la scarlatine. Il l'employa entre autres sur ses deux fils âgés, de trois et de cinq ans, atteints de scarlatine grave ; la chaleur de la peau faisait monter le thermomètre à 108 et 109° Fahrenheit (34° Réaumur environ); le pouls battait 150. Currie employa d'abord les affusions froides, puis les affusions tièdes ; on fit au plus âgé quatorze affusions en trente-deux heures ; huit fois avec de l'eau froide, 64° Fahrenheit (14° Réaumur environ), deux fois avec de l'eau fraîche, quatre fois avec de l'eau tiède. Le plus jeune eut douze affusions, dont sept froides : la guérison fut rapide. De 1801 à 1804, la scarlatine ne cessa pas de régner à Liverpool, et Currie traita 150 malades, toujours avec le même succès. Il employa aussi sa méthode, à la fois comme curative et prophylactique, dans plusieurs maisons d'éducation où il fut appelé. Le docteur Grégory prescrivit le même traitement à ses enfants, et le vit réussir. Kolbany, de Presbourg, dans l'été de 1808, employa avec avantage la méthode de Currie. Sur trente huit malades, pas un ne succomba. Depuis, dans un mémoire adressé à la Société physico-médicale d'Erlangen, il affirma avoir traité plus de cent malades sans en avoir perdu un seul. Les mêmes succès furent obtenus par le docteur Wood. Le docteur Nasse, dans une épidémie qui régna à Bielfeld en 1809 et 1810, employa les lotions froides chez quinze malades ; six enfants furent traités exclusivement par cette méthode, les autres prirent en outre quelques doses de sel de Glauber, ou une solution de nitrate de potasse : tous guérirent sans accidents. Le docteur Petz traita avec succès cinq malades au moyen de lotions faites avec une éponge trempée dans l'eau froide. Elles échouèrent chez un enfant dans un cas où elles furent employées à la dernière extrémité après un traitement très actif. Horn a aussi employé, avec succès, les affusions froides sur la tête pendant que le malade était plongé dans un bain, dans un cas de scarlatine compliquée d'accidents cérébraux ; mais cette méthode ne fut pas la seule qu'il mit en usage. Enfin, plus récemment, les docteurs Kreyssig, Frohlich, Harder, Martius, Albers, Thaer, ont eu recours au même traitement. Ce dernier médecin a employé, avec le plus grand succès, les lotions froides dans les cas où il existait du délire, des vomissements fréquents, une fièvre vive, beaucoup d'agitation. Il les a mises en usage avant l'apparition de l'exanthème, et aussi à l'époque où il était déjà établi.

Effets physiologiques et pathologiques des affusions. — Les auteurs sont unanimes à cet égard : un effet qui succède constamment aux affusions est la diminution de la chaleur et de la sécheresse de la peau et l'abaissement du pouls. Cette amélioration n'est pas permanente ; elle dure une, deux à trois heures, de façon qu'on est obligé de répéter fréquemment les affusions pour en obtenir des effets un peu durables. Après la chute de la fièvre, il survient de l'abattement, de la faiblesse, du calme et de la propension au sommeil, qui, d'après Currie, paraît quelquefois dégénérer en somnolence, et en une dépression considérable des forces vitales, mais dont il ne faut jamais s'inquiéter. On a vu aussi, dans les formes nerveuses, le délire disparaître à la suite des affusions. Un effet qui a été noté par presque tous les auteurs, est un léger œdème borné en général aux mains; il n'a duré que peu de temps, et a rapidement disparu, le plus souvent sans qu'il fût nécessaire d'employer de médication spéciale. Les médecins que nous avons cités n'ont pas observé d'autres accidents secondaires.

Mode d'administration. — Currie employait les affusions froides proprement dites. Aussitôt qu'il était appelé auprès d'un malade, il le faisait dépouiller de ses vêtements et placer dans une baignoire, et il jetait sur lui cinq ou six seaux d'eau froide. Gregory et Colbany employaient aussi les affusions proprement dites, tandis que Nasse se bornait à de simples lotions, et que le docteur Petz employait une éponge trempée dans l'eau de fontaine.

La température du liquide n'a pas été toujours indiquée; cependant, suivant Currie, il faut employer de l'eau aussi froide qu'on peut se la procurer, quand on pratique l'affusion au début. A une période plus avancée, il conseille les affusions tièdes, qu'il met aussi en usage lorsque les parents se refusent à l'emploi des premières. Nous avons vu aussi qu'il faisait succéder aux affusions froides des affusions fraîches, puis tièdes. Le docteur Nasse emploie de l'eau qu'on a laissée pendant quelques minutes dans une chambre chaude. Le docteur Horn prescrit les affusions froides sur la tête, tandis que le malade est dans un bain tiède.

Immédiatement après l'affusion ou la lotion, il faut essuyer soigneusement le malade et le porter dans son lit. Si le froid persiste aux extrémités, on rappellera la chaleur au moyen de topiques chauds.

Indications. — La principale indication pour l'emploi du traitement par les affusions ou les lotions est, d'après les auteurs que nous avons cités, *la sécheresse l'augmentation de température de la peau appréciable au thermomètre et l'accélération considérable du pouls.* Dans les circonstances contraires, c'est-à-dire lorsqu'il existe du frisson, ou lorsque la peau est humide et fraîche, l'affusion ne peut avoir que les effets les plus fâcheux. Les lotions ou les affusions doivent être répétées aussi souvent que la peau reprend *une chaleur et une sécheresse anormales.*

Henke, après avoir résumé les travaux dont nous venons de parler, pose les conclusions suivantes, qui nous semblent tout à fait pratiques, et que nous adoptons entièrement : 1° les affusions froides ne conviennent pas comme méthode *générale* de traitement.

2° Les formes légères ou simplement inflammatoires ne réclament nullement l'usage d'un moyen aussi énergique.

3° Il faut en réserver l'emploi pour les cas où la scarlatine est épidémique, et s'accompagne de chaleur intense, de sécheresse de la peau, de petitesse et d'accélération du pouls ; pour ceux où les symptômes cérébraux sont très violents et caractérisés par une grande agitation, alternant avec de l'assoupissement, et se montrent dès les premiers jours de la maladie. La scarlatine est alors si dangereuse et si souvent mortelle, qu'on doit recourir à tous les moyens curatifs ; et les affusions froides sont bien mieux indiquées que la saignée chez les enfants.

Nous donnons comme preuve de l'efficacité de cette méthode une observation du docteur Caron d'Annecy, dans laquelle les lotions froides ont eu un succès aussi prompt qu'évident.

Il s'agit d'un garçon de treize ans, le cinquième d'une famille de six enfants, dont quatre venaient de succomber en peu de jours à la scarlatine. Il avait éprouvé les symptômes ordinaires de la maladie, lorsque l'auteur, ayant été appelé, le trouva dans l'état suivant : assoupissement profond ; délire continuel, que les questions ne pouvaient suspendre ; visage abattu, lèvres sèches, dents et narines enduites d'un mucus grisâtre, nez contracté, yeux ternes, pouls serré, très accéléré, petit ; amygdales très tuméfiées, mais n'apportant aucun obstacle à la déglutition ; il vomissait des matières verdâtres mêlées avec des vers ; les déjections alvines, de même nature, étaient fréquentes et involontaires. M. Caron fit aussitôt asperger ce malade *avec un gros goupillon de bois qu'on trempait dans un seau rempli d'eau froide*, après quoi il le fit envelopper d'un drap chaud. La même opération fut renouvelée de quatre en quatre heures. Dès la première heure, les vomissements cessèrent, l'assoupissement diminua ; bientôt la peau devint plus souple, le pouls moins fréquent : on ne tarda pas à discerner quelques taches rouges sur le visage et les extrémités inférieures. Le troisième jour, l'éruption était générale, et la constipation avait remplacé le dévoiement. On aperçut le cinquième jour quelques aphthes sur les amygdales ; le septième, une otite aiguë se manifesta, et fut suivie d'un écoulement. Enfin la desquamation s'opérait de toutes parts le dixième jour, et le malade entra en convalescence.

Henke fait observer avec raison, que, dans bon nombre de cas, des circonstances particulières s'opposent à l'emploi de cette méthode. Ainsi, quelquefois ce sont les parents qui s'y refusent obstinément ; d'autres fois la scarlatine sévit chez des enfants du peuple, qui ne sont pas entourés d'assez de soins pour que l'on puisse, sans dangers, mettre en usage un traitement qui réclame tant de précautions.

En cas pareil, on peut remplacer les affusions froides par un bain un peu frais, à 20 ou 22° Réaumur, en même temps qu'on promène sur la tête des linges imbibés d'eau plus fraîche que le bain de 4 à 5°. Lorsque l'enfant a passé de dix à vingt minutes dans le bain, il en résulte presque toujours un calme remarquable ; le délire, l'agitation cessent, et l'enfant s'endort d'un sommeil paisible. Toutefois, ce moment de tranquillité n'a pas une longue durée ; et il arrive souvent qu'au bout de peu d'heures, où même moins encore, le malade se réveille avec les mêmes symptômes qu'avant le bain. Cependant nous croyons qu'on ne doit pas négliger l'emploi de ce moyen, car il est toujours utile de procurer quelques moments de calme. On peut d'ailleurs répéter les bains deux et trois fois dans la même journée, et prolonger ainsi le bien-être qu'ils déterminent.

Pendant l'emploi du bain, il faut éviter, autant que possible, les refroidissements trop brusques, de crainte des hydropisies consécutives. Il ne faut pas cependant attacher trop d'importance à cette idée ; car les accidents cérébraux dont nous parlons ici se développent le plus souvent pendant le cours de l'éruption elle-même, tandis que les hydropisies sont une des complications de la convalescence.

On a aussi vanté le *carbonate d'ammoniaque* comme un véritable spécifique, dans la forme ataxique de la scarlatine. Voici la formule du docteur Strahl de Philadelphie, qui l'a particulièrement préconisé dans ces derniers temps.

> ♃ Carbonate d'ammoniaque . . . .   4 grammes.
> Eau distillée. . . . .   150 grammes.
> Sirop d'althæa. . . . .   30 grammes.

Une cuillerée à bouche toutes les demi-heures ou toutes les deux heures.

Le docteur Stœber a rapporté une observation de scarlatine typhoïde dans laquelle il paraît évident que ce médicament a eu du succès ; mais il s'agit dans ce cas d'une fille de vingt-trois ans.

Le docteur Riecken (1) a publié un volumineux mémoire sur les avantages du carbonate d'ammoniaque, qui paraît avoir merveilleusement réussi dans quelques épidémies. La scarlatine dite nerveuse semble être celle dans laquelle les résultats sont le plus favorables. Nous avons donné le carbonate d'ammoniaque à quelques enfants atteints de scarlatine ataxique ; mais le plus souvent sans succès.

Musc. —C'est aussi contre les accidents cérébraux, les mouvements convulsifs, le délire, le tremblement de la langue, les troubles de la vue, que le musc a été conseillé. Voici la formule de Wendt, qui l'unit au carbonate d'ammoniaque :

> ♃ Musc . . . .   40 centigr.
> Carbonate d'ammoniaque. . . . .   20 centigr.
> Sucre blanc. . . . .   15 centigr.

Mêlez, broyez, et ajoutez peu à peu :

> Eau de fleurs de tilleul . . . .   120 grammes.

Toutes les deux heures une petite cuillerée à bouche.

____

(1) *Journal de médecine* publié par la Société des sciences médicales et naturelles de Bruxelles, dans *Journ. des Conn. méd.-chir.*, 1843, p. 33.

Nous avons guéri une jeune fille de dix ans au moyen de cette préparation.

E. *Autres complications.* — Nous n'avons aucun détail à donner sur le traitement des autres complications de la scarlatine. Dès qu'on les aura reconnues, ou leur appliquera les diverses règles de traitement que nous avons indiquées dans les chapitres destinés à ces affections.

IV. *Résumé.* — *A.* Un enfant bien portant, est pris de fièvre, de douleur de gorge, de vomissements et des symptômes qui annoncent une scarlatine normale et bénigne. Pendant les prodromes et pendant la durée de l'éruption, on fera les prescriptions suivantes :

1° L'enfant gardera le lit dans une chambre grande, s'il est possible, et maintenue à une température égale et modérée. L'air sera renouvelé de temps à autre en évitant les courants, surtout sur l'enfant lui-même. Il sera utile d'environner de tous côtés son lit d'une étoffe légère, telle que la mousseline, pendant tout le temps où l'on laissera ouverte la porte ou la fenêtre.

2° Les couvertures ne seront ni trop légères ni trop épaisses :

3° On donnera des boissons acidules, telles que la limonade, l'eau de groseilles, de framboises ou bien émollientes, telles que l'infusion de fleurs de violettes, de coquelicot, On les édulcorera avec les sirops de limon, d'orange, de cerise; on les administrera tièdes ou fraîches et en quantité proportionnée à la soif de l'enfant.

4° La diète sera absolue.

5° On maintiendra, sur les extrémités inférieures, des cataplasmes un peu chauds.

6° On fera gargariser l'enfant, s'il est d'âge à le faire, avec de l'eau d'orge additionnée de miel rosat. Si l'angine, sans être très intense, l'était cependant assez pour attirer l'attention, on promènerait sur la gorge un pinceau imbibé du mélange suivant :

> ♃ Miel rosat. . . . .   30 grammes.
> Acide hydrochlorique. . . . . de 4 à 8 grammes.
> Ou bien le collutoire de M. Bretonneau (voyez ci-dessus, page 214).

B. La maladie a suivi son cours normal, aucun accident n'est survenu, l'éruption n'existe plus, le mal de gorge a cessé, l'enfant demande de la nourriture :

1° Suspendez les tisanes et les gargarismes.

2° Permettez une nourriture légère, que vous augmenterez peu à peu.

3° Si l'enfant est faible, pâle, si la convalescence est lente à s'établir par suite de l'adynamie, donnez, chaque matin, une ou deux cuillerées de sirop de quinquina.

4° Laissez l'enfant sortir du lit dès que la convalescence est franchement établie; mais prescrivez que pendant ce moment les portes et les fenêtres soient fermées, afin qu'il n'existe aucun courant d'air. Si le temps est froid, empêchez l'enfant d'aller près des fenêtres et d'accoler sa figure aux vitraux.

5° Attendez, pour permettre la sortie au grand air, que la desquamation soit terminée complétement, et suivez tous les préceptes indiqués par Vieusseux (voy. ci-dessus, p. 212).

C. Un enfant bien portant et vigoureux est pris des prodromes d'une scarlatine angineuse ; le mal de gorge et la fièvre sont intenses dès le début ; il n'y a pas d'éruption ou bien celle-ci a été fugace et a passé inaperçue ; on prescrira :

1° Une saignée de une à trois palettes, suivant l'âge ;

2° Des cataplasmes chauds entretenus et promenés sur les membres inférieurs ;

3° S'il n'y a pas de dévoiement, deux prises, à trois heures de distance, de poudre de jalap et de calomel (40 centigrammes de jalap pour 20 de calomel).

Si l'on préfère donner le calomel à dose altérante, on en prescrira 5 centigrammes toutes les heures.

Si la déglutition est difficile, et si l'enfant ne peut avaler les poudres, on donnera des lavements purgatifs avec 30 à 45 grammes d'huile de ricin.

4° On fera dans la gorge des applications de chlorure de chaux ou de poudre d'alun, ou d'un mélange à parties égales de miel rosat et d'acide hydrochlorique.

5° Les soins hygiéniques et les tisanes seront les mêmes que sous le titre *A*.

Le lendemain, si la fièvre est encore vive, si le mal de gorge a diminué ou est stationnaire, bien qu'il soit encore intense, appliquez de trois à six sangsues à l'angle de chaque mâchoire et laissez couler les piqûres pendant quatre à cinq heures.

Continuez les autres médications, si le gonflement du cou empêche d'explorer la gorge ; insistez un peu plus sur les dérivatifs cutanés et intestinaux, mais n'appliquez pas de vésicatoires. En tous cas, si les purgatifs déterminent des selles très abondantes qui s'accompagnent de douleurs de ventre, suspendez le calomel et le jalap.

D. Dans les mêmes conditions, si l'enfant est peu fort on évitera les émissions sanguines, ou on les conseillera moins abondantes, mais on suivra les autres prescriptions.

E. Un enfant bien portant est pris des prodromes d'une scarlatine dont l'éruption est anormale ; la douleur de gorge est peu intense, mais l'angine revêt l'aspect gangréneux, l'enfant est dans la prostration ; le médecin doit prescrire :

1° Le collutoire de J. Frank ou celui de Wendt, ou celui de M. Guersant (voy. p. 214) ;

2° Une tisane de quinquina ;

3° La potion avec l'extrait de quinquina (julep gommeux, 60 gr.; extrait de quinquina, 1 gr.).

F. Si la maladie progresse, et si les prescriptions précédentes sont sans effet, on ajoutera au traitement ci-dessus la potion de serpentaire ou la poudre de camphre conseillées par Wendt (page 215) qu'on alternera avec la potion de quinquina.

G. Un enfant bien portant est pris d'une scarlatine avec accidents cérébraux ; l'aspect est typhoïde et ataxique ; le délire est intense ; on prescrira :

1° Chaque jour, un ou plusieurs bains légèrement tièdes, ou bien les affusions froides, ainsi qu'il a été dit plus haut (page 219) ;

2° Dans l'intervalle des bains, des applications de compresses froides sur la tête ; pendant qu'on cherchera à entretenir la moiteur du corps par des cataplasmes chauds, des boules d'eau chaude, etc. ;

3° Dix centigrammes de calomel toutes les deux heures.

4° On alternera avec la prise précédente, toutes les deux heures aussi, une pilule ou une poudre, contenant 10 centigrammes de musc et 1 centigramme d'extrait d'opium ; on donnera trois à cinq de ces prises dans la journée.

On continuera cette médication tant que les accidents persisteront ; toutefois on suspendra les bains s'il est évident qu'ils ne procurent plus de calme. En outre, on cessera le calomel si la diarrhée devient très abondante.

Si ce traitement ne réussit pas, on remplacera le musc et l'opium par le carbonate d'ammoniaque et l'opium (page 221).

Les autres complications seront traitées par les moyens indiqués ci-dessus.

H. Dans tous les cas exposés aux titres *C*, *D*, *E*, si l'enfant arrive à la convalescence, on cessera toute médication active et l'on suivra la marche indiquée au titre *B*.

K. Si la scarlatine est secondaire, on suivra les indications fournies par la maladie primitive lorsqu'elle sera grave ; mais si la fièvre éruptive domine, on emploiera le traitement conseillé aux titres *A*, *D*, *E*, *C*, en évitant les purgatifs ou les émissions sanguines, suivant la force de l'enfant et l'état des voies digestives.

Observation. — *Début au milieu de la bonne santé par de la tristesse, puis de la constipation, des vomissements, de la céphalalgie. — Symptômes de méningite tuberculeuse. — Le huitième jour, éruption fugace de scarlatine. — Persistance des symptômes cérébraux, — Mort le treizième jour. — A l'autopsie, pas de lésions de l'encéphale ni d'aucun autre organe.*

Letartre, âgée de trois ans huit mois, entrée le 16 mars 1837 à l'hôpital des Enfants.

Jusqu'à l'âge de trois ans, cet enfant a toujours été à la campagne. Depuis huit mois, elle habite une chambre au rez-de-chaussée, assez grande et aérée, mais encombrée. Elle n'a eu aucune des maladies de l'enfance, sauf des engelures. Sa santé générale était bonne ; sa figure était colorée ; elle ne se plaignait jamais de maux de tête ; seulement elle avait le caractère triste et morose.

Premier jour. La journée se passa comme d'habitude ; le soir, l'enfant fit un repas très copieux et d'aliments lourds et de difficile digestion. La nuit cependant fut bonne. Dans la journée, il y avait de la tristesse et de la mauvaise humeur plus que d'habitude, sans céphalalgie.

Deuxième jour. L'enfant vomit des aliments qu'elle venait de prendre et l'eau sucrée qu'on lui donna. Pas de céphalalgie ; constipation depuis trois jours ; fièvre toute la soirée et la nuit. (Lavements.)

Troisième jour. Il y a de la douleur au front et à la tempe droite. Les vomissements ne se sont point renouvelés ; la constipation persiste. Depuis les premiers symptômes de la maladie, il y a un assoupissement peu profond et passager, et quelques réveils en sursaut la nuit. On remarque aussi ce jour des alternatives de pâleur et de rougeur de la face, plus prononcées que le jour précédent. Fièvre.

Quatrième jour. Toujours la fièvre, même état que la veille. Évacuations à l'aide de lavements. (Quatre sangsues à l'épigastre ; tisane de mauve.)

Cinquième jour. Rien de nouveau. Les mêmes symptômes existent, mais plus prononcés.

Sixième jour. Le matin, et pour la première fois, les bras se tordent en divers sens ; la malade se lève sur son séant et se frappe la tête de tous côtés ; la face est rouge ; les yeux sont hagards, convulsés ; la vue est trouble ; grincements de dents ; il n'y a plus de connaissance. Avant cet accès, dont on ne sait pas la durée, on remarqua une altération de la voix et de la difficulté dans l'articulation des sons : il y avait aussi du mal de gorge. (Huit sangsues aux apophyses mastoïdes ; sinapismes aux jambes ; pédiluves sinapisés, et en même temps compresses d'eau vinaigrée sur la tête.) Au sortir du bain de pieds, vomissements, selles involontaires.

Dans la nuit suivante, elle reprit connaissance depuis deux heures jusqu'à huit, et reconnut toutes les personnes qui l'entouraient. Alors revinrent de nouvelles convulsions moins fortes que les précédentes, et depuis ce moment, il y eut une perte complète de la connaissance, une abolition presque entière de l'ouïe et de la vue ; la malade poussait des cris de temps à autre. Vers le soir, éternument ; coryza, un peu de toux.

Le huitième jour, une éruption de nature douteuse, scarlatineuse ou rubéolique, existe surtout aux membres. Coryza, larmoiement, toux. Le soir, les mâchoires sont serrées ; la respiration par la bouche est gênée ; la face est rouge ; les yeux sont entr'ouverts, non convulsés ; les pupilles sont contractiles, également dilatées ; coma ; mouvements du membre droit ; l'épigastre est douloureux ; le ventre est souple. Le pouls est fort, fréquent, vibrant. (Bourrache ; sinapismes.)

Neuvième jour. Disparition de l'éruption ; coma. Pendant la nuit du 10 au 11, cris presque continuels.

Le onzième jour, elle entre à l'hôpital. (Les renseignements précédents nous ont été fournis par un médecin.) Nous trouvons la malade dans l'état suivant :

Décubitus dorsal, coma. En la remuant un peu, on la tire de son assoupissement : alors elle pousse des cris inarticulés, et retombe bientôt dans le coma. Résolution des membres supérieurs et inférieurs, sans contracture ni paralysie ; seulement au membre supérieur gauche la sensibilité est très obtuse. En pinçant la malade assez fortement à ce bras, elle est à peine tirée de son coma, et l'on peut apercevoir de très faibles mouvements dans les doigts. Le bras droit est beaucoup plus sensible et s'agite lorsqu'on le pince. Les deux bras étant depuis longtemps dans le lit le long du corps, le gauche est beaucoup plus froid que le droit. Les mêmes différences n'existent pas dans les membres inférieures. Les pupilles sont dilatées, égales et légèrement contractiles ; les yeux, le nez et les lèvres sont croûteux, les dents et la langue sèches, la déglutition imparfaite. Elle serre assez violemment une cuiller qu'on met entre ses dents. La pression du ventre augmente les cris. Pas de selles ni de vomissements depuis le matin. 128 pulsations; pouls petit; 14 inspirations; pas de toux.

Le douzième jour au matin, la malade crie dès qu'on la touche, et si l'on continue, il s'y joint une vive coloration de la face et une grande agitation dans les membres ; le membre supérieur gauche se meut à peine. Lorsque cette agitation a cessé, la malade retombe dans le coma, et il y a résolution de tout le corps, bien qu'il y ait un peu de tendance à porter la tête en arrière. La chaleur est également bonne partout. Sur les membres inférieurs se remarque une large desquamation de scarlatine. Les pupilles, moins dilatées qu'hier, sont inégalement contractiles ; la gauche l'est peu ou point. Quelques tremblements convulsifs se font remarquer de temps à autre dans la mâchoire inférieure. Le pouls, très difficile à compter, tant il est petit et insensible, donne à peu près 100 pulsations. Pas de sensibilité au ventre. (Mauve gommée ; potion avec deux gouttes d'huile de croton ; vésicatoire sur la tête, le long du sinus supérieur.)

Dans la journée, la face se colore par moments sans cause ; la malade s'agite toujours plus du côté droit que du gauche, qui est à peu près immobile et insensible. Ces symptômes durent quelques minutes, et reparaissent plusieurs fois dans le jour.

Le soir, les criailleries sont moindres; le coma est plus profond ; le pouls, très petit et très fréquent, ne peut pas être compté. La tête est renversée en arrière. La déglutition des boissons se fait assez bien ; la peau est chaude. Une selle demi-liquide, jaune clair.

Treizième jour. Coma profond dont on tire à peine la malade en la pinçant ; alors elle remue la main droite; mais la gauche reste immobile. Les mâchoires sont serrées et les dents sèches. Les yeux, les lèvres et le nez sont toujours croûteux; la tête est renversée en arrière. Le ventre est sensible, et sa pression tire l'enfant du coma. Le vésicatoire de la tête a pris à peine. (Mauve gommée ; potion avec l'huile de croton; vésicatoire sur la tête ; bain de vapeur.)

Le bain de vapeur a beaucoup excité la malade; la face s'est colorée ; il y a eu beaucoup d'agitation des membres inférieurs et du membre supérieur droit; le pouls est devenu plus fréquent qu'il ne l'était ; il y a eu quelques cris ; puis le coma a augmenté et a duré sans interruption jusqu'à six heures du matin le 19 mars, moment de la mort, treizième jour depuis le début.

Autopsie trente heures après la mort. — Le crâne ne présente rien de remarquable à l'extérieur ni après la section. La conformation de la tête est bonne. Les circonvolutions cérébrales ne sont nullement écartées ni aplaties : les vaisseaux ne sont pas gorgés de sang; il existe une très légère quantité de sérosité sous-arachnoïdienne trouble. Aucune granulation ni dans les circonvolutions, ni à la surface, ni dans aucun point de la base. La consistance du cerveau est bonne dans toutes ses parties, et ne présente qu'un piqueté fort peu abondant. Les ventricules ne sont pas dilatés, et ne contiennent qu'une très petite quantité de sérosité trouble ; leurs parois ne sont pas ramollies.

Dans la poitrine, rien d'anormal. Les poumons, crépitants, non rouges, sans changements de consistance, surnagent l'eau et ne présentent aucun tubercule ; les bronches sont saines, les ganglions bronchiques aussi. Le cœur est dans son état normal.

La muqueuse gastro-intestinale est parfaitement saine, sans changement de couleur ni ramollissement, sauf les légères modifications suivantes : quelques follicules apparaissent peu gros et non rouges dans l'intestin grêle, vers la fin duquel sont aussi quatre ou cinq plaques de Peyer légèrement boursouflées, rouges, non ramollies. Vers la fin de cet intestin se trouvent quatre ascarides lombricoïdes. Dans le gros intestin, rien de remarquable que la présence de nombreux tricocéphales dans le cul-de-sac du cæcum.

Remarques. — Parmi plusieurs observations intéressantes, nous avons choisi celle qu'on vient de lire, parce qu'elle nous paraît remarquable sous plus d'un rapport.

Un enfant bien portant est pris des symptômes qui caractérisent le début d'une méningite tuberculeuse ; et ce n'est qu'après huit jours de l'existence de ces phénomènes qu'on aperçoit une éruption de nature douteuse, et qui disparaît dès le lendemain. L'attention devait être attirée par ces rougeurs, et cependant elles furent si fugitives qu'on s'y arrêta peu, tant les symptômes de méningite étaient tranchés ; la desquamation qui survint le douzième jour de la maladie, quatrième après la disparition de l'éruption, démontra que l'exanthème était scarlatineux. Cependant nous étions tellement persuadés qu'il existait une méningite, que nous ne tînmes aucun compte de la chute de l'épiderme. L'autopsie seule nous détrompa.

En réfléchissant alors sur la marche de la maladie, et en la comparant avec les scarlatines ataxiques, nous sommes arrivés à ranger cette observation parmi les faits de cette espèce ; mais elle n'est pas moins très remarquable par la longueur et la marche des prodromes, par l'absence complète de lésions qui puissent expliquer la paralysie et le refroidissement du membre droit, et par la persistance des symptômes si intenses, pendant treize jours de suite.

Si le diagnostic eût été porté assez promptement, la thérapeutique aurait sans doute fourni quelques médications plus utiles que celles qui ont été mises en usage. Il serait cruel, en effet, de penser que la médecine est tout à fait impuissante dans des cas où elle doit traiter des enfants d'une constitution robuste, et dont les organes sont, comme ici, dans un état parfait d'intégrité.

Peut-être que la compression des carotides aurait eu un résultat favorable ; peut-être aussi, vu la force de l'enfant, que les affusions froides ou les émissions sanguines auraient eu une influence plus utile que les purgatifs violents qui ont été administrés, et que les vésicatoires qu'on a appliqués sur la tête.

CHAPITRE VII.

ROUGEOLE.

Maladie commune, d'apparence bénigne, mais souvent funeste dans ses suites, la rougeole, connue de tous les praticiens, décrite dans tous les traités de médecine, et dans un grand nombre de monographies, n'attire plus l'attention des pathologistes. Un médecin, qui, en France, a publié au commencement de ce siècle une bonne monographie sur la rougeole, Gaspard Roux, gémit à chaque page de son livre sur la pauvreté de la science en fait d'observations, et se plaint sans cesse que les pathologistes aient remplacé par des mots des descriptions complètes. En effet, la plupart des auteurs se sont contentés de décrire l'éruption, et d'indiquer brièvement les complications qui lui donnent de la gravité; satisfaits de cette étude superficielle, ils n'ont pas déterminé quels sont les signes qui peuvent indiquer l'imminence d'une affection intercurrente, et recherché si les prodromes de la marche de l'éruption, si les symptômes qui l'accompagnent éprouvent quelques modifications, soit avant le début de la maladie secondaire, soit par suite de son développement. En un mot, le chapitre des complications rubéoliques a toujours été traité d'une manière très incomplète. Dans le travail qui va suivre, nous ferons nos efforts pour combler cette lacune.

Commune à tous les âges et à toutes les constitutions, la rougeole atteint les enfants au milieu de la santé la plus florissante, comme dans le cours ou la convalescence des maladies les plus graves. Forts ou faibles, bruns ou blonds, sanguins ou lymphatiques, les enfants peuvent en être atteints, et l'éruption emprunte à ces diverses circonstances, des caractères quelquefois assez remarquables pour mériter l'attention du praticien.

L'éruption étant le phénomène saillant autour duquel viennent se grouper tous les autres symptômes, c'est elle surtout qui fera la base de nos divisions, et c'est à elle que nous rattacherons le plus de considérations possibles. Phénomène visible et le plus mobile de la maladie, c'est lui qui est le plus souvent influencé, et qui doit, dans beaucoup de cas, guider le praticien dans son diagnostic ou son pronostic.

Or, l'éruption a une marche régulière qui suit des périodes déterminées. Compliquée ou simple, la maladie constitue alors un type bien tranché, que nous allons étudier sous le nom de *rougeole normale*.

Chez d'autres enfants, au contraire, l'éruption suit une marche tout à fait irrégulière; ses périodes sont interverties, ou bien encore son apparence et sa coloration ont changé ; dans ces cas cependant on ne peut méconnaître la nature rubéolique de l'affection, soit par quelques-uns des caractères de l'éruption elle-même, soit par l'ensemble des autres symptômes. Presque toujours, dans ces cas, on découvre qu'il existe une cause à ces irrégularités.

Ce type bien tranché constituera pour nous la rougeole anomale.

Enfin, dans quelques cas, on a pu observer des maladies qui, ayant tout l'aspect de la rougeole, ne présentaient cependant aucune espèce d'éruption. Cette forme, sur laquelle nous insisterons peu, constitue la rougeole sans éruption, et ne doit être considérée que comme une subdivision de la rougeole anomale (1).

Art. I. — Historique (2),

La plupart des auteurs sont d'accord pour attribuer à Rhazès (3) la première description qui nous soit parvenue sur la rougeole. Ce médecin a, il est vrai, traité conjointement la variole et la rougeole ; mais il a cependant bien distingué ces deux maladies, qui, avant lui, étaient d'ordinaire confondues. A la fin du xe siècle, Avicenne (4) décrivit de nouveau la rougeole. Le premier écrivain grec qui en ait fait mention est, d'après Sprengel, Synesius (5), qui vivait au milieu du xn^e siècle. Il emprunta sa description à Rhazès. Chez les écrivains chrétiens de l'Occident, on trouve une description plus exacte de la rougeole ; mais seulement après l'époque de la renaissance des lettres : Forestus (6), Schenk (7) et Sennert (8) méritent particulièrement d'être cités. Cependant bon nombre de médecins de cette époque confondaient encore la rougeole et la scarlatine, Morton (9) les regardait comme de

(1) Nous nous sommes servis pour la composition de ce chapitre de 167 observations recueillies par nous à l'hôpital. Sur ce nombre nous avons 47 exemples de rougeole normale, 64 de rougeole anomale, et 56 fois nous n'avons pas vu l'éruption, ou nous l'avons vue pendant trop peu de temps pour pouvoir juger si elle était normale ou anomale. Depuis notre première édition, nous avons observé un grand nombre de rougeoles, soit à Paris, soit à Genève. L'un de nous (M. Rilliet) a publié dans la *Gazette médicale*, un mémoire détaillé sur l'épidémie de Genève de 1847. Une partie des additions de ce chapitre est empruntée à ce travail.

(2) On trouvera des détails historiques assez circonstanciés sur la rougeole dans la thèse de Lefort, *Recherches sur l'origine de la rougeole, son état simple et quelques-unes de ses variétés* (Paris, 1806) et dans le travail de Berndt. Nous empruntons à ce dernier médecin la plupart des remarques qui vont suivre.

(3) *De variolis et morbillis, arabice et latine.* Lond., 1766.

(4) *Canon.*, lib. IV, *Cen.* I, cap. VIII.

(5) *De Febribus.* Amst., 1749.

(6) Tome I, lib. VI.

(7) *De variolis et morbillis.*

(8) *De Febribus.*

(9) *Exercitationes de Febribus universalibus.*

simples variétés. A une époque un peu rapprochée de nous, Sydenham, Huxham, Fréd. Hoffmann et Eller (1) ont cherché à mieux caractériser ces deux affections.

Indépendamment des médecins dont nous venons de rappeler les noms, Berndt cite un grand nombre d'auteurs du siècle dernier auxquels la science est redevable de monographies intéressantes sur la rougeole ; tels sont Rau (2), Klaiber (3), I.-G. de Hahn (4), Rosen (5), Home (6), Rusch (7), Wedekind (8), Orlow (9), Ziegler (10), Watson (11), Willan (12), et dans le xix° siècle, G. Ueberlacher (13), Heim (14), Reuss (15), Jacobson (16), Meier (17), Schæffer (18). Il rappelle aussi les noms de la plupart des auteurs des traités généraux de pathologie, tels que Borsieri, Vogel, Frank, etc.

Ceux des médecins qui ont étudié la rougeole des enfants, soit dans les traités sur les maladies du jeune âge, soit dans des monographies spéciales, et qu'on pourra consulter avec le plus de fruit, sont Rosen, déjà cité ; Fleisch, qui a insisté sur les complications de la rougeole et le traitement qui leur est applicable ; Henke, auquel on doit une description détaillée des formes malignes de l'exanthème ; Meissner, qui a réuni les faits les plus récents sur les complications et le traitement préservatif ; Heyfelder, qui a observé plusieurs épidémies.

On trouve reproduit dans les *Analecten ueber Kinderkrankheiten* (19) le travail du docteur Berndt sur la rougeole, extrait de son traité sur la

<hr>

(1) *De curandis et cognoscendis hominum morbis.*

(2) *Historia Febris morbillosæ a.* 1751. *In agro Geislingensi grassante.*

(3) *De epidemia Rubeolosa Kircho-Teccenci. a* 1768.

(4) *Morbilli variolarum vindices delineati. Vratisl.,* 1753.

(5) Rosen, *Traité des maladies des enfants.*

(6) *Medical Facts and Experiments,* p. 258.

(7) *Neue medicinische Untersuchungen,* 1797.

(8) *Ueber die Masern in Roschlaub's Magazin,* B. IV, n° 6.

(9) *Prog. de Rubeolarum et morbillorum discrimine,* 1783.

(10) *Beobachtungen aus der Arzneiwissenschaft.* Leipzig, 1788.

(11) *Medical observ. and inquir.,* vol. IV, p. 132.

(12) *Traité des maladies de la peau.*

(13) *Ueber die Grundlosigkeit der Schilderung der ersten Roeteln von den Arabern.* Wien, 1803.

(14) *Hufel. journ.* Marz. 1812.

(15) Reuss, *Ueber das Wesen der Exantheme.* 3 Theil.

(16) *De morbillis,* Hamburgi, 1813.

(17) *Die Masernepidemie im Jahre* 1823, *bis* 1824, *in Carslruhe. — Annalen für die gesammte Heilkunde; erstes Heft.*

(18) *Beschreibung der Masernepidemie welche am Schlusse des Jahres* 1821, *bis Ende* April 1822, *in und um Regensburg geherrscht hat. Hufeland's journal.* Jahrgang 1822, St. VI, s. 3.

(19) V. Heft. S. 31-102. On retrouve aussi ce travail dans la collection de Mezller, VIII Bd, S. 28.

fièvre. Cette monographie, une des plus complètes de celles que nous avons consultées, a été mise à profit par la plupart des médecins qui, en Allemagne, ont écrit sur la rougeole dans ces dernières années. Bien que nous eussions désiré plus de précision dans certaines parties de ce travail, et en particulier dans l'article des complications, nous ne le considérons pas moins comme important, et nous en conseillons la lecture à ceux qui sont familiers avec la langue allemande. Nous lui avons fait plus d'un emprunt, et nous y avons puisé la première partie de ce court historique.

En France le traité de Roux, bien que n'ayant pas spécialement pour objet la rougeole chez les enfants, renferme cependant bon nombre d'indications utiles et d'observations intéressantes. La thèse de M. Campaignac (1), ancien interne à l'hôpital des Enfants, contient la relation d'une épidémie de rougeole compliquée d'angine laryngée, qui a régné à l'hôpital en 1809. On trouvera dans un grand nombre des thèses de la Faculté quelques indications sur la rougeole dans l'enfance. Nous citerons encore les *Leçons cliniques* du docteur Guersant reproduites dans le *Journal hebdomadaire* (2). Ce médecin, en quelques pages, traite plusieurs questions importantes, telles que l'époque à laquelle survient la pneumonie, son influence sur la marche de l'éruption, les mélanges de rougeole et de scarlatine, les inconvénients des purgatifs prescrits dans la convalescence, etc. Ce travail, bien que succinct, peut être consulté avec fruit. Le docteur Rufz a publié dans le *Journal des connaissances médico-chirurgicales* (3) une note sur les principales complications de la rougeole. Après avoir analysé la thèse de M. Boudin, dont nous avons parlé ailleurs (voy. *Histoire de la pneumonie*, t. I), M. Rufz nie l'influence de la rougeole sur les tubercules, en cela il ne nous paraît pas être dans la vérité.

En 1842, M. Dechaut a, dans une thèse intitulée *De la rougeole irrégulière et compliquée*, étudié plus spécialement les accidents cérébraux qu'il rapporte à tort, suivant nous, à une méningo-encéphalite.

En Angleterre, après les travaux de Moron, Sydenham, Huxham, Willam, Home, Watson, et un grand nombre d'autres disséminés dans les recueils périodiques anglais, nous citerons la dernière édition de l'ouvrage de MM. Evanson et Maunsell, qui conseillent d'une manière spéciale l'emploi des bains partiels pour favoriser la réapparition de l'exanthème.

Indépendamment des publications que nous citerons dans le cours de notre travail ou dans cet aperçu historique, on trouve dans la science une foule d'indications ou d'observations particulières sur

(1) *Diss. sur la rougeole*, thèse de la Faculté, n° 44, 1812.
(2) Tome VIII, 1830, p. 296 et suiv.
(3) Février, 1836, p. 318.

différents points de l'histoire de la rougeole. Nous nous bornerons ici à indiquer les sources où l'on peut trouver quelques faits importants sur les complications de cette maladie avec la bronchite capillaire ou pseudo-membraneuse (1), la pneumonie (2), la pleurésie (3), la péricardite (4), l'endocardite et les caillots du cœur (5), le coryza pseudo-membraneux (6), l'angine pseudo-membraneuse (7), la laryngite spasmodique (8), la laryngite grave (9), la laryngite pseudo-membraneuse (10), l'entéro-colite (11), les accidents cérébraux (12), l'anasarque (13), l'hydrocéphalie (14), la gangrène de la bouche et de la face (15), du larynx (16), la scarlatine (17), la variole (18), la varicelle (19), la miliaire (20), les tubercules de différents organes (21).

Art. II. — Tableau, marche, durée.

I. *Rougeole normale.* — La rougeole débute au milieu de la bonne santé par de la fièvre, de la toux, de l'anorexie, de la soif de la con-

(1) Rayer, t. I, p. 199. — Fauvel, thèse citée, *passim.*

(2) Murdoch, *Clin. Ann. de méd.*, t. II, p. 49.—*Journal général des hôpitaux*, 1828, p. 297.—*Ibid.* 1829, p. 16.—Constant, *Gaz. méd.*, 1835, p. 805.—*Ibid.*, 1836, 101.—Rayer, t. I, p. 197.—Boudin, thèse de la Faculté, 1836.

(3) Baron, thèse; 10 mars 1841, p 86.

(4) Puehlt, *De carditide infantum.*

(5) *Bulletin de la Soc. anatom.*, 1837.—Legroux, *Dissert. inaugurale.*

(6) Guibert, *Clinique des hôpitaux*, 1828, t. III, p. 148.

(7) Heyfelder, *Studien im Gebiete der Heilwissenchaft*, Bd. II, S. 15.

(8) *Clinique Annales*, etc., t. II, p. 26. — Mémoire de Jurine sur le croup, *passim.*

(9) Bartels, cité par Meissner, t. II, p. 488.

(10) Hache, thèse sur le croup. — Boudet, épidémie du croup, *Archives*, 1842, *passim.*

(11) Rayer, t. I, p. 199.—Boudin, *passim.*—Rufz, *loc. cit., idem.*

(12) *Bibl. méd.*, 1812. t. XXXVI.

(13) Siebergundi, *Harless neue Jahrbücher*, etc., 1827. — Nicola, *Beobachtungen aus dem Gebiete der praktischen Heilkunde*, etc., 1822.—Tutt, *Horn's Archiv.*, II Heft. 1835. Ces auteurs cités dans Meissner, t. II, p. 489.

(14) *Siebold's journal*, etc., Bd. XV, I Heft, S. 110, 1835. Dans Meissner, t. II, p. 490.—Berndt, *loc. cit.*, p. 71.

(15) Heyfelder, *loc. cit.*, 17.—Joseph Frank, *Encyclop.*, t. II, p. 150.

(16) *Nouv. biblioth. méd.*, 1828, t. IV, p. 63. — *Journ. génér. des hôpitaux*, 1re année, 1828, p. 101.

(17) W. Meier, *Ann. der gesamm. Heilk.*, etc. Heft. I, Jahrg., 1825. (Dans Berndt, *loc. cit.*, p. 67.)

(18) De Haen.— Roscu.

(19) Reuss. *Ueber das Wesen der Exantheme.* Bd. III, S. 270.

(20) Hasper, *Heidelberger, Clin. Ann.* Bd. I, Heft. 4. Dans Meissner, *loc. cit.*, p. 436.

(21) Constant, *Gaz. méd.*, 15 février 1834.—Berndt, *loc. cit.*, 72.

gestion et du picotement dans les yeux, accompagnés d'éternument et d'enchifrènement. L'état fébrile, très apparent le premier jour diminue bientôt, quelquefois même il semble disparaître, tandis que les autres symptômes persistent, puis la fièvre se prononce de nouveau. Après deux à cinq jours de ces prodromes, rarement moins rarement plus, et le jour ou le lendemain de celui où la fièvre a été la plus vive, on voit paraître sur le menton, les joues et toute la face, une éruption de taches rouges rosées, petites, légèrement saillantes dans leur totalité, déchiquetées et morcelées sur leurs bords, disparaissant par la pression du doigt pour reparaître bientôt après. Ces taches s'étendent rapidement au cou et à toute la surface du corps ; alors elles sont plus nombreuses, un peu plus larges ; quelques-unes se réunissent de manière à former des demi-lunes irrégulières, rarement des plaques un peu étendues, en sorte qu'il reste toujours entre elles des intervalles de peau saine.

Pendant ce temps, la fièvre persiste, et presque toujours augmente ; le pouls est élevé, plein et large, la chaleur vive, la peau sèche, la figure gonflée, rouge, vultueuse, les paupières rouges aux bords, les conjonctives injectées, l'œil humide et brillant. Les narines sont sèches, un peu rouges, le nez enchifrené ; la respiration se fait par la bouche.

Les mouvements respiratoires sont normaux ou s'accélèrent légèrement ; la toux augmente, elle est sonore et enrouée tout à la fois, ou seulement sèche et fréquente ; le plus souvent la respiration est pure ou bien on perçoit quelques râles sonores ou humides.

La gorge est rouge par points isolés, ou déjà même elle a une rougeur uniforme : elle est un peu douloureuse. Le ventre est à l'état normal, il y a un peu de dévoiement ; l'appétit est perdu, la soif est vive. Quelquefois pendant la nuit, l'enfant est agité ou privé de sommeil.

Cet état dure de vingt-quatre à quarante-huit heures, rarement plus ; alors tous les phénomènes décroissent ; les rougeurs pâlissent ou deviennent plus ternes : elles diminuent un peu d'étendue, et laissent sous la pression du doigt une tache jaune. Au bout de peu de temps la fièvre baisse, la chaleur est moindre, la peau s'humecte assez souvent et devient moite ou même se couvre de sueur ; la toux conserve son caractère de raucité ou le perd en partie, tandis que parfois la voix devient enrouée si elle ne l'était pas avant cette époque. Les râles persistent dans la poitrine s'ils existaient déjà, ou bien augmentent un peu et deviennent plus humides. Le dévoiement cesse, l'appétit revient, la soif diminue ; les phénomènes cérébraux disparaissent.

La diminution graduelle des symptômes se fait ainsi peu à peu, pendant quatre, cinq, ou six jours, et le malade, faible et amaigri, entre en convalescence. Il ne persiste sur la peau qu'un peu de rougeur terne et cuivrée, disposée par marbrures, ne disparaissant plus par la pression du doigt, restes de l'éruption qui rappellent incomplétement sa forme.

Pendant ce temps ou plus tard, mais toujours rarement, il se fait une desquamation peu abondante, petite, furfuracée, farineuse même ; débutant sur la face, s'y limitant ou bien se continuant sur le reste du corps, mais devenant rarement très générale.

Tel est l'aspect de la rougeole normale et simple ; mais si quelque complication vient s'y ajouter, la marche des symptômes éprouve des modifications qui varieront suivant la nature de la maladie secondaire et l'époque à laquelle elle survient.

Ainsi, est-ce une laryngite intense, la toux augmente et conserve les caractères spéciaux que nous avons indiqués. Ces symptômes même s'accroissent et se joignent à d'autres que nous énumérerons plus tard en parlant de cette complication.

Est-ce une broncho-pneumonie grave qui se développe, la toux persiste et augmente sans timbre particulier ; la fièvre, au lieu de céder au monent de la période de déclin, s'accroît, soit dès ce même moment, soit après avoir diminué pendant quelques jours, et suivant l'époque du début de la complication. En même temps l'oppression est plus grande, les signes stéthoscopiques annoncent le début et permettent de suivre la marche de la maladie. Tous les symptômes qui dépendent de l'état fébrile et de l'état local existent tels que nous les avons énumérés ailleurs.

D'autres fois la rougeole suit une marche différente, la fièvre tombe en partie avec l'éruption : il se fait une atténuation de tous les symptômes fébriles, l'enfant peut se lever ; il mange un peu, mais il pâtit, dépérit, conserve un léger mouvement fébrile le soir, sa toux persiste, les selles sont normales, ou bien il existe du dévoiement : c'est l'origine d'une maladie chronique, thoracique ou abdominale qui doit entraîner la mort dans un temps plus ou moins éloigné. Mais, quelles que soient les suites de la fièvre éruptive, ce qu'il est important de noter, c'est que :

1° Dès que l'éruption n'est pas modifiée dans sa période de croissance, il n'existe pas actuellement de complication grave.

2° La complication qui naît pendant la décroissance de l'éruption ne modifie pas sa marche. Peut-être cependant la desquamation est-elle, dans ces cas, plus fréquente, plus abondante et plus générale.

3° Toutes les modifications qui surviennent portent :

Sur l'état général fébrile qui persiste au lieu de tomber avec l'éruption.

Sur les symptômes laryngés et pulmonaires, qui s'accroissent au lieu de cesser avec l'exanthème.

Sur les symptômes digestifs, lorsque les complications doivent exister dans les organes abdominaux. Ce sont plus souvent alors de nouveaux symptômes qui se montrent, et dans ce cas influencent très rarement l'état général.

Sur les symptômes cérébraux, lorsque l'encéphale doit être le siége de la maladie secondaire ; mais ce cas est rare.

II. *Rougeole anomale.* — La rougeole anomale débute pendant la bonne santé ou est consécutive à une autre affection : de là deux tableaux différents.

1° *Rougeole anomale primitive.* — L'enfant bien portant est pris de fièvre, de toux, d'anorexie, de soif ; avec ces symptômes on observe souvent, dès le premier jour, quelquefois les suivants, des vomissements, des épistaxis, de l'oppression, et parfois de la céphalalgie ; ces prodromes, assez semblables à ceux de la rougeole normale pour ne pouvoir en être habituellement distingués, se prolongent pendant quatre ou cinq jours, et s'accompagnent quelquefois déjà des symtômes locaux d'une lésion aiguë des poumons ou des bronches.

Alors paraît la rougeole, qui débute, soit par l'abdomen, soit par les extrémités ; la couleur de l'exanthème est ou très foncée ou pâle, et l'éruption semble avoir de la peine à se produire ; elle s'étend à tout le corps ou reste limitée à une partie de sa surface ; très abondante en certains points, très rare en d'autres. Pendant ce temps la fièvre persiste, la toux augmente, les symptômes pulmonaires débutent s'ils n'existent pas déjà, la figure reste rouge, vultueuse, rubéolique, le dévoiement s'établit ou s'accroît aussi bien que les douleurs abdominales.

Cet état général persiste pendant que l'éruption suit une marche tout à fait irrégulière, soit qu'elle disparaisse subitement, soit qu'elle devienne dès l'abord terne et cuivreuse, soit que cette dernière couleur elle-même n'existe pas et que l'éruption pâlisse peu à peu pour disparaître bientôt.

Alors l'enfant, au lieu de revenir à la santé, de reprendre des forces et de demander des aliments, continue à garder le lit ; la fièvre persiste violente, la face est rouge et inflammatoire, les yeux sont croûteux ; l'appétit est encore nul, la soif est vive ; enfin il existe une complication aiguë.

La plupart des autres symptômes généraux que nous avons rapidement passés en revue à propos de la rougeole normale compliquée et de ses suites, peuvent se retrouver dans la forme anormale primitive.

2° *Rougeole anomale secondaire.* — Lorsque la rougeole anomale débute pendant le cours d'une autre maladie, les symptômes dont nous venons de parler présentent des modifications qui sont en rapport avec la nature de l'affection antérieure ; et comme, en général, c'est pendant une maladie longue que la rougeole survient, elle lui emprunte son aspect.

Ainsi, la figure reste souvent pâle et blême ou se colore à peine ; il n'y a pas ou peu de congestion sur les muqueuses oculaire et nasale ; le facies n'est ni vultueux ni rubéolique. Le pouls augmente de fréquence, mais il reste ou devient petit ; la chaleur est plus vive ; l'oppression est à peine sensible, à moins d'une complication thoracique ; les lèvres sont assez souvent grosses, croûteuses et saignantes, le dévoiement persiste ou augmente, l'abdomen ne change pas de forme; enfin, si la rougeole est terminale, les symptômes varient peu, mais la prostration est considérale ou augmente de plus en plus jusqu'à la mort.

Cet aperçu, joint à la description de l'éruption, suffit pour donner une idée de la marche de la rougeole secondaire (1).

L'exposé rapide que nous venons de faire des rougeoles normale et anormale n'a pu comprendre un grand nombre de détails, importants à connaître pour la plupart ; car ils doivent servir à indiquer quelques particularités de l'éruption rubéolique, à préparer l'étude des complications et à justifier quelques-unes des assertions précédentes, que nous résumons dans un petit nombre de propositions :

1° La rougeole *normale* débute pendant le cours d'une bonne santé, et a une marche déterminée ;

2° Elle peut être simple, ou bien s'accompagner ou être suivie de divers accidents qui constituent des complications. Ceux de ces accidents qui sont fébriles ne prennent jamais naissance avant l'époque de décroissance des rougeurs ;

3° La rougeole *anomale* qui débute pendant le cours d'une bonne santé, est devenne anomale par le fait d'une maladie aiguë et fébrile qui vient la compliquer, soit avant l'apparition des rougeurs, soit pendant leur période de croissance ;

4° Les complications qui surviennent à la suite de la rougeole normale ou anomale sont, ou des maladies aiguës et inflammatoires qui entretiennent le mouvement fébrile aigu, ou des maladies chroniques qui changent la fièvre vive de la rougeole en une fièvre hectique ;

5° La rougeole anomale peut débuter pendant le cours d'une autre maladie ; alors ses symptômes se confondent en partie avec ceux de l'affection primitive, et donnent au malade un aspect qui est rarement rubéolique. Non moins grave que les autres formes, cette rougeole peut se compliquer des mêmes accidents ;

6° La rougeole survient parfois pendant les derniers jours de la vie ; alors complétement anormale, elle ne se manifeste guère que par ses rougeurs, et hâte la mort de l'enfant;

7° Enfin, la rougeole peut être anomale par sa brièveté et sa légèreté même.

---

(1) Les auteurs allemands depuis Vogel (1785) ont insisté sur une forme particulière de rougeole anomale (*morbilli spurii*) qui débuterait sans fièvre, ou du moins avec un mouvement fébrile très peu marqué ; l'éruption aurait une durée très courte et ne serait pas suivie de desquamation.

Art. III. — Prodromes.

I. *Rougeole normale.* — Les prodromes de la rougeole normale consistent dans un certain nombre de symptômes que nous ferons connaître isolément avant de rechercher comment ils se groupent.

Fièvre. — La fièvre prodromique de la rougeole est très rarement une fièvre continue, dans le sens rigoureux du mot ; le plus souvent elle est rémittente, quelquefois même intermittente, analogue à la fièvre catarrhale, pour ne pas dire identique avec elle. Le plus ordinairement, le premier jour des prodromes est marqué par un accès fébrile d'une intensité variable ; puis sans disparaître entièrement, la fièvre diminue tellement qu'il faut beaucoup d'attention pour la reconnaître, les enfants ayant souvent repris leur gaieté et conservant une partie de leur appétit. Quelques-uns même semblent assez bien remis pour se livrer de nouveau à leurs jeux ou à leurs promenades accoutumées ; un ou plusieurs jours se passent ainsi, puis la fièvre reparaît intense et alors on peut être à peu près sûr que l'éruption ne tardera pas à se montrer. Cette rémittence ou cette intermittence fébrile, qui n'est pas rare dans les cas sporadiques, est beaucoup plus marquée dans certaines épidémies ; elle a été très apparente dans celles observées à Genève (1832, 1847 et 1852).

État des yeux et du nez. — Ces symptômes sont des plus caractéristiques : les conjonctives sont roses ou rouges, les yeux sont larmoyants, les paupières un peu gonflées ; les enfants craignent la lumière ; ils se plaignent d'une sensation de picotement désagréable. Un mouvement fluxionnaire analogue se fait sur la membrane muqueuse des fosses nasales : il y a de l'enchifrènement et de fréquents éternuments ; les narines sont coulantes.

A l'hôpital des Enfants nous n'avons que très rarement observé des épistaxis dans les prodromes de la rougeole normale, tandis qu'en ville ce symptôme a été fréquent, puisqu'en 1847 l'un de nous, M. Rilliet, l'a observé sur environ le quart des malades, et en 1852, au milieu de l'épidémie, sur plus de la moitié. Ordinairement les épistaxis ont été légères, cependant quelquefois elles ont été assez intenses pour donner de l'inquiétude et obliger à avoir recours à des moyens hémostatiques locaux ou généraux.

Cette fluxion sur la muqueuse nasale n'est pas toujours aussi prononcée, quelquefois même elle manque. Cependant, bien que légers, ces symptômes ne sont pas indifférents pour le diagnostic ; ils n'existent, en effet, que dans un nombre limité d'autres maladies. L'état du nez, la rougeur des yeux, le gonflement des paupières, joints à la tuméfaction des lèvres et à la coloration du visage, donnent au facies un aspect *boursouflé* assez caractéristique pour permettre de diagnostiquer, dans bien des cas, la rougeole avant l'éruption.

Toux. — La toux apparaît d'ordinaire le premier jour ; elle précède
quelquefois la fièvre ; assez souvent peu fréquente au début, elle augmente sensiblement les jours suivants et persiste constamment pendant toute la durée des prodromes, quelquefois elle présente un caractère tout spécial sur lequel nous reviendrons en étudiant les
symptômes concomitants de l'éruption : il en sera de même des altérations dans le timbre de la voix, qui existent aussi à la même époque.

État de la gorge. — Rarement des douleurs de gorge existent dès
le début ; et lorsque cela arrive, on peut constater qu'elles sont le
résultat du développement d'une angine peu intense, accompagnement assez rare de la rougeole normale.

Heim avait déjà fait observer que l'éruption pharyngée était antérieure à celle de la peau. Cette remarque a été répétée par le docteur
d'Espine, qui affirme que l'éruption cutanée est, dans la grande majorité des cas, précédée pendant vingt-quatre à quarante-huit heures
par l'éruption palatine. A plusieurs reprises, et dans les conditions
les plus favorables, nous avons cherché à vérifier ce résultat sans
pouvoir y parvenir, preuve qu'il n'est pas constant, ce dont M. d'Espine convient du reste lui-même.

Vomissements. — Assez peu fréquents dans le début de la rougeole,
les vomissements ont par ce caractère négatif une valeur considérable ;
ils servent ainsi, en effet, à différencier un certain nombre de maladies
qui ont parfois la même apparence au début, telles que la méningite,
la fièvre typhoïde, etc. Dans ce cas, en effet, les vomissements sont
nombreux, répétés plusieurs jours de suite ou avec intervalle, et de
nature bilieuse. Ici, au contraire, ils manquent fréquemment, et,
lorsqu'ils existent, ce n'est que pendant un jour ou deux au plus,
tantôt le second, tantôt le troisième jour, mais ordinairement le premier. Ils sont rarement bilieux, le plus souvent muqueux. Dans ce
cas ils succèdent aux secousses de toux. Nous avons vu plusieurs fois
des enfants vomir du sang, mais ce *melœna spuria* n'avait lieu que
chez ceux qui avaient eu d'abondantes épistaxis.

Selles. — Les évacuations alvines sont normales dans les prodromes
de la rougeole ; quelquefois il se manifeste un peu de dévoiement qui
est toujours peu abondant : plus rarement on constate de la constipation, qui, existant dès le début, persiste jusqu'à l'éruption. Ces
symptômes, comme tous ceux des maladies épidémiques, sont sujets
à présenter de grandes variations de fréquence. Ainsi, dans l'épidémie
de Genève de 1847 le quart, et dans celle de 1852 plus de la moitié
des enfants ont eu de la diarrhée qui, chez plusieurs, a été assez
intense pour nécessiter l'administration de quelques remèdes appropriés.

Quelquefois des douleurs abdominales, générales ou épigastriques
accompagnent le dévoiement ou la constipation, ou existent sans eux.
Ces symptômes n'ont pas été rares dans les épidémies de Genève

de 1847 et 1852. Nous citerons comme tout à fait exceptionnel le fait suivant :

L'un de nous (M. Rilliet) est appelé à donner des soins à une petite fille de six ans, qui, au milieu d'une bonne santé, est prise d'un violent accès fébrile ; elle tousse, elle éternue ; ses yeux sont larmoyants. Ces symptômes, joints à la circonstance de l'épidémie régnante, ne pourraient guère laisser de doute sur la nature de la maladie. Cependant le lendemain, à l'exception de la rougeur des conjonctives, tous ces symptômes ont disparu : l'enfant paraît rétablie ; mais, la nuit suivante, elle est réveillée par une douleur dans la fosse iliaque droite d'une intensité telle qu'elle lui arrache des cris aigus. On nous fait appeler en toute hâte, et nous constatons des coliques intermittentes, identiques avec celles produites par un étranglement interne, et une vive sensibilité à la pression dans la fosse iliaque. Cependant il n'y a point de ballonnement du ventre, point de tumeurs, et il n'a pas passé de sang dans les selles. Craignant une pérityphlite, nous faisons appliquer six sangsues ; elles coulent abondamment. La douleur diminue, mais elle continue à se faire sentir encore pendant quarante-huit heures. De l'huile de ricin donnée par cuillerées à café amène des selles muqueuses striées de sang ; la fièvre est de nouveau assez forte, et le quatrième jour, au moment où nous croyons avoir obtenu la solution de la maladie intestinale, apparaît une rougeole qui suit une marche tout à fait normale. La guérison a été rapide et complète.

Céphalalgie. — Ce symptôme, que nous avions fréquemment observé à l'hôpital des Enfants, nous l'avons beaucoup plus rarement rencontré en ville. Il se relie très probablement à l'affection catarrhale qui est un des éléments de la rougeole, et qui s'accompagne assez souvent de douleur de tête, comme nous avons eu occasion de dire ailleurs. Quand la céphalalgie existe, elle apparaît le premier jour et persiste jusqu'à l'éruption. Il est rare qu'elle débute le second ou le troisième jour des prodromes. Ce symptôme doit attirer l'attention, parce qu'il est trompeur : nullement caractéristique de la rougeole, il l'est d'un certain nombre d'autres affections. Il ne faut donc pas trop se laisser dominer par lui, et l'on doit noter qu'il n'est pas plus fixe dans une autre partie de la tête que le front, et pas d'un côté plutôt que de l'autre ; qu'il n'est pas assez violent pour que les enfants s'en plaignent d'eux-mêmes et avec persévérance.

Assoupissement, etc. — Il n'est pas rare de noter une tendance à l'assoupissement et un abattement assez considérable dans les prodromes de la rougeole anormale, surtout chez les très jeunes enfants : l'obstination avec laquelle ils tiennent leurs paupières fermées, par crainte de la lumière, ajoute encore à cette apparence comateuse. Ces symptomes débutent le premier jour et persistent jusqu'à l'éruption, plus rarement ils cessent dès le second ou le troisième jour des prodromes. Ils se font remarquer surtout dans la journée, et ils alternent quelquefois pendant la nuit avec une agitation plus ou moins violente, ou avec un délire plus ou moins intense. Cependant ces derniers symptômes sont rares, tandis que l'assoupissement est fréquent et assez caractéristique de la rougeole lorsqu'il est joint à quelques autres phénomènes.

Enfin il est des troubles du système nerveux que l'on rencontre plus rarement que tous les précédents, mais que nous devons noter : c'est de la *maussaderie*, de la *tristesse*, des *étourdissements* ou même des *convulsions*. Ce dernier symptôme est très rare; nous ne l'avons constaté qu'une seule fois à l'hôpital, et rarement en ville dans les cas sporadiques. Dans les épidémies de Genève, et en particulier dans celle de 1847, un petit nombre d'enfants de neuf mois à deux ans ont été atteints d'éclampsie, soit après quelques symptômes précurseurs, soit tout à fait au début. Nous reviendrons sur ce symptôme en parlant des complications.

Odeur. — Heim a mis au nombre des symptômes de la rougeole une odeur particulière qu'on perçoit pendant les six premiers jours de la maladie. Il la compare à celle des plumes d'oies récemment plumées. Pas plus que Meissner et Wildberg nous ne l'avons constatée, tandis que le docteur Heyfelder dit l'avoir perçue, dans les cas surtont où plusieurs malades étaient renfermés dans une chambre peu spacieuse, et lorsque l'éruption était intense ; il assure qu'elle est plus marquée le matin que le soir.

Il ne faut pas croire que tous les symptômes que nous venons de passer en revue se trouvent toujours réunis, et qu'il suffise de les énumérer jour par jour pour décrire la marche des prodromes de la rougeole. Ces divers phénomènes morbides s'unissent de manière à constituer un ensemble variable suivant les cas particuliers, formant certains groupes qui rappellent le début d'autres affections.

Les symptômes qui s'unissent le plus fréquemment le premier jour sont la fièvre, la céphalalgie, la perte d'appétit, la soif et la toux, le larmoiement, le picotement et la rougeur des yeux.

Assez souvent aussi ces phenomènes s'accompagnent de plusieurs autres, tels que l'enchifrènement, les éternuments répétés, le coryza, la douleur et la rougeur de la gorge.

La laryngite spasmodique marque quelquefois le début de la rougeole. Jurine a publié plusieurs faits de cette espèce, et nous en avons vu nous-mêmes un assez grand nombre. Dans ces cas l'éruption est tout à fait normale, à moins qu'il n'existe une complication de broncho-pneumonie.

Chez quelques enfants l'ensemble des prodromes est tout à fait différent de ceux que nous venons de passer en revue; ainsi l'on voit, quelquefois, la rougeole débuter par de la fièvre, de la céphalalgie, de la perte d'appétit, des vomissements, de la diarrhée, de la douleur abdominale.

Dans des cas beaucoup plus rares, la fièvre éruptive s'annonce par des symptômes plus graves encore; c'est-à-dire que le mouvement fébrile, la céphalalgie, l'anorexie et les vomissements sont accompagnés de constipation et d'un délire violent.

Enfin, nous avons vu des convulsions suivies d'hémiplégie, marquer le début de la rougeole. Ce fait est assez rare et tellement trompeur que nous croyons utile de le transcrire en abrégé.

L'un de nous (M. Barthez) est appelé en consultation pour voir un enfant d'un an en proie à une violente attaque de convulsions survenue dans les circonstances suivantes : cette petite fille, aveugle par suite d'une ophthalmie purulente qu'elle avait eue dans les premiers jours de sa naissance, mais d'ailleurs bien portante et élevée au sein d'une bonne nourrice, est prise un jour d'un peu de malaise, caractérisé par de la diminution d'appétit, et par le désir de rester couchée. Elle est grognon et un peu rouge. Le soir de ce même jour survient une violente attaque d'éclampsie, qui dure de cinq heures du soir à une heure du matin, et qui occupe d'abord les membres gauches, puis ceux du côté droit : à ce moment le côté gauche est contracturé (quatre sangsues derrière les oreilles ; demi-bain tiède ; calomel et jalap). Après la convulsion l'enfant s'endort, et le matin du second jour elle a quelques vomissements glaireux. A ce moment on s'aperçoit d'une hémiplégie droite presque complète. La main reste pendante et ne peut faire aucun mouvement; la jambe est aussi à peu près immobile, la figure est déviée à gauche. L'enfant est grognon, a de la fièvre, mais veut teter (bain; calomel; compresses fraîches sur la tête). Le troisième jour, diminution de la fièvre, assoupissement léger, même hémiplégie. Le quatrième jour, mêmes symptômes, plus de la toux par intervalles. Le cinquième jour, fièvre peu augmentée, éternuments, enchifrènement, toux, diminution de l'assoupissement et de l'hémiplégie. Le sixième jour, il n'y a plus d'assoupissement, ni d'hémiplégie; la toux et le coryza continuent ; une éruption de rougeole pâle se montre sur la figure, et dans la journée se généralise en devenant plus foncée. A partir de ce moment, tous les symptômes graves ont disparu, et la maladie, devenue légère, suit son cours très régulièrement.

En général, les symptômes qui ont paru le premier jour se prolongent le second et les suivants jusqu'à l'éruption ; mais, comme nous avons eu occasion de le dire en parlant de la fièvre, ils sont quelquefois très apparents au début, puis ils diminuent en tout ou en partie pour redevenir de nouveau intenses la veille ou le jour de l'éruption. Cette marche des prodromes a été très caractéristique dans les épidémies de Genève de 1832, 1847, 1852.

La durée des prodromes est très variable; dans des cas très rares ils manquent complétement ou presque complétement ; dans d'autres cas moins exceptionnels ils se prolongent au-delà du sixième jour. Mais la règle très générale est de les voir durer de deux à cinq jours, et dans ces chiffres les nombres trois et quatre sont ceux qui se rencontrent le plus souvent (1). C'est surtout en ville, où les enfants sont observés de très près, que l'on peut constater les prodromes prolongés, parce que l'on tient compte des moindres dérangements de la santé générale. Nous avons cru reconnaître que la prolongation des prodromes dépendait quelquefois de l'influence de la constitution épidémique catarrhale.

II. *Rougeole anomale.* — Les prodromes de la rougeole anomale sont les mêmes que ceux de la rougeole normale; ils ne présentent quelques différences que dans leur arrangement, leur intensité et leur durée.

Lorsque la rougeole anomale est primitive, les prodromes sont bien tranchés et se rapprochent de ceux de la rougeole normale. Nous nous contenterons de signaler comme plus fréquents dans cette variété l'oppression, l'angoisse, l'ataxie, les vomissements, la diarrhée, l'épistaxis. Ces symptômes ont surtout de l'importance quand ils surviennent le troisième ou le quatrième jour.

Dans la rougeole anomale secondaire, les prodromes sont très différents; souvent même ils manquent complétement, soit que réellement ils fassent défaut, soit qu'ils soient dissimulés par ceux de la maladie antérieure. Ainsi, les symptômes fournis par les muqueuses oculaire et nasale sont beaucoup moins fréquents que dans la rougeole normale; lorsqu'ils existent, cependant, ils sont de même nature à peu près, mais moins intenses; la rougeur des yeux et l'enchifrènement sont moindres, il y a à peine de la douleur et du larmoiement; nous n'avons jamais constaté d'éternuments, mais en revanche la sécrétion muqueuse oculaire est plus abondante et les paupières sont collées par un mucus qui se concrète en séchant.

Au point de vue de la durée, les rougeoles anomales primitives ou secondaires sont dans un rapport inverse. Dans les premières ils sont prolongés, dans les secondes ils sont abrégés, souvent même supprimés. Mais ce ne sont là que des différences de fréquence, car les formes anormales ont quelquefois des prodromes dont la durée est tout à fait analogue à celle de la forme normale. Plaçons ici une remarque très pratique, savoir que la prolongation des prodromes n'est l'indice d'une éruption anomale que dans les cas où le dérangement de la santé générale est très intense et continu.

Art. IV. — Description de l'éruption.

I. *Rougeole normale.* — L'éruption rubéolique est caractérisée par des rougeurs habituellement saillantes, qui ne changent pas de nature

______

(1) Ces résultats sont déduits de l'analyse de plus de 600 cas de rougeole observés soit en ville, soit à l'hôpital (voyez le mémoire de M. Rilliet sur la rougeole, *Gazette médicale, loc. cit.*).

pendant leur évolution, c'est-à-dire que l'exanthème ne se termine jamais par suppuration ni ulcération, ni productions morbides d'aucune sorte.

Ces rougeurs, de dimension variable depuis 1 ou 2 millimètres de diamètre jusqu'à 6 à 8, n'affectent pas une forme très régulière ; leurs bords sont morcelés, déchiquetés, inégaux ; leur couleur est d'un rose plus ou moins vif, tirant quelquefois sur le rouge assez foncé. Isolées presque toujours, elles laissent entre elles des intervalles de peau saine, ou bien, si plusieurs se développent dans le voisinage les unes des autres, leurs bords se confondent, et assez souvent elles s'unissent de manière à dessiner un croissant irrégulier.

Vient-on à promener le doigt à la surface de ces taches, on sent qu'elles forment une légère saillie, pleine, solide et réellement papuleuse, à sommet large, aplati, nullement acuminé. Cette saillie, qui manque dans quelques cas, existe cependant dans le plus grand nombre.

Si l'on appuie le doigt sur elle, la coloration disparaît complétement pour reparaître immédiatement avec la même forme et les mêmes caractères.

Ces taches se développent sur toutes les parties du corps, et peuvent être aussi abondantes sur les unes que sur les autres. Toutefois la face, qui est la partie des téguments la plus vasculaire et l'une des plus fines, est assez souvent envahie de préférence. Partout les taches présentent les mêmes caractères et la même disposition ; cependant l'intensité de la coloration varie suivant le siége : ainsi, la rougeur est ordinairement plus vive sur la figure, d'autres fois sur l'abdomen et sur les cuisses. Ordinairement aussi l'éruption a une teinte plus terne et plus violacée sur le dos et sur toutes les parties les plus déclives pendant le décubitus. Cette différence dépend sans doute des actions réunies de la pesanteur et de la pression, comme la plus grande vivacité des rougeurs sur la face dépend de la plus grande vascularité de cette région.

L'intensité relative de l'éruption sur les diverses parties du corps ne doit pas être jugée le même jour ; car l'exanthème est ordinairement plus vif un jour sur un point et le lendemain sur un autre, parce qu'il n'apparaît pas simultanément sur toute la surface de la peau. Nous devrons donc parler des différences que présentent les rougeurs rubéoliques, suivant l'époque de leur apparition.

Outre qu'elles augmentent de nombre et couvrent ainsi une surface plus étendue, laissant entre elles moins d'intervalles de peau saine, chacune d'elles s'étend plus ou moins et occupe un plus grand espace en s'approchant de celles qui l'environnent ; mais il est très rare de voir les taches de la rougeole s'étendre assez pour se réunir complétement et former une surface rouge continue. C'est à peine si cela arrive pour quelques parties du corps, la face, par exemple, plus rarement encore l'abdomen ou les membres, sur lesquels on remarque alors des plaques rouges de peu d'étendue, et de nature réellement rubéolique.

Au bout de peu de temps les taches changent de couleur et d'aspect, elles prennent une teinte un peu plus terne, et leur saillie est moins prononcée; elles diminuent un peu d'étendue, ou plutôt leurs bords, bien que restant irréguliers, sont moins morcelés, moins déchiquetés; ce qui restreint en apparence la grandeur des taches et indique évidemment que l'auréole peu vive qui entourait le centre principal d'irritation, a disparu.

Presse-t-on alors les rougeurs avec le doigt, elles ne disparaissent qu'incomplétement, et laissent une teinte jaunâtre sur toute l'étendue de la portion saillante, preuve de l'existence d'un noyau d'engorgement au milieu duquel la circulation est entravée et ne se fait plus qu'incomplétement.

Un peu plus tard les taches ont une couleur terne et rouge foncé, comme cuivrée; leurs bords ne sont plus déchiquetés, la saillie a complétement disparu, et la pression n'entraîne plus aucune différence dans la couleur; alors la teinte se rapproche assez souvent de celle d'une ecchymose, et indique en tout cas qu'il s'est fait là une stase sanguine, qui plus tard devra disparaître par absorption. Ces taches se présentent alors sous l'aspect de marbrures irrégulières qui se confondent quelquefois avec la couleur de la peau lorsque celle-ci est brune. Aussi n'est-ce qu'avec un peu d'attention que l'on peut dans ces cas déterminer l'époque exacte de leur disparition; en effet, elles perdent peu à peu leur couleur et finissent par s'éteindre complétement.

Plus tard, il se fait quelquefois une desquamation furfuracée sur toutes les parties qui ont été le siége de l'éruption; l'épiderme se détache par petites écailles, ou en une sorte de poussière presque farineuse; mais presque jamais en lambeaux d'une étendue un peu considérable. Ailleurs cette membrane n'est que fendillée, nullement soulevée; ailleurs encore, et dans le plus grand nombre des cas, elle n'éprouve aucun changement. C'est ainsi que plusieurs fois nous avons pu suivre la convalescence pendant quinze, vingt et trente jours après l'éruption terminée, sans constater aucune desquamation.

L'éruption a une marche déterminée qui, jointe aux caractères que nous venons de décrire, permet de la distinguer de tout autre exanthème.

Ainsi, lorque la période des prodromes est terminée, on voit paraître sur le menton des taches rubéoliques qui envahissent bientôt les lèvres, les joues, le front, le col, puis le tronc et les membres. Elles sont nombreuses partout ou quelquefois prédominent sur une partie du corps. Cette période d'accroissement s'accomplit dans l'espace de vingt-quatre ou quarante-huit heures, et alors les taches sont plus étendues; quelques-unes se joignent; toutes ou presque toutes sont d'un rouge vif.

A ce moment l'éruption est à son maximum et ne doit plus s'accroître; cependant elle ne reste pas longtemps stationnaire, et bientôt elle pâlit en suivant son ordre d'apparition, c'est-à-dire d'abord sur la face, puis sur l'abdomen et les membres; sa couleur devient plus terne, les taches se rétrécissent un peu, ne disparaissent qu'incomplétement par la pression; puis, au bout de peu de jours, on ne les retrouve plus à la face, tandis qu'elles existent encore sur le tronc ou les membres sous forme de maculature d'un rouge terne cuivré qu'on peut retrouver encore pendant un intervalle de trois à quatre jours.

La desquamation lorsqu'elle existe, se présente à une époque qui n'est pas fixe, mais toujours distante de quelques jours de la période d'accroissement; ce n'est guère avant le quatrième jour d'éruption, et plus souvent le sixième ou septième jour, ou plus tard même, qu'on voit l'épiderme se détacher sur la face et le col, mais presque jamais d'une manière générale.

Telle est la marche naturelle de l'éruption rubéolique, qui présente ainsi deux périodes bien distinctes :

L'une d'accroissement, qui dure un jour ou deux; l'autre de décroissance, qui dure de trois à cinq jours. Ces deux périodes sont séparées par un temps très court pendant lequel l'éruption est à son état.

Cependant elle présente quelquefois, soit dans sa forme, soit dans sa marche, des différences qui, peu importantes, ne doivent pas être considérées comme irrégularités ni donner lieu à l'établissement de diverses espèces dont le nombre ne fait qu'embarrasser inutilement la science.

Ainsi, les taches sont quelquefois très petites, mais très saillantes, plus que lenticulaires, sans être acuminées; leur saillie est perceptible à l'œil aussi bien que sensible au doigt; véritables papules, elles ont mérité à l'éruption le nom de rougeole boutonneuse. Ordinairement, dans ces cas, l'éruption est moins abondante et peut-être moins générale que dans la rougeole ordinaire.

Dans d'autres cas l'apparence est inverse. Les taches, au lieu de rester discrètes et saillantes, se réunissent par leurs bords pour former des plaques très étendues d'un rouge très vif, comme scarlatineux. Cette disposition est surtout très apparente sur le visage, et dans les cas de cette espèce, si l'on n'a pas suivi l'éruption dès son origine, et si l'on ne connaît pas les antécédents du malade, on peut avoir des doutes sur la nature de la maladie, et croire à l'existence d'un double exanthème. Une seule fois (dans l'épidémie de Genève de 1852) l'un de nous a vu l'éruption tellement générale, tellement confluente, aussi

bien sur le tronc que sur le visage, sur les membres que sur le tronc,
que s'il n'avait pas eu connaissance des antécédents étiologiques,
il eût pu aisément commettre une erreur de diagnostic. Cependant
dans ce cas, toute confluente que fût l'éruption, on retrouvait çà et
là quelques îlots de peau saine qui contrastaient avec la vive coloration et la saillie des parties voisines. Les prodromes dans le cas dont
nous venons de parler avaient duré environ neuf jours, et les symptômes concomitants ont été très violents. Mais si l'extension et l'intensité de l'éruption ont été anormâles, sa marche a été tout à fait
régulière, et c'est le motif qui nous engage à ranger les cas de cette
espèce dans les rougeoles normales.

Nous avons vu aussi des taches ecchymotiques être la conséquence
d'une éruption d'un extrême intensité ; le mouvement congestif était
devenu véritablement hémorrhagique. Mais les cas de cette espèce
ne nous ont inspiré aucune inquiétude, parce que l'hémorrhagie nous
a paru être la conséquence d'un excès fluxionnaire, si l'on peut dire,
et non d'une altération du sang semblable à celle des rougeoles hémorrhagiques dont nous parlerons bientôt.

Quelquefois, au milieu des taches normales de la rougeole, on
trouve quelques papules saillantes de forme conique; on les dirait
presque vésiculeuses à leur sommet, et on les prendrait pour des papules varioliques. Une fois même l'apparence vésiculeuse a été si
générale et si trompeuse que nous avons cru voir une variole irrégulière et bénigne. Mais dans ces cas l'erreur ne peut être de longue
durée parce que ces papules coniques ne durent guère qu'un ou deux
jours ; dès le troisième, la papule s'affaisse et reprend la forme et
l'aspect normal de la rougeole, dont la nature ne peut plus être
méconnue.

On trouve encore quelques différences dans la marche et la distribution des rougeurs.

Ainsi, dans un petit nombre de cas, l'éruption, au lieu de débuter
par la face, se montre d'abord sur l'abdomen ou sur les membres,
puis de là s'étend sur toute la face du corps; mais cette disposition
est très rare, et appartient plutôt à la rougeole compliquée, sur laquelle nous appellerons bientôt l'attention. Cependant il est possible
qu'elle se rencontre dans la rougeole normale plus souvent que nous
ne l'avons constaté.

Chez d'autres malades, la période d'accroissement suit sa marche
normale ; mais celle de la décroissance est intervertie. Ainsi la face,
au lieu de pâlir la première, conserve la vivacité de sa rougeur pendant que les taches de l'abdomen et des membres pâlissent très peu
de temps après avoir atteint leur coloration normale ; cela tient à ce
que la congestion, plus vive à la face où les tissus sont plus vasculaires, y a persisté aussi plus longtemps que dans les points où elle
a eu une intensité moindre. Lorsque l'éruption débute par l'abdomen

ou les membres, il peut se faire aussi que, suivant sa distribution, elle s'efface d'abord sur les parties où elle s'est montrée en premier lieu.

Quelquefois les rougeurs ne diminuent pas d'une manière graduelle, et l'on est étonné de les voir pâlir rapidement entre le quatrième et le cinquième jour ; il arrive le plus ordinairement alors que l'éruption, bien que décroissante à partir du troisième jour, conserve encore une certaine vivacité qu'elle perd tout à coup le lendemain, en sorte que cette disparition brusque pourrait inquiéter en faisant craindre une rétrocession de l'exanthème et le développement d'une complication grave. Mais cette chute rapide se rencontre assez fréquemment, à l'époque que nous indiquons, dans les rougeoles les plus simples et les plus bénignes; et il faut se rassurer, lorsqu'on l'observe, si les autres symptômes n'indiquent rien d'anormal ; en outre nous insistons sur les caractères de cette disparition :

1° Les rougeurs sont restées plus vives que d'ordinaire le troisième jour.

2° La chute rapide de l'éruption a eu lieu entre le quatrième et le cinquième jour.

3° Cette chute n'était qu'une diminution qui abrégeait peut-être la durée totale de l'exanthème, mais jamais une disparition complète et instantanée.

II. *Rougeole anomale.* — En général la forme des taches est sujette à peu de variétés ; qu'elles soient un peu plus grandes ou un peu plus petites, elles demeurent toujours irrégulières, morcelées et déchiquetées sur leurs bords ; isolées les unes des autres ou se réunissant à peine; peu saillantes et très rarement acuminées Tous ces caractères sont constants, et permettent ainsi de reconnaître la rougeole lorsque plusieurs phénomènes viennent à manquer.

La couleur des taches peut être d'un rose pâle, et n'acquérir jamais cette nuance d'un rose vif, qui plus tard deviendra terne et cuivrée : en un mot, l'éruption reste toujours pâle et blafarde,

Ailleurs elle devient vive, mais en suivant son cours elle s'éteint peu à peu sans se ternir et sans prendre la couleur rouge cuivrée qui est si manifeste dans la rougeole normale.

Dans d'autres cas plus graves et heureusement plus rares, la rougeur se fonce rapidement de manière à prendre la teinte violette d'une ecchymose récente ; un véritable épanchement s'est fait : ce n'est plus une congestion sanguine inflammatoire qui se termine par stase des fluides, mais bien une rupture des vaisseaux, une véritable extravasation sanguine; les éruptions de ce genre constituent la rougeole hémorrhagique.

Comme le dit avec raison M. le docteur Rayer, il ne faut pas confondre cette rougeole hémorrhagique avec une autre forme de rougeole noire indiquée par Willan, et que l'on rencontre surtout chez

les enfants cachectiques : « La plupart des taches de la rougeole, dit
» M. Rayer ne s'effaçaient pas par la pression du doigt; et lorsque
» l'existence de ces enfants se prolongeait quelques jours au-delà de
» la durée ordinaire de la rougeole, la peau présentait des taches
» morbilleuses qui différaient de celles du purpura simplex par leur
» forme et leur distribution, mais qui offraient, comme elles, des
» teintes variées, brunes jaunâtres ou d'un gris sale, suivant le degré
» de résorption du sang déposé dans la peau. »

Chez un certain nombre d'enfants, l'éruption a bien sa forme et sa
couleur normales, mais elle n'est pas générale et n'occupe qu'une portion limitée de la surface du corps. Jamais nous n'avons vu la face
être le siége exclusif de l'exanthème. M. Gendron, dans l'épidémie
qui a régné au collége de Vendôme en 1826, a vu une fois l'éruption bornée au visage. Souvent, au contraire, nous avons constaté
qu'elle manquait sur cette région, bien qu'elle existât partout ailleurs.

Quelques enfants présentent l'éruption limitée aux membres et aux
fesses, d'autres au tronc et aux membres supérieurs, à l'exclusion de
la face et des membres inférieurs.

Quelquefois c'est l'intensité de l'éruption qui est modifiée; ici la
limite est peu distincte, et l'on ne saurait affirmer s'il existe réellement une modification de l'éruption normale. Toutefois il est vrai de
dire que les rougeoles modifiées dans leurs autres caractères ont quelquefois d'ailleurs une intensité plus grande ou moindre que celle de
la rougeole normale; ainsi, chez les uns les taches sont nombreuses,
grandes, presque confluentes, d'un rouge vif et foncé tout à la fois,
tandis que d'autres enfants présentent à peine quelques taches rares,
petites, isolées, disséminées çà et là sur la surface du corps.

Mais c'est surtout la marche et la durée de la rougeole qui présentent des variétés importantes.

Lorsque la durée de l'exanthème est modifiée, elle est, en général,
raccourcie. On peut observer tous les degrés, depuis la suppression
complète de l'éruption jusqu'à une durée de quelques heures, de un,
deux ou trois jours. Les exemples de *morbilli sine morbillis* sont admis
par presque tous les auteurs, car il n'y a guère que Joseph Frank qui
les nie. Dans les cas de cette espèce, on observe tous les symptômes
qui caractérisent l'invasion de l'exanthème sans que celui-ci paraisse.
Mais l'éruption peut être supprimée par une autre cause.

Nous avons dit tout à l'heure que lorsqu'une inflammation grave
se développait pendant les prodromes, elle rendait l'éruption anormale. Il peut arriver que la complication apparaisse assez tôt et
soit assez intense pour supprimer complétement la rougeole; le
fait suivant, observé dans l'épidémie de 1847, nous a paru en être
la preuve. Ce n'est pas le seul de cette espèce que nous ayons rencontré.

Deux enfants de la même famille sont atteints d'une rougeole, qui suit régulièrement ses périodes. Une douzaine de jours plus tard, un troisième, âgé de vingt et un mois, est pris de fièvre, de toux, d'éternuments, sans symptômes physiques du côté de la poitrine. Le troisième jour, la rougeole ne sort pas, comme on aurait pu s'y attendre, mais apparaît une pneumonie lobulaire qui se généralise rapidement ; le quatrième jour, elle envahit les deux poumons, et s'accompagne d'assoupissement ; le septième jour, survient une kératite droite ; la pneumonie persiste intense, et la maladie se termine par la mort le huitième jour, sans qu'il y ait jamais eu d'éruption.

Il nous semble évident que, dans ce cas, nous avons eu affaire, à une rougeole sans exanthème ; car :

1° Les symptômes de l'invasion ont été analogues aux prodromes ;

2° La pneumonie n'a paru que le troisième jour ; par conséquent la fièvre du début ne peut s'expliquer que par l'hypothèse d'une éruption imminente ;

3° La forme de la pneumonie a été celle qu'on observe dans la grande majorité des cas de rougeole (lobulaire, généralisée, double) ;

4° La kératite appartient aussi aux complications de l'exanthème morbilleux.

Il peut arriver, dans des cas très rares que l'éruption, loin d'être diminuée de longueur et d'intensité, soit au contraire à la fois plus vive et plus persistante. On doit à M. Réveillé-Parise l'observation très remarquable d'une jeune fille dont l'éruption se montrait encore dans toute sa vigueur dix jours après son apparition. La durée de cet exanthème semblait subordonnée à une constipation opiniâtre qui, pendant tout le temps, tourmenta la malade.

Ce n'est pas toujours la durée totale de l'exanthème qui est modifiée, mais bien celle de chacune de ses périodes ainsi que leurs rapports entre elles ; la durée totale est, en effet, très variable dans la rougeole normale, à cause de l'existence plus ou moins prolongée des taches cuivrées.

C'est ici, du reste que l'on reconnaîtra toute l'importance des règles que nous avons posées à propos de la disparition presque subite de l'exanthème normal entre le quatrième et le cinquième jour.

On en pourra juger par cet extrait de l'une de nos observations :

Fetizon, fille de quatre ans, convalescente d'abcès ouverts en diverses parties du corps, est prise des prodromes de la rougeole : assoupissement, fièvre, toux, nausées, sueurs et douleurs de tête. Le troisième jour apparaît l'éruption. Nous voyons la malade deux jours après, le troisième de l'éruption : la fièvre était modérée, le pouls à 120, la respiration à 36, des râles humides assez abondants existaient des deux côtés en arrière. L'éruption, d'apparence normale, était caractérisée par des plaques rouges légèrement saillantes, de forme inégale, déchiquetées sur les bords, disparaissant par la pression, et existant sur la presque totalité du corps, etc. Le lendemain, quatrième jour d'éruption, les taches ont pâli, bien que le pouls ait monté à 140 et la respiration à 36 ;

mais le cinquième jour il n'existe plus que quelques marbrures rougeâtres qui ont disparu le lendemain.

Tout, du reste, conspirait dans ce cas à n'inspirer aucune crainte ; car, en même temps que l'éruption disparaissait, le pouls tombait de 140 à 100, la respiration de 60 à 36 ; le râle avait considérablement diminué d'un côté et disparu de l'autre. Cependant, bien que la disparition se fût faite entre le quatrième et le cinquième jour, 1° l'éruption avait pâli à son temps normal avant de disparaître ; 2° la disparition avait été complète et l'éruption plus courte qu'elle ne devait être d'après les caractères qu'elle avait offerts le troisième jour. Ces remarques devaient inspirer des craintes. En effet, dès le lendemain de la disparition, le pouls s'éleva ; le surlendemain, la râle reparut plus abondant que jamais ; deux jours après survint un érysipèle, et l'enfant mourut au quinzième jour de sa maladie : elle avait une pneumonie double, un abcès au cou, etc.

Ces différences dans la durée totale, aussi bien que celles dans la marche, dépendent de la période d'accroissement ou de celle de décroissance : ainsi, il peut arriver que la seconde débute dès la fin du premier jour ou au commencement du second, et que dès lors les taches rubéoliques, devenues ternes, ne disparaissent plus par la pression ; ailleurs, au contraire, c'est la période de décroissance qui est abrégée ou qui manque en totalité, c'est-à-dire que l'éruption, avant d'avoir pâli, disparaît complétement, soit d'une manière subite, soit peu à peu. D'autres fois il se fait une recrudescence de l'éruption au bout de peu de jours, et une nouvelle rougeole apparaît.

Le fait suivant, observé par l'un de nous dans l'épidémie de Genève de 1847, en est la preuve.

Une jeune fille de sept ans, dont la sœur venait d'être atteinte de rougeole, la prit aussi après trois jours de prodromes (fièvre modérée, toux, éternuments. picotement et rougeur des yeux). L'éruption était d'un rouge pâle, inégale, non saillante, rare sur le visage, plus abondante au dos. Le lendemain l'exanthème est général, mais il présente les mêmes caractères de pâleur et d'absence de saillie ; la peau est peu chaude, le pouls à 108. Le troisième jour, lorsque tout faisait prévoir la disparition des rougeurs, le pouls monte à 140, la chaleur est ardente, et l'éruption devient des plus intenses ; les taches saillantes, déchiquetées, d'un rouge foncé, sont presque confluentes sur la face, bien distinctes et morcelées sur le reste du corps. Le lendemain (quatrième jour depuis la première apparition de l'éruption), la rougeole est encore vivement colorée ; c'est seulement le cinquième jour qu'elle commence à pâlir. Les macules ont persisté pendant longtemps.

Évidemment, dans ce cas, l'éruption s'est faite en deux temps, phénomène offrant quelque analogie avec celui que l'on décrit dans la scarlatine sous le nom de *reversio*.

La desquamation est plus commune dans la forme anormale de la rougeole que dans la forme normale, mais ses caractères sont absolument les mêmes.

En cherchant à déterminer les causes de ces anomalies de l'éruption rubéolique, nous sommes arrivés aux résultats suivants :

La rougeole des enfants présente toujours quelque irrégularité :

1° Lorsqu'il se fait une complication *grave capable d'entraîner un mouvement fébrile intense* pendant les prodromes ou pendant la période d'accroissement de la rougeole ;

2° Lorsqu'elle débute dans le cours d'une autre maladie ou pendant la convalescence peu avancée d'une affection grave : les exceptions à cette règle sont extrêmement rares.

A ce dernier groupe doivent être rattachées les rougeoles dites terminales qui surviennent lorsque l'enfant est miné par une maladie qui doit l'emporter sous peu de jours. Ces rougeoles, les unes pâles au début, les autres devenant ternes et cuivrées presque aussitôt après leur apparition, tout à fait irrégulières par leur forme et leur distribution, ne durent guère qu'un ou deux jours, et se terminent par la mort.

Dans quelques cas, nous avons vu la rougeole primitive être irrégulière, simple et bénigne ; presque toujours alors l'éruption était peu intense, partielle et de courte durée.

Enfin il paraîtrait que, dans certains cas, la rougeole devient anomale sous l'influence seule d'une disposition individuelle congénitale ; nous en trouvons un exemple dans le *Journal de Rust* (1).

En voici l'extrait : un enfant de trois ans n'avait sué depuis sa naissance que la moitié du corps ; cette anomalie singulière s'était cependant perdue depuis deux ans environ par l'usage de bains généraux. Dans une épidémie de rougeole, l'enfant fut attaqué de cette maladie et l'éruption ne parut que sur le côté du corps qui, dès le principe, avait joui d'une plus grande activité vitale ; la guérison fut d'ailleurs complète. Tout dernièrement (décembre 1843) nous avons vu un enfant, atteint de paralysie incomplète d'une des jambes, être pris d'une rougeole dont l'éruption a été limitée aux deux extrémités inférieures.

Art. V. — Symptômes concomitants de l'éruption.

Rougeole normale. — *Aspect général.* — 1° *État des yeux et du nez.* — Habituellement, mais non constamment, la rougeole s'accompagne d'un état particulier des yeux et du nez, qui consiste dans une fluxion inflammatoire le plus ordinairement légère et peu intense. Ainsi les paupières sont un peu rouges à leur bord libre, ou un peu croûteuses et collées ; les conjonctives sont légèrement injectées et humides ou larmoyantes ; l'œil est brillant ; les narines sont aussi un peu rouges et gonflées, tantôt sèches, tantôt humides ; en même temps il y a enchifrènement.

---

(1) Tome XXVII, 1er cahier, page 192, dans *Bulletin des sciences médicales*, 1829, t. XVI, p. 236.

Ces symptômes, plus fréquents lorsque l'éruption est déclarée que pendant ses prodromes, deviennent quelquefois très intenses et constituent ceux d'un coryza ou d'une blépharite, ou d'une conjonctivite assez grave pour s'accompagner d'un véritable chémosis. Ces inflammations violentes sont cependant rares, et il n'existe d'habitude qu'une fluxion assez légère, qui pourrait passer inaperçue si l'attention n'était appelée sur ce point par l'éruption elle-même.

Ces symptômes débutent donc, soit pendant les prodromes, soit avec l'éruption, et se prolongent pendant toute sa durée. D'habitude les traces d'injection et d'inflammation diminuent avec l'éruption; mais leurs restes persistent pendant un temps plus long, c'est-à-dire jusqu'au huitième, dixième ou vingtième jour même. Alors les paupières sont croûteuses ou couvertes de mucus; l'écoulement nasal persiste ou est remplacé par des croûtes sèches.

Très rarement on observe des épistaxis, qui se font alors le jour même où paraît l'éruption, et ne se renouvellent guère plusieurs jours de suite.

2° *Aspect de la face.* — La figure est ordinairement colorée plus ou moins vivement, indépendamment de l'éruption; cette coloration diminue dès le second ou le troisième jour, et fait place à l'état normal.

Assez souvent les lèvres sont sèches, rouges et volumineuses; très rarement elles sont ulcérées aux commissures, et reviennent à l'état normal peu de jours après l'éruption déclarée, mais toujours pendant ou après sa décroissance.

Le facies présente d'ordinaire quelque chose de spécial et de caractéristique : ainsi, la face est rouge et bouffie, le masque un peu proéminent; quelquefois la figure exprime l'anxiété, la souffrance; et cela, joint à l'état des yeux et des narines, donne à la figure un aspect inflammatoire assez spécial pour mériter le nom de rubéolique. Tous ces symptômes cependant diminuent assez rapidement, c'est-à-dire un ou deux jours au plus après le début de la décroissance. La figure revient alors à l'état normal, à moins qu'une complication ne survienne et ne lui restitue son aspect inflammatoire.

Tout ce que nous venons de dire ne s'applique qu'aux malades dont l'éruption présente une certaine intensité; car, si elle est bénigne et discrète, le facies est presque naturel.

3° *Système circulatoire*, etc. — *Pouls.* — La fièvre décroît toujours très rapidement dès le deuxième ou le troisième jour de l'éruption, c'est-à-dire dès le moment où celle-ci atteint ou dépasse son maximum. Ainsi, on peut voir le pouls, qui est à 132, par exemple, tomber le lendemain à 108; ou bien de 116 à 72, ou bien de 120 à 112, etc., et cela toujours à la même époque, c'est-à-dire le deuxième ou troisième jour d'éruption et rarement plus tard. Le pouls conserve habituellement les caractères qu'il avait pendant les prodromes.

La marche de la *chaleur* suit ordinairement celle du pouls : vive lorsqu'il est accéléré, elle tombe assez rapidement lorsqu'il diminue. Il n'est pas rare cependant de la voir persister pendant un jour, alors même que le pouls est déjà ralenti, ou plutôt ne cesser totalement que lorsque le nombre des pulsations est revenu à l'état normal. Chez les plus petits enfants, on voit quelquefois le pouls rester élevé, bien que la chaleur disparaisse.

Sueurs. — La fièvre s'accompagne parfois de sueurs ; lorsque celles-ci existent, elles sont abondantes et générales, ou bien elles consistent dans une simple moiteur. Ce symptôme ne se montre guère qu'au moment où la fièvre et l'éruption décroissent ; il dure à peine un jour ou deux.

Tout ce que nous venons dire sur la fièvre s'applique aux cas de rougeur normale sans complications. Lorsque des affections aiguës viennent se joindre à l'éruption, la fièvre persiste ou bien augmente après avoir diminué pendant peu de jours.

4° *Forces.* — Les forces sont en général conservées pendant tout le cours de la maladie, et ce n'est guère que s'il arrive quelque complication qu'elles se dépriment, et seulement à la fin.

5° *Fonctions respiratoires.* — *Dyspnée.* — Assez rarement la respiration est accélérée dans la rougeole normale et simple ; cependant on peut parfois constater de l'oppression le premier et le second jour de l'exanthème, sans que la poitrine présente à l'auscultation aucun symptôme morbide. Peut-être faut-il attribuer ce phénomène à la fluxion sanguine qui a lieu sur presque toute l'étendue des voies respiratoires. Lorsque l'oppression survient à la suite de quelque complication inflammatoire des bronches ou du poumon, c'est toujours (dans la rougeole normale) après la période de croissance.

Toux. — Symptôme si fréquent dans les prodromes, la toux se prolonge pendant presque toute la durée de l'éruption, et lorsqu'elle ne la précède pas, elle débute avec elle. Dans tous ces cas, soit dès les prodromes, soit seulement au début de l'éruption, elle prend un timbre tout spécial, elle est sonore et rauque ; cette raucité n'est cependant nullement comparable à celle de certaines maladies du larynx. La muqueuse laryngée, légèrement tuméfiée, donne à la voix une sorte de résonnance peu intense, mais encore assez caractérisée pour que quelques médecins pensent reconnaître la rougeole au timbre seul de la toux ; tout en admettant la valeur de ce symptôme, nous ne saurions être de cet avis, car le plus ordinairement la laryngite peu intense donne lieu à cette même résonnance de la voix.

D'une autre part, il n'est pas constant, et souvent on trouve que la toux est fréquente et sèche, ou bien seulement grasse, ou bien encore petite et peu abondante. Ailleurs les caractères de la toux sont exagérés, et elle est réellement rauque et presque croupale ; alors il existe une laryngite véritable et intense sur les caractères de laquelle nous reviendrons.

Toujours est-il que la toux perd peu à peu son caractère de résonnance et devient simplement grasse et humide, et diminue de fréquence pour disparaître du sixième au huitième jour de l'éruption, rarement plus tôt ou plus tard, à moins qu'une complication ne survienne qui la prolonge ou l'augmente.

La toux est le symptôme le plus habituel de l'inflammation laryngo-bronchique qui accompagne la rougeole, et sa présence constante indique que toujours une partie quelconque de la muqueuse respiratoire est envahie en même temps que la peau.

Voix. — Souvent claire et normale, la voix est souvent aussi enrouée, voilée et même rauque, ou tout à fait éteinte. Cette raucité est analogue à celle de la toux, c'est-à-dire qu'elle se rapproche plutôt d'une sorte de résonnance. Cependant la voix et la toux ne présentent pas toujours en même temps ce timbre particulier, c'est-à-dire que la première est quelquefois rauque lorsque la seconde est claire, tandis qu'ailleurs la voix est normale lorsque la toux est résonnante. Chez plusieurs malades ces deux symptômes coïncident. Tous deux cependant ne pouvant dépendre, dans le cas actuel, que de la même lésion du larynx, on doit en conclure que cette affection peut exister sans l'un ou l'autre de ces symptômes ; peut-être aussi peuvent-ils marquer deux époques différentes de la même lésion : un motif qui nous porterait à le croire, c'est que le timbre de la voix change ordinairement à une époque où celui de la toux est déjà anormal. Ainsi on le remarque rarement lorsque l'éruption s'établit, mais plutôt lors de sa décroissance ; cet état dure un ou deux jours ou quelquefois plus, notamment lorsqu'il y a eu une laryngite assez intense pour déterminer des accidents sur lesquels nous reviendrons plus tard.

Auscultation. — Nous avons constaté la pureté parfaite du bruit respiratoire environ chez un cinquième de nos malades de l'hôpital et beaucoup plus fréquemment chez ceux de la ville ; dans les autres cas nous avons noté différentes altérations du bruit respiratoire, soit des râles humides plus ou moins abondants, soit seulement des craquements muqueux, soit des râles sonores seuls ou alternant avec des râles humides.

Leur abondance est variable aussi bien que leur durée ; tantôt, en effet, fugitifs et rares, ils se montrent un jour pour disparaître le lendemain ; tantôt abondants, occupant l'un ou l'autre côté de la poitrine, mais presque toujours les deux côtés en arrière, ils constituent un des symptômes d'une véritable complication.

Ces légères altérations du bruit respiratoire, jointes à l'existence de la toux, forment un ensemble de symptômes qui indiquent évidemment une congestion et un commencement d'inflammation de toute la muqueuse laryngo-bronchique ; complication presque nécessaire de la rougeole, ou plutôt phénomène faisant partie essentielle de la maladie, et ne devant être appelé complication que lorsqu'il dérange la marche normale de l'éruption, ou lorsque de phénomène secondaire il devient, par son intensité, phénomène principal.

Cette fluxion sur la muqueuse laryngo-bronchique, complément de celle que nous avons déjà notée sur les muqueuses oculaire et nasale, et que nous retrouverons encore dans les voies digestives, n'est pas constante ni toujours générale. Il est cependant important de constater sur chaque malade et son siége et son intensité, afin de reconnaître les complications au moment où elles prennent naissance. Or les signes de cette fluxion sont la toux et les altérations de la voix et du bruit respiratoire.

Les modifications du timbre de la voix sont le signe exclusif d'une lésion du larynx ; celles du bruit respiratoire, d'une lésion des bronches ; la toux appartient à toutes les deux. Ces remarques simples et vulgaires serviront à déterminer où siége la lésion et quelle est son intensité. Remarquons toutefois que, lorsqu'il n'existe pas d'altération du bruit respiratoire, la toux, quels que soient ses caractères, ne saurait signifier autre chose qu'une lésion siégeant en dehors des bronches et du poumon. Cette lésion sera, soit une laryngo-trachéite, soit une angine.

6° *Voies digestives. — Dents et gencives.* — Les dents conservent leur humidité et leur aspect normal, sauf dans les cas où une pneumonie vient compliquer la rougeole ; alors, après l'éruption, les dents peuvent devenir sèches et fuligineuses.

Les gencives prennent le même aspect dans les mêmes circonstances ; mais quelquefois, et sans complication aucune, elles deviennent grosses, rouges, se couvrent de pellicules blanches, pseudo-membraneuses, comme lactées, ou bien encore s'ulcèrent à leur bord libre et deviennent saignantes. Ces fausses membranes se montrent ordinairement pendant le maximum ou pendant la décroissance de la rougeole ; elles durent peu de jours. S'il survient une complication inflammatoire, elles persistent quelquefois ou il s'en développe de nouvelles.

Langue. — La langue conserve toujours son humidité pendant la rougeole normale ; très rarement on la rencontre collante et sèche ; son pourtour ou sa pointe seulement sont d'un rouge rosé assez vif ; sa face dorsale et sa base sont souvent couvertes d'un enduit blanc ou jaune assez épais. Elle revient à l'état normal pendant la décroissance de l'éruption ; très rarement elle reste naturelle pendant toute sa durée ; très rarement aussi il s'y développe des aphthes, ou bien encore elle devient grosse et volumineuse, comme si l'inflammation environnante s'y propageait.

Gorge. — Le pharynx participe à la fluxion qui se fait sur les muqueuses voisines. Le plus souvent il prend une couleur rouge assez vive qui s'étend sur le voile du palais, ses piliers et les amygdales. Cette rougeur débute en même temps que l'éruption, ou même antérieurement à elle (1), et ne s'accompagne que rarement de tuméfaction. Ce dernier cas ne se présente que lorsque l'éruption normale de la gorge se termine par une phlegmasie plus violente, une véritable angine qui s'annonce par de la douleur à la déglutition, de la fétidité de l'haleine et du gonflement des ganglions sous-maxillaires. Jamais ou presque jamais la tuméfaction des amygdales ne s'accompagne de la formation de fausses membranes. Rarement la congestion rubéolique de la gorge détermine un léger œdème de la luette.

Toutes ces lésions du pharynx se terminent ordinairement entre le quatrième et le septième jour de l'éruption.

Abdomen. — L'abdomen ne présente d'habitude aucun symptôme bien important; il est souple et naturel. Dans un certain nombre de cas, il est légèrement douloureux, soit dans sa totalité, soit dans les fosses iliaques; et assez généralement ces douleurs légères, qui se montrent pendant la décroissance de l'éruption et durent peu de jours, coïncident avec du dévoiement ou de la constipation, rarement avec des selles normales.

La diarrhée, dont nous avons déjà noté l'existence fugitive pendant les prodromes, se montre assez fréquemment pendant l'éruption; elle est peu abondante et sa durée est alors d'un, deux ou trois jours au plus. Cette diarrhée, jointe à la douleur abdominale, est le symptôme de la fluxion qui se fait sur la muqueuse digestive. On peut, au contraire, considérer comme critique une diarrhée abondante et subite d'un jour seulement de durée, qui se déclare, quoique bien rarement, après l'éruption terminée.

Le dévoiement rubéolique est assez fréquent à toutes les époques de l'enfance; mais il l'est beaucoup plus avant l'âge de cinq ans; à cette période de la vie, nous n'avons pas constaté l'état normal des selles dans la rougeole.

Il est peu fréquent de sentir la rate déborder les côtes (2). Nous ferons ressortir la valeur de cette remarque dans un autre article.

Appétit. — *Soif.* — L'appétit, déjà perdu pendant les prodromes, l'est encore pendant les premiers jours de l'éruption. Rarement il revient dès le second jour ou le troisième jour; le plus ordinairement les enfants redemandent à manger le cinquième ou le sixième. La soif, toujours vive dans les premiers jours de l'éruption, diminue ordinairement lorsque l'appétit reparaît; cependant elle persiste quelquefois un peu plus longtemps que l'anorexie.

Système nerveux. — Il est très rare de constater des symptômes

____

(1) D'après Heim et M. Despine.

(2) A l'hôpital nous n'avons noté ce symptôme que deux fois sur quarante-deux cas; nous ne l'avons pas observé en ville.

cérébraux chez les enfants atteints de rougeole normale ; quelquefois ils sont grognons, ou bien ils ont de l'anxiété, de l'agitation, du délire, etc. Ces phénomènes durent assez peu de temps pour ne devoir pas attirer autrement l'attention.

Rarement même il existe de la céphalalgie, qui, peu fréquente chez les enfants les plus âgés, est difficilement constatée chez les plus jeunes. Lorsqu'elle existe, elle disparaît dès que l'éruption est décroissante. Il est un petit nombre de cas où la rougeole se complique d'accidents cérébraux graves. Nous en parlerons à l'article des *Complications*.

II. *Rougeole anomale.* — Les symptômes qui accompagnent l'éruption anomale de la rougeole quand elle est primitive sont les mêmes que ceux de la rougeole normale ; mais, s'ils ne diffèrent pas par leur nature, quelques-uns diffèrent par leur marche et par leur durée. La plupart devant être rattachés à l'histoire des complications, leur énumération détaillée serait superflue ; nous nous contenterons de faire observer que le facies reste souvent rubéolique ou seulement inflammatoire après la disparition de l'éruption ; les lèvres sont volumineuses, rouges et saignantes, les dents fuligineuses ; la fièvre, au lieu de cesser avec la décroissance de l'exanthème, persiste et augmente ; l'amaigrissement est rapide, la langue tend à revenir à son état normal ; les symptômes digestifs, tels que l'anorexie, la soif, la douleur, la tension du ventre, la diarrhée, l'angine, sont plus prononcés et plus persistants. La céphalalgie est plus fréquente que dans la rougeole normale et naît postérieurement à l'exanthème. Les autres symptômes cérébraux sont à peu près les mêmes, quelquefois cependant nous avons vu des enfants mourir avec des accidents cérébraux graves sans lésions cérébrales.

Dans la rougeole anomale secondaire, les symptômes concomitants de l'éruption sont tellement entremêlés à ceux de la maladie antérieure qu'ils sont souvent dissimulés par elle.

Art. VI. — Diagnostic.

A. *Diagnostic à la période prodromique.* — Les phénomènes qui caractérisent le mieux les prodromes de la rougeole sont la fièvre, la toux, l'anorexie, la soif, la céphalalgie, le larmoiement, la rougeur et le picotement des yeux, le facies, l'enchifrènement, les éternuments, le coryza avec un peu d'accablement le jour, ou une légère agitation la nuit. Dans les cas de ce genre, et surtout quand ces symptômes ont duré de deux à cinq jours avec des intermittences ou des rémittences, on peut présumer avec raison le développement d'une rougeole ; cependant il est possible encore que ces symptômes indiquent le début d'un coryza catarrhal, d'une coqueluche ou de la grippe. On cherchera alors les éléments du diagnostic dans l'épidémie régnante et dans les antécédents connus. Ainsi, existe-t-il un grand nombre de rougeoles, l'enfant a-t-il été en contact avec des personnes malades de la fièvre éruptive, n'en a-t-il pas encore été atteint lui-même, on devra croire à la rougeole. Ce diagnostic sera plus positif encore si la toux prend le caractère rauque ou résonnant que nous avons indiqué ailleurs.

Si l'enfant n'est pas dans ces conditions, s'il a été évidemment exposé à un refroidissement appréciable, on aura plus de raisons de supposer un coryza. L'intensité de la fièvre, et des symptômes fournis par les yeux et les narines devra éloigner l'idée d'une coqueluche. Le diagnostic du catarrhe épidémique (grippe) et de la rougeole est d'une extrême difficulté. Les symptômes sont identiques, et souvent les antécédents ne peuvent pas servir à éclaircir la question, les conditions étiologiques étant les mêmes et les deux épidémies régnant concurremment. Dans les cas de cette espèce, le temps seul peut résoudre le problème.

Lorsque la rougeole débute avec les symptômes d'une laryngite spasmodique, le diagnostic est quelquefois impossible à établir, car l'on a vu l'éruption paraître le lendemain d'une attaque de cette laryngite sans aucun autre symptôme ; mais dans la grande majorité des cas, le diagnostic peut être déduit de l'existence d'une fièvre notable, avant et surtout après l'accès de suffocation. En effet, il est rare de voir le mouvement fébrile succéder à la laryngite, ou, s'il existe, il n'est pas comparable, comme intensité, à celui des prodromes de la rougeole.

Si l'on constate, au début de la fièvre, du dévoiement, de la douleur de ventre, avec ou sans vomissement ou céphalalgie, on pourra craindre une fièvre typhoïde ou un catarrhe gastro-intestinal aigu, et l'erreur sera difficile à éviter : aussi devra-t-on se tenir dans la réserve ; toutefois ce ne sera pas sans avoir recherché si les conditions dans lesquelles se trouve l'enfant doivent faire pencher la balance d'un côté plutôt que de l'autre ; ainsi, on tiendra compte de l'épidémie régnante et de son caractère dominant, on s'assurera s'il y a eu contagion ou rougeole antérieure ; en outre, on n'oubliera pas de rechercher s'il existe une cause d'entérite ou de fièvre typhoïde ; si l'enfant tousse et quels sont les caractères de la toux ; enfin, on se rappellera que les vomissements sont plus rares, et surtout moins répétés et moins souvent bilieux au début de la maladie morbilleuse que de la fièvre typhoïde.

Dans les cas où la rougeole s'annonce par de la fièvre, de la céphalalgie, des vomissements, de la constipation, et des symptômes nerveux, on peut croire au début d'une méningite ou d'une fièvre typhoïde. Alors on se rappellera qu'il est très rare de voir débuter la rougeole avec de pareils symptômes, et l'on ne croira à son existence que si les conditions au milieu desquelles se trouve l'enfant annoncent l'imminence de la fièvre éruptive, et surtout si la maladie s'accompagne de toux rauque et résonnante.

Lorsqu'au moyen des différences précédemment indiquées on sera parvenu à établir que la maladie qui débute n'est pas un coryza, une coqueluche, une grippe, une laryngite spasmodique, une entérite, une fièvre typhoïde, une méningite, on pourra présumer qu'il doit se développer une fièvre éruptive, et il restera à décider sur laquelle des trois doit se fixer le diagnostic. –

Les antécédents, les conditions au milieu desquelles se trouve l'enfant, et plusieurs symptômes pourront mettre sur la voie : ainsi, après avoir constaté, comme nous l'avons dit, s'il y a une épidémie, s'il existe une contagion évidente, si l'enfant est vacciné, s'il a eu la variole, la scarlatine ou la rougeole, il faudra, en outre, s'assurer de l'existence des douleurs de reins et de la constipation, auquel cas on conclurait, suivant les antécédents, au développement de la variole.

Un mal de gorge accompagné d'une rougeur notable des amygdales, du voile du palais et de la langue et précédé de vingt-quatre à quarante-huit heures d'une fièvre *ardente et continue*, pourrait faire croire à une scarlatine.

Enfin, l'existence de la toux résonnante et férine devrait indiquer une rougeole.

Lorsque l'étude attentive des prodromes aura pu faire prévoir le développement de cette dernière affection, on devra encore rechercher si l'éruption sera normale ou anormale. Ce diagnostic est impossible dans le plus grand nombre des cas; toutefois on pourra présumer que la rougeole sera anormale si, après le second jour, ou plutôt après l'établissement des phénomènes généraux, il se manifeste des symptômes d'une lésion organique importante.

Le même diagnostic pourra être porté si des prodromes graves se prolongent au-delà de trois ou quatre jours.

Enfin il peut arriver, et ce cas n'est certainement pas le plus rare, qu'il sera impossible d'indiquer positivement laquelle des nombreuses affections que nous avons énumérées doit se développer : il faut alors se tenir dans la réserve, suspendre son diagnostic, mais surveiller attentivement les symptômes locaux pour s'assurer qu'il ne s'établit pas une lésion de quelque viscère.

Lorsque la rougeole est secondaire, il est plus difficile encore, pour ne pas dire impossible, de la prévoir : ses symptômes précurseurs se confondent souvent avec ceux de la maladie primitive, ou ne se manifestent que par un mouvement fébrile qui n'a rien de caractéristique. Les antécédents peuvent seuls mettre sur la voie.

Il existe ici une autre difficulté. Dans la rougeole anomale primitive les prodromes sont modifiés par la complication future seulement ; au contraire, lorsqu'elle est consécutive, les changements qu'ils éprouvent sont sous l'influence de la maladie antérieure ; et si dans ces cas la rougeole doit être compliquée; il y aura double cause pour que l'éruption soit anomale, ce qui jette beaucoup d'obscurité sur le diagnostic.

Aussi regardons-nous comme bien difficile, sinon même impossible, d'en poser les règles.

B. *Diagnostic de la période éruptive.* — L'erreur est moins facile lorsque l'exanthème est déclaré que pendant ses prodromes ; cependant elle est encore possible, et l'examen ne doit pas être superficiel. En effet, s'il est vrai que les rougeurs rubéoliques aient des caractères assez tranchés pour être facilement reconnaissables, il n'est pas moins véritable qu'il est des cas où elles peuvent être aisément confondues avec celles d'autres éruptions, ou méconnues au milieu de plusieurs développées simultanément.

Lorsqu'on est en doute sur le diagnostic de l'éruption rubéolique, il ne faut pas oublier quelques-uns des caractères qui la distinguent de toute autre : les taches sont peu étendues, morcelées, déchiquetées sur leurs bords, légèrement saillantes ; isolées les unes des autres, elles ne se réunissent pas en larges plaques, mais quelquefois en demi-croissants irréguliers. On doit toujours rechercher ces caractères qui sont pathognomoniques de la rougeole.

Cependant nous avons déjà dit (t. II. p. 101), et nous le répétons ici, que la roséole se confond quelquefois avec certaines rougeoles anomales et simples. La forme, la couleur, la distribution et la marche des taches sont à peu près les mêmes ; le mouvement fébrile est presque nul, et l'on doit rester dans le doute sur le diagnostic de ces éruptions, à moins qu'une épidémie régnante ne vienne démontrer leur nature rubéoleuse.

Mais, qu'il y ait épidémie ou non, nous aimerions à confondre toutes ces formes de transition en une seule, qui serait à l'éruption morbilleuse ce qu'est la varicelle à la variole. En effet, la varicelle sporadique est aussi distante de la petite vérole que la roséole l'est de la rougeole ; et si l'on a trouvé une raison suffisante pour réunir en un même groupe les éruptions varioleuses et varicelleuses, d'après ce fait qu'on les voit se développer simultanément pendant des épidémies, une raison pareille existe pour ranger dans une même catégorie la roséole et la rougeole.

Nous avons déjà parlé ailleurs des opinions des médecins allemands qui considèrent la roséole (Roetheln) comme une variété de la scarlatine ; nous croyons, en effet, qu'on a décrit sous ce nom plusieurs cas de scarlatine anomale et de véritable roséole. Marcus avait établi entre la roséole et la scarlatine les rapprochements que nous venons de faire soit entre la rougeole et la roséole, soit entre la variole et la varicelle.

Chez les très jeunes enfants en travail de dentition, on voit souvent dans les grandes chaleurs de l'été, des éruptions générales tout à fait semblables, pour l'apparence extérieure, à la rougeole vulgaire. C'est encore là une variété de roséole que l'on distingue de l'exanthème morbilleux, principalement d'après les symptômes précurseurs et concomitants, et aussi d'après les conditions étiologiques.

Les éruptions varioliques et scarlatineuses, à leur début, peuvent quelquefois simuler la rougeole. Ainsi, certaines rougeoles boutonneuses ressemblent aux papules de la variole ; mais ces dernières sont plus petites que celles dans l'exanthème morbilleux, et en outre la rougeole est boutonneuse sur toute la surface du corps, tandis que la variole n'est pas longtemps papuleuse à la fois sur les membres et sur la face ; lorsqu'il en est ainsi, on peut encore aisément trouver quelques vésicules bien formées au milieu des papules du visage. Enfin, s'il restait quelques doutes, on puiserait les éléments du diagnostic dans les antécédents et dans les symptômes prodromiques et concomitants.

La scarlatine, à son début, se confond plus aisément que la variole avec l'éruption morbilleuse : ses taches, en effet, sont isolées et un peu morcelées ; mais il faut noter qu'elles ne sont pas saillantes, qu'elles sont plus étendues que celles de la rougeole et qu'elles se réunissent très rapidement en larges plaques. En outre, elles présentent un pointillé que n'ont jamais les rougeurs rubéoleuses.

La distinction est plus difficile que dans tous les cas précédents, lorsque plusieurs éruptions se réunissent sur le même individu. Nous croyons, en effet, que c'est ainsi que l'on doit considérer quelques rougeoles dont l'éruption s'éloigne beaucoup, sur certaines parties du corps, de la description que nous avons donnée. Ainsi, nous avons vu plusieurs malades dont les rougeurs régulières et arrondies étaient confluentes sur l'abdomen et les mains ou même restaient isolées et semblables à celles de l'érythème ; d'autres fois elles avaient l'apparence de plaques d'urticaire, c'est-à-dire qu'elles étaient larges de plusieurs pouces et saillantes, d'un rose pâle, tandis que sur les autres parties du corps les taches étaient franchement rubéoliques.

Ces formes, qui s'éloignent beaucoup de la rougeole simple, nous semblent n'être, en effet, que la réunion, sur le même enfant, de plusieurs maladies éruptives ; elles seraient pour nous des complications de rougeole et d'érythème, de rougeole et d'urticaire, etc.

Le fait nous semble d'ailleurs prouvé par quelques cas dans lesquels nous avons vu des plaques d'urticaire se développer pendant les prodromes de la rougeole, et précéder ainsi les taches rubéoliques d'un à deux jours. Dans ces cas, les deux maladies étaient simultanées et se compliquaient mutuellement, mais les deux éruptions étaient successives au lieu de coïncider comme dans les cas précédents.

La tendance de la rougeole à s'unir à diverses autres éruptions est encore prouvée par un certain nombre de faits qui laissent dans l'indécision de savoir si l'on a sous les yeux une rougeole ou une scarlatine. Les rougeurs tiennent alors pour la forme et la disposition le milieu entre ces deux éruptions et présentent les caractères communs à chacune d'elles, tandis que, d'autre part, les symptômes généraux ou plutôt les autres symptômes locaux appartiennent aussi à l'une et à l'autre.

Pour nous toutes ces formes de pseudo-rougeole sont des maladies hermaphrodites qui, participant aux caractères des deux maladies, servent à établir le passage et la gradation entre elles, ou plutôt constituent de véritables complications.

Pour établir le diagnostic dans les cas de cette nature, il faut toujours rechercher les caractères propres à chaque éruption dans différentes parties du corps, et l'on constatera dès lors assez facilement dans un point les taches de la rougeole, et dans un autre les rougeurs de la scarlatine ou les pustules de la variole. Nous reviendrons encore sur ce point à l'article *Complications*.

Enfin, il est des cas rares où la nature de l'éruption reste douteuse, parce qu'elle se fait sur la peau couverte d'une abondante desquamation ; alors les taches sont en partie cachées par l'épiderme soulevé ou opaque. Il en résulte, au premier abord, une apparence singulière et d'autant plus trompeuse que la rougeole est, dans ce cas réellement anomale. Il suffit, du reste, d'indiquer cette cause d'erreur, qui n'en sera plus une dès qu'on examinera l'exanthème avec un peu d'attention, en ayant soin de soulever les lambeaux d'épiderme qui recouvrent une partie des taches.

Art. VII. — Caractères anatomiques. — Nature. — Siége.

Il est difficile d'avoir des notions exactes sur les lésions anatomiques de la rougeole, parce que les complications locales si nombreuses qui l'accompagnent entremêlent leurs caractères avec ceux qui appartiennent à la fièvre éruptive elle-même, et surtout parce que la plus fréquente de toutes, la pneumonie, qui est fébrile, doit modifier l'état du sang. Il est donc nécessaire de rechercher les cas simples, et l'on sait déjà que la rougeole simple se termine presque toujours par la guérison. Deux fois cependant nous avons vu la mort survenir sans aucune complication importante ; de ces deux cas il est résulté pour nous la conviction que le sang subit une détérioration notable, et qui est analogue à celle qu'on rencontre dans les autres fièvres éruptives et dans l'affection typhoïde.

Dans l'un des deux cas il s'agit d'une fille de cinq ans et demi qui est prise d'une rougeole au milieu de la bonne santé ; l'éruption suit ses périodes ; mais après elle la fièvre et la toux persistent, avec abattement, inappétence, prostration et dévoiement. Au quinzième jour de la rougeole, il se développe une éruption très discrète de varicelle. Le seizième, il survient des vomissements subits, et la mort a lieu le lendemain matin, presque instantanément.

A l'autopsie, nous trouvons un ramollissement et une coloration rouge vineuse de tous les organes ; le sang, qui nulle part ne s'était pris en caillots, était d'un rouge vineux, et semblait avoir imbibé et pénétré tous les tissus, c'est-à-dire toutes les muqueuses (excepté l'iléon et le jéjunum), le cœur et les vaisseaux qui en partent, le poumon, le foie, les membranes et la substance cérébrale.

L'autopsie ayant été faite au mois de janvier et peu après la mort, la putréfaction ne pouvait être la cause de cette imbibition sanguine générale. D'une autre part, les accidents rubéoliques avaient persisté après l'éruption et ne pouvaient être attribués à une varicelle très discrète ; nous avons donc été forcés de rapporter à la rougeole l'altération du sang constatée à l'autopsie.

Dans notre second exemple, il s'agit d'un garçon de quatre ans pris de rougeole au milieu de la bonne santé, et mort au septième jour de la maladie, l'éruption existant encore à l'état de taches d'un rouge jaunâtre terne. L'injection des organes, la liquidité du sang se retrouvaient comme dans l'autre sujet, mais à un degré moins tranché. Quelques caillots décolorés existaient dans le cœur. Il y avait de plus un développement considérable des follicules intestinaux.

Enfin, le développement morbide des follicules intestinaux est commun dans la rougeole comme dans les autres fièvres éruptives ; il l'est moins toutefois que les autres espèces de lésions intestinales.

La rougeole est donc une maladie générale qui se manifeste à l'extérieur par un mouvement fébrile et une fluxion ou une phlegmasie spéciale de la peau et des muqueuses.

Quel est le siège réel de la phlegmasie cutanée ? Question difficile à résoudre, et sur laquelle nous n'avons que des données hypothétiques. L'aspect des rougeurs, l'absence de la douleur locale, indiquent que la maladie est superficielle, et que le chorion ne participe en rien à l'inflammation. Le gonflement et la forme des taches semblent prouver que l'hypérémie sanguine se fait dans un tissu susceptible d'augmenter le volume et de limiter cette congestion. En outre, la rareté de la desquamation, et des infiltrations consécutives, semble, aussi bien que l'aspect de l'éruption, exclure l'idée que la maladie siége dans le réseau lymphatique. De cette sorte il est probable que l'inflammation réside dans le réseau vasculaire de la peau, ou si l'on veut, dans les couches profondes du corps muqueux.

Si nous suivions l'analogie, nous admettrions en outre que la phlegmasie des muqueuses occupe spécialement le corps muqueux de ces membranes, et que c'est peut-être à cette cause qu'il faut attribuer la forme de leur inflammation, qui est plus souvent érythémateuse que pseudo-membraneuse ou folliculaire.

Art. VIII. — Complications.

La rougeole se manifeste par une inflammation ou fluxion inflammatoire de la peau et de toutes les muqueuses. La marche normale de la maladie dépend d'un équilibre conservé entre ces deux sortes de fluxions. Celle qui se fait sur la peau doit en général dominer : si l'équilibre est rompu par une cause quelconque, soit accidentelle, soit inhérente au malade ; si la fluxion des muqueuses prédomine, il en résultera le développement d'une phlegmasie de ces membranes.

De là, il est facile de prévoir que c'est surtout sur l'appareil des membranes muqueuses que porteront les complications inflammatoires de la rougeole, que la broncho-pneumonie, la pharyngo-laryngite et les inflammations intestinales seront de toutes les plus fréquentes.

La rougeole reconnaît en outre un certain nombre d'autres complications, qui dépendent sans doute de la nature même de la maladie et de la constitution individuelle. Or, cette nature nous est, quant à présent, tout à fait inconnue ; nous savons que la maladie est générale ; nous savons aussi par quels symptômes extérieurs elle se traduit, mais rien ne nous indique en quoi elle consiste : rien, par conséquent, ne peut faire prévoir les complications qui résultent de la nature même de la maladie.

J. *Broncho-pneumonie.* — *Fréquence.* — De toutes les complications graves de la rougeole, la broncho-pneumonie est, sans contredit, la plus fréquente. Mais cette fréquence varie beaucoup suivant les épidémies, et surtout suivant l'époque de l'épidémie. Souvent le premier et le second mois se passent sans qu'on en observe un seul exemple ; puis une fois qu'un cas a été constaté, on les voit se multiplier assez rapidement pendant quelques semaines (1).

Caractères anatomiques. — On peut observer dans la rougeole toutes les formes de broncho-pneumonie catarrhale décrites dans notre premier volume (p. 408). Lorsque la rougeole est primitive, les formes aiguë, congestive et inflammatoire, dominent. La broncho-pneumonie vésiculaire est, pour ainsi dire, spéciale à cette pyrexie. C'est aussi dans son cours que se développent fréquemment les abcès pul-

---

(1) A l'hôpital, sur 167 cas de rougeole, nous avons observé 24 bronchites, dont plusieurs graves ; 7 pneumonies sans bronchite, dont trois lobaires, et 58 broncho-pneumonies lobulaires. Dans l'épidémie de Genève de 1847 les broncho-pneumonies ont été très nombreuses, sous la double influence de la rougeole et de la coqueluche ; elles ont été moins fréquentes en 1852. Dans les cas sporadiques observés à Paris, cette complication a existé beaucoup plus rarement qu'à l'hôpital, à peine une fois sur dix.

monaires et l'hépatisation disséminée, indice de la coïncidence du catarrhe et de l'inflammation. La broncho-pneumonie lobaire est rare, cependant nous l'avons vue plusieurs fois. La congestion passive et la carnification ne sont pas communes, on les observe chez les enfants débilités qui meurent d'une rougeole secondaire terminale, et il est permis de croire qu'alors la broncho-pneumonie est plutôt cachectique que rubéolique.

Époque d'apparition. — La broncho-pneumonie peut se développer : 1° pendant les prodromes et les premiers jours de l'éruption, c'est de beaucoup le cas le plus fréquent ; 2° pendant la décroissance de l'exanthème ; 3° après la guérison de la rougeole, ce dernier cas est le plus rare (1).

Cette division, que nous établissons ici, a une grande importance, comme on peut le prévoir, d'après les détails dans lesquels nous sommes entrés antérieurement.

En effet, si, au milieu de la bonne santé, le début de la pneumonie coïncide avec celui de la rougeole, ou seulement avec l'éruption elle-même, il en résultera presque nécessairement une irrégularité dans la marche des rougeurs ; d'où il suit que le plus grand nombre des rougeoles compliquées sont des rougeoles anomales. Il est bien entendu que la bronchite légère, ou quelques noyaux de pneumonie n'ont pas une telle puissance. Nous parlons ici d'une bronchite ou d'une pneumonie assez graves pour produire un mouvement fébrile intense, et caractérisées soit par un souffle bronchique très appréciable, soit par des râles humides très abondants.

La broncho-pneumonie, qui se développe pendant la décroissance de l'éruption, est essentiellement rubéolique et n'altère pas la marche de l'exanthème.

Celle qui se développe pendant la convalescence, c'est-à-dire du douzième au vingtième jour de la maladie, ou même plus tard, n'a aucune influence sur la rougeole, et même n'est pas toujours sous sa dépendance : ainsi, la santé générale s'est-elle rétablie d'une manière complète entre les deux maladies, leur indépendance est très évidente. Nous en trouvons, du reste, la preuve dans la marche de la maladie, qui est souvent celle d'une pneumonie franche, primitive et, par conséquent, lobaire dans le plus grand nombre des cas.

Il n'en est plus de même si la phlegmasie se développe chez un enfant dont la rougeole a été suivie de différentes complications, et chez lequel le mouvement fébrile n'a jamais complétement disparu.

---

(1) Quelques faits observés dans l'épidémie de Genève de 1847 sembleraient infirmer cette règle, mais la fréquence de la broncho-pneumonie pendant la convalescence de l'exanthème a dû être rapportée à la coqueluche qui était venue compliquer la rougeole.

Dans ces cas, que la pneumonie soit directement sous la dépendance de la rougeole, ou indirectement par l'intermédiaire d'autres complications, sa forme est lobulaire et sa marche identique avec celle de la pneumonie qui se développe pendant la décroissance de l'exanthème.

Tout ce que nous venons de dire jusqu'à présent s'applique à la fièvre éruptive survenue pendant le cours d'une bonne santé.

Lorsque la broncho-pneumonie est la complication d'une rougeole secondaire, les mêmes différences existent pour l'époque d'apparition de cette complication.

Les *symptômes* qui appartiennent en propre à la bronchite ou à la broncho-pneumonie rubéolique sont les mêmes que ceux décrits ailleurs : des râles plus ou moins abondants et humides, de la respiration bronchique disséminée ou bien étendue à une partie plus ou moins grande de la poitrine, du retentissemeut de la voix, de la matité, etc. Nous ne devons pas nous étendre sur ce sujet, et ce que nous avons dit sur les symptômes qui accompagnent la rougeole anomale suffit pour faire reconnaître les phénomènes généraux qui accompagnent la broncho-pneumonie rubéolique.

La *forme* de la complication, quand elle est grave, est, dans la très grande majorité des cas, celle que nous avons décrite sous le nom de *bronchite générale*, et *broncho-pneumonie aiguë* ou *sub-aiguë*. La broncho-pneumonie lobaire est beaucoup moins fréquente ; quant aux formes cachectiques, on ne les observe que dans les cas où l'enfant est déjà dans un état cachectique. Il n'est pas rare de voir la broncho-pneumonie de la rougeole se prolonger pendant assez longtemps et prendre l'apparence chronique. Dans plusieurs cas de ce genre, nous avons cru pendant la vie à une tuberculisation pulmonaire, et nous n'avons trouvé à l'autopsie que des abcès du poumon. Le diagnostic est alors, en effet, très difficile.

Pronostic. — La broncho-pneumonie est une cause des plus fréquentes de la mortalité à la suite de la rougeole ; mais il se joint souvent d'autres complications qui concourent pour leur part à la terminaison fatale. Il faut aussi tenir compte de l'état antérieur ; car la broncho-pneumonie qui survient pendant le cours d'une rougeole anomale et secondaire ne guérit guère qu'une fois sur huit. Au contraire, lorsque la pneumonie est la seule maladie qui complique la rougeur primitive, la guérison est plus fréquente que la mort. Quant au pronostic individuel, il faut tenir grand compte de toutes les circonstances que nous avons indiquées ailleurs (voy. Pronostic de la broncho-pneumonie, p. 468, t. Ier), mais il faut surtout bien connaître l'influence de l'épidémie sur la gravité des complications à un moment donné (1).

____

(1) A l'hôpital, nous avons perdu un malade sur trois ou quatre dans les circon-

Causes. — La rougeole qui s'accompagne d'une éruption ou plutôt d'une congestion de toute la muqueuse laryngo-pulmonaire, est par cela même prédisposée à se compliquer de la phlegmasie de cette membrane, et l'on conçoit parfaitement que, par la marche seule de la maladie, et sans cause appréciable, l'inflammation soit plus violente sur les bronches que sur la peau ; cette opinion acquiert un nouveau degré d'évidence par ce fait que l'exanthème est ordinairement anormal dans les cas de cette nature.

Cette explication fait voir pourquoi, malgré nos efforts, nous n'avons pu, dans le plus grand nombre des cas, déterminer la cause efficiente de la broncho-pneumonie. Cependant quelquefois les parents nous ont assuré que l'aggravation avait succédé à un refroidissement subit.

Nous sommes donc portés à croire que le froid peut déterminer la rétrocession de l'exanthème et le développement d'une pneumonie ; mais nous regardons la dernière partie de la proposition comme mieux prouvée que la première.

L'âge, la position sociale et l'époque de l'épidémie sont les trois circonstances qui exercent une influence prépondérante sur l'apparition de la broncho-pneumonie. Cette complication est beaucoup plus fréquente au-dessous qu'au-dessus de l'âge de cinq ans, chez les enfants pauvres que chez les riches, et au moment où l'épidémie atteint son apogée qu'à son origine ou à son déclin. La plus grande fréquence de cette complication sur les enfants des classes inférieures est une preuve de l'influence fâcheuse d'une mauvaise hygiène, et de la nécessité des mesures de précaution pour préserver les enfants des complications qui peuvent les atteindre.

II. *Stomatite.* — Si nous en jugeons d'après nos seules notes, la stomatite serait une complication très rare de la rougeole ; car à l'hôpital nous n'en avons constaté que deux et pas une en ville (nous ne parlons pas des stomatites qui se terminent par gangrène). Cependant plusieurs pathologistes indiquent la coïncidence de ces deux maladies, et l'on a décrit des épidémies de rougeole compliquée d'inflammation de la muqueuse buccale, soit à l'hospice des Orphelins, soit à l'hôpital des Enfants. Dans une de ces épidémies observées par Kapeler (1), à l'hospice des Orphelins, dans l'été de 1826, la cautérisation par le nitrate d'argent amena une guérison rapide.

---

stances sus-indiquées. En ville et dans les cas sporadiques, la proportion a été plus favorable ; mais en temps d'épidémie, la mortalité a été presque la même qu'à l'hôpital. Alors, en effet, nous avons vu guérir les deux tiers des enfants dont la broncho-pneumonie s'était développée pendant le cours ou pendant la décroissance de l'exanthème non compliqué, et tous ceux qui ont été atteints pendant la convalescence.

(1) *Journal général des hôpitaux,* 2ᵉ année, 1829, p. 81.

Nous devons rapprocher de la stomatite une sorte d'inflammation de la langue que nous avons vue devenir rouge, grosse, épaisse ; elle avait peine à sortir de la bouche. Cette complication est rare et peu grave, il nous suffit de la mentionner.

III. *Pharyngo-laryngite* — Nous avons déjà dit que l'éruption se propage sur le voile du palais, et que le timbre de la toux et de la voix indique une véritable lésion du larynx ; nous devons ici consigner quelques remarques sur les cas où cette inflammation est assez violente pour devenir une complication.

Fréquence. — On comprend que la limite entre l'éruption sur les muqueuses et leur inflammation est difficile à établir dans un certain nombre de cas ; l'intensité des symptômes et les lésions rencontrées à l'autopsie nous ont servi de guide (1).

Si, à l'hôpital, nous avons observé un assez grand nombre de phlegmasies de la gorge, nous croyons devoir l'attribuer aux épidémies scarlatineuses qui régnaient conjointement avec celles de rougeole ; car nous restons convaincus que la laryngite est plus spéciale à la rougeole que la pharyngite. Nous en avons pour preuve :

1° L'opinion de nos devanciers ;

2° La bénignité constante de la pharyngite ;

3° La prédominance des laryngites lorsque l'épidémie de scarlatine n'a pas coïncidé avec celle de la rougeole ;

4° La rareté des pharyngites dans la pratique civile.

Caractères anatomiques. — La pharyngite est presque toujours légère, et ne consiste que dans la rougeur et le gonflement très peu intense des amygdales et du voile du palais ; cependant nous l'avons vue une fois beaucoup plus grave, et dans une rougeole anormale survenue pendant le cours d'un ramollissement intestinal, nous avons constaté à l'autopsie une vaste inflammation de tout le pharynx s'étendant à peine dans le larynx, et consistant dans une rougeur vive avec ramollissement et formation de plusieurs ulcérations et érosions ; une seule malade nous a présenté une angine pseudo-membraneuse assez peu intense.

Dans le larynx, au contraire, la maladie revêt plus facilement une forme assez grave, et l'autopsie démontre plus habituellement des inflammations assez intenses, surtout des ulcérations, des érosions ou même des fausses membranes ; cependant la phlegmasie est quelquefois légère ou même rentre dans la classe de celles que nous avons décrites (page 368 du premier volume) et qui se ma-

____

(1) A l'hôpital, sur 176 malades, nous avons observé 40 pharyngites et 35 laryngites, ces deux maladies étaient réunies sur seize enfants, en sorte que nous comptons 24 pharyngites, 19 laryngites et 16 pharyngo-laryngites. En ville, cette complication a été beaucoup moins fréquente.

nifestent par des symptômes sans que le larynx présente aucune lésion (1).

En outre, les *symptômes* de la laryngite ne sont pas toujours d'accord avec l'intensité de la lésion. Les plus habituels sont la raucité de la toux et de la voix à divers degrés et quelquefois leur extinction presque complète; rarement la toux est éclatante et métallique. Il s'y joint parfois une douleur laryngée ou trachéale soit à la pression, soit pendant la toux, qui est alors déchirante.

Toutes les laryngites dont nous venons de parler rentrent dans la classe de celles qui sont érythémateuses, ulcéreuses ou pseudo-membraneuses et que nous avons décrites dans le premier volume de cet ouvrage. La laryngite spasmodique n'est pas très rare non plus; nous avons déjà dit que cette complication peut se montrer au début, et tomber ainsi sur la nature de la maladie qui doit suivre; dans d'autres cas plus rares, elle peut se développer pendant l'éruption elle-même ou après sa terminaison. Nous citons ici un fait qu'on peut considérer comme un exemple de laryngite spasmodique survenue dans le cours d'une laryngite rubéolique.

Une fille de quatre ans est prise, au premier jour de l'éruption, d'une rougeole normale, de toux rauque à timbre variable, et simulant parfois l'aboiement d'un jeune chien : la voix était enrouée. Cet état persista pendant environ quinze jours, avec variations et diminution progressive; puis pendant deux jours la toux resta simplement grasse, avec une légère raucité par intervalles; alors et tout à coup la voix fut complétement éteinte; la toux rauque, semblable à celle d'un chien enroué, fréquente, revenait par quintes violentes, croupales, accompagnées d'accès de suffocation. Deux accès pareils ont lieu un soir et le lendemain matin. Dans l'intervalle, la toux reste rauque, la voix est éteinte; mais il n'y a pas de suffocation. On applique deux sangsues qui coulent abondamment; depuis ce moment les quintes et les accès de suffocation ne reparurent plus; la toux resta rauque, mais moins abondante. Peu à peu ces caractères diminuèrent ; la toux perdit sa raucité en devenant grasse ; la voix revint peu à peu ; et le quatorzième jour après la recrudescence de ces derniers accidents, la toux était presque nulle et la voix normale. L'enfant mourut vingt-quatre jours plus tard d'une autre affection. A ce moment le larynx était parfaitement sain.

La pharyngo-laryngite n'a que peu ou pas d'influence sur la marche de l'éruption et sur les symptômes qui l'accompagnent; nous l'avons vue cependant coïncider avec une recrudescence de la fièvre, assez violente pour faire présumer le début d'une autre affection, qui ne se développa que beaucoup plus tard.

(1) Nous avons trouvé des ulcérations ou des érosions dans un peu moins de la moitié des cas, des fausses membranes dans le cinquième; dans le sixième des cas, l'inflammation était simple; une seule fois elle était œdémateuse; dans le cinquième des cas, l'autopsie ne révéla aucune lésion.

Apparition. — L'angine pharyngée et laryngée apparaît d'habitude pendant la décroissance de la rougeole et du quatrième au treizième jour de l'éruption; il est rare de la voir se montrer plus tôt, il est rare aussi qu'elle se développe plus tard. Cependant, chez un enfant de trois ans, les signes de la pharyngo-laryngite ne survinrent que le vingt-septième jour de l'éruption. Nous nous sommes demandé si, dans ce cas, ils étaient bien sous l'influence de l'exanthème. L'enfant ne s'était pas guéri depuis la rougeole jusqu'au début de la laryngite, il avait eu une pneumonie lobulaire et une contracture des extrémités.

Lorsque la phlegmasie envahit à la fois le pharynx et le larynx, les deux maladies débutent simultanément ou indifféremment l'une après l'autre; elles se suivent alors à peu de jours de distance

Durée. — On ne peut pas chercher à déterminer la durée de la complication chez les sujets qui ont succombé à une époque où elle existait encore, car la mort a toujours été déterminée par une autre maladie plus grave. Chez les enfants qui ont guéri, c'est ordinairement du quatorzième au vingt-cinquième jour de l'éruption que nous avons vu disparaître la laryngite.

Pronostic. — La pharyngite et la laryngite ont ordinairement peu d'importance, ou tout au moins ne concourent à la mortalité que pour une faible part; en effet, les symptômes sont rarement intenses, même lorsque les lésions sont graves.

Cette règle cependant est loin d'être absolue, et la gravité de la complication est subordonnée à sa nature. Ainsi Guersant, les docteurs Rayer, West, Hennoch ont observé des cas mortels sous l'influence de la laryngite membraneuse. Nous en avons aussi vu quelques-uns soit à Paris, soit à Genève dans les épidémies de 1847 et 1852. Cette complication a le plus souvent alors revêtu la forme que nous avons décrite sous le nom de laryngite pseudo-membraneuse secondaire, et a notablement différé des symptômes du vrai croup. Nous avons vu aussi quelques exemples de laryngite simple fort grave. Dans un cas la mort en a été la conséquence, et, bien que l'autopsie n'ait pu être pratiquée, les symptômes et la marche de la maladie ne nous ont pas laissé de doute sur l'absence de la diphthérite.

Causes. — La pharyngo-laryngite se montre dans toutes les espèces de rougeoles, normales ou anormales, primitives ou secondaires : elle est plus fréquente cependant, comme toutes les complications, dans la rougeole anormale que dans celle qui suit régulièrement ses périodes. Les autres causes sont les mêmes que celles déjà détaillées aux chapitres de la *Pharyngite* et de la *Laryngite.*

IV. *Catarrhes et phlegmasies des intestins.* — *Fréquence.* — Après les inflammations pulmonaires, les maladies intestinales sont les complications les plus fréquentes de la rougeole. Elles se développent chez le quart environ des enfants atteints de cette pyrexie, sporadique ou épidémique. Dans ce dernier cas cependant, la proportion varie souvent en plus ou en moins (1).

Cara ctères anatomiques. — Symptômes. — Les lésions anatomiques sont celles que nous avons décrites dans notre premier volume en faisant l'histoire des catarrhes et phlegmasies des intestins. Les altérations légères de la muqueuse sont surtout fréquentes (2) (voy. 1. I, p. 679). Plusieurs fois nous n'avons trouvé aucune lésion digne d'être notée. Nous ne reviendrons pas non plus sur les symptômes (t. I, p. 694). Nous dirons seulement qu'il est difficile d'établir une limite précise entre la diarrhée légère qui accompagne souvent la rougeole simple et une complication réelle. La fréquence de toutes deux prouve que la muqueuse gastro-intestinale participe à la fluxion qui se fait sur les autres membranes muqueuses et sur la peau.

La nature de ces complications est le plus souvent catarrhale (t. I, p. 709), et les formes sous lesquelles elles se présentent sont surtout le catarrhe aigu (t. I, p. 743), puis le catarrhe chronique (t. I, p. 751), enfin la dysenterie et l'entérite typhoïde (t. I, p. 785) (3).

Dans des cas plus rares, les accidents gastro-intestinaux se montrent sous une autre forme. Nous citerons comme exemple les faits suivants observés à Genève en 1847 :

Un garçon de sept ans est atteint, pendant les prodromes de la rougeole, d'une douleur épigastrique des plus intenses, accompagnée de constipation et de vomissements ; ceux-ci se répètent sans interruption pendant quarante-huit heures. La gastrite a duré en tout treize jours. La guérison a été complète et obtenue au moyen de légers minoratifs, de lavements émollients, de vésicatoires à l'épigastre.

Dans un autre cas, l'inflammation s'est montrée sous une forme différente.

(1) A l'hôpital, le quart de nos malades environ nous a offert soit les symptômes, soit les lésions caractéristiques de ces maladies. Dans l'épidémie de 1847, la proportion a été la même, tandis que dans celle de 1852, pendant les mois d'avril et de mai, il a été observé des complications intestinales, légères, il est vrai, sur plus de la moitié des malades.

(2) A l'hôpital, un tiers environ des malades nous a présenté à l'autopsie une inflammation érythémateuse de la membrane muqueuse. Un cinquième nous a offert une entéro-colite tuberculeuse, un septième la forme membraneuse, un septième la forme ulcéreuse, un quart un ramollissement. Quelques-uns de ces malades offraient plusieurs de ces lésions réunies ; un petit nombre n'avaient aucune lésion, bien qu'ils eussent présenté les symptômes de l'entéro-colite.

(3) Nos observations de l'hôpital nous donnent à ce sujet les résultats suivants :

Catarrhe aigu	37
Catarrhe chronique.	6
Dysenterie	2
Entérite typhoïde	1

En ville, la première de ces formes est la seule que nous ayons vue.

Un fille de quatre ans, l'éruption disparue, fut prise d'une constipation extrêmement opiniâtre, résistant aux purgatifs, qui étaient tous rejetés par les
vomissements ; le ventre était considérablement ballonné, sans douleur très
vive. Tous les symptômes disparurent comme par enchantement avec le rétablissement des évacuations.

Rapports avec la rougeole. — Les entéro-colites ont, en général, fort
peu d'influence sur les symptômes de la rougeole ; il est rare de les
voir modifier la marche normale du mouvement fébrile ; quelquefois
cependant leur apparition coïncide avec une élévation assez considérable du pouls et un accroissement de la chaleur.

Nous avons déjà vu que l'entérite modifie rarement à elle seule la
forme de l'exanthème. Cependant elle est plus fréquente dans la rougeole anomale que dans la rougeole normale, ce qui s'explique par
la présence d'autres complications.

Début. — Si nous faisons remonter l'origine du catarrhe intestinal
à l'époque d'apparition du dévoiement, nous voyons que cette complication débute assez souvent pendant les prodromes ou le jour
même de l'éruption, quelquefois à la fin, et plus rarement au commencement de la décroissance de la rougeole.

Le plus grand nombre des formes légères débute pendant les prodromes : tandis que les espèces les plus graves se développent, en
général, à une époque plus éloignée du début. Cette règle, qui n'est
pas sans exception, peut expliquer pourquoi le catarrhe intestinal a
peu d'influence sur l'éruption rubéolique.

Pronostic. — Ce n'est que dans un très petit nombre de cas que la
colite a été la seule, ou même la principale cause de la mort. C'est à
peine si nous trouvons cinq ou six observations de ce genre parmi
toutes celles que nous avons recueillies à l'hôpital ; et, à Genève, dans
l'épidémie de 1847, où le quart environ des enfants ont offert des
symptômes abdominaux, *un seul* a succombé à une entéro-colite
aiguë. Il était âgé de deux ans. A Paris, nous n'avons pas observé un
seul cas mortel. Si le catarrhe intestinal n'est pas grave, il augmente
cependant le danger des inflammations pulmonaires : celles-ci sont
bien moins fâcheuses lorsqu'elles existent seules que dans les cas
où une colite se joint à elles ; alors, en effet, elles deviennent presque
nécessairement mortelles.

Causes. — Les causes des complications intestinales sont assez
faciles à déterminer. La fluxion abdominale qui se fait naturellement
pendant la rougeole donne aux intestins une susceptibilité analogue
à celle que nous avons reconnue dans les organes pulmonaires : de
là vient qu'une cause minime, indifférente dans toute autre circonstance, déterminera dans celle-ci le développement d'une maladie.

Ainsi, dans les hôpitaux, malgré les défenses des médecins, les
parents apportent souvent de la nourriture à leurs enfants. De là les
indigestions ou des diarrhées qui, dans la rougeole, sont l'origine

des affections intestinales, et probablement de ces colites graves qui débutent vers la fin de la maladie.

Quelques-unes de ces inflammations peuvent être aussi attribuées à des purgations, même légères, données à une époque trop rapprochée du début de la rougeole.

Toutes ces remarques sont surtout applicables aux jeunes enfants, plus sujets que les autres aux phlegmasies gastro-intestinales.

V. *Phlegmasies de diverses muqueuses. — Otite.* — A l'hôpital, cinq malades ont été affectés d'*otite*, et cette proportion doit paraître assez considérable, si l'on se rappelle que cette maladie est en général rare. A Genève, eu égard au grand nombre de malades observés, cette complication a été moins fréquente ; mais à Paris elle a existé dans la même proportion à peu près qu'à l'hôpital des Enfants. Elle a débuté du troisième au huitième jour de l'éruption, et a duré de six à vingt-deux jours. Elle s'est manifestée par un écoulement plus ou moins fétide, précédé quelquefois de douleurs vives dans l'oreille. Cette complication n'a jamais eu d'influence sur la rougeole, et n'a jamais rien présenté de plus spécial que ce que nous en avons dit dans le chapitre destiné à cette affection.

Ophthalmie. — A l'hôpital, cinq fois aussi nous avons constaté une *ophthalmie rubéolique*, qui, une seule fois, a été purulente : une fois elle a débuté le premier jour d'éruption, et a duré jusqu'au neuvième. Dans les autres cas elle a débuté du sixième au dixième jour, et a duré de sept à douze jours. Elle n'a jamais été très intense, et a toujours facilement guéri.

M. Heyfelder a vu, dans une épidémie de rougeole, l'ophthalmie purulente compliquer l'exanthème et occasionner quelquefois la perte de la vue. L'un de nous a recueilli un exemple de cette espèce d'ophthalmie dans l'épidémie de 1847. La phlegmasie se développa trois jours après l'éruption, elle fut intense et dura trois semaines ; mais elle se termina par le retour à la santé.

Un seul malade nous a offert un *coryza* assez intense. Nous avons cité ailleurs un exemple de coryza pseudo-membraneux rubéolique.

Leucorrhée. — Cette complication est plus rare que l'otite, nous n'en avons observé qu'un seul cas à l'hôpital et un très petit nombre en ville.

VI. *Inflammations diverses.* — Presque toutes les inflammations que nous venons d'énumérer appartiennent aux membranes muqueuses, qui sont le siége de prédilection des complications inflammatoires ou catarrhales de l'exanthème. Les phlegmasies des membranes séreuses, de l'encéphale, des organes parenchymateux abdominaux, et des ganglions lymphatiques du tissu cellulaire et des articulations, sont beaucoup plus rares ; elles le sont même assez pour que l'on puisse contester la relation de cause à effet entre la maladie première et celle qui lui succède.

III.   18

1° *Pleurésie.* — **A** l'hôpital, nous n'avons vu qu'une seule fois la pleurésie compliquer la rougeole le second jour de l'éruption ; nous n'en avons pas observé un seul exemple en ville.

2° *La péricardite* est tout aussi rare que la pleurésie. L'un de nous a publié dans les *Bulletins de la Société anatomique* un cas d'endocardite avec caillots organisés dans le cœur qui a évidemment compliqué l'exanthème morbilleux.

3° *Méningite.* — A en croire certains auteurs, et en particulier le docteur Dechaut (1), l'encéphalite serait une complication fréquente. Ce médecin va jusqu'à dire qu'on la rencontre chez les trois quarts des sujets qui succombent. Il est vrai qu'il ne se montre difficile ni sur les caractères symptomatiques ni sur les caractères anatomiques de cette phlegmasie. Du délire et des convulsions pendant la vie, de la congestion cérébrale et de la sérosité dans les membranes ou dans les ventricules après la mort, lui suffisent pour la caractériser. Pour notre part, nous n'avons observé soit, à l'hôpital, soit en ville, aucun cas de méningite aiguë générale ni d'encéphalite franche pendant ou après la rougeole.

4° *Néphrite.* — **A** l'hôpital, nous avons observé deux cas de maladie de Bright, suite de rougeole ; nous n'en avons point vu en ville. Mais l'un de nous a recueilli, dans l'épidémie de 1847 à Genève, un exemple remarquable de cette maladie rare, décrite par Willan sous le nom d'*ischuria renalis*, considérée par M. Rayer comme une néphrite, et déjà signalée par Ranoe et par J. Frank comme une des complications de la rougeole. Voici ce fait, nous le consignons ici *in extenso*, vu sa rareté.

Enfant de trois ans. — *Rougeole normale.* — *Le dixième jour fièvre, agitation, douleurs et rétraction du ventre.* — *Suppression des urines.* — *L'anurie, presque complète, persiste pendant sept jours.*—*Bains, calomel, teinture d'aconite et de digitale.* - *Guérison.*

L'enfant M..., âgé de trois ans, est un garçon robuste quoique lymphatique ; il est né bien portant ; sa dentition a été pénible ; à cette époque, il a eu, à plusieurs reprises, du dévoiement et de la fièvre, mais, en général, il est plutôt sujet à la constipation ; il urine facilement et n'a pas d'incontinence habituelle. Sauf un léger eczéma des jambes et un épiphora habituel, il n'a été atteint d'aucune affection de l'enfance ; il n'a jamais eu de vers.

Le 18 avril il contracte la rougeole, qui suit son cours normal. Le 28 il était en convalescence ; mais on ne l'avait pas encore laissé sortir, lorsque tout à coup il prend une fièvre intense, accompagnée d'une grande anxiété, sans délire ; il ne souffre pas de la tête et ne vomit pas. La respiration n'est pas accélérée ; mais il se plaint de douleurs de ventre assez vives ; la constipation est opiniâtre, et *les urines sont très rares, très difficiles, jumenteuses ;* depuis le 29, il ne rend guère que *deux cuillerées à soupe d'urine dans les vingt-quatre heures, et reste quelquefois dix-huit à vingt heures sans uriner.*

(1) *De la rougeole irrégulière et compliquée,* thèse, 1842, p. 15.

Le 3 mai je suis appelé pour voir l'enfant en consultation avec M. le docteur Lombard, qui lui donnait des soins depuis le vendredi 31 avril. Le petit malade, dans une agitation désordonnée, crie, se plaint sans cesse, et ne se laisse examiner qu'avec la plus grande peine ; la peau n'est pas très chaude ; le pouls est fréquent, sans qu'on puisse le compter ; la respiration n'est pas accélérée, elle est pure des deux côtés en arrière ; pas de matité ; la langue est humide, l'abdomen aplati, rétracté et contracté, comme dans la colique de plomb, douloureux spontanément et à la pression. Cette douleur est générale ; on ne peut la localiser ni dans les flancs ni à l'hypogastre. Cette dernière région n'est ni saillante, ni mate ; la vessie ne paraît en aucune façon distendue ; cependant il y a près de *vingt-quatre heures que l'enfant n'a pas uriné.*

Nous prescrivons trois doses de calomel, de 15 centigrammes chaque, prises de deux heures en deux heures ; elles produisent trois évacuations ; on donne un bain et l'on applique des cataplasmes sur le ventre. Le soir l'agitation est considérable ; il faut à chaque instant transporter l'enfant d'un lit dans un autre ; la nuit est sans sommeil.

Le 4, je puis compter le pouls pendant le sommeil ; il est à 96, régulier, puis l'enfant se réveille en criant, s'agitant et gémissant. Le ventre est plat, dur, rétracté, douloureux ; pas plus qu'hier on ne sent la vessie, *il n'a pas uriné, sauf peut-être pendant les évacuations.* Mais dans tous les cas, vu leur peu d'abondance, la miction aura été bien peu considérable (potion de 120 grammes, avec teinture d'aconit et de digitale, 1 gramme 1/2 ; deux bains, cataplasmes avec l'huile camphrée). Dans la soirée, pour la première fois depuis le début, *il rend les trois quarts d'un verre d'urine sédimenteuse, mais non albumineuse.*

Le 5, les symptômes sont à peu près les mêmes. L'enfant est toujours très irritable. Les lèvres sont sèches, couvertes de larges croûtes ; la langue est humide ; pas de selles (même potion, cataplasmes, bains).

Le 6, le pouls est à 84 pendant le sommeil. La nuit dernière, les urines ont rempli environ les trois quarts d'un verre ; même état du ventre, moins d'irritabilité (potion *ut suprà*, cataplasmes, liniment camphré, bains alcalins, bouillon de poulet).

Du 6 au 12, l'amélioration s'est progressivement accrue ; les urines ont été en augmentant d'abondance ; les évacuations sont redevenues naturelles ; les douleurs et la rétraction du ventre ont disparu ; l'appétit s'est prononcé ; l'enfant est guéri.

5° *Phlegmon. — Ganglites.* — A l'hôpital, deux enfants ont eu des abcès au cou ; cette complication a été rare en ville, cependant l'un de nous en a cité quelques exemples dans son mémoire sur la rougeole.

VII. *Hydropisies.* — L'anasarque et les épanchements des membranes séreuses sont aussi rares après la rougeole qu'ils sont fréquents à la suite de la scarlatine. Cependant Heim et J. Frank ont été trop loin en niant l'existence des hydropisies rubéoliques. Nous en avons observé six exemples à l'hôpital, et un bien caractérisé dans l'épidémie de 1847. M. le docteur Lombard a rencontré deux fois cette complication dans l'épidémie de 1832.

A l'hôpital, chez trois enfants, la maladie se passa tout entière sous nos yeux, et l'anasarque, développée du douzième au vingt-etunième jour, et ayant duré de trois à douze jours, nous a évidemment paru être sous la dépendance de la rougeole. Chez les trois autres malades, l'anasarque fut générale et intense; deux fois elle s'accompagna d'albuminerie. Dans ces cas, bien que nous n'ayons pas vu la fièvre éruptive, nous n'avons aucune raison de croire qu'elle n'ait pas été en réalité rubéolique. L'absence de desquamation chez deux de ces malades en a été, du reste, pour nous une preuve positive. L'anasarque débuta les neuvième, onzième et trente et unième jours, et dura huit, douze et soixante-six jours. Deux des malades moururent, et l'un avait une néphrite albumineuse très évidente qui s'était compliquée d'une double pleurésie, d'une pneumonie œdémateuse, etc. Chez l'autre, il n'existait pas de néphrite, et la mort survint par suite de maladies intercurrentes.

Les malades observés par M. Lombard étaient aussi albuminuriques. Celui que nous avons vu en ville fut atteint d'une anasarque limitée à la face et au scrotum, mais il eut un épanchement ascitique; ses urines n'étaient pas albumineuses.

Chez un enfant, l'hydropisie a été la conséquence d'une sortie trop hâtive. Presque tous nos malades étaient âgés de quatre à sept ans, un seul avait neuf ans.

Nous ne possédons qu'un seul exemple d'hydrocéphalie aiguë rubéolique, nous l'avons publié ailleurs (voy. *Hydrocéphalie*).

VIII. *Hémorrhagies.* — Elles ont lieu tantôt par la peau, tantôt par les muqueuses. Le plus souvent, elles ne sont que le résultat de l'augmentation du mouvement fluxionnaire qui se fait sur ces membranes. C'est dans les cas de cette espèce que l'on observe, dans les prodromes, d'abondantes épistaxis, et des taches de purpura consécutives à l'éruption; elles remplacent les macules jaunâtres lorsque l'exanthème a été très intense. Sous cette forme, les hémorrhagies n'ont rien d'alarmant, c'est un accident local qui disparaît avec la cause qui l'a engendré. Dans d'autres cas, il n'en est pas de même : l'accident local peut, par son intensité, acquérir une véritable importance, et de phénomène secondaire devenir phénomène principal. C'est ainsi que, dans l'épidémie de Genève de 1852, l'un de nous a observé quelques cas d'épistaxis qui par leur répétition et leur abondance lui ont donné d'assez sérieuses inquiétudes.

En 1847, un de nos confrères, le docteur Strœhlin, a vu une jeune fille de quatorze ans, non réglée, avoir des épistaxis très copieuses pendant les prodromes. Le jour de l'éruption apparurent les menstrues, dont la durée ne dépassa pas deux jours; elles furent peu abondantes. Cinq jours plus tard survint une hémorrhagie très considérable, qui persista pendant quinze jours et réduisit la malade à un état de faiblesse extrême.

Dans les différents cas auxquels nous venons de faire allusion, l'hémorrhagie a été ou bien tout à fait insignifiante, ou bien compromettante par son abondance, mais elle ne s'est pas accompagnée des symptômes ataxiques ou ataxo-adynamiques qui indiquent une altération profonde du sang. Cette forme de la rougeole est heureusement fort rare : nous ne sachions pas qu'à Genève, dans les grandes épidémies de 1847 et de 1852, on en ait observé un seul exemple. Nous en avons recueilli un seul à l'hôpital. Nous insérons ici cette observation comme un type de cette variété de la rougeole grave.

OBSERVATION.—*Fille de quatre ans. — Rougeole hémorrhagique et ataxique.— Hématurie.—Mort rapide.—Ecchymoses et infiltration sanguine dans un grand nombre d'organes.*

Labourot, fille âgée de quatre ans, était entrée une première fois à l'hôpital pour une légère bronchite; elle n'avait passé que deux jours dans les salles, son affection n'était pas assez grave pour nécessiter un séjour plus prolongé. Onze jours plus tard on nous ramena cette jeune fille.

Sa mère nous apprit que depuis sa sortie de l'hôpital elle avait continué à avoir de la toux sans fièvre, mais que depuis trois jours elle était de nouveau tombée malade; elle s'était plainte de faiblesse ; la toux avait augmenté; l'appétit avait été complétement perdu, la soif était plus vive ; il y avait eu du dévoiement et quelques vomissements. Le troisième jour, on avait aperçu de la rougeur de la face et du larmoiement. L'éruption se fit dans la journée. Nous ne vîmes l'enfant que le lendemain, quatrième jour. Elle était dans l'état suivant :

Constitution forte, embonpoint, chairs fermes, cheveux blonds, yeux bleus. L'enfant change à chaque instant de position ; elle est dans une anxiété extrême. La face est bouffie et injectée ; les yeux sont larmoyants ; les narines sont croûteuses, bouchées, les lèvres couvertes d'un dépôt blanchâtre, pseudo-membraneux. La peau est brûlante ; le pouls bat 170 ; il est très petit ; il y a 68 inspirations inégales ; les ailes du nez ne sont que légèrement dilatées. Des deux côtés en arrière la respiration est forte et pure, la percussion sonore. En avant la percussion est sonore ; des deux côtés, surtout à gauche, on entend dans l'inspiration et l'expiration un peu de gros râle assez sec; les battements du cœur sont clairs, distincts; un peu de toux; pas d'expectoration. La langue est humide, jaunâtre, on ne peut voir la gorge. L'abdomen est tendu, ballonné ; il ne paraît pas douloureux à la pression : on ne sent ni le foie ni la rate. La soif est extrêmement vive. Les parties génitales externes sont souillées de sang, qui paraît provenir d'une hémorrhagie vésicale ou vaginale. On voit à l'entrée du vagin un caillot assez volumineux. Toute la surface du corps est couverte de petites taches rougeâtres, morcelées, rapprochées les unes des autres, mais isolées, très légèrement saillantes, d'une teinte un peu violacée. Elles sont rares sur l'abdomen ; sur le cou, on voit quelques petites ecchymoses. Six heures plus tard, les taches de l'abdomen avaient pris une couleur violette foncée, et étaient devenues de véritables taches de purpura. L'état général persistait le même ; l'anxiété n'avait pas diminué ; les draps étaient souillés par de l'urine sanguinolente; les matières fécales étaient d'une couleur brune noirâtre. Nous vîmes encore l'enfant dans la nuit ; l'anxiété n'avait pas diminué. Elle mourut le lendemain à cinq heures du matin.

A l'autopsie, pratiquée vingt-neuf heures après la mort, par un temps froid et humide, nous constatâmes les lésions suivantes, dont nous abrégeons à dessein la description :

1° Il n'y avait aucune roideur cadavérique, pas de signes de putréfaction. Toute la surface du corps était couverte d'ecchymoses.

2° L'encéphale et ses membranes étaient parfaitement sains.

3° Le larynx était à l'état normal ; la trachée et les bronches avaient une rougeur uniforme qui ne disparaissait pas par le lavage.

4° Les plèvres étaient saines.

5° La languette du poumon gauche et le lobe moyen droit offraient une hépatisation lobulaire médiocrement étendue. Les lobes inférieurs des deux poumons étaient violacés, et donnaient à la coupe issue à une grande quantité de liquide spumeux et sanglant.

6° Le péricarde présentait trois petites ecchymoses au-dessous de son feuillet viscéral.

7° Le cœur avait son volume ordinaire ; il était ferme ; l'endocarde n'était pas coloré. Les oreillettes contenaient une assez grande quantité de sang fluide noirâtre, et quelques caillots gélatineux. Du sang liquide remplissait les ventricules. Le système veineux abdominal était gorgé d'une grande quantité de sang.

8° Le pharynx, l'œsophage et l'estomac n'offraient aucune altération.

9° L'intestin grêle présentait quelques plaques de Peyer rouges et molles.

10° Le gros intestin renfermait un mélange de matières verdâtres et noirâtres peu épaisses ; la membrane muqueuse avait une couleur d'un rouge violacé inégalement répandue : en quelques points, elle était d'un rouge vif : en d'autres, d'un rouge noir sous forme de plis transversaux. Au niveau de l'arc du côlon, la couleur d'un rouge noir était générale ; seulement sur elle tranchaient des lignes moins foncées et des points jaunâtres (orifices folliculaires). A partir de l'arc du côlon, les ecchymoses diminuaient jusqu'au rectum. La consistance de la membrane muqueuse était bonne partout, et son épaisseur normale. Il existait un épanchement sanguin entre les lames du mésentère et dans le tissu celllulaire sous-péritonéal qui tapisse le flanc gauche.

11° Les ganglions mésentériques, le foie et la rate étaient sains.

12° Les reins étaient volumineux, leurs deux substances distinctes ; la membrane muqueuse des bassinets avait une teinte d'un noir foncé due à l'infiltration d'une grande quantité de sang ; elle paraissait ainsi épaissie et comme granulée. La vessie contenait beaucoup de sang, ainsi que les uretères ; la membrane muqueuse offrait deux petites ecchymoses.

Remarques. — Les auteurs qui ont décrit les formes graves de la rougeole et admis les espèces ataxiques et adynamiques, ont rangé au nombre des accidents qui constituent cette dernière variété, les hémorrhagies cutanées ou muqueuses. On a pu s'assurer, par la lecture de notre observation, que cette assertion est loin d'être exacte. On pourrait peut-être expliquer la différence des résultats par l'état de santé au début. Ainsi, lorsque la rougeole hémorrhagique se développe chez un enfant fort et bien portant, elle sera ataxique ; tandis que quand elle survient chez un enfant déjà malade, elle sera adynamique. Nous avons vu, en effet, l'état de santé antérieure établir une différence notable entre les varioles hémorrhagiques primitives ou secondaires. Nous ferons remarquer que les phénomènes les plus saillants dans l'état général de notre jeune malade étaient l'oppression et l'anxiété extrême. Ces symptômes dépendaient probablement de la viciation du sang ; du moins il nous semble plus rationnel de les rattacher à cette cause plutôt qu'à la congestion sanguine des poumons, qui ne s'est effectuée que dans les dernières heures de la vie, puisqu'à l'époque où nous avons pratiqué l'auscultation le bruit respiratoire était parfaitement pur des deux côtés en arrière. Nous avons déjà dit qu'il n'était pas très rare d'observer, au début de la rougeole, une oppression excessive dont l'état des voies respiratoires ne rendait pas toujours un compte satisfaisant.

IX. *Accidents cérébraux.* — 1° *Névroses.* — Nous avons signalé tout à l'heure les différences qui existent entre la rougeole et la scarlatine sous le rapport de la fréquence de certaines complications (les phlegmasies des membranes séreuses et les hydropisies). La différence n'est pas moins remarquable quand il s'agit des accidents cérébraux. La scarlatine ataxique essentielle, c'est-à-dire celle dans laquelle l'ataxie n'est le résultat d'aucune complication, est une des formes les plus graves, et souvent les plus fréquentes de la scarlatine épidémique. La rougeole ataxique essentielle est au contraire une maladie tout à fait exceptionnelle. Lorsque l'on observe des accidents cérébraux graves au début de la rougeole, c'est le plus ordinairement sous forme éclamptique qu'ils se montrent; plus tard, on peut observer soit un délire intense, soit de la contracture (1).

C'est presque exclusivement sur les très jeunes enfants dans le cours de la première et de la seconde année, principalement à l'époque de la dentition, que l'on observe l'éclampsie. La gravité de cet accident dans ces circonstances avait été bien appréciée par J. Frank. Voici en quels termes il s'exprime : *Spasmi sive convulsiones, eruptionem præcedentes, imprimis sub dentitione, magnum periculum protendunt.* Dans l'épidémie de 1847, deux enfants ont succombé à des attaques réitérées d'éclampsie survenues pendant les prodromes et suivies de symptômes comateux. Un autre enfant, gravement atteint, a guéri après avoir eu seize attaques. Quand l'éclampsie n'est pas accompagnée d'une autre complication, elle ne rend pas l'éruption anormale ; preuve qu'elle n'est pas elle-même le résultat d'une phlegmasie cérébrale. Il existe dans la science des exemples bien avérés de convulsions qui ont succédé à la rétrocession de l'exanthème.

M. Brachet, dans son *Traité des convulsions* (2), rapporte l'observation très curieuse de trois enfants de la même famille qui furent atteints de violentes attaques d'éclampsie à la suite de la disparition de l'éruption, sous l'influence d'un brusque refroidissement.

(1) A l'hôpital, cinq malades nous ont offert des symptômes cérébraux : convulsions deux fois, contracture une fois, délire intense deux fois.

(2) Page 205.

Chez la fille aînée, âgée de six ans, les convulsions, qui survinrent le deuxième jour de l'éruption, durèrent trente-six heures et ne cessèrent qu'avec la vie. Les mêmes accidents, qui débutèrent à la même époque, enlevèrent son frère, âgé de trois ans et demi. Une troisième fille de neuf mois fut prise, après la rétrocession de l'exanthème, de violentes convulsions qui se dissipèrent pour reparaître avec une nouvelle violence le cinquième jour, puis elles disparurent pour ne plus se reproduire. La guérison fut complète.

A côté des cas d'affection convulsive cités plus haut, nous insérerons ici l'abrégé de l'observation d'une jeune fille de six ans, qui a offert des symptômes rachidiens assez remarquables.

Le deuxième jour de l'éruption, elle fut prise de vives douleurs dans la colonne vertébrale, qui augmentaient par la pression sur les apophyses épineuses des dernières vertèbres dorsales et des premières lombaires. Les jambes étaient rétractées, la fièvre intense ; du reste, il n'y avait ni céphalalgie, ni constipation, ni vomissement. Ces symptômes durèrent pendant huit jours ; ils se dissipèrent alors. La malade conserva pendant quelque temps de la faiblesse dans les jambes. Plus tard, la guérison a été complète.

2° *Névralgies.* — Les névralgies primitives ou secondaires sont fort rares chez les enfants ; nous n'en avions pas observé d'exemples à l'hôpital. Dans l'épidémie de 1847, quelques enfants en ont été atteints soit pendant les prodromes, soit pendant la convalescence. Nous citerons en particulier les deux faits suivants :

Une jeune fille de sept ans, qui avait eu une rougeole très intense, mais sans complications, était restée un peu pâle, amaigrie, sans appétit. Dix jours environ après l'éruption, elle fut prise tout à coup, au niveau des dernières fausses côtes gauches, d'une douleur assez intense pour lui arracher des cris ; elle ne toussait pas et n'avait ni fièvre ni oppression ; la respiration était parfaitement pure. L'accès, qui avait commencé à huit heures du soir, et fort alarmé ses parents, disparut vers minuit ; le lendemain l'enfant était très bien portante ; mais l'accès se reproduisit la nuit suivante avec la même intensité. La douleur occupait un espace circonscrit que la petite malade indiquait très bien avec l'extrémité du doigt.

La névralgie dura en tout huit jours ; les accès diminuèrent progressivement de longueur et d'intensité, et finirent par disparaître sans qu'on eût employé d'autre remède que des cataplasmes.

Chez un autre enfant, âgé de deux ans, qui était aussi convalescent, il survint pendant trois jours, à onze heures du soir, de violentes douleurs abdominales qui n'étaient pas accompagnées de gonflement du ventre, et que la pression n'exaspérait pas. Il n'y avait pas de diarrhée.

La première crise seulement fut suivie de vomissements. Vers les trois heures du matin elle se calma, puis elle disparut ; les deux jours suivants, elle se reproduisit à la même heure de la nuit que la première fois, mais moins intense. Pour en prévenir le retour, nous fîmes faire des frictions avec 1 gramme de sulfate de quinine, sur l'abdomen, et le quatrième accès manqua. La guérison fut complète.

X. *Maladies générales aiguës spécifiques.* — 1° Il n'est pas rare de voir diverses éruptions coïncider sur le même malade ; il est aussi assez fréquent de les voir se succéder à des intervalles plus ou moins éloignés. Ainsi, à l'hôpital, nous avons vu sept fois la scarlatine, douze fois les éruptions varioliques et trois fois l'érysipèle de la face se réunir à la rougeole. En ville, nous n'en avons pas observé un seul exemple. Nous avons déjà dit quelques mots de la coïncidence de l'une ou de l'autre de ces éruptions avec la rougeole ; nous devons ajouter ici que cette réunion a pour effet certain de rendre l'exanthème morbilleux anormal ; il en résulte alors une grande difficulté pour le diagnostic.

Nous donnerons comme exemple les descriptions suivantes :

Despinois, fille de sept ans et demi, était à l'hôpital pour un impétigo du cuir chevelu et un eczéma des paupières. Un jour, elle est prise de fatigue, d'anorexie, de céphalalgie ; peu après, il se déclare une fièvre peu violente, et les mêmes symptômes persistent pendant quatre jours. Nous voyons la malade lorsque son éruption existait depuis une vingtaine d'heures environ. Il y avait sur la face une rougeur générale très vive, mêlée de petites plaques d'un rouge plus foncé, arrondies et un peu saillantes. Sur le tronc, les petites plaques étaient encore plus distinctes, bien que réunies par une rougeur scarlatineuse. Sur les genoux, au contraire, les taches rubéoliques, très distinctes, formaient des demi-lunes dont plusieurs cependant étaient réunies par de larges rougeurs non saillantes et d'aspect scarlatineux. Le lendemain, c'est-à-dire à la fin du second jour, les taches rubéoliques étaient moins tranchées, et la scarlatine persistante n'offrait cependant qu'une teinte générale rosée ; mais une desquamation abondante et par larges plaques se faisait sur le cou et les cuisses. Les rougeurs allèrent ensuite en diminuant, et le sixième jour elles n'existaient plus : la desquamation persistait générale et par larges plaques. Le douzième jour de l'éruption, cette large desquamation était terminée, et il s'en faisait une nouvelle farineuse et furfuracée sur le cou et l'abdomen.

Ainsi, chez cette petite malade, les deux éruptions se sont développées et ont marché simultanément. La rougeole, plus irrégulière que la scarlatine, n'a guère eu qu'un jour d'accroissement et deux jours de décroissance ; elle n'a pas pris la couleur rouge cuivrée ; la desquamation scarlatineuse a précédé la desquamation rubéolique. C'est seulement à la réunion des deux éruptions qu'il faut attribuer leur anomalie, car nulle complication grave n'existait, bien que la malade présentât d'ailleurs réunis les autres symptômes des deux affections, c'est-à-dire une angine très légère et une bronchite assez intense qui, plus tard, se compliqua d'une pneumonie lobulaire, mais se termina par la guérison.

Carlier, garçon de cinq ans, bien portant, mais convalescent d'une pneumonie, est pris des prodromes d'une rougeole, c'est-à-dire de fièvre, d'éternuments, de douleurs dans les yeux, de toux, de quelques douleurs de ventre, d'un peu de diarrhée avec assoupissement. L'éruption apparaît après deux jours de prodromes et se montre sous la forme de rougeole bien dessinée. Le lendemain, elle participe des caractères de la rougeole et de la scarlatine : ainsi la teinte est d'un rouge très vif, et la rougeur est générale sur le dos et les extrémités ; mais sur les fesses et une portion de l'abdomen, les taches sont morcelées, saillantes, dentelées, irrégulières, isolées, et tranchent nettement sur la couleur du reste de la peau. En même temps, l'auscultation fait à peine entendre quelques craquements muqueux ; la toux est fréquente, sèche, courte ; les amygdales sont à peine tuméfiées : le pouls à 140 et la chaleur est très vive.

Le lendemain, troisième jour d'éruption, la rougeur scarlatineuse s'était étendue, de sorte qu'on voyait à peine sur l'abdomen quelques espaces de peau saine ; mais au milieu de la rougeur générale on retrouvait très facilement les traces de la rougeole, c'est-à-dire des saillies papuleuses ayant conservé la forme rubéolique. A partir du quatrième jour, l'éruption pâlit ; elle avait complétement disparu après avoir duré sept jours. La desquamation scarlatineuse commença le cinquième jour, et n'était pas terminée lors de la sortie de l'enfant.

Cette maladie fut du reste parfaitement simple : la bronchite se manifesta seulement par quelques râles fugaces, et l'angine se borna à une légère rougeur presque sans tuméfaction.

Dans ce cas encore, les deux éruptions furent anomales, mais là rougeole le fut plus que la scarlatine, et pendant la période de déclin il nous fut impossible de distinguer les deux exanthèmes.

Nous concluons donc que la scarlatine rend la rougeole anomale en s'unissant à elle ; il en est de même lorsque cette dernière éruption se développe pendant le cours d'une variole. Mais les taches de la rougeole sont plus faciles à retrouver entre les pustules varioliques que sous les rougeurs scarlatineuses.

Nous avons cité ailleurs (voyez *Variole*, page 59) un exemple dans lequel les deux éruptions rubéoleuse et variolique ont singulièrement influé l'une sur l'autre.

Dans tous les cas où l'érysipèle facial a coïncidé avec la rougeole, nous n'avons pas pu retrouver les tumeurs morbilleuses de la face, tandis que sur le reste du corps elles ont suivi une marche irrégulière.

On doit comprendre facilement que les autres symptômes doivent éprouver des changements qui sont en rapport avec l'intensité relative de chacune des éruptions. Nous répétons ici ce que nous avons déjà dit au chapitre de la *Variole*, c'est-à-dire que le mouvement fébrile qui paraît modifié suit cependant une marche qui se trouve toujours en rapport avec l'époque du début de chacune des fièvres

Le plus ordinairement aussi ces affections offrent un mélange des symptômes propres à chacune. Aussi les rougeurs sont-elles rubéoloscarlatineuses, ou peut constater qu'il existe une angine et une bronchite ; mais, chose singulière, il arrive dans la grande majorité des cas que l'intensité de ces complications est en raison inverse de celle des éruptions. Ainsi, lorsque la scarlatine domine, la bronchite est plus grave ; si, au contraire, c'est l'éruption rubéolique qui est plus marquée, l'angine sera plus intense.

Dans le premier exemple que nous avons cité (page 281), la scarlatine fut beaucoup plus régulière et beaucoup plus étendue que la rougeole ; la bronchite cependant domina et se compliqua même de pneumonie.

Dans l'exemple suivant, l'action de la scarlatine sur la rougeole fut plus remarquable encore.

Deux sœurs, âgées de huit et neuf ans, étaient dans les salles pour une simple leucorrhée, lorsqu'elles furent prises simultanément des prodromes d'une fièvre éruptive. Chez l'une, il se déclara une scarlatine qui se termina par le retour à la santé ; chez l'autre, l'éruption, irrégulière dès son début, se montra sur le ventre sous forme de petites taches saillantes. Le lendemain, il existait une éruption de rougeole générale bien dessinée ; la fièvre était vive ; il n'y avait pas de bronchite, mais bien une angine assez intense et une toux rubéolique. Le troisième jour d'éruption, il en était de même à peu près. Cependant les saillies étaient moins apparentes ; la rougeur était plus vive et plus générale aux membres supérieurs et à la face ; en sorte que son aspect tenait le milieu entre la scarlatine et la rougeole. Mais le quatrième jour la scène avait complétement changé : la rougeur était uniforme, égale, framboisée, sans saillie ; il n'y avait plus de traces de rougeole. L'angine, assez intense ce jour, n'existait plus dès le lendemain ; et bientôt il s'établit une diarrhée abondante et une brónchite générale qui se termina par tuberculisation, et entraîna la mort au bout de cinq mois.

Dans cet exemple, la marche de la maladie fut singulière et nous étonna beaucoup pendant les premiers jours. Il n'est pas habituel, en effet, de voir une rougeole s'accompagner d'une angine assez notable sans qu'il existe en même temps une bronchite. Mais lorsque le lendemain il se déclara une scarlatine, il devint facile de voir que la pharyngite était née sous l'influence de la pyrexie dont l'exanthème n'existait pas encore ; d'autre part, celui-ci une fois déclaré, la rougeole disparut, mais sa complication normale (la bronchite) se développa et fut grave.

Nous avons cité un exemple dans lequel la scarlatine l'emportait sur la rougeole, et un autre dans lequel les deux éruptions furent tour à tour plus intenses ; nous aurions pu facilement rapporter plusieurs autres faits semblables au premier. Il est plus rare de voir la rougeole dominer la scarlatine ; nous n'en possédons que deux exemples ; dans celui que nous ne citons pas, l'angine fut assez considérable, sans cependant constituer un phénomène très important.

Nous croyons donc que si la rougeole et la scarlatine coïncident, l'intensité des symptômes pharyngés et bronchiques est en rapport inverse de l'intensité de chaque éruption. Ce résultat, en apparence singulier, s'explique aisément si l'on se rappelle que, dans bon nombre de cas, il existe une sorte de balance entre la phlegmasie de la peau et celle des muqueuses, et que si, par une cause quelconque, la première diminue, on voit s'accroître la seconde; en sorte que, si la scarlatine fait disparaître la rougeole, la bronchite doit augmenter. Nous ne donnons pas, du reste, ces résultats comme constants. Le second fait que nous avons cité (page 282) semblerait nous contre-dire; dans ce cas,, il n'y eut ni bronchite ni angine, ou plutôt elles furent aussi légères l'une que l'autre. Mais on doit se rappeler qu'il existe des exemples bien prouvés de rougeole sans bronchite et de scarlatine sans angine.

2° *Coqueluche.* — Nous avons, dans le chapitre relatif à cette mala-die, insisté sur les complications de la rougeole et de la coqueluche; nous y renvoyons le lecteur.

XI. *Gangrène.* — *Fréquence.* — A l'hôpital, la gangrène complique fréquemment la rougeole, elle se développe à la suite de toutes les espèces normales, anomales, primitives ou secondaires. En ville, il n'en est plus de même. Sur plus de quatre mille malades atteints de rougeole dans les épidémies de Genève de 1847 et de 1852, *un seul* a succombé à une vaste gangrène de la face; c'était le seul enfant qui eût été atteint du *noma.* Mais, toute rare qu'est cette complication dans la pratique civile, on retrouve encore l'influence de l'exanthème comme cause prédisposante. Ce cas de gangrène est en effet le seul que l'un de nous ait observé à Genève depuis qu'il y exerce la méde-cine. Les résultats de la pratique de nos confrères coïncident avec les siens (nous ne parlons pas ici de cette lésion de la peau qui suc-cède à l'application d'un vésicatoire et qui est plus souvent diphthé-ritique que gangréneuse; celle-ci n'est pas très rare).

Caractères anatomiques et siége. — Les caractères anatomiques de la gangrène sont les mêmes que ceux déjà décrits dans une autre partie de cet ouvrage.

Le plus ordinairement, c'est la bouche qui en est le siége, soit les gencives et le repli gengivo-labial correspondant, soit un point quel-conque de la face interne des joues; elle est bornée à la cavité buc-cale ou s'étend jusqu'à la peau, et de là gagne une portion plus ou moins étendue de la face.

Après la bouche, c'est le poumon que la gangrène envahit le plus souvent, soit d'emblée, soit à la suite d'une pneumonie; ces gan-grènes du poumon sont lobulaires comme la pneumonie, ou bien étendues à une grande portion de l'organe. Assez souvent elles for-ment des cavités ou cavernes plus ou moins considérables.

La gangrène se développe aussi dans le pharynx ou le larynx, et présente les caractères que nous avons indiqués ailleurs. Lorsque c'est dans le larynx que siége la mortification, elle peut occuper les ventricules, si nous en croyons deux observations extraites des journaux de médecine.

Il s'agit dans ces cas de deux enfants âgés de quatre à sept ans ; à l'autopsie du premier « le larynx était enflammé et offrait à sa partie postérieure, au niveau » des ventricules, une large ulcération à bords rouges et irréguliers ; le fond » de cette ulcération était noirâtre (1). »

Dans le second cas, la mort survint le vingt-deuxième jour, et à l'autopsie le larynx offrait à l'intérieur une teinte rouge foncée. Le sinus gauche présentait deux ouvertures fistuleuses à bords noirâtres, irréguliers : ces ouvertures communiquaient avec une petite cavité dont le fond était également noir, et se trouvait situé au-dessous de la membrane muqueuse (2).

Dans le fait qui nous appartient, il s'agit d'un enfant mort des suites de la scarlatine, de la variole et de la rougeole survenues toutes trois dans un très court espace de temps. Il existait une gangrène du poumon et du pharynx ; celle-ci s'était prolongée jusque sur la muqueuse de l'épiglotte et des cartilages arythénoïdes. L'altération s'arrêtait au niveau des vocales supérieures ; il existait une petite ulcération non gangréneuse en arrière de la corde vocale intérieure droite ; la membrane avait une couleur d'un gris noirâtre et s'en allait en détritus ; le tissu sous-jacent était parfaitement sain et l'odeur était gangréneuse (3).

Apparition. — Complication beaucoup plus tardive que celles dont nous avons déjà entretenu nos lecteurs, les gangrènes ne débutent guère qu'après la rougeole terminée, et pendant le cours des autres complications, c'est-à-dire du treizième au trentième jour, quelquefois même plus tard. Il résulte de ce fait que l'on pourrait regarder les gangrènes comme la conséquence des autres maladies survenues dans le cours de l'exanthème, et non comme la suite de la fièvre éruptive elle-même.

Mais si l'on veut remarquer que les gangrènes surviennent fréquemment dans le cours des complications de la rougeole, et très rarement à la suite de ces mêmes maladies quand elles sont primitives, on

(1) *Observation de laryngite gangréneuse à la suite de la rougeole*, etc., par le docteur Th. Guibert, *Nouv. biblioth. méd.*, t. IV, p. 63.

(2) *Laryngite gangréneuse à la suite de la rougeole*, dans *Journ. génér. des hôpitaux*, 1re année, 1828, p. 101.

(3)   Gangrène de la bouche 8
    — du poumon. 4
    — du pharynx. 3
    — du larynx 1

La gangrène s'est développée sur plusieurs organes à la fois chez le même malade, en sorte que nous n'avons en tout que onze enfants atteints de gangrène rubéolique. Les différences entre les chiffres que nous donnons et ceux qui se trouvent dans les chapitres destinés à la gangrène résultent de ce que nous avons emprunté quelques faits à divers ouvrages de médecine pour composer ces chapitres. Ici, au contraire, nous nous servons seulement de ceux qui nous appartiennent.

restera convaincu que la rougeole a une tendance toute particulière à produire cet état cachectique ou scorbutique dont la gangrène est un des plus remarquables résultats.

Une dernière preuve enfin que la mortification ne doit pas être attribuée seulement aux complications rubéoliques, est qu'on la voit quelquefois se développer à la suite de la rougeole chez des enfants qui ne sont atteints d'aucune autre complication importante.

Une fois développée, la gangrène se fait reconnaître aux symptômes que nous avons énumérés ailleurs, marche d'ordinaire avec rapidité, et détermine la mort dans un intervalle d'un à deux septénaires, rarement plus ou moins.

Dans le seul cas de guérison que nous possédions, nous avons vu la gangrène de la bouche développée en même temps que la rougeole, ou peut-être avant, aller en augmentant pendant vingt-deux jours ; à partir du vingt-troisième elle décrut, et le trente et unième, l'ulcération, qui en était la suite, fut cicatrisée.

XII. *Tubercules.* — Hoffmann publia l'un des premiers que la rougeole était quelquefois suivie de phthisie (1) ; depuis lui, plusieurs médecins répétèrent cette observation. Ainsi, dans une épidémie observée par Kortum, les malades étaient souvent atteints de phthisie qui débutait d'une manière aiguë, bien que l'éruption eût été fort légère. Il n'est pas rare, dit Fleisch (2), auquel nous empruntons la citation précédente, de voir la fièvre hectique ou une véritable consomption accompagner les accidents thoraciques qui succèdent à la rougeole. La justesse de ces remarques a été confirmée par l'autorité de Joseph Frank. Voici en quels termes il s'exprime : *Phthisis pulmonalis in iis præsertim qui jam ante morbillorum adventum tuberculis pulmonis laborarunt, occurrit* (3).

« De toutes les maladies éruptives, dit Guersant, je n'en connais pas qui accélère davantage le développement des tubercules ; à tel point que, dans des cas où l'on aurait des doutes sur l'existence de ces productions morbides, regardant presque la rougeole comme une pierre de touche, je me prononcerais pour la négative, si l'individu s'était complétement rétabli à la suite de cette éruption (4). »

M. Rayer affirme que la rougeole peut provoquer le développement des tubercules pulmonaires, et que souvent aussi elle en hâte les progrès (5).

---

(1) *Finito etiam morbo, si tussicula cum raucedine persistit, nisi cito idoneis succurratur remediis, in phthisin et hecticam fit transitus.* — F. Hoffmanni opera omnia, 1748, t. IV, p. 63, *De febre morbillosa.*

(2) Fleisch, *Handbuch ueber die Krankheiten der Kinder*, 2 Bd., S. 160, 161.

(3) *Praxeos medicinæ universæ præcepta, de Morbillis*, t. II, p. 292.

(4) *Dict. de méd.*, 1827, t. XVIII, p. 316.

(5) Rayer, 1835, *loc. cit.*, t. I, p. 179 ; Andral, *Clin. méd.*, 1re édit., t. III, p. 47.

D'après M. Gendron, la rougeole n'est pas grave seulement pendant sa période d'acuité ; si à sa suite le malade a conservé de la toux et si la convalescence se fait attendre, on doit redouter, soit le progrès, soit le début de la phthisie pulmonaire (1).

Les médecins anciens, privés des lumières de l'anatomie pathologique, devaient croire la phthisie suite de rougeole plus fréquente qu'elle ne l'est réellement ; car ils regardaient comme phthisiques presque tous les enfants qui, à la suite de l'exanthème, succombaient à une maladie de poitrine dont la marche avait été sub-aiguë ou chronique ; tandis que nous avons démontré que des broncho-pneumonies lobulaires, suivies ou non d'abcès du poumon et marchant avec lenteur, étaient quelquefois un des reliquats de la fièvre éruptive, et en imposaient pour une affection tuberculeuse. Mais cette exception une fois signalée, reconnaissons que l'opinion des auteurs dont nous venons de citer les noms, est bien plus exacte que celle de M. Rufz, qui affirme qu'il n'y a dans la science aucune proposition plus hasardée que la prétendue influence de la rougeole sur le développement des tubercules.

Nous avons, dans notre première édition (2), démontré par des chiffres que cette pyrexie tenait une place importante parmi les causes de la tuberculisation : nous avons fait voir aussi que l'affection tuberculeuse qui succède à l'exanthème, débutait tantôt d'une manière aiguë, tantôt d'une manière chronique. Dans le premier cas : 1° L'enfant contracte la fièvre éruptive au milieu de la bonne santé ; l'exanthème est normal ou anormal ; la fièvre cependant persiste intense et violente aussi bien que la toux. Loin de se terminer par guérison, la maladie augmente ; il survient des signes de pneumonie ou ces signes manquent presque complétement, ou bien même l'enfant prend une apparence typhoïde ; il meurt au bout de quarante à cinquante jours, et l'autopsie démontre une tuberculisation le plus ordinairement générale, mais à forme aiguë. Il est impossible, dans ces cas, de nier le rapport de cause à effet.

2° L'enfant est pris de la rougeole au milieu de la bonne santé ; l'exanthème est normal ou anormal ; la fievre tombe ou plutôt diminue à l'époque ordinaire, la toux persiste : l'enfant guérit, mais incomplétement ; il reste faible ; il reprend peu ou pas d'embonpoint ; son appétit revient, mais la toux persiste, et il y a un léger

____

(1) Gendron, thèse, 1835, 1. 181, p. 16.

(2) A l'hôpital, nous avons observé un cas de tuberculisation sur onze rougeoles primitives. En ville, à Paris et à Genève, nous avons recueilli des faits très positifs de tuberculisation rubéolique (voyez le mémoire de M. Rilliet sur la rougeole), mais la proportion a été bien moins considérable qu'à l'hôpital. Ce fait n'a rien d'étonnant, quand on sait dans quelle population se recrutent les enfants qui peuplent les salles de l'hôpital.

mouvement fébrile le soir. Ces symptômes se prolongent et augmentent, l'enfant est évidemment phthisique ; il meurt au bout de plusieurs mois ou même d'une année après sa rougeole sans avoir jamais eu un seul instant de santé parfaite. Dans ce cas encore, il nous semble évident que la rougeole a provoqué la tuberculisation.

Le plus ordinairement, la phthisie tuberculeuse, suite de rougeole, est générale ; mais il existe presque constamment une prédominance de la tuberculisation ganglionnaire et surtout bronchique.

On peut l'expliquer par l'irritation des bronches et l'inflammation de leurs ganglions, presque constantes dans la rougeole. Mais il faut admettre que ce n'est pas seulement par irritation locale que la rougeole détermine la formation des tubercules ; le nombre plus grand des tuberculisations générales en est la preuve.

Si la scrofule et la tuberculisation sont sous la dépendance de la même cause générale, la rougeole doit exercer sur elles une influence analogue. C'était l'opinion de Selle, qui admettait une grande affinité entre l'humeur de la rougeole et la scrofule.

Bien que Frank et d'autres auteurs aient constaté cette doctrine, il est hors de doute que l'exanthème morbilleux détermine quelquefois l'apparition des ganglites tuberculeuses, ou aggrave ces affections chez les sujets qui en sont déjà atteints. Nous avons vu, en 1847, chez quelques enfants, des ganglions cervicaux acquérir un volume assez considérable après la rougeole, et rester ainsi volumineux et indurés comme ils le sont chez les scrofuleux. Nous avons vu aussi chez un enfant né de parents phthisiques, une tuméfaction du coude dégénérer après l'éruption en une véritable tumeur blanche avec abcès fistuleux, en même temps que les ganglions cervicaux s'hypertrophiaient. Ajoutons cependant que, dans un autre cas de tumeur blanche de l'articulation coxo-fémorale, la fièvre éruptive, non-seulement n'a pas accru la phlegmasie, mais qu'elle l'a même avantageusement modifiée.

Voici ce fait tel que nous l'a communiqué le docteur Strœhlin :

OBSERVATION. — Un enfant de six ans était atteint d'une coxalgie de la hanche droite qui durait depuis trois mois. L'articulation était tuméfiée ; il s'était formé un abcès et une fistule qui fournissait une assez grande quantité de pus ; mais la tête de l'os n'était pas sortie de la cavité cotyloïde. Sous l'influence de la rougeole, le gonflement a diminué, ainsi que la douleur ; l'orifice fistuleux s'est cicatrisé, et quinze jours après la disparition de l'exanthème, l'enfant commençait à marcher le long des chaises, tandis qu'auparavant il était retenu au lit et dans l'impossibilité absolue de se mouvoir.

Dans ce cas, la modification locale que la rougeole a opérée dans cette hanche malade, peut être comparable à celle que nous lui verrons produire dans certaines maladies chroniques de la peau.

Conclusions. — Dans le long article que l'on vient de lire, nous avons mis successivement sous les yeux du lecteur toutes les complications qui peuvent survenir pendant la rougeole ; nous avons aussi cherché par quels liens elles tiennent à cette fièvre éruptive, et l'on a dû voir que l'on peut à juste titre les diviser en trois espèces.

Les unes établissent un rapport intime entre la rougeole et le catarrhe ; ce sont les fluxions et les phlegmasies des diverses muqueuses et du poumon, telles que la bronchite, la broncho-pneumonie, la pharyngite, la laryngite, la colite, qui sont les plus fréquentes. Dans la même classe, mais à une distance éloignée, nous trouvons les otites, les ophthalmies, le coryza, la stomatite, la leucorrhée, qui complètent ainsi l'ensemble de l'inflammation de toutes les muqueuses dans la rougeole.

D'autres indiquent une altération plus profonde et plus grave de l'économie : ce sont les hémorrhagies, les gangrènes, les tubercules.

L'énumération qui précède suffit pour démontrer que la rougeole est une affection générale, et qu'on doit chercher en elle autre chose qu'une maladie de la peau.

La troisième classe de complications comprend des maladies qui n'ont aucun rapport avec la rougeole, et doivent plutôt être considérées comme des affections intercurrentes que comme des dépendances de la fièvre éruptive. Telles sont : les maladies générales aiguës spécifiques, certaines inflammations, les hydropisies, les névroses.

La rareté des hydropisies et des phlegmasies des membranes séreuses indique que la rougeole simple ne s'accompagne d'aucune fluxion vers ces membranes.

Jusqu'à présent nous avons cherché à apprécier l'influence séparée de chaque complication sur la fièvre éruptive ; il nous reste maintenant à voir comment elles s'unissent entre elles ; il est rare, en effet, qu'une rougeole compliquée le soit par une seule maladie ; le plus souvent, plusieurs existent conjointement ou se succèdent, de manière que la mort n'arrive qu'après une série d'accidents non interrompue.

La broncho-pneumonie, la pharyngo-laryngite, l'entéro-colite, sont les maladies les plus fréquentes et en même temps celles qui s'unissent le plus souvent. La broncho-pneumonie est comme le centre autour duquel se rangent les deux autres complications ; en effet, elle s'accompagne à peu près aussi fréquemment de l'une que de l'autre, tandis que la pharyngo-laryngite et l'entéro-colite ne se réunissent pas fréquemment sans pneumonie concomitante.

C'est autour de ces trois maladies secondaires isolées, ou réunies, que viennent se grouper les autres complications dont nous avons parlé, et il serait, en réalité, superflu de rechercher toutes les alliances qui peuvent se faire entre ces nombreuses maladies intercurrentes.

Il suffit de savoir qu'elles peuvent s'unir toutes entre elles, même la gangrène et les tubercules, et que, dans cette réunion, réside une des causes les plus puissantes de dépérissement et de mortalité.

Nous venons de passer en revue la plupart des complications que nous avons observées nous-mêmes, et qui nous paraissent à la fois les plus fréquentes et les plus importantes. Mais l'on trouve dans la plupart des traités de pathologie ou dans les monographies sur la rougeole l'énumération d'un grand nombre d'autres accidents qu'il est à peine nécessaire de mentionner, car ils peuvent être la conséquence de toutes les maladies de l'enfance, ou bien ils leur sont tout à fait étrangers; telles sont l'amaurose, la chorée, les ulcérations des doigts et la carie des os sous-jacents, le scorbut, les lésions du cœur et de l'aorte, etc. (J. Frank). (Voy. Historique.)

Faisons remarquer enfin que la nature et la fréquence des complications varient suivant les épidémies. Aussi, en parcourant les annales de la science, on voit tantôt les accidents laryngés, tantôt les symptômes pulmonaires, tantôt les phénomènes abdominaux prédominer. M. Heyfelder a observé, dans une épidémie de rougeole, que quelques complications sévissaient dans certaines localités, tandis que d'autres villages voisins en étaient épargnés. Ainsi, dans une commune, la rougeole était compliquée d'angine pseudo-membraneuse; dans une autre, il n'existait pas d'ophthalmie, tandis que, dans une troisième, il régnait une ophthalmie purulente.

Art. IX. — Influence de la rougeole sur les maladies pendant le cours
desquelles elle se développe.

La rougeole qui se développe pendant le cours d'une autre maladie accélère généralement sa marche, ou en amène la recrudescence, si cette affection rentre dans le cadre habituel de ses complications ; s'il n'en est pas ainsi, la rougeole peut entraver sa marche, la rendre irrégulière, ou même la guérir, cette guérison étant momentanée ou définitive.

Ainsi, la rougeole vient-elle à se développer pendant le cours ou la convalescence d'une pneumonie, elle a pour effet presque inévitable de l'aggraver, ou d'en déterminer le retour en changeant parfois sa forme : nous avons vu des enfants convalescents d'une pneumonie primitive et lobulaire simple, être pris d'une rougeole qui provoquait une pneumonie lobulaire double. Mais, lorsque cette éruption survient à une époque où la pneumonie a déjà duré un certain temps, et n'est pas encore arrivée à résolution, elle surexcite la phlegmasie, et peut déterminer dans le parenchyme pulmonaire des lésions plus profondes. Ainsi, sur les trois exemples de pneumo-thorax rubéoliques

que nous possédons, il en est un qui s'est formé dans ces circonstances. La pneumonie activée par la rougeole a suppuré, l'abcès a
été suivi de la perforation de la plèvre. En ville, nous avons vu des
catarrhes broncho-pulmonaires et intestinaux s'aggraver sous l'influence de l'exanthème.

La rougeole qui survient chez des enfants tuberculeux hâte la
marche de leur maladie; et ici, en effet, la fièvre éruptive agit de
deux manières : d'abord elle détermine sur le poumon et les bronches
une fluxion sanguine qui doit activer l'évolution et le ramollissement du produit accidentel. En second lieu, la pyrexie étant une
cause de tubercules, en provoque facilement une éruption nouvelle.

La question que nous abordons ici nous semble importante, parce
qu'elle forme la contre-épreuve des assertions que nous avons émises
en parlant des rapports de la tuberculisation avec les autres fièvres
continues. Aussi, nous avons avancé que la fièvre typhoïde, la variole
et la scarlatine repoussaient la tuberculisation, et nous avons cherché
nos preuves surtout dans les faits suivants : 1° ces affections n'engendrent pas la tuberculisation ; 2° elles atteignent rarement les individus
tuberculeux, surtout ceux chez lesquels la cachexie est déclarée;
3° elles semblent exercer une influence favorable sur les tubercules,
qu'elles font passer à l'état crétacé.

Nous croyons que la rougeole suit une loi toute contraire. Ainsi
nous avons vu qu'elle est l'origine de la tuberculisation dans un
assez grand nombre de cas. Nous ajoutons qu'il n'est pas rare de la voir
se développer chez des enfants phthisiques. Ainsi, trente de nos malades avaient des tubercules en quantité variable au moment où ils
ont pris la rougeole, et sur ce nombre le tiers était tuberculeux à un
degré assez avancé.

Enfin, nous croyons que la rougeole aide au développement de nouveaux tubercules, accélère la marche de ceux déjà déposés, et n'a
aucune tendance à les faire passer à l'état crétacé.

Nous disons que la rougeole favorise un nouveau dépôt de tubercules, parce que chez plusieurs des enfants dont nous parlions tout
à l'heure, nous avons vu à la suite de l'exanthème les symptômes de
la maladie chronique marcher avec plus de rapidité qu'avant la fièvre
éruptive; et que chez bon nombre l'autopsie, faite quelque temps après
la rougeole, nous a montré, au milieu des tubercules anciens, des granulations grises ou jaunes d'une date évidemment plus récente. On
pourra objecter, il est vrai, qu'il en est ainsi chez la plupart des tuberculeux ; mais nous affirmons que ce fait existe surtout à la suite de
la rougeole tandis qu'il est très rare chez les enfants qui meurent tuberculeux après avoir eu l'une ou l'autre des trois autres fièvres continues.

Il est évident que la rougeole accélère la marche des tubercules déjà déposés, car il est très-fréquent de constater à côté des granulations grises dont nous parlions tout à l'heure des tubercules ramollis. Nous ne voulons pas parler ici des cavernes, mais bien des tubercules jaunes commençant à perdre leur consistance, ou tout à fait ramollis, et dans cet état qui prouve que le ramollissement n'est pas d'ancienne date. Bien plus, c'est surtout à la suite de la rougeole qu'on trouve dans les poumons certaines excavations récentes qui renferment du pus crémeux mêlé de quelques débris tuberculeux. On ne sait au premier abord si ces cavités sont des cavernes ou des abcès; et en réalité il s'est fait une fonte purulente du tissu pulmonaire autour des tubercules rapidement ramollis.

Enfin, nous affirmons que la rougeole n'a aucune tendance à faire passer les tubercules à l'état crétacé. En effet, sur quarante enfants morts de la rougeole ou de ses suites, et à l'autopsie desquels nous avons trouvé des tubercules, quatre seulement nous en présentèrent à l'état crétacé. Sur ce petit nombre, trois fois la rougeole avait été terminale, c'est-à-dire était survenue deux, quatre et cinq jours avant la mort, et en même temps elle venait à la suite d'une fièvre typhoïde, d'une scarlatine et d'une variole; par conséquent, il est impossible d'attribuer à la rougeole terminale l'état dans lequel se trouvaient les tubercules. Il reste donc un seul fait dans lequel il nous paraît constant que la rougeole a pu faire passer les tubercules à l'état crétacé; encore devons-nous ajouter qu'à côté de quelques grains de matière pierreuse, se touvaient des tubercules jaunes ramollis en beaucoup plus-grande quantité.

Si l'on compare ce résultat avec celui auquel nous sommes arrivés dans les chapitres précédents, il nous semble impossible de ne pas admettre l'exactitude de nos conclusions.

Nous venons de prouver que la rougeole aggravait les maladies qui rentrent dans le cadre de ses complications. Au contraire, toutes les fois que la fièvre éruptive survient dans le cours d'une affectiou dont elle n'est pas habituellement génératrice, il est possible qu'elle en suspende la marche. On trouve dans la science plusieurs faits de cette nature.

Nous avons vu nous-mêmes des chorées, des épilepsies et des incontinences d'urine qui duraient depuis plusieurs mois, guéries par la rougeole ; nous possédons aussi un cas d'anasarque, suite de scarlatine, qui disparut au moment de l'éruption rubéolique.

D'après Alibert, MM. Rayer (1), Guersant et Blache (2), la rougeole exerce souvent une influence salutaire sur les maladies chroniques de la peau. Notre expérience confirme celle de nos devanciers, car nous pouvons citer plusieurs observations d'enfants chez lesquels la fièvre

<hr>

(1) *Traité des maladies de la peau*, t. I, p. 179.
(2) *Dictionnaire de médecine*, t. XXVII, p. 675.

éruptive a fait disparaître des impétigos et des eczémas chroniques du visage et du cuir chevelu, très anciens et très rebelles.

Un garçon de deux ans et demi avait un impétigo de la face assez considérable, avec tuméfaction des ailes du nez ; la maladie durait depuis deux mois ; la rougeole survient ; l'impétigo diminue d'intensité, puis disparaît assez rapidement. Au bout de quatre mois la guérison ne s'est pas démentie.

Chez un garçon de sept ans, atteint d'un impétigo du cuir chevelu très étendu (croûte épaisse générale, alopécie), la rougeole, contractée au mois de février, améliore considérablement la maladie de la peau. Au mois de mai la guérison est complète.

Dans les exemples précédents, la guérison a été durable ; l'effet curatif a été si prompt et si immédiat, et les maladies chroniques de la peau ont si peu de tendance à disparaître par elles-mêmes, qu'il est hors de doute que la rougeole a exercé une influence favorable. Cette influence sera-t-elle permanente? L'avenir seul pourra nous l'apprendre; mais le fait suivant nous ferait un peu douter de la parfaite solidité de la guérison.

Un enfant de huit mois était atteint d'un eczéma impétiginodes de la face ; les joues étaient rouges, tuméfiées, couvertes de croûtes, les unes minces, les autres plus épaisses. Au pourtour des parties malades on voyait un grand nombre de vésicules et de pustules. La rougeole fait disparaître entièrement cette éruption, qui est remplacée plus tard par des furoncles sur le front et sur le visage ; ils disparaissent à leur tour. Deux mois après le début de la rougeole, l'impétigo renaît dans toute son intensité. Enfin, pour tout dire, nous mentionnerons ici que, chez un garçon âgé de quatre ans, un impétigo qui durait depuis près de cinq mois a été plutôt aggravé, et que chez un autre garçon de trois ans un eczéma de l'oreille n'a subi aucune modification sous l'influence de l'exanthème.

Ces derniers faits ne diminuent en rien la valeur des premiers; ils tendent à prouver seulement que les modifications imprimées par la rougeole ne sont pas constantes, et que ses effets curatifs ne sont quelquefois que temporaires.

L'éruption de la rougeole est trop superficielle et trop fugace pour qu'on puisse lui attribuer une influence locale analogue à celle de la variole. Aussi, sans nier complétement l'action topique de l'exanthème, nous sommes portés à attribuer la guérison bien plus aux modifications qu'imprime à l'organisme la maladie générale, qu'à l'exanthème morbilleux lui-même.

Art. X. — Pronostic.

La rougeole *simple* est une maladie bénigne qui doit guérir dans le plus grand nombre des cas ; toutes les lésions d'organes par lesquelles elle manifeste sa présence sont peu graves. La fluxion cutanée, bien que générale, est cependant peu intense et ne va pas au-delà de la stase d'une certaine quantité de sang. Les divers catarrhes qui l'accompagnent ne sont pas graves dans la grande majorité des cas.

Aussi est-il excessivement rare de voir mourir les enfants à la suite de la rougeole simple et par le fait seul de cette pyrexie. Pour nous, il ne nous a été donné que deux fois d'être témoins d'un fait de cette nature.

La rougeole donc ne devient grave que par les maladies dans le cours desquelles elle se développe, ou par suite des complications que peut entraîner l'état général. Dans le premier cas, la maladie est plus grave que dans le second, parce qu'une rougeole secondaire peut aussi être compliquée (1).

On jugera que la rougeole marche simplement et arrive à sa guérison :

Si elle est primitive ;

Si les prodromes ne durent que deux à quatre jours ; ou, si plus prolongés, ils sont, néanmoins, intermittents et peu graves ;

(1) Comme complément et preuves de ces idées, nous donnons ici le chiffre de la guérison et de la mortalité suivant les diverses espèces de rougeoles observées à l'hôpital. Nous avons rangé parmi les rougeoles simples toutes celles qui s'accompagnaient de quelques-unes de ces complications légères qui, n'étant pas fébriles par elles-mêmes, n'ont aucune influence sur la marche de l'éruption : tels sont des catarrhes légers du pharynx et des bronches.

	Guéris.	Morts.	Total.
Rougeole normale primitive simple	26	0	26
— — — compliquée	9	11	20
— — simple, santé antér. ignorée	1	0	1
— anomale primitive simple	5	1	6
— — — et compliquée	10	11	21
— — secondaire simple	6	6	12
— — — compliquée	3	22	25
Espèce d'éruption ignorée :			
— primitive simple	9	1	10
— — compliquée	5	28	33
— secondaire simple	1	1	2
— — compliquée	0	5	5
— Santé antérieure ignorée, compliquée	2	4	6
	77	90	167

Les conclusions de ce tableau sont :

1° Que la rougeole normale primitive simple ou accompagnée de phlegmasie légère des voies respiratoires et digestives guérit avec la plus grande facilité (toujours dans nos observations).

2° Que la rougeole normale primitive et compliquée guérit à peu près aussi

Si l'éruption débute par la face, et s'étend de là à peu près pareille sur tout le reste du corps avec l'aspect déjà décrit ;

Si l'inflammation concomitante des muqueuses est peu intense :

Si la réaction fébrile est modérée ;

Si l'éruption croît pendant un ou deux jours, puis décroît peu à peu avec les caractères dits ailleurs ;

Si en même temps la fièvre diminue et disparaît aussi bien que la toux et les autres symptômes un peu graves ;

Si l'enfant perdant son aspect rubéolique ne prend pas une pâleur extrême ;

S'il demande à manger, s'il veut jouer au sortir du lit, s'il s'occupe volontiers et avec plaisir des personnes et des objets qui l'environnent ;

Si les nuits sont tranquilles et si le sommeil est naturel.

Au contraire, on jugera qu'une complication est imminente lorsque les-prodromes auront duré plus de quatre jours et se seront accompagnés *de symptômes graves*, d'oppression, d'épistaxis, etc.;

Lorsque l'éruption n'aura pas débuté par la face et aura suivi une marche anormale.

Dans les cas où toutes les anomalies précédentes n'existeraient pas, et où l'enfant serait arrivé sans accidents jusqu'à la décroissance de la rougeole, on devra craindre encore une complication et regarder la maladie comme grave ;

Si la fièvre ne diminue pas en raison de l'éruption et ne cesse pas

souvent qu'elle se termine par la mort (on se rappelle que dans les cas de ce genre la complication a dû naître après la période d'état de l'éruption).

3° Que la rougeole anomale primitive et compliquée est aussi souvent curable que mortelle (dans ces cas la complication a pris naissance avant la période d'état de l'éruption).

4° Que la rougeole anomale secondaire simple est mortelle dans la moitié des cas, mais la mortalité tient ici à la marche croissante de l'affection première et non à la rougeole.

5° Que la rougeole anomale secondaire compliquée est mortelle dans la très grande majorité des cas.

La plupart de ces résultats pouvaient être prévus. On comprend en outre aisément que, pour juger la gravité de la rougeole, il ne faut pas comparer le total général des morts à celui des guérisons. On mettrait en présence des éléments trop dissemblables, et en outre on commettrait des erreurs graves ; car bon nombre de rougeoles secondaires sont survenues dans le cours de maladies mortelles et chez des enfants qui, en l'absence de la rougeole, n'auraient eu que peu de jours à vivre.

Les résultats fournis par la pratique civile ne s'éloignent pas beaucoup de ceux-ci, quand on a soin d'établir les mêmes catégories. Mais ils sont, en somme, bien plus satisfaisants, vu la prédominance considérable des rougeoles simples et la moindre gravité des compliquées.

après quelques jours, soit qu'elle augmente, soit qu'elle persiste sous forme d'un léger mouvement fébrile plus intense le soir ;

Si, après l'éruption, la face reste rouge et vultueuse, ou bien, au contraire, prend une pâleur extrême ;

Si la toux, l'oppression, le dévoiement persistent,, si les nuits sont agitées et sans sommeil ;

Si l'enfant reste triste, paresseux, sans appétit, s'il est dégoûté de tout ce qui l'entoure, et si les objets qui l'amusaient ou l'excitaient antérieurement n'ont pas d'empire sur lui, etc. ;

Enfin, on jugera la rougeole grave dès l'abord, si elle naît pendant le cours ou la convalescence d'une autre maladie. Il est rare que, dans les cas de cette nature, elle n'aggrave pas la marche de l'affection antérieure, ou n'en détermine pas une recrudescence.

Nous n'insisterons pas sur le pronostic des diverses complications. Nous renvoyons le lecteur à l'article où il sera traité, et aux divers chapitres où ces maladies seront décrites.

Art. XI. — Causes.

Épidémies. — La rougeole est la plus fréquente de toutes les maladies épidémiques de l'enfance. Lorsqu'elle revêt ce caractère, elle frappe un nombre d'individus d'autant plus considérable que l'intervalle qui sépare ses atteintes est lui-même plus étendu. L'épidémie qui, en 1846, envahit les îles Féroë, est de toutes la plus remarquable sous ce rapport (1). Depuis 1781, on n'avait pas observé dans ces îles un seul cas de rougeole, et pendant les mois d'avril et d'octobre 1846, sur 7782 habitants, plus de 6000 furent atteints.

D'après les auteurs, les épidémies seraient surtout fréquentes dans les premiers mois de l'année. A Genève, c'est dans les mois de mars et d'avril que l'on a observé le plus grand nombre de cas dans l'épidémie de 1847, et dans les mois d'avril et de mai dans celle de 1852.

Contagion. — La rougeole est éminemment contagieuse. D'après quelques auteurs, et en particulier le docteur Panum, la contagion serait la seule cause de l'exanthème. Le principe contagieux résiderait tout entier à la peau ; il ne s'exhalerait pas sous forme de miasme, et serait susceptible de reproduire la maladie seulement au moment où l'éruption existe. En d'autres termes, la rougeole ne serait contagieuse ni pendant les prodromes, ni à l'époque de la desquamation. Suivant le même auteur, après une suite de prodromes dont la durée est indéterminée, l'éruption aurait invariablement lieu treize ou qua-

---

(1) Voyez un intéressant mémoire du docteur Panum, de Copenhague (*Archiv.*, *de médecine*, avril 1851, p. 451).

torze jours après l'infection. Les faits que nous avons recueillis, soit
à l'hôpital, soit en ville, ne nous ont pas conduits aux mêmes conclusions ; mais nous reconnaissons qu'ils sont bien moins précis que ceux
qui ont servi de base aux calculs du docteur Panum. En outre, nous
avons fait dater le début de la maladie à l'époque d'apparition des
prodromes, ce qui ne rend pas nos résultats tout à fait comparables
aux siens. Toutefois, nous possédons un fait qui ne confirme pas l'opinion absolue émise par le médecin de Copenhague.

L'un de nous, M. Rilliet, avait envoyé aux eaux de Schinznach deux jeunes
filles ; là elles furent en contact avec un enfant atteint de l'exanthème morbilleux, et elles revinrent à Genève sous le coup de l'infection, à une époque où
il n'existait pas une seule rougeole dans le pays. A leur arrivée, on les réunit
aux autres enfants de la famille. Le 29 juin, la fille aînée est atteinte des prodromes. Le 3 juillet, l'éruption paraît. L'une des sœurs, qui n'avait pas quitté
Genève, offre le 10 juillet les premiers signes précurseurs ; l'éruption se
montre le 13.

Dans ce cas, très évidemment, l'incubation, en suivant les règles
indiquées par le docteur Panum, n'a été que de dix jours.

A l'hôpital, en estimant la date probable de la contagion par celle
de l'introduction dans les salles infectées, des enfants apportés du
dehors, et en ville, en en jugeant par l'intervalle qui a séparé l'invasion de la maladie sur les enfants d'une même famille, nous sommes
arrivés à cette conclusion, que la période d'incubation peut varier de
six à vingt et un jours, mais que les chiffres les plus nombreux sont
compris entre dix et quinze jours (1).

Maladies antérieures. — Nous ne croyons pas utile de faire ici l'énumération des maladies qui peuvent se compliquer de la rougeole ; il
n'en est aucune qui mette l'enfant à l'abri de cette éruption ; et si on
la voit survenir plus souvent pendant les unes que pendant les autres,
cela tient à la fréquence proportionnelle de ces affections et à leur
durée qui laisse les enfants plus longtemps en contact avec le principe
contagieux. Il suffira de dire que nos observations à l'hôpital nous

---

(1) Nous avons noté la durée du séjour à l'hôpital avant le développement de la
rougeole chez 38 malades. Elle a été comprise :

4 fois entre 4 et 5 jours.	8 fois entre 9 et 13 jours.
20 fois entre 15 et 25 jours.	6 fois entre 28 et 38 jours.

Chez tous ces malades, la rougeole s'est développée pendant le séjour même
dans les salles ; 9 autres sont sortis avant le développement de la maladie ; leur
séjour à l'hôpital avait été de 2 à 4 jours . . . . 4 fois.
de 8 à 10 jours . . . . 4 fois.
de 30 jours . . . . . 1 fois.

Sauf un seul cas, la période d'incubation n'a pas pu être de plus de 16 jours ;
deux fois seulement elle a pu être de moins de 6 jours.

donnent 116 exemples de rougeole primitive, et 44 de rougeole secondaire ; sept fois nous n'avons pu déterminer l'état de santé lors du début.

Age. — Depuis la naissance jusqu'à l'âge d'un an, et surtout dans les six premiers mois, la rougeole est très rare ; nous l'avons observé une fois sur un nouveau-né ; Vogel, Rosen et Heim en ont vu des exemples. L'immunité des enfants à la mamelle contre la contagion est encore démontrée par ce fait que dans plusieurs familles où règne la rougeole, lorsqu'un enfant est épargné, c'est le plus souvent un enfant très jeune. Ackermann (1) avait déjà fait la remarque, il y a plus de cinquante ans, que les enfants au-dessus de l'âge d'un an contractaient très rarement la rougeole, bien qu'ils fussent exposés à la contagion et qu'ils habitassent la même maison, la même chambre, quelquefois même qu'ils couchassent dans le même lit que leurs proches atteints par l'exanthème. Dans une épidémie qui régna à Cassel en 1790, le docteur Piderit, sur 236 malades, n'en vit que deux au-dessous d'un an (2).

A l'âge de un à deux ans, le nombre des malades est plus que triplé, mais il est surtout considérable de trois à cinq et de six à dix ; puis il diminue rapidement de onze à quinze (3).

Sexe. — Soit à l'hôpital, soit en ville, nous avons observé la rougeole un peu plus fréquemment sur les garçons que sur les filles.

Art. XII. — Traitement.

Le traitement de la rougeole comprend trois parties distinctes : la prophylaxie, le traitement de la fièvre éruptive simple, le traitement des complications.

I. *Prophylaxie.* — Ce que nous avons dit sur la contagion de la maladie suffit pour faire comprendre que la meilleure prophylaxie de la rougeole consiste dans l'isolement des malades.

Les faits cités par le docteur Panum sont très concluants. Ce mé-

---

(1) *Sammlung practischer Aerzte*, 3 Bd, S. 641.

(2) *Med. pract. Archiv.*, 2 Bd, St, S. 48.

(3) Age de 394 malades observés dans l'épidémie de Genève de 1844, et de 167 observés à l'hôpital des Enfants.

Age.	A Genève.	A l'hôpital des Enfants.
0 à 1 an	16 (*)	
1 à 2 ans . . .	57	25
3 à 5 ans . . .	139	72
6 à 10 ans . . .	147	50
11 à 15 ans . . .	35	20
	394	167

(*) Presque tous étaient âgés de plus de six mois, un seul avait trois semaines.

decin a réussi dans plusieurs villages à préserver des maisons entières
en interceptant toute communication. L'opportunité pratique de la
séquestration n'existe guère que dans les cas où l'épidémie régnante
est grave. Si elle est bénigne, il n'y a aucun inconvénient à laisser les
enfants exposés à la contagion d'une maladie dont ils doivent presque
nécessairement être atteints une fois. Le danger qu'elle entraîne à un
âge plus avancé justifie amplement ce conseil.

Dans ces dernières années, on a prôné, en Allemagne principalement, un grand nombre de préservatifs de la rougeole. Ainsi Tourtual (1) a vanté, le premier, la fleur de soufre; il fut amené à l'idée
d'employer ce médicament en voyant que les galeux auxquels
on faisait des frictions sulfureuses restaient à l'abri de la contagion.

Il remarqua aussi que, dans une épidémie de coqueluche et de rougeole, les enfants auxquels on administrait la fleur de soufre étaient
préservés de la fièvre éruptive. A la même époque, il employa ce médicament chez quatre enfants atteints de maladies herpétiques, et chez
aucun d'eux la rougeole ne se développa. Enfin, trente autres enfants
auxquels il donna le préservatif restèrent à l'abri de la rougeole. Siebergundi (2) l'a aussi employé avec succès; tandis que Heyfelder (3)
dit n'être pas le seul médecin qui ait vu le soufre ne pas mettre à
l'abri de la contagion.

Nous avons vu nous-mêmes, à l'hôpital des Enfants, les galeux
contracter très rarement la rougeole; mais nous avons cru pouvoir
attribuer ce résultat bien plutôt à l'isolement dans lequel ces enfants
sont placés qu'à l'emploi des bains sulfureux dont ils font habituellement usage.

L'exemple que nous avons rapporté plus haut de ces deux jeunes
filles qu'une cure complète aux eaux de Schinznach, les plus sulfureuses d'Europe, n'a pas mises à l'abri de l'infection rubéolique, est
une preuve du peu d'efficacité du préservatif. Dans ce cas, l'éruption
ne fut pas même diminuée d'intensité, tandis que dans l'épidémie
de 1847, l'un de nous a vu chez une jeune fille de deux ans, qui depuis un mois prenait des bains sulfureux, l'éruption être précédée,
pendant quelques heures seulement, de picotement dans les yeux; et
quoique bien caractérisée, ne durer qu'un jour et demi.

Le docteur Wildberg (4) a proposé l'emploi d'un mélange à parties
égales de vin antimonié d'Huxham et d'oxymel scillitique; il donne
aux enfants d'un an 10 gouttes de ce mélange, et aux plus âgés

(1) *Hufelands Journal*, Feb., 1823.
(2) *Neue Jahrbucher der deutschen Medicin*, II ter, Supplementband. Jahrgang.
1827 (cité par Bernt et Meissner).
(3) *Loc. cit.*, p. 27.
(4) Cité dans Meissner, t. II, p. 501.

5 gouttes en sus par chaque année de plus. D'après Berndt (1), les fumigations chlorurées peuvent être utiles; mais on ne doit pas les employer dans les salles de malades, parce qu'elles irritent les organes respiratoires. Le docteur Mandt (2) dit, dans une grave épidémie de rougeole, avoir prescrit la belladone comme préservatif à un grand nombre d'enfants qui n'ont pas contracté la maladie.

Parmi les différentes médications dont nous venons de parler, les préparations sulfureuses peuvent, sans aucun inconvénient, être mises en usage; et nous conseillerons aux praticiens de répéter des expériences à cet égard. L'oxymel scillitique uni au vin d'antimoine, ou la belladonne aux doses auxquelles on la prescrit dans la scarlatine, peuvent aussi être employés, mais avec plus de précautions. Nous n'en dirons pas autant de la pratique de Matthews (3), qui, au début de la fièvre éruptive, applique un vésicatoire sur la poitrine dans le but de diminuer l'intensité de la maladie, et de prévenir les affections thoraciques.

Les médications que nous venons de passer en revue sont d'une date récente. Beaucoup plus anciennement, on a proposé l'emploi de l'inoculation (4). Home faisait de petites incisions sur les plaques les plus saillantes de la rougeole; il imbibait dans du coton le sang qui s'en écoulait, et le plaçait immédiatement sur un point de la peau préalablement incisée. Douze enfants qu'il inocula de cette façon furent pris le sixième jour des symptômes généraux de la maladie. Monro et Look inoculèrent avec succès les squames, les larmes et la salive. Willan a réussi à inoculer la rougeole au moyen de la sérosité qui existait dans quelques vésicules accidentelles. Locatelli a répété ces expériences sans beaucoup de succès. Le docteur Speranza a inoculé la rougeole d'après le procédé employé pour la vaccine, de bras à bras.

Plus récemment encore, le docteur Michael de Katona (5) a inoculé avec succès 93 individus sur 100. Il se servait du sang, extrait au moyen de la lancette, des papules morbilleuses, au moment de l'efflorescence. Il a aussi employé les larmes des malades.

<hr>

(1) *Die Fieber, Lehre, etc.*, dans *Analecten.* V Heft, S. 85.

(2) *Die Epidemien und Epizootien*, etc. Berlin, 1828, cité par Berndt (*loc. cit.* S. 87).

(3) *Froriep's Notizen*, n° 487, *loc. cit.*

(4) Monro, *De venis lymphaticis valvulosis.* Berlin, 1757, p. 58. — Buchner, *De nonnullis ad insitionem morbillorum spectantibus.* Halæ, 1766. — Spry, *Diss. de variolis et morbillis iisque inoculandis.* Ludg. Batav., 1767. — Homer, *Principia medicinæ*, lib. II, sect. 8, et *Med. facts and Experiments*, p. 285, 1758. — Look, *Gentlem. Magazine*, 1765, p. 163. — Locatelli. *Loder's Bemerkungen*, etc. Leipz., 1812, S. 36. — Speranza, *Hufelands journal*, Bd. LXIV, S. 4; 1827. — Tous ces auteurs cités par Berndt (*loc. cit*, S. 87-88).

(5) *Gazette médicale*, 1842, p. 401.

Nous pensons qu'il serait utile d'essayer l'inoculation dans les cas où l'épidémie de rougeole serait grave; et nous répétons avec Jos. Frank, « qu'elle n'est pas, quoi qu'on en dise, tout à fait à mépriser. »

II. *Traitement de la rougeole simple.* — A. *Pendant la durée de l'exanthème.* — § I. *Indications.* — La rougeole simple et sans complications est une maladie tellement bénigne qu'elle ne réclame aucune médication active.

On doit se borner à des soins hygiéniques bien entendus, dont le but est de favoriser la marche naturelle de la maladie et d'empêcher le développement des affections secondaires.

Les indications sont donc :

1° De favoriser la prédominance de l'éruption à la peau ;

2° De diminuer l'irritation des muqueuses ;

3° De prévenir toutes les causes de complications, et surtout le refroidissement ;

4° De combattre les symptômes pénibles ou violents.

§ II. *Examen des médications.* — *Boissons.* — Les tisanes sont un des meilleurs moyens de remplir une partie des deux premières indications ; aussi, doit-on éviter l'emploi de celles qui sont acidules, telles que la limonade, le sirop de framboises, de cerises, de vinaigre ; il faut, au contraire, choisir les tisanes émollientes ou légèrement diaphorétiques, telles que l'infusion de bourrache, de fleurs pectorales, de mauve, de violette, de bouillon-blanc, etc.

Ces boissons auront pour effet de porter légèrement à la peau, et de favoriser la congestion cutanée qui doit prédominer dans la rougeole normale ; en outre, elles diminueront l'irritation bronchique et pulmonaire. Elles devront toujours être données tièdes ; froides, elles auraient l'inconvénient d'augmenter la toux.

Hygiène. — On couvrira les enfants assez pour les maintenir chaudement. Il ne faut pas oublier, en effet, qu'un refroidissement subit peut amener le développemment de complications inflammatoires. On fera donc tous ses efforts pour éviter que les enfants ne se découvrent mal à propos ; et s'ils ont l'habitude de déranger leurs couvertures pendant leur sommeil, une personne sera chargée de veiller auprès d'eux et de les maintenir dans leur lit.

Pour la même raison, on évitera les courants d'air dans la chambre, surtout pendant les six ou huit premiers jours de la maladie.

Mais, comme tout excès est nuisible, on devra ne pas multiplier les couvertures, qui fatigueraient les enfants, soit par leur poids, soit par les sueurs qu'elles provoqueraient.

La chambre habituellement fermée, surtout si elle est vaste, sera, dans le cas contraire, ouverte de temps à autre ; si le renouvellement de l'air est difficile, on enfermera le lit dans des rideaux, et on déterminera un courant qu'on cessera dès que l'air aura repris sa pureté. Cette opération, cependant, ne doit pas abaisser la température de l'appartement, et il sera bon d'avoir un thermomètre qui en indique exactement le degré, afin de la maintenir toujours égale de 12° à 13° R. Enfin, il ne faudra pas laisser régner dans la chambre une lumière trop vive; mais on aura soin d'y maintenir un demi-jour assez doux, afin de diminuer ou au moins de ne pas augmenter la congestion oculaire.

Régime. — Les enfants devront être maintenus à la diète absolue pendant tout le temps de la période fébrile. La congestion qui se fait sur la muqueuse intestinale, la facilité avec laquelle le dévoiement se produit et persiste, indiquent assez la valeur de ce précepte. Il est rare, d'ailleurs, que les enfants demandent à manger pendant cette période; et lorsqu'ils le font, on les contente facilement avec leur boisson au avec quelques cuillerées de lait tiède sucré et coupé à moitié ou aux deux tiers d'eau ou de tisane; ce mélange, qui trompe leur appétit, constitue une excellente tisane émolliente.

On devra continuer ce régime pendant quelque temps, et donner une alimentation solide seulement lorsque l'enfant sera complétement rétabli. Nous reviendrons bientôt sur ce point.

Ces trois préceptes, faciles à suivre, forment la base du traitement de la rougeole simple; les suivants auront pour but de remplir quelques indications accessoires.

Médications spéciales. — La toux est-elle fréquente, forte et fatigante, sans cependant être le symptôme d'une complication aiguë, intense, il sera utile de faire prendre un looch blanc ou une potion gommeuse, qu'on administrera par petites cuillerées de demi-heure en demi-heure, jusqu'à ce que l'accès de toux soit calmé. Hufeland conseille en pareil cas le looch suivant :

> ℞ Solution de gomme. . . . . . .   30 grammes.
>   Hùile d'amandes douces . . . .   4 grammes.
>   Extrait de jusquiame . . . . .   20 centigrammes.
>   Sirop émulsif. . . . .   24 grammes.

On doit diminuer la dose de la jusquiame suivant l'âge. Joseph Frank recommande de donner seulement 5 centigrammes à un enfant de quatre.

On pourra encore faire mâcher et avaler une ou deux pastilles d'ipécacuanha, qui, en si petite quantité, n'auront aucun effet vomitif ou purgatif, mais agiront seulement comme léger expectorant.

Si la congestion oculaire est vive, le malade sera tenu dans l'obscurité; on lavera les paupières de temps à autre avec un linge imbibé d'eau de guimauve tiède, puis on les essuiera avec un linge sec, afin de ne laisser aucune humidité sur la figure.

Le coryza est-il un peu violent, on fera inspirer par le nez des vapeurs émollientes; on recommandera aux enfants de le faire d'eux-mêmes s'ils sont assez âgés pour comprendre cette recommandation. Dans le cas contraire il faudra s'en abstenir ; on devra surtout craindre les fumigations de vapeurs émollientes qu'on fait en tenant la tête de l'enfant au-dessus d'un vase plein d'eau chaude pendant qu'un linge, en les enveloppant, les met à l'abri du contact de l'air. Ces fumigations ont pour effet habituel d'augmenter la congestion céphalique, et peuvent par suite déterminer des accidents.

Si l'éruption est un peu pâle et paraît se faire avec lenteur, en même temps qu'il existe une trop grande congestion sur les voies aériennes, on devra chercher à exciter l'exanthème, soit par des cataplasmes vinaigrés chauds, maintenus en permanence sur les membres et renouvelés avant leur refroidissement ; soit par l'addition, dans la potion gommeuse de 2 à 6 grammes d'acétate d'ammoniaque ; on peut encore avoir recours à la formule de Henke, conseillée ailleurs (p. 212). Quelques prises de poudre de James, de 5 à 15 centigrammes, suivant l'âge, pourront aussi être utiles.

Si l'enfant est constipé, ce qui est rare, on donnera des demi-lavements avec de l'eau de guimauve, de son, ou de graine de lin, ou avec du lait ; ces remèdes émollients auront l'avantage de maintenir l'intestin dans l'état normal sans le surexciter ; et si, par ce moyen, on n'obtient aucune selle, il n'est pas nécessaire de chercher à en provoquer autrement, à moins qu'il n'y ait rétention des matières fécales.

Ces remèdes et ces précautions doivent être employés avec soin pendant les prodromes et la période croissante de la rougeole ; on les continuera pendant la décroissance en les modifiant selon les besoins du moment ; cependant on ne se relâchera en rien de la sévérité du régime, et l'on continuera à maintenir la température égale.

B. *Traitement de la convalescence. — Hygiène.* — On arrivera ainsi à la fin de la maladie ; et lorsque la fièvre sera tombée, que la soif ne sera plus vive, que les marbrures rubéoliques s'effaceront, si l'enfant demande à manger avec instance ; si ces demandes sont l'expression d'un besoin réel et non pas d'une fantaisie, on permettra un peu de nourriture, telle qu'un léger potage gras, ou bien quelques biscotes cuites dans du bouillon coupé ou dans du lait : de la fécule, quelle que soit la forme, arrow-root, tapioca, etc.

On donnera ces soupes légères en petite quantité ; et si le besoin se renouvelle, on les répétera plusieurs fois dans la journée plutôt que d'augmenter chaque dose. Ces précautions ont toutes pour but de ménager la sensibilité des voies digestives, et d'empêcher une trop grande quantité de matières étrangères d'être à la fois en contact avec la muqueuse.

Ce ne sera donc qu'avec lenteur et précaution qu'on augmentera l'alimentation, et après qu'on se sera bien assuré que les premiers aliments ont été complétement digérés ; pour cela, on devra constater l'absence de vomissements, de douleurs abdominales, et de tout mouvement fébrile pendant la digestion ; on devra s'assurer que le ventre ne devient pas plus chaud, plus tendu, que les selles reprennent leur cours normal, sans être ni trop dures ni trop liquides ; alors, on augmentera progressivement l'alimentation ; on permettra des potages plus substantiels, du poisson, des œufs frais, jusqu'à ce qu'on revienne ainsi par gradation à la nourriture habituelle de l'enfant.

L'époque à laquelle on laissera les enfants prendre le plein air variera suivant la saison, la période de la rougeole et l'état du malade. Si l'appartement est facilement aéré, s'il n'y a rien à craindre d'un peu de réclusion, l'excès de précaution en ce genre sera moins nuisible qu'une sortie prématurée ; mais si l'enfant est prédisposé à la tuberculisation, si l'appartement est mal aéré, on devra profiter des jours tièdes et beaux qu'offrira la saison pour permettre une promenade ; toutefois , on ne devra le faire que lorsque la toux aura cessé, lorsque l'auscultation indiquera que la bronchite a disparu ; lorsque enfin il n'y aura plus lieu de redouter un catarrhe broncho-pulmonaire. Cette dernière complication est, du reste, d'autant moins à craindre que l'enfant est parvenu à une époque plus éloignée du début.

Purgatifs. — A l'hôpital, où la maladie revêt un caractère grave, et où les enfants sont particulièrement exposés aux complications intestinales, nous avons toujours vu les purgatifs, surtout quand on les prescrivait à une époque un peu rapprochée du début de l'éruption, être plus nuisibles qu'utiles. En ville, nous avons fait des remarques analogues. Toutefois, nous ne voyons aucun inconvénient à donner un léger laxatif, à l'époque où la maladie est complétement terminée, et où, par conséquent, le cathartique ne court aucune chance de déterminer une complication intestinale.

III. *Traitement des complications. — A. Pendant l'éruption.* —Malgré toutes les précautions que nous avons indiquées, et souvent parce qu'on a négligé de les mettre en pratique, la fièvre éruptive se complique de maladies diverses, dont l'apparition soulève de suite plusieurs questions thérapeutiques.

1° Si l'éruption a disparu subitement faut-il chercher à la rappeler? Et en cas d'affirmative, quel est le meilleur moyen pour atteindre ce but?

2° Si la complication débute pendant les prodromes, doit-on la traiter de la même manière et aussi énergiquement qu'à une époque plus avancée, et lorsque l'enfant n'est plus sous l'influence de la rougeole croissante ?

Si l'exanthème disparaît subitement, il faut chercher à le rappeler, bien que sa réapparition, comme le dit avec raison le docteur Rayer, ne soit pas toujours d'un pronostic favorable.

Pour atteindre ce but, il faut appliquer sur la peau des révulsifs puissants et sur une grande étendue : les cataplasmes vinaigrés ou sinapisés, l'enveloppement dans le drap sinapisé, l'immersion dans le bain de moutarde, et surtout l'urtication, conseillée par M. Trousseau, sont les remèdes dont l'action est la plus puissante et la plus énergique. En même temps, on prescrira à l'intérieur les boissons chaudes et diaphorétiques, et des préparations ammoniacales ou antimoniales dont nous avons parlé plus haut (p. 303).

Lorsqu'une complication grave débute pendant ou après la décroissance de l'éruption, elle doit être traitée énergiquement ; alors, en effet, on ne peut pas craindre d'agir contrairement à l'éruption et de déterminer des accidents. Nous croyons qu'il doit en être de même pour les complications graves qui débutent pendant la période croissante de l'exanthème, parce qu'alors l'éruption est nécessairement modifiée par l'affection concomitante. En outre, l'effet seul produit par la complication est une preuve que l'affection secondaire est devenue principale, et que c'est sur elle que doivent se diriger les efforts du praticien.

La complication est-elle peu intense, le traitement qu'on lui oppose doit être peu énergique, parce qu'une affection légère mérite rarement une médication active, et parce qu'en outre il serait nuisible d'employer des moyens qui pourraient déterminer une perturbation dans la marche de la maladie.

Il faut, du reste, se rappeler, en traitant les complications graves ou légères, que la maladie première réclame cependant quelque attention ; et l'on devra choisir, parmi les médicaments applicables aux unes, ceux qui ne répugnent pas avec le traitement de l'autre.

Ces préliminaires posés, passons rapidement en revue les indications fournies par les complications.

Bronchite et broncho-pneumonie. — Les opinions des praticiens sont loin d'être concordantes sur le traitement le plus convenable de la broncho-pneumonie rubéolique.

1° *Émissions sanguines.* — Sydenham conseillait les saignées copieuses, et après lui, J. Frank a dit : « Dans aucun exanthème, la » saignée ne peut être pratiquée avec plus de sûreté dans un stade » quelconque de la maladie, sans en excepter celui de l'invasion, que » dans la rougeole vraiment inflammatoire, surtout si elle est » accompagnée de la phlogose du larynx, de la trachée, des bron-» ches, etc. »

Nous ne saurions partager l'avis de ces grands praticiens. Nous avons vu la bronchite grave et la broncho-pneumonie, non-seulement n'être pas enrayées par les émissions sanguines, mais recevoir de ce traitement une influence fâcheuse. Aussi, nous réservons l'usage des émissions sanguines :

Pour les cas de broncho-pneumonie grave avec prédominance de la phlegmasie parenchymateuse, ou de pneumonie lobaire, qui atteignent des enfants sanguins et vigoureux, surtout lorsque la maladie survient dans la convalescence de l'exanthème, et se rapproche de la pneumonie franche.

Nous en sommes très sobres chez les sujets atteints de bronchite capillaire ou de broncho-pneumonie, avec prédominance de l'élément catarrhal, survenant dans le cours de l'éruption ou de la coqueluche qui lui succède.

Enfin, la perte de sang doit être peu abondante et faite surtout dans le but de favoriser, en désemplissant le système veineux, l'absorption des médicaments mis en contact avec la membrane muqueuse de l'estomac, plutôt que dans le dessein de juguler l'inflammation.

En ôtant une grande quantité de sang, on risque de déterminer une déperdition considérable des forces, sans modifier l'inflammation catarrhale. D'ailleurs, dans les cas auxquels nous faisons allusion, la maladie n'est pas simple, elle n'est qu'un épiphénomène d'une affection plus générale, et il est bien connu que le traitement des bronchites capillaires et des pneumonies secondaires ne doit pas être en tout semblable à celui des pneumonies primitives.

2° *Antimoniaux.* — Nous employons rarement l'émétique ; nous en avons vu souvent des effets désastreux, surtout chez de jeunes enfants ; nous préférons l'oxyde d'antimoine, ou la poudre de James seule ou unie à la teinture d'aconit, quand l'élément inflammatoire domine, et le kermès, quand l'élément catarrhal est le plus grave.

3° *Vomitifs.* — Nous réservons les vomitifs pour les cas où l'enfant a de la résistance, n'est pas trop asphyxié, et où cependant les râles humides sont abondants.

4° *Préparations ammoniacales.* — Nous avons fréquemment administré le chlorhydrate d'ammoniaque à doses assez élevées, avec des succès variables. Un enfant dont la pneumonie était arrivée à la période asphyxique, après avoir été traité sans succès par l'oxyde d'antimoine, les poudres de James et les vésicatoires, a été rapidement soulagé, puis guéri par l'emploi de la potion suivante :

> ℞ Carbonate d'ammoniaque. . . 1 gramme 50 centigr.
> Eau camphrée . . . . 90 grammes.
> Sirop de polygala . . . . . 15 grammes.

5° *Excitants balsamiques.* —Quand la maladie passe à l'état subaigu, nous donnons le polygala, le sirop de Tolu dans une infusion de baies de genièvre, ou les pilules de Morton.

6° *Vésicatoires.* — Nous les employons souvent ; ils sont tout à fait applicables à la forme la plus ordinaire de la complication.

(Voyez, pour plus de détails sur le traitement de la broncho-pneumonie, le tome Ier, pages 477 et 504.)

La stomatite sera traitée comme il est dit tome I, p. 204 ; toutefois

On s'abstiendra de laver la bouche à grande eau, les mouvements et l'agitation qui en résultent, l'eau qui s'écoule sur le corps et qui mouille les linges pouvant déterminer un refroidissement nuisible pendant l'éruption. Si la stomatite naît après sa disparition, le traitement indiqué dans le tome Ier ne subira aucun changement.

Il est rare que la *pharyngite* et la *laryngite* offrent des indications spéciales. Complications en général légères, elles ne méritent aucune considération thérapeutique spéciale (voyez tome I, p. 229-379, etc.; pour la *Laryngite spasmodique*, page 358).

Les lésions aiguës ou chroniques de l'intestin, lorsqu'elles sont légères, réclament le traitement consigné dans le tome I, page 721-740 ; graves, elles seront traitées comme il est indiqué page 749. Si elles ont revêtu les formes typhoïde ou dysentérique, on suivra les indications données pages 788 et 795 ; on trouvera page 758 le détail du traitement approprié aux formes chroniques. Dans tous ces cas, le génie rubéolique de la maladie ne fournit aucune indication précise.

Il en est de même pour l'*otite* (voyez page 127, tome I), pour l'*ophthalmie*, qui pendant les premiers jours et pendant la durée de l'éruption sera traitée par les collyres et les applications émollientes : eau de guimauve, compresses imbibées d'eau de mauve, cataplasmes de pomme cuite ; on ne mettrait quelques sangsues aux tempes que si l'inflammation aiguë était violente. L'éruption terminée, si l'ophthalmie persiste, on emploiera les lotions astringentes avec l'eau de mélilot, l'eau de rose et de plantain, l'instillation d'une solution de nitrate d'argent (5 ou 10 centigrammes pour 30 grammes d'eau distillée), ou bien l'extrait de Saturne, ou même une goutte de laudanum de Sydenham.

La gangrène rubéolique, ne survenant jamais dans les premiers jours de la maladie, n'offre aucune indication que nous n'ayons déjà posée ailleurs (voyez tome II, p. 384, etc.).

Nous ne connaissons aucun moyen certain d'empêcher la *tuberculisation* à la suite de la rougeole; la presque impossibilité de diagnostiquer la complication lorsqu'elle est aiguë ajoute à la difficulté de poser les bases d'une médication prophylactique raisonnée ; si elle marche lentement, elle n'offre pas d'autres indications que celles que nous énumérerons plus tard (voyez *Tubercules*).

Parmi les autres complications, une seule doit encore nous arrêter, nous voulons parler des accidents cérébraux. Pour entraver leur marche, on a conseillé l'application de quelques sangsues derrière les oreilles ; le résultat de cette médication a été loin d'être favorable dans le peu de cas que nous avons eus sous les yeux. Il en doit être souvent ainsi, parce que ces accidents ne dépendent pas toujours d'une congestion sanguine, et que, dans le cas où elle existerait en réalité, une petite quantité de sangsues appliquées à la tête attirerait le sang et augmenterait les accidents plutôt que de les faire cesser. Dans les cas de ce genre, nous préférons pratiquer, s'il y a lieu, une saignée générale ; ou bien si l'état de l'enfant s'oppose à l'emploi de ce moyen, appliquer toutes les deux heures une sangsue derrière chaque oreille alternativement, de manière à déterminer un écoulement de sang peu abondant, mais continu ; on pourrait ainsi remédier à la congestion que déterminent un petit nombre de sangsues dont l'écoulement serait brusquement arrêté après une heure ou deux.

Cependant, nous n'avons que peu de confiance dans l'influence des émissions sanguines, et nous les réservons pour les cas où l'enfant est robuste et sanguin, la congestion céphalique évidente, le pouls plein et dur. On peut, d'ailleurs, les remplacer par des applications froides sur la tête. Peut-être aussi y aurait-il avantage, si la maladie n'était compliquée d'aucune lésion des voies respiratoires, à donner un bain tiède en même temps qu'on ferait des affusions ou des applications froides sur la tête. Mais un inconvénient de cette médication est de ne pouvoir être continuée pendant un temps suffisant ; son effet immédiat est, en général, de produire une sédation des symptômes et une réapparition des rougeurs cutanées. Si ce résultat inspire la confiance, elle est bientôt détruite par le développement d'une réaction vive et pernicieuse. Il faudrait donc pouvoir renouveler les bains dès que les symptômes favorables diminueraient et avant l'établissement de la réaction ; mais alors les malades ne peuvent supporter des bains aussi fréquents, ou bien il se développe une inflammation pulmonaire funeste. L'usage de cette médication doit donc être restreint à un très petit nombre de cas.

Nous pensons qu'il ne faut pas insister longtemps sur la méthode débilitante, non plus que sur l'emploi des bains ; et que si ces moyens ne déterminent pas une prompte amélioration, il faut les abandonner pour d'autres ; alors on peut mettre en usage les calmants et les antispasmodiques.

Dans les cas où l'on ne jugerait pas convenable de commencer le traitement par les émissions sanguines, on pourrait débuter par les préparations opiacées conseillées par Sydenham ; on peut aussi associer l'opium au musc, ainsi que nous l'avons déjà conseillé pour la variole et la scarlatine, et suivant que l'ataxie ou l'adynamie prédominent, mettre en usage le traitement indiqué à propos des formes analogues de la scarlatine (pages 223 *E*, et 224 *G*).

Le docteur Thaër (1) a conseillé contre la rougeole les lotions froides, préconisées dans la scarlatine. La rareté des formes ataxiques, et la prédominance des inflammations pulmonaires nous semblent contre-indiquer ce traitement dans l'immense majorité des cas. Si

____

(1) *Observations sur l'emploi des lotions froides dans la rougeole*, par le docteur Thaër, de Berlin, *Journal d'Hufeland*, dans *Revue médicale*, 1832, t. I, p. 127

toutefois la fièvre était très intense, la chaleur sèche et vive, les symptômes cérébraux graves; s'il n'existait aucune complication thoracique, et que la maladie régnât épidémiquement et eût habituellement le caractère ataxique, on pourrait peut-être essayer le traitement par les lotions froides. Voici les conseils que donne le docteur Thaër: ·

Jamais il ne faut employer les lotions quand la peau est moite et quand le malade transpire. La température de l'eau doit être en proportion inverse de la chaleur du corps, et dans les rapports suivants :

Températ: de la peau.	Températ. de l'eau.	Durée des lotions.
29° 1/2 Réaumur	26° Réaumur	3 minutes.
30	22 1/2	3 —
30 1/2	19	3 à 4 —
30 2/3	14 1/2	4 —
31	13	4 —
31 2/3	12 1/2	4
32	12 1/2	4 —
32 1/2	10 1/4	4 —
33	6	4 —
33 1/3	3 1/2	4 —
33 2/3	1 1/2	4 —
34	1 1/2	4 —
34 1/4	1 1/2	4 —
34 2/3	1 1/2	4 —
35	1 1/2	4 —

Lorsqu'il s'est écoulé cinq à six jours depuis l'apparition de l'éruption, il faut éviter d'employer les lotions à une température moindre de 10 degrés Réaumur. Le liquide dont l'auteur se sert était composé de trois parties d'eau et d'une de vinaigre. Il répète les lotions toutes les trois heures. Les malades doivent être lavés dans leur lit, au moyen d'une éponge fine; il n'est pas nécessaire d'essuyer les parties lavées. L'effet immédiat de ces lotions est de diminuer la fréquence du pouls, d'abaisser la température du corps de deux et trois degrés, de procurer un grand calme, d'exciter une transpiration générale, de remédier aux complications. Chez aucun des malades, il n'y a eu d'affections consécutives; et lorsque l'éruption tendait à paraître, les lotions la provoquaient naturellement.

Jos. Frank ne conseille dans la rougeole très grave aucun des moyens que nous venons d'indiquer. La médication qu'il propose est beaucoup plus simple. « Nous avons vu, dit-il, des rougeoles com» mencer par une grande prostration des forces, par un ébranlement
» du système nerveux, et par d'autres symptômes pernicieux, qui,
» lorsque le premier choc de la maladie était surmonté, et lorsque
» l'on avait procuré l'éruption de l'exanthème, au moyen de la cha-

» leur du lit, d'une boisson chaude légèrement aromatique, de l'esprit
» de Mindérérus, et des sinapismes aux deux extrémités, se montraient
» assez bénignes dans la suite. »

Il est d'ailleurs des cas où l'emploi des émissions sanguines et des
bains est impossible : c'est lorsqu'un enfant d'une faible constitution,
ou débilité, est atteint d'une rougeole ataxique; alors les moyens
que nous avons précédemment conseillés seraient plus pernicieux
qu'utiles. Il faut chercher à relever le malade par des excitants, tels
que la tisane de serpentaire de Virginie, et les préparations toniques
indiquées ailleurs.

B. *Traitement de la rougeole compliquée, pendant la convalescence.*
— Si l'enfant est assez heureux pour échapper aux complications
graves de la rougeole, il ne faut pas oublier que la convalescence
exige, s'il est possible, plus de soins encore que lorsque la rougeole a
été simple. D'une part, les rechutes sont faciles, et il faut autant que
possible ménager les organes; d'autre part, la faiblesse qui résulte
d'une pareille secousse réclame une attention toute spéciale; en sorte
que le médecin est obligé de marcher entre deux écueils. En effet,
s'il permet trop tôt une nourriture substantielle ou des promenades
en plein air, il s'expose à voir naître de nouveau le catarrhe intestinal
ou bronchique; s'il ne tonifie pas l'enfant, il l'expose à toutes les
maladies qui résultent de la faiblesse et surtout à la tuberculisation.
Ici donc il faut tonifier le malade tout en suivant les indications
du moment. Si les accidents pulmonaires ont dominé et persistent encore, on insistera sur la nourriture substantielle, sur le
chocolat ferrugineux, sur les viandes noires, sur le bon vin; si, au
contraire, les organes pulmonaires fonctionnent convenablement et
ne présentent aucun symptôme morbide, tandis que les voies digestives sont encore souffrantes, on insistera un peu plus sur les promenades en plein air et en voiture au soleil, et sur les toniques médicamenteux, tels que le sirop et l'extrait de quinqaina; la nourriture
sera, au contraire, un peu moins substantielle, et l'on n'en augmentera la quantité qu'après s'être assuré qu'elle a été convenablement
digérée.

IV. *Résumé.* — *A.* Un enfant bien portant est pris de fièvre, de
toux, de larmoiement, d'enchifrènement, on peut prévoir le début
d'une rougeole simple; on fera les prescriptions suivantes :

1° On ordonnera le repos au lit dans une chambre maintenue
constamment à la même température, en évitant les courants d'air;

2° L'enfant sera couvert modérément, mais plutôt un peu plus
qu'un peu moins; on évitera qu'il ne se découvre;

3° La tisane sera de la bourrache, du bouillon blanc, etc., édulcorée avec le sirop de capillaire, de violette, ou tout autre. Les
boissons seront données tièdes ou chaudes et en petite quantité à la
fois;

4° La diète sera absolue.

B. La maladie étant arrivée à son quatrième jour, l'éruption sort naturellement ; les rougeurs se montrent sur la figure, puis sur le corps et les membres ; leur marche est normale ; la fièvre est médiocrement intense ; il n'existe aucune complication :

1° On continuera la médication précédente ;

2° Si la toux est intense, on prescrira un looch blanc ou la potion d'Hufeland, ainsi qu'il a été dit plus haut (page 302) ;

3° Si la congestion oculaire est vive, on évitera tout éclat de lumière, les rideaux seront habituellement fermés pendant le jour, et la nuit une simple veilleuse sera maintenue derrière le lit de l'enfant ;

On fera en outre, toutes les deux ou trois heures, des lotions émollientes sur les yeux ;

4° Si le coryza est intense, on fera inspirer, s'il est possible, des vapeurs tièdes ;

5° Si l'enfant est constipé, et seulement dans ce cas, on donnera* chaque jour un lavement d'eau de guimauve, d'eau de son, ou de lait ou tout autre analogue.

C. Si l'éruption est un peu pâle et paraît se faire avec lenteur, en même temps que la congestion domine sur les voies respiratoires :

1° On insistera plus particulièrement sur les précautions hygiéniques et sur les boissons chaudes et diaphorétiques ;

2° On ajoutera dans le looch, ou dans une potion gommeuse, 2 à 6 grammes d'acétate d'ammoniaque ;

3° On fera prendre toutes les quatre heures une prise de 5 à 15 centigrammes de poudre de James ; on pourra la remplacer par des cuillerées de la potion de Henke (voyez page 212).

D. La rougeole a suivi sa marche naturelle ; la période de décroissance est avancée ; la fièvre est tombée ; la toux est moindre ; il y a peu ou point de dévoiement :

1° On prendra toutes les précautions ci-dessus indiquées, page 303, pour le traitement de la convalescence ;

2° On s'abstiendra de purgatifs, ou, si l'on se croit obligé de les mettre en usage, on agira ainsi qu'il est dit page 304.

E. Un enfant bien portant est pris des prodromes de la rougeole ; la fièvre est intense ; la congestion oculaire et nasale est vive, la toux violente ; l'éruption est tardive :

1° Suivez toutes les prescriptions indiquées au titre *A.*

2° Surveillez avec attention les symptômes locaux ; voyez votre malade deux ou trois fois dans la journée ; auscultez-le avec précaution et en évitant les refroidissements ; examinez l'abdomen et les selles, etc. ; puis, suivant le besoin, agissez de la manière suivante :

F. Si la maladie débute par une laryngite spasmodique, ou s'en complique pendant ses prodromes, ou pendant son cours, suivez les prescriptions indiquées tome I, page 358.

G. La toux est intense ; les râles sont abondants et fins ; il existe une broncho-pneumonie :

1° Si l'éruption ne se fait pas ou est irrégulière, cherchez à la faire sortir au moyen des boissons diaphorétiques et en appliquant des sinapismes aux extrémités ;

2° Si l'enfant est fort, pratiquez une émission sanguine peu abondante, et suivez le traitement de la broncho-pneumonie, suivant les indications notées page 305 ;

3°S'il existe du dévoiement, ou si les vomitifs, passant en partie dans le tube digestif, augmentent la diarrhée, mettez en usage le traitement par les préparations d'aconit ou par la poudre de James.

H. Au contraire, la toux est peu abondante, mais les symptômes digestifs sont graves, le ventre est douloureux et tendu, le dévoiement intense ; insistez sur les moyens suivants :

1° Les cataplasmes émollients sur l'abdomen ;

2° Les lavements émollients ;

3° Appliquez deux à dix sangsues à l'anus, suivant l'âge et la force de l'enfant ; laissez couler les piqûres pendant une ou deux heures, selon le besoin.

I. Les symptômes pulmonaires sont nuls ; mais la fièvre est violente ; l'éruption ne sort pas ;

1° Donnez, avec toutes les précautions possibles, un bain chaud à 27 degrés Réaumur ;

2° Ou bien encore plongez les extrémités inférieures jusqu'aux genoux dans un bain partiel aussi chaud qu'il pourra être supporté.

K. Pour toutes les autres complications, suivez les prescriptions indiquées ci-dessus, pages 306 et suivantes.

L. Au début de la rougeole, et pendant les prodromes, les symptômes cérébraux sont graves ; le délire intense, alterne avec le coma, ou bien la prostration est extrême ; suivez d'abord le conseil de Frank, c'est-à-dire prescrivez :

1° Les boissons chaudes et diaphorétiques avec l'acétate d'ammoniaque ;

2° Des sinapismes aux extrémités, ou bien un bain de jambes chaud.

Puis attendez sans trop d'inquiétude jusqu'au moment de l'éruption. Il pourra se faire qu'à son apparition tous les symptômes nerveux se calment, et que la maladie suive une marche bénigne.

M. Mais si l'éruption tarde à paraître ou si elle est irrégulière, si après qu'elle aura paru, les symptômes cérébraux persistent, on devra faire les prescriptions suivantes, qu'on variera suivant la constitution de l'enfant ou la nature des symptômes.

1° A un enfant fort et sanguin, on fera une saignée générale de une à deux palettes, suivant l'âge.

2° Après la saignée, si le pouls reste plein et dur, si la fluxion vers la tête persiste, on appliquera une sangsue à chaque apophyse mastoïde, et lorsqu'elle sera tombée on en appliquera une autre, et ainsi de suite, de manière à entretenir un écoulement de sang continu pendant une partie de la journée.

Ces moyens seront employés conjointement aux suivants : mais on se bornera à ces derniers, si l'enfant n'est pas sanguin et si l'état du pouls et la coloration de la face n'indiquent pas l'afflux du sang vers les parties supérieures.

3° On fera les prescriptions qui ont déjà été indiquées à la scarlatine et à la variole (pages 100-104. *K*, 221 224 *G.*).

N. Lorsque la maladie a été grave et compliquée, et que l'enfant est arrivé à la convalescence, on devra suivre la marche indiquée page 310.

O. Si la rougeole est secondaire, on dirigera le traitement d'après la nature et l'intensité de la maladie première, et d'après la simplicité ou les complications de la rougeole.

1° La maladie première est-elle encore dans toute son intensité, et réclame-t-elle immédiatement un traitement actif, on s'en occupera exclusivement ; on se bornera à redoubler de soins hygiéniques contre la rougeole, et l'on évitera autant que possible, en traitant la maladie première, les médicaments qui pourraient exciter le développement des complications rubéoliques.

2° La maladie première est-elle peu intense, la rougeole ou ses complications importantes, l'enfant encore robuste, on le traitera comme si la fièvre éruptive était primitive ; on évitera toutefois les médications trop débilitantes ou contraires à l'affection première, etc.

SEPTIÈME CLASSE

PRÉLIMINAIRES.

Nous n'avons pas l'intention de tracer l'histoire complète de la diathèse scrofulo-tuberculeuse, nous serions entraînés hors des limites que nous nous sommes imposées ; car la scrofule ne peut être bien connue que si son étude est poursuivie à travers toutes les époques de la vie humaine.

Cependant la fréquence des maladies scrofuleuses dans le jeune âge et l'importance du sujet nous engagent à donner une idée générale de cette diathèse, ou plutôt à faire connaître le point de vue auquel nous nous sommes placés pour la décrire. Sous peine de n'être pas compris, nous devons préciser nos idées et la valeur des termes destinés à les exprimer.

La première difficulté que l'on rencontre dans l'étude de la scrofule est d'établir les limites de cette affection.

On admet bien en général l'existence d'un vice ou d'un principe scrofuleux ; mais on s'accorde peu sur les lésions organiques ou fonctionelles qui peuvent en être le résultat. On énumère au nombre de ces lésions des tumeurs blanches, des périostites, des nécroses, des caries, des abcès multiples, des ophthalmies, des coryza, des catarrhes chroniques, des maladies de la peau de toutes sortes, le goître, le crétinisme, le rachitisme, des adénites chroniques et surtout la tuberculisation des ganglions extérieurs dont la tuméfaction morbide constitue le type de la maladie.

Ces lésions sont presque toutes des phlegmasies ou des tubercules ; quelques-unes n'appartiennent ni à l'une ni à l'autre de ces deux espèces anatomiques. Les caractères qui leur sont communs sont leur marche subaiguë ou lente, leur réunion ou leur succession sur le même individu, leur dissémination dans les organes externes.

Mais ici combien de questions surgissent et restent indécises ! Les caractères sus-indiqués suffisent-ils pour spécialiser les manifestations de la diathèse scrofulo tuberculeuse? Ces différentes lésions sont-elles toutes sous sa dépendance ? Sont-elles toujours et uniquement scrofuleuses? En est-il qui aient la même nature?

D'autre part nous ne voyons pas trop sur quoi l'on se fonde pour limiter la scrofule aux organes extérieurs ; car quelques phlegmasies chroniques des viscères offrent une grande analogie avec les manifestations de la scrofule externe ; et les tubercules sont les mêmes, quels que soient les organes dans lesquels ils se développent.

Enfin la différence anatomique si tranchée qu'on voit entre les phlegmasies scrofuleuses et les tubercules à pu paraître à quelques pathologistes une raison suffisante pour séparer complétement ces lésions, et les attribuer à deux diathèses distinctes.

Ces questions, que chacun a posées et a résolues suivant le sens dans lequel son esprit en a été frappé, ont engendré les opinions les plus disparates. Les uns, guidés par l'identité du siége, ont rapproché de la scrofule la tuberculisation des ganglions lymphatiques internes. Les autres, tout en admettant la fréquente coïncidence de la scrofule externe et des tubercules pulmonaires, ont prétendu que la phthisie existant souvent en l'absence de tout stigmate de scrofule, il fallait en distinguer deux espèces, l'une simple, l'autre scrofuleuse. Plusieurs (et nous avons été de ce nombre), ayant remarqué la présence à peu près constante des tubercules dans le cadavre des scrofuleux, ont regardé ce produit accidentel comme le caractère pathognomonique de la scrofule. Pour eux les autres lésions ne sont qu'une complication dont la nature n'a rien de spécial ; la diathèse doit prendre le nom de tuberculeuse, et il n'existe pas de scrofule proprement dite.

Cette dernière opinion a provoqué des dénégations nombreuses et motivées. Parmi les plus sérieuses, nous devons citer celles que nous trouvons dans l'ouvrage du docteur Lebert (1). Ce savant pathologiste s'appuyant sur l'identité de la matière tuberculeuse, quel que soit son siége ; sur les caractères spéciaux des phlegmasies dites scrofuleuses ; sur l'existence, reconnaissable au microscope, de granules propres aux tubercules, et qu'on ne trouve jamais dans les altérations scrofuleuses ; et surtout sur l'impossibilité de la transformation du globe purulent en granules tuberculeux, repousse l'opinion séculaire qui regarde la tuberculisation des ganglions cervicaux comme le type de la scrofule. M. Lebert sépare complétement ces deux maladies, quel que soit leur siége, et admet : 1° une affection tuberculeuse essentielle ; 2° une affection scrofuleuse essentielle dont les manifestations se font exclusivement sur les organes externes ; 3° une fréquente coïncidence de ces deux affections.

Lugol, au contraire, avait admis leur identité ; ou plutôt il ne reconnaissait qu'une diathèse scrofuleuse dont le tubercule était le caractère ou (pour nous servir de sa propre expression) la signature anatomique. A ses yeux, la scrofule prenait une extension des plus vastes ; le scrofuleux constituait une variété de l'espèce

____

(1) *Traité pratique des maladies scrofuleuses et tuberculeuses.*

humaine à laquelle Lugol rattachait tous les individus qui avaient reçu de leurs parents une constitution faible, manifestée par une complexion spéciale, par une tendance des maladies à ne pas suivre leur cours ordinaire, par le développement de maladies chroniques de toutes sortes, par la fréquence de la mortalité dans la famille, etc. Pour lui, les phlegmasies que nous avons ci-dessus énumérées n'étaient pas les seuls symptômes de la scrofule ; il regardait comme tels le rachitisme, le goître, le crétinisme, les flux muqueux habituels, les engelures, les parasites cutanés abondants, le défaut d'harmonie dans les formes extérieures, l'arrêt ou l'accès du développement, etc. La question, comme on le voit, s'est considérablement élargie et prête à de nombreuses discussions de détail.

En résumé, parmi les pathologistes, quelques-uns ont restreint, d'autres ont étendu outre mesure le cadre des maladies scrofuleuses ; un bien petit nombre a spécifié leurs caractères.

La plupart localisent la scrofule dans les organes externes, ou ne l'admettent dans les viscères que lorsqu'elle s'y manifeste par des tubercules.

La comparaison de la scrofule et des tubercules a donné lieu à trois opinions qui s'appuyent toutes trois sur des raisons plausibles : 1° Il existe deux diathèses, l'une scrofuleuse. l'autre tuberculeuse. Bien que très distinctes, ces deux diathèses coïncident fréquemment (Lebert); 2° il y a identité complète entre ces deux diathèses qui n'en forment, à proprement parler, qu'une seule, en sorte que tout tubercule est scrofuleux (Lugol) ; 3° la diathèse scrofuleuse a une existence propre, et peut se manifester par des tubercules, mais ce produit accidentel a souvent d'autres origines que la diathèse scrofuleuse (Milcent) (1).

Nous ne voulons pas discuter ici toutes les questions comprises dans ces propositions ; nous pourrons donner dans un autre travail le résultat de nos recherches sur ce sujet. Nous devons seulement justifier par quelques remarques l'opinion qui domine dans les chapitres suivants : à savoir, qu'il existe une seule diathèse, qu'on peut appeler scrofulo-tuberculeuse, ou plus simplement scrofuleuse, et dont les manifestations (quelle que soit leur espèce anatomique) se produisent indifféremment dans les organes extérieurs ou dans les viscères.

Il nous paraît difficile de diviser les tubercules en scrofuleux et en non scrofuleux, non que cette opinion répugne à nos doctrines médicales. De même que nous avons reconnu des phlegmasies de di-

____

(1) *De la scrofule, de ses formes, des affections diverses qui la caractérisent, de ses causes, de sa nature et de son traitement*, par A. Milcent, 1846. Nous citons cet ouvrage comme le meilleur soutien moderne de la troisième opinion. Si nous ne partageons pas toutes les idées qui y sont émises, nous louons sans réserve les doctrines médicales qui l'ont inspiré.

verses natures, de même il se pourrait qu'il existât des tubercules de
nature différente (1); mais jusqu'à présent un trop petit nombre de
preuves nous paraît appuyer cette division. Les phlegmasies qui sont
la conséquence d'affections ou de diathèses différentes présentent des
caractères qui sont le reflet de ces états morbides. Ainsi le catarrhe,
l'inflammation, le rhumatisme, la diphthérite, la scrofule, la syphilis,
impriment leur cachet aux phlegmasies qu'elles engendrent, et bien
que le diagnostic différentiel soit difficile et très douteux dans bon
nombre de cas particuliers, le principe n'en est pas moins vrai.

Il n'en est plus de même pour les tubercules. Les différences qui
les séparent sont presque uniquement des différences de siége insuffisantes pour spécifier une diversité de nature. Cependant le docteur
Milcent s'est efforcé de caractériser les tubercules scrofuleux ; nous
citons ses propres paroles pour ne pas affaiblir ses preuves (2) : « Dans
la diathèse tuberculeuse, le poumon, le larynx et la muqueuse intestinale sont le plus souvent affectés. Dans la scrofule, les transformations tuberculeuses s'observent surtout dans les ganglions lymphatiques (écrouelles), le rachis (mal de Pott), le mésentère (carreau),
le péritoine (péritonite tuberculeuse), et très souvent aussi le poumon
(phthisie scrofuleuse).

» Mais la phthisie scrofuleuse, admise par un grand nombre
d'auteurs, présente des caractères qui la distinguent de la phthisie
tuberculeuse essentielle : c'est une marche beaucoup plus lente, une
gravité moindre, l'absence de fièvre, souvent alors même que les
altérations du poumon sont très avancées.

» En général, les affections tuberculeuses de la scrofule ont un
remarquable cachet de chronicité ; elles sont plus lentes, *relativement*
plus bénignes que celles de la phthisie essentielle.

» Les tubercules chez les scrofuleux (3) sont communément plus
gros, plus volumineux, en masses plus considérables; ils ont une
évolution plus lente, sont moins susceptibles d'inflammation. De plus,
ils restent quelquefois à l'état latent, et bien que d'un certain volume,
bien que développés au milieu d'organes très importants, ils peuvent
ne donner lieu pendant la vie à aucun symptôme. C'est ainsi qu'on
peut rencontrer des tubercules dont on ne soupçonnait pas l'existence
dans le cerveau, le poumon, le foie, la rate, les reins, la prostate,
l'utérus et ses annexes. »

Si ces distinctions étaient véritables, elles auraient pour nous une

---

(1) Nous croyons même qu'il en doit être ainsi, car le tubercule ne doit pas
échapper à cette loi qui régit le développement de la plupart des lésions ou des
productions morbides, à savoir, que chacune d'elles peut être la conséquence de
plusieurs sortes d'altérations de la santé générale.

(2) Milcent, *loc. cit.*, p. 251.

(3) *Loc. cit.*, p. 211.

certaine valeur et seraient un commencement de preuve ; mais il est
loin d'en être ainsi, car tous les jours nous sommes appelés à constater sur des enfants ou sur des adultes phthisiques, mais non scrofuleux, tous les caractères attribués par M. Milcent aux tubercules
scrofuleux eux-mêmes, tandis que des sujets manifestement écrouelleux sont atteints d'une phthisie qui ne diffère en rien de la phthisie
simple.

Si nous n'admettons pas que le tubercule puisse reconnaître pour
causes plusieurs diathèses distinctes, nous ne pouvons pas davantage
admettre la séparation des diathèses scrofuleuse et tuberculeuse, et
notre opinion est fondée sur les remarques suivantes :

1° Sans rechercher quelles sont toutes les lésions qui appartiennent
en propre à la scrofule, nous ne serons pas contredits si nous disons
avec la plupart des pathologistes que les plus fréquentes de toutes
sont des phlegmasies subaiguës ou chroniques. On les localise en
général dans les organes extérieurs ; nous ajoutons qu'elles existent
aussi dans les viscères, et qu'elles y sont fréquentes. Ce point de doctrine, indiqué plutôt que démontré par Lugol, a complétement
échappé à la plupart des pathologistes. Nous insisterons sur cette
opinion ; car il n'y a pas plus de raisons pour séparer les phlegmasies scrofuleuses viscérales des phlegmasies scrofuleuses externes
qu'il n'y en a pour séparer les tubercules viscéraux des tubercules
superficiels.

Or, rien de plus fréquent que l'union sur le même individu des
lésions scrofuleuses et du tubercule ; tous les pathologistes en ont été
frappés, même ceux qui veulent isoler les deux diathèses. Cette coïncidence sera reconnue bien plus fréquente encore lorsqu'on aura
admis la nature scrofuleuse de certaines phlegmasies des viscères.

2° Les causes sous l'influence desquelles paraissent se développer
les tubercules et la scrofule sont à peu près les mêmes, à l'exception de
l'âge ; mais nous dirons bientôt quelle valeur il faut attribuer à cette
différence.

3° La prophylaxie et la thérapeutique des tubercules et de la scrofule, à l'exception de quelques détails relatifs au siége des lésions,
sont essentiellement les mêmes ; et certes c'est là une des raisons
les plus péremptoires pour admettre leur identité de nature.

Nous venons d'exposer les motifs qui nous engagent à confondre les
deux diathèses ; nous allons maintenant examiner les arguments que
l'on fait valoir en faveur de la doctrine contraire. Un des principaux
est la différence qui existe dans les lésions anatomiques.

Il est incontestable que le tubercule et la phlegmasie aiguë ou chronique sont essentiellement distincts. Nous avons dit autrefois, et nous
croyons encore que certaines phlegmasies chroniques favorisent, dans
un organe, le dépôt tuberculeux chez un enfant prédisposé. Nous reconnaissons aussi qu'il peut être quelquefois difficile de distinguer à

l'œil nu le tubercule de certains produits de l'inflammation ; mais nous établissons une différence radicale entre ces deux altérations anatomiques, en nous appuyant sur les recherches microscopiques modernes, aussi bien que sur les résultats de l'examen à l'œil nu.

Toutefois, de ce que les deux espèces de lésions anatomiques sont entièrement distinctes, il n'en résulte pas qu'elles ne puissent pas reconnaître la même diathèse pour cause.

Nous savons, en effet, qu'un même état morbide peut donner lieu à des lésions organiques très différentes. Le mucus n'est pas un produit de l'inflammation, et cependant le catarrhe produit l'hypersécrétion muqueuse et la phlegmasie ; l'acide urique n'est pas un produit de l'inflammation, et cependant l'affection goutteuse détermine des phlegmasies et le dépôt d'abondantes sécrétions d'acide urique.

Une autre différence importante a été signalée entre les deux diathèses ; nous voulons parler de l'âge. La scrofule est très fréquente dans l'enfance et rare dans l'âge adulte, tandis que les tubercules sont très fréquents entre vingt et quarante ans ; mais il y a ici une différence, non pas dans la nature du mal, mais simplement dans la prédisposition des organes à le contracter. Cela est tellement vrai, que le tubercule lui-même (résultat, dit-on, d'une diathèse spéciale) présente, suivant l'âge, une distribution différente dans les divers organes. Autant, dans l'enfance, il tend à se généraliser et à envahir les organes externes aussi bien que les viscères, autant dans l'âge adulte il tend à se concentrer dans un organe, le poumon. Cette différence, d'ailleurs, diminue considérablement lorsqu'on rapproche de la scrofule certaines phlegmasies des viscères. On voit alors la scrofule, comme le tubercule, envahir de préférence les viscères chez l'adulte, et se généraliser dans tous les organes chez l'enfant.

Cette dernière remarque restreint beaucoup aussi la valeur de l'objection tirée de l'existence isolée des deux maladies. En effet, nous croyons qu'un très petit nombre des malades considérés comme tuberculeux purs, n'ont aucune phlegmasie scrofuleuse des viscères : de même qu'un petit nombre de scrofuleux meurent non tuberculeux. Cependant, nous ne nions pas l'isolement des manifestations diathésiques dans quelques cas rares, mais nous ne croyons pas qu'il prouve une différence dans la nature du mal ; car lorsqu'une diathèse peut déterminer plusieurs sortes de lésions anatomiques, il n'est pas nécessaire qu'elle donne toujours naissance à toutes ces manifestations.

Comme conséquence des pages qui précèdent, nous admettons les propositions suivantes :

I. Les altérations scrofuleuses des organes et les tubercules ont une même origine, une même nature, c'est-à-dire qu'ils sont la manifestation d'une seule et même diathèse, qui peut être nommée scrofulo-tuberculeuse, ou plus simplement scrofuleuse.

II. La scrofule donne donc naissance à des lésions très distinctes.

Les plus fréquentes sont : les tubercules et des phlegmasies spéciales. Il y a, sans doute, beaucoup d'autres altérations fonctionnelles ou organiques qui dépendent de cette diathèse; mais pour le moment, nous nous bornons à mentionner les deux espèces précédentes.

III. Jusqu'à présent, il faut admettre que *tout* tubercule, quel que soit son siége ou sa forme, reconnaît la diathèse scrofulo-tuberculeuse pour origine.

IV. Les phlegmasies qui méritent le nom de scrofuleuses, ont un aspect qui leur est propre. Leur marche est lente ou subaiguë; elles se résolvent difficilement. Elles ont de la tendance à s'ulcérer, et les ulcères qui en résultent se cicatrisent lentement; elles ont une grande propension à se généraliser, c'est-à-dire que d'habitude elles occupent simultanément ou successivement plusieurs organes.

V. La diathèse scrofulo-tuberculeuse donne indifféremment naissance aux tubercules et aux phlegmasies scrofuleuses.

VI. Il y a des écrouelleux qui n'ont que des phlegmasies; il en est d'autres qui n'ont que des tubercules. Cependant les deux lésions sont le plus souvent, ou au moins très souvent, réunies sur le même individu.

VII. Il est quelques organes dans lesquels il se développe des phlegmasies scrofuleuses et jamais des tubercules. Il en est d'autres dans lesquels on trouve exclusivement des tubercules; mais la plupart des organes peuvent être indifféremment le siége des deux lésions.

VIII. Lorsque ces derniers organes sont atteints d'une phlegmasie scrofuleuse, ils deviennent très souvent tuberculeux.

IX. Cependant on ne peut pas dire que la phlegmasie scrofuleuse soit le premier degré de la scrofule, ni que le tubercule en soit le second. Car le tubercule peut être le premier symptôme de la diathèse et peut précéder le développement de la phlegmasie.

X. Mais le tubercule étant un produit plus fixe et moins facilement curable que la phlegmasie scrofuleuse, son existence semble impliquer une altération plus profonde et plus grave de l'économie.

XI. Il est donc nécessaire, dans un cas donné, d'établir la présence ou l'absence des deux sortes de lésions.

Les propositions précédentes nous conduisent à dire quelques mots sur le diagnostic de cette diathèse. Souvent il ne faut qu'un peu d'habitude pour reconnaître la nature des maladies scrofulo-tuberculeuses. Cependant l'erreur est possible et même assez fréquente. Sans nous arrêter à cette partie du diagnostic dont les détails nous occuperont dans les chapitres suivants, nous pouvons donner toutde suite quelques préceptes généraux.

L'existence des tubercules étant reconnue chez un enfant, celle de la diathèse scrofuleuse est, par là, prouvée. C'est la conséquence directe de la proposition III.

Le diagnostic de la scrofule est plus difficile lorsqu'il n'existe que des phlegmasies scrofuleuses ; mais la présence du tubercule n'est pas indispensable pour établir l'existence de la diathèse.

Lorsqu'il existe du doute, soit parce que les phlegmasies n'ont pas franchement le caractère scrofuleux, soit parce que les tubercules manquent ou ne peuvent pas être constatés, l'étude des causes fournit des renseignements précieux.

Il ne faut pas croire cependant qu'il soit toujours facile de reconnaître les causes de la diathèse scrofulo-tuberculeuse. S'il est vrai que, dans bien des cas, leur existence est incontestable, il est vrai aussi que les résultats obtenus jusqu'à présent sur leur influence réelle et sur la fréquence de chacune sont loin d'être suffisamment exacts. Cependant les pathologistes qui se sont occupés de cette diathèse ont, pour la plupart, apporté un soin particulier à l'énumération et à la discussion de ses causes. Le résultat de tous ces travaux est que leur nombre est considérable, et que si toutes sont véritables, si leur action est aussi constante que le disent les ouvrages spéciaux, nous devons nous étonner de ne pas voir les maladies scrofuleuses faire des ravages plus considérables encore que ceux qu'elles exercent. Nous croyons, en effet, difficile que la plupart des enfants puissent être soustraits pendant plusieurs années à l'action de tant de causes de nature si différente.

On pourra juger de la vérité de cette assertion par l'énumération suivante, que nous sommes loin de donner comme complète.

On a dit que la tuberculisation était héréditaire ; mais, d'après quelques pathologistes, il faut que les parents soient actuellement tuberculeux pour transmettre à leurs enfants la maladie elle-même, ou seulement la prédisposition à la contracter. D'après plusieurs autres, il suffit que les parents soient débilités par une cause quelconque, qu'ils soient trop jeunes ou trop vieux, d'un âge disproportionné, ou affectés de maladies anciennes, et surtout de syphilis, ou qu'ils soient nés de parents consanguins. D'après quelques-uns, enfin, il suffit que l'enfant ait été conçu pendant la menstruation ; que, pendant sa grossesse, la mère ait éprouvé de vifs chagrins ou ait été exposée à des accidents graves.

A côté de l'hérédité, on a rangé l'allaitement par une nourrice phthisique, malade ou enceinte ; quelques pathologistes ont surtout déclamé contre l'allaitement artificiel, tandis que d'autres se bornent à accuser le lait des vaches malades.

On a trouvé dans l'alimentation des causes nombreuses de tubercules, et l'on a invoqué la mauvaise influence des aliments farineux, tels que les bouillies, les pommes de terre, les haricots, le riz, le gruau, le sagou ; ou bien des aliments trop aqueux ou mucilagineux, tels que les salades, les épinards ; les viandes d'animaux trop jeunes, ou bien encore les substances grasses. Ailleurs, au contraire, on a attribué la

production des tubercules à l'abus des boissons et des aliments excitants, à l'usage prématuré du thé, du café, des boissons chaudes; ou
bien à celui du mauvais lait, des fromages acidulés, du pain bis et de
qualité inférieure, du cidre et des vins aigres, des eaux mauvaises et
séléniteuses. On a encore accusé l'insuffisance ou la trop grande
quantité des aliments, les repas trop nombreux, etc.

La plupart des auteurs ont aussi appelé l'attention sur le milieu dans
lequel vivent les enfants; ainsi, on a trouvé des causes de scrofule
dans l'air froid et l'air chaud, dans l'air humide, ou raréfié, ou privé
de lumière, ou altéré et animalisé, dans celui qui est chargé de corpuscules excitants, dans une habitation humide, peu aérée, et où
plusieurs personnes sont renfermées. On a accusé le passage du chaud
au froid, l'abus du froid et l'abus de la chaleur, l'excès et le défaut
d'exercice, le sommeil trop prolongé et les veilles excessives, les professions sédentaires, le séjour prolongé dans un hôpital.

On a cru encore trouver des causes antihygiéniques dans la mal-
propreté et dans l'abus des bains tièdes, dans l'usage des vêtements
légers et insuffisants, des corsets trop serrés, des chaussures qui donnent accès au froid et à l'humidité, dans la section trop répétée des
cheveux, dans les coups, les chutes, etc. On a encore vu ou cru voir
les scrofules ou les tubercules se produire à la suite des affections
tristes, de la contention d'esprit trop précoce, de l'onanisme.

A côté de ces causes antihygiéniques, on doit ranger l'influence des
climats et des saisons, et l'on a dit que les tubercules étaient fréquents dans les pays froids et humides, et même dans plusieurs pays
chauds. Quelques auteurs prétendent qu'ils se développent de préférence pendant le printemps et les étés pluvieux, d'autres pendant
l'hiver, d'autres encore pendant les saisons humides et tempérées.
Enfin, d'après une vue toute théorique, on a avancé que la diminution de l'électricité atmosphérique pouvait aider à la propagation de
la maladie, tandis que d'autres l'ont regardée comme contagieuse.

Les causes que nous venons d'énumérer sont loin d'être les seules
dont on a invoqué l'influence; on en a trouvé de nombreuses encore
dans les maladies qui peuvent précéder le développement des maladies scrofulo-tuberculeuses et dans les médications qu'on leur a opposées. Parmi les premières, nous trouvons rangées sans trop de discer-
nement la syphilis, la répercussion des exanthèmes, les inflammations,
les fièvres de long cours, toutes les maladies d'une longue durée, la
dyspepsie, les acides des premières voies, les vers intestinaux, la
coqueluche, la variole, la vaccine, la scarlatine, la rougeole, la fièvre
typhoïde, la répétition du mouvement fébrile, le ramollissement des
tubercules préexistants, les crises incomplètes, la croissance, etc.; au
rang des secondes, on a mis le mauvais traitement des maladies,
l'abus des préparations mercurielles, des émétiques, des purgatifs,
des saignées, de l'opium et des narcotiques.

Enfin, on a affirmé que le sexe féminin est plus sujet que le sexe masculin à la diathèse scrofuleuse ; que certaines périodes de l'enfance y sont plus prédisposées que d'autres. On a dit que la constitution lymphatique était le premier degré de la scrofule, ou tout au moins y prédisposait singulièrement, tandis que certains auteurs se sont efforcés de diminuer l'importance que d'autres lui attribuaient.

Il est difficile de discerner la vérité au milieu d'assertions aussi contradictoires. En effet, quelques auteurs se sont plu à accumuler toutes ces causes pour en citer le plus grand nombre, et admettre leur influence, soit sans preuves aucunes, soit d'après des vues théoriques, presque jamais d'après les résultats d'une observation rigoureuse. D'autres, au contraire, semblent avoir pris pour but, en les énumérant et les discutant, de nier leur réalité, soit d'une manière absolue, soit pour conclure à l'action d'un petit nombre, partout et toujours efficaces. La plupart des auteurs ont admis certaines causes sans déterminer leur influence individuelle ou la nécessité de la réunion de plusieurs d'entre elles. Presque aucun, enfin, n'a cherché à établir la fréquence relative de celles qu'il admet.

C'est qu'en effet ce sujet est hérissé de nombreuses difficultés. Elles sont telles, que nous croyons presque impossible d'établir, d'après nombre de faits suffisant pour en tirer des conclusions définitives, l'influence de la plupart des causes énumérées par les pathologistes. Deux mots seulement pour faire comprendre la vérité de cette assertion. Prenons pour exemple l'hérédité.

On pourra supposer l'absence d'hérédité scrofulo-tuberculeuse dans une famille, si le père, la mère et leurs parents ne sont ni scrofuleux ni tuberculeux. Ce seul point qui, paraît bien peu de chose dans l'étiologie de la diathèse, est cependant difficile à élucider. Par exemple, si l'on a sous les yeux le père et la mère, il faut qu'ils aient assez d'intelligence et d'instruction pour détailler les affections de leur enfance, pour dire quelle a été la santé de leurs pères et mères, de quelle maladie et à quel âge ils sont morts. S'ils ignorent quelques-unes de ces circonstances, on devra rester dans le doute sur l'existence ou la non-existence de l'hérédité. Ainsi, supposons que les interrogations conduisent à savoir que le père et la mère de l'enfant sont bien portants, que le grand-père et la grand'mère paternels sont morts âgés et de maladies évidemment étrangères à la tuberculisation, qu'il en est de même du grand-père maternel ; mais qu'on n'a aucun détail sur la grand'mère maternelle ; on n'aura pas le droit de conclure avec certitude, en cas pareil, à la non-hérédité des tubercules ; car la grand'mère maternelle pouvait être tuberculeuse, et la transmission des maladies diathésiques des grands parents aux petits enfants est un fait incontestable.

Nous avons choisi une circonstance des moins importantes en apparence, pour prouver combien il est difficile d'arriver à une conclusion positive en fait d'hérédité. Que sera-ce donc lorsqu'on n'aura aucun détail sur les grands parents ; lorsque le père ou la mère seront morts sans qu'il soit possible de déterminer la nature de leur maladie, ou bien lorsqu'on aura des doutes sur la légitimité de la famille ? Nous pourrions facilement énumérer d'autres difficultés, et dire, par exemple, ce qui nous est arrivé en interrogeant un malade sur la santé de ses frères et sœurs. Il nous affirmait positivement qu'ils jouissaient tous de la plus belle santé. Quelques jours plus tard, nous le vîmes causer avec un scrofuleux porteur de tubercules volumineux au cou, et nous fûmes bien étonnés d'apprendre que ces deux individus étaient frères.

Ce que nous disons de l'hérédité, nous pouvons le répéter en grande partie des autres causes. Il semble facile au premier abord qu'une mère vous dise comment son enfant a été nourri et élevé ; quelle était sa santé au retour de nourrice, comment il a vécu depuis ce temps ; mais celui qui s'est efforcé d'étudier ces questions s'aperçoit que l'erreur est commune et difficilement évitée, et surtout que les renseignements sont souvent incomplets. Ici les parents n'auront jamais vu le lieu où leur enfant a été en nourrice ; là ils affirmeront que leur logement est sain et bien aéré, non humide ; et si vous vous rendez chez eux, vous serez étonné de voir une chambre sale, infecte et privée d'air.

S'il est peu aisé de s'assurer de ces renseignements généraux, il l'est encore bien moins d'entrer dans les détails : comment l'enfant est-il couché ? quelle est sa nourriture ? Depuis combien de temps est-il dans telles ou telles conditions hygiéniques ? sa maladie a-t-elle débuté avant ou après l'action des causes ? Si l'on arrive à s'assurer positivement de quelques-uns de ces détails, en a-t-on pu rassembler assez sur l'hérédité et les autres causes ? car, qu'on ne s'y trompe pas, pour prouver l'influence exclusive d'une cause, il faut pouvoir affirmer positivement la non-existence des autres ; et combien peu de parents pourront répondre à toutes les questions que nécessite la longue énumération que nous avons faite !

En présence de pareils obstacles, il est difficile de rassembler un nombre de faits suffisant, et l'on se demande ce qu'il faut penser des opinions si exclusives professées par quelques auteurs. Cependant là n'est pas encore toute la difficulté : si l'on parvient à recueillir des matériaux à peu près complets sur les causes de la diathèse chez quelques individus, il faut encore les rechercher sur un pareil nombre d'autres non scrofuleux, et établir une comparaison entre ces deux séries. Sans ce travail, on s'expose à commettre des erreurs grossières. Supposez en effet que, sur 100 scrofuleux, vous ayez constaté 25 fois l'existence de l'hérédité, et 50 fois une mauvaise hygiène, vous vous croyez en droit de conclure que ce sont là des causes de scrofule. Mais si, étudiant 100 autres individus non scrofuleux, vous retrouvez l'existence des mêmes causes, et dans la même proportion, votre conviction ne sera-t-elle pas ébranlée ? D'ailleurs, faites la contre-épreuve, et si vous déterminez que, chez 25 individus de chacune des deux séries, il n'y a pas eu d'hérédité et que, chez 50, l'hygiène a été suffisamment bonne, que pensez-vous alors? A quelles causes, en pareil cas, rapporterez-vous le développement des manifestations diathésiques ?

Il est donc indispensable de rechercher l'action des causes sur les individus tuberculeux ou non tuberculeux. Or, ici une nouvelle difficulté s'élève : l'enfant qu'on examine est-il ou non tuberculeux ? On ne saurait toujours le déterminer pendant la vie ; car si le diagnostic est facile dans certains cas, il est complétement impossible dans bon nombre d'autres. Tout le monde sait que la meilleure apparence de santé n'est pas, chez les enfants surtout, incompatible avec la présence d'un certain nombre de tubercules. L'autopsie seule pourra donc dissiper les doutes, et il sera seulement permis de joindre au nombre des tuberculeux qu'elle indiquera, celui des enfants encore vivants, mais qui présentent des stigmates non équivoques de scrofule ou de tubercules.

D'autre part, lorsque l'autopsie démontre l'absence des tubercules, un nouveau doute surgit. Car, si une maladie tout accidentelle n'avait pas déterminé la mort, l'enfant aurait pu devenir tuberculeux par la suite; et ainsi celui qui, à l'âge de deux ou quinze ans, compte dans une certaine série aurait dû être rangé plus tard dans une autre. Cette objection, toute singulière qu'elle paraisse au premier abord, est fondée, et nous croyons qu'on ne pourra établir des conclusions exactes qu'en comparant les causes de la tuberculisation chez les individus de tout âge qui présentent le produit accidentel, et chez ceux qui sont morts non tuberculeux à un âge assez avancé pour que le développement ultérieur de la tuberculisation soit improbable. On conçoit les nouveaux obstacles qu'élève cette condition, qui doit être indispensable pour un esprit sévère.

Il ne faut pas cependant se décourager et abandonner l'étude des causes de la tuberculisation, parce que l'on ne peut parvenir à les étudier dans leur ensemble; il est possible, d'une part, de constater un certain nombre de faits partiels qui, servant à poser les bases d'un travail plus étendu, font justice d'opinions évidemment erronées, et pour ainsi dire déblayent le terrain. D'autre part, ne rencontrât-on qu'un très petit nombre de faits suffisamment étudiés, ils deviennent utiles pour établir le diagnostic de la diathèse dans un cas douteux.

La position dans laquelle nous nous sommes trouvés à l'hôpital, favorable pour recueillir des renseignements sur certaines causes, était un obstacle pour en rechercher plusieurs ; aussi, malgré la sévérité de notre méthode, nous ne donnerons pas nos résultats comme définitifs. Nous sommes trop certains d'avoir été souvent induits en erreur. Cette conviction que nous avions déjà lors de nos premières publications, est devenue bien plus profonde encore depuis que la pratique civile nous a mis en rapport direct avec l'entourage de nos malades. En ville, en effet, l'étude des causes est plus facile à faire, et nous avons pu mettre en doute et modifier les résultats d'une statistique évidemment incomplète.

Les causes qu'il est le plus utile de constater pour établir le diagnostic de la diathèse scrofuleuse sont : l'hérédité, les conditions hygiéniques au milieu desquelles a vécu l'enfant, et les maladies qui ont précédé le développement des manifestations diathésiques. Un mot sur ces trois sujets.

A. Hérédité. — La diathèse scrofulo-tuberculeuse peut se transmettre des parents à leurs enfants : le fait est incontestable, et est prouvé par l'assertion unanime de tous les pathologistes qui ont écrit sur ce sujet. La plupart regardent la scrofule comme héréditaire lorsque l'un ou l'autre, ou plusieurs des parents ascendants, sont ou ont été atteints de maladies scrofuleuses ou même lorsqu'ils deviennent scrofuleux après leurs enfants.

Lugol a envisagé cette question sous un point de vue beaucoup plus vaste ; et de même qu'il admettait au nombre des symptômes de la scrofule un grand nombre d'altérations de la santé qu'on n'a pas l'habitude de ranger dans son cadre, de même il regardait comme une preuve d'hérédité une foule de circonstances qui sont loin d'avoir une telle valeur dans le monde scientifique.

Les idées qu'il a émises à ce sujet nous paraissent cependant empreintes d'un cachet de supériorité que, bien que nous ne les partagions pas toutes, nous croyons devoir en donner un aperçu général.

Les caractères de l'hérédité sont :

1° *La généralité* de la maladie dans la famille, reconnaissable à la *complexion scrofuleuse* ou de famille. On connaît, dit-il, les familles scrofuleuses à une empreinte générale de débilité dont sont frappés tous les enfants ; la complexion scrofuleuse comporte tout au plus un état de santé négatif pour quelques-uns, et elle est exclusive pour tous les attributs de la force et d'une bonne organisation. Lugol n'admettait aucune exception à cet égard, et l'on comprend dès lors avec quelle facilité il constatait l'existence de cette complexion scrofuleuse.

2° *La mortalité* que la scrofule occasionne dans la famille, et qui sévit particulièrement sur les enfants en bas âge.

Ces deux caractères non seulement démontrent l'origine héréditaire de la diathèse, mais encore doivent être regardés comme les signes de l'hérédité.

Passant ensuite à l'étude de la santé des parents qui engendrent des enfants scrofuleux, Lugol ajoute : « Quand nous avançons que la scrofule naît par filiation héréditaire, nous ne voulons pas dire pour cela qu'elle naisse exclusivement de parents scrofuleux.

» Elle se perpétue, elle se propage, parce qu'elle n'a pas une seule origine, parce qu'elle naît de plusieurs sources, de plusieurs états de santé qui, tous, affaiblissent la virilité de l'homme et rendent sa progéniture scrofuleuse.

» Ces états de santé sont originaires ou acquis. Dans le premier cas, les parents sont eux-mêmes affectés de maladies héréditaires qu'ils transmettent à leurs descendants ; dans le second, c'est par suite de maladies accidentelles ou par certains états actuels de santé qu'ils sont devenus impropres à procréer des enfants sainement organisés. »

De là deux sources de scrofule héréditaire : la santé originaire et la santé acquise des parents ascendants. Sous le premier chef, Lugol range les parents scrofuleux, les parents tuberculeux pulmonaires, ceux qui ont été scrofuleux pendant leur enfance, et ceux qui ne paraissent pas être scrofuleux, mais qui ont des frères et sœurs qui le sont. Sous le second chef il range les parents syphilitiques ou qui ont abusé des plaisirs vénériens, ceux qui sont trop jeunes ou trop âgés, et dont l'âge est disproportionné ; l'homme qui n'a pas la force relative de son sexe, les paralytiques, les épileptiques, les aliénés, etc.

Ainsi, d'après Lugol, il faut comprendre l'hérédité de la scrofule, non pas seulement comme une simple transmission directe, mais aussi comme le résultat de toute cause débilitante ; dans ce dernier cas, les parents ne sont pas et ne deviennent pas scrofuleux, mais ils procréent des enfants aptes à le devenir. C'est par ce moyen que la scrofule se perpétue et se généralise ; car, si la transmission directe existait seule, la scrofule s'éteindrait après quelques générations en raison de la moralité fréquente et prématurée des divers membres des familles scrofuleuses.

On le voit, autant Lugol agrandissait le cadre de la scrofule, autant il élargissait le cercle des causes héréditaires Et il faut bien l'avouer, les nombreux exemples sur lesquels il fonde ses doctrines peuvent leur donner un grand degré de probabilité. Certes, si nous jugions ces questions d'après les seuls faits que nous avons recueillis à l'hôpital des Enfants, nous devrions refuser leur croyance à des opinions aussi exclusives. Mais depuis que nous avons pu vivre, pour ainsi dire, au milieu de nos malades ; depuis que nous avons pu saisir des ressemblances de famille que, dans d'autres circonstances nous aurions laissées passer inaperçues, nous avons vérifié l'exactitude de plusieurs des remarques de Lugol, et nous avons été frappés du cachet de finesse et de vérite de ses observations. Aussi, tout en niant quelques assertions qui nous paraissent incomplétement prouvées, nous sommes disposés à accepter dans son ensemble les vues du médecin de l'hôpital Saint-Louis.

Sans croire que les parents scrofuleux ou débilités donnent *nécessairement* naissance à des enfants scrofuleux, sans confondre, autant que le faisait Lugol, la diathèse avec la prédisposition, nous croyons que la scrofule, diathèse la plus fréquente et la plus grave du jeune âge, est héréditaire dans la très grande majorité des cas.

B. *Causes antihygiéniques.*—Si nous admettons l'hérédité habituelle de la scrofule, nous ne nions cependant pas l'influence des mauvaises conditions au milieu desquelles vivent les enfants. En effet, la transmission héréditaire de cette diathèse n'est pas immédiate, et les enfants ne naissent pas écrouelleux. C'est seulement quelques années après la naissance que les manifestations scrofuleuses font en général leur apparition. Aussi faut-il admettre que les enfants reçoivent de leurs parents la prédisposition, et non pas la diathèse elle-même. Certes, nous croyons que la prédisposition héréditaire peut être assez prononcée pour passer par elle-même et sans adjuvant à l'état de diathèse ; mais nous croyons aussi que des causes accidentelles peuvent hâter ou déterminer l'explosion des phénomènes morbides, et aussi qu'une hygiène convenable peut la retarder ou même l'empêcher. Celles de ces causes sur lesquelles on a le plus insisté, sont la mauvaise nourriture, l'altération de l'air, l'humidité, certains climats et certains pays, quelques professions sédentaires, des habitudes vicieuses, etc.

On sait que le docteur Baudelocque a étudié avec talent l'influence pernicieuse de l'air vicié, qu'il a nié l'action de presque toutes les autres causes, et que, d'après une ingénieuse théorie, fondée d'ailleurs sur des faits, il a admis que l'altératiou de l'air est presque la seule cause à laquelle on doive rapporter le développement des scrofules. Nous croyons que Baudelocque a rendu un véritable service à la pratique, en appelant l'attention sur cette cause mal appréciée avant la publication de son ouvrage, et en prouvant que la viciation de l'air détermine la viciation de l'hématose, et par suite, une altération dans la qualité du sang. Mais nous croyons qu'il s'est exagéré la valeur de cette cause en pensant qu'elle est indispensable au développement de la scrofule. En effet, tous ceux qui ont vécu pendant un certain temps au milieu d'un air vicié ne deviennent pas scrofuleux et tous les scrofuleux n'ont pas vécu au milieu d'un air vicié. Ces deux faits peuvent être constatés facilement. Nous ajouterons, en outre, que si Baudelocque a pu citer une observation dans laquelle un enfant s'est tuberculisé sous l'influence de cette seule cause, ce fait, est exceptionnel ou au moins très.rare ; car, lorsque imbus des opinions de ce médecin, nous avons voulu les confirmer par nos recherches, nous n'avons pas trouvé une seule observation pareille parmi toutes celles que nous possédons.

Ce que nous disons ici de l'altération de l'air, nous pourrions l'appliquer à toutes les autres causes antihygiéniques qui, chacune en particulier, ont spécialement appelé l'attention de quelques pathologistes. Nous donnerons dans le chapitre suivant les résultats chiffrés de notre expérience personnelle ; mais nous pouvons énoncer dès à présent un résultat qui nous a frappés, et qui a été depuis confirmé par les recherches de M. Lebert, c'est que l'influence de ces causes est considérablement restreinte si elles agissent séparément ; elles acquièrent, au contraire, une très grande puissance lorsqu'en se réunissant, elles attaquent la constitution de plusieurs manières à la fois.

Il nous semble, en outre, incontestable que les causes antihygiéniques sont plus puissantes pour provoquer les manifestations scrofulo-tuberculeuses externes que pour favoriser l'explosion de la diathèse interne. En définitive, ces causes peuvent se résumer par un mot, celui de la pauvreté. Eh bien, si l'on compare les heureux de la terre aux misérables, on verra que les premiers sont tout aussi exposés que les seconds à toutes les manifestations de la diathèse tuberculeuse interne. Les riches comme les pauvres sont décimés dans l'âge adulte par la phthisie pulmonaire, et dans l'enfance par la méningite tuberculeuse, tandis que la scrofule proprement dite est beaucoup plus fréquente dans les classes pauvres, et quand elle se manifeste chez les enfants jouissant d'une excellente hygiène, elle se montre sous les formes les plus légères et les plus facilement curables.

Les causes antihygiéniques peuvent-elles créer de toutes pièces la diathèse scrofulo-tuberculeuse ? En présence du nombre considérable d'individus qui, soumis à ces causes, échappent cependant à la scrofule, nous avons toujours cru à la nécessité d'une prédisposition. Aujourd'hui plus que jamais nous persévérons dans cette croyance.

C. *Maladies antérieures.* — Ce que nous venons de dire des causes antihygiéniques est applicable aux maladies qui sont suivies du développement des manifestations scrofulo-tuberculeuses. Nous croyons qu'un certain nombre de maladies, telles que la rougeole et la coqueluche, donnent naissance à cette diathèse ; mais nous pensons aussi que le fait n'a lieu que chez des enfants prédisposés. Il est quelques maladies, telles que la variole et la scarlatine, auxquelles on a faussement attribué la puissance d'augmenter cette prédisposition et de faire éclater les maladies scrofuleuses. Nous dirons sur quels faits nous appuyons l'opinion contraire. Mais comme nos recherches sur ce point de doctrine ont été faites exclusivement chez des tuberculeux, nous remettrons au chapitre suivant tout ce qui a trait à l'influence des maladies agissant comme cause de tubercules.

Dans les pages précédentes, nous avons donné des généralités sur la diathèse scrofulo-tuberculeuse, quel que soit le siége de ses manifestations. Dans les chapitres qui vont suivre, nous traiterons seulement des deux principales manifestations de la diathèse sur les viscères, c'est-à-dire les *tubercules* et les *phlegmasies scrofuleuses*. En étudiant seulement ces deux parties d'un aussi vaste sujet, nous ne prétendons pas que les maladies qui s'y rapportent doivent être isolées des autres maladies scrofuleuses. Notre division, importante sans doute au point de vue du diagnostic, du pronostic et du traitement local, est de nulle valeur si l'on considère la nature des maladies et le traitement général de la diathèse.

La tuberculisation interne a été étudiée dans tous les âges, et nous n'aurions ici qu'à répéter, en les abrégeant, les détails contenus dans notre première édition. On s'est, au contraire, fort peu préoccupé des phlegmasies scrofuleuses des viscères; on les a confondues avec toutes les inflammations qui peuvent se développer chez les phthisiques. En exposant sous un nouveau point de vue l'histoire des phlegmasies dites tuberculeuses, nous serons cependant obligés de ne traiter ce sujet qu'incomplétement, parce qu'une étude plus approfondie exigerait des matériaux plus nombreux et autrement observés que ceux que nous possédons ou qui nous ont été transmis par nos devanciers et par nos contemporains.

CHAPITRE PREMIER.

DES TUBERCULES EN GÉNÉRAL.

Art. I.— Historique.

Un petit nombre d'auteurs ont écrit sur la tuberculisation des enfants envisagée d'une manière générale. Parmi ceux qui méritent d'être cités avec éloges, nous mentionnerons MM. Tonnelé (1) et Papavoine (2).

M. Tonnelé fait observer en commençant que les tubercules, loin d'être bornés aux organes thoraciques, comme cela arrive le plus souvent chez l'adulte, sont susceptibles de se développer chez l'enfant dans tous les points de l'économie; puis il passe successivement en revue la tuberculisation des différents organes, et présente à ce sujet des considérations intéressantes sur lesquelles nous aurons occasion de revenir ailleurs. M. Tonnelé ne croit pas que l'inflammation des organes placés au voisinage des ganglions ait de l'influence sur leur tuberculisation ; il ne croit pas non plus que la phlegmasie d'un tissu soit le point de départ du dépôt tuberculeux.

Il termine son travail en discutant la question de savoir si les granulations grises sont distinctes des tubercules ; il conclut affirmativement d'après les considérations suivantes. Nous citerons ses propres paroles : « Les granulations apparaissaient constamment dans un tissu enflammé à la suite d'un catarrhe ancien, et souvent consécutif

(1) *Journal hebdomadaire*, t. IV et V, année 1829.
(2) *Journal des progrès*, t. II, 1830.

à la rougeole ; les tubercules miliaires, au contraire, n'excitaient ordinairement aucune inflammation, et existaient longtemps sans produire aucun symptôme : les premières étaient ordinairement disséminées dans toute l'étendue d'un poumon, ou dans les deux à la fois, en nombre considérable et d'une manière régulière ; les autres, au contraire, étaient répandus sans ordre et indistinctement agglomérés dans divers points ; les unes avaient toutes à peu près le même volume, la grosseur des autres était très variable. Les granulations se montraient fréquemment sans tubercules, et les tubercules sans granulations, ce qui n'arriverait point si ces corps n'étaient que le même produit à divers degrés ; les premières ne se rencontraient que dans le poumon, les autres étaient susceptibles de se développer dans tous les points de l'économie et dans tous les organes ; enfin, les unes avaient et ont en effet une teinte diaphane, ou au moins une certaine transparence ; les autres, au contraire, ont une couleur jaunâtre bien tranchée. »

En prouvant que la granulation grise est une des formes du tubercule, nous réfuterons plus tard l'opinion de M. Tonnelé.

Nous regrettons que dans ce travail, à beaucoup d'égards digne d'éloges, l'auteur ait laissé de côté un grand nombre de questions d'étiologie, de symptomatogie et de thérapeutique, que les faits qu'il avait recueillis lui auraient sans doute permis d'aborder.

Le docteur Papavoine a rempli une partie de ces lacunes dans un excellent mémoire *sur les tubercules considérés spécialement chez les enfants*. Dans un premier chapitre, consacré à l'anatomie pathologique, il admet, comme le docteur Lombard, de Genève, deux espèces de tubercules : le simple et le composé. Il considère le tubercule naissant comme transparent et de couleur grise ; plus tard, et graduellement, il devient opaque et passe à l'état de tubercule miliaire. L'infiltration tuberculeuse grise n'est que la réunion d'un plus ou moins grand nombre de granulations dites de Bayle. La distinction entre les tubercules et les fausses membranes des séreuses lui paraît difficile à établir. Le fait sur lequel il insiste le plus est que la granulation grise n'est autre chose qu'un tubercule à l'état rudimentaire ; mais il ne nous paraît plus être dans la vérité lorsqu'il dit que les granulations sont moins fréquentes et disséminées en moins grand nombre dans les organes de l'enfant que dans ceux de l'adulte. M. Papavoine a constaté chez trois enfants des granulations sans tubercules.

Après avoir décrit les formes du produit accidentel, il passe à l'étude de son siége ; il l'examine d'abord dans les appareils d'organes, et fait observer qu'il se montre fréquemment dans l'appareil lymphatique ; ensuite il indique son siége dans les organes eux-mêmes, et présente un tableau dont il tire les conclusions suivantes :

« 1° Que la matière tuberculeuse se rencontre ordinairement chez les enfants dans un grand nombre d'organes à la fois ;

» 2° Que les ganglions lymphatiques, surtout ceux qu'on observe à la racine des bronches, en sont presque constamment le siége;

» 3° Qu'assez souvent les tubercules ne se rencontrent que dans les ganglions; que très souvent ils paraissent s'y être formés primitivement. »

Après avoir ajouté quelques mots sur la tuberculisation du cerveau, des ganglions lymphatiques, etc., il passe à l'étude du siége des tubercules considéré d'après le tissu dans lequel ils se forment.

Bien qu'il n'exprime pas son opinion d'une manière positive, il paraît croire cependant que le tubercule peut se développer dans tous les tissus organiques.

Le chapitre où M. Papavoine traite de l'étiologie est celui qui offre le plus d'intérêt. Ce médecin, ayant pu réunir un nombre considérable d'autopsies d'enfants tuberculeux et non tuberculeux (920), en a tiré des conclusions intéressantes. Nous résumerons brièvement les opinions de l'auteur.

Il a reconnu avec raison combien il était difficile de se faire une opinion juste sur l'hérédité des maladies tuberculeuses. Pour lui, le sexe féminin et la constitution lymphatique prédisposent à la tuberculisation, sans qu'il prétende cependant que le produit accidentel ne puisse pas se développer chez des enfants dont le tempérament n'est pas lymphatique. Au nombre des causes occasionnelles qu'il étudie avec le plus grand soin, il range une mauvaise alimentation, un air raréfié ou humide, les saisons et les climats humides et tempérés, le séjour prolongé à l'hôpital.

M. Papavoine fait de nombreuses digressions dans l'étiologie générale des tubercules à tous les âges. Nous nous contenterons de dire que pour lui l'inflammation est susceptible de localiser le tubercule, mais que seule elle ne le produit pas. Il admet, en outre, que l'inflammation agit de deux manières : d'une part, en sollicitant l'abord des fluides sur tel ou tel organe; d'autre part, suivant le siége qu'elle occupe, en s'opposant plus ou moins à l'élaboration des matériaux de nutrition. Il place le principe de la maladie dans un défaut d'animalisation des liquides, qui dépend de la surabondance dans l'économie d'un principe albumineux.

La guérison de la diathèse tuberculeuse ne peut être obtenue, suivant M. Papavoine, que par la modification des liquides primitivement altérés; aussi repousse-t-il la plupart des médicaments vantés dans le traitement de ces affections, et conseille-t-il seulement une hygiène bien entendue.

Le mémoire que nous venons d'analyser est remarquable à plus d'un titre. Nous regrettons toutefois que l'auteur ait fait trop souvent abus de l'hypothèse dans des questions qu'une analyse rigoureuse pouvait seule résoudre.

La plupart des ouvrages publiés sur les maladies des enfants renferment des considérations intéressantes sur les tubercules. Nous indiquerons, en particulier, le traité de M. Barrier. Son chapitre sur les maladies scrofuleuses et tuberculeuses mérite d'être consulté. On y trouve les questions principales traitées avec cette lucidité et cette facilité de style qui caractérisent ses écrits. M. West, dans les deux chapitres qu'il a consacrés à la phthisie, s'est surtout attaché à établir les caractères différentiels de cette maladie chez l'enfant et chez l'adulte. Trois ouvrages importants à différents points de vue, ont paru sur le sujet qui nous occupe ; ce sont ceux des docteurs Lugol, Milcent et Lebert. Nous aurons plus d'un emprunt à leur faire ; mais nous ne les analysons pas ici, parce que les deux premiers ont surtout trait à la scrofule, et parce que le dernier n'a rien ajouté à nos travaux spéciaux sur la tuberculisation dans l'enfance. Enfin, M. le docteur Hervieux a bien voulu mettre à notre disposition un mémoire sur la diathèse tuberculeuse chez les jeunes enfants. Ce travail, composé avec trente et une observations recueillies à l'hospice des Enfants trouvés de Paris, démontre la rareté de la maladie pendant la première année de la vie, puisque, sur le grand nombre d'enfants observés par M. Hervieux, dix seulement âgés de moins d'un an étaient tuberculenx. Les recherches intéressantes et consciencieuses de ce jeune médecin confirment la plupart des résultats auxquels nous sommes arrivés. Cependant, il nous fait plusieurs objections qui, appuyées sur de simples raisonnements plutôt que sur des faits dont le nombre est insuffisant, ne nous paraissent pas détruire les conclusions auxquelles nous sommes arrivés. Ce mémoire devant être publié, nous n'avons pas voulu diminuer sa valeur en réfutant d'avance des arguments que le défaut d'espace nous aurait empêchés de reproduire dans tout leur développement.

Art. II. — Anatomie pathologique.

I. *De la matière tuberculeuse.* — Il existe dans l'enfance comme dans l'âge adulte, deux espèces très distinctes de matière tuberculeuse, l'une grise demi-transparente, l'autre jaune opaque.

La première est un tissu lourd, plein, solide, difficile à écraser, assez cassant, élastique, de couleur grise plus ou moins foncée.

La seconde est d'un blanc mat jaunâtre ; elle est solide, non élastique, friable, cassante ; sa consistance est celle d'un *fromage* un peu ferme.

Ces deux espèces de tubercules sont quelquefois isolées, la matière jaune surtout ; mais le plus souvent, dans l'enfance, elles sont réunies, occupant, soit des organes différents, soit le même organe. Dans ce dernier cas, la matière jaune siége souvent au milieu de la matière grise qui l'entoure ; l'inverse n'a jamais lieu.

L'adherence des tubercules au réseau environnant est très variable. Tantôt ils forment un noyau parfaitement isolé et distinct ; ce sont des corps étrangers qu'on énuclée facilement ; d'autres fois, ils se continuent avec les tissus sans autre limite que le changement de coloration, et on les brise plutôt que de les en séparer.

Vascularisation de la matière tuberculeuse. — Ces deux modes d'adhérence sont accompagnés d'une différence notable dans la disposition des vaisseaux qui environnent la matière tuberculeuse. Dans le premier cas, le corps étranger est entouré d'un réseau vasculaire très fin, qui paraît servir à son accroiseement périphérique. D'après des expériences faites chez l'adulte par M. Guillot et par M. Schrœder-Vander-Kolk, ce réseau vasculaire, indépendant d'abord de la circulation générale, serait de nouvelle formation et finirait par s'aboucher plus tard avec les artères de l'organe malade (1). Dans le second cas, au contraire, ce réseau nous a toujours paru inappréciable.

La matière tuberculeuse est privée de vaisseaux qui la pénètrent et qui, s'y ramifiant, puissent servir à l'alimentation de ses parties centrales. Cette assertion, contre laquelle Lugol s'est élevé avec force, est cependant reconnue vraie par la plupart des auteurs. Elle nous a paru incontestable pour tous les cas où le tubercule est accompagné d'un réseau périphérique ; elle est peut-être douteuse lorsque ce réseau n'existe pas. Toutefois, il faut distinguer ici la matière jaune de la matière grise. La première a quelquefois une teinte rosée générale qui pourrait faire croire qu'elle est parcourue par de très petits vaisseaux. Cependant, nous n'avons rencontré aucune veine ni aucune artère finement ramifiée à son intérieur. Les troncs plus ou moins volumineux qui s'y trouvent, nous ont toujours paru la traverser de part en part sans lui appartenir ; au contraire, dans la matière tuberculeuse grise, les artères et les veines sont quelquefois très apparentes et manifestement ramifiées. Une fois même nous avons injecté non-seulement les troncs un peu volumineux, mais encore les plus petits vaisseaux veineux et artériels qui étaient tous restés perméables au centre du tissu (2),

L'analyse chimique de la matière tuberculeuse n'a fourni jusqu'à présent aucun résultat important ou utile.

______

(1) Le docteur Lebert n'admet pas que ce réseau vasculaire soit, à aucune époque de son existence, indépendant de la circulation générale. (*Traité pratique des maladies scrofuleuses et tuberculeuses*, p. 6.)

(2) Nous n'avons pratiqué cette injection qu'une seule fois ; aussi nous ne voudrions pas en tirer des conclusions absolues et prématurées. Mais ce fait nous confirme dans l'idée que, dans l'étude de la vascularisation des tubercules, il faut séparer la matière grise demi-transparente de la matière jaune. (Voyez *Composition microscopique des tubercules.*)

Ainsi, sur 100 parties, on a trouvé :

Matière animale   98
Chlorhydrate de chaux.   0,15
Phosphate de chaux. . . . . . ⎫
Carbonate de chaux. . . . . . ⎬ aa   1,85
Oxyde de fer   des traces.

D'après Hacht, la composition serait la suivante :

Fibrine.   30
Albumine   23
Gélatine   27
Eau et perte . . . .   27 (1).

La composition microscopique des tubercules a été le sujet de travaux nombreux. Bien que l'on n'ait pas fait de distinction à cet égard entre les tubercules de l'enfance et ceux de l'âge adulte, nous donnons ici un résumé des résultats obtenus, parce qu'il nous semble que l'âge ne saurait être la cause de différences essentielles. C'est à l'ouvrage de M. Lebert (2) que nous empruntons les détails suivants, avec d'autant plus de confiance que ce médecin a fait une partie de ses recherches à l'hôpital des Enfants malades.

L'analyse microscopique des tubercules démontre l'existence de trois éléments constants, dont deux n'ont rien de spécifique, mais dont le troisième est tout à fait caractéristique :

1° Granules moléculaires de 1/800ᵉ à 1/400ᵉ de millimètre, disséminés dans toute la masse du tubercule et en proportion très considérable ;

2° Substance interglobulaire, demi-transparente, d'un jaune grisâtre, unissant entre eux les globules et les granules des tubercules. Elle est assez solide et ne présente aucune trace de fibres ; elle est plus abondante dans la matière grise demi-transparente que dans le tubercule jaune cru ;

3° Corpuscules ou globules propres au tubercule. Les globules tuberculeux ont un volume 1/140ᵉ à 1/120ᵉ de millimètre ; ils sont anguleux, à angles arrondis ou plutôt polyédriques. Leur forme, quoique irrégulière, se rapproche toujours plus ou moins de la forme ronde ou ovale. Ils contiennent une matière transparente et des granules moléculaires. La première paraît être assez solide et est quelquefois comme grumeleuse. Les granules que contient chaque globule sont en nombre variable, quatre ou cinq, ou même dix et au

(1) Pour plus de détails, voyez l'ouvrage de M. Lebert, *loc. cit.*, p. 20.
(2) *Loc. cit.*, p. 6.

delà ; transparents dans leur intérieur, ils ne présentent pas l'aspect des nucléoles.

Les globules tuberculeux ainsi caractérisés, sont complétement différents de tous les autres globules physiologiques ou morbides. On ne doit donc pas les confondre avec les globules rouges ou blancs du sang, avec les produits de l'inflammation (globules du pus, globules pyoïdes, ou globules granuleux des produits d'exsudation), non plus qu'avec les globules fibro-plastiques, graisseux, cancéreux, mélaniques;

4° Outre ces éléments qui sont constants, les tubercules contiennent, d'une manière accidentelle, de la graisse, de la mélanose, des fibres, et des cristaux de formè prismatique (1).

II. *Des formes de là matière tuberculeuse, ou des diverses espèces de*

(1) Nous donnons les détails qui précèdent sous la responsabilité du docteur Lebert à qui nous les avons empruntés, et nous nous abstenons d'en affirmer ou d'en infirmer l'exactitude, parce que nous sommes tout à fait incompétents lorsqu'il s'agit d'études microscopiques. Nous avons cependant de la peine à croire que ce soit là le dernier mot de la science sur ce sujet. En voyant l'énorme différence qui, à la simple vue, sépare les tubercules gris et les tubercules jaunes, nous comprenons difficilement que le microscope n'en révèle pas d'autre qu'une différence dans la quantité de la matière interlobulaire. Cette remarque vient à l'appui de celle que nous avons déjà faite sur la vascularisation du tissu gris demi-transparent. (Voyez ci-dessus page 334, et ci-après *Évolution du tubercule.*)

Notre opinion à cet égard se trouve tout à fait confirmée par l'analyse microscopique de la granulation grise telle que l'ont faite MM. Bouchut et Robin. Ces pathologistes, qui ont seulement décrit la granulation pulmonaire, lui donnent le nom de *fibro-plastique*, et admettent qu'elle est composée de quatre éléments constitutifs : 1° des éléments fibro-plastiques ; 2° de la matière amorphe parsemée de granulations moléculaires ; 3″ des fibres du tissu cellulaire généralement très rares et pouvant manquer ; des éléments élastiques du poumon qui manquent encore plus fréquemment ; 4° çà et là des cellules d'épithélium pulmonaire. MM. Bouchut et Robin concluent de là à la nature non tuberculeuse de ces lésions.

Lorsque l'on voit des micrographes aussi habiles que MM. Lebert et Robin arriver à des conséquences aussi opposées, il est permis de rester dans le doute et d'attendre de nouveaux travaux. Mais, quel que soit le résultat que doivent amener les recherches microscopiques, nous doutons qu'elles nous conduisent à isoler complétement le tissu gris demi-transparent et le tubercule jaune cru. Certes il n'est pas besoin de verre grossissant pour constater que ces tissus ne sont pas pareils ; et cependant il nous semble impossible de les séparer. Leur coïncidence à peu près constante, la transformation habituelle de l'un en l'autre, l'identité des conditions au milieu desquelles ils se développent, les rapprochent d'une manière invincible. Ou bien ce sont deux formes d'une même altération organique, ou bien ce sont deux lésions distinctes, dont l'une est l'origine de l'autre, et en tout cas elles se développent sous l'influence d'une seule et même diathèse. L'opinion de Laennec, si nettement confirmée par M. Louis, doit donc être conservée.

tubercules. — Les formes différentes sous lesquelles se présentent les tubercules dépendent de leur délimitation périphérique et de l'espèce de matière dont ils sont composés ; de là les tubercules isolés et les infiltrations tuberculeuses, et ces deux espèces sont jaunes ou grises demi-transparentes.

Les tubercules isolés, de volume très variable, se répandent souvent à profusion dans les viscères, qui sont alors criblés de ces petites masses distinctes les unes des autres. D'autres fois ils s'agglomèrent en groupes plus ou moins nombreux ; chacun d'eux s'accroissant, ils finissent par se réunir et par former des masses de volume variable, au centre desquelles on trouve quelquefois des portions conservées du tissu de l'organe. Ces tubercules sont le plus souvent entourés d'un réseau vasculaire abondant.

Les espèces qu'il faut ranger dans cette catégorie sont les granulations grises, les granulations jaunes, la poussière tuberculeuse et les tubercules miliaires.

L'infiltration tuberculeuse, au contraire, se présente sous la forme de masses irrégulières, dont les bords se confondent avec les tissus voisins qu'elles envahissent peu à peu par des prolongements irréguliers. Elle peut acquérir un très grand volume et prendre la forme des organes qu'elle finit, pour ainsi dire, par remplacer en partie. On distingue l'infiltration jaune crue et l'infiltration grise demi-transparente. Laënnec a décrit en outre l'infiltration gélatiniforme.

Nous dirons rapidement quelques mots sur ces diverses espèces de tubercules.

1° *Granulation grise*. — Très fréquente chez l'enfant, la granulation grise se présente sous la forme d'un petit corps sphérique ou ovale de 1 ou 2 millimètres de diamètre. D'autres fois elle est aplatie et presque lenticulaire. La structure de l'organe dans lequel elle se développe est la seule cause de cette différence. La granulation donne sous le doigt la sensation d'un grain résistant qui fuit et se laisse difficilement écraser sous l'ongle. Lorsqu'elle est isolée des tissus voisins, sa couleur est d'un gris clair transparent, sa texture est souvent homogène ; souvent aussi elle contient à son centre soit un point noir, soit une petite quantité de matière tuberculeuse jaune. La granulation grise présente ces caractères, quel que soit l'organe dans lequel elle se dépose.

2° *Granulation jaune*. — C'est un petit corps plus mou et d'un jaune plus clair que la matière tuberculeuse crue ; elle ne se casse ni ne s'écrase sous l'ongle qui la presse ; elle s'étale et s'aplatit, comme ferait une fausse membrane récente : aussi sa forme dépend-elle presque exclusivement de la résistance des tissus dans lesquels elle se développe. Dans les parenchymes elle est arrondie, sur les séreuses elle est lenticulaire, dans la pie-mère elle est arrondie du côté du cerveau, aplatie du côté de l'arachnoïde. Elle égale ou surpasse en volume la granulation grise.

Quelques auteurs nient la nature tuberculeuse de ce petit corps et le croient pseudo-membraneux, mais il se sépare de ce produit de l'inflammation par l'existence constante des corpuscules propres au tubercule. A la simple vue on le distingue des fausses membranes par son siége fréquent au centre des granulations grises, par sa forme exactement arrondie ou lenticulaire, par sa délimitation régulière qui l'isole toujours des tissus et des fausses membranes qui l'environnent, par le réseau vasculaire qui le circonscrit et ne le pénètre jamais. Ce cercle vasculaire, constant dans les granulations des membranes séreuses, manque souvent dans les paren-chymes, le poumon, par exemple, où le petit corps tuberculeux semble souvent se fondre avec le tissu de la même manière que l'infiltration.

3° *Poussière tuberculeuse.* — La matière tuberculeuse jaune se dépose quelquefois en points si petits, si multipliés, que nous avons cru pouvoir leur appliquer le nom de poussière. Plus petite que tout ce qui a été décrit sous le nom de granulations, souvent moindre qu'un grain de grès ou de semoule, cette poussière est semblable à de très petits œufs d'insecte ; quelquefois même ses grains échappent presque à la vue en raison de leur ténuité ; et ce n'est qu'en examinant l'organe pendant un temps assez long et d'une manière continue qu'on parvient à les reconnaître. Alors on voit confusément comme une sorte de semis jaune, comme une poussière abondante indistinctement jetée au milieu du tissu ; et en regardant avec attention la surface malade, on finit par distinguer chacun des grains de cette poussière, parfaitement arrondis, elliptiques ou ovales. Plus ou moins nombreux dans un même espace, ces grains ne sont pas assez rapprochés pour former une surface jaune continue ; mais quelquefois ils sont déposés par petits groupes, à peu près comme le sont les œufs de mouches, sans être néanmoins tout à fait en contact les uns avec les autres. Cependant plusieurs fois nous avons remarqué que ces grains, en se réunissant, avaient formé de petites masses tuberculeuses bien évidentes : alors la pression en faisait souvent sortir une gouttelette de sang ; indice certain que des vaisseaux étaient encore contenus dans leur intervalle. D'autres fois il a été impossible d'y constater la présence de ces vaisseaux.

Le tissu au milieu duquel est semée cette poussière est presque toujours envahi par une inflammation aiguë ou chronique, quelquefois par de l'infiltration grise.

Avant nous M. Andral avait attiré l'attention sur cette forme de tubercule. Depuis nous M. Lebert a démontré sa nature au moyen du microscope. Il est en effet impossible de la déterminer par l'inspection directe, le trop petit volume de la poussière empêchant de constater tous les caractères de la matière tuberculeuse. Cependant, nous avions donné les preuves suivantes :

a. La poussière n'existe que dans des organes tuberculeux.

b. On trouve dans le même organe tous les degrés de volume intermédiaire entre la poussière la plus fine· et les granulations jaunes.

c. Les grains de la poussière tuberculeuse s'unissent quelquefois de manière à former des noyaux dans lesquels il est impossible de méconnaître l'infiltration tuberculeuse.

4° *Tubercules miliaires*. — Les tubercules, dont la forme assez régulière est arrondie ou ovale, ont, en général, de 2 à 4 millimètres de diamètre. Cependant, ils peuvent, dans quelques organes, arriver jusqu'à avoir un diamètre de 1 à 2 centimètres. Ils sont composés de matière jaune, crue, homogène, disposée parfois en couches concentriques. Ils sont nettement limités par un réseau vasculaire qui, en raison de l'accroissement successif du corps étranger, s'adjoint souvent le tissu cellulaire voisin et forme une sorte de poche ou de kyste fibreux plus ou moins solide.

5° *Infiltration grise demi-transparente*. — L'infiltration grise se présente en masses de volume très variable; nous l'avons vue dans les poumons n'avoir qu'un centimètre de diamètre, et dans le péritoine envahir l'épiploon au point d'avoir 10 à 12 centimètres de longueur sur 3 ou 4 de largeur et d'épaisseur. Entre ces limites extrêmes, le volume varie considérablement; mais le plus habituel est de 2 à 5 centimètres de diamètre.

Cette masse lourde et solide est, à l'extérieur, de couleur gris violet foncé ou gris clair; à l'intérieur, la couleur grise est plus ou moins foncée, quelquefois un peu verdâtre; on y trouve souvent de la matière déposée par points ou par fines ramifications. Sa coupe est fréquemment marbrée de lignes plus ou moins sinueuses et rameuses, plus ou moins larges, d'un gris plus clair, et qui sont évidemment des vaisseaux soit aplatis et vides, soit contenant encore quelque peu de sang. Cette coupe est inégale, mais non pas granuleuse; au contraire, elle est quelquefois tellement lisse et luisante, qu'on dirait, surtout à la loupe, une couche épaisse de vernis étalé sur une surface raboteuse. Lorsqu'on presse ce tissu, il fournit peu ou point de liquide, et quelquefois des gouttelettes de sang, qui sortent de l'orifice béant de très petits vaisseaux (1).

(1) Une fois cependant nous avons vu ce tissu infiltré d'une énorme quantité de sérosité : alors la surface était très humide; lorsqu'on le pressait, il suintait de toutes parts une sérosité claire, nullement aérée, qui, dans un grand nombre de points, s'échappait tout à coup comme si elle crevait une petite vésicule. Il nous a été impossible de distinguer à l'œil nu les points d'où jaillissaient ces gouttelettes; mais l'idée que nous a laissée cette observation, c'est que nous avions sous les yeux une infiltration grise œdémateuse.

6° *Infiltration jaune.* — Cette infiltration se distingue des tissus environnants par sa couleur jaune, par sa texture spéciale, par l'absence des vaisseaux ramifiés. Cependant elle est continue avec ces tissus qui disparaissent peu à peu par l'envahissement graduel de la matière tuberculeuse. Elle finit ainsi par constituer des masses qui peuvent être considérables, et qui cependant sont rarement isolées : le plus souvent on voit dans leur voisinage des tubercules irréguliers, qui tôt ou tard s'uniront à elles.

La forme de ces infiltrations varie considérablement suivant les organes dans lesquels elles se développent. Dans les parenchymes, c'est une masse irrégulière ; dans les membranes, c'est une plaque plus ou moins épaisse.

7° *Infiltration gélatiniforme.* — Nous n'avons rencontré qu'une seule fois une lésion analogue à celle que Laënnec a décrite sous ce nom.

Le poumon gauche, violacé, lourd et volumineux, se précipite au fond de l'eau, et présente, dans toute son étendue, une pneumonie au second degré dont la coupe est lisse par places, granuleuse en d'autres, et se laisse facilement pénétrer par le doigt... Au sommet du poumon, la pneumonie prend un aspect tout particulier ; là, outre qu'elle est évidemment lobulaire, ainsi que le prouvent l'irrégularité de ses bords et quelques noyaux isolés, elle se gorge d'une grande quantité de sérosité qui devient bientôt filante, et reste infiltrée dans le tissu hépatisé ; en sorte que la coupe présente l'aspect d'une gelée tremblotante dont la couleur est mêlée de jaune, de rouge et de gris. Tout le tissu hépatisé, mais surtout la partie inférieure, est criblé d'une multitude de tubercules miliaires du volume d'un grain de chènevis...

Il nous semble impossible de méconnaître dans cette description une pneumonie aiguë tuberculeuse, mélangée d'une infiltration grise gélatiniforme.

III. *Évolution et transformations de la matière tuberculeuse.* — *Évolution.* — La matière grise peut être considérée comme génératrice du tubercule jaune. Son aspect général, les traces de vascularisation qu'elle conserve, sa présence constante dans les tuberculisations rapides, son absence dans les tuberculisations lentes et anciennes, prouvent qu'elle se développe la première. Les recherches microscopiques de M. Lebert démontrent d'ailleurs que si, à l'œil nu, on n'y voit pas de matière janne, c'est parce que celle-ci est, dans l'origine, fort peu abondante et n'augmente en quantité que par les progrès du mal. Plus tard, en effet, la matière jaune devient visible à l'œil nu au milieu du tissu gris.

Ainsi, on voit souvent au centre de la granulation grise un point jaune d'aspect tuberculeux ; alors elle est un peu ramollie ; ailleurs, le point jaune est plus étendu, et a envahi la presque totalité de la granulation, sans que celle-ci ait augmenté sensiblement de volume,

en sorte que c'est à peine si l'on distingue une légère circonférence
d'un gris pâle autour du tissu jaune; ailleurs, le cercle lui-même a
complétement disparu, et la portion jaune existe seule, représentant
exactement la granulation grise pour la forme et le volume; c'est ce
que nous avons appelé la granulation jaune; car ce n'est pas encore
le tubercule miliaire parfait.

Il est impossible de nier la gradation que nous venons d'établir,
qui est reconnue par la plupart des pathologistes depuis Laënnec, et
sur laquelle M. Louis a insisté de nouveau avec raison.

Quant à l'infiltration grise, l'existence du tubercule jaune dans son
intérieur n'est pas niée par personne. Les tubercules miliaires, les infiltrations tuberculeuses, les granulations jaunes s'y rencontrent à profusion, et il est impossible de contester le passage d'un tissu à l'autre.

Mais le tissu gris n'est pas l'origine nécessaire de la matière tuberculeuse jaune; car il est plusieurs organes où la première est très
rare, tandis que la seconde y est fréquente et abondante. En outre, la
matière jaune se présente souvent en si petites masses, en molécules
tellement isolées de toute lésion et dans un tissu tellement sain, qu'il
est impossible de ne pas croire qu'elle s'y est déposée primitivement
et sans intermédiaire. Ainsi, la matière grise et la matière jaune
envahissent d'emblée les organes, ou bien la dernière se dépose au
centre de la première. L'évolution tuberculeuse ne suit donc pas un
ordre constant.

Voici à ce sujet les principales variétés :

1° La granulation grise passe à l'état de granulation jaune, puis à
celui de tubercule miliaire ou d'infiltration jaune ;

La granulation grise peut aussi passer à l'état d'infiltration grise ;

2° L'infiltration grise donne indifféremment naissance aux granulations jaunes, aux tubercules miliaires ou à l'infiltration jaune ;

3° La poussière tuberculeuse peut être l'origine de l'infiltration
jaune ;

4° La granulation jaune peut naître d'emblée, aussi bien que le
tubercule miliaire et que l'infiltration jaune.

En reprenant ces faits dans un autre ordre, nous voyons que le
tubercule miliaire naît d'emblée, ou dans l'infiltration grise, ou succède à la granulation grise ou jaune ;

Que l'infiltration jaune naît d'emblée, ou dans l'infiltration grise, ou
résulte de la réunion des granulations jaunes, ou de la poussière
tuberculeuse ; que les grosses masses tuberculeuses résultent du développement et de la réunion d'infiltrations partielles, ou de tubercules
miliaires ou de granulations.

La transformation graduelle et centrale de la substance grise en
matière jaune nous paraît être une preuve d'une grande différence
de structure entre ces deux espèces de tubercules. S'il est vrai que le
tubercule gris demi-transparent est inorganisé et n'est pas alimenté

par des vaisseaux intérieurs, on ne comprend pas par quel moyen la matière jaune peut se déposer à son centre et l'envahir, en la remplaçant de dedans en dehors. Le fait, au contraire, se comprend très bien en admettant que ce tissu (dépôt d'une matière nouvelle ou transformation des tissus normaux) acquiert ou conserve un certain degré d'organisation, comme nous l'avons dit ci-dessus (p. 334) (voy. aussi *Phlegmasies du poumon chez les tuberculeux*).

Transformations. — Arrivée à sa période d'état, la matière tuberculeuse jaune crue peut subir des transformations importantes qui ont pour but son élimination ou sa transformation en un corps inoffensif. Dans le premier cas, elle se ramollit et devient liquide; puis elle est rejetée au dehors au moyen de l'inflammation ulcéreuse des tissus voisins; dans le second cas, elle se dessèche et passe à l'état pierreux ou crétacé.

1° *Ramollissement*. — Certains tubercules paraissent plus humides que d'autres; ils sont même infiltrés d'une sérosité verdâtre, qui parfois les dissèque de manière que la matière tuberculeuse se trouve divisée en couches concentriques. Alors le centre est le plus ordinairement occupé par une goutte de sérosité limpide ou mêlée à quelques petits flocons tuberculeux. Ailleurs, la sérosité existe au centre seulement, le reste du tubercule demeurant complétement cru. Dans d'autres cas, le liquide, déposé en plus grande quantité, a désuni toutes les parties solides, et l'on ne trouve plus qu'une cavité remplie d'une sérosité louche et floconneuse, avec des débris tuberculeux plus ou moins abondants.

D'autres fois tout le tubercule se ramollit sans dépôt de sérosité distincte. Alors toute la masse devient plus molle, et tend à devenir liquide d'une manière à peu près homogène. Puis le ramollissement devient plus prononcé, soit au centre, soit à la surface. Dans le premier cas, on trouve, en coupant le tubercule, que la circonférence demeurant solide, le centre est occupé par un liquide qui n'est pas du pus, mais qui ressemble à la matière tuberculeuse exactement délayée dans une quantité de sérosité peu considérable. L'examen microscopique démontre dans ce liquide l'absence de toute suppuration.

Si c'est à la circonférence que le ramollissement s'opère, le même aspect se présente, mais le ramollissement se prolonge plus ou moins dans l'intérieur de la masse, ou s'étend sur sa surface, de telle sorte qu'on trouve quelquefois une cavité close de toutes parts, renfermant un liquide plus ou moins abondant et floconneux, et une masse tuberculeuse détachée complétement.

Dans ce dernier cas et dans le premier, lorsque le ramollissement central a envahi la circonférence, les tissus environnants participent au travail éliminatoire; un peu plus tôt ou un peu plus tard ils suppurent, et alors on trouve une cavité contenant un liquide séro-purulent, mêlé de flocons tuberculeux plus ou moins ramollis et volumineux.

Nous admettons donc que le tubercule peut se ramollir par un travail qui lui est propre, et qui est indépendant des tissus qui l'environnent. Ce travail n'est pas une véritable suppuration, mais un dépôt ou un mélange plus ou moins intime de sérosité. Ce liquide est-il le résultat d'une nouvelle sécrétion, ou bien provient-il de la sérosité de combinaison qui maintenait le tubercule à son état d'humidité? La seconde opinion nous paraît la plus probable, puisque la matière jaune crue est inorganisée, et que nous ne comprendrions pas comment de la sérosité sécrétée par les organes voisins se serait accumulée à son centre. On conçoit facilement, au contraire, que dans un tissu soumis presque exclusivement aux lois chimiques et physiques et composé d'une partie liquide et d'une autre solide, il se fasse une désagrégation des molécules, et que l'eau de combinaison se dépose d'abord, puis délaye les particules solides. Nous ne nions pas cependant que, dans certains cas, cette sérosité ne puisse être le résultat d'une sécrétion, car elle est parfois considérable, sans que la matière tuberculeuse paraisse moins humide ou décomposée.

Cette opinion nous paraît d'autant plus probable que, sans aucun doute, les tissus environnants peuvent être aussi le point de départ du ramollissement de la matière tuberculeuse. Ces tissus s'enflamment plus ou moins vivement, suppurent, et le liquide délaye le tubercule. D'autres fois cette suppuration se forme dans les tissus qui ont été englobés par la réunion des tubercules isolés; et alors on pourrait croire à une suppuration centrale véritable; mais il est assez facile de suivre la communication vasculaire entre ces portions centrales suppurées et les tissus voisins.

En résumé, le ramollissement du tubercule peut être le résultat d'un travail propre à ce corps étranger, ou de la phlegmasie des tissus dans lesquels il se développe.

Plusieurs des auteurs qui se refusent à croire à la vie propre du tubercule ne veulent pas admettre son ramollissement central, et pensent qu'il se produit toujours par la suppuration des parties englobées. Nous affirmons que cela n'est pas, et que nous avons trop bien vu le ramollissement séreux dont nous avons parlé pour ne pas être persuadés qu'il était indépendant des tissus organiques. C'est surtout dans la substance cérébrale que l'on peut vérifier notre assertion, parce que là les tubercules simples et volumineux sont plus fréquents et plus distincts que dans tout autre organe.

Nous partageons du reste en ceci l'opinion de beaucoup de pathologistes, et notamment de M. Louis, qui affirme que dans la très grande majorité des cas le ramollissement commence par le centre. M. Louis, il est vrai, n'admet que l'existence de la bouillie tuberculeuse centrale, et rejette celle d'une cavité contenant de la sérosité, que M. Carswell avait parfaitement reconnue. Pour nous, qui avons si souvent vu cette sérosité, soit au centre, soit dans d'autres parties des tubercules, nous ne comprenons pas comment elle a pu échapper aux investigations des anatomistes.

D'autres ont expliqué le ramollissement central en disant qu'on avait été trompé par une bronche ou un vaisseau qui, traversant un tubercule, avait fourni à la section une goutte de pus ou de mucus purulent. Nous avons constaté ce fait assez souvent, et l'erreur peut avoir lieu à un examen superficiel. Mais une pareille objection ne saurait répondre à tous les faits, et nous maintenons la grande fréquence du ramollissement central des tubercules par un travail qui leur est propre.

Lorsque le tubercule s'est ramolli, lorsqu'une inflammation plus ou moins étendue s'est déclarée dans les tissus voisins qui ont suppuré et se sont ulcérés, il en résulte une cavité d'étendue et de forme variables dont les parois peuvent être tapissées par du tissu tuberculeux ramolli, et qui contient un mélange de pus, de matière tuberculeuse et de débris d'organes.

L'étude de ces excavations est d'une grande importance pour le diagnostic des tubercules et pour la preuve de leur guérison ; mais comme elles sont presque spéciales à la phthisie pulmonaire, nous en donnerons la description dans le chapitre destiné à cette dernière maladie.

2° *Pétrification de la matière tuberculeuse.* — Si le tubercule peut s'infiltrer de sérosité, il peut aussi se dessécher et prendre un aspect tout particulier qui le rapproche de la pierre. Cette transformation passe par les degrés suivants :

Le tubercule paraît d'abord un peu plus sec et un peu plus blanc ; il semble se décomposer en petits grains encore mous et adhérents entre eux par un peu d'humidité ; ailleurs les grains sont plus secs, et forment une petite masse qui s'écrase entre les doigts comme un morceau de craie dont ils rappellent assez bien l'apparence ; ailleurs encore ces grains de tubercules crétacés constituent des corps blancs, durs, irréguliers, qu'on ne peut plus briser entre les doigts.

Il paraît probable que cette transformation est uniquement due à la résorption des parties liquides de la matière tuberculeuse, car l'analyse chimique démontre dans les concrétions crétacées la présence des mêmes principes que dans les tubercules crus, avec cette seule différence que les premières renferment moins d'eau et moins de matière animale que les seconds. En outre, il résulte de ce travail intérieur une diminution notable dans le volume total du corps étranger, comme on peut le voir dans l'exemple suivant :

Il existe dans chacun des lobes supérieur et inférieur du poumon droit deux tubercules qui s'énucléent assez facilement du tissu pulmonaire, de manière à laisser une petite cavité arrondie et bien circonscrite. La portion énucléé est formée de deux parties, dont l'une, intérieure, est crétacée; l'autre, extérieure,. *flasque*, lui forme une petite poche qui adhère par un de ses points à la cavité pulmonaire; à cet endroit on voit arriver un vaisseau qui s'accole à la poche et paraît s'y distribuer.

Cette flaccidité du kyste est une preuve de la diminution de volume de la substance intérieure.

Dans l'exemple que nous venons de citer, la place occupée au milieu des tissus par le petit tubercule était une loge lisse et polie, un vrai kyste, destiné à isoler le produit accidentel. Les tissus environnants, parfaitement sains, démontraient que le tubercule avait perdu toute influence irritante. Il est du reste impossible de se refuser à cette opinion, que le tubercule crétacé est le résultat d'un travail curatif, lorsqu'on le voit avoisiner les cicatrices d'excavations, se trouver même au centre de ces cicatrices, dans les kystes formés au milieu du tissu inodulaire.

Cependant nous avons rencontré une seule fois une caverne considérable remplie de tubercules crétacés. Voici quelle était sa disposition :

Le poumon gauche adhère intimement à la plèvre dans sa partie antérieure et supérieure : toute cette portion est dure au toucher et déprimée ; elle correspond à une seule excavation pleine d'un liquide rougeâtre, et contenant une très forte proportion de matière crétacée, tantôt disséminée en poudre flottante, tantôt réunie en masse du volume d'une noisette, au moyen de matière tuberculeuse jaune; en quelques points elle adhère au poumon d'une manière peu intime.

Cette observation ne nous paraît pas détruire ce que nous avons avancé plus haut ; car elle est unique, pour nous au moins, et l'on peut d'ailleurs expliquer les lésions par la pétrification d'une partie des tubercules, le ramollissement d'une autre et l'inflammation suppurative des tissus environnants.

Quoi qu'il en soit, nous croyons que la pétrification des tubercules est un mode de guérison de ces produits accidentels ; et si nous n'insistons pas davantage sur ce sujet, c'est que cette dégénérescence est plus rare et moins générale dans l'enfance qu'à un autre âge.

IV. *Du siége des tubercules et de leur action sur le tissu des organes.* — Quelques pathologistes pensent que le tubercule se dépose exclusivement dans le tissu cellulaire, et qu'on doit rapporter la tuberculisation de tous les organes à celle de ce tissu. Il est vrai que c'est là le siége de prédilection de la matière tuberculeuse. Cependant quelques-unes de nos autopsies nous avaient fait supposer autrefois que la matière tuberculeuse peut envahir primitivement les vésicules pul-

monaires. Les recherches microscopiques du docteur Lebert ont mis
ce fait hors de doute. Mais il est inutile d'insister sur cette question,
qui est d'ailleurs connexe avec la suivante. Que devient le tissu d'un
organe dans lequel les tubercules sont volumineux et abondants ?
Est-il condensé entre les masses tuberculeuses, ou bien a-t-il disparu par résorption, ou bien l'organe entier a-t-il augmenté de volume ?

Quelle que soit la quantité de tubercule déposé, l'organe conserve
son volume ordinaire. Maintes fois nous avons pu nous en assurer en
examinant les poumons ou la rate, criblés de ces corps étrangers.
Le poumon, il est vrai, est lourd et dur, et paraît volumineux dans
les points où se trouvent les tubercules ; mais cela tient à ce que
ces parties ne peuvent pas, comme les autres, s'affaisser par l'ouverture de la poitrine. Si l'on voit quelques organes, comme les ganglions lymphatiques, acquérir un volume considérable, ce n'est
que lorsque la quantité de matière tuberculeuse qu'ils contiennent se
trouve être bien plus grande que la quantité du tissu même de l'organe. Alors il est indispensable qu'il y ait augmentation de volume ; mais la trame organique elle-même a déjà disparu en presque
totalité.

D'autre part, il est bien évident aussi que le tissu des organes n'est
pas condensé autour des tubercules, ni dans aucun point de son
étendue ; la foie, la rate, les reins, conservent, en apparence du moins,
la même densité ; et le poumon lui-même, reste souple et crépitant
partout où son tissu n'est ni tuberculeux ni hépatisé. Si quelquefois
il présente de la carnification, comme lorsqu'il est comprimé, ce
n'est pas autour des tubercules ni dans une étendue considérable
qu'on observe cette lésion. Bien plus, des poumons très tuberculeux ne
présentent aucune carnification, tandis que d'autres qui le sont très
peu, offrent cette altération dans une étendue assez considérable.

Enfin, lorsqu'on considère la quantité de tissu organique qui demeure non tuberculeux et qui n'est pas condensé, il reste évident, et
cela l'est surtout dans le poumon, que cette quantité est bien au-
dessous de ce qu'elle est dans l'état normal. Nous croyons donc que
le tubercule déposé dans les organes ne se borne pas à en écarter les
molécules, mais qu'il prend rarement leur place. Se fait-il donc là
une résorption moléculaire autour du corps étranger, ou bien le tissu
organique est-il converti en tubercule ? Il semble, *à priori*, que le fait
soit susceptible de cette double interprétation.

Ainsi il ne nous répugnerait aucunement de croire que la granulation grise, le tubercule miliaire et tous les tubercules qui sont environnés d'un réseau vasculaire qui leur est propre écartent les molécules de l'organe et en déterminent la résorption successive.
D'autre part, nous admettrions assez volontiers que l'infiltration
grise, l'infiltration jaune et tous les tubercules qui ne sont pas en-

tourés d'un réseau vasculaire puissent être le résultat de la transformation de l'organe lui-même.

Qu'il nous soit permis d'étayer cette opinion par un exemple :

Un enfant de trois ans était souffrant, dépérissait et toussait depuis deux mois et demi, sans présenter d'autres symptômes importants, lorsque subitement la toux augmente d'intensité, s'accompagne d'oppression, de fièvre avec chaleur, l'appétit se perd ; cependant l'enfant ne s'alite que quelques jours plus tard. Nous le voyons au quatrième jour de cette recrudescence, et il nous présente les symptômes d'une pneumonie gauche très étendue ; il succombe huit jours plus tard. A l'autopsie nous trouvons les lésions suivantes :

Le poumon gauche est lourd et plein dans sa totalité ; il est violacé à sa partie supérieure ; mais à sa base en arrière il présente une coloration jaune-tuberculeuse générale.

Le lobe supérieur est hépatisé dans les quatre cinquièmes de son étendue, au deuxième degré. La pneumonie est criblée d'une si grande quantité de granulations jaunes, du volume d'une tête d'épingle, qu'elles sont presque confluentes dans plusieurs points, où elles laissent à peine entre elles un millimètre d'intervalle.

Dans le lobe inférieur, le tissu est devenu complétement tuberculeux dans toute sa hauteur, et dans une épaisseur de 4 centimètres en bas et 2 en haut. Toute cette masse énorme n'est que du tubercule jaune avec une teinte un peu rosée, et encore traversé par des vaisseaux très évidents. Les bronches y pénètrent également et finissent par s'y perdre sans qu'on puisse voir leur terminaison. Leur surface interne est complétement jaune et d'aspect tuberleux, mais toujours tapissée par une membrane lisse et polie.

Le tissu tuberculeux est très peu grenu à la coupe ; mais à la déchirure il est grossièrement granuleux, et ressemble assez bien au tissu pulmonaire injecté par les bronches avec la gélatine colorée en jaune. Les grains tuberculeux sont plus petits et moins réguliers que ceux du lobe supérieur. A mesure qu'on approche des limites de cette immense tuberculisation, qui, irrégulière et frangée, occupe environ la moitié du lobe, on trouve des granulations jaunes du volume d'une tête d'épingle, parfaitement distinctes et de plus en plus rares à mesure qu'on s'éloigne de la masse principale : le tissu qui les environne est complétement hépatisé.

Dans une tuberculisation de ce genre, nous cherchons ce qu'est devenu le tissu pulmonaire. Il est impossible d'admettre qu'il a été refroidi et condensé ; il faut croire qu'il a disparu. A-t-il été résorbé ou converti en tubercule ? En considérant la forme de la tuberculisation, l'état des bronches et tous ces grains tuberculeux accolés les uns aux autres, il nous semble que la seconde opinion est la plus probable, à moins que l'on ne veuille admettre que le dépôt tuberculeux s'est fait dans les vésicules bronchiques, et que leurs cloisons, persistant comme dans l'injection artificielle, échappent à la vue en raison de leur ténuité.

Toutefois, nous n'attachons que peu d'importance à ces opinions, et il nous suffit d'établir que, dans la grande majorité des cas, le tissu au sein duquel se dépose le tubercule peut disparaître graduellement.

Mais avant que cet effet soit produit, il arrive souvent que le tubercule agisse comme un corps étranger, qui au bout d'un temps plus ou moins long, irrite les tissus et y détermine une inflammation, dont le développement et la nature nous occuperont bientôt.

Lorsqu'un organe se trouve en contact avec les tubercules d'un organe voisin, le corps étranger n'agit plus que comme toute autre espèce de tumeur.

Ainsi on les voit adhérer aux organes voisins, s'accoler au tissu cellulaire ambiant et s'en former une poche ou un kyste. Ailleurs, ils compriment les organes, et les condensent : ainsi le poumon est carnifié par la compression des ganglions bronchiques ; quelquefois même ils perforent ou ulcèrent les tissus les plus durs : ainsi ils traversent les conduits bronchiques, les côtes, les os du crâne, etc.

V. *Des tubercules dans les divers tissus.* — Presque tous les tissus de l'économie peuvent être envahis par la matière tuberculeuse, qui cependant se dépose de préférence dans ceux qui sont parcourus par de nombreux vaisseaux. Dans chacun de ces tissus les diverses formes de tubercules subissent quelques modifications dont le détail n'a pu être placé dans les généralités qui précèdent. Nous n'avons pas porté notre investigation sur les tubercules des os, des muscles, du tissu cellulaire extérieur, en conséquence nous nous bornerons aux détails suivants :

1° *Parenchymes.* — Ces organes, parmi lesquels nous comprenons le poumon, le foie, la rate, le rein et la substance cérébrale, présentent toutes les espèces de tubercules que nous avons décrites. Lorsque le corps étranger occupe le centre de l'organe, il revêt une forme arrondie, parce qu'il éprouve de tous côtés une résistance égale. Il faut en excepter toutefois les infiltrations tuberculeuses, dont la forme toujours irrégulière dépend moins de la résistance des tissus. A la surface des parenchymes, les tubercules sont souvent aplatis d'un côté par la résistance de la membrane d'enveloppe ; d'autres fois ils la soulèvent et conservent leur forme arrondie.

Les tubercules des parenchymes se trouvent souvent en contact avec les canaux qui parcourent ces organes ; quelquefois alors il les entourent de toutes parts, envahissent peu à peu leurs parois, les détruisent, et se trouvent ainsi contenus dans leur cavité. Il en résulte des effets différents, suivant la nature des canaux, et suivant l'état de solidité ou de ramollissement du tubercule.

2° *Membranes séreuses.* — La matière tuberculeuse se dépose si fréquemment et en telle abondance sur la surface interne ou externe des membranes séreuses, qu'on est porté à donner le nom de phthisie séreuse à ces vastes tuberculisations ; en effet, concentrée

dans ces membranes presque à l'exclusion des autres organes, elle y
détermine la plupart des symptômes généraux de la phthisie pulmonaire elle-même.

Presque toutes les espèces de tubercules se rencontrent autour des
membranes séreuses; mais leur fréquence proportionnelle n'est pas la
même que dans les autres organes : ainsi la matière grise demi-transparente et l'infiltration jaune y sont plus rares que les autres espèces
de tubercules.

La forme du corps étranger varie aussi en raison de la résistance
des tissus qui doublent les membranes séreuses. De là, en effet,
résulte la forme lenticulaire des granulations et des tubercules miliaires peu volumineux, et l'extension en plaques ou lames plus ou
moins épaisses des dépôts tuberculeux un peu abondants. Cependant ce caractère est plus tranché dans les tuberculisations intra-
séreuses que dans les tuberculisations extra-séreuses. Dans les premières, le corps étranger est plus compact, plus aplati; dans les
secondes, il a plus de tendance à conserver la forme arrondie. Cette
différence de siége influe aussi sur les transformations de la matière
tuberculeuse. Elle se ramollit rarement lorsqu'elle envahit l'intérieur
des membranes séreuses. Au contraire, le ramollissement des tubercules extra-séreux n'est pas rare, et a pour conséquence assez fréquente la perforation de la membrane séreuse.

Ces mêmes tubercules ont une tendance très grande à perforer les
différents canaux avec lesquels ils sont en contact; tels sont, par
exemple, les bronches, le canal digestif, et de là résultent des com-
munications anormales, et souvent des épanchements de liquides ou
de gaz. Nous n'avons jamais vu ces effets être la conséquence des
tuberculisations intra-séreuses.

3° *Membranes muqueuses.* — Le tubercule miliaire et la granulation
jaune sont de toutes les formes de la matière tuberculeuse celles que
nous avons le plus souvent rencontrées dans les membranes muqueuses. La granulation grise y est très rare; nous n'y avons pas constaté
d'infiltration jaune.

Le tubercule se dépose d'habitude sous la membrane muqueuse
même, entre elle et la membrane fibreuse; quelquefois il paraît siéger
dans les follicules. Il n'acquiert jamais un volume considérable, et
se ramollit avec la plus grande facilité. Il en résulte la perforation et
l'ulcération de la muqueuse; cette perte de substance tend habituellement à s'accroître, et la matière tuberculeuse promptement éliminée
est entraînée par le cours des matières. On méconnaîtrait facilement
l'origine tuberculeuse de cette ulcération, si elle n'avait des caractères
tellement tranchés qu'il est presque impossible de commettre cette
erreur.

Il est plus rare de voir le tubercule progresser du côté externe de
la muqueuse, et perforer les membranes qui la doublent.

4ᵉ *Ganglions lymphatiques.* — Les ganglions de toutes les parties du corps peuvent devenir tuberculeux chez les enfants : on en trouve au cou, dans les aisselles, dans les aines, autour des bronches, dans le mésentère, dans la scissure du foie ou de la rate, etc. La disposition des tubercules dans tous ces ganglions est la même, et les différences qu'ils offrent entre eux dépendent presque uniquement du siége qu'ils occupent.

La tuberculisation de ces organes est assez fréquente et assez abondante pour déterminer à elle seule une maladie grave, une véritable consomption qui mérite certainement le nom de phthisie ganglionnaire, qui sera nommée bronchique, mésentérique, etc., suivant les organes dans lesquels elle se développera. Or nous ne nous occuperons ici que des phthisies bronchique et mésentérique.

On peut constater dans ces organes les différentes espèces de tubercules que nous avons décrites, et qui, par ordre de fréquence, sont l'infiltration jaune et le tubercule miliaire, la granulation jaune, la granulation grise et l'infiltration grise. Mais ces trois dernières formes du tubercule y sont très rares, et presque toujours on trouve des masses amorphes qui, débutant soit par la surface, soit plus souvent par les parties intérieures, finissent par envahir l'organe entier et lui faire acquérir un développement quelquefois considérable. Ce volume atteint ordinairement son maximum dans les ganglions abdominaux, que nous avons vus avoir le volume d'un petit œuf.

La matière tuberculeuse est intimement unie aux portions du tissu glandulaire qui ne sont pas encore envahies, en sorte que le tubercule se déchire plutôt que de cesser d'adhérer à la glande.

La membrane cellulo-fibreuse qui environne les ganglions lymphatiques persiste après la transformation tuberculeuse; et loin de s'amincir par l'ampliation, elle s'épaissit et forme au tubercule un kyste résistant, le plus ordinairement parcouru, à son intérieur, par un lacis vasculaire abondant.

Cependant ce kyste ne suffit pas toujours pour maintenir la matière tuberculeuse emprisonnée et indépendante des organes ou des tubercules voisins. En effet, se développe-t-il une masse tuberculeuse près du kyste ganglionnaire qui s'accole à lui, le kyste disparaît à la longue, et les deux masses se confondent intimement. Le kyste ganglionnaire est-il, au contraire, en contact avec un canal comme les bronches, les vaisseaux ou le tube digestif, il finit par adhérer aux parois de ces conduits, puis par les perforer.

VI. *De la distribution générale des tubercules dans les divers organes.* — Lorsqu'on étudie la distribution des tubercules dans les organes, on arrive à des considérations d'un certain intérêt, parce qu'elles démontrent les différences qui séparent, sous ce rapport, l'enfance de l'âge adulte. S'il est vrai que, chez beaucoup d'enfants, on voit la tuberculisation limitée dans le poumon et dans les intestins se pré-

senter sous le même aspect que la phthisie de l'adulte, il est vrai aussi
que cette remarque est surtout applicable à ceux dont l'âge se rapproche le plus de la puberté. Chez les plus jeunes, au contraire, la
tuberculisation suit des lois souvent différentes.

Ainsi, on voit presque tous les organes criblés de granulations
grises, petites, également disséminées en nombre variable; si on les
réunissait dans un seul organe, elles constitueraient une masse considérable de matière tuberculeuse ; mais disséminées dans tout l'individu, elles n'altèrent profondément aucun viscère. Il est cependant
très rare, dans les cas de ce genre, que la granulation demi-transparente soit seule. Habituellement quelques tubercules miliaires, rarement disséminés dans les organes ou concentrés dans les ganglions
bronchiques, viennent témoigner de la marche qu'aurait suivie la
tuberculisation si la mort était survenue quelques semaines ou quelques mois plus tard. Dans ces cas, la granulation grise est si généralement et si abondamment répandue, que la maladie mérite le nom
de tuberculisation générale granuleuse.

D'autres fois il n'existe pas de granulations grises, mais partout
sont répandus des tubercules miliaires dont le volume est à peu près
le même dans tous les organes. Le nom de tuberculisation générale
miliaire doit être réservé à cette forme de la maladie, bien qu'on
trouve disséminées quelques rares granulations grises ou quelques
masses d'infiltration jaune. Dans ce cas la quantité de matière tuberculeuse contenue dans le corps de l'enfant est plus considérable que
dans la tuberculisation granuleuse, mais moins certainement que dans
une troisième forme, où l'on trouve répandues, dans un grand nombre
d'organes, des masses considérables d'infiltration jaune. Cette tuberculisation générale infiltrée est beaucoup moins fréquente que les
deux autres, elle est remarquable par la quantité de matière tuberculeuse crue simultanément déposée, et par le degré de désorganisation auquel les organes peuvent parvenir.

Ces trois sortes de tuberculisations dans lesquelles les corps étrangers se présentent presque tous au même degré et sous la même
forme, peuvent, au lieu d'être générales, se limiter à un ou deux organes, tandis que les autres ne contiennent que peu ou pas de matière
tuberculeuse. Elles méritent alors le nom de tuberculisations partielles,
granuleuse, miliaire ou infiltrée; et elles sont pulmonaire, méningée,
péritonéale, etc., suivant l'organe malade. La tuberculisation par
infiltration est plus souvent partielle que générale, tandis que le contraire existe pour les deux autres.

Dans tous les cas, il ne s'est fait sans doute qu'une seule éruption
tuberculeuse simultanée dans tous les organes, et tous les corps étrangers ont suivi la même progression. Mais il faut admettre que la troisième forme a dû passer par la seconde et celle-ci par la première
pour arriver à l'état où l'autopsie les démontre? En d'autres termes,

ces trois formes (granuleuse, miliaire et infiltrée) ne sont-elles que trois époques ou trois périodes de la tuberculisation qui, une fois déclarée, a suivi la même marche dans tous les organes? Il est possible qu'il en soit ainsi; cependant, il nous semble plus probable que ces trois formes ne se succèdent que par exception, et que le dépôt tuberculeux commence alors simultanément dans tous les organes et d'emblée, soit par des tubercules miliaires, soit par de l'infiltration.

Quoi qu'il en soit de l'origine de ces tuberculisations unitaires (s'il est permis d'employer ce terme), il est plus fréquent de rencontrer réunies sur le même enfant plusieurs espèces de tubercules, résultat de plusieurs éruptions successives. Cette forme de tuberculisation est souvent identique avec celle qu'on observe chez les adultes; mais en général le nombre des organes envahis est plus considérable chez l'enfant, et surtout certains organes, qui sont rarement tuberculeux à un âge plus avancé, le sont considérablement à celui qui nous occupe.

Il arrive quelquefois que, sur le même enfant, différents organes présentent plusieurs espèces de tubercules, tandis qu'un même organe n'en contient qu'une seule; par exemple, les ganglions bronchiques renferment des masses tuberculeuses, les poumons des tubercules miliaires et le foie des granulations grises. Il est possible que cette tuberculisation ne résulte pas d'éruptions successives, car il est probable que l'évolution tuberculeuse ne se fait pas avec la même rapidité dans tous les organes. C'est peut-être pour cette raison que les ganglions bronchiques ne contiennent presque jamais de granulations grises, tandis que le foie ne renferme presque jamais de masses tuberculeuses. C'est ainsi que nous comprenons comment, dans l'exemple cité plus haut, la tuberculisation peut être unitaire malgré la différence qu'elle présente dans chaque organe. Le dépôt tuberculeux ayant débuté simultanément dans le foie, le poumon et les ganglions bronchiques, le corps étranger s'est développé avec plus de rapidité dans ces derniers organes que dans les deux autres, et plus dans le poumon que dans le foie. Alors l'autopsie indique une tuberculisation générale multiple, tandis que son état unitaire dans chaque organe semble démontrer qu'elle date tout entière de la même époque. Cependant on comprend tout aussi bien que le produit accidentel puisse se déposer primitivement dans un organe, et que les éruptions ultérieures aient lieu successivement dans les autres, suivant leur aptitude particulière à recevoir le corps étranger. C'est, en effet, ce que paraît prouver la fréquence du dépôt tuberculeux dans certains organes, comparée à sa rareté dans d'autres.

Ce nouveau point de vue va nous occuper après une remarque préliminaire.

Nous venons de parler des cas dans lesquels la tuberculisation est

abondante et a envahi un grand nombre de viscères; mais il en est
d'autres où, la mort étant survenue par une maladie intercurrente,
le dépôt tuberculeux, très peu abondant, n'a pu être pour rien dans
les causes de la terminaison fatale. Un état de santé en apparence
parfait n'est certainement pas incompatible avec une lésion aussi peu
importante; mais, quelque légère qu'elle soit, elle est la preuve d'un
état morbide qui, avec le temps, serait devenu grave et aurait déterminé une mort plus ou moins rapide. Il est probable, cependant, que
la guérison a lieu plus facilement dans ces cas que lorsque la matière
tuberculeuse est abondante; mais rien jusqu'à présent ne nous prouve
qu'il en soit ainsi et que les tubercules puissent guérir avant d'être
assez nombreux pour influer sur la santé et se manifester par quelque
désordre apparent.

Quoi qu'il en soit, si les enfants dont nous parlons ne peuvent pas
être considérés comme des phthisiques, ils doivent être comptés
parmi les tuberculeux; anssi ne saurions-nous les éliminer des considérations suivantes, sans toutefois les confondre complétement avec
les précédents.

Nous avons donc cru devoir diviser nos malades en trois catégories : dans la première, la tuberculisation partielle ou générale est
très abondante et a été la principale ou la seule cause de mort. Ces
malades forment un peu plus de la moitié de ceux qui nous occupent.
Dans la seconde catégorie, nous rangeons les enfants qui n'ont qu'une
très petite quantité de tubercules, ceux-ci n'ayant contribué en rien à
la terminaison fatale. Leur nombre dépasse la moitié de ceux qui ne
rentrent pas dans la première classe, c'est-à-dire qu'ils forment plus
du quart de nos tuberculeux. Nous avons rangé dans une classe intermédiaire tous les autres qui ne constituent pas, à beaucoup près, le
quart du nombre total. Ici la tuberculisation, d'une médiocre intensité, a pu contribuer à la terminaison fatale, mais dans une assez
faible proportion. Toutefois, chez un peu moins de la moitié des
enfants qui rentrent dans cette classe, la tuberculisation, assez peu
abondante dans chaque organe en particulier, en avait envahi un
assez grand nombre pour mériter le nom de générale. Là se trouvent
plusieurs tuberculisations granuleuses unitaires, et des tuberculisations encéphaliques causes d'une méningite mortelle (1).

En cherchant comment ces trois classes de tuberculisations se dis-
tribuent suivant l'âge et le sexe, nous trouvons que les tuberculisations très peu abondantes sont plus fréquentes à l'âge de 3 à
5 ans qu'aux autres âges; que les tuberculisations moyennes sont

---

(1) Sur 312 tuberculeux, 162 avaient une tuberculisation générale ou partielle
considérable; 64 une tuberculisation de moyenne intensité qui, 26 fois, était
générale. Chez 86 enfants, la maladie se bornait au dépôt d'un petit nombre de
tubercules dans un seul ou dans plusieurs organes.

plus nombreuses de 1 à 2 ans ; puis de 3 à 5 qu'aux autres époques de l'enfance ; enfin, les tuberculisations très abondantes se rencontrent bien plus souvent de 6 à 15 ans que de 1 à 5.

Les trois catégories existent proportionnellement aussi souvent à peu près chez les filles que chez les garçons, ou si quelques différences ressortent de nos chiffres, elles sont trop faibles pour y attacher de l'importance.

Chez l'enfant, comme dans un âge plus avancé, le poumon est, de tous les organes, celui qui se tuberculise le plus souvent ; les ganglions bronchiques viennent ensuite, puis à une grande distance les ganglions mésentériques ou abdominaux et l'intestin grêle. Après ces organes, la plèvre et la rate sont le plus souvent envahies, et enfin le péritoine, le foie, le gros intestin, les méninges, les reins, le cerveau, l'estomac et le péricarde. On a trouvé aussi des tubercules dans le pancréas, les testicules, les ovaires, la matrice ; nous n'en avons jamais observé dans ces organes, peut-être faute de recherches suffisantes, mais il nous paraît certain que ces lésions y sont excessivement rares. Sur une jeune fille dont l'observation ne rentre pas dans notre résumé, nous avons vu la cavité de la matrice remplie de matière tuberculeuse à demi ramollie.

Les organes qui se tuberculisent le plus souvent sont aussi, en général, ceux qui se tuberculisent le plus abondamment. La différence principale que nous constatons se trouve entre les ganglions mésentériques et les intestins grêles. La tuberculisation abondante est bien plus rare dans les ganglions du mésentère, quoique, somme toute, le dépôt tuberculeux y soit un peu plus fréquent que dans l'intestin (1).

---

(1) Le tableau suivant suffira pour donner une idée de ces différences :

	Total des tuberculisations.	Considérable.	Moyenne	Peu intense.
Poumons.	265	71	52	142
Ganglions bronchiques.	249	69	77	103
Ganglions mésentériques	144	20	48	76
Intestins grêles	134	50	14	70
Plèvre	109	21	35	53
Rate	107	25	25	57
Péritoine.	86	20	24	42
Foie	71	14	18	39
Gros intestins	60	10	18	32
Méninges.	52	12	20	20
Reins	49	5	10	34
Cerveau	37	12	9	16
Estomac	21	2	4	15
Péricarde, cœur.	10	2	1	7

Pour compléter cette liste, il faudrait y ajouter la proportion des tubercules

Le plus habituellement le même sujet présente des tubercules dans plusieurs organes à la fois. Cependant, chez un certain nombre d'enfants, un seul organe est tuberculeux ; mais cela n'arrive le plus souvent que lorsque la tuberculisation est peu avancée. La tendance qu'ont les organes de l'enfant à se tuberculiser en même temps est grande ; et s'il est vrai, en effet, que nous trouvons un bon nombre de cas dans lesquels deux ou trois organes seulement contiennent des tubercules, il est vrai aussi que, parmi les quatorze organes que nous avons spécialement étudiés, nous en comptons très souvent quatre à huit qui sont en même temps tuberculeux ; nous en avons même vu jusqu'à dix, douze et treize. Il n'y a guère que le poumon et les ganglions bronchiques qui fassent exception à cette règle (1).

M. Louis a dit que pour l'âge adulte, on n'observe de tubercules

dans les ganglions extérieurs, les os, le pancréas, les ovaires, etc. Nous devons ajouter que dans notre tableau il existe quelques erreurs peu importantes. Elles tiennent à ce que nous ne trouvons pas indiqué dans nos notes si plusieurs organes contenaient ou non des tubercules. Ces omissions portent surtout sur les ganglions bronchiques et mésentériques ; mais, en raison de leur petit nombre, nous croyons que, si elles doivent changer les chiffres absolus, elles ne peuvent pas intervertir l'ordre de fréquence dans chaque organe. Dans tous les cas, en effet, nous sommes portés à croire que les organes omis ne contenaient pas de tubercules ; en sorte que les différences ne portent que sur le chiffre total et ne doivent pas atteindre celui des tuberculisations abondantes.

(1) Nous croyons inutile de donner ici la liste chiffrée de toutes les combinaisons qui peuvent résulter de la tuberculisation des divers organes. En effet, ces résultats tout à fait inutiles ont à peine un léger intérêt de curiosité. Nous nous contenterons donc de présenter les suivants :

Un seul organe tuberculeux		. . . . 48 fois.	
Poumon.	13 fois.	Cerveau	2
Ganglions bronchiques .	19	Méninges.	1
Plèvre	2	Reins	1

2 organes seulement tuberculeux	45	8 organes tuberculeux à la fois.	19
3 organes tuberculeux à la fois.	39	9 — — —	10
4 — — —	38	10 — — —	9
5 — — —	39	11 — — —	4
6 — — —	30	12 — — —	3
7 — — —	27	13 organes tuberculeux à la fois.	1

Dans ce tableau, nous avons considéré les organes non examinés comme ne contenant pas de tubercules. Il est facile de comprendre que si plusieurs en renfermaient, cela aurait pu diminuer le nombre des cas où un seul organe était tuberculeux et aurait accru le nombre des tuberculisations générales.

Il est facile de remarquer en outre que, d'une part, le nombre des cas dans lesquels un ou deux organes seulement sont tuberculeux, est plus considérable que chacun de ceux où il y a plus de deux organes tuberculeux à la fois ; que d'autre part les tuberculisations générales sont plus nombreuses que les locales. Qu'il y

dans aucun viscère sans qu'il y en ait dans les poumons. Cette règle
n'est pas à beaucoup près aussi exacte dans l'enfance, puisque sur
312 tuberculeux, 47 fois les poumons, examinés minutieusement, ont
été trouvés exempts de tubercules. Ces exceptions sont bien plus fréquentes de 3 à 5 ans qu'à tout autre âge, tandis qu'elles le sont à peu
près également de 1 à 2 et de 11 à 15, et le sont moins de 6 à 10 ans.
Un plus grand nombre de faits pourra renverser ces derniers rapports; mais nous maintenons la vérité de cette proposition, que la
règle indiquée par M. Louis, pour l'adulte, n'est pas rigoureusement
applicable à l'enfant. Nous confirmons ainsi un fait que les recherches de M. Papavoine avaient déjà mis en évidence, puisque sur
50 tuberculeux, il avait noté que 12 fois les poumons étaient exempts
du produit accidentel (1).

Les ganglions bronchiques restent non tuberculeux à peu près
aussi fréquemment que le poumon; mais c'est surtout à l'âge de 11 à
15 ans que cette exception a lieu. Les enfants de 1 à 2 ans 1/2 sont
ceux chez lesquels les ganglions bronchiques sont le plus souvent
tuberculeux (2). Ce dernier fait a été trouvé le même par M. Hervieux
pour les nouveau-nés.

En étudiant la fréquence comparative de la tuberculisation des
organes thoraciques (ganglions bronchiques, poumons et plèvre), nous
sommes arrivés aux résultats suivants :

Les ganglions bronchiques peuvent être tuberculeux sans que les
poumons le soient, et cela dans une assez forte proportion; elle est
surtout considérable de 3 à 5 ans 1/2, puis de 11 à 15, et enfin à peu
près également aux deux autres âges.

---

ait, en effet, 4 ou 5 organes tuberculeux, cela doit suffire pour que l'on donne à la
tuberculisation le nom de générale aussi bien que lorsqu'il y en a 8 ou 10.

Enfin nous ajoutons que la plupart des sujets dont un ou deux organes seulement étaient tuberculeux, ne présentaient les produits accidentels qu'en très petite
quantité, tandis que, chez le plus grand nombre des enfants morts des suites de
la tuberculisation, la maladie était générale. On comprend toute la différence qui
sépare ici les enfants des adultes. Chez ceux-ci, en effet, la tuberculisation est
souvent exclusivement pulmonaire ou à peu près.

(1) 312 tuberculeux.— Poumons non tuberculeux 47 ou environ 1 sur 6.

De 1 à 2 ans 1/2	6 ou environ 1 sur 8
De 3 à 5 ans 1/2	24 ou environ 1 sur 4
De 6 à 10 ans 1/2	10 ou environ 1 sur 11
De 11 à 15 ans	7 ou environ 1 sur 7

(2) 312 enfants tuberculeux.— 21 fois les ganglions bronchiques n'ont pas été
examinés.— Restent 291 malades, sur lesquels 42, près de 1 sur 7, n'ont pas
offert de tubercules.—La proportion aux divers âges est :

De 1 à 2 ans 1/2 . .	1 sur 8	De 6 à 10 ans 1/2 .	1 sur 6
De 3 à 5 1/2. . . .	1 sur 5	De 11 à 15. . . .	1 sur 4

Réciproquement les poumons peuvent être tuberculeux sans que les ganglions le soient, dans une proportion qui est un peu plus forte que la précédente, et qui paraît aller en croissant depuis 1 an jusqu'à 15. Toutefois, elle est à très peu près la même aux âges de 3 à 5 1|2 et de 6 à 10, tandis qu'elle est bien plus considérable de 11 à 15 (1).

Le poumon ou les ganglions bronchiques peuvent être tuberculeux sans que la plèvre le soit, dans une forte proportion, mais la réciproque est beaucoup plus rare. Enfin, nous ne possédons qu'un seul exemple dans lequel la plèvre fut tuberculeuse, les poumons et les ganglions ne l'étant pas.

Il est des cas dans lesquels les organes thoraciques peuvent être tous exempts de tubercules, tandis que les autres viscères en renferment. Il reste ainsi bien certain pour nous que la tuberculisation des enfants peut débuter par l'abdomen ou par la tête, sans que les organes thoraciques participent en rien à la maladie. Il faut dire cependant que, dans la grande majorité des cas, il n'en est pas ainsi (2).

Toutes les considérations précédentes s'appliquent aux cas où l'on trouve des tubercules, quelle qu'en soit la quantité. Les suivantes ont trait exclusivement à la phthisie, c'est-à-dire aux cas dans lesquels un ou plusieurs organes sont très tuberculeux.

Il est très exceptionnel de voir la phthisie bornée à un seul organe, les autres étant tout à fait exempts de tubercules. Deux de nos malades seulement ont été dans ce cas ; chez l'un la tuberculisation était concentrée dans le cerveau, chez l'autre dans les reins.

La phthisie bornée à un seul organe (les autres ne contenant qu'un petit nombre des corps étrangers) est moins rare, sans être cependant

---

(1) Sur 291 malades chez lesquels le poumon et les ganglions ont été examinés, nous trouvons les proportions suivantes :

Poumons tuberculeux, les ganglions bronchiques ne l'étant pas, 33, c'est-à-dire . . . . 1 sur 9	Ganglions bronchiques tuberculeux, les poumons ne l'étant pas, 36, c'est-à-dire. . . . . 1 sur 8
De 1 à 2 ans 1/2. 1 sur 13	De 1 à 2 ans 1/2. 1 sur 10
De 3 à 5 ans 1/2. 1 sur 7	De 5 à 5 ans 1/2. 1 sur 3 ou 4
De 6 à 10 ans 1/2. 1 sur 6 ou 7	De 6 à 10 ans 1/2. 1 sur 10 ou 11
De 11 à 15 ans . . 1 sur 5	De 11 à 15 ans . . 1 sur 5 ou 6

(2) Plèvre tuberculeuse, le poumon ne l'étant pas 10
Plèvre tuberculeuse, les ganglions bronchiques ne l'étant pas. 6
Plèvre tuberculeuse, le poumon et les ganglions bronchiques ne l'étant pas 1
Poumons et ganglions bronchiques non tuberculeux, les autres organes l'étant. 9
Poumons, ganglions bronchiques et plèvres non tuberculeux, les autres organes l'étant. 8

fréquente. Le poumon, les ganglions bronchiques, le cerveau, la
plèvre, les intestins sont, absolument parlant, les organes qui présentent le plus souvent cette espèce de phthisie. Mais le cerveau est proportionnellement celui qui est le plus fréquemment très tuberculeux.

La tuberculisation avancée occupe d'ordinaire plusieurs organes
simultanément, et l'on comprend l'appui que ce fait donne à la facile
généralisation des tubercules dans l'enfance. La phthisie du poumon
coïncide souvent avec celle des ganglions bronchiques, et aussi souvent avec celle des intestins. Vient ensuite la réunion de la tuberculisation très avancée des ganglions bronchiques avec celle des
intestins grêles, de la rate, des ganglions mésentériques et de la
plèvre. Dans nos observations, la moitié des malades qui avaient une
phthisie mésentérique avaient en même temps une phthisie intestinale.

Parmi les enfants qui présentent plusieurs organes gravement
tuberculeux, nous en comptons la moitié environ qui n'ont que deux
organes ainsi malades; un bon nombre en ont trois ou même quatre ;
nous avons même vu deux malades avoir une tuberculisation très
avancée de six organes à la fois. La quantité de matière tuberculeuse
contenue dans le corps d'un enfant est, dans les cas de ce genre, réellement incroyable.

Enfin, terminons ces remarques sur les rapports de la tuberculisation avancée des divers organes, en disant qu'il est assez fréquent de
la voir exclusivement thoracique, et qu'il n'est pas rare de la voir
exclusivement abdominale. Enfin, elle est quelquefois seulement encéphalique, et ce n'est que par exception qu'on trouve une tuberculisation considérable à la fois dans l'abdomen et dans l'encéphale, à l'exclusion de la poitrine (1).

Art. III. — Symptômes.

Les tubercules, quels que soient les organes dans lesquels ils se
déposent, déterminent, lorsqu'ils ont acquis un certain développe-

---

(1) Toutes ces assertions trouveront leurs preuves dans les chiffres que nous
donnons ci-dessous; réunis à d'autres, ils pourront aussi servir plus tard à établir
des conclusions plus nombreuses que celles que nous en avons tirées.

Un seul organe très tuberculeux, les autres contenant peu ou pas de tubercules. 67

Poumons.	18	Méninges	2
Ganglions bronchiques	12	Rate	2
Cerveau	9	Estomac	1
Plèvre	7	Gros intestin	1
Intestin grêle	7	Foie	1
Ganglions mésentériques	3	Reins	1
Péritoine.	3	Péricarde et cœur	0

Nombre de cas dans lesquels plusieurs organes à la fois étaient très tuberculeux 95.

Deux organes seulement très tuberculeux, les autres ne contenant qu'une

ment un ensemble de symptômes que nous allons successivement passer en revue. Ces symptômes, qui sont ceux de la tuberculisation générale, subissent quelquefois des modifications lorsque le corps étranger envahit de préférence certains organes, ou bien lorsqu'il survient des complications. Ces détails nous occuperont dans les chapitres suivants.

Coloration de la figure. — La pâleur du visage est un des phénomènes les plus constants de la tuberculisation ; elle persiste pendant toute la durée de la maladie malgré le mouvement fébrile, et si quelquefois il existe de la coloration aux pommettes, le pourtour des lèvres et du nez reste toujours pâle. Souvent aussi la figure des enfants prend une teinte violacée, soit lorsque les ganglions thoraciques sont volumineux, soit lorsque la lésion occupe une grande partie des deux poumons ; aussi n'est-ce guère que dans les derniers temps de la maladie, ou au moins à une époque assez avancée, que ce phénomène se prononce.

Expression du visage. — C'est plutôt dans son ensemble que par chacun des traits en particulier que la figure des enfants tuberculeux présente quelque chose de spécial, et le plus ordinairement, le visage, pâle et amaigri, reste tranquille et régulier.

Fièvre. — La fièvre existe presque toujours, quelquefois violente, intense et caractérisée par une chaleur vive, brûlante, âcre même, et par l'accélération du pouls qui monte jusqu'à 150, 160 et même 180 pulsations. Mais beaucoup plus fréquemment, elle est lente et peu vive ; la chaleur est à peine sensible ; le pouls habituellement accéléré, mais modérément, s'élève de 100 à 140 pulsations, et le plus ordinairement il y a une exacerbation le soir.

Cet état fébrile peu intense, continu pendant plusieurs mois, pendant une année même, s'accompagnant d'amaigrissement et de dépérissement général, constitue la fièvre hectique, commune à la tuberculisation du jeune âge, et à celle de l'âge adulte.

quantité médiocre de tubercules 48
   3 organes à la fois très tuberculeux. 29
   4 organes à la fois très tuberculeux. 11
   5 organes à la fois très tuberculeux. 5
   6 organes à la fois très tuberculeux. 2
 Tubercules très nombreux exclusivement dans la poitrine en comptant les cas où un seul organe est très tuberculeux 51
   Tubercules très nombreux exclusivement dans l'abdomen.   id. . . 30
   Tubercules très nombreux exclusivement dans l'encéphale 11
   Tubercules très nombreux dans l'abdomen et l'encéphale réunis, à l'exclusion de la poitrine. 2

Dans notre première édition nous sommes entrés dans des détails de chiffres très nombreux sur la distribution des tubercules. Nous retranchons aujourd'hui tous ceux qui nous paraissent peu utiles, et nous renvoyons à notre première édition ceux de nos lecteurs qui auraient besoin de les consulter.

Mais comme la fièvre hectique est sujette à des variations nombreuses, à des redoublements et des exacerbations suites de complications intercurrentes, nous devons faire de l'appareil fébrile une étude plus spéciale.

La fièvre marque assez souvent le début de la tuberculisation, dont elle indique encore la marche suraiguë. Plus souvent elle appartient à une maladie aiguë (la rougeole ou la phlegmasie d'un organe) qui est le point de départ de la tuberculisation.

Si la maladie doit suivre une marche aiguë, et se terminer dans un espace de temps assez court, la fièvre persiste violente, avec ou sans alternatives.

Dans le cas, au contraire, où la maladie suit une marche chronique, la fièvre, vive au début, tombe peu à peu; mais, au lieu de cesser complétement, elle se prolonge peu intense, et passe à l'état de fièvre hectique.

A part ces circonstances, la fièvre si elle existe au début, est déjà lente.

Une fois établie, elle persiste le plus habituellement, soit en conservant le même caractère, soit en croissant avec une sorte de régularité, ou en diminuant pour augmenter ensuite. Ces différences se manifestent par l'accélération progressive ou irrégulière du pouls, par l'augmentation de la chaleur.

Pendant la durée de la fièvre hectique, le pouls est toujours régulier, assez peu développé, rarement large et plein; la chaleur est médiocrement vive, et souvent n'existe qu'à la paume des mains et aux pieds, presque toujours sèche et sans moiteur.

L'accroissement de la chaleur accompagne le plus souvent l'accélération du pouls; mais quelquefois aussi le pouls seul indique la fièvre par son élévation, et la peau reste à la température ordinaire, ou même se refroidit considérablement. Cet état est commun dans les cas où la tuberculisation n'est pas accompagnée d'inflammation, et se conçoit jusqu'à un certain point, parce qu'une portion considérable du poumon, foyer principal où se forme la chaleur animale, étant soustraite à ses fonctions, il s'en produit une moins grande quantité. Les inflammations intercurrentes étant une cause de production de la chaleur, remplacent d'ordinaire le défaut d'action du poumon.

La fièvre hectique prend ordinairement vers la fin de la vie un accroissement considérable, le pouls s'élève, et la chaleur s'accroît. Cette augmentation, sans que les autres symptômes indiquent le développement d'une maladie fébrile, annonce assez souvent la terminaison fatale. La fièvre tuberculeuse existe à toutes les époques de l'enfance; cependant, chez les nouveau-nés, l'état du pouls paraît plutôt sous l'influence des lésions concomitantes que de la tuberculisation elle-même (Hervieux).

Il est deux points, sur lesquels nous devons insister, avant de terminer ce paragraphe, parce qu'ils sont fort importants pour le diagnostic. Nous voulons parler de l'intermittence de la fièvre et des caractères particuliers du pouls dans la phthisie aiguë.

Les retours périodiques du mouvement fébrile et la simulation d'une fièvre intermittente régulière par la phthisie ont été signalés chez l'adulte tuberculeux. Chez les enfants il en est de même; assez fréquemment soit au début de la maladie, soit dans son cours, la fièvre prend le caractère intermittent. Dans le premier cas, elle est fort trompeuse ; mais elle diffère de la fièvre intermittente légitime 1° par l'absence de la succession régulière des trois stades ; le frisson en particulier manque, et la fièvre n'est caractérisée que par la chaleur suivie ou non de sueur ; 2° l'accès a lieu le soir ; 3° il est plus souvent quotidien que tierce ; 4° dans l'intervalle des accès, l'état général n'est pas satisfaisant, en un mot, l'intermission n'est pas tout à fait complète ; 5° l'absence d'intoxication paludéenne, les antécédents du malade, la saison, peuvent encore servir de caractères différentiels.

Maintenant un mot sur le pouls. Bien souvent nous avons noté, dans la tuberculisation aiguë accompagnée d'une vive réaction, un caractère du pouls que nous n'avons observé dans aucune autre maladie. Plus facile à reconnaître qu'à décrire, ce pouls que l'on pourrait appeler ondulant ou enveloppant, est caractérisé par la rapidité et par l'enjambement des pulsations, si l'on peut dire ainsi ; il donne au doigt qui presse l'artère une sensation dont la correspondante pour la vue serait le mouvement produit par deux doigts que l'on ferait rapidement tourner l'un autour de l'autre.

État de la peau. — La peau des enfants phthisiques perd d'habitude la douceur et la flexibilité qui lui est propre ; elle devient sèche, rugueuse, rude au toucher : on dirait que la sécrétion épidermique est plus abondante que chez les autres enfants. Il est très fréquent, en effet, de voir de la desquamation furfuracée couvrir leur corps, soit par parties, soit même généralement. Cette desquamation, qui existe à tous les âges, et survient dans le cours de la maladie, persiste pendant un temps indéterminé, se reproduisant plusieurs fois aux mêmes points. Elle siége ordinairement sur les côtés du col, sur le thorax, sur l'abdomen. Peut-être doit-on en chercher en partie la cause dans les sudamina que présentent un grand nombre des phthisiques, et qui accompagnent les sueurs nocturnes. Cependant il faut aussi la chercher ailleurs; car nous avons vu cette desquamation chez des enfants qui ne nous avaient présenté de sudamina à aucune époque de leur maladie. La sécheresse et la rugosité de la peau, preuve d'un épaississement de l'épiderme et d'une hypersécrétion de cette enveloppe superficielle, semblent expliquer cette abondance de la desquamation par un véritable état morbide de la peau. Toutefois ces dispositions sont loin d'être constantes, et souvent la peau des tuberculeux ne présente aucune différence avec celle des autres enfants.

Sueurs. — Il est cependant étonnant de voir que les phthisiques, même ceux dont la peau est sèche et rugueuse, soient sujets à des sueurs abondantes. Semblables à celles de l'adulte, elles se présentent dans les mêmes circonstances.

Ces sueurs sont, ou générales, ou bornées à la tête et aux membres ; quelquefois assez abondantes pour ruisseler des cheveux des petits malades et pour transpercer plusieurs doubles des linges dont on les entoure ; d'autres fois elles sont bornées à une simple moiteur. Elles se montrent à toute heure, mais surtout la nuit, ou plutôt pendant le sommeil. Elles s'accompagnent assez souvent, mais non constamment, d'une éruption de sudamina. Ceux-ci sont rares, ou nombreux au point de déterminer presque un soulèvement général de certaines parties de l'épiderme ; ils sont petits, ou très volumineux, et tels qu'on les rencontre dans d'autres affections.

Quelques malades ont des sueurs pendant un ou deux jours, d'autres pendant des semaines de suite et sans interruption ; assez souvent elles sont intermittentes, et cessent pendant quelques jours, pour se reproduire plus tard. Elles viennent rarement au début de la maladie, mais se montrent pour la première fois dans les deux ou trois premiers mois, rarement à la fin seulement.

On les constate spécialement chez les enfants les plus âgés ; elles manquent complétement chez les nouveau-nés (Hervieux).

La forme de la phthisie, ou plutôt son siége, n'a pas une grande influence sur les sueurs. A part la phthisie aiguë simple, dans laquelle elles sont plus rares et moins abondantes, toutes les espèces de phthisies chroniques et la pneumonie tuberculeuse s'en accompagnent à peu près également. Nous devons dire cependant que les enfants qui ont des excavations pulmonaires sont, de tous, ceux qui nous ont paru être les plus sujets à des sueurs abondantes et de longue durée.

Il n'y a aucun rapport constant entre l'existence des sueurs et celle du dévoiement, non plus qu'entre l'abondance des unes et celle des autres, qu'il y ait ou non une lésion intestinale.

Nous n'avons pu non plus trouver aucun rapport entre l'état de la peau et l'existence des sueurs, fréquentes chez les enfants qui ont la peau à l'état normal, aussi bien que chez ceux qui l'ont sèche et rugueuse, aussi bien que chez ceux qui ont une abondante desquamation.

Cependant il est impossible de ne pas voir une espèce de rapport entre la lésion fréquente du tissu cutané et l'augmentation de la transpiration normale. Laquelle des deux est la conséquence de l'autre? Nous ne saurions le déterminer.

Bien que la cause de ce phénomène nous soit inconnue (1), il n'en

_____

(1) Quelques recherches que nous avons faites chez l'adulte semblent démontrer

reste pas moins établi que ces sueurs abondantes sont un symptôme important, non pas seulement par leur existence, mais par les circonstances dans lesquelles elles surviennent, par l'état fébrile hectique qui les accompagne, et par l'affaiblissement qu'elles déterminent ; aussi leur disparition, même subite, loin d'entraîner des accidents, doit être considérée comme très favorable.

Anasarque. —Symptôme fréquent chez les tuberculeux, l'anasarque est rarement générale, et ne constitue le plus souvent qu'un œdème partiel, ou même une bouffissure peu prononcée.

L'anasarque des tuberculeux se montre sous l'influence de trois causes : un obstacle au cours du sang, une maladie des reins, et la cachexie tuberculeuse. Cette dernière cause est la seule dont nous ayons à nous occuper ici.

On conçoit parfaitement que le sang profondément détérioré par une maladie qui détruit sa plasticité et sa richesse, laisse facilement transsuder la partie séreuse qui se dépose dans le tissu cellulaire sous l'influence des moindres causes. Cet œdème, qui cependant est assez rare, ne se montre guère que dans les derniers temps de la maladie ; il est mou, peu intense, indolent et pâle ; presque toujours partiel, il occupe les extrémités inférieures et plus rarement la face. Il est propre à la tuberculisation chronique, mais ne s'y rencontre que rarement par le fait de cette tuberculisation seule ; il est très fréquent au contraire, lorsqu'à cette cause se joint un obstacle au cours du sang veineux.

Lorsque la tuberculisation est aiguë, il survient parfois conjointement une anasarque qui ne peut être attribuée à aucune autre maladie et qui est très-différente de celle dont nous venons de parler. En effet, elle est plus générale, plus intense ; elle s'accompagne d'une coloration un peu plus vive ou violacée de la peau, d'un peu plus de tension et de rénitence ; elle est active, en un mot, et suit la marche aiguë de la tuberculisation. Nous avons assez rarement observé ce phénomène, pour penser qu'il pourrait n'être qu'une coïncidence.

L'anasarque est, en général, peu incommode pour le malade et n'entraîne par elle-même aucun accident grave ; aussi n'exige-t-elle que fort peu d'attention de la part du thérapeutiste ; il n'en est plus de même sous le rapport du diagnostic et du pronostic, car l'œdème est un des symptômes les plus importants à rechercher de la tuberculisation des ganglions, en même temps que, sans annoncer la fin prochaine de l'enfant, il indique cependant que sa maladie est avancée.

l'existence d'un rapport entre l'état d'humidité de l'atmosphère et l'abondance des sueurs ou des déjections alvines. Ce rapport a déjà été signalé par notre excellent maître le professeur Chomel.

Amaigrissement. — Un des effets les plus constants et les plus tranchés de la tuberculisation, est l'amaigrissement ; ce serait un symptôme de grande importance si la plupart des maladies des enfants ne
lui donnaient pas naissance aussi bien que les tubercules.

Il n'est pas rare que l'amaigrissement soit le premier phénomène
de la maladie, tandis que les autres symptômes caractéristiques ne
paraissent que quelques mois plus tard ; d'autres fois, l'amaigrissement n'est remarquable ou plutôt n'est remarqué que dans le
cours de la maladie. Il est très rare que l'embonpoint soit conservé
jusque dans les derniers temps de la vie. On voit cependant des enfants,
et presque exclusivement les plus jeunes, succomber sans présenter un
amaigrissement notable, bien qu'ils aient une tuberculisation générale,
étendue et considérable. Dans ces cas assez rares, la maladie a parcouru rapidement ses périodes, et il n'existe pas d'excavations pulmonaires.

M. Hervieux a noté aussi chez les nouveau-nés, que le marasme
est plus rare qu'à un autre âge. Il a remarqué cependant qu'il se
produit à une époque peu avancée de la phthisie.

Une fois que l'enfant a commencé à maigrir, il dépérit de plus en
plus, et cela quelquefois en même temps qu'il fait usage d'une alimentation abondante et qui devrait être réparatrice. Alors il peut
arriver à un état de maigreur squelettique tel qu'on ne saurait le
concevoir si on n'en avait pas vu quelques exemples. Cet amaigrissement est d'habitude progressif depuis son début jusqu'à la mort ;
mais dans quelques cas, il prend tout à coup une marche beaucoup
plus rapide et fait en peu de jours des progrès considérables ; alors,
presque toujours, il indique qu'une maladie aiguë est venue compliquer la tuberculisation.

Ce symptôme est important, parce que par sa durée, par sa marche
progressive, il indique une maladie chronique qui, chez l'enfant, est
le plus souvent tuberculeuse. Aussi, toutes les fois qu'un enfant âgé
de plus de cinq ans est très amaigri, si ce dépérissement n'est pas subitement venu à la suite d'une maladie aiguë, et s'il date d'un certain temps, on devra soupçonner l'existence des tubercules.

A moins qu'il ne soit excessif, l'amaigrissement ne saurait indiquer
le degré ni la forme de la tuberculisation.

Aucune indication thérapeutique ne peut ressortir de l'étude précédente. Le dépérissement ne saurait disparaître par une médication
spéciale qui n'attaquerait pas la maladie elle-même.

Or, ce dépérissement est la suite nécessaire de l'altération lente et
considérable des viscères essentiels à la nutrition. Remarquons, en
effet, que lorsque la maladie siége dans des organes qui n'influent pas
directement sur la nutrition, elle ne produit pas l'amaigrissement,
témoin la scrofule proprement dite. La tuberculisation est une
maladie générale qui ne produit le marasme, la consomption ou la

phthisie que lorsqu'elle envahit de préférence les organes essentiels
à la vie.

Forces. — La dépression des forces accompagne d'ordinaire le
dépérissement. Dès que la tuberculisation a pris un certain développement, dès que l'amaigrissement a paru, quelquefois même plus tôt,
l'enfant devient plus tranquille, plus lent dans ses mouvements, se
livre moins à ses jeux, soit parce qu'il est plus facilement oppressé,
soit parce que son caractère change, soit parce que sa faiblesse est
réelle. Ses forces diminuent en effet peu à peu, et bien qu'elles lui permettent de se lever et de marcher, il ne le fait qu'avec peine et se
repose souvent. On voit des enfants phthisiques qui vivent ainsi pendant un temps considérable avec une lésion énorme générale ou locale
et qui se lèvent jusqu'à la veille de leur mort ; d'autres, au contraire,
et ce sont les plus nombreux, s'alitent plusieurs jours ou plusieurs
semaines et même plusieurs mois avant de mourir ; la dépression des
forces fait de si grands progrès, qu'ils ont peine à exécuter le moindre
mouvement.

Symptômes fournis par les organes des cavités splanchniques. — Ces
symptômes étant presque constamment déterminés par la localisation
des lésions tuberculeuses ou phlegmasiques devront être étudiés ailleurs. Nous dirons seulement quelques mots de ces symptômes,
lorsque, indépendants de toute lésion d'organe, ils tiennent à l'état
général.

1° *Voies digestives.* — La cavité buccale est ordinairement à l'état
normal ; seulement la langue est souvent d'une pâleur notable ; mais
elle conserve son humidité et sa forme naturelle. Cette règle générale
souffre cependant quelques exceptions. Ainsi, la langue peut devenir
rouge à la pointe, et même sèche et ratatinée et tout à fait typhoïde ;
alors aussi les dents et les gencives sont fuligineuses. Ce symptôme
est très rare, et appartient à quelques cas de tuberculisation aiguë ;
chez d'autres enfants la langue et les gencives se couvrent de plaques
blanches, caséeuses et pseudo-membraneuses.

Plusieurs enfants qui n'ont aucune lésion intestinale ou péritonéale
sont cependant affectés d'une diarrhée intense, et quelquefois d'assez
longue durée pour persister non-seulement pendant plusieurs semaines, mais aussi pendant plusieurs mois ; il arrive même que ces
diarrhées si prolongées caractérisent le début de la maladie. Dans
d'autres circonstances, le dévoiement dure quelques jours et disparaît
soit complétement, soit pour reparaître plus tard, alternant ainsi avec
l'état sain ou avec de la constipation. Chez d'autres enfants, au contraire, la diarrhée apparaît seulement dans les derniers jours. Ces
symptômes sont les mêmes, qu'il y ait ou non une lésion des voies
digestives, et il est important de noter que, quel que soit cet état, les
enfants conservent leur appétit pendant presque toute la durée de la
maladie ; quelquefois même il est augmenté et persiste tel jusqu'à la

mort ou au moins jusqu'à un ou deux septénaires avant la terminaison fatale ; en même temps la soif est peu vive et l'enfant ne désire pas plus de boissons que dans l'état de santé. Cependant l'appétit et la soif ne marchent pas toujours de concert, et, bien que l'appétit soit conservé, la soif est plus vive et plus facilement influencée par les complications ou par le mouvement fébrile.

2° *Système nerveux.* — Dans la grande majorité des cas, l'intelligence reste intacte ; les enfants deviennent, il est vrai plus tristes ; mais leurs réponses ou leurs actions prouvent l'intégrité du système nerveux. Ces remarques sont surtout applicables à la tuberculisation chronique. Lorsqu'au contraire elle est aiguë ou s'accompagne de symptômes très aigus, le système nerveux reprend cet empire qu'il exerce si souvent dans les affections de l'enfance ; c'est-à-dire que, pendant toute la maladie, ou au moins pendant une grande partie de sa durée, il y a de l'agitation et un délire plus ou moins violent, surtout la nuit ; quelquefois des criailleries, de la roideur momentanée des bras ; ou tout au contraire, un abattement et une apathie extrêmes, avec assoupissement et perte plus ou moins complète de l'intelligence.

Ces symptômes cependant durent rarement pendant tout le cours de la maladie ; et lorsqu'ils en marquent le début, ils persistent pendant un ou deux septénaires, tandis que, lorsqu'ils surviennent plus tard, ce n'est guère que peu de jours avant la mort.

Les symptômes nerveux doivent fixer l'attention, car ils se confondent facilement avec ceux qui pendant les derniers jours de la vie, font soupçonner une tuberculisation céphalique, et aussi parce qu'il est toujours utile de les calmer et de les faire disparaître.

Rachitisme. — Nous ne regardons pas le rachitisme comme l'un des symptômes de la tuberculisation. Nous discuterons même ailleurs quelle est la nature de cette maladie. Nous nous contentons de rappeler ici que nous avions déjà noté la coïncidence assez fréquente des tubercules et du rachitisme chez les plus jeunes enfants, M. Hervieux l'a aussi assez souvent constatée (une fois sur trois), pour que le rachitisme devienne, à ses yeux, un symptôme important de tuberculisation avant l'âge de trois ans.

En résumé, pour bien comprendre les symptômes de la tuberculisation dans l'enfance, il faut séparer les enfants les plus jeunes des plus âgés. Chez ces derniers, les symptômes généraux de cette maladie sont à peu près les mêmes que chez l'adulte ; ils offrent, au contraire, chez les plus jeunes, des variétés nombreuses de détail et d'ensemble qui changent leur valeur diagnostique.

Art. IV. — Diverses formes du début de la tuberculisation.

S'il règne tant d'incertitudes au sujet du diagnostic de la tuberculisation, si cette maladie si grave, si générale, échappe souvent aux yeux même les- plus exercés, c'est sans doute en partie dans la difficulté qu'on éprouve à fixer le début qu'on doit en chercher la cause.

La tuberculisation, en effet, attaque un si grand nombre d'organes, soit séparément, soit à la fois, que les symptômes du début se réunissent de mille manières sans former, comme dans les maladies simples, un ensemble qui mette de suite sur la voie de la nature et du siége de la maladie.

D'autre part, ces symptômes sont quelquefois si peu tranchés, la marche de la tuberculisation est si latente, qu'on ne parvient à la reconnaître que lorsqu'elle a déjà fait des progrès considérables et a envahi un grand nombre d'organes.

Et pourtant s'il est une maladie qu'il faille attaquer dès son début, c'est la tuberculisation, qui, arrivée à un certain degré, résiste à la thérapeutique la mieux dirigée.

Nous avons admis que la maladie débute en même temps qu'apparaissent les premiers symptômes appréciables, pourvu que ceux-ci durent pendant quelque temps, et s'accompagnent ensuite de phénomènes plus caractéristiques sans que la succession de ces états morbides soit interrompue ; on nous objectera peut-être que la tuberculisation pouvait exister avant l'apparition des premiers symptômes, ou bien encore que ces phénomènes peu tranchés et nullement caractéristiques ne sont pas une preuve certaine du début de la maladie, et qu'il se peut qu'elle ait commencé à une époque plus éloignée.

Tout en admettant la justesse de ces objections, nous ne croyons pas devoir changer notre manière de procéder, parce que personne ne peut affirmer qu'un enfant se tuberculise lorsqu'il jouit d'une santé parfaite, lorsque toutes ses fonctions s'exécutent avec régularité, lorsqu'il se livre à ses jeux habituels, lorsqu'enfin rien ne permet de soupçonner une maladie. Il est vrai que, si l'enfant a été soumis aux causes de la tuberculisation, le praticien doit se tenir en garde contre le développement de la maladie, mais, en l'absence de tout symptôme, il n'a pas le droit de croire à l'existence du dépôt tuberculeux. D'autre part, nous pensons que les premiers phénomènes, quelque peu caractéristiques qu'ils soient, doivent éveiller l'attention du médecin, parce que, lors même qu'ils ne seraient pas une preuve positive de la tuberculisation, il suffit qu'elle puisse coexister avec eux, ou même leur succéder, pour qu'on doive s'efforcer de la guérir ou de la prévenir.

Les premiers symptômes qui annoncent le dépôt tuberculeux sont aigus ou chroniques ; la distinction de ces deux formes, au début, est d'une haute importance.

Début aigu. — Un mouvement fébrile parfois intense, plus souvent subaigu, caractérise cette forme ; le pouls est accéléré et la chaleur assez vive. Ces deux symptômes s'accompagnent ou sont précédés de tristesse et de diminution des forces et de l'appétit. L'enfant alors s'a-lite, l'on dirait les prodromes d'une affection fébrile aiguë.

D'autres fois le début fébrile prend une apparence typhoïde remar-quable, c'est-à-dire qu'il est précédé pendant quelques jours de maux de tête, d'épistaxis, de dévoiement ou de constipation ; puis survient la fièvre accompagnée d'agitation, de cris, ou bien de prostration et d'abattement.

Le début de la tuberculisation peut donc être fébrile simple ou fé-brile typhoïde, et, dans ces cas, il n'annonce pas toujours que la tu-berculisation doit être générale. Il pourra se faire que bientôt des symptômes locaux viendront se joindre à ces phénomènes fébriles, et indiqueront la prédominance de la tuberculisation dans tel ou tel vis-cère. Presque toujours, en effet, on peut s'assurer, par la marche crois-sante de ces phénomènes, et par les résultats postérieurs de l'autopsie, que le tubercule se déposait dans les organes qui fournissaient les symptômes locaux.

Ceux-ci appartiennent à la poitrine, à l'abdomen ou à la tête, et constituent alors le début fébrile thoracique, abdominal ou céphalique, divisions qu'on pourrait à la rigueur multiplier, en admettant, pour le début thoracique, les divisions pulmonaires et pleurales ; pour le début abdominal, les divisions péritonéales et intestinales.

Sans nous étendre davantage sur ces distinctions, nous dirons que les symptômes thoraciques qui se joignent à l'appareil fébrile du dé-but sont la toux, qui est constante, l'oppresion, quelquefois l'expecto-ration, ou bien une douleur qui est ordinairement vague. Dans ces cas l'auscultation peut révéler l'existence d'une bronchite, d'une pneu-monie, d'une pleuro-pneumonie, ou d'une pleurésie.

Si le début est abdominal, la fièvre s'accompagne de diarrhée avec ou sans douleur à la pression du ventre, avec ou sans développement et ballonnement de l'abdomen ; si la diarrhée existe seule, les voies digestives seules sont malades ; si, au contraire, le ventre se déve-loppe, se ballonne, qu'il y ait ou non douleur, c'est le péritoine qui se tuberculise ; si ces divers symptômes s'unissent, c'est que le péri-toine et l'intestin sont tous deux malades.

Lorsque le début est céphalique, il est toujours méningé, et la marche de la-maladie est tout à fait spéciale ; alors il y a de la cé-phalalgie persistante pendant plusieurs jours, quelquefois pendant plusieurs semaines, des vomissements bilieux, répétés, de la constipa-tion, etc.

Ces débuts différents de l'affection tuberculeuse aiguë, s'unissent quelquefois entre eux, en sorte que les premiers symptômes sont pul-monaires et intestinaux, ou pulmonaires et abdominaux, etc. Le début méningé existe ordinairement seul. Le début fébrile s'accompagne rarement d'un amaigrissement subit et considérable.

Début chronique. — Ici nous n'avons pas un symptôme qui, analogue au mouvement fébrile, marque le début de la maladie; celle-ci se manifeste par des symptômes locaux, et marche d'une manière plus lente et plus insidieuse.

Cependant le début n'est pas toujours ainsi caractérisé, et quelquefois l'état général seul révèle la souffrance des organes. L'enfant pâlit peu à peu, il perd son embonpoint et sa gaieté, il ne s'amuse plus à ses jeux habituels, il conserve encore son appétit, ses évacuations sont normales, il ne tousse pas, il ne se plaint d'aucune douleur; mais il dépérit pendant un temps plus ou moins long avant que les symptômes locaux viennent indiquer la tuberculisation d'un organe.

La forme chronique du début de la phthisie peut donc être marquée seulement par des symptômes généraux ou par des symptômes locaux, ou bien par les deux ordres de phénomènes réunis.

Les symptômes sont à peu près les mêmes que lorsque le début est aigu, en sorte qu'il peut être pulmonaire, bronchique, péritonéal, intestinal ou cérébral, ou bien encore intestino-pulmonaire, thoracoabdominal, général et pulmonaire, etc.

Telles sont les différentes manières dont s'annonce la tuberculisation des enfants; mais il faut remarquer que la prédominance des symptômes du début dans un organe n'indique pas nécessairement la prédominance de la tuberculisation dans ce même organe. Et cela dépend soit de la plus grande susceptibilité fonctionnelle d'un viscère, soit de ce qu'un autre organe tuberculisé après ceux qui ont signalé le début est plus rapidement envahi par le dépôt du corps étranger.

La maladie débute beaucoup plus souvent d'une manière chronique que d'une manière aiguë.

Dans l'un ou l'autre cas le poumon manifeste le plus souvent le premier sa souffrance, soit seul, soit en même temps que d'autres organes.

Les tubercules céphaliques donnent souvent des symptômes dès le commencement de la maladie; et si l'on compare le nombre des tuberculisations de l'encéphale au nombre des débuts céphaliques, on verra, en tenant compte seulement des cas où les tubercules du cerveau ont donné lieu à des symptômes, que le début cérébral est proportionnellement plus fréquent peut-être que le début pulmonaire.

Après ces formes, le début général chronique seul, ou réuni à des symptômes locaux, est très fréquent; vient ensuite le début intestinal.

Les règles de fréquence que nous venons d'établir, d'après les faits que nous avons recueillis à l'hôpital des Enfants, ne sont pas tout à fait les mêmes pour les malades de la ville; car dans la pratique civile de tous les modes de début, le plus ordinaire est celui qui est marqué par le dérangement chronique de la santé générale.

Les symptômes de début, après s'être prolongés pendant un temps plus ou moins long, peuvent disparaître; mais, le plus ordinairement, ils sont suivis d'une nouvelle série de phénomènes, qui tantôt ne sont que la continuation ou l'aggravation de ceux de la première période, tantôt indiquent que le dépôt tuberculeux s'est spécialement localisé sur un organe.

Art. V. — Tableau. — Formes, marche. — Durée.

La tuberculisation ne suit pas toujours une marche identique. Lorsqu'elle a débuté d'une manière aiguë, elle peut conserver son apparence fébrile simple ou typhoïde pendant toute sa durée, ou bien encore la perdre pour passer insensiblement à l'état de chronique. Lorsque son début a été chronique, elle conserve le plus ordinairement ce caractère pendant toute sa durée, ou bien ce n'est que par le fait de complications inflammatoires qu'elle prend une apparence plus aiguë.

On le voit donc, la marche de la tuberculisation répond jusqu'à un certain point à celle du début; mais avec cette réserve que la maladie qui a commencé sous une certaine forme peut, par la suite, en revêtir une autre tout opposée.

La tuberculisation des enfants est donc aiguë ou chronique : la forme aiguë peut être simple ou typhoïde.

Il ne faut pas oublier qu'il en est ainsi non-seulement pour la maladie générale, mais aussi pour celle qui est surtout locale; c'est à-dire que la tuberculisation d'un viscère en particulier peut revêtir la forme aiguë ou la forme chronique.

La distinction entre ces deux formes doit s'établir d'après deux considérations : la durée, puis la nature et la marche des symptômes. Cette dernière condition est la plus importante, parce qu'il est des tuberculisations à forme chronique qui ne durent pas plus longtemps que certaines tuberculisations à forme aiguë.

I. *Forme aiguë.* — Elle est d'ordinaire caractérisée à l'autopsie par des granulations grises ou jaunes, ou par de petits tubercules miliaires isolés les uns des autres et jetés en plus ou moins grand nombre dans tous les organes ; rarement les tubercules sont ramollis ou crétacés; rarement aussi il existe dans le poumon des cavernes dont la petite dimension et l'aspect démontrent la rapidité avec laquelle elles se sont formées. Quelquefois aussi on trouve des masses tuberculeuses énormes dont l'aspect rose indique la formation récente. La tuberculisation est ordinairement générale, bien qu'elle puisse envahir un organe plus spécialement que les autres, tantôt le poumon, tantôt l'encéphale, plus rarement le péritoine ou les organes abdominaux. Dans les pages suivantes nous laissons de côté la tuberculisation aiguë avec prédominance céphalique, parce que ses caractères tout spéciaux s'éloignent complétement de ceux qui appartiennent à la maladie générale.

La *tuberculisation aiguë* naît soit d'emblée et sans cause occasionnelle apparente, soit à la suite d'une maladie aiguë. Qu'elle soit primitive ou secondaire, elle se présente sous deux formes distinctes, l'une fébrile simple, l'autre typhoïde.

1° *Forme fébrile* ou *aiguë simple*. — L'enfant, couché indifféremment, mais surtout sur le dos, reste dans son lit triste et grognon ; sa figure légèrement colorée aux joues, mais pâle au pourtour du nez et des lèvres, exprime l'abattement et la souffrance ; le trait naso-labial est marqué, et quelquefois aussi le plissement inter-surcilier. La peau est chaude et sèche, ou même âcre et brûlante ; le pouls est accéléré, régulier, parfois plein, large et dur, plus souvent petit. La langue est humide, rouge sur les bords ; l'abdomen est souple, indolent, à moins de maladie abdominale ; la soif est vive, l'appétit nul ; il y a de la constipation ou du dévoiement. Parfois l'enfant se plaint spontanément de céphalalgie ; pendant la nuit il ne dort pas, il est agité, quelquefois il a du délire, tandis que dans le jour il peut être assoupi.

Ces symptômes persistent ou s'accroissent ; l'enfant dépérit rapidement, les yeux se cavent et sont cernés, les paupières et les narines sont croûteuses, les lèvres sèches ; la langue reste ordinairement humide ; le dévoiement s'établit et persiste ; les forces se dépriment de plus en plus ; l'agitation peut être remplacée par un délire persistant. Ce symptôme manque souvent, et alors il y a des criailleries ou de l'assoupissement, ou même de la roideur dans les membres.

Cet état, après avoir ainsi persisté ou augmenté pendant un temps plus ou moins long, conduit le malade à la mort sans autres phénomènes, a moins qu'une complication aiguë ne vienne imprimer aux symptômes une marche encore plus rapide et plus fébrile.

Comme variété de cette forme, on doit remarquer que l'appareil fébrile est loin d'être toujours aussi intense, et que, surtout lorsque la tuberculisation n'est pas très générale, les symptômes locaux acquièrent une plus grande valeur.

2° *Forme fébrile typhoïde.* — Les caractères de la maladie, analogues aux précédents, offrent cependant quelques différences ; ainsi, la figure est plus abattue et présente une véritable stupeur ; la prostration est plus marquée ; les narines sont sèches et pulvérulentes ; une infiltration sanguine se fait par les gencives, qui deviennent, aussi bien que les dents, noires et fuligineuses. La langue a une plus grande tendance à se sécher ; elle est collante ou même sèche et ratatinée, et en même temps rouge sur les bords ou dans sa totalité ; rarement elle reste complétement humide ; l'abdomen est gros, tendu, ballonné, douloureux à la pression. Rarement on trouve des taches lenticulaires, ou, si elles existent, elles sont peu nombreuses, petites, mal dessinées et de peu de durée. Le délire peut être intense et continu ; d'autres fois l'oppression est très grande, bien que l'auscultation ne révèle que peu ou pas de symptômes d'une maladie thoracique.

Il peut arriver que ces phénomènes typhoïdes durent pendant tout le temps de la maladie ; d'autres fois, au contraire, ils se manifestent, soit dans le cours, soit à la fin de la forme fébrile simple, et ne durent alors que peu de jours. Nous donnerons à la fin de ce chapitre une observation détaillée, dans laquelle on verra une tuberculisation aiguë se présenter sous la forme que nous venons de décrire.

Le docteur Hervieux, qui a observé cette forme chez sept enfants, âgés de 11 à 23 mois, a donné la description de deux variétés : l'une légère, l'autre très caractérisée, et qui peuvent répondre à nos deux formes fébrile et typhoïde. Il attache, avec raison, une grande importance à cet aspect typhoïde proportionnellement plus fréquent dans l'enfance qu'à tout autre âge de la vie.

On jugera de l'importance que ce médecin attache aux symptômes typhoïdes par les lignes suivantes qui terminent sa description :

« Il n'y a qu'un ordre de symptômes, au moins chez les jeunes enfants phthisiques que j'ai pu observer, que je n'ai rencontrés dans aucune autre affection, ce sont ceux qui caractérisent l'état typhoïde, j'entends parler surtout de la stupeur, des fuliginosités de la langue et des lèvres, des taches lenticulaires et de l'odeur de souris. Je me trompe, je les ai vus coïncider avec la diathèse gangréneuse, mais alors les signes de cette maladie sont tellement palpables que l'erreur est impossible. Je ne voudrais pas contester la possibilité de l'existence de l'état typhoïde chez les enfants à la mamelle, mais je déclare que, sur plus de mille sujets au-dessous de deux ans qui me sont passés par les mains à l'hôpital des Enfants-Trouvés, je n'ai jamais eu occasion de l'observer en dehors de ces deux diathèses, gangréneuse et tuberculeuse. En admettant même cette possibilité, ce serait au moins chose fort rare, et l'on ne courra pas grand risque d'affirmer la phthisie chez un enfant à la mamelle lorsqu'il tombera dans la prostration, la stupeur, quand la langue et les lèvres deviendront fuligineuses, quand on découvrira sur le tronc les traces d'une éruption rosée. Le simple abattement qu'on observe chez quelques jeunes enfants, joint à une certaine expression de souffrance, à l'émission de cris plaintifs étouffés, ne suffiraient pas pour se prononcer d'une manière aussi positive. »

Périodes. — Il est impossible et même inutile de diviser en périodes la forme aiguë de la tuberculisation ; c'est une maladie qui suit une marche régulièrement croissante, à mois que quelque complication inflammatoire ne vienne lui imprimer, à des époques très variées, un mouvement ascensionnel rapide. Rien, ni dans les symptômes, ni dans les altérations cadavériques, ne justifierait de pareilles divisions ; la seule qu'on puisse admettre est la distinction entre le début et le cours de la maladie, qui n'ont pas toujours le même aspect.

Durée. — La durée de la forme aiguë de la tuberculisation est comprise dans les limites assez vagues, depuis 16 à 18 jours jusqu'à 60 ou 80. Nous parlons ici, non-seulement de la tuberculisation aiguë générale, mais encore de celle qui est presque bornée à un seul organe. La tuberculisation méningée est, en général, celle qui parcourt sa marche dans le temps le plus court. La forme pulmonaire, avec ou sans inflammation, est souvent la plus longue à déterminer la mort; quelquefois on doit attribuer la longueur de la maladie aux symptômes peu tranchés qui ont précédé pendant un temps la période aiguë. La forme purement générale varie dans sa durée entre vingt-cinq et quarante jours.

II. *Forme chronique.* — Cette forme est caractérisée anatomiquement par toutes les espèces de tubercules que nous avons décrits; c'est-à-dire les granulations, les tubercules miliaires, les infiltrations tuberculeuses, les tubercules ramollis, les cavernes. Aussi les symptômes locaux sont-ils bien plus tranchés que dans la tuberculisation aiguë. Les symptômes généraux, au contraire, sont ordinairement les mêmes quel que soit l'organe attaqué.

La maladie débute d'une manière aiguë ou chronique par les symptômes généraux ou par les symptômes locaux; mais une fois établie, elle se présente sous l'aspect suivant :

Dans les premiers temps, la santé paraît à peine altérée ; la figure, pâle ou très peu colorée, déjà un peu maigrie, n'offre cependant encore aucun changement notable ; l'enfant a perdu son enjouement habituel, et bien qu'il se livre encore à ses jeux, c'est avec plus de lenteur et avec une sorte de nonchalance ; sans avoir de la fièvre, il a, surtout le soir, un peu de chaleur dans la paume des mains ; il tousse un peu, s'essouffle facilement, se fatigue pour peu de chose ; cependant son appétit est conservé, ses fonctions digestives s'exécutent convenablement, et à part quelques alternatives de dévoiement et de constipation, rien d'anormal ne saurait être remarqué. L'intelligence est parfaitement intacte, quelquefois même très développée : le sommeil est tranquille et facile.

Mais peu à peu ces symptômes s'aggravent, la figure s'allonge et maigrit: les yeux sont caves, et les paupières cernées et bleuâtres; la peau s'applique sur les éminences osseuses, qui semblent saillir de plus en plus; rarement, elle devient fine et transparente, plus souvent elle prend une teinte jaune paille et s'épaissit. Toute l'habitude du corps répond à cet état de la face ; les membres, maigres et allongés, n'exécutent plus que des mouvements lents et rares; la démarche est lente, soit par paresse, soit par nécessité, soit par crainte d'augmenter l'essoufflement, ou de provoquer des quintes de toux ; la faiblesse fait des progrès toujours croissants, et l'enfant, qui veut rester en repos, demeure plus longtemps chaque jour dans son lit, qu'il ne quitte qu'à regret ; son caractère est devenu plus triste et plus apathique ; il n'est pas colère ni emporté ; s'il se refuse à faire ce qu'on lui demande, c'est sans impatience ; sa résistance est passive et inerte.

En même temps la peau est devenue plus sèche et un peu plus chaude, le pouls plus fréquent, toujours régulier et normal du reste ; la fièvre hectique s'est établie, avec une légère recrudescence le soir ; des sueurs plus ou moins abondantes ont lieu pendant la nuit ou dès que l'enfant s'endort ; une desquamation furfuracée ou par écailles assez larges se fait sur la peau.

Cependant les voies digestives sont souvent à l'état normal ; la langue pâlit et reste humide ; l'appétit est conservé, rarement diminué, la soif à peine accrue ; le dévoiement, plus continu et plus abondant, manque parfois complétement.

Ces symptômes vont ainsi en augmentant peu à peu, et quelquefois se terminent par une mort presque subite, et lorsque la veille encore l'enfant avait pu se lever, et avait pris sa nourriture comme d'habitude.

Dans d'autres circonstances, les symptômes prennent une apparence plus grave ; l'enfant ne peut plus sortir de son lit ; sa faiblesse est extrême, et c'est à peine s'il s'assied sur son séant pendant quelques minutes pour prendre un peu de nourriture ; il reste obstinément couché, soit sur le dos, soit sur l'un ou l'autre côté, suivant le siége et l'étendue de la tuberculisation ; quelquefois le décubitus assis est le seul que son oppression extrême lui permette de supporter.

En même temps sa figure, déjà si maigre et si décharnée, maigrit encore, la peau s'applique de plus en plus sur les saillies osseuses, les yeux se cavent et s'agrandissent, le nez s'effile, les lèvres pâlissent, peu à peu le facies devient hippocratique, ou bien la figure est violette, ou bien encore il survient un œdème léger de la face ou des membres. Alors la fièvre est continue et vive, la peau est chaude et brûlante, le pouls très fréquent et petit ; l'appétit diminue, et la mort arrive après une agonie plus ou moins longue.

Cet aspect général de la phthisie est le même à tous les âges de l'enfance : il est cependant plus commun au-dessus de six ans. Chez les plus petits enfants, il se confond avec celui de toutes les maladies chroniques.

Périodes. — Nous ne pouvons pas plus établir de périodes dans la forme chronique que dans la forme aiguë, parce que les changements survenus dans les symptômes ne correspondent pas nécessairement aux transformations que subit le produit accidentel.

Durée. — La tuberculisation chronique s'accomplit dans un temps très illimité ; nous l'avons vue durer quarante-six ou cinquante jours, et aussi plus d'une année et jusqu'à vingt-deux mois ; cependant c'est le plus ordinairement entre trois et sept mois qu'elle parcourt son évolution. Quelques différences résultent de la forme de la tuberculisation et de l'organe dans lequel elle prédomine ; aussi donnerons-

nous des détails plus précis sur la durée, à l'histoire des tuberculisations particulières.

Art. VI. — Diagnostic.

Nous ne serons démentis par personne quand nous dirons que le
diagnostic de la tuberculisation est un des problèmes les plus difficiles
de la pathologie de l'enfance.

Il va sans dire que ne nous parlons ici que de la tuberculisation
générale, réservant pour les chapitres suivants le diagnostic des localisations scrofulo-tuberculeuses.

Pour éclairer la route, il est indispensable d'indiquer d'où provien-
nent les difficultés. Elles dépendent en grande partie de ce qu'il
n'existe aucun symptôme pathognomonique de la tuberculisation. Ni le
facies, ni la fièvre, ni l'état de la peau, ni l'amaigrissement, ni les
sueurs, ni l'anasarque, ni la perte des forces, ni les symptômes nerveux, digestifs ou pulmonaires, ne peuvent individuellement conduire
à un diagnostic certain, et même quand ces symptômes sont diversement groupés et semblent par leur association pouvoir mener à une
conclusion, l'incertitude subsiste, parce qu'il est dans l'enfance plus
que dans l'âge adulte plusieurs états morbides sans lésion appréciable des organes qui présentent une semblable réunion des symptômes.

Ainsi, il n'est pas rare de voir des enfants tomber dans le marasme
sous l'influence d'une mauvaise hygiène ou d'habitudes vicieuses,
sans qu'il existe aucune trace de tubercules.

En outre, chaque période de l'enfance offre des éléments de diagnostic différents, soit que la valeur des symptômes change avec l'âge,
soit que les états morbides qui peuvent être pris pour la tuberculisation varient suivant les époques de la vie.

Voici à toutes les périodes de l'enfance les circonstances sur lesquelles l'attention de l'observateur, qui soupçonne une tuberculisation, doit se porter de préférence ; et sur lesquelles il doit être suffisamment prévenu et éclairé.

L'hérédité.

La constitution.

Les maladies antérieures.

Les causes antihygiéniques.

L'état de marasme, sans localisation morbide évidente.

L'état fébrile continu, aussi sans localisation appréciable et sans
symptôme de dothiénentérie.

L'intermittence, ou la rémittence de l'état fébrile chez un enfant
qui n'a pas été soumis à l'intoxication paludéenne, ou qui n'est pas
atteint d'une affection catarrhale.

L'influence de la médication. Cette condition, que nous plaçons la dernière, devrait être mise en tête des autres, car, au fond,

c'est de toutes la plus importante pour fixer le diagnostic, surtout dans la première enfance et dans les cas douteux.

Les maladies que l'on peut confondre avec la tuberculisation sont aiguës ou chroniques, accompagnées ou non d'une lésion organique, et pour les caractériser par leurs symptômes prédominants, ce sont des maladies fébriles ou consomptives. La forme fébrile aiguë peut être simulée à tous les âges par les manifestations des diathèses inflammatoire, catarrhale et rhumatismale, et la forme typhoïde par la fièvre typhoïde.

La forme chronique ou consomptive peut être confondue chez les plus jeunes enfants (de la naissance à un ou deux ans) avec le rachitisme, avec la syphilis, ou avec cette maladie décrite sous le nom d'*atrophia lactantium*, qui elle-même est le résultat d'une hygiène vicieuse, d'une grave affection des voies digestives, ou d'une dentition laborieuse.

Chez les enfants plus âgés, l'affection vermineuse, la chlorose, et les détériorations de la santé générale liée à une mauvaise hygiène, à la masturbation, à une croissance exagérée, ou au travail de la seconde dentition, sont les principaux états morbides que l'on peut aisément confondre avec les manifestations de la diathèse tuberculeuse.

Nous allons reprendre successivement ces différents diagnostics en commençant par ceux qui sont spéciaux aux enfants les plus jeunes.

Rachitisme. — La déformation des os est précédée par une altération de la santé générale, qui offre beaucoup d'analogie avec quelques-uns des symptômes produits par la diathèse tuberculeuse. D'après M. Beylard, les caractères les plus importants pour reconnaître le rachitisme sont :

1° Une aversion extrême pour tout mouvement brusque, et une vive sensibilité de toutes les parties du corps qui fait jeter des cris aux petits malades à chaque mouvement qu'on les force à faire.

2° La présence dans les urines d'une notable quantité de phosphate de chaux (1).

Nous ajouterons à ces symptômes le bruit de souffle sur la fontanelle, qui, dans un cas douteux, peut aider puissamment au diagnostic ; et comme contre-partie, la fièvre continue, intense, avec sécheresse de la peau qui appartient à la tuberculisation bien plus qu'au rachitisme. Si l'opinion de M. Hervieux sur la fréquente coïncidence du rachitisme et de la tuberculisation était exacte, il n'y aurait pas grand avantage à distinguer ces deux maladies ; mais nous ne sommes pas aussi persuadés que ce médecin que le rachitisme soit un signe de tuberculisation dans la première enfance. Nos observations de la ville contredisent complétement cette assertion, et nous maintenons l'importance de séparer ces deux affections, dont le pronostic est entière-

____

(1) Beylard, thèse, 1852, p. 99.

ment différent, tout en cherchant à reconnaître ce qui appartient à l'une ou à l'autre dans l'état morbide complexe qui peut résulter de leur association.

Syphilis. — Il n'est pas de praticien qui n'ait eu occasion d'observer des enfants qui, réduits au dernier degré de marasme par la cachexie syphilitique, finissent par succomber. Mais, dans les cas de cette espèce, les antécédents de famille, et surtout les symptômes de syphilis qu'il faut principalement rechercher à la peau, aux commissures labiales, aux narines, aux parties génitales et à l'anus, jettent une vive lumière sur le diagnostic. Ces causes reconnues, l'effet de la médication vient, dans bien des cas, confirmer le diagnostic.

Atrophia lactantium. — Soit dans les hôpitaux, soit en ville, il n'y a pas de jour où l'on ne soit appelé à examiner un de ces malheureux enfants que l'on rapporte de nourrice dans le dernier degré de la cachexie. A première vue, on pourrait les croire tuberculeux, tous les symptômes se réunissent pour le faire penser : la maigreur, la toux, la diarrhée, la tension du ventre, la fréquence du pouls, les redoublements fébriles du soir, etc. Il ne faut cependant pas se hâter de se prononcer, car cet état morbide, si grave en apparence, et souvent en réalité, peut être le résultat de la localisation de la diathèse catarrhale sur les membranes muqueuses gastro-intestinale et trachéo-bronchique, cette diathèse elle-même étant créée et entretenue par une mauvaise hygiène. Ni les symptômes généraux, ni les symptômes locaux ne peuvent fournir de lumière suffisante ; le traitement seul est la pierre de touche du diagnostic.

M. Hervieux a fait de louables efforts pour arriver à un diagnostic précis de la tuberculisation des jeunes enfants. Nous reproduisons ici ses propres paroles, en lui en laissant toute la responsabilité, car nous persistons à croire que tous les symptômes qu'il mentionne peuvent exister chez les enfants non tuberculeux.

« En somme, si nous cherchons à déterminer les signes généraux à l'aide desquels on peut reconnaître l'affection tuberculeuse, on voit que la plupart de ceux qui chez l'adulte nous sont du plus grand secours sont ici entachés de la plus grande incertitude. Il ne faut compter ni sur les hémoptysies, que je n'ai jamais observées, ni sur les sueurs, qui sont fort rares, ni sur la diarrhée, qu'on retrouve dans toutes les maladies chroniques des enfants.

» Si donc on soumettait à notre examen un enfant maigre, étiolé, pâle, d'une conformation mauvaise, présentant une dépression de la poitrine, antérieure latérale ou claviculaire, de l'incurvation des os longs, une tuméfaction plus ou moins prononcée des extrémités osseuses, si cet enfant a dépassé l'âge de quatre mois et paraît plus petit que les sujets de son âge, tenons-le pour suspect.

» Si en plus de ces phénomènes on observe que l'enfant tousse, que sa toux est petite, sèche, faible, si ces symptômes se prolongent au delà de la durée habituelle des affections qui les provoquent sans qu'on puisse les rapporter à aucune autre maladie chronique, si l'enfant dépérit chaque jour, s'il tombe dans un certain abattement, si la face se ride et s'allonge en prenant un air de souffrance, s'il laisse échapper des sons plaintifs, s'il a de la tendance au sommeil, à l'immobilité, si par intervalles on voit apparaître quelques contractions spasmodiques des muscles de la face, du trismus des mâchoires, des clignotements convulsifs, la rétraction rapide d'un côté du visage, si en même temps on observait l'anesthésie du globe de l'œil ou de quelques parties du corps, on devrait redouter une tuberculisation plus ou moins avancée des différents organes de l'économie.

» Si par la suite l'abattement dont j'ai parlé faisait suite à un véritable état typhoïde, si la respiration devenait haute, saccadée, si la dyspnée continuait sans interruption, si les traits s'altéraient de plus en plus, si les yeux s'excavaient, si l'enfant ne proférait plus qu'un cri plaintif et étouffé, s'il ne sortait plus de sa stupeur que pour tomber dans des accès convulsifs avec fixité du regard, strabisme, dilatation ou resserrement des pupilles, soubresauts des tendons, mouvements cloniques du tronc et des membres ; s'il présentait coïncidemment des ulcérations aux malléoles, des eschares aux régions trochantérienne et sacrée, et même une véritable gangrène de l'anus ou des parties génitales, si enfin les ascendants de l'enfant étaient reconnus phthisiques, si surtout ils étaient jeunes et issus de parents phthisiques, plus de doute, le petit malade serait atteint d'une affection tuberculeuse arrivée à sa période ultime.

» J'appellerai l'attention sur les circonstances suivantes, que je considère comme les plus fréquentes chez les petits enfants phthisiques :

» 1° Rachitisme ;

» 2° Émaciation ;

» 3° Décoloration de la peau ;

» 4° Accélération du pouls et chaleur à la peau constantes ;

» 5° Toux petite, sèche, faible ;

» 6° Dyspnée ;

» 7° Accélération des mouvements respiratoires ;

» 8° Altération des traits et excavation des yeux ;

» 9° Abattement, expression de souffrance ;

» 10° Cri plaintif, étouffé ;

» 11° Stupeur, état typhoïde, odeur de souris ;

» 12° État muqueux ou fuligineux de la langue et des lèvres ;

» 13° Spasme des paupières, des muscles de la face, anesthésie du globe de l'œil ;

» 14° Accidents convulsifs, strabisme, fixité du regard, dilatation des pupilles, etc. ;

» 15° Ascendants phthisiques. »

Nous allons maintenant nous occuper des enfants âgés de plus de deux ans. Lorsque la maladie s'annonce par de la fièvre et par d'autres symptômes aigus, elle peut être confondue avec la plupart des autres affections fébriles de l'enfance.

En mettant de côté les cas où il existe, dès l'abord, des symptômes locaux, indices de la maladie d'un organe en particulier, le début fébrile général de la tuberculisation se reconnaîtra à la médiocre intensité de la fièvre, à sa persistance pendant dix à quinze jours, et plus, sans qu'aucun symptôme local vienne s'ajouter à l'appareil fébrile. Alors, n'ayant plus à redouter une maladie éruptive, ni une inflammation locale aiguë, on doit supposer une tuberculisation générale ; ce n'est donc que pendant le cours même de la maladie qu'on peut avoir quelques données sur le diagnostic. Celui-ci sera plus certain si les symptômes qu'on observe ont succédé à la rougeole, et si les antécédents du petit malade sont favorables au développement du produit accidentel. Nous disons qu'on doit alors soupçonner une tuberculisation aiguë générale, car il est bien rare de voir une autre affection de l'enfance qui, avec une marche aiguë ou subaiguë, ne donne pas lieu, au bout de dix à quinze jours, à des symptômes locaux assez tranchés pour indiquer plus ou moins positivement sa nature.

Cependant nous avons observé en ville des états fébriles sans symptômes locaux évidents, qui ont duré pendant plus de trois semaines. Les diathèses catarrhale et rhumastimale produisent quelquefois ces maladies innominées et trompeuses ; et c'est à elles plutôt qu'à une tuberculisation que nous avons été tentés de rapporter un appareil symptomatique, qui finissait par céder à une médication appropriée, après nous avoir donné bien de la sollicitude.

Lorsque la maladie revêt à son début la forme typhoïde, il est des cas où l'erreur est à peu près impossible à éviter et où l'on doit croire à l'existence de la dothiénentérie. La courbature, la lassitude, la céphalalgie, les épistaxis, les douleurs abdominales, le ballonnement, le dévoiement, la sécheresse de la langue, la fièvre, avec ardeur à la peau, l'agitation, le délire, la toux, existent dans les deux maladies. Ce qui augmente la difficulté du diagnostic, c'est que non-seulement les symptômes, pris à part, se ressemblent, mais c'est qu'ils forment, par leur association et leur enchaînement, deux tableaux presque identiques. Cependant le pouls, dans la tuberculisation générale aiguë, a un caractère spécial que l'on ne retrouve pas dans la fièvre typhoïde (voyez p. 364).

Nous en dirons autant du gargouillement persistant pendant plusieurs jours de suite, et de la saillie peu considérable de la rate. Le râle sibilant très aigu et très général est aussi presque spécial à la dothiénentérie ; nous disons presque, parce que l'éruption granuleuse pulmonaire peut s'accompagner d'une bronchite qui donne lieu au même symptôme.

L'appareil symptomatique, ne fournissant pas toujours toutes les lumières désirables, le médecin doit s'éclairer par les antécédents du malade. La prédisposition tuberculeuse, rendue probable par l'hérédité et par la constitution de l'enfant, une période prodromique, caractérisée par quelques-uns des symptômes du début de la forme chronique(1), la contagion ou l'épidémie, la constitution médicale régnante,

____

(1) Voyez l'article *Début*, p. 367 ; et aussi la description des prodromes de la méningite.

sont les circonstances les plus importantes à bien connaître et à bien apprécier.

L'incertitude du diagnostic peut persister pendant plusieurs semaines, et nous avons vu des cas où nous n'avons été éclairés que par la localisation de la maladie, qui indiquait que nous avions affaire à une tuberculisation, ou par la terminaison favorable qui démontrait qu'il s'agissait d'une fièvre typhoïde.

Lorsque la tuberculisation suit une marche chronique et apyrétique au début, le diagnostic reste souvent obscur. Il en est surtout ainsi lorsqu'elle débute exclusivement par des symptômes généraux. Un enfant devient triste et perd ses couleurs; il est indolent et se livre avec moins d'ardeur à ses jeux ; il maigrit et dépérit, et à cet état général il se joint ou non un dévoiement d'abondance variable. Ces symptômes se prolongent pendant plusieurs mois, et au premier abord ils ne sont ni assez tranchés ni assez intenses pour appeler l'attention sur l'existence d'une maladie aussi grave que la tuberculisation, et l'on est porté à croire à un dépérissement sans lésion organique.

C'est qu'en effet la tuberculisation générale peut être confondue avec certains troubles fonctionnels résultant d'habitudes vicieuses, d'une mauvaise hygiène, ou même de l'évolution dentaire ou de l'accroissement rapide du corps. Il est d'autant plus difficile de démêler la vérité, que ces états particuliers de l'économie, qui semblent être le résultat de l'onanisme, d'une mauvaise alimentation, de la dentition, ou d'une croissance extraordinaire, ne sont souvent eux-mêmes qu'un premier degré de la tuberculisation, ou tout au moins préparent le terrain à la bien recevoir. C'est dans les cas de cette espèce qu'il est de la plus haute importance de remonter aux causes pour en éloigner les effets par un traitement convenable. L'axiome *curationes morborum naturam ostendunt* trouve ici son application. En effet, si une surveillance continue, de sages remontrances, les exercices du corps, quelques antispasmodiques, un régime analeptique et fortifiant, rétablissent la santé d'un enfant qu'on soupçonne enclin à des habitudes vicieuses, qui est placé dans de mauvaises conditions d'hygiène, qui a rapidement grandi, ou qui souffre de la dentition, on peut être en droit d'espérer que les symptômes ne sont que le résultat d'un trouble fonctionnel en rapport avec la nature des causes qui l'ont produit, pourvu toutefois que l'on ne trouve ni dans l'hérédité ni dans les antécédents du malade les traces d'une affection tuberculeuse. Dans le cas, au contraire, où l'on voit persister et s'aggraver ces symptômes chez un enfant appartenant à des parents aisés, qui respectent toutes les règles de l'hygiène, et qui surveillent le petit malade d'assez près pour être sûrs qu'il ne se livre pas à la masturbation ; si le malade est un enfant aux yeux clairs, aux cils très longs, aux cheveux blonds, à la peau fine, au corps grêle ; s'il y a eu, dans sa première enfance, des éruptions chroniques, des ophthalmies opiniâtres, des ganglions

lymphatiques engorgés, des abcès ; s'il s'enrhume facilement l'hiver,
et si les maladies dont il a été atteint, telles que la rougeole, la coqueluche, la pneumonie, la pleurésie, ne se sont pas terminées franchement ; si, en outre, ses parents ascendants ou collatéraux sont tuberculeux, scrofuleux, alliés ou consanguins, il est à craindre que les
symptômes ne soient le résultat d'une tuberculisation générale.

La *chlorose* complète, telle qu'on l'observe chez les jeunes filles à
l'époque de la puberté, est une maladie fort rare dans l'enfance. Mais
il existe à cet âge une chlorose iucomplète, qui dépend ordinairement
des causes que nous venons d'énumérer précédemment (mauvaise
hygiène, masturbation, dentition, croissance), et qui peut aussi
éclater spontanément ou succéder à une autre maladie, et en particulier, à l'*erythema nodosum*. La fatigue générale, l'amaigrissement,
la décoloration du teint et des membranes muqueuses, la dyspepsie,
les irrégularités de la digestion, et surtout un léger bruit de souffle
dans les carotides, caractérisent cet état morbide. Les remarques que
nous avons présentées dans le paragraphe précédent sont tout à fait
applicables à la chlorose. Mais le médecin trouvera un élément de plus
pour le diagnostic dans l'exploration des carotides, et dans la rapide
amélioration de la santé générale, sous l'influence des préparations
ferrugineuses. Nous avons dans la jeunesse et dans l'âge adulte observé
des cas de chlorose qui simulaient au plus haut degré la tuberculisation générale aiguë ; nous n'avons pas vu de faits pareils dans l'enfance, mais il n'y aurait rien d'impossible à ce qu'ils se présentassent
un jour, et nous attirons d'avance sur ce point l'attention des obser-
vateurs.

L'*affection vermineuse* peut aussi simuler la tuberculisation chronique. Nous avons vu souvent des enfants d'un tempérament lymphatique qui étaient sujets à des accès de fièvre irréguliers et des alternatives de dévoiement et de constipation, dont l'appétit était capricieux,
qui dormaient mal, grinçaient les dents, maigrissaient, pâlissaient,
avaient les yeux cernés, perdaient leur entrain et leur gaieté. Ces
symptômes nous faisaient sérieusement redouter l'invasion d'une affection tuberculeuse, mais leur disparition à la suite de l'administration d'un purgatif et de quelques préparations vermifuges nous avait
bientôt rassurés. C'est encore dans les cas de cette espèce que les commémoratifs et le traitement sont la pierre de touche du diagnostic.

Dans les cas dont nous venons de parler, nous avons supposé que le
début était apyrétique, mais lorsqu'il a été fébrile général, et qu'il
s'est converti peu à peu en une maladie lente qui s'accompagne de
dépérissement, on devra croire que l'enfant se tuberculise ; car à cet
âge il n'existe pas de maladies chroniques autres que la tuberculisation
qui puissent se développer à la suite d'un mouvement fébrile simple.
On comprend facilement que nous ne voulons pas parler ici des cas
où le mouvement fébrile est dû à une maladie bien déterminée, telle

que la coqueluche compliquée, la rougeole, la pneumonie, etc.; le
plus souvent alors on voit persister des symptômes locaux, et nous
renvoyons pour l'exposition du diagnostic aux chapitres suivants. Mais
lorsque le dépérissement est le seul symptôme qui succède à ces maladies, il est possible qu'il ne soit pas le signe d'une tuberculisation.
Toutefois, nous avons vu trop peu de faits de ce genre pour pouvoir
donner des règles de diagnostic.

Disons, en terminant, que la distinction que nous avons cherché à
établir entre la tuberculisation et le dépérissement essentiel, n'est, en
définitive, utile que pour le pronostic; il est vrai que, dans ce cas,
elle est importante, puisqu'il s'agit de décider entre une maladie
presque toujours mortelle ou une autre qui est curable. Mais elle nous
paraît à peu près inutile sous le rapport thérapeutique; car la médication tonique que nous conseillons contre les tubercules ne peut être
que très utile contre le dépérissement essentiel.

Art. VII. — Complications.

En nous occupant des complications de la maladie tuberculeuse,
nous n'entendons pas parler de ces cas dans lesquels le produit accidentel étant très peu abondant, il survient une affection qui, dès lors,
ne revêt aucunement le caractère des maladies secondaires. La présence d'un très petit nombre de tubercules n'est pas imcompatible
avec l'exercice le plus régulier de toutes les fonctions, et les maladies
aiguës qui naissent dans de pareilles conditions doivent être rangées
parmi les affections primitives.

Les complications de la tuberculisation assez avancée pour donner
lieu à des symptômes sont nombreuses, et nous en pouvons compter
un certain nombre dans la plupart des classes de maladies qui composent nos deux premiers volumes.

Les *phlegmasies* sont, de toutes, les plus fréquentes et les plus
importantes; aussi croyons-nous devoir leur consacrer un chapitre
spécial.

Les *hydropisies* peuvent compliquer la tuberculisation, et nous
avons déjà parlé de l'anasarque générale comme symptôme de la
forme aiguë et de l'anasarque partielle comme symptôme de la forme
chronique. Lorsqu'un tuberculeux est affecté d'une autre espèce d'hydropisie, elle est d'ordinaire liée, comme l'est souvent l'anasarque, à
la tuberculisation partielle d'un organe; elle est alors un effet direct
de la maladie locale, et doit être considérée comme symptôme, et non
comme complication. Nous n'avons pas, du reste, à nous en occuper
d'une manière générale, en ayant longuement traité ailleurs (voyez
Hydropisies, et les chapitres suivants de la *Tuberculisation*).

Nous en dirons autant des *hémorrhagies* : les unes marquent le début d'une tuberculisation locale, les autres en sont la conséquence. Nous en avons déjà traité, et nous y reviendrons encore.

Les *gangrènes* sont très rares dans la tuberculisation avancée, et ne présentent rien de particulier lorsqu'elles l'accompagnent; nous n'avons donc rien à ajouter ici à ce que nous en avons dit dans les divers chapitres destinés aux gangrènes (voyez t. II).

Les *névroses* compliquent très rarement les tubercules. Il est bien entendu que nous ne voulons pas parler ici des convulsions et de la paralysie, symptômes de la tuberculisation céphalique.

Nous avons déjà parlé en détail des rapports qui unissent la coqueluche et les fièvres éruptives à la maladie qui nous occupe; nous avons prouvé que la rougeole compliquait assez souvent la tuberculisation, même avancée, mais qu'alors elle subissait la loi commune à toutes les rougeoles secondaires, c'est-à-dire qu'elle était anomale. D'autre part, cette fièvre éruptive a pour effet habituel d'accélérer la marche des tubercules, et jamais de les faire rétrograder, même lorsqu'ils sont en petit nombre.

Il n'en est plus ainsi pour la variole et la scarlatine : ces deux fièvres éruptives débutent rarement pendant la tuberculisation avancée. Dans ce cas, elles sont anomales, et n'ont aucune influence sur la marche de la maladie première ; au contraire, lorsque les tubercules sont peu abondants, elles ont souvent pour effet de les transporter en tubercules crétacés.

Art. VIII.— Pronostic.

La tuberculisation est-elle curable ? Cette question, qui a fait le sujet d'un grand nombre de travaux, a été résolue affirmativement par bon nombre de pathologistes; mais il faut avouer que la guérison est tout à fait exceptionnelle. En outre, dans plusieurs observations citées pour exemple, il n'est rien moins que prouvé que la maladie terminée par le retour à la santé était réellement une tuberculisation. Pour nous, tout en reconnaissant la vérité de cette dernière assertion, nous ne mettons pas en doute la curabilité de la phthisie. et nous en trouvons la preuve dans la cicatrisation des excavations tuberculeuses, et aussi dans la disparition des signes positifs et irrécusables d'une tuberculisation confirmée. Toutefois, comme ces faits ont rapport à des tuberculisations partielles plutôt que générales, nous en parlerons dans les chapitres suivants.

C'est surtout lorsque la tuberculisation générale suit une marche aiguë que sa curabilité reste incertaine. La difficulté du diagnostic laisse toujours des doutes sur la réalité de la guérison. Cependant nous avons observé en ville quelques exemples, sinon de guérison complète, du moins de suspension très prolongée de tous les phénomènes morbides de la tuberculisation aiguë. Au bout de plusieurs années, la diathèse faisait une nouvelle manifestation qui emportait le malade. L'autopsie nous a permis de constater les deux éruptions tuberculeuses (1). Ce fait prouve, sinon la curabilité absolue de la phthisie aiguë, du moins la possibilité d'une guérison momentanée.

Le pronostic, bien que toujours très grave, est peut-être un peu moins fâcheux dans la forme chronique ; et c'est uniquement dans les cas où la maladie a revêtu cette forme que l'on a signalé des exemples de retour à la santé. Nous-mêmes nous avons vu sortir de l'hôpital quelques enfants tuberculeux. Chez plusieurs, la maladie, amendée, mais non guérie, devait tôt ou tard les entraîner au tombeau. Nous comptons à peine un enfant chez lequel la guérison nous ait paru complète.

Dans les cas de ce genre, la diminution graduelle des symptômes locaux, et plus tard le retour des forces, des couleurs et d'un peu d'embonpoint, démontreraient l'heureuse issue de la maladie.

Les approches de la mort sont, au contraire, indiquées par tous les symptômes que nous avons énumérés à la fin de notre tableau général. C'est toujours un mauvais signe lorsque l'enfant ne veut plus quitter son lit. Bien que ce symptôme n'annonce pas constamment la mort pour une époque rapprochée, il prouve la marche progressive de la maladie, qui, dès lors, ne saurait durer très longtemps. Il en est de même de l'accroissement de la fièvre sans cause évidente, de l'apparition de l'œdème de la face et de sa coloration violacée. Ce dernier symptôme, lorsqu'il existe, annonce plus souvent que les autres l'approche de la terminaison fatale. La perte de l'appétit est encore un signe fâcheux. Un amaigrissement subit et considérable est un phénomène grave qui annonce souvent une complication aiguë et une mort prompte.

Art. IX. — Causes.

Le travail que nous allons présenter résulte de l'analyse des causes chez 525 enfants morts à l'hôpital des suites de diverses maladies. L'autopsie nous a démontré la présence des tubercules chez 314 et leur absence chez 211. Nous avons comparé la fréquence des causes dans ces deux séries de malades. Les résultats ainsi obtenus n'auront pas toute l'exactitude nécessaire ; car souvent les renseignements ont été insuffisants ou trompeurs. En outre, ils ont été recueillis en vue de la tuberculisation seule, c'est-à-dire en vue d'une seule partie de la diathèse scrofuleuse ; enfin il nous a été impossible d'établir une comparaison entre toutes les causes indiquées par les auteurs.

Des résultats aussi incomplets ne sauraient faire loi ; cependant nous les donnons parce que, si restreints qu'ils soient, ils ont encore plus de valeur que la plupart de ceux que nous trouvons dans les livres. Ils sont utiles pour l'appréciation de l'influence d'un certain

______

(1) Voyez le pronostic de la méningite.

nombre de causes, et, réunis à d'autres, ils peuvent servir à former un corps de doctrine.

A. *Hérédité.* — Nous n'avons étudié que les faits dans lesquels la tuberculisation est directement héréditaire : c'est-à-dire que nous avons tenu compte des cas dans lesquels l'un ou l'autre ou plusieurs des ascendants directs d'un enfant sont morts phthisiques ou écrouelleux.

La maladie tuberculeuse est transmissible des parents à leurs enfants; il en est ainsi, que les parents soient actuellement tuberculeux, ou qu'ils l'aient été dans leur enfance, ou bien qu'ils doivent le devenir plus tard (1). Cependant la transmission héréditaire n'est pas nécessaire et indispensable, car on voit quelquefois les tubercules sauter une génération. Dans ces cas, la prédisposition existe seule dans les membres de la famille qui ont été épargnés, et elle ne passe pas à l'état de diathèse. Peut-être même est-il possible que par suite de soins hygiéniques et de croisement de race bien entendus, on parvienne à éteindre la prédisposition elle-même.

Dans un certain nombre de cas, l'hérédité suffit à elle seule pour déterminer le développement de la maladie, ou en d'auttres termes, la prédisposition héréditaire aux tubercules peut être assez puissante pour que la maladie se développe sans l'influence d'aucune autre cause occasionnelle, ou sous l'influence de causes assez peu importantes pour échapper à un examen même approfondi.

La tuberculisation se transmet à peu près aussi souvent par le père que par la mère. Mais comme le sexe féminin est plus sujet que le sexe masculin à cette maladie, nous en concluons que la transmission est plus fréquente par le père que par la mère. En d'autres termes, si les femmes sont plus souvent tuberculeuses que les hommes, elles transmettent moins facilement qu'eux le germe à leurs enfants (2).

---

(1) Nous avons donné des soins à une dame, morte d'une phthisie subaiguë à l'âge de soixante ans passés : quelques années avant, elle avait vu mourir sa fille de la même maladie; l'enfant de cette jeune femme avait lui-même succombé à une méningite tuberculeuse avant que les premiers symptômes de la phthisie eussent paru chez la mère. Qui n'a pas vu des faits analogues, et qui voudrait nier l'hérédité en cas pareil?

(2)

	314 enfants tuberculeux.	211 enfants non tuberculeux.
Père tuberculeux.	7	3
Mère tuberculeuse	12	7
Père et mère tuberculeux	4	2
Père probablement tuberculeux	11 .	1
Mère probablement tuberculeuse	10	3
Hérédité seule cause probable	11	2
Parents probablement ou certainement non tuberculeux	138	95
Renseignements incomplets ou ignorés . .	130	100

En d'autres termes : Sur 24 enfants dont le père était phthisique, 20 sont morts

B. *Causes antihygiéniques.* — Ces causes sont certainement très puissantes pour déterminer le développement de la scrofule et des tubercules chez les individus prédisposés ; mais nous croyons qu'on a trop insisté sur la valeur de chacune en particulier, et pas assez sur la réunion de plusieurs.

N'ayant pu nous procurer des renseignements suffisants sur toutes les causes antihygiéniques, nous nous sommes bornés à l'étude de celles dont l'influence nous paraît la plus probable : ce sont l'altération de l'air, le séjour prolongé à l'hôpital, l'humidité, la mauvaise nourriture, les professions sédentaires, l'onanisme.

1° *Altération de l'air.* — Après avoir interrogé les parents sur le lieu de leur demeure, sur la distribution de leur logement, sur l'en‑ droit où couchait leur enfant, sur la position qu'il gardait dans son lit, sur le nombre des personnes qui dormaient dans la même cham‑ bre, sur le temps pendant lequel l'enfant avait demeuré dans tel ou tel logement, nous avons admis ou rejeté l'existence de l'altération de l'air comme cause. Nous avons ainsi trouvé que bon nombre de tuber‑ culeux avaient vécu pendant un temps plus ou moins long au milieu d'un air renfermé, privé de lumière, et altéré ou animalisé par le séjour prolongé d'un grand nombre d'individus. Mais en recherchant l'existence de la même cause chez les enfants non tuberculeux, nous avons trouvé qu'une proportion considérable de ces derniers avaient été soumis à son influence débilitante.

Nous n'avons jamais constaté que l'altération de l'air fût la seule cause de tuberculisation ; et nous avons conclu des faits qui ont passé sous nos yeux qu'elle peut aider au développement de la diathèse chez des individus prédisposés ; mais qu'elle a besoin de s'allier à d'autres causes pour agir avec efficacité (1).

2° *Séjour prolongé à l'hôpital.* — Nous rapprochons cette cause de

tuberculeux et 4 non tuberculeux.— Sur 32 enfants dont les mères sont mortes phthisiques, 22 sont morts tuberculeux et 10 non tuberculeux.— Sur 6 enfants dont le père et la mère sont morts phthisiques, 4 sont morts tuberculeux et 2 non tuberculeux.

	314 enfants tuberculeux.	211 enfants non tuberculeux.
(1)		
Altération de l'air	40	17
Pas d'altération de l'air.	101	72
Renseignements douteux ou ignorés	173	122
Altération de l'air seule cause probable . .	0	0

En d'autres termes :

Sur 57 enfants soumis à l'influence d'un air vicié, 40 sont morts tuberculeux et 17 non tuberculeux.

Sur 173 enfants qui n'ont pas été soumis à cette influence, 101 sont morts tuberculeux et 72 non tuberculeux.

l'altération de l'air, parce que son influence nous semble être à peu près de même nature. Les salles de l'hôpital des Enfants sont grandes, il est vrai ; l'air peut y circuler facilement ; cependant il est impossible de nier qu'il y existe une odeur méphitique qui persiste malgré les courants d'air : la cause doit sans doute en être trouvée dans les exhalaisons qui s'échappent du corps et du lit des petits malades, ou des vases renfermant les déjections alvines de toute la journée et de toute la nuit. Comme il est évident d'ailleurs que la nouriture des enfants est suffisante et que les salles ne sont pas humides, nous pensons qu'on doit attribuer la tuberculisation, au moins en partie, au séjour prolongé dans un air qui n'est certainement pas très pur.

Nous avons pu constater l'influence de cette cause chez neuf malades ; remarquons toutefois que huit d'entre eux se sont tuberculisés dans les salles grandes, élevées et aérées où sont traitées les maladies aiguës ; d'habitude ils n'en sortaient pas, et y passaient toute leur journée. Il existe d'autres salles beaucoup plus basses, moins aérées et plus infectes que les premières, mais dans lesquelles les enfants ne passent que la nuit et une partie de la journée ; pendant le reste du temps ils jouent à l'air libre dans les jardins de l'hôpital. Un seul de nos malades s'est tuberculisé dans ces salles ; encore était-il obligé d'y rester constamment à cause d'une paraplégie dont il était affecté.

Ce fait semblerait indiquer qu'il est plus nuisible de demeurer constamment dans une atmosphère peu viciée que de passer une partie de la journée au milieu d'un air sain et la nuit dans un lieu dont l'air est très altéré. Mais hâtons-nous d'ajouter qu'il existe là une autre influence que nous ne devons pas oublier. Les neuf enfants dont nous parlons étaient malades avant le développement de tubercules : ceux-ci avaient une coqueluche, celui-là une pleurésie chronique, un autre une néphrite chronique, etc., et ces maladies peuvent bien compter pour quelque chose dans les causes de la tuberculisation. Au contraire, les enfants qui passaient une partie de leur journée en plein air n'avaient aucune maladie grave capable de mettre en jeu la prédisposition tuberculeuse. Ce fait est un nouvel exemple des difficultés qu'on rencontre dans l'étude des causes de la tuberculisation envisagées isolément.

3° *Humidité.* — Les enfants qui vivent habituellement dans des lieux humides deviennent-ils tuberculeux? On doit sans doute reconnaître une influence à cette cause débilitante ; car, sans parler des nombreux auteurs qui l'ont admise, nous la trouvons consignée dans nos notes à peu près aussi souvent que l'altération de l'air. Le plus ordinairement les deux causes existent simultanément, et c'est sans doute à leur union plutôt qu'à leur action isolée qu'il faut attribuer leur influence pernicieuse. *A priori*, cependant, il nous semble plus

rationnel d'admettre que l'action de l'air vicié est plus fâcheuse que
celle de l'air humide, et la théorie est plus facile à établir dans le
premier cas; mais nous soutenons qu'il est des enfants qui se tuberculisent sous l'influence d'un air humide et d'une autre cause, telle
que la mauvaise nourriture, sans qu'il existe conjointement une altération de l'air. Dans des cas de cette nature, les enfants demeurent
dans une chambre grande, aérée ; l'air y circule facilement ; un petit
nombre de personnes y couchent ; le lit de l'enfant n'est ni mal placé
ni entouré de rideaux exactement fermés, tandis que le plancher est
froid et humide, que les murs sont salpêtrés, que les papiers ne peuvent y rester adhérents ou même que l'eau en ruisselle.

Nous reconnaissons, il est vrai, que dans de pareilles circonstances,
et surtout sous l'influence de cette cause isolée, les enfants contractent plus facilement d'autres maladies que la tuberculisation ; mais il
nous paraît très certain que celle-ci peut se développer. Chez deux
malades seulement, nous avons pu constater cette cause isolée ; encore
les renseignements ont-ils été une fois douteux. C'est pour cela que
nous croyons que l'humidité seule, comme l'altération de l'air seule,
n'a pas une influence très puissante pour déterminer la tuberculisation (1).

4° *Mauvaise nourriture.* — Que doit-on entendre par mauvaise nourriture ; et une alimentation de mauvaise qualité ou insuffisante peut-
elle développer la tuberculisation ?

La première partie de la question mérite une attention sérieuse,
parce que la nourriture convenable à un âge de l'enfance ne l'est plus
à un autre. Nous croyons donc qu'il faut distinguer avec soin l'époque
de l'allaitement, celle du sevrage, et celle qui succède aux deux premières.

Pendant la première période, la meilleure nourriture de l'enfant est
sans contredit le lait maternel. Mais si, pour cause de santé ou de
position, la mère ne peut remplir ce devoir et ne peut même donner
à son enfant une nourrice étrangère, doit-elle craindre par cela seul
de le voir devenir tuberculeux ? Nous ne le croyons pas ; il suffit de
constater les succès que l'allaitement artificiel obtient depuis longues

(1)	314 enfants tuberculeux.	211 enfants. non tuberculeux.
Humidité	43	21
Pas d'humidité	107	65
Renseignements douteux	164	125
Humidité seule cause probable.	2 dont 1 douteux	1

Autrement, sur 64 enfants qui ont vécu longtemps dans un lieu humide, 43 se
sont tuberculisés, 21 sont morts non tuberculeux.

Sur 172 enfants dont l'habitation n'était pas humide, 107 sont morts tuberculeux et 65 non tuberculeux.

années dans quelques parties de la France, et notamment en Normandie, pour se convaincre du contraire (1).

Le mauvais lait falsifié et étendu d'eau ou fourni par des vaches malades peut-il être une cause de tubercules, lorsqu'il remplace le lait maternel ? Nous sommes sur ce point portés à partager l'opinion de M. le docteur Baudelocque, qui ne croit pas à cette influence. Il nous semble que la rareté de la scrofule et des tubercules pendant l'allaitement et pendant le cours de la première année, comparée à sa fréquence dans les années suivantes, est une probabilité en faveur de cette opinion.

Le lait est donc une nourriture convenable à l'enfance, et son usage peut être prolongé même après l'allaitement, sans qu'on doive craindre qu'il devienne une cause de tubercules.

Ce n'est pas ici le lieu de détailler quelle est l'alimentation la plus convenable pour les enfants âgés de plus de deux ans ; mais il nous semble que, vu l'activité des fonctions assimilatrices, l'alimentation doit être substantielle, et que se borner à l'usage exclusif du pain, des légumes farineux, du fromage et de l'eau, est soumettre l'enfant à des conditions fâcheuses, et favoriser les prédispositions originelles aux tubercules. Nous avons donc recherché combien d'enfants avaient été privés, habituellement ou toujours, de viande de boucherie et de vin.

Le résultat de notre recherche a été à peu près le même que pour les causes précédentes. Il nous a semblé toutefois que les enfants mal nourris devenaient plus souvent tuberculeux que les autres, mais dans une proportion assez peu considérable.

Nous concevons, du reste, parfaitement qu'une nourriture malsaine ou insuffisante soit tout aussi apte que l'altération de l'air à mettre en jeu la prédisposition aux tubercules. Dans un cas, le sang sera vicié par une hématose incomplète ; dans l'autre, par un chyle de mauvaise qualité. Il ne répugne pas à la raison de croire que ces deux sortes de lésions des liquides nourriciers peuvent déterminer l'apparition des tubercules. Tous les jours nous voyons la même maladie naître sous l'influence de plusieurs causes, tout aussi bien que la même cause donne naissance à des maladies différentes.

La théorie et la pratique s'unissent donc pour faire admettre l'in-

(1) Nous ne voulons pas dire par là que l'allaitement artificiel soit bon en lui-même. S'il n'est pas une cause de tuberculisation, il peut donner naissance à d'autres maladies. D'ailleurs cette manière d'élever les enfants exige tant de précautions et de soins minutieux, qu'il est très fréquent, surtout dans les villes, de le voir donner lieu à de déplorables accidents. On comprend que les inconvénients de ce mode d'alimentation peuvent être en partie détruits par des conditions très favorables d'aération, telles qu'elles existent à la campagne.

fluence d'une mauvaise alimentation, que M. le docteur Baudelocque
nous paraît avoir beaucoup trop restreinte (1).

5° *Professions sédentaires.* — Nous avons peu de chose à dire sur
les professions ; la plupart des enfants que nous avons examinés
étaient trop jeunes pour être astreints à un travail habituel et séden-
taire ; ou bien leurs maîtres nous dissimulaient la continuité de leurs
occupations, et nous donnaient de faux renseignements. Toutefois
nous avons noté que chez cinq de nos malades la tuberculisation a
paru avoir pris naissance au milieu de pareilles conditions. Nous concevons parfaitement que cette cause doive être rapportée, ainsi que le
veut M. Beaudelocque, à l'altération de l'air ; mais il faut y joindre
aussi le défaut d'exercice, car il est certain que le mouvement, indispensable à l'enfance, excite l'appétit et facilite l'accomplissement de
toutes les fonctions nutritives.

6° *Onanisme.* — Un grand nombre des enfants qui entrent à l'hôpital ont contracté des habitudes vicieuses qui, chez plusieurs d'entre
eux, sont portées jusqu'à une véritable passion. On ne saurait imagi-
ner la surveillance nécessaire pour empêcher les enfants de se livrer
à ce honteux plaisir. Mais ce vice peut-il être porté jusqu'à débiliter
l'organisme et provoquer le développement des tubercules? Il nous
est assez difficile de le dire, parce que nous n'avons pas pu avoir
assez souvent des preuves suffisantes de l'habitude invétérée de l'onanisme chez un grand nombre d'enfants.

Toutefois il est certain que nous avons constaté ce vice plus souvent chez les tuberculeux que chez ceux qui ne l'étaient pas ; en
outre, chez trois enfants, nous n'avons pas pu trouver d'autre cause
de la tuberculisation (2).

Réunion de plusieurs causes antihygiéniques. — Nous venons de
rechercher l'influence isolée de chacune des causes antihygiéniques,
et l'on a pu voir qu'il faudrait s'abuser étrangement pour admettre
que la tuberculisation est exclusivement produite par l'une ou par

---

(1)

	314 enfants tuberculeux.	211 enfants non tuberculeux.
Mauvaise nourriture.	28	24
Bonne nourriture.	98	65
Renseignements incomplets ou ignorés . .	188	122
Mauvaise nourriture seule cause	7	3

C'est-à-dire que sur 52 enfants soumis à une alimentation insuffisante ou mauvaise, 28 sont morts tuberculeux.

Sur 163 enfants dont l'alimentation était convenable, 98 sont morts tuberculeux et 65 non tuberculeux.

(2)

	314 enfants tuberculeux.	214 enfants non tuberculeux.
Onanisme	11	2
Renseignements insuffisants ou ignorés . .	303	209
Onanisme, seule cause	3	1

l'autre. Nous mettons en fait qu'il est rare de voir un enfant se tuberculiser uniquement pour avoir couché dans un lieu mal aéré, ou
pour avoir été mal nourri. Nous croyons, au contraire, que dès que
ces deux causes agissent simultanément, il en peut souvent résulter le
dépôt tuberculeux. Ce que nous disons ici de l'alimentation et de la
viciation de l'air, nous le répétons pour toutes les autres causes antihygiéniques.

Nous trouvons, en effet, que, considérant ces causes dans leur
ensemble et comme un seul agent morbide, elles suffisent souvent à
elles seules, et indépendamment de toute autre influence, pour produire la tuberculisation (1).

On comprend facilement l'influence de toutes les causes antihygiéniques ; leur effet général est, sans doute, de produire une viciation du sang, qui sera d'autant plus complète que plusieurs de ces
causes auront agi simultanément. De quelle nature est cette lésion?
Celle qui résulte de l'altération de l'air est-elle la même que celle
qui suit une mauvaise alimentation ? Nous l'ignorons complétement ;
mais les faits nous démontrent que, quelle que soit la nature de
cette altération, qu'elle soit identique ou variable, la tuberculisation lui succède dans certains cas, ne lui succède pas dans d'autres ; et ceci est pour nous une preuve de la prédisposition originelle, qui est mise en jeu par des causes différentes. Nous croyons que
les causes antihygiéniques exercent une grande influence pour produire la tuberculisation chez les enfants des classes inférieures de la
population de Paris. Nous voyons, en effet, ces causes exister fré-

(1)	314 enfants tuberculeux.	211 enfants non tuberculeux.
Plusieurs conditions antihygiéniques réunies. .	34	16
Plusieurs conditions antihygiéniques réunies, seules causes	21	8
Une seule condition antihygiénique	31	17
Une seule condition antihygiénique, seule cause.	13	4

En d'autres termes, sur 50 enfants morts après avoir été soumis à l'influence
de plusieurs causes antihygiéniques réunies, 34 étaient tuberculeux et 16 ne
l'étaient pas. Chez 21 des premiers la tuberculisation ne reconnaissait pas d'autres
causes.

Sur 48 enfants qui avaient été soumis à l'influence d'une seule cause antihygiénique, 31 sont morts tuberculeux et 17 non tuberculeux. 13 parmi les 31 tuberculeux n'avaient été soumis à l'influence d'aucune autre cause.

Or, le rapport de 13 à 31 étant bien moindre que celui de 21 à 34, nous avons
raison de conclure qu'il est plus rare de voir une seule cause antihygiénique que
plusieurs réunies déterminer la formation des tubercules. Ce résultat pouvait
facilement être prévu *à priori* ; mais en considérant que les 13 cas où une cause
hygiénique a été seule se trouvent avoir rapport tantôt à la mauvaise nourriture,
tantôt à l'altération de l'air, tantôt à l'onanisme, on comprend combien se trouve
diminuée l'influence de chacune de ces causes en particulier.

quemment, et fréquemment aussi agir sans s'unir à l'hérédité ou aux autres causes que nous énumérerons bientôt (1).

C. *Maladies antérieures.* — L'étude des maladies qui peuvent se terminer par tuberculisation nous a paru incomplétement faite dans la plupart des ouvrages que nous avons consultés. Après des discussions savantes sur la terminaison de l'inflammation par tubercules, et sur la transformation de la syphilis en scrofules, nous ne trouvons énumérées que quelques maladies dont on ne s'est pas même donné la peine de discuter l'influence. Ce sujet mérite cependant plus d'attention, et nous nous efforcerons de compléter ici quelques-unes des considérations que nous avons déjà émises dans les chapitres précédents.

Lorsqu'on veut rechercher si une maladie quelconque se termine par tuberculisation, on doit distinguer les cas dans lesquels la maladie première, survenue chez un enfant bien portant, est la cause d'une tuberculisation considérable, de ceux où l'autopsie ne démontre qu'un petit nombre de tubercules.

Dans le premier cas, la succession des symptômes, et quelquefois les considérations anatomo-pathologiques ne doivent laisser aucun doute sur la relation de cause à effet.

Dans le second cas, le petit nombre de tubercules laisse dans l'indécision de savoir si leur dépôt avait ou non précédé la maladie première. Le bon état de santé antérieur ne peut être d'aucun secours, car il est compatible avec l'existence de quelques tubercules. D'une autre part, le temps nécessaire à l'évolution du corps étranger pourrait être un guide à peu près certain ; mais personne ne sait le nombre de jours ou de mois nécessaire pour qu'un tubercule se dépose et

(1)	314 enfants tuberculeux.	211 enfants non tuberculeux.
Une ou plusieurs causes antihygiéniques. .	92*	50*
Pas de causes antihygiéniques.	59	41
Renseignements ignorés ou incomplets . .	163	120
Causes antihygiéniques seules probables. .	43*	18*

En d'autres termes, sur 142 enfants qui ont été soumis à l'influence de causes antihygiéniques, 90 sont morts tuberculeux et 50 non tuberculeux. Sur les 90 premiers, 43 n'ont pas été soumis à d'autres causes, et sur les 50 seconds, 18 seulement.

Sur 100 enfants qui n'ont pas été soumis aux causes antihygiéniques, 50 sont morts tuberculeux et 41 non tuberculeux. Le rapport de 59 à 92 étant bien moins considérable que celui de 41 à 50, nous avons raison de conclure que chez nos malades les causes antihygiéniques ont eu une influence notable sur le développement de la maladie tuberculeuse.

* Ces chiffres comprennent ceux de la note précédente, plus ceux fournis par un certain nombre d'enfants chez lesquels ont a constaté l'existence d'une cause antihygiénique, pendant qu'on manquait de renseignements sur les autres causes. On comprend dès lors pourquoi les chiffres de cette note sont plus considérables que ceux de la précédente.

prenne un certain volume. Il semble même probable que ce chiffre est sujet à des variations considérables, ou plutôt que le tubercule, une fois déposé, peut rester stationnaire pendant un temps encore inconnu. Toutefois il est un certain nombre de cas où l'on peut résoudre avec quelque certitude le problème que nous nous proposons d'élucider. Si, par exemple, la maladie a été aiguë et a déterminé la mort dans un court espace de temps, c'est-à-dire dans un intervalle de quelques jours à deux ou trois semaines, si en même temps le tubercule trouvé à l'autopsie est cru et bien formé ou crétacé, on peut avec quelque certitude conclure que le corps étranger préexistait à la maladie aiguë. Si, au contraire, l'affection aiguë ou chronique n'a déterminé la mort qu'après un long intervalle, deux ou trois mois, par exemple ; si en même temps les tubercules sont très rares, on a toute raison d'admettre que leur développement est postérieur à celui de la maladie. Faut-il moins de deux ou trois mois pour qu'on puisse regarder ce résultat comme vrai ? Nous le croyons, s'il nous est permis d'en juger par des cas où les tuberculisations générales des plus intenses se sont effectuées évidemment dans le même intervalle. Bien plus, nous n'avons aucune répugnance à admettre que la tuberculisation s'est effectuée dans le cours d'une maladie qui a duré un mois à six semaines, lorsque les produits accidentels consistent dans des granulations grises ou jaunes, dont la structure indique évidemment une origine récente. Ce fait admis, il ne reste plus qu'à déterminer si cette affection a été pour quelque chose dans le dépôt tuberculeux qui s'est fait pendant son cours.

1° *Phlegmasies aiguës.* — Ces maladies peuvent-elles se terminer par la tuberculisation ? Cette question, qui a longtemps divisé, et qui divise encore les plus savants pathologistes de nos jours, reste indécise pour beaucoup de médecins. Pour nous, elle ne forme aucun doute : nous avons vu des pneumonies se terminer par le dépôt tuberculeux dans le poumon ; nous en avons donné et nous en donnerons encore les preuves anatomiques et symptomatologiques. Il n'y a là, du reste, rien d'incompatible avec nos doctrines, puisque nous sommes convaincus que la tuberculisation ne se développe que chez des individus qui y sont originellement disposés. Nous ne croyons pas que la pneumonie crée des tubercules par sa seule influence ; elle n'en est que la cause occasionnelle.

Le tubercule peut se déposer au lieu même où a existé l'inflammation, ou bien dans un organe qui en est éloigné. Nous le croyons pour l'avoir vu, et parce que, malgré l'avis de Laënnec, le raisonnement ne contredit pas cette opinion : seulement les faits se passent de tout autre façon, lorsque la phlegmasie développe le tubercule *eodem loco*, ou bien dans un organe éloigné. Dans le premier cas, le dépôt est toujours plus rapide, les signes de la tuberculisation locale suivent de près les symptômes de la phlegmasie, ou se confondent même avec eux. Dans le second, la phlegmasie est ordinairement chronique, et ce n'est qu'après un long espace de temps et lorsque l'organisme a été débilité que la tuberculisation générale ou locale se déclare (1).

(1) Bon nombre de pathologistes nient encore l'influence des phlegmasies sur la production des tubercules, nous croyons devoir donner les deux observations suivantes à l'appui de notre opinion :

Un garçon, âgé de huit ans, est né de parents bien portants ; il a été nourri par sa mère et sevré à sept mois ; sa dentition a été facile. Vacciné, il a eu la rougeole, qui a disparu sans laisser d'accidents ; sauf cette affection, il n'a été atteint d'aucune maladie aiguë. Depuis l'âge de quatre ans, il a eu d'abondantes éruptions au cuir chevelu ; mais à aucune époque on n'a observé de glandes engorgées ou d'abcès. Aucune cause antihygiénique n'a délibité l'organisme. La constitution est forte, l'enfant est gras, ses chairs sont fermes, ses yeux et ses cheveux noirs.

Huit jours avant le début de la maladie qui l'amène à l'hôpital, il commence à tousser ; la toux est peu abondante, l'appétit conservé ; l'enfant continue à aller à l'école. Le jour du début il passe une partie de la journée dans une cour où il est exposé au froid ; de retour chez lui, il était *gelé*, dit son père. La maladie débute le soir par un frisson intense, bientôt suivi de chaleur, et l'enfant se plaint d'une douleur au côté gauche ; le lendemain, il rejette des crachats sanglants ; la toux augmente, la respiration s'accélère ; le malade accuse de la douleur de tête, il vomit abondamment ; la soif est vive, l'appétit perdu.

Amené le second jour à l'hôpital, il présente les symptômes suivants :

Anxiété extrême. On a grand'peine à mettre le malade sur son séant. Dès qu'on l'abandonne à lui-même, il se couche sur le côté droit, ferme les yeux et tombe dans la somnolence. Quand on l'excite, le facies prend l'expression de l'égarement ; l'état de l'intelligence est difficile à caractériser ; l'enfant répond raisonnablement à quelques questions ; puis, dès qu'on le touche, il crie, s'agite et jure. Il n'existe, du reste, aucun symptôme nerveux du côté des appareils locomoteur et sensorial.

La peau est très chaude, le pouls à 152, régulier ; 40 inspirations par minute.

La respiration et la percussion donnent des renseignements négatifs, si ce n'est que la respiration est ronflante dans l'aisselle droite. La langue est humide, couverte d'un enduit jaunâtre, épais ; l'abdomen est souple, peu développé, sans gargouillement ni tumeur. On ne constate ni taches ni sudamina.

Le lendemain, troisième jour, les symptômes cérébraux avaient disparu; dans l'aisselle gauche on entendait profondément, et par intervalles, de la respiration bronchique ; la voix retentissait au même point ; là aussi la percussion était moins sonore. La fièvre était moins vive, et la respiration moins accélérée ; le crachoir contenait un crachat sanglant. Les jours suivants, les symptômes généraux persistèrent ; l'état local s'aggrava, la respiration bronchique s'étendit dans la fosse sous-épineuse gauche ; mais elle se limita au sommet de l'aisselle. La pneumonie, arrivée à l'époque où cette phlegmasie passe d'ordinaire à la résolution, ne disparut pas ; le neuvième jour, le souffle s'entendait au niveau de la partie tout à fait antérieure de l'aisselle ; cependant la chaleur, l'accélération du pouls et l'oppression étaient bien moindres. Le douzième jour il survint un amendement dans l'état local ; l'étendue de la respiration bronchique avait considérablement diminué, on la percevait cependant encore ; il en fut de même pendant plusieurs jours. A partir de ce moment, il survint dans les symptômes stéthoscopiques des modifications que nous indiquerons au quatrième chapitre de ce volume, dans le paragraphe des-

La pneumonie et l'entéro-colite sont, de toutes les phlegmasies, celles qui déterminent le plus souvent la tuberculisation. Il nous semble cependant que leur action s'exerce moins fréquemment que

tiné aux symptômes de la pneumonie chronique. En outre, la fièvre, bien que considérablement moins intense, ne disparut jamais complétement; la face devint de plus en plus pâle, le facies triste, l'amaigrissement ne tarda pas à se prononcer, les forces allèrent toujours en diminuant. Il survint un écoulement par l'oreille droite; depuis lors l'état de l'enfant empira sensiblement, la toux persista; le pouls, médiocrement accéléré (92-88), fut noté très petit; l'appétit se perdit, il survint un dévoiement abondant; dans les derniers temps les selles furent involontaires; et enfin le malade succomba dans le dernier degré du marasme avec une pleurésie aiguë droite terminale, cinquante-six jours après le début de la pneumonie. Le traitement fut rigoureusement antiphlogistique dès le début. Ainsi, du troisième au neuvième jour, on pratiqua : 1° trois saignées, une de trois palettes, deux de deux palettes; 2° on appliqua quatre ventouses scarifiées et dix-huit sangsues en deux fois; les piqûres coulèrent abondamment.

A l'autopsie, nous constatâmes les altérations suivantes :

1° Au niveau du point où pendant la vie nous avions perçu les symptômes stéthoscopiques de la pneumonie, c'est-à-dire à la partie postérieure du lobe supérieur et dans toute la partie où il est en contact avec le lobe inférieur dans la hauteur d'environ 2 centimètres, le parenchyme pulmonaire était converti en un tissu d'un jaune clair, résistant sous le doigt, dense, donnant issue par la pression à une médiocre quantité de liquide non aéré. Le tissu que nous venons de décrire était à sa partie supérieure d'une couleur rouge clair, il entourait une petite masse tuberculeuse du volume d'une amande. Au sommet du lobe on trouvait disséminés quelques tubercules miliaires d'un petit volume, et quelques granulations jaunes dans le reste du lobe.

2° Le poumon droit était parsemé de granulations jaunes et de tubercules miliaires, dont quelques-uns étaient réunis. On retrouvait ce produit accidentel dans le foie, la rate, le péritoine. Les ganglions bronchiques contenaient aussi de la matière tuberculeuse qui, dans quelques-uns, était demi-ramollie. En un mot, il existait une tuberculisation générale encore peu avancée.

3° Enfin, nous constatâmes d'autres lésions aiguës secondaires, telles qu'une pleurésie droite assez intense et une entéro-colite.

Dans cet exemple, nous voyons un enfant robuste être pris des symptômes d'une pneumonie aiguë. L'état de santé antérieur, les conditions au milieu desquelles il vit, l'amendement des phénomènes morbides doivent faire supposer une pneumonie simple. Cependant la maladie se prolonge en même temps que les phénomènes stéthoscopiques disparaissent ou diminuent. La mort arrive au cinquante-sixième jour, et nous trouvons limitée, à l'endroit où existait la pneumonie, une désorganisation qui est évidemment le passage de la phlegmasie au tubercule, et autour d'elle des granulations grises jaunes et quelques tubercules miliaires. Toutes ces lésions n'étaient certainement pas antérieures à la pneumonie qui en a provoqué le développement; c'est consécutivement aussi qu'ont pris naissance les tubercules dans les autres organes, où l'on trouvait presque uniquement des granulations jaunes ou de très petits tubercules.

Ici la tuberculisation qui a suivi la pneumonie a évidemment débuté par le poumon et a suivi de près la phlegmasie mal résolue. Le traitement débilitant qui

celle des causes antihygiéniques : il est d'ailleurs assez rare qu'elles déterminent à elles seules l'apparition des tubercules ; c'est surtout chez les enfants déjà soumis à des causes débilitantes qu'elles provoquent ce dépôt (1).

a été mis en usage peut avoir contribué pour sa·part au développement et à la généralisation de la maladie tuberculeuse.

L'exemple suivant nous montrera une tuberculisation survenue loin de l'organe enflammé :

Un garçon, né robuste et bien constitué, revint de nourrice bien portant à l'âge de vingt mois. Quelques mois plus tard, il commence à prendre de la diarrhée par intervalles, à maigrir et à dépérir ; cependant il conserve de l'appétit, vomit peu et ne tousse pas. Au bout de plusieurs mois, le dévoiement devient plus continu, l'amaigrissement fait d'incessants progrès, et l'on nous amène l'enfant au dixième mois de sa maladie.

Il est brun, petit, arrivé au dernier degré de marasme ; la peau est froide, flasque, et conserve les plis qu'on détermine en la pinçant ; le pouls est insensible ; il y a un peu d'œdème des extrémités inférieures.

L'abdomen est dur et tendu, peu ballonné, un peu douloureux dans la fosse iliaque gauche ; le dévoiement est assez peu abondant.

Pendant un mois que l'enfant reste à l'hôpital, son état va sans cesse en empirant ; le dévoiement est très abondant ; une varioloïde survient et guérit en peu de jours ; puis l'enfant succombe après onze mois environ de maladie. On avait diagnostiqué une entéro-colite chronique.

L'autopsie justifia le diagnostic en faisant voir une colite ulcéreuse et pseudo-membraneuse des plus graves et des plus étendues, semblable à celles que nous avons décrites ailleurs. En outre, les ganglions bronchiques étaient volumineux et tuberculeux ; les poumons contenaient un grand nombre de granulations grises aussi bien que la plèvre.

Dans ce cas la tuberculisation était certainement postérieure au début de la colite, et c'était pendant le cours de cette phlegmasie que s'étaient développés les produits accidentels dont l'apparence n'indiquait pas plus de quelques mois de date.

(1)   314 ENFANTS TUBERCULEUX.

Pneumonie cause probable ou certaine   12
Entéro-colite ou ramollissement des intestins   11
Pleurésie chronique, suivie de la tuberculisation peu avancée
    d'autres organes que la plèvre   2
Bronchite   2

La pneumonie a été la seule cause connue du tubercule.   4 fois.
L'entéro-colite, la pleurésie et la bronchite.   0

211 ENFANTS NON TUBERCULEUX.

La pneumonie et ses suites ont eu une durée assez longue pour
    que la tuberculisation ait pu lui succéder.   9
L'entéro-colite,   id.   id.   22
La pleurésie,   id.   id.   3

2° *Coqueluche*. — Nous avons déjà dit que la coqueluche peut se terminer par le dépôt de tubercules dans les poumons ou dans les ganglions bronchiques, ou même par une tuberculisation générale ; d'après les cas de ce genre que nous avons observés, il nous a paru que d'habitude le premier dépôt tuberculeux se faisait dans les ganglions. Nous en jugeons ainsi par les résultats anatomiques qui nous ont montré les tubercules ganglionnaires plus nombreux et plus avancés que ceux des autres organes.

La coqueluche suffit rarement à elle seule pour déterminer la tuberculisation : d'ordinaire elle s'unit à d'autres causes. Ainsi nous avons vu un enfant robuste se tuberculiser sous nos yeux à la suite de la coqueluche et pendant un séjour prolongé à l'hôpital.

Cet enfant, âgé de trois ans, entra à l'hôpital à la troisième semaine d'une coqueluche.

Né de parents bien portants, il n'avait jamais été malade avant le développement de la coqueluche ; il était fort et jouissait d'une parfaite santé. Lorsque nous le vîmes, il avait toutes les apparences d'une bonne constitution : sa taille était élevée, sa poitrine large et bien conformée, ses yeux bleus, ses cheveux blonds, sa peau blanche et fine, son embonpoint moyen.

Nous constatâmes l'existence d'une coqueluche, dont les quintes bien caractérisées commencèrent à diminuer à la septième semaine à partir du début : l'enfant était gai, son facies était normal, ses joues rosées ; il mangeait avec appétit, et sa soif était naturelle. L'auscultation ne donnait que des résultats négatifs, cependant peu après l'entrée à l'hôpital il survint du dévoiement.

Au bout de deux mois et demi, il existait une amélioration réelle dans la coqueluche, mais la guérison n'était pas complète ; le dévoiement et la toux persistaient, le pouls variait entre 96 et 120. La respiration était un peu accélérée ; un mélange de râles sonores et de craquements humides peu abondants était perçu par intervalles dans toute la poitrine. Mais au bout de ce temps la toux et le dévoiement augmentèrent, l'enfant maigrit ; son caractère changea considérablement, il devint grognon et maussade : des symptômes stéthoscopiques plus tranchés s'établirent, et la mort survint quatre mois huit jours après le début de la coqueluche, et après un séjour à l'hôpital de trois mois et demi.

Il existait une tuberculisation générale plus considérable dans le thorax, et surtout dans les ganglions bronchiques que partout ailleurs.

Il nous semble impossible dans ce cas de nier un rapport de cause à effet entre la coqueluche, le séjour à l'hôpital et la tuberculisation. Avant le début de sa première maladie, l'enfant était dans de si belles conditions de force et de santé, qu'il est difficile de supposer la préexistence d'un certain nombre de tubercules. Et si dans un fait de ce genre on veut admettre cette dernière hypothèse, nous ne voyons aucune raison pour la rejeter dans l'appréciation de toutes les autres causes dont on a invoqué l'influence (1).

3° *Fièvre typhoïde.* — Ainsi que nous l'avons dit dans notre second volume, nous avons vu très rarement la tuberculisation succéder à la fièvre typhoïde, parcourir ses périodes et déterminer la mort à une époque plus avancée. Il nous a semblé même que la tuberculisation et l'affection typhoïde étaient des maladies antagonistes.

Toutefois nous devons dire que chez quatre enfants morts au vingt-huitième, trentième, trente-huitième et cinquante-deuxième jour de cette dernière maladie, nous avons trouvé un très petit nombre de tubercules peu volumineux, et se présentant pour la plupart sous la forme de granulations grises. Il nous paraît probable que dans ce cas le dépôt tuberculeux a débuté pendant le cours de la fièvre typhoïde; mais chez ces quatre enfants il existait d'autres causes de tuberculisation, tandis que chez sept autres, morts aussi du vingt-huit au cinquante et unième jour de la fièvre typhoïde, il n'existait aucun tubercule.

Nous nous croyons donc en droit de conclure que la tuberculisation ne succède que dans des cas très rares à la fièvre typhoïde.

4° *Variole et vaccine.* — Chez aucun des varioleux que nous avons soignés, la fièvre éruptive ne s'est terminée par la tuberculisation. Cependant plusieurs sont morts à une époque assez avancée de la variole pour qu'elle ait pu déterminer le dépôt du corps étranger. Nous ajoutons que chez aucun des tuberculeux qui nous occupent ici, et qui sont au nombre de 314, nous n'avons appris que la maladie chronique ait succédé à l'éruption pustuleuse (2).

Il reste donc prouvé que la variole et la tuberculisation sont des

	314 enfants tuberculeux.	211 enfants non tuberculeux.
(1)		
Coqueluche cause probable ou certaine . .	12	4*
Coqueluche antérieure à la tuberculisation et parfaitement guérie	14	12
Pas de coqueluche	77	26
Existence de la coqueluche ignorée . . .	205	169
Coqueluche seule cause probable	2	0

(2) En parcourant les observations disséminées dans les journaux de médecine, nous en avons trouvé quelques-unes qui ne peuvent laisser de doute sur la succession presque immédiate des tubercules à la variole. Nous citerons en particulier un fait qui appartient à M. Papavoine, un autre consigné dans la *Monographie* de MM. Fabre et Constant, et un troisième publié tout récemment dans l'*Union médicale* (voy. VARIOLE, page 64). Mais l'extrême rareté des cas de cette espèce, comparée à la grande fréquence des tubercules et de la variole, est la preuve de l'exactitude des conclusions que nous avons prises dans notre première édition, et que nous répétons ici.

* Ce chiffre est celui d'enfants morts à la suite d'une coqueluche dont la durée a été assez longue pour qu'une tuberculisation ait pu lui succéder, et qui, cependant, n'a pas donné lieu à cette maladie. Cette remarque est applicable à toutes les causes de même nature dont l'étude vient ci-après.

maladies de nature différente et qui se repoussent mutuellement
(voy. page 66). C'est sans doute une idée de cette nature qui a donné
naissance à l'opinion que depuis la découverte de la vaccine la tuberculisation était plus fréquente. Les personnes qui ont adopté cette
croyance ont le tort d'admettre le fait et d'en chercher l'explication
théorique avant d'avoir prouvé son existence.

Les enfants qui ont eu la petite vérole ne sont pas pour cela même
exempts de la tuberculisation ; car nous possédons plusieurs exem·
ples de tubercules développés chez de jeunes sujets qui, plusieurs
années auparavant, avaient été atteints de variole ; quelques-uns même
en conservaient les traces.

D'une autre part, le développement antérieur d'une variole ne
prédispose pas à la tuberculisation Toutefois nous ne donnons pas ce
résultat comme positif, parce qu'il nous est impossible d'établir une
distinction entre la variole et la varioloïde, qui peut-être n'ont pas
une égale influence (1).

Au contraire, les enfants qui succombent sans avoir eu la variole
sont plus souvent tuberculeux que non tuberculeux : ce qui, jusqu'à
un certain point, semblerait indiquer que l'absence de la variole dans
le jeune âge est une cause prédisposante de tuberculisation. Mais nous
attachons peu d'importance à ce résultat, parce que la plupart des
enfants qui n'ont pas eu la variole le doivent à la vaccine qui leur a
été pratiquée à un âge moins avancé (2).

Nous croyons donc pouvoir conclure, sans trop nous éloigner de la
vérité, qu'une variole antérieure n'a que peu de puissance pour favoriser ou pour entraver la prédisposition aux tubercules.

Cette conclusion ne peut pas s'appliquer à la vaccine ; et si, dans
une question aussi grave, il était permis de formuler une opinion
d'après un nombre limité de faits, nous dirions que les enfants vaccinés sont plus disposés à se tuberculiser que ceux auxquels on n'a
pas pratiqué cette opération (3).

En émettant ce résultat de notre observation, nous désirons vive-

---

(1) Sur 34 enfants qui ont eu la variole ou la varioloïde longtemps avant leur
mort, et qui en avaient été parfaitement guéris, 19 sont morts tuberculeux et
15 non tuberculeux.

(2) Sur 209 enfants qui sont morts sans avoir eu la variole ou chez lesquels elle
a été terminale et promptement mortelle, 127 avaient des tubercules, 82 n'en
avaient pas. Cette proportion est bien plus considérable en faveur des tubercules
que celle indiquée dans la note précédente.

(3) En effet, sur 208 enfants qui ont été vaccinés, il en est 138 qui sont morts
tuberculeux, et 70 non tuberculeux. Au contraire, sur 95 enfants qui sont morts
sans avoir été vaccinés, il en est 30 seulement qui étaient tuberculeux et 65 qui ne
l'étaient pas. Le même rapport à peu près existe chez les enfants qui, n'ayant pas
été vaccinés, n'ont pas eu non plus la variole. Sur 61 enfants qui sont dans ce
cas, 19 sont morts tuberculeux et 42 non tuberculeux.

ment qu'on ne se méprenne pas sur la valeur que nous lui attribuons. Nous ne regardons nullement la vaccine comme une cause de tubercules ; car jamais nous n'avons vu l'affection chronique lui succéder immédiatement ; nous constatons seulement que les enfants vaccinés meurent plus souvent tuberculeux que non tuberculeux, et que le contraire a lieu pour les enfants non vaccinés. Nous en concluons que la vaccine favorise très probablement la prédisposition aux tubercules. Quel rapport existe donc entre cette affection et la maladie chronique, et quelle est la cause de l'influence exercée par la vaccine ? Nous l'ignorons encore, et ne voulons pas la rechercher avant que des faits plus nombreux observés au milieu d'autres conditions et recueillis sans prévention soient venus contredire, ou confirmer ou expliquer les nôtres.

5° *Scarlatine*. — Nous n'avons vu qu'une seule fois la scarlatine se terminer par tuberculisation, et nous pensons en outre que cette fièvre continue n'a, comme la variole, que peu de puissance pour entraver ou favoriser la prédisposition aux tubercules. On comprend facilement que nous ne parlons pas ici des tubercules déjà formés dont ces deux fièvres éruptives nous semblent plutôt entraver qu'accélérer la marche.

6° *Rougeole*. — La rougeole est une cause assez fréquente de tuberculisation (voy. *Rougeole*, p. 286). Lorsque cette dernière maladie succède à la fièvre éruptive, elle peut être aiguë ou chronique, partielle ou générale d'emblée, ou bien partielle d'abord, et. générale ensuite. Lorsqu'elle est primitivement partielle, il nous a semblé qu'elle débutait souvent par les ganglions lymphatiques du thorax.

Chez 22 malades, sur 314, la tuberculisation a succédé à la rougeole, et chez plusieurs de ces enfants, la relation de cause à effet a été assez évidente pour ne laisser aucun doute.

Toutefois il ne faudrait pas croire que lorsque la fièvre éruptive se prolonge, la tuberculisation lui succède nécessairement. En effet, si nous avons vu les tubercules naître vingt-deux fois dans de pareilles conditions, nous avons vu aussi 15 enfants rester malades pendant un ou deux mois, ou même plus, à la suite de l'exanthème, sans que l'autopsie ait démontré chez eux l'existence de la matière tuberculeuse.

D'une autre part, la rougeole ne détermine guère le dépôt tuberculeux que chez des enfants qui ont été soumis d'ailleurs à d'autres causes. Une seule fois, en effet, la rougeole a été la cause unique des tubercules ; mais ce cas a laissé du doute dans notre esprit.

Il s'agit d'un enfant de sept ans, qui, né de parents très bien portants, n'avait été soumis à aucune cause appréciable de tubercules, c'est-à-dire qu'il était bien logé, bien nourri et entouré de soins convenables. Deux mois et demi avant sa mort, il fut pris d'une rougeole à laquelle succéda une fièvre

Intermittente, ou plutôt des accès de fièvre quotidienne qui se terminèrent par des accidents nerveux graves.

A l'autopsie on constata une méningite granuleuse et une tuberculisation peu abondante de plusieurs organes ; presque tous les produits accidentels étaient à l'état de granulations grises.

Nous nous sommes demandé si, dans ce cas, les accès intermittents étaient le symptôme de la tuberculisation commençante, qui devrait être ainsi rapportée à la rougeole. Si on admettait cette opinion, que rien, d'ailleurs, ne nous paraît contredire, la fièvre éruptive serait, chez ce malade, la seule cause du dépôt tuberculeux.

Jusqu'à présent nous avons considéré la rougeole comme une cause immédiate des tubercules. Mais nous avons en outre recherché si cette pyrexie, lorsqu'elle se termine par la guérison, exerce pour l'avenir une influence particulière sur le développement du produit accidentel.

Si nous nous en rapportions à nos seules observations, nous croirions que la rougeole joue ici un rôle analogue à celui de la vaccine, bien qu'il soit beaucoup moins évident. Nous voyons en effet que les enfants qui ont eu la rougeole dans les premières années de leur vie, et qui en ont été complétement guéris, meurent par la suite plus souvent tuberculeux que non tuberculeux. Ceux qui n'ont pas eu la rougeole sont aussi plus souvent tuberculeux, mais dans une proportion bien moindre (1).

7° *Syphilis.* — Nous n'avons par devers nous aucun fait qui puisse nous aider à décider si la scrofule et la tuberculisation ne sont autre chose qu'une dégénérescence du virus syphilitique.

Mais nous sommes disposés à partager l'opinion de M. le docteur Baudelocque, qui nous semble avoir démontré d'une manière victorieuse que la syphilis et la scrofule sont deux affections très différentes et qui ne sauraient être la cause l'une de l'autre.

Nous ne pourrions pas décider si les parents entachés d'une syphilis constitutionnelle transmettent à leurs enfants une prédisposition plus grande à la tuberculisation. Mais nous devons rappeler que Lugol regardait le fait comme certain.

8° *Maladies chroniques.* — Après les maladies dont nous venons de parler, il en est plusieurs autres qui, par leur longue durée, pourraient devenir une cause de tubercules. Telles sont les fièvres intermittentes de long cours, les maladies du cœur, certains épanchements sanguins encéphaliques, le rachitisme, etc. Mais nous devons dire que si nous avons trouvé des tubercules chez quelques-uns des

(1) Sur 73 enfans qui ont eu une rougeole parfaitement guérie dans les premières années de leur vie, 54 sont morts tuberculeux à un âge plus avancé et 23 non tuberculeux. Sur 170 enfants qui n'ont pas eu la rougeole ou l'ont eue seulement comme maladie terminale, 95 sont morts tuberculeux et 75 non tuberculeux.

enfants qui ont succombé à ces affections, ils n'ont jamais été en grande
quantité, et que, d'autre part, le nombre des enfants non tuberculeux,
morts sous la même influence, est plus considérable (1).

Nous disons en particulier pour le rachitisme, que nous n'avons pas
vu cette affection être une cause de tubercules bien que bon nombre
de rachitiques nous aient présenté ces produits accidentels. Il n'est
pas certain, quoiqu'on l'ait dit depuis longtemps, que le rachitisme et
la tuberculisation coïncident rarement. Nous avons, en effet, constaté
des tubercules trois fois sur sept chez les rachitiques ; si la proportion
n'est pas plus considérable, on doit peut-être l'attribuer à l'âge auquel se développent de préférence ces affections plutôt qu'à un antagonisme entre elles. Les enfants, en effet, deviennent bien plus souvent rachitiques avant l'âge de trois ans qu'après (2).

D. *Action simultanée des causes précédentes.* — Si l'on se rappelle
l'exposé que nous venons de faire, on verra que nous avons admis
comme causes de la tuberculisation : 1° l'hérédité ; 2° les causes antihygiéniques que nous considérons dans leur ensemble, les ayant suffisamment étudiées dans leurs détails ; 3° les phlegmasies aiguës ou
chroniques, et notamment la pneumonie aiguë et l'entérocolite chronique ; 4° la coqueluche ; 5° la rougeole ; 6° plus rarement quelques
maladies chroniques.

Or, ainsi que nous l'avons déjà dit, il est habituel de voir ces causes
unir leur action ; et si une pneumonie ou une rougeole détermine la
tuberculisation, c'est chez un enfant dont les parents sont morts
tuberculeux, ou qui a été longtemps exposé à l'influence de causes
antihygiéniques. C'est pour avoir trop perdu de vue cette vérité que
plusieurs pathologistes ont cru à l'action exclusive de certaines causes.

Celles dont l'influence isolée est la plus puissante sont certainement
les circonstances antihygiéniques ; encore faut-il le plus souvent, ainsi
que nous l'avons démontré, que plusieurs agissent simultanément.

Au contraire, l'hérédité telle que nous l'avons circonscrite, et les
diverses affections aiguës ou chroniques suffisent plus rarement à elles
seules pour produire la maladie tuberculeuse.

Mais les faits que nous avons observés en ville nous donnent la certitude qu'en élargissant le cercle de l'hérédité suivant les règles fournies par Lugol, nous constaterions une fréquence proportionnelle
inverse de celle que nous venons d'indiquer.

(1) Sur 43 enfants morts de diverses maladies chroniques, 30 ne présentaient
aucun tubercule ; 13 seulement en avaient et en petit nombre.

(2) Sur 70 rachitiques, 31 avaient des tubercules, 39 n'en avaient pas. Sur
les 31 premiers, 14 offraient une tuberculisation partielle ou générale considérable. La proportion que nous constatons en faveur des tuberculeux est plus grande
que celle donnée par M. Papavoine, qui, sur 18 rachitiques, n'a compté que 3
tuberculeux.

E. *Age.* — M. Papavoine a établi la fréquence proportionnelle de la tuberculisation aux diverses périodes de l'enfance sur des données numériques considérables, et il a conclu qu'elle est en raison inverse des degrés les plus extrêmes de la première péride de développement de l'espèce humaine ; c'est-à-dire que les tubercules, assez rares depuis la naissance jusqu'à l'âge de trois ans, augmentent de fréquence depuis l'âge de quatre ans jusqu'à sept, et qu'à l'époque de la puberté, c'est-à-dire vers quatorze ou quinze ans, leur fréquence est la même que de trois à quatre.

Les résultats que nous avons obtenus ne sont pas très éloignés de ceux de M. Papavoine.

Mais il nous semble que ce médecin a eu le tort de compter l'âge des enfants d'après l'époque de leur mort et non d'après celle du début de la tuberculisation, qui doit servir de point de départ. La maladie, en effet, pouvant durer plusieurs mois, une année même et plus, il peut très bien se faire que des enfants comptés comme tuberculeux à un certain âge, aient en réalité commencé à l'être à un autre. L'erreur est d'autant plus fréquente, que M. Papavoine a établi ces divisions par années et non par séries d'années. Nous savons qu'il est souvent difficile de déterminer l'époque de début d'une tuberculisation ; et pour cette raison autant que pour rendre nos résultats comparables à ceux obtenus par d'autres, nous avons calculé l'âge de nos malades d'après l'époque de la mort ; mais nous avons conservé notre division de l'enfance en quatre périodes. De cette manière, nous avons diminué de beaucoup l'erreur, qui se trouve restreinte au petit nombre d'enfants qui forment la limite de nos quatre séries.

Nous trouvons ainsi que la tuberculisation est surtout fréquente de six à dix ans et demi, puis de onze à quinze, puis de trois à cinq, et enfin de un à deux et demi. Nous ne parlons pas ici, plus que M. Papavoine, du nombre absolu des malades qui succombent avec des tubercules à tel ou tel âge, mais de ce nombre, comparé à celui des enfants du même âge qui meurent sans en avoir. Si nous tenons compte des tuberculeux seuls, nous les trouvons aussi nombreux de trois à cinq ans et demi que de six à dix et demi, et à peu près autant de un à deux ans et demi que de onze à quinze (1).

(1)

Age.	314 enfants tuberculeux.	211 non tuberculeux.
De 1 à 2 ans 1/2.	47	79
De 3 à 5 ans 1/2.	107	70
De 6 à 10 ans 1/2.	107	37
De 11 à 15 ans.	53	25

Ces chiffres, réunis à ceux de M. Papavoine, conduisent à peu près au même résultat.

Age.	722 enfants tuberculeux.	512 non tuberculeux.
De 1 à 2 ans 1/2.	120	189
De 3 à 5 ans 1/2.	252	171
De 6 à 10 ans 1/2.	226	96
De 11 à 15 ans.	124	56

Chez les nouveau-nés, et dans le cours de la première année, la diathèse tuberculeuse est beaucoup plus rare qu'à toute autre époque de l'enfance. « Si l'on excepte, dit M. Hervieux, les cas fort rares où les enfants naissent tuberculeux, on peut dire que la phthisie ne se développe guère avant l'âge de quatre mois. »

En effet, sur neuf cent quatre-vingt-seize enfants dont ce médecin a fait l'autopsie pendant son séjour à l'hôpital des Enfants trouvés, il n'a rencontré que trente et un tuberculeux, sur lesquels dix seulement âgés de moins d'un an (1).

Ces résultats, joints à ceux de M. Papavoine et aux nôtres, font voir l'immense différence qui existe entre les nouveau-nés et les enfants qui approchent de la puberté au point de vue de la fréquence de la tuberculisation. L'autopsie démontre l'existence des tubercules une fois sur quatre-vingt-un chez les premiers, et plus de deux fois sur trois chez les derniers (2).

F. *Sexe.* — M. Papavoine a démontré que les filles étaient plus sujettes à la tuberculisation que les garçons dans le rapport approximatif de 2/3 à 7/13. Ce résultat, qui concorde avec ce qu'on remarque à un âge plus avancé, se trouve confirmé par nos observations.

Toutefois, la proportion que nous obtenons est moins considérable en faveur des filles que ne l'a trouvé M. Papavoine.

Quel que soit, du reste, le rapport exact, il nous semble assez peu important de le calculer en comparant les filles de tout âge aux garçons de tout âge. Il nous semble plus utile de rechercher à quelle époque de leur vie les filles se tuberculisent plus facilement que les garçons. Or, en ne tenant compte que de nos observations, nous trouvons que de un à deux ans et demi les garçons se

---

(1) Ces enfants ont été répartis suivant l'âge de la manière suivante :

Age.	31 enfants tuberculeux.	965 non tuberculeux.
De la naissance à 15 jours. . . .	2	385
De 15 jours à 4 mois.	0	275
De 4 mois à 1 an	8	141
De 1 an à 2 ans	8	82
De 2 ans à 3 ans	10	45
De 3 ans à 5 ans	3	37

(2) Sur 2230 enfants de tout âge observés par MM. Papavoine et Hervieux et par nous-mêmes, nous comptons 753 enfants tuberculeux et 1477 non tuberculeux. Voici la distribution suivant l'âge :

	Tuberculeux.	Non tuberculeux.
De la naissance à un mois	10	801
De 1 à 2 ans 1/2	138	316
De 3 à 5 ans 1/2	255	208
De 6 à 10 ans 1/2	226	96
De 11 à 15 ans	124	56

tuberculisent plus facilement que les filles dans une assez forte proportion (1); c'est le contraire de trois à cinq ans; mais ici la différence est peu importante. De six à dix ans et demi, les deux sexes sont également sujets à se tuberculiser; mais de onze à quinze ans, c'est-à-dire à l'approche et au moment de la puberté, la maladie chronique sévit bien plus fréquemment chez les enfants du sexe féminin (2).

G. *Constitution.* — Il est très difficile de juger la constitution des

(1) Nous devons dire cependant que pour cet âge les résultats de M. Hervieux, fondés d'ailleurs sur un petit nombre de chiffres, ne concordent pas avec les nôtres. Sur 31 malades il a trouvé 19 filles et 12 garçons. Cette proportion ne serait peut-être pas si grande si M. Hervieux avait comparé les tuberculeux aux non tuberculeux.

(2)

Age.	Sexe.	314 enfants tuberculeux.		211 enfants non tuberculeux.	
1 à 3 ans 1/2.	Garçons.	33	} 47	46	} 79
	Filles.	14		33	
3 à 5 ans 1/2.	Garçons.	65	} 107	47	} 70
	Filles.	42		23	
6 à 10 ans 1/2.	Garçons.	72	} 107	25	} 37
	Filles.	35		12	
11 à 15 ans.	Garçons.	25	} 53	16	} 25
	Filles.	28		9	

Ce tableau donne les résultats suivants :

A l'âge de 1 à 3 1/2, les garçons comme les filles meurent moins souvent tuberculeux que non tuberculeux; mais comme le rapport de 14 (filles tuberculeuses) à 33 (garçons tuberculeux) est bien moindre que celui de 33 (filles non tuberculeuses) à 46 (garçons non tuberculeux), il en résulte qu'à cet âge les filles meurent bien moins souvent tuberculeuses que les garçons, le rapport étant de $\frac{1}{2}$ à $\frac{1}{4}$ environ.

A l'âge de 3 à 5 ans 1/2, les garçons comme les filles meurent plus souvent tuberculeux que non tuberculeux; mais le rapport de 42 (filles tuberculeuses) à 65 (garçons tuberculeux) étant plus considérable que celui de 23 (filles non tuberculeuses) à 47 (garçons non tuberculeux), on doit conclure qu'à cet âge les filles meurent un peu plus souvent tuberculeuses que les garçons dans le rapport de $\frac{7}{10}$ à $\frac{4}{10}$ environ.

A l'âge de 6 à 10 ans, les garçons comme les filles meurent plus souvent tuberculeux que non tuberculeux; le rapport de 35 (filles tuberculeuses) à 72 (garçons tuberculeux) étant le même que celui de 12 (filles non tuberculeuses) à celui de 25 (garçons non tuberculeux), il en résulte qu'à cet âge les filles meurent aussi souvent tuberculeuses que les garçons. La proportion est de $\frac{1}{2}$ environ.

Enfin à l'âge de 11 à 15 ans, les garçons et les filles meurent plus souvent tuberculeux que non tuberculeux; mais le rapport de 28 (filles tuberculeuses) à 25 (garçons tuberculeux) étant bien plus considérable que celui de 9 (filles non tuberculeuses) à 16 (garçons non tuberculeux), il est évident qu'à cet âge les filles meurent bien plus souvent tuberculeuses que les garçons. Le rapport est environ de 1 à 1 1/2.

enfants arrivés à un certain degré de la cachexie tuberculeuse. Comment affirmer, en effet, si un petit malade qu'on voit maigre, pâle et profondément débilité par une maladie chronique, était antérieurement robuste et bien constitué? Mainte fois nous avons été étonnés du changement que la tuberculisation opère dans l'organisme, et nous avons vu des enfants qui nous paraissaient être doués de la plus forte constitution, prendre ensuite une apparence si chétive, que si nous ne les avions pas examinés quelques mois auparavant, nous n'aurions jamais pu croire qu'ils avaient eu tous les attributs de la vigueur et de la santé.

On a dit que les enfants lymphatiques sont prédisposés à la tuberculisation; mais à quels caractères reconnaître ce tempérament? Le tableau de la jeune fille lymphatique, très gracieusement tracé par M. Papavoine, est en réalité, beaucoup plus rarement vrai chez les enfants tuberculeux que ce médecin ne semble le croire. En outre, il ne nous est pas démontré qu'un enfant qui n'a pas l'apparence lymphatique lorsqu'il est en bonne santé, ne prend pas la plupart des traits caractéristiques de ce tempérament lorsqu'il est atteint de la maladie tuberculeuse. En un mot, il ne nous est pas prouvé que ce que l'on appelle tempérament lymphatique ne soit pas quelquefois secondaire à la tuberculisation.

Il ne faut pas croire, en effet, qu'il se manifeste toujours par des caractères que la maladie est impuissante à changer; ainsi les enfants lymphatiques sont loin d'avoir toujours un défaut de coloration des cheveux, des sourcils, des yeux et de la peau. Il en est qui sont bruns, comme on peut voir un bon nombre d'enfants blonds qui n'ont certainement pas les attributs de ce tempérament.

Comme le dit fort bien le docteur Papavoine, il n'est pas de constitution qui soit à l'abri de la maladie tuberculeuse; et tout ce que l'on peut admettre, c'est que les enfants lymphatiques deviennent plus souvent tuberculeux que d'autres; encore ne sommes-nous pas bien sûrs que cette question soit définitivement jugée; car s'il était démontré que dans l'enfance ce tempérament est beaucoup plus fréquent que tous les autres, il ne serait pas étonnant que les enfants lymphatiques devinssent plus souvent tuberculeux.

On comprend donc qu'il nous est impossible de résoudre toutes les questions qui se rattachent au tempérament des tuberculeux; nous donnons seulement quelques résultats, peut-être utiles à ceux qui feront plus tard un travail plus général.

1° *Couleur des cheveux.* — Les enfants ont beaucoup plus souvent les cheveux blonds que de toute autre couleur; il n'est donc pas étonnant que le nombre des tuberculeux à cheveux blonds l'emporte sur celui des tuberculeux à cheveux bruns. Mais en comparant, suivant notre habitude, les enfants tuberculeux à ceux qui ne le sont pas, nous trouvons que les premiers ont les cheveux foncés dans une proportion assez considérable (1). Les cheveux blonds sont donc loin de faire partie nécessaire des signes caractéristiques de la prédisposition aux tubercules.

2° *Couleur des yeux.* — Nous appliquerons à la couleur des yeux la même remarque qu'à celle des cheveux, et avec plus de raison encore ; car dans nos observations les tuberculeux qui ont les yeux d'une couleur foncée sont, absolument parlant, plus nombreux que ceux qui les ont d'une couleur claire, tandis que c'est le contraire pour les enfants non tuberculeux (2).

3° *Couleur et épaisseur de la peau.* — Les enfants ont plus habituellement la peau blanche que brune ; et, sous ce rapport, les tuberculeux diffèrent peu de ceux qui ne le sont pas Il en est de même pour l'épaisseur de la peau, qui est d'ordinaire fine et délicate. Toutefois, ici la distinction est plus difficile, parce que, chez bon nombre de tuberculeux, la peau devient rugueuse, sèche, et perd de sa souplesse (3).

4° *Longueur des cils.* — Les enfants disposés à la tuberculisation ont beaucoup plus souvent que d'autres les cils longs et recourbés. Ce fait, avancé par plusieurs pathologistes, se trouve confirmé par nos observations (4).

5° *Ensemble de la constitution.* — Nous avons déjà dit combien il nous semble difficile d'apprécier la force ou la faiblesse de la constitution chez les enfants phthisiques. Aussi, tout en reconnaissant que ceux primitivement débiles contractent plus souvent la maladie tuberculeuse, restons-nous dans le doute sur la proportion que nous donnent nos notes. Il nous a été, en effet, le plus souvent impossible d'obtenir des détails assez exacts sur la constitution avant le début de la phthisie, pour formuler un jugement certain. Obligés de le porter

		314 enfants tuberculeux.	211 non tuberculeux.
(1)	Cheveux blonds .	150	108
	Cheveux rouges .	4	1
	Cheveux châtains .	71	35
	Cheveux noirs ou très foncés..	40	17
	Couleur des cheveux non notée.	49	50
(2)	Yeux bleus ou gris clair.	124	88
	Yeux châtain foncé, bruns ou noirs .	133	73
	Couleur ignorée.	57	50
(3)	Peau blanche.	97	43
	Peau brune.	46	31
	Couleur ignorée.	171	137
(4)	Cils longs .	67	30
	Cils assez longs .	27	20
	Cils courts.	19	23
	Ignoré.	201	138

d'après l'état dans lequel les enfants se présentaient à nous, il n'est pas étonnant que les sujets non tuberculeux nous aient offert une proportion considérable de constitutions robustes, puisque bon nombre d'entre eux sont morts à la suite d'une affection aiguë, et que nous avons pu les voir avant qu'ils soient devenus cachectiques (1).

6° Pour compléter ces détails sur la constitution, nous devons dire quelques mots sur la fréquence relative des affections spéciales à l'enfance, telles que les éruptions chroniques du cuir chevelu, les vers, les ophthalmies, etc. On regarde en général ces maladies comme plus particulières aux enfants lymphatiques ; pour quelques personnes même, elles constituent les premiers symptômes de la scrofule. Il nous semble qu'en général elles sont, à peu de chose près, aussi communes chez les enfants non tuberculeux que chez les tuberculeux, et qu'en conséquence, on ne doit pas voir en elles un des caractères de la prédisposition aux tubercules. Il en est plusieurs même dont le développement, ou au moins la durée, dépendent évidemment de l'absence de soin ; et si les poux et les eczémas du cuir chevelu sont fréquents et persistants chez les enfants des pauvres, c'est à cette cause qu'on doit l'attribuer, au moins autant qu'à la faiblesse originelle de la constitution. Il est rare, en effet, de voir les animaux parasites de la tête pulluler avec abondance chez les enfants soigneusement peignés et brossés chaque jour. Chez ces enfants aussi, les eczémas, les impétigos du cuir chevelu sont tout à la fois moins fréquents et de moins longue durée (2), et chez eux, la teigne est inconnue.

Aussi ne sera-t-on pas étonné si les chiffres que nous venons de

(1)		314 enfants tuberculeux.	211 non tuberculeux.
	Constitution forte	47	60
	Constitution faible.	133	4
	Constitution moyenne	94	46
	Ignorée	40	101
(2)	Éruptions du cuir chevelu.	76	43
	Pas d'éruptions	66	39
	Ignoré.	172	129
	Ophthalmies	31	9
	Pas d'ophthalmies.	79	34
	Ignoré.	204	168
	Poux	53	35
	Pas de poux	33	14
	Ignoré.	228	162
	Vers	34	15
	Pas de vers.	51	34
	Ignoré.	229	162
	Abcès.	8	4
	Pas d'abcès.	86	25
	Ignoré.	220	182

donner n'offrent pas une très grande différence entre les enfants tuberculeux et ceux qui ne le sont pas. Il résulte, en effet, de nos tableaux, que les éruptions chroniques du cuir chevelu sont à peu près aussi fréquentes chez les premiers que chez les seconds. Les ophthalmies, au contraire, sont plus habituelles chez les tuberculeux ; fait qui n'a rien d'étonnant si l'on se rappelle que cette phlegmasie est une des conséquences les plus fréquentes de la diathèse scrofuleuse. Enfin les poux paraissent se développer et se multiplier chez les tuberculeux moins facilement que les entozoaires du tube digestif.

H. *Conclusions.* — On a l'habitude de diviser les causes de la tuberculisation en prédisposantes et occasionnelles : pour nous, qui croyons que la prédisposition est toujours congénitale, nous devons admettre que les causes prédisposantes sont seulement celles qui augmentent la prédisposition, sans déterminer le dépôt tuberculeux.

Ajoutons aussi que la plupart des causes que nous avons énumérées peuvent être indifféremment occasionnelles ou prédisposantes. Ainsi, un enfant est soumis pendant quelque temps à un mauvais régime, et sous son influence il se tuberculise. Voilà la cause occasionnelle. Un autre enfant, soumis à la même influence, pâlit, dépérit, sans se tuberculiser, et au bout d'un temps variable, il contracte la rougeole, à la suite de laquelle il se tuberculise. Ici la cause occasionnelle est la rougeole, tandis que le mauvais régime est devenu cause prédisposante.

On doit donc regarder comme causes exclusivement prédisposantes celles qui sont antérieures à la naissance, et aussi les modifications survenues dans les organes par la marche des années ; et même ces dernières ne sont pas les causes, mais simplement les symptômes d'une prédisposition plus ou moins marquée.

Si plus tard on prouvait, comme l'indiquent nos observations, que la vaccine aide la prédisposition originelle, elle serait à nos yeux une cause exclusivement prédisposante et acquise. D'un autre côté, parmi les causes prédisposantes congénitales, l'hérédité est évidemment occasionnelle dans certains cas rares, c'est-à-dire dans ceux où un enfant né d'une mère ou d'un père tuberculeux, vient au monde avec des tubercules déjà formés.

On doit donc ranger dans le groupe des causes exclusivement prédisposantes la constitution débile, l'âge de six à quinze ans, le sexe féminin et peut-être la vaccine.

Les causes qui agissent, soit comme prédisposantes, soit comme occasionnelles, seraient l'hérédité, la viciation de l'air, l'habitation dans un lieu humide, la nourriture peu animalisée, le séjour prolongé dans un hôpital, l'onanisme, diverses phlegmasies aiguës ou chroniques, la coqueluche, la rougeole.

. En énumérant un nombre de causes aussi restreint, à côté de la nomenclature étendue qui se trouve dans nos préliminaires, nous ne croyons pas être complets ; mais nous nous contentons d'indiquer les causes de tubercules dont nous avons pu constater l'influence réelle entre l'âge de un à quinze ans.

La plupart de ces causes sont débilitantes, et les autres, excitantes d'abord, sont suivies de la formation des tubercules par la débilité secondaire qu'elles déterminent.

Art. X. — Traitement.

La tuberculisation est une maladie générale ; aussi, le traitement de cette affection doit-il être envisagé indépendamment du siége du produit accidentel dans les différents organes.

En agissant ainsi, nous avons l'avantage d'indiquer au praticien les médicaments qui ont été mis en usage dans toutes les formes de la tuberculisation interne et externe.

On ne peut pas se le dissimuler, il est d'autant plus difficile d'obtenir la guérison de cette maladie que, dans l'immense majorité des cas, elle envahit plusieurs organes à la fois ; aussi le thérapeutiste doit-il faire tous ses efforts pour empêcher son développement dans les cas où il peut soupçonner son imminence. C'est ici que l'on comprend l'utilité de la détermination précise des causes, puisque leur action étant connue, on peut légitimement espérer qu'en soustrayant l'enfant à leur pernicieuse influence, on empêchera souvent que la prédisposition ne soit mise en jeu.

Nous avons donc ici à étudier le traitement sous deux points de vue : celui de la prophylaxie et celui de la guérison radicale.

I. *Prophylaxie* (1). — L'époque orageuse de la dentition est passée, l'allaitement est terminé ; on a pris pour le sevrage toutes les précautions convenables ; de nouveaux besoins se manifestent, et l'enfant commence à passer de la vie végétative à la vie active. Attachez-vous dès ce moment à régulariser sa manière de vivre ; suivez son développement, ne négligez rien de ce qui concerne les aliments dont il doit se nourrir, l'air qu'il doit respirer, les exercices auxquels il doit se livrer, les soins de propreté qu'il réclame, les vêtements dont il doit être couvert, le climat qu'il doit habiter. Reprenons une à une ces différentes considérations.

La *nourriture* de l'enfant sevré depuis plusieurs mois se composera d'aliments animalisés facilement assimilables; des bouillons, des gelées de viandes. A l'époque où l'on commencera à donner des aliments solides, on choisira les viandes noires, rôties, le mouton, le bœuf. L'enfant prendra à chaque repas une petite quantité de bon vin de Bordeaux ; on aura soin de régulariser les repas, c'est le meilleur moyen de régulariser aussi les digestions et de favoriser l'ab-

---

(1) Voir pour l'hygiène des enfants à la mamelle, t. 1, p. 722.

sorption du chyle ; on évitera les aliments indigestes, les pâtisseries et les sucreries qui chargent inutilement l'estomac et ne fournissent que peu de particules nutritives. Il est utile de joindre à l'usage des viandes celui des légumes que la saison fournit ; on préviendra ainsi l'état d'irritation que pourrait produire une diète exclusivement animale.

L'alimentation d'un enfant prédisposé aux tubercules devra donc être tonique et régulière. Or, pour que l'on comprenne bien la manière dont on doit diriger cette partie importante de l'hygiène de l'enfant, nous ne croyons pas pouvoir mieux faire que de rapporter en les modifiant un peu quelques-uns des conseils que nous trouvons dans le livre de M le docteur Donné (1).

Les enfants font leur premier repas dès qu'ils sont levés. Ce repas se compose ordinairement d'une soupe au bouillon gras, ou de café de glands, et a lieu vers sept ou huit heures du matin, quelquefois même plus tôt en été.

Vers onze heures ou midi ils font un second déjeuner plus solide dans lequel on peut faire encore entrer une soupe, mais accompagnée d'une certaine quantité de viande ; on préférera une côtelette de mouton rôtie et très légèrement saignante. Si l'enfant n'est pas encore en état de broyer convenablement la viande, même coupée en petits morceaux, les œufs à la coque, brouillés ou sur le plat, sont d'une grande ressource et sont bons dans tous les cas pour varier le régime à tous les âges.

Sur les trois heures un nouveau repas a lieu et se compose d'aliments légers tels que du pain ou des confitures, du pain trempé dans de l'eau et du vin sucré, ou même du pain sec.

Enfin, au repas du soir l'enfant mangera de la soupe, de la viande, des légumes. Les aliments doivent être doux, mais non dépourvus de sel, cette substance étant un élément utile ponr l'entretien de l'économie. On devra éviter les ragoûts épicés et les mets de haut goût, les viandes fumées, la charcuterie, certains poissons, les vins forts, le café pur ; ces substances sont excitantes et dépassent le but que nous nous proposons.

Air. — Si la nourriture réclame une attention toute particulière, il ne faut pas attacher moins d'importance à l'air que l'enfant doit respirer. Nous l'avons vu, la viciation de l'air, son humidité, exercent sur la santé une influence funeste, et chez l'enfant prédisposé cette influence peut se traduire par le développement de l'affection tuberculeuse. L'enfant devra donc respirer un air pur, habiter une chambre vaste, bien aérée, exposée au soleil, et assez élevée au-dessus du sol pour être à l'abri de l'humidité ; il reposera dans un lit qui ne sera pas environné de rideaux, et l'on évitera qu'il tienne sa tête sous ses

(1) *Conseils aux mères,* 1842, p. 157.

couvertures ou qu'il ait la face tournée du côté de l'oreiller, et surtout
qu'il couche dans le même lit que d'autres personnes. En hiver, on
aura soin aussi que la chambre ne soit pas trop fortement chauffée.
Dans la journée on laissera le plus possible l'enfant en plein air ; on
évitera qu'il passe de trop longues heures enfermé dans une école, où,
privé de mouvement et respirant un air souvent altéré, il est placé
dans les circonstances les plus capables de développer le germe dont
il peut être atteint. Il vaut infiniment mieux retarder son développement intellectuel et fortifier son corps que de débiliter l'organisme en
cultivant outre mesure son intelligence. Du reste, le conseil que nous
donnons ici a rapport seulement à la viciation de l'air dans les sallse
où sont réunies un grand nombre d'enfants plutôt qu'à l'exagération
de la culture intellectuelle qu'ils y reçoivent. Cette dernière considération sera développée ultérieurement quand nous parlerons du traitement préservatif des affections tuberculeuses du cerveau.

Les qualités de l'air peuvent être telles que nous venons de les
indiquer, et cependant l'air lui-même ne conviendra pas à l'enfant
prédisposé à la tuberculisation ; ainsi quelquefois il est trop stimulant
pour la délicatesse de ses organes. Il est difficile d'arriver à la détermination précise de la nature de cette influence nuisible, qui pour
cela n'en est pas moins réelle. En effet, l'air peut réunir toutes les qualités appréciables à nos moyens d'investigation, et cependant exercer
évidemment une influence fâcheuse sur la santé. On a cité des
exemples d'enfants d'une même famille dont plusieurs avaient été
atteints de tuberculisation dans le même climat, tandis que ceux qui
avaient été transportés dans un climat plus chaud dépassaient, sans
être atteints par la tuberculisation, l'époque fatale à laquelle leurs
frères avaient succombé. Il faudra donc, lorsque la chose sera prati-
cable, conseiller aux parents un changement de climat, surtout à
l'époque où les affections tuberculeuses se développent d'ordinaire
(de trois à quinze ans), ou bien à celle où une triste expérience leur a
appris que leurs enfants y étaient principalement exposés.

Malheureusement les conseils que nous donnons ici ne peuvent être
suivis que par les classes riches de la société ; et comme le dit avec
raison M. Papavoine : « Pour quelques milliers d'heureux sur lesquels se concentrent les jouissances qu'enfante l'état social, tout le
reste est dévoué aux peines physiques et morales. »

Une bonne nourriture, un bon logement, un changement de climat,
sont souvent interdits aux malheureux ouvriers dont les enfants sont
décimés par la tuberculisation. Il serait à souhaiter que la philanthro-
pie élevât dans les campagnes qui avoisinent les grandes villes, des
asiles où les enfants des classes inférieures, prédisposés à la tuberculisation, pourraient passer les périodes orageuses du jeune âge. Cette
mesure, toute préventive, aurait l'avantage de diminuer considérablement le nombre des enfants tuberculeux, et en rendant la généra-

tion qui s'élève plus robuste et plus forte, de préparer aussi pour
l'avenir des races moins détériorées. En réclamant l'institution
d'asiles où les enfants des pauvres passeraient quelques années, nous
voudrions que ces établissements fussent surveillés par des personnes
capables ; nous désirerions que tout ce qui a rapport à l'hygiène fût
soumis au contrôle médical (1). Si nous conseillons d'éloigner des
villes, et surtout de la partie malsaine de ces grands centres de population, les enfants prédisposés aux tubercules, on comprendra aisément que nos recommandations s'adressent à bien plus forte raison
aux parents qui abandonnent les campagnes pour venir s'établir à
Paris. Il y a dans ce changement d'air, de climat, d'habitudes, de
nourriture, un grave danger pour les jeunes enfants. Habitués à un
exercice actif, en plein air, exposés aux rayons d'un soleil vivifiant,
ils sont transportés dans une rue étroite, dans des chambres basses,
humides, obscures, mal aérées, et ces causes d'insalubrité acquièrent
une influence d'autant plus grande que la transition a été plus plus
rapide.

Exercice. — Il ne suffit pas qu'un enfant soit bien nourri, qu'il
respire un air pur, il faut encore qu'il puisse prendre la somme
d'exercice qui convient à son âge. Les jeux en plein air pour les plus
jeunes, la marche, les exercices gymnastiques et l'équitation pour les
plus âgés, ne doivent pas être négligés. Sous leur influence, le système musculaire se développe, la poitrine se dilate, le tronc est maintenu dans sa rectitude normale. En outre, l'exercice un peu actif
régularise les fonctions digestives, donne du ton à tous les organes.
Nous ne pouvons, du reste, mieux faire pour compléter les préceptes
relatifs aux exercices et à la promenade en plein air, que de renvoyer
le lecteur aux pages écrites sur ce sujet par le docteur Donné (*loc.
cit.*, p. 184).

Lotions, bains, etc. — Des moyens d'une nature différente concourent encore à fortifier le constitution ; ainsi, il est convenable de
lotionner matin et soir les différentes parties du corps, d'abord avec
de l'eau légèrement tiède, puis froide. Ces lotions, que dans la belle
saison on remplace par des bains froids, ont, indépendamment de
leur action essentiellement tonique, l'avantage d'habituer l'enfant au
contact de l'air froid, et de prévenir les accidents qui résultent souvent d'un brusque changement de température. Nous conseillons
d'employer graduellement de l'eau de moins en moins tempérée, afin

_____

(1) Les conseils que nous donnions dans notre première édition ont été suivis à
Genève. Il existe trois établissements de cette espèce dans le voisinage de cette
ville, et ils ont produit les meilleurs résultats. Deux sont destinés aux enfants
convalescents, le troisième est réservé pour ceux qui sont placés dans des circonstances hygiéniques défavorables. Ce dernier a été fondé et entretenu par
M. le docteur Butini, fils du célèbre médecin de ce nom, et l'un des hommes les
plus charitables et les plus distingués de la Suisse.

que l'enfant s'accoutume peu à peu l'impression du froid ; il sera aussi convenable de ne commencer ces lotions que dans la saison chaude, afin qu'il y ait gradation.

Ces lotions et ces bains auront le double effet d'entretenir une propreté minutieuse nécessaire aux fonctions de la peau, et de donner du ton à l'enveloppe tégumentaire. Mais pour atteindre ce double but, il faut suivre certaines règles qui, si elles ne sont pas indispensables, sont au moins très utiles.

Les lotions journalières faites avec l'eau tiède d'abord, puis froide, ou seulement dégourdie en hiver, ne doivent pas être générales, ni surtout simultanées sur les diverses parties du corps ; elles ne doivent pas non plus être de longue durée. L'éponge sera promenée sur un point limité pendant quelques instants, puis on essuiera de suite la partie mouillée avec un linge sec. On répétera la même opération successivement sur la figure, le cou et les épaules, les bras et les mains, les jambes et les pieds, le tronc et les parties génitales. A mesure que les lotions seront terminées sur une de ces parties, on la recouvrira, et par ce moyen on excitera une réaction utile.

Tous les huit jours au moins en été, on devra donner un bain général frais à 20 ou 24° R., pendant 5 à 10 minutes environ, et à sa sortie, envelopper immédiatement l'enfant dans un linge sec. Pour tous ces détails, qui tiennent autant à l'hygiène générale qu'à la prophylaxie des tubercules, nous renvoyons encore le lecteur à l'ouvrage de M. le docteur Donné, dont les conseils sont aussi utiles que bien présentés.

A l'usage des bains et des lotions avec l'eau simple, on peut joindre celui des frictions sèches ou légèrement excitantes. Exercées successivement sur différentes parties du corps, au moyen d'un linge ou d'une flanelle imbibée d'eau-de-vie ou de rhum étendu d'eau, elles auront l'avantage de donner de l'activité à la circulation capillaire, et de faciliter les fonctions de l'appareil tégumentaire.

On pourra même joindre à cette pratique celle du massage, qui fortifie les muscles et donne de la fermeté aux chairs flasques et molles.

Vêtements. — Le conseil que nous donnons ici n'est pas en opposition avec celui de vêtir l'enfant chaudement quand la saison le réclame. Les vêtements doivent être suffisamment larges pour ne gêner en rien ses mouvements, et quoiqu'il ne soit pas prouvé que la compression favorise la tuberculisation, comme certains auteurs l'ont prétendu, il suffit cependant que le fait soit possible pour que l'on se prémunisse d'avance contre l'influence de cette cause. Les pieds doivent être convenablement couverts, non-seulement pour entretenir la chaleur de ces parties, mais aussi pour les préserver de l'humidité.

Préservatifs thérapeutiques. — Dans tout ce que nous venons de dire jusqu'ici, nous n'avons parlé que du traitement préservatif hygiénique, le seul, à notre avis, dont l'efficacité soit incontestable. Les auteurs ont, en outre, conseillé l'emploi de quelques moyens préventifs médicamenteux ; ceux qui ont eu le plus de crédit sont des agents thérapeutiques de nature très différente : les exutoires et les toniques.

Partant de ce principe, que chez les enfants prédisposés à la tuberculisation, la peau est souvent le siége d'éruptions chroniques, accompagnées d'un suintement abondant (eczéma, impétigo, etc.), et que ces dermatoses sont, jusqu'à un certain point, favorables à la santé générale des enfants qui en sont atteints, on en a conclu qu'une médication qui aurait pour but de provoquer une irritation artificielle et une suppuration abondante, ne pourrait que produire d'heureux effets. C'est principalement pour prévenir certaines formes de tuberculisations (forme cérébrale) que l'on a conseillé l'emploi du cautère, du séton et du vésicatoire. Il faudrait des faits bien plus positifs que ceux qu'on a cités pour nous engager à conseiller cette médication dans tous les cas, et il nous semble plus rationnel d'accorder la préférence au traitement tonique, et de réserver les révulsifs pour des cas spéciaux.

Ainsi, nous conseillons chez les enfants délicats l'emploi des préparations furrugineuses, de l'huile de foie de morue, de la tisane de noyer (voy ci-après), des bains sulfureux ou salés, et si la chose est possible, des bains de mer ; ou bien le séjour pendant une ou deux saisons aux eaux des Pyrénées, à celles de Schinznach ou de Lavey. Les unes sulfureuses, les autres salées, conviennent parfaitement dans les cas de faiblesse de constitution, de débilité générale, qui peuvent faire craindre le développement ultérieur de la maladie tuberculeuse.

Du traitement hygiénique dans les cas d'affections cutanées ou glandulaires chroniques. — Le traitement préventif, basé sur les principes que nous venons de développer, doit subir différentes modifications dans les cas où les enfants pour lesquels on redoute le développement des tubercules, sont déjà atteints d'affections cutanées accompagnées d'un suintement considérable. En pareilles circonstances, il faudra changer quelque chose au régime alimentaire et. aux précautions hygiéniques dont nous avons prescrit l'emploi. Ainsi, la nourriture ne devra pas être aussi substantielle, on risquerait ainsi d'augmenter l'affection cutanée, surtout dans les cas où l'on a affaire à un impétigo ou à un eczéma, accompagnés d'une vive irritation.

Il serait imprudent d'employer les bains et les lotions froides dans les cas de dermatoses humides générales ; si, au contraire, la maladie cutanée est sèche (*lepra*, *psoriasis*, *pityriasis*), on continuera sans aucun inconvénient l'emploi des lotions et des bains froids. Du reste, les lotions ne doivent pas être interrompues dans les cas où l'affection cutanée sera bornée à la tête (*impetigo larvalis*, *tinea faciei*, etc.), elles pourront être pratiquées alors avec avantage sur d'autres points du corps.

Une autre question bien plus grave, et que nous avons soulevée dans une autre partie de cet ouvrage, doit trouver ici sa place. Est-il convenable, dans le cas où l'on redoute pour l'avenir le développement d'une tuberculisation, de solliciter la guérison des éruptions cutanées chroniques et la cicatrisation des ulcères scrofuleux ? Pour résoudre une pareille question, il faudrait des faits nombreux bien observés, convenablement analysés. La science ne nous en fournit pas assez pour que les conclusions que nous pourrions en tirer soient inattaquables. On lit bien dans presque tous les traités sur l'affection tuberculeuse que la répercussion des dartres et des exanthèmes occasionne la phthisie; mais nous sommes forcés de reconnaître que parmi les assertions médicales, il y en a peu qui soient moins certaines que celle-là. La difficulté du sujet explique son obscurité. Pour prouver cette opinion, on s'est appuyé sur cette maxime : *Post hoc, ergo propter hoc*. Mais on n'a pas réfléchi que l'effet prétendu pouvait fort bien être la cause, et la soit-disant cause l'effet.

Bien que la question soit susceptible de cette double interprétation, nous pensons cependant qu'il suffit que l'influence de la répercussion soit possible pour que le médecin prudent suive certaines règles dans le traitement des affections cutanées chroniques. Il doit avoir égard à plusieurs circonstances, à l'étendue, à la nature, à l'ancienneté de la maladie, et à l'état général du sujet qui en est atteint. Ainsi, certaines affections chroniques de la peau sont accompagnées d'un dépérissement général dont la prolongation peut avoir des suites funestes. Nous avons vu des impétigos, des eczémas chroniques très étendus, et même chez un malade, un véritable *porrigo (vraie teigne)* qui couvrait la surface du corps, s'accompagner de maigreur, de perte des forces, de gonflement des ganglions en rapport avec les points malades. Dans ces cas, évidemment, il y avait indication à faire disparaître la maladie de peau qui devenait elle-même une cause de tubercules par la détérioration qu'elle imprimait à l'économie.

Lorsque l'on se décide à provoquer le disparition d'une affection cutanée chronique, il faut employer un certain nombre de précautions que nous avons indiquées ailleurs et que nous mentionnons ici de nouveau.

1° La maladie doit être attaquée partiellement et non en totalité; 2° on doit prescrire à l'intérieur de légers purgatifs; 3° employer pendant quelque temps un exutoire qui remplace jusqu'à un certain point la maladie qu'il s'agit de faire disparaître, et qui cependant n'en ait pas les inconvénients. On devra en outre préférer aux médicaments internes l'emploi sagement administré des eaux minérales naturelles sulfureuses, qui, en même temps qu'elles sont spécifiques

pour les maladies de la peau, sont aussi toniques et quelquefois purgatives.

*Traitement des maladies qui peuvent être l'origine de la tuberculisa-
tion.* — Après avoir discuté la question du traitement des affections
chroniques de la peau, nous devons dire quelques mots de celui qu'il
convient d'employer dans les maladies aiguës, qui peuvent être suivies de tuberculisation, telles que la rougeole, la coqueluche, la pneumonie. Nous n'avons pas à revenir sur les détails de ce traitement ;
ce sujet ayant été traité ailleurs d'une manière complète, nous nous
contenterons de poser quelques règles générales : 1° la médication
devra être active, mais pendant un temps très court, car, comme l'a
fort bien remarqué M. Papavoine, si l'on agit autrement, la convalescence sera très longue et très orageuse, et c'est ce qu'il faut éviter ;
2° le traitement ne devra pas, autant que possible, être trop débilitant ;
3° il faudra se hâter de relever les forces du malade dès que l'affection
aura disparu, et faire ainsi succéder la médication tonique au traitement débilitant.

Masturbation. — Les parents chercheront par tous les moyens possibles à rompre le cours de cette habitude honteuse et funeste. Il ne
faut pas que l'on ignore que ce sont souvent de très jeunes enfants
qui se livrent avec fureur à l'onanisme. Le séjour prolongé dans un
lit trop chaud ou trop mou contribue à l'excitation des organes génitaux. Il ne faudra pas négliger en conséquence le coucher de l'enfant :
ses matelas et son oreiller seront de crin ; il ne sera pas trop couvert,
et on lui fera de bonheur prendre l'habitude de tenir les bras hors
du lit.

On examinera aussi avec soin l'état des organes génitaux. La masturbation, en effet, est souvent provoquée par le prurit qu'occasionne
l'*herpes præputialis* et quelques autres phlegmasies légères des grandes
lèvres ou du prépuce. Dans les cas de cette espèce il faudra insister
sur les bains et les lotions émollientes, qui, en calmant l'inflammation
ou la subinflammation de ces parties, feront disparaître la cause
excitante qui produit la masturbation. On ne devra pas négliger non
plus de s'assurer si les jeunes malades rendent habituellement des
vers ; l'exploration directe peut, en effet, démontrer l'existence des
oxyures vermiculaires, qui, en irritant l'extrémité inférieure du
rectum, ou en s'insinuant entre les grandes lèvres, sont souvent une
cause d'onanisme.

Une grande prudence est nécessaire dans les recherches auxquelles
on se livre pour savoir si l'enfant est atteint de ce vice ; on risque
souvent de lui donner l'idée d'un défaut qu'il n'a pas : aussi le docteur Donné a-t-il rendu un véritable service en indiquant un caractère
au moyen duquel on peut reconnaître si un enfant se livre ou non à
la masturbation. Ce moyen consiste à examiner les urines au microscope ; lorsqu'elles ont été rendues peu de temps après le moment où

l'enfant s'est livré à sa funeste inclination, elles contiennent de la matière muqueuse dans laquelle sont mêlés des cristaux d'oxalate de chaux.

II. *Traitement curatif.* — « On ne peut méconnaître, dit Laënnec, une maladie incurable lorsqu'on voit tenter tour à tour contre elle presque toutes les substances médicamenteuses connues. »..... « On a vanté les acides et les alcalis, la diète sévère et l'alimentation animale succulente, l'air sec et l'air humide, l'air pur et l'air chargé de vapeurs fétides, l'oxygène, l'hydrogène et l'acide carbonique, les exercices et le repos, les émollients et les toniques, le froid et le chaud, les anodins parégoriques et autres, et les stimulants, non-seulement tels que les aromatiques et les antiscorbutiques, mais même tels que les préparations les plus irritantes du mercure, le sulfate de cuivre, l'orpiment et l'arsenic. »

Certes, une pareille série d'antithèses est bien faite pour décourager le médecin. Aussi est-il indispensable, comme le dit encore Laënnec, « de mettre quelque ordre dans une abondance aussi stérile, en posant les indications que le praticien doit se proposer de remplir. »

§ I. *Indications* — Si la nature intime de la maladie nous était connue, nous pourrions peut-être trouver un spécifique qui neutraliserait dans l'économie le vice tuberculeux. Dans l'impuissance d'atteindre ce but, nous devons établir quelles sont les indications à remplir pour faire disparaître le produit accidentel lorsqu'il est déposé au sein des organes.

1° *Est-il convenable de chercher à favoriser l'absorption, l'élimination ou la transformation de la matière tuberculeuse?* —Cette question n'a pas été résolue par tous les pathologistes de la même manière. Les uns ont admis que l'absorption de la matière tuberculeuse ne pouvait avoir que des avantages lorsque ce produit accidentel siégeait dans le système glandulaire, mais que de graves inconvénients pouvaient résulter de l'absorption de la matière tuberculeuse déposée dans les poumons. On a prétendu que toutes les fois que le tubercule passait de l'état solide à l'état liquide, il déterminait dans les organes environnants une réaction inflammatoire qui était toujours fâcheuse. Cette objection serait juste si les médicaments qui provoquent l'absorption déterminaient nécessairement le ramollissement du tubercule dans sa totalité. Mais on comprend que la résorption moléculaire puisse se faire sans déterminer une fonte du tubercule, et surtout une inflammation des tissus voisins.

- On a dit aussi, et cette objection a plus de valeur, que chez les enfants tuberculeux dont les organes sont éminemment prédisposés à une phlegmasie, les médicaments actifs et irritants dont l'action résolutive est la mieux prouvée, tels que l'iode, l'or, le mercure, avaient le grave inconvénient de provoquer des inflammations secondaires toujours funestes. Cette objection est plus applicable à l'impéritie du médecin qu'aux médicament eux-mêmes. Sagement administrés, ils peuvent produire d'excellents effets ; donnés d'une manière intempestive à trop haute dose, ils seront évidemment nuisibles.

Nous répondons donc à la première question que nous nous sommes posée : *Oui, on doit provoquer l'absorption de la matière tuberculeuse.* Mais nous ajoutons que la nécessité de cette indication générale une fois reconnue, les moyens de la remplir nous font le plus souvent défaut : d'ailleurs leur emploi réclame des règles particulières, qui seront mieux exposées lorsque nous étudierons chaque espèce de tuberculisation en particulier.

Dans les cas où les tubercules ont été éliminés et ont laissé à leur place des cavités plus ou moins considérables, le médecin doit se proposer d'en obtenir la cicatrisation et de tarir la suppuration que fournit la membrane qui les tapisse. Cette indication est du reste spéciale aux tubercules pulmonaires, bien que le poumon ne soit pas le seul organe dans lequel on puisse constater l'existence d'excavations plus ou moins considérables.

S'il peut y avoir du doute sur la nécessité de favoriser l'absorption des tubercules, il n'en existe pas sur l'opportunité d'une médication qui aurait pour effet de leur faire subir la transformation crétacée ; car il est avéré qu'à cet état le tubercule est devenu inerte, et en général n'occasionne plus d'accidents.

2° *Il faut empêcher de nouvelles éruptions tuberculeuses.* — Il est indispensable de prévenir de nouvelles éruptions tuberculeuses pour obtenir la guérison radicale. On comprend que dans les cas où le traitement préservatif a été insuffisant pour s'opposer au développement des produits accidentels, il n'ait pas plus de chances de réussite pour empêcher la formation de nouveaux tubercules ; tandis que s'il a été négligé on peut légitimement espérer que son emploi sera suivi de succès.

3° *Fortifier la constitution.* — Cette troisième indication consiste à donner aux organes une somme de ton suffisante pour que l'enfant puisse résister à la déperdition des forces qu'entraîne la maladie et quelquefois même la médication que l'on met en usage pour la faire disparaître. L'opportunité de cette indication varie, du reste, suivant la nature de la tuberculisation, la marche qu'elle a suivie, l'époque à laquelle elle est arrivée, les organes qu'elle a envahis.

4° *Empêcher et traiter les complications.* — L'anatomie pathologique ayant démontré que la mort d'un grand nombre d'enfants tuberculeux est le résultat de phlegmasies intercurrentes, il faut empêcher, ou tout au moins retarder le développement de ces affections.

5° *Calmer les symptômes pénibles.* — Dans l'impossibilité d'obtenir la guérison radicale de la maladie, une dernière indication reste à remplir, celle de calmer les symptômes pénibles. Nous ne parlerons ici que du traitement palliatif des symptômes qui appartiennent à la tuberculisation en général, réservant pour chaque tuberculisation partielle les détails thérapeutiques qui la concernent spécialement.

Enfin, il est un certain nombre de médicaments qu'il est impossible de rattacher à des indications précises, et qui cependant ont trouvé place dans le traitement de la tuberculisation ; nous en dirons quelques mots en terminant.

§ II, *Examen des médications.* —I. Les médicaments auxquels on a cru reconnaître la propriété de remplir la première indication sont nombreux. Nous ne les passerons pas tous en revue, nous nous contenterons de dire qu'ils sont pour la plupart empruntés au règne minéral. Ainsi, l'on a conseillé comme médicaments altérants : l'iode et ses préparations, le mercure, l'or, l'antimoine, l'arsenic, les eaux minérales, etc.

L'*iode* a été surtout employé contre la tuberculisation externe. Chacun sait que Coindet, de Genève, et plus tard, les docteurs Lugol et Baudelocque, et beaucoup d'autres médecins, en ont vanté les heureux effets dans le traitement de la scrofule. Ces préparations ont aussi été mises en usage par quelques médecins dans le traitement de la tuberculisation interne générale ou partielle.

L'effet des préparations iodées données à l'intérieur consiste en général dans l'augmentation de l'appétit et des évacuations alvines, dans l'accroissement de la sécrétion urinaire et salivaire. Ces médicaments produisent, dans quelques cas, de la cardialgie, que le vin de quinquina fait disparaître (Baudelocque). On a observé aussi que lorsque leur usage était continué pendant longtemps, ils produisaient quelquefois une irritation de la langue et de la membrane muqueuse bucco-pharyngée.

Leurs effets doivent être attentivement surveillés, et l'on doit se hâter de suspendre la médication lorsqu'il se développe des accidents. MM. Evanson et Maunsell ont avancé que les effets fâcheux de l'iode étaient plus fréquents et plus facilement provoqués chez les enfants que chez les adultes. Cette assertion ne nous paraît nullement exacte. Nous avons employé l'iode, et souvent l'hydriodate de potasse à doses assez élevées, et nous n'avons jamais observé d'accidents semblables à ceux signalés chez l'adulte. L'un de nous a aussi recueilli à l'hôpital Saint-Louis, dans le service de M. Lugol, un grand nombre d'observations d'enfants âgés de dix à quinze ans, chez lesquels on administrait ce médicament d'une manière continue, et il n'en a pas vu non plus résulter d'accidents. M. Baudelocque, dans son *Traité de l'affection scrofuleuse,* avait déjà fait les mêmes remarques.

Les auteurs sont loin d'être d'accord sur l'opportunité de l'administration de ce remède, et sur ses indications et ses contre-indications. Les uns veulent qu'on réserve son emploi pour les cas apyrétiques, dans lesquels le tube digestif est à l'état normal, et où le poumon contient peu ou pas de tubercules ; les autres ne craignent pas de l'administrer, quel que soit l'état général et local.

L'iode peut être prescrit à l'extérieur et à l'intérieur.

La médication *externe* est surtout conseillée dans la scrofule ; l'iode a été aussi employé par la méthode iatraleptique pour des affections tuberculeuses internes.

A l'intérieur, ce médicament a été prescrit aux enfants sous forme de teinture et de solution.

Lugol pensait que la teinture avait l'inconvénient de se décomposer avec une grande facilité, et de laisser précipiter l'iode. Baudelocque s'est assuré que l'on pouvait, sans inconvénient, mélanger une certaine quantité de teinture d'iode à de l'eau, sans qu'il y eût précipitation du médicament.

On préfère généralement une solution dans laquelle l'iode est uni à l'hydriodate de potasse.

Lugol employait cette solution à divers degrés de concentration ; Baudelocque l'administrait aux doses suivantes : la solution est composée de 10 centigrammes d'iode et de 20 centigrammes d'iodure de potassium pour 500 grammes d'eau. Il administrait cette solution à la dose de 90, 120, 150, 180 grammes, etc., suivant l'âge.

L'*iodure de fer* a été conseillé par le docteur Dupasquier, de Lyon. Ce médecin a publié, sur l'emploi de ce médicament chez l'adulte, un mémoire fort intéressant, et qui semblerait prouver que cette préparation exerce une influence positive sur la résorption des tubercules.

D'après M. Dupasquier, le proto-iodure de fer serait à la fois tonique, astringent et résolutif. Voici les conclusions d'un mémoire publié sur l'emploi de ce médicament, par M. Gilbert Boissière, élève de M. Dupasquier (1): « Comme tonique, le proto-iodure de fer relève toutes les fonctions, et surtout la digestion, l'hématose et l'assimilation ; comme astringent, il fait cesser la sécrétion exagérée de la muqueuse bronchique et les sueurs nocturnes ; enfin, comme résolutif, il provoque la résorption des produits organiques déposés dans le parenchyme pulmonaire. Il reste donc démontré que l'administration du proto-iodure de fer dans la phthisie pulmonaire est non-seulement innocente, mais encore d'une utilité incontestable, et j'ose même dire que nulle autre médication connue ne peut lui être comparée. »

Nous ne devons pas oublier de faire remarquer que ce médicament agit quelquefois comme irritant de la membrane muqueuse de la partie sus-diaphragmatique du tube digestif, et qu'il serait peut-être dangereux de le prescrire à des enfants atteints de stomatite, ou d'une irritation pharyngée et laryngée.

Le proto-iodure de fer employé par M. Dupasquier est un proto-

____

(1) *Gaz. méd*, n° 52, 24 décembre 1842.

sel parfait qui n'est nullement altéré par le contact de l'air. Ce médecin le prescrit en solution. Pour les jeunes sujets, on commence.
l'administration du médicament par cinq gouttes de la solution, et
on augmente progressivement la dose en surveillant l'action du
remède. Nous avons très souvent administré le sirop de proto-iodure
de fer à la dose d'une à deux cuillerées à soupe par jour. Les enfants
prennent le remède sans répugnance, et il remplace avantageusement l'huile de foie de morue dans les grandes chaleurs de l'été.
Cependant, il est des enfants qui le supportent avec peine, et nous
l'avons vu déterminer des douleurs gastriques qui nous ont forcé
d'en suspendre l'usage. L'hydriodate de potasse est admirablement
toléré par les enfants, même à doses fort élevées ; c'est presque exclusivement contre la tuberculisation méningée que nous en avons fait
usage. (Voyez *Méningite.*)

A l'extérieur. — On peut recourir aux frictions avec la teinture
d'iode, ou aux onctions avec une pommade d'hydriodate de potasse
iodurée. Lugol employait la suivante :

℞ Iode . . . : . . ; . . . . 30 centigrammes.
 Iodure de potassium . . . . 1 grammes 10 centigr.
 Axonge récente. . . . . 32 grammes.

Baudelocque prescrivait une pommade qui contient une plus grande
proportion de substance active :.

℞ Iode . . . . : . . 60 centigrammes.
 Iodure de potassium . . . . 4 grammes.
 Axonge. . . . . 32 grammes.

Baudelocque a remarqué que les frictions avec cette pommade
s'accompagnaient quelquefois d'un sentiment de picotement, de chaleur ou de brûlure, qui durait au plus un quart d'heure et souvent
beaucoup moins. A cette sensation près, il n'est survenu à la peau
aucun accident.

Ces différentes pommades ont été employées en frictions sur les
tumeurs tuberculeuses extérieures ; on pourrait aussi en faire usage
dans le but de faire pénétrer une certaine quantité d'iode dans l'économie.

Les eaux minérales qui contiennent une forte proportion d'acide
peuvent être utilement employées. On peut recommander en particulier celles de Kreuznach ou celles de Lavey qui, mélangées aux
eaux mères des salines de Bex, jouissent de propriétés toniques et
résolutives évidentes. Du reste, en parlant de la tuberculisation de
chaque organe, nous indiquerons les cas où la médication iodée est
ou non applicable.

Mercure. — Les préparations mercurielles ont été conseillées dans certaines formes de la tuberculisation externe ou interne chez les enfants.

On a principalement vanté l'emploi du calomel, donné comme altérant à la dose de 2 centigrammes et demi à 5 centigrammes, deux fois par jour. Les frictions avec la pommade de calomel ont aussi été conseillées.

Une autre préparation mercurielle, qui a été particulièrement vantée par Wendt, Hufeland et Tourtual, est l'éthiops minéral (sulfure noir de mercure), seul ou uni à d'autres préparations. Ces médecins donnent ce médicament à très petites doses.

D'après eux, il aurait le grand avantage de n'occasionner jamais la salivation ; accident, du reste, rare dans l'enfance, quelle que soit la préparation mercurielle que l'on mette en usage.

Nous sommes peu partisans de la médication mercurielle chez les tuberculeux, nous en exceptons la méningite et le cas où les évacuations alvines sont décolorées. Dans ce dernier cas nous donnons pendant quelques jours le calomel ou *l'hydrargyrum cum cretâ* à petites doses ; mais sauf cette exception nous repoussons une médication qui a pour effet d'appauvrir le sang et de débiliter l'organisme.

Or. — Si nous proscrivons le mercure, nous n'en disons pas autant de l'or : ce remède a le grand avantage d'être un roborant en même temps qu'un altérant. C'est à l'oxyde que nous donnons la préférence à la dose de 1 à 5 centigrammes par jour en friction sur la langue.

Antimoine. — Les préparations antimoniales ont aussi été conseillées dans la tuberculisation des enfants ; mais c'est presque exclusivement contre les scrofules qu'on en a fait usage. On a recommandé en particulier le soufre doré d'antimoine, et même l'antimoine cru. Ce dernier médicament peut être administré aux enfants de deux à cinq ans à la dose de 25 centigrammes ; à ceux de cinq à huit ans on donne 50 centigrammes, et aux plus âgés 70 centigrammes en poudre ou en pastilles. Il est convenable d'unir ce métal à des substances aromatiques, pour faciliter la digestion, et aussi à une substance absorbante, afin de neutraliser les acides contenus dans l'estomac, et d'empêcher ainsi la formation d'un sel antimonial qui pourrait provoquer des vomissements (1). Hufeland donne l'antimoine cru d'après la formule suivante :

℞ Antimoine cru finement pulvérisé .   25, 50, 75 centigrammes.
Magnésie. . . . .   25 centigrammes.
Sucre blanc. . . . .   60 centigrammes.
Poudre de cannelle. . . . .   10 centigrammes.

Faites une poudre. — Une à trois fois par jour.

Eaux minérales. — On doit rapprocher des préparations que nous

____

(1) Fraenkel, traduction d'Evanson et Maunsell, 11 Lief, S. 613.

venons d'étudier les eaux minérales, conseillées par un grand nombre de médecins dans le traitement de la tuberculisation.

Celles qui jouissent de la plus grande réputation sont les eaux des Pyrénées, et en particulier celles de Bonnes ; celles du Mont-Dor, de Weissembourg en Suisse, et d'Ems dans le duché de Nassau. Ces différentes eaux sont spécialement indiquées dans les cas de tuberculisation localisée sur le poumon. Dans la forme générale chronique, lorsque l'élément fébrile est peu accusé, nous préférons les eaux iodurées et bromurées de Challes, de Wildegg, de Cœse.

Il est préférable qu'elles soient prises dans le pays même ; mais on peut aussi prescrire celles que l'on fait venir de la source, et qui sont très pures.

Nous ne savons pas si les médications que nous venons de passer en revue sont capables de produire la transformation crétacée des tubercules, tandis que quelques maladies produisent évidemment cet effet. Ces affections, nous les avons déjà énumérées ; ce sont : la fièvre typhoïde, la scarlatine et surtout la variole.

De ces trois maladies, celle qui jouit de l'influence la plus marquée pour *crétacer* les tubercules, la variole, peut être transmise d'un individu à un autre par voie d'inoculation. Devons-nous en profiter dans le but d'obtenir la guérison des tubercules ?

Pour résoudre cette question et en déduire des règles thérapeutiques, il serait indispensable d'élucider les points suivants :

1° L'influence curative de la variole est-elle permanente ou temporaire ?

2° S'exerce-t-elle à tous les degrés de la maladie ?

1° Il est très difficile de répondre à la première question. Pour que l'action exercée par la variole fût permanente, il faudrait que la fièvre éruptive agît à la fois sur le principe général qui produit la tuberculisation et sur le produit sécrété lui-même. Or nous ne pouvons juger que de ce dernier résultat, puisque nous ne possédons pas de signes positifs qui nous indiquent l'existence de cette tendance générale à la tuberculisation qui précède le dépôt tuberculeux. Il y aurait un autre moyen d'élucider la question, mais les éléments nécessaires nous manquent : ce serait de déterminer si, sur un nombre considérable d'individus prédisposés à la tuberculisation par leurs antécédents, ceux qui, non vaccinés, ont contracté la variole, sont morts phthisiques en nombre beaucoup moins considérable que ceux qui, placés dans les mêmes circonstances, n'ont pas eu la variole. On comprend toutes les difficultés d'un pareil calcul.

Un fait positif, c'est que la variole ne détruit pas la prédisposition originelle, puisque les enfants qui ont été atteints de cette fièvre éruptive peuvent devenir ensuite tuberculeux.

2° L'influence exercée par la variole a-t-elle lieu à toutes les périodes de la phthisie ? La variole cicatrise-t-elle les excavations pul-

monaires, comme elle fait passer les tubercules à l'état crétacé? Nous
n'en possédons pas d'exemple. On conçoit, du reste, qu'il est bien
difficile de constater un pareil résultat, puisque la variole survient très
rarement chez des enfants dont la tuberculisation est avancée, et que,
dans ce cas, c'est la variole, qui est modifiée et non la tuberculisation.

De cette discussion il résulte : 1° qu'il n'est pas prouvé que l'influence
exercée par la variole sur la tuberculisation soit définitive; 2° qu'il
n'est pas prouvé qu'elle détermine la cicatrisation des excavations
pulmonaires ; en conséquence, il ne convient pas d'inoculer la variole
à un sujet tuberculeux dans l'espoir de guérir sa maladie.

II. Les médications auxquelles on doit recourir pour remplir la
deuxième indication (de prévenir de nouvelles éruptions tuberculeuses), sont : 1° le traitement tonique que nous allons étudier tout
à l'heure ; 2° la médication révulsive ; 3° le changement de climat. Peu
partisans en général des médicaments révulsifs chez les enfants,
nous croyons cependant qu'ils ne doivent pas être bannis du traitement de la tuberculisation. Il va sans dire qu'il ne faut pas les pro-
diguer : mais les employer seulement dans les cas où ils peuvent exercer une influence réelle. Ainsi si l'on était assez heureux pour voir
chez un enfant disparaître les symptômes de la tuberculisation; si en
même temps les forces étaient peu déprimées, l'embonpoint conservé,
le tempérament lymphatique, il serait convenable dans la tuberculisation à forme chronique de prescrire un exutoire. Nous préférons
dans ce cas l'application d'un cautère au bras dont on aurait soin
d'entretenir la suppuration pendant longtemps, à celle d'un vésicatoire dont l'effet est temporaire et superficiel. Un autre traitement
auquel on devrait recourir si les conditions dans lesquelles le malade
se trouve placé le permettaient, serait le changement de pays; on
enverrait l'enfant dans un climat plus doux, en Italie, à Nice, à
Hyères, à Pau, non pas seulement passer un hiver, mais plusieurs
hivers ou plusieurs années de suite.

III. La troisième indication réclame l'emploi du traitement tonique.

Cette médication a été conseillée par quelques médecins comme la
seule qui convînt à la tuberculisation. Il est hors de doute que dans
bon nombre de cas elle peut être mise en usage comme méthode
principale et le plus souvent comme méthode accessoire. Il est des
formes de tuberculisation dans lesquelles le traitement tonique ne
peut avoir que des avantages, quelle que soit la période de la maladie,
tandis qu'il en est d'autres où il n'est applicable qu'à une certaine
époque, où même ne doit pas être mis en usage. Ainsi, il convient
dans la plupart des tuberculisations générales ou locales chroniques,
et surtout dans celles où les voies digestives n'offrent pas d'altérations profondes, tandis qu'au contraire il est rarement applicable dans
les formes générales ou locales aiguës, sauf peut-être à une période

avancée de la maladie. Ces règles souffrent quelques exceptions qui seront indiquées au sujet des tuberculisations partielles.

Parmi les toniques les plus vantés, nous citerons le fer, le quinquina et l'huile de foie de morue. On pourrait aussi y ranger un médicament que nous avons déjà conseillé, l'iodure de fer.

Les préparations ferrugineuses que l'on peut mettre en usage sont :

1° Le chocolat ferrugineux, facilement pris par les enfants ;

2° Le pain ferrugineux, qui n'a aucune saveur particulière et dont l'usage peut être continué pendant longtemps ;

3° Les pastilles ou les dragées de lactate de fer contenant chacune 5 centigrammes de ce sel ; la dose est de 4 pour les enfants âgés de moins de six ans, et de 6 à 8 pour ceux de six à sept ans.

4° La limaille de fer ou le fer précipité par l'hydrogène, seuls ou unis à d'autres préparations, telles que le sous-nitrate de bismuth, qui en facilitent la digestion ; ce médicament doit être donné à la dose de 2 centigrammes trois fois par jour, aux enfants âgés de moins de deux ans, de 5 centigrammes à ceux de deux à quatre ans, et aux plus âgés de 10 centigrammes deux fois par jour.

Les préparations de quinquina les plus facilement supportées par les enfants, et assimilées par les organes digestifs, sont :

1° Le sirop de quinquina à la dose de 16 à 30 grammes;

2° Le vin de quinquina à la même dose ;

3° L'infusion faite à froid dont nous avons donné ailleurs la formule (Voyez t. II, p. 331);

4° L'extrait donné à petite dose.

Le quinquina doit être associé à d'autres médicaments, suivant que la tuberculisation prédomine dans tel ou tel organe.

Huile de foie de morue. — La thérapeutique a fait une précieuse conquête dans l'huile de foie de morue, qui agit à la fois comme remède et comme aliment. Nous avons prescrit ce médicament à un nombre considérable d'enfants dont les uns étaient évidemment tuberculeux, tandis que les autres nous donnaient de sérieuses inquiétudes pour l'avenir. Chez les premiers, cette huile a, dans bien des cas, ralenti, sinon arrêté la marche de la maladie ; et chez les seconds, elle a dissipé les symptômes alarmants qui n'étaient peut-être que le premier degré du mal. On associe quelquefois à ce médicament des préparations aromatiques pour en rendre la digestion plus facile et pour masquer son goût et sa saveur désagréables, comme on le verra dans quelques-unes des formules suivantes qui appartiennent au docteur Tourtual.

    ℞ Huile de foie de morue . . . . 8 à 12 grammes.
       Gomme arabique . . . . q. s.
       Faites une émulsion avec eau de fenouil. 30 grammes.
       Ajoutez sirop d'écorces d'orange . . . . 15 grammes.
Toutes les trois heures une cuillerée à thé,

Ou bien :

<pre>
℞ Huile de foie de morue . . . .   32 grammes.
   Liqueur de carbonate de potasse. . . . .   8 grammes.
   Huile de calamus aromaticus. . . . . .   3 gouttes.
   Sirop d'écorces d'orange . . . .   32 grammes.
</pre>
Matin et soir une à deux cuillerées à thé.

Ou bien encore :

<pre>
℞ Huile de foie de morue. . . . .   8 grammes.
   Jaune d'œuf . . . .   n° 1.
   Sirop de menthe . . . . }
   —   de fleurs d'oranger. . . . . } aa. 60 grammes.
</pre>
Trois fois par jour une cuillerée à dessert.

Après bien des essais, nous avons fini par donner l'huile de foie de morue pure ; malgré son goût et sa saveur désagréables, les enfants la prennent sans trop de répugnance. Mais tout en en continuant l'usage pendant des mois, et même pendant des années, nous avons toujours soin de prescrire cinq jours de repos après quinze jours de traitement, et de suspendre le remède dans les grandes chaleurs de l'été. Ces deux précautions sont nécessaires afin d'éviter l'embarras gastrique ou l'état bilieux qui se manifestent bien souvent lorsque l'on prolonge pendant un temps trop long l'usage de ce médicament. Quant aux doses, nous ne dépassons guère deux cuillerées à dessert pour les jeunes enfants et deux cuillerées à soupe pour les plus âgés. Nous n'avons jamais, à l'exemple de quelques médecins, donné l'huile de foie de morue à la dose énorme de 500 grammes par jour, des doses bien moins considérables nous ayant toujours paru suffisantes.

Préparations de noyer. — Ces préparations ont été spécialement recommandées dans le traitement de la scrofule ; mais il nous est souvent arrivé de prescrire ce remède aux tuberculeux, dans les cas surtout où l'huile de foie de morue était mal supportée, et où, cependant, nous voulions agir sur l'ensemble de l'économie sans employer des remèdes trop excitants, tels que le fer ou l'iode. Nous donnons le noyer sous forme de tisane, de pilules ou de sirop. Les pilules sont de 10 centigrammes d'extrait, et leur nombre varie de quatre à six, et même douze par jour. Le sirop se prescrit à la dose de deux à quatre cuillerées à soupe par jour. Chez les tuberculeux affaiblis par d'abondantes hypersécrétions muqueuses, il rend de vrais services.

A l'extérieur. — Le traitement tonique consistera dans l'emploi des bains sulfureux et gélatineux, composés avec 250 à 500 grammes de gélatine, et 60 à 90 grammes de sulfure de potasse.

Des bains salés contenant 1,000 à 4,000 grammes d'hydrochlorate de soude.

Nous nous trouvons bien d'ajouter à l'eau de ce bain une forte décoction de noyer.

Des bains aromatiques dont la formule a été donnée (t. I, p. 362).

Ces différents bains seront donnés à la température de 26 à 28° R.

Des lotions toniques, faites sur différentes parties du corps avec une forte décoction de quinquina ; de l'eau à laquelle on mélangera de l'alcool, ou du baume de Fioraventi, etc., pourront être utiles.

Régime. — Le régime tonique sera celui que nous avons conseillé en parlant de la prophylaxie. On insistera tout particulièrement sur la diète animale ; on prescrira des bouillons de coqs cuits avec des herbes aromatiques, des bouillons de tortue ; les viandes noires grillées, telles que le mouton et le bœuf. La boisson sera du vin de Bordeaux ou de Bourgogne coupé d'eau.

Quant à l'exercice, plusieurs auteurs, tels que Sydenham, Simmons, Portal, Vogel, Clarke, ont spécialement recommandé l'équitation ; Rush va même jusqu'à dire que la première question que le médecin doit adresser au phthisique ne doit pas porter sur les voies respiratoires, mais sur le talent d'équitation du patient. Cullen a précisé le temps pendant lequel la course à cheval devait avoir lieu ; il la conseille le matin à dix heures, et le soir entre quatre et cinq heures ; elle doit durer d'une demi-heure à une heure (*voyez* Fleisch, *loc. cit.*, p. 342). Si l'enfant est trop jeune pour se livrer à ce genre d'exercice, il recommande l'usage de la balançoire.

V. Nous avons pu rattacher à des indications positives la plupart des médicaments que nous venons de passer en revue ; mais il en est bon nombre d'autres qui ont été conseillés dans le traitement de la tuberculisation. Fleisch, dans son *Traité des maladies des enfants*, en a fait une énumération à peu près complète. Nous ne croyons pas nécessaire de les mentionner tous ici. Nous nous contenterons d'étudier ceux qui ont joui d'une certaine vogue, et dont il est important de discuter les avantages et les inconvénients.

Ces médicaments sont : la digitale, les émissions sanguines, et les purgatifs.

La *digitale* a été vantée dans la scrofule et dans diverses formes de la phthisie.

Ce médicament peut être utilisé dans le traitement de la tuberculisation ; son influence bien connue sur les mouvements du cœur peut faire espérer que son emploi sera suivi d'une diminution dans l'intensité de la fièvre. En outre, une moins grande quantité de sang abordant dans les organes, les congestions et les inflammations seront peut-être moins facilement produites, et, comme nous le disions tout à l'heure, on parviendra ainsi à éloigner le moment où les phlegmasies secondaires se développent.

Nous pensons qu'on doit limiter l'emploi de la digitale aux cas suivants :

1° Lorsque la maladie suit une marche aiguë, et est accompagnée d'une réaction intense ;

2° Dans la forme chronique, lorsque le mouvement fébrile prédomine, et qu'il n'existe pas de symptômes du côté de l'estomac ou du système nerveux.

Dans le premier cas, il faudra continuer la digitale tant qu'on ne verra pas survenir d'amendement. Dans le second, on devra en interrompre l'usage pour le reprendre ensuite, afin de ne pas épuiser l'action du médicament.

On pourra employer la teinture de digitale ou la poudre, d'après la formule que nous avons donnée ailleurs (voy. tom. II, p. 226), ou mieux encore la digitaline.

Les *émissions sanguines* doivent, en général, être repoussées du traitement de la tuberculisation. Nous en exceptons le cas où la maladie suivrait une marche aiguë et s'accompagnerait d'un mouvement fébrile intense. Il serait utile alors d'appliquer quelques sangsues à l'anus, ou de pratiquer une saignée du bras d'une à deux palettes.

Dans la phthisie à forme chronique, il faut être avare d'émissions sanguines, et d'autant plus que la maladie est à une période plus avancée ; à cette époque, en effet, le médecin doit surtout s'efforcer de prévenir les complications inflammatoires, et la méthode antiphlogistique aurait, sans contredit, l'inconvénient de provoquer leur apparition.

Purgatifs. — Si nous parlons ici des purgatifs, c'est plutôt pour les proscrire que pour en recommander l'usage. La facilité avec laquelle les inflammations du tube digestif se développent chez les tuberculeux, et les graves lésions des intestins qui existent chez bon nombre d'entre eux, contredisent évidemment leur emploi. On exceptera de cette règle le cas où l'on soumet les malades à la médication altérante. Il est alors nécessaire d'interposer de temps à autre quelques légers minoratifs au traitement général.

VI. En étudiant chacun des symptômes de la tuberculisation, nous avons mentionné quels sont ceux qui fournissent des indications thérapeutiques spéciales.

Le traitement, tel que nous le conseillons, doit remplir plusieurs de ces indications.

Ainsi, le mouvement fébrile et l'amaigrissement seront combattus par le traitement général, seul susceptible, en faisant disparaître la cause qui entretient ces symptômes, de faire en même temps disparaître ses effets. Quelquefois, cependant, il sera convenable de chercher à diminuer l'intensité du mouvement fébrile au moyen de la digitale. Si la fièvre, soit au début de la tuberculisation, soit à une époque plus avancée, revêtait le type intermittent, on devrait la combattre par les remèdes antipériodiques, et en particulier, par le sulfate de quinine.

Les troubles des voies digestives réclament un traitement particulier qui sera exposé dans les chapitres où nous étudierons les tuberculisations abdominales.

Nous avons indiqué ailleurs le traitement de l'anasarque cachectique; c'est celui qui convient aux hydropisies qui surviennent dans le cours de la tuberculisation chronique (*voy.* t. II, p. 231).

Nous devons mentionner ici le traitement à suivre pour les sueurs lorsqu'elles sont trop abondantes. Un grand nombre de médicaments ont été proposés. Voici ceux qui jouissent de la plus grande faveur; nous empruntons ces détails à l'ouvrage de Fleisch (1).

Agaric. — De Haen a conseillé l'agaric en poudre. Ce médicament peut être donné à doses élevées. Nous l'avons administré jusqu'à celle de 1 gramme, mais toujours sans succès.

Elixir de Haller. — Domling (2) a conseillé l'emploi de l'élixir de Haller. Il a rapporté l'observation d'une jeune fille qui était dans le dernier degré de marasme, et avait des sueurs très abondantes, et chez laquelle il employa avec succès la liqueur acide de Haller à la dose d'un gramme 10 centigrammes dans 180 grammes d'eau édulcorée. La malade prenait deux cuillerées de mélange toutes les deux heures. La dose fut progressivement augmentée et portée à 2 grammes 20 centigrammes dans les vingt-quatre heures.

L'*acétate de plomb* a été conseillé par plusieurs médecins dans le traitement des sueurs des phthisiques. Si on voulait le prescrire aux enfants, il faudrait le donner à petites doses, de 5 à 20 centigrammes, associé à une très petite quantité d'opium.

VII. — *Traitement des formes de la tuberculisation.* — Nous venons d'énumérer les différentes méthodes qui répondent le mieux aux indications rationnelles que réclame le traitement de la tuberculisation. Mais nous avons fait comprendre qu'elles n'étaient pas également applicables à toutes les formes et à toutes les époques de la maladie. Le mode de début par tel ou tel organe implique une médication qui ne peut être exposée que dans les chapitres où la tuberculisation des organes sera étudiée en particulier. Nous devons donc nous contenter d'exposer le traitement qui nous semble le plus convenable dans la forme générale aiguë et chronique.

Dans la forme aiguë, générale, notre expérience personnelle et celle de tous les auteurs qui ont écrit sur la tuberculisation ne peuvent nous être d'aucune utilité. Dans bon nombre de cas, la maladie est trop difficile à reconnaître pour qu'on puisse fixer des règles thérapeutiques convenables, et d'ailleurs, elle est d'une désespérante

______

(1) *Loc. cit., dritter Band,* S. 373.
(2) *Horn's Archiv,* III Bd. S. 71.

incurabilité. Nous pensons donc qu'en pareil cas le médecin est forcé de faire de la médecine symptomatique.

Ainsi l'enfant est-il fort, la fièvre vive, l'aspect de la maladie tout à fait inflammatoire, il faudra chercher à enrayer l'état fébrile. Dans ce but on prescrira :

1° Une émission sanguine proportionnée à l'âge et à la force de l'enfant;

2° La potion de digitale dont nous avons donné la formule. On en continuera l'usage aussi longtemps que l'enfant pourra le supporter, et tant qu'elle n'occasionnera pas des accidents cérébraux ou abdominaux ; on la remplacera alors par l'aconit ou par les poudres de James.

Si d'emblée, ou à une époque plus avancée, la maladie revêt le type typhoïde, il faudra, suivant les indications, prescrire les préparations toniques ou insister sur l'emploi des antispasmodiques à haute dose. On trouvera dans le chapitre sur la fièvre typhoïde l'indication des médicaments les plus convenables.

Dans la forme générale chronique, il faut insister particulièrement sur les préparations iodées et sur les médicaments toniques. Ainsi on prescrira :

1° L'iodure de fer aux doses et avec les précautions indiquées plus haut ;

2° Les médicaments toniques précédemment énumérés, et en particulier, l'huile de foie de morue. On devra, suivant les indications du moment, alterner l'emploi de l'iode et celui des toniques ; ces deux médications devront souvent être suspendues, puis reprises, puis de nouveau suspendues. De temps à autre, si les voies digestives sont à l'état normal, on interposera un purgatif;

3° Les contre-indications tirées de l'état des voies digestives devront, dans certains cas, engager le médecin à recourir à la médication iatraleptique ou aux bains toniques, ou légèrement excitants dont nous avons parlé plus haut.

OBSERVATION. — *Fièvre grave continue chez un enfant de trois ans. — Constipation au début; quelques selles en dévoiement plus tard; pas de vomissements; lèvres croûteuses ; dents fuligineuses; abdomen ballonné, puis souple. — Deux taches lenticulaires douteuses. — Pas de sudamina. — Pas de symptômes cérébraux.— Mort le trente-troisième jour de la maladie. — A l'autopsie, tuberculisation granuleuse générale, mais surtout pulmonaire et méningée; ramollissement superficiel du cerveau; foyer apoplectique.*

Équelaine (Eugène), âgé de trois ans, fut amené, le 5 mars 1839, à l'hôpital des Enfants.

. Cet enfant n'a jamais eu de maladie grave; mais il a toujours été faible, maigre; il n'a commencé à marcher qu'à deux ans et demi; sa dentition a

été achevée à cette époque. Sujet à s'enrhumer, il n'a pas eu de long dévoiement. Il a été vacciné, et n'a pas eu de fièvre exanthématique. Lorsqu'on
l'amena à l'hôpital, ses parents nous apprirent qu'il était malade depuis trois
semaines environ, mais que depuis cinq à six jours les symptômes s'étaient
aggravés. Au début, on avait observé de l'abattement, de la faiblesse, de la
diminution d'appétit, de la toux, pas de vomissements, les selles étaient régulières et naturelles; il y avait eu plusieurs épistaxis. Depuis cinq à six jours, il
était survenu de la fièvre très intense, des douleurs générales, de l'agitation la
nuit, des cris et des pleurs sans cause. L'appétit avait été complétement
perdu; il n'y avait pas eu de vomissements, mais de la constipation depuis
quatre jours, de la soif intense, et des douleurs abdominales. La toux avait
augmenté, et se montrait par quintes sans sifflement. L'enfant était faible et
prostré; on n'avait constaté ni convulsions ni éruption; aucun traitement
n'avait été fait, et la maladie était survenue sans cause connue.

Le vingt-deuxième jour du début environ, et le sixième des accidents aigus,
l'enfant était dans l'état suivant: Cheveux blonds, yeux bleus, peau blanche et
fine, chairs un peu flasques, constitution assez forte; la face est légèrement
colorée, le masque pâle; pas de trait facial; pas de dilatation des ailes du nez;
lèvres médiocrement sèches.

La peau est chaude et sèche; le pouls est à 140; on compte 40 inspirations
égales, sans anxiété.

La langue est humide, rose à la pointe, blanche à la base, l'haleine est fétide,
l'abdomen volumineux généralement, ballonné. On ne sent pas la rate, pas de
gargouillement, pas de taches typhoïdes, pas de sudamina, la pression de l'abdomen n'est pas douloureuse.

En avant et en arrière à gauche, respiration forte et pure, percussion sonore,
un peu plus faible à droite, sans différence sensible à la percussion; toux
légère et peu abondante.

Pas de symptômes cérébraux, intelligence nette. Le petit malade se met
aisément sur son séant. (*Orge, miel.*)

Le lendemain et le surlendemain, pas de changement; le pouls et la respiration sont aussi accélérées que la veille; le nez est sec, les lèvres collantes, la
langue humide. Une selle semi-liquide dans la journée du vingt-quatrième
jour. (*Lavement; orge, miel.*)

Le vingt-cinquième jour, la peau est chaude; le pouls est à 148, régulier,
peu développé, mou; le facies est abattu; la respiration, régulière, plaintive,
se fait 40 fois par minute; la langue, humide, est légèrement blanche à la
base. La soif est vive; il y a deux selles en dévoiement après le lavement. Le
nez est sec, non croûteux; les lèvres sont croûteuses, collantes, les dents un
peu collantes; l'abdomen est dans le même état que le premier jour. On
donne une potion huileuse; elle provoque deux selles abondantes. La nuit est
tranquille.

Le vingt-sixième jour, le pouls bat 170 fois; il est régulier, vibrant; la respiration est à 40, ample, sans anxiété. Les joues sont un peu marbrées de rouge,
les yeux sont croûteux, les lèvres collantes, les narines sèches. Les ailes du
nez se dilatent; le facies exprime la souffrance; les conjonctives ne sont pas
injectées; les pupilles ne sont pas dilatées; par intervalles, il y a un léger
strabisme. L'intelligence est nette; l'enfant demande à boire, dit qu'il a mal au
ventre, prie qu'on le couvre, etc. Pas de mouvements convulsifs, pas de contracture, pas de carphologie : l'abdomen est dans le même état; la soif est vive,

la toux est légère; en arrière à droite, la respiration est un peu plus faible dans les deux tiers supérieurs que dans le point correspondant gauche; la percussion ne présente pas de différence. (*Traitement émollient.*)

Le vingt-septième jour, même accélération du pouls et de la respiration; léger trait nasal; joue gauche colorée; langue humide, rouge, couverte de plaques blanches inégalement disséminées; soif très vive, gêne légère de la déglutition. Même état de l'abdomen, une selle naturelle; intelligence nette. L'enfant est très tranquille. En arrière à droite, la respiration est toujours un peu plus faible qu'à gauche; léger ronflement à la base. (*Traitement émollient.*)

Le vingt-huitième jour, insomnie la nuit précédente; pas d'agitation. Face pâle, narines sèches, lèvres croûteuses, noirâtres; facies exprimant l'abatte-ment et la souffrance; peau très chaude, pouls de 150 à 160, irrégulier, plein, dur sous le doigt; 48 inspirations amples. La langue commence à se sécher à son centre; elle est couverte d'un enduit brunâtre. L'abdomen est peu déve-loppé, mou, toujours sans taches; on ne sent pas la rate; pas de sudamina; soif très vive, mais le petit malade ne peut avaler que quelques gorgées de liquide à la fois. Une selle en dévoiement. Toux rare, courte, pénible. Même état de l'auscultation. Intelligence toujours nette, pas de symptômes cérébraux. (*Julep, kermès,* 5 centigr.)

Le vingt-neuvième jour, le pouls est à 160, régulier; 60 inspirations plain-tives, s'accélérant après la déglutition des boissons. Conjonctives injectées, yeux un peu ternes, pupilles contractées; même expression du facies. Lèvres sèches, croûteuses, dents fuligineuses, plaques blanches sur les gencives. Même état de l'abdomen, si ce n'est que l'on aperçoit entre l'ombilic et la région inguinale gauche deux taches lenticulaires, petites, pâles, mal dessinées, peu saillantes; soif toujours vive. Une selle liquide jaune. Même état de l'auscul-tation. Pas de symptômes cérébraux.

Le trentième jour, pouls à 158, dépressible; 48 inspirations plaintives. L'abdomen est mou, indolent; les taches d'hier ont disparu; le foie déborde les côtes de trois travers de doigt; on ne sent pas la rate. Une seule selle hier. La respiration est parfaitement pure des deux côtés en arrière, la percussion bien sonore. Pas de symptômes cérébraux. (*Pot. huil., julep, diacode.*)

Le trente et unième jour, pouls à 164, assez large et bien senti; chaleur assez vive et sèche; 32 inspirations, larges, bruyantes, interrompues par moments et suivies alors de grands soupirs. Face légèrement violacée; développement des veines des paupières. La faiblesse a beaucoup augmenté; l'intelligence est toujours nette, pas de symptômes cérébraux. Les dents sont fuligineuses; la langue est humide, un peu rouge à la pointe. Même état de l'abdomen. Quatre selles abondantes de couleur jaune mêlée de vert. Des deux côtés en arrière, gros râle, muqueux et sibilant. (*Vésicat. camphré aux jambes.*)

Le trente-deuxième jour, face pâle, joues marbrées, yeux croûteux, narines sèches et sanglantes, dilatation large des ailes du nez, lèvres très croûteuses, noirâtres; peau chaude et sèche; pouls régulier, à 152; 44 inspirations pénibles, inégales, plaintives, interrompues par une toux presque continuelle. Langue humide, couverte d'un enduit blanchâtre épais. Deux selles jaunâtres extrêmement fétides. Même état de l'abdomen. Soif intense; il ne boit que goutte par goutte. La faiblesse a encore augmenté. Mis sur son séant, il retombe en avant de tout son poids. L'auscultation est impossible. Dans la journée, le pouls augmente encore de fréquence, devient d'une petitesse extrême ; l'asphyxie est imminente.

Le trente-troisième jour, les yeux sont ternes, demi-fermés ; les conjonctives sont un peu injectées, et les globes oculaires oscillent dans les orbites ; les pupilles sont agrandies ; les ailes du nez son largement dilatées, mais cette dilatation est mécanique, car elle a lieu pendant l'expiration, tandis que dans l'inspiration les narines s'aplatissent ; les joues se laissent distendre par l'expiration. La face est pâle, un peu violacée, la peau peu chaude et couverte d'une sueur visqueuse ; le pouls est bien senti, quoique petit et mou, à 116 ; puis il devient tout d'un coup plus petit ; un instant après il est insensible. Alors la figure est tout à fait pâle et cadavéreuse ; les marbrures violettes des joues disparaissent ; l'enfant exécute encore des mouvements des paupières, et de temps à autre, à longs intervalles, un mouvement respiratoire pénible, accompagné de grimaces et d'un léger mouvement convulsif du bras droit ; puis les pupilles se dilatent considérablement, et il ne reste plus de la vie qu'un peu de chaleur. Mort à huit heures du matin.

Autopsie vingt-deux heures après la mort.

Légère roideur et infiltration des extrémités inférieures.

Caillots gelée de groseille dans le sinus longitudinal supérieur. L'arachnoïde est lisse, légèrement opaline au niveau des glandes de Pacchioni à la partie supérieure. Pas d'infiltration sous-arachnoïdienne ; la pie-mère est injectée par places ; elle contient un assez grand nombre de petites granulations, soit à la face externe des hémisphères, soit dans les anfractuosités. En quelques points, autour de trois ou quatre granulations, la pie-mère adhère à la pulpe cérébrale, qui est rouge et très ramollie. Partout ailleurs la substance du cerveau a une bonne consistance. Au tiers antérieur et supérieur de l'hémisphère gauche, on trouve un tubercule du volume d'une noisette mondée, enchatonné dans la substance blanche et touchant à la grise par sa circonférence. Il est très mou, entouré d'un lacis vasculaire. La substance cérébrale avoisinante est un peu rouge. A la partie tout à fait postérieure de l'hémisphère gauche, nous trouvons un foyer apoplectique récent du volume d'une grosse noisette non mondée, rempli de caillots ayant la consistance de gelée de groseille, en contact par sa partie la plus postérieure avec la pie-mère épaissie et garnie d'une grande quantité de petites granulations. Le tissu cérébral environnant est ramolli, et présente une multitude de points ecchymotiques du volume d'une tête d'épingle. Les ventricules, peu développés, ne contiennent pas de sérosité.

Poitrine. — Quelques adhérences celluleuses des deux plèvres.

Le poumon droit, flasque et mou dans toute son étendue, surnage ; il présente à l'extérieur du lobe supérieur un assez grand nombre de granulations du volume d'un grain de millet, et grises, demi-transparentes ; à l'intérieur du poumon, elles sont assez nombreuses, et plus dans le lobe supérieur que dans l'inférieur.

Le poumon gauche est tout à fait dans le même état que le droit ; mais de plus, il est hépatisé dans une étendue de 3 à 4 centimètres à sa partie antérieure, immédiatement en dehors du cœur.

Les ganglions bronchiques sont volumineux et tuberculeux.

Le péricarde ne contient pas de sérosité. Le cœur est sain ; il a son volume ordinaire ; ses valvules sont souples, lisses.

Abdomen. — L'estomac, rétracté, présente des plis nombreux ; il est vide. La muqueuse est tapissée d'une couche de mucus peu abondant ; sa consistance, généralement bonne, donne des lambeaux de 5 à 7 millimètres dans le grand cul-de-sac ; ailleurs ils sont plus considérables. Coloration rosée, surtout dans le grand cul-de-sac. Mince dans ce point, la muqueuse a augmenté d'épaisseur ailleurs. A l'intérieur de l'estomac, on voit quinze à vingt ulcérations toutes arrondies, du diamètre de 2 à 4 millimètres ; elles sont entourées d'un cercle rosé ; quelques-unes ne comprennent pas toute l'épaisseur de la muqueuse, tandis que le fond des autres est formé par le tissu sous-muqueux blanc non épaissi. Les bords sont aplatis ; nulle part on ne voit de traces de matière tuberculeuse. La muqueuse de l'intestin grêle est généralement de couleur gris rosé ; sa consistance est bonne (lambeau de 10 à 12 millimètres), son épaisseur normale. On aperçoit trois petites plaques dans les derniers pieds de l'intestin ; elles sont rouges, un peu saillantes, ramollies, non ulcérées ; le tissu sous-muqueux est sain, légèrement injecté. Deux follicules isolés développés contiennent une matière semi-liquide que l'on fait suinter par la pression. A la fin du duodénum, deux ulcérations, cinq autres dans les derniers pieds de l'intestin ; elles sont transversales, ont de 2 à 7 millimètres de diamètre, leurs bords sont rouges, déchiquetés, ramollis ; leur fond est formé par le tissu sous-muqueux ou la membrane musculaire très épaissie. Près de la valvule, on voit quatre ou cinq petits tubercules miliaires sous-muqueux très adhérents. La muqueuse des gros intestins est de couleur rosée, d'épaisseur ordinaire, de bonne consistance ; on y trouve six ulcérations analogues à celles de l'intestin grêle, mais plus grandes.

Les ganglions mésentériques sont tous petits, rosés ou un peu rouges, de bonne consistance. Pas de tubercules.

Le foie est peu volumineux ; ses deux substances sont distinctes ; sa consistance est bonne ; la vésicule contient une bile de couleur orange, un peu filante.

La rate, d'un volume ordinaire, assez consistante, est parsemée à sa surface d'une foule de petites granulations du volume d'un grain de millet.

Les reins, légèrement injectés, sont de bonne consistance, et présentent dans la substance corticale et faisant saillie à sa surface, des granulations jaunes, arrondies, du volume d'une petite tête d'épingle.

Remarques. — Le symptôme qui a dominé pendant tout le temps que nous avons eu cet enfant sous les yeux a été le mouvement fébrile, et pendant les premiers jours nous ne constatâmes aucun symptôme local qui pût nous mettre sur la voie du diagnostic. Toutefois l'aspect du malade nous fit soupçonner une fièvre typhoïde. Cependant la nature de la maladie restait douteuse, parce que nous n'observions ni sudamina, ni douleur, ni tension de l'abdomen, ni gargouillement, ni diarrhée, ni saillie de la rate : l'existence du mouvement fébrile et l'aspect général du malade justifiaient seuls notre opinion sur l'existence d'une dothiénentérie. Mais lorsque plus tard il se développa de la douleur de ventre, lorsque le dévoiement s'établit, que les lèvres devinrent croûteuses, la langue collante, puis sèche et brune, que des taches apparurent, notre soupçon devint presque une certitude, et nous crûmes à l'existence d'une fièvre typhoïde.

Les lésions que nous trouvâmes à l'autopsie étaient les dernières que nous aurions soupçonnées à l'époque où nous recueillîmes cette observation. Comment croire, en effet, à une tuberculisation générale granuleuse, chez un enfant qui avait présenté des accidents typhoïdes si caractérisés et dont la mort était survenue après dix-sept jours de symptômes aigus ? Il est vrai que les premiers phénomènes morbides avaient paru quinze jours plus tôt que la fièvre, mais ils étaient si peu caractérisés que l'attention ne pouvait se fixer sur eux. De l'abattement, de la faiblesse, de la diminution d'appétit pendant peu de jours et des épistaxis étaient insuffisants pour donner l'idée d'une tuberculisation, et pouvaient très bien précéder le début d'une fièvre typhoïde. D'autre part, comment croire à une tuberculisation cérébrale grave avec inflammation de la pulpe, chez un enfant dont l'intelligence avait toujours été intacte, qui n'avait eu ni contracture, ni convulsions, ni céphalalgie, ni vomissements, et chez lequel une constipation de peu de jours avait été si facilement remplacée par de la diarrhée? Enfin, comment soupçonner une apoplexie cérébrale lorsque la sensibilité et la motilité avaient toujours été conservées? Un jour seulement nous avons noté deux symptômes qui appartiennent aux affections cérébrales, l'irrégularité du pouls et le strabisme ; mais ces deux phénomènes très fugitifs disparurent assez rapidement pour n'avoir pas dû être pris en considération.

Quoi qu'il en soit du diagnostic qu'on pouvait porter pendant la vie, il est certain que la maladie était une tuberculisation générale granuleuse, survenue au milieu de la bonne santé et qui s'est révélée par des symptômes typhoïdes assez tranchés. Il est vrai que les taches lenticulaires ont été petites, fugaces, et se sont montrées tardivement, c'est-à-dire le vingt-neuvième jour du début. Mais en considérant que ce jour était seulement le quatorzième des accidents aigus, on voit que les taches sont survenues à peu près à la même époque que dans la fièvre typhoïde la mieux caractérisée.

Enfin cette observation peut justifier l'opinion que nous avons émise, que dans les cas où l'on a cru voir la tuberculisation succéder à la fièvre typhoïde, on avait été trompé par les symptômes du début de la tuberculisation elle-même. Supposons, en effet, que chez cet enfant la mort ne soit pas survenue au dix-septième jour des accidents aigus, que les symptômes typhoïdes aient disparu insensiblement et aient fait place à un dépérissement bientôt accompagné des phénomènes locaux et généraux de la tuberculisation, on n'aurait pas manqué d'arguer de ce fait pour conclure que chez ce malade la fièvre typhoïde avait été une cause de tubercules, et cependant on se serait grossièrement trompé. Il eût été simplement un exemple de tuberculisation débutant par des symptômes aigus typhoïdes, pour passer ensuite à l'état chronique. Or, le fait que nous avançons ici comme supposition, nous l'avons en réalité constaté sur une jeune fille de trois ans. Cette enfant avait tous les symptômes d'une entéro-colite chronique, lorsque des accidents typhoïdes très tranchés se manifestèrent ; l'éruption lenticulaire entre autres fut très abondante, et persista pendant plusieurs jours. On inscrivit pour diagnostic : fièvre typhoïde survenue dans le cours d'une entéro-colite chronique. Cependant les symptômes de dépérissement persistèrent, et l'enfant mourut quatre mois après le début des accidents aigus. Nous trouvâmes une colite chronique et une tuberculisation générale des plus abondantes. Il nous a semblé évident que les symptômes typhoïdes n'avaient pas été ceux d'une dothiénentérie, mais avaient marqué le début d'une tuberculisation survenue dans le cours d'une colite chronique.

Aussi pour prouver que la tuberculisation succède à la fièvre typhoïde, il est nécessaire que l'autopsie fasse voir des ulcérations ou au moins des cicatrices caractéristiques sur les plaques de Peyer, et en même temps une turberculisation assez peu avancée pour n'être pas antérieure à la lésion intestinale.

CHAPITRE II.

DES PHLEGMASIES CHEZ LES TUBERCULEUX.

On fait rarement l'autopsie d'un enfant tuberculeux sans constater l'existence d'une ou de plusieurs phlegmasies, soit autour du tubercule, soit à une certaine distance de ce corps étranger. Ces phlegmasies offrent entre elles de grandes différences, non-seulement sous le rapport du siége, mais encore sous celui de leur forme anatomique, de leurs symptômes, de leur marche et des causes qui leur donnent naissance. Il nous semble donc tout à fait contraire à une saine philosophie d'admettre que ces différentes phlegmasies ont la même nature, et de les confondre toutes sous la dénomination unique de phlegmasies tuberculeuses. Mais avant de discuter ce point de doctrine, nous présenterons quelques considérations anatomiques et symptomatiques sur ces maladies.

Art. I. — Anatomie pathologique et symptômes.

A. *Phlegmasies aiguës.* — On peut constater chez les tuberculeux la plupart des inflammations que nous avons déjà décrites ; mais les plus fréquentes de toutes sont la pneumonie et la broncho-pneumonie, les entéro-colites, la pleurésie, la péritonite ; la méningite est exceptionnelle, et même nous n'en connaissons pas d'exemple chez l'enfant (1).

L'anatomie de ces inflammations est identique avec celle des phlegmasies qui nous ont occupés dans le commencement de cet ouvrage (1ʳᵉ classe). L'étude la plus. attentive n'y démontre pas de différence sensible.

Cependant, si ces plegmasies sont anatomiquement identiques chez les enfants tuberculeux et chez les non tuberculeux, elles offrent des différences de siége et d'étendue lorsqu'elle avoisinent le dépôt tuberculeux. Dans ce cas, en effet, souvent très limitées autour du corps étranger, elles semblent lui emprunter quelques-unes de ses lois de distribution, et elles occupent dans l'organe une partie diffé- rente de celle que la phlegmasie simple a l'habitude d'envahir.

Les symptômes locaux de ces phlegmasies, modifiés par la pré- sence des tubercules, ne seront bien appréciés que dans les chapitres suivants.

Leurs symptômes généraux reçoivent un caractère particulier de l'état extérieur des malades, en même temps qu'ils modifient les symp- ptômes généraux de la tuberculisation. Ces modifications varient suivant l'étendue et le degré d'acuité de la phlegmasie.

Lorsqu'une inflammation aiguë marque le début de la maladie tuberculeuse, elle revêt souvent les caractères d'une phlegmasie simple, et un diagnostic précis est difficile à établir. Dans ces cas, on reconnaît tous les signes locaux d'une maladie aiguë plus ou moins étendue; mais avec cet appareil de symptômes qui semblerait impli- quer l'existence d'une réaction violente, le mouvement fébrile est médiocre ; le pouls, il est vrai, est assez élevé, mais il n'est pas habi- tuellement aussi large ni aussi plein ; la chaleur, bien qu'augmentée, n'est pas considérable ; la figure reste pâle ou à peine colorée ; enfin, c'est, au début, une inflammation subaiguë plutôt qu'aiguë.

. D'autres fois, au contraire, l'intensité du mouvement fébrile, la cha- .leur vive de la peau, sont en désaccord complet avec le peu d'étendue de la lésion locale; et alors la persistance de ce désaccord, l'amai- grissement rapide joint à la pâleur de la face et au retour de l'appétit, sont une preuve presque certaine de l'existence des tubercules.

Cependant ces caractères sont loin d'être constants, et des excep- tions nombreuses viennent prouver combien la distinction est dif- ficile.

Comment, en effet, soupçonner qu'un enfant se tuberculise, lors- que, fort et bien portant, il est pris soit spontanément, soit à la suite d'une rougeole, d'une fièvre violente et d'une pneumonie qui s'an- nonce par ses symptômes habituels ? L'erreur est donc dans un cer-

---

(1) M. Andral a consigné dans sa *Clinique* deux exemples de méningite aiguë observée chez des adultes tuberculeux. (*Clin. méd.*, t. V, observ. VIII et XI.

tain nombre de cas impossible à éviter au début ; aussi n'est-ce que par la succession des symptômes et par leur marche qu'on peut arriver à soupçonner la tuberculisation ; encore ferons-nous voir que même pendant le cours de la maladie, l'erreur est impossible à éviter dans un cetain nombre de circonstances.

Si la maladie aiguë se développe pendant le cours de la tuberculisation confirmée, elle manifeste sa présence par l'accroissement ou par l'apparition du mouvement fébrile : aussi toutes les fois qu'on verra du jour au lendemain le pouls s'élever fortement chez un enfant tuberculeux, on devra soupçonner qu'une inflammation aiguë est venue ou viendra bientôt s'ajouter à la maladie chronique et la compliquer. La rapidité du pouls s'accompagne alors d'une notable augmentation de la chaleur de la peau, de la rougeur de la figure. En même temps on voit la langue rougir à la pointe, se couvrir d'un enduit blanc ou jaune à la base, quelquefois, mais très rarement devenir collante ou sèche, ailleurs encore se couvrir d'aphthes plus ou moins nombreux ou de petites plaques blanches, caséuses et pseudo-membraneuses ; ces plaques s'''étendent aussi sur les gencives, qui, parfois, sont grosses, rouges et gonflées. A ces phénomènes se joint un amaigrissement qui fait en peu de jours des progrès considérables.

L'inflammation des organes de la respiration détermine ces symptômes beaucoup plus facilement et plus sûrement que celle de tout autre organe : aussi la fièvre vive devra-t-elle appeler surtout l'attention sur les bronchites et les pneumonies, ou même sur les pleurésies ; elle se produit aussi très intense dans les péritonites ou les pleurésies suraiguës par perforation ; elle est beaucoup plus rare dans les entéro-colites. Il ne faudrait pas croire cependant que les inflammations pulmonaires donnent toujours lieu à une réaction fébrile. Chez des enfants aussi débilités que le sont les phthisiques, on voit quelquefois les phlegmasies pulmonaires les plus étendues se former et passer inaperçues, sans réaction, comme les érysipèles pâles et blafards qu'on observe chez les scrofuleux.

Les phlegmasies qui se développent ainsi pendant le cours de la tuberculisation, peuvent se terminer par une résolution plus ou moins complète, et sont alors suivies d'une amélioration momentanée à la suite de laquelle la maladie première reprend sa marche lente, mais fatale. Dans d'autres cas, elles sont le signal d'une aggravation de tous les symptômes et d'une marche plus rapide de la tuberculisation.

Enfin on les voit bien souvent se développer lorsque la tuberculisation est arrivée à sa dernière période. Dans ce cas ce sont des maladies terminales qui emportent les malades en très peu de temps.

B. *Phlegmasies subaiguës et chroniques.* — Très fréquentes, ces phlegmasies présentent des caractères anatomiques variables suivant le tissu qui en est atteint. Dans les organes pleins, tels que le poumon et les ganglions, la partie malade est gonflée, dure, résistante, de couleur grise, rouge clair ou rouge foncé; dans les séreuses, lesfausses membranes sont solides, élastiques, sèches, ou bien le pus est concret, et les produits liquides sont peu abondants ; les membranes muqueuses sont épaissies, leur couleur est rouge foncé ; elles sont souvent parsemées d'ulcérations dont les bords sont habituellement épais, décollés, violets.

Ces phlegmasies, nombreuses chez le même sujet, disséminées dans divers points d'un même organe ou dans plusieurs organes, affectent avec les tubercules des rapports qu'il est important de préciser. Le plus souvent elles les entourent, et sont en contact immédiat avec eux. Dans d'autres cas, qui ne sont pas rares et sur lesquels nous appellerons toute l'attention de nos lecteurs, la phlegmasie subaiguë ou chronique envahit des organes ou des portions d'organes qui ne contiennent pas de tubercules et qui n'ont aucun rapport avec ces corps étrangers disséminés dans d'autres parties de l'économie. C'est ainsi que l'on voit des indurations chroniques des ganglions, des pleurésies , des péritonites chroniques et des méningites sans tubercules. Toutes ces maladies ont les mêmes caractères anatomiques et symptomatiques que celles qui avoisinent les produits accidentels.

Les symptômes généraux ou locaux de toutes ces phlegmasies varient suivant leur siége et leur étendue, suivant leur forme subaiguë ou chronique, suivant la prédominance ou la rareté des tubercules. Aussi tantôt elles ont des caractères propres et constituent une maladie bien distincte ; tantôt, au contraire, elles se confondent avec le tubercule et ont la même influence que lui sur tout l'organisme. Il en résulte que leur diagnostic est souvent facile et précis ; tandis que souvent aussi elles passent inaperçues et ne sont reconnues qu'à l'autopsie.

Art. II. — Causes et nature.

Il est facile de comprendre combien peu se ressemblent les phlegmasies qui surviennent pendant le cours de la tuberculisation.

I. Les unes, semblables à celles que nous avons décrites dans notre première classe, n'en sauraient être séparées : aiguës le plus souvent, elles se développent sous l'influence des mêmes causes qui donnent naissance à toutes les phlegmasies, et sont de nature inflammatoire, catarrhale, cachectique ou autre. Ce sont des complications, des accidents survenus pendant la tuberculisation ; elles n'en sont ni la cause ni l'effet. De même que nous avons vu l'affection inflammatoire et l'affection catarrhale se réunir sur le même enfant, de même ici nous voyons coïncider la diathèse scrofulo-tuberculeuse avec l'affection inflammatoire ou avec l'affection catarrhale, et souvent aussi avec l'état cachectique ou scorbutique.

En distinguant ainsi la complication et la maladie tuberculeuse, et en reconnaissant qu'elles sont d'une nature différente, nous ne nions pas l'influence réciproque qu'elles exercent l'une sur l'autre. Nous ne nions pas non plus que le tubercule ne favorise le développement de la phlegmasie par la susceptibilité qu'il imprime aux organes.

Dans la maladie complexe qui résulte de cette alliance, la prédominance de l'affection aiguë ou de la diathèse, le siége et l'intensité des lésions locales, déterminent des variétés de forme qu'il est impossible de décrire en détail. Mais le praticien doit s'efforcer de les reconnaître, parce qu'elles sont une source d'indications thérapeutiques dans chaque cas particulier.

II. Il est d'autres phlegmasies aiguës ou subaiguës qui siégent immédiatement autour du tubercule, qui s'étendent dans un petit rayon autour de lui, qui suivent dans leur distribution les lois du dépôt tuberculeux plutôt que celles des plegmasies en général, et qui paraissent être la conséquence directe et mécanique de la présence du tubercule. Comme tous les corps étrangers, ce produit accidentel irrite les tissus au sein desquels il se dépose ; il entretient à sa périphérie un afflux sanguin qui dégénère facilement en phlegmasie. Cette inflammation, lorsqu'elle est aiguë, passe plus un moins rapidement à la suppuration et sert au ramollissement et à l'élimination du tubercule ; ailleurs, elle est seulement subaiguë, et alors, souvent renouvelée ou longtemps entretenue, elle passe à l'état chronique et devient le siége de nouvelles éruptions tuberculeuses.

Ces phlegmasies sont locales et avoisinent immédiatement les tubercules ; mais il en est d'autres qui sont aussi mécaniquement causées par la tuberculisation et qui se développent loin des parties malades. Il en est ainsi lorsque le tubercule ramolli se fraye une voie jusque dans la cavité naturelle d'un organe qui devient le siége du passage habituel des matières éliminées. Le contact incessant de ces matières étrangères, douées sans doute de propriétés irritantes, enflamme et finit par ulcérer les tissus. Certaines laryngo-bronchites ulcéreuses, certaines colites folliculeuses des phthisiques, ne reconnaissent pas d'autre cause.

Toutes ces phlegmasies, aiguës, subaiguës, chroniqnes et traumatiques pour ainsi dire, méritent réellement le nom de tuberculeuses. Cependant, tout en leur reconnaissant cette origine, nous ne pensons pas qu'elles soient et restent exclusivement locales ; car, sauf la présence du tubercule, elles sont identiques avec une troisième espèce qui reconnaît pour cause directe la diathèse scrofulo-tuberculeuse.

III. Nous voulons parler de ces phlegmasies subaiguës ou chroniques, qui siégent loin des tubercules, qui n'ont avec eux aucun rapport local médiat ou immédiat, et qui, en conséquence, ne sont pas la suite de l'irritation mécanique déterminée par le corps étranger.

Elles ne sont pas davantage sous l'influence des causes ordinaires

des inflammations ; car elles en diffèrent par leurs caractères anatomiques autant que par leur marche ; elles sont, au contraire, liées à
la tuberculisation, car nous ne les avons jamais constatées, à l'autopsie, que chez les tuberculeux.

Enfin, elles ont les plus grands rapports avec les phlegmasies scrofuleuses des organes externes ; comme elles, elles ont une marche
subaiguë ou chronique ; comme elles, elles occupent simultanément
ou successivement plusieurs points de l'organisme ; comme elles, elles
ont une grande tendance à l'ulcération chonique lorsqu'elles envahissent des organes qui peuvent s'ulcérer : elles ont donc la même
nature et méritent le nom de scrofuleuses (1).

IV. En séparant ainsi les phlegmasies des tuberculeux en trois
espèces bien distinctes (accidentelles, tuberculeuses, scrofuleuses),

(1) Ainsi ces phlegmasies subaiguës ou chroniques appartiennent à la scrofule par
leur espèce anatomique, par leur marche, par leurs symptômes ; comme elles tiennent à la tuberculisation par la présence constante du tubercule dans l'économie.

Ce double caractère est une des preuves que la scrofule et les tubercules reconnaissent pour cause une même altération de la santé générale, une seule diathèse.
(Voy. Préliminaires, pages 316-320, t. III.)

Séparez, en effet, les deux maladies, et établissez deux diathèses distinctes, vous
ne saurez à laquelle des deux rattacher ces phlegmasies.

En effet, si vous croyez qu'elles sont uniquement scrofuleuses, il vous est
impossible de dire pourquoi elles n'existent que chez les tuberculeux, et pourquoi
surtout on les constate chez ceux qui ne présentent pas trace de scrofule externe.
Si vous les croyez tuberculeuses, vous êtes réduit à dire que la diathèse tuberculeuse produit tantôt des tubercules et tantôt des phlegmasies dans les points de
l'organisme où il n'y a pas de corps étranger.

C'est l'opinion qu'a adoptée le docteur Lebert : « Les maladies tuberculeuses,
» dit-il, ont une tendance ulcéreuse prononcée là même où il n'existe pas de dépôt
» tuberculeux ; ces ulcérations offrent cela de particulier, qu'elles se trouvent ordi-
» nairement sur les membranes muqueuses internes, tandis que les maladies
» scrofuleuses, douées de la même tendance, provoquent plutôt un travail ulcé-
» ratif à la surface du corps, soit à la peau, soit dans le tissu cellulaire sous-
» cutané (page 667). » Et plus loin, p. 671 : « Ces altérations phlegmasiques du
» tube digestif sont la conséquence de la diathèse tuberculeuse. »

Ainsi, d'après M. Lebert, la diathèse tuberculeuse détermine des phlegmasies sur
les membranes muqueuses du tube digestif ; tandis que la diathèse scrofuleuse les
produit à la surface du corps ; c'est-à-dire que le siége seul de la lésion spécifie
son origine tuberculeuse ou scrofuleuse. Si nous ne nous trompons pas, c'est faire
une confusion tout à fait semblable à celle que M. Lebert reproche à l'antique
opinion qui admet que les tubercules des ganglions du cou sont scrofuleux.

Cette confusion ne pourra pas être évitée tant que l'on fera une séparation fondamentale entre des lésions anatomiquement différentes, mais que les faits nous
montrent à peu près constamment unies. On l'évitera au contraire si, reconnaissant les habitudes de l'organisme, on admet l'existence d'une seule diathèse qui
produit tantôt des phlegmasies spéciales, tantôt des tubercules, toutes lésions qui
siégent indifféremment sur toutes les parties du corps.

nous ne voulons pas dire qu'il soit toujours aisé de faire cette distinction pendant la vie ou sur le cadavre. La chose est d'autant plus difficile que la même phlegmasie peut subir successivement l'influence des trois causes dont nous venons de parler.

Ainsi, le tubercule peut être la cause qui facilite la localisation sur un organe d'un état inflammatoire ou catarrhal imminent (constitutionnel, épidémique ou autre).

Cette même phlegmasie, primitivement inflammatoire ou catarrhale, peut, soit sous l'influence locale du tubercule, soit sous l'influence générale de la diathèse scrofulo-tuberculeuse, se résoudre incomplétement et passer à l'état de phlegmasie tuberculeuse ou scrofuleuse.

Enfin, peu de différences séparent ces deux dernières espèces d'inflammation. Nous ne savons pas même toujours si la phlegmasie a suivi ou précédé le dépôt des tubercules. L'apparence est la même, qu'il y ait ou non des corps étrangers, et nous rangeons volontiers, parmi les phlegmasies scrofuleuses, toutes les inflammations subaiguës ou chroniques voisines des tubercules. Si, dans les lignes précédentes, nous les en avons séparées, c'est uniquement pour établir l'influence directe de la diathèse en l'absence de toute irritation locale et mécanique.

Un mot avant de terminer ce sujet.

Nous disions tout à l'heure que les phlegmasies scrofuleuses internes n'avaient été constatées par nous que chez les tuberculeux. Est-ce à dire qu'il en soit toujours ainsi, et que la scrofule ne puisse déterminer une inflammation dans la tête, la poitrine ou l'abdomen, sans que le produit accidentel existe dans un point quelconque de l'organisme? Nous posons la question sans la résoudre, car on comprend toutes les difficultés d'une démonstration.

Nous savons, en effet, que les phlegmasies scrofuleuses externes n'entraînent guère la mort que si la diathèse a été assez grave pour déterminer la tuberculisation, il doit en être de même pour les phlegmasies scrofuleuses internes. D'autre part, si une inflammation de cette nature venait à se terminer par la guérison, il ne serait pas prudent d'affirmer l'absence des tubercules; l'autopsie seule pouvant fournir une preuve suffisante.

Pour faire comprendre notre pensée, nous supposerons l'exemple suivant, qui serait à nos yeux une preuve sans réplique. Si un enfant nous présentait toutes les conditions étiologiques et tous les signes de la méningite tuberculeuse; si, à l'autopsie, nous constations les caractères anatomiques de cette phlegmasie subaiguë (symptômes et lésions qui sont pathognomoniques et tout à fait distincts de ceux de la méningite franche); si, en même temps, nous ne trouvions aucun tubercule, ni dans les méninges, ni dans les autres organes, nous n'hésiterons pas à considérer cet enfant comme ayant succombé à une phlegmasie scrofuleuse sans tubercules. On comprend combien les cas de cette espèce doivent être exceptionnels, si même ils existent. Peut-être, cependant, faut-il ranger parmi eux quelques-uns des faits de pneumonie chronique simple que l'on trouve disséminés dans la science.

<h3 style="text-align:center">Art. III. — Traitement.</h3>

Nous avons peu à dire sur le traitement général des phlegmasies chez les tuberculeux. Lorsqu'elles appartiennent à la première division, il faut les traiter comme des inflammations secondaires; mais tout en cherchant à en obtenir la résolution par un traitement antiphlogistique, il faut tenir compte de la maladie générale concomitante et modérer, suivant l'état de l'enfant, la rigueur de ce traitement. Les mêmes principes sont applicables lorsque la phlegmasie locale tuberculeuse est aiguë. Enfin, dans tous les cas où la phlegmasie est chronique et scrofuleuse, le traitement général est celui de la tuberculisation. Cependant, nous verrons que plusieurs doivent être traitées avec énergie et peuvent guérir quelquefois.

ENCÉPHALE.

Les organes encéphalo-rachidiens sont souvent le siége de la tuberculisation et des phlegmasies tuberculeuses.

Le produit accidentel peut se développer dans les méninges, dans la pulpe cérébrale, et primitivement ou consécutivement dans les os du crâne, et donner lieu à des symptômes très appréciables.

Mais il existe aussi des cas assez nombreux où la tuberculisation des méninges et du cerveau ne se manifeste par aucun symptôme, ou seulement par des phénomènes irréguliers et mal caractérisés.

On trouvera donc dans les pages suivantes, et sous des titres distincts :

La description de la méningite tuberculeuse (1);

(1) 74 observations recueillies par nous à l'hôpital nous ont servi à la composition de la partie anatomique de ce travail ; nous y avons joint l'autopsie d'un enfant dont nous n'avons pas recueilli l'histoire pendant la vie. Un grand nombre d'autopsies pratiquées en ville, de 1841 à 1853, nous ont servi à contrôler l'exactitude de nos descriptions. Nous avons à l'hôpital des Enfants recueilli 33 observations de méningite régulière (hydrocéphale aiguë des auteurs), et de 1844 à 1853 nous avons vu un nombre considérable d'enfants succomber à cette maladie,

L'histoire des tubercules du cerveau (1) ;

L'histoire de la tuberculisation et de l'inflammation latentes de l'encéphale et de ses membranes (2) ;

Des considérations sur les tubercules des os du crâne, et sur les accidents qu'ils peuvent déterminer.

Pour compléter ce sujet, nous aurions dû étudier la tuberculisation de la moelle épinière et de ses enveloppes ; mais nous avons renoncé à faire ce travail, parce que les observations connues de cette maladie sont rares et incomplètes, et parce que nous n'en avons recueilli nous-mêmes qu'un seul exemple. Dans ce fait il existait, en même temps qu'un tubercule de la moelle, des tubercules très abondants du cerveau et des méninges ; en sorte qu'il était difficile de bien préciser les symptômes de ces diverses lésions.

CHAPITRE III.

MÉNINGITE TUBERCULEUSE.

Art. I. — Historique (3).

La maladie que nous allons décrire sous le nom de méningite tuberculeuse a été étudiée par un grand nombre de pathologistes ; on l'a tour à tour appelée *hydrocéphale interne, eclampsia ab hydrocephalo* (Sau-

soit à Paris, soit à Genève. L'un de nous, M. Rilliet, a conservé des notes statistiques sur 62 cas observés dans cette dernière ville seulement. Ce chiffre, qui est loin de correspondre au nombre total des enfants traités de méningite par le docteur Rilliet (tous les enfants soignés à la campagne ou à peu de distance de Genève n'y étant pas compris), aura cependant l'avantage de donner une indication sur la fréquence proportionnelle de la maladie suivant l'âge, le sexe, la saison, etc., parce que toutes ces observations ont été recueillies indistinctement dans le *même lieu* pendant une période déterminée et suffisamment longue.

(1) 12 malades nous ont présenté les symptômes de la tuberculisation cérébrale : chez deux d'entre eux, la maladie s'est terminée par une méningite régulière. L'observation de ces deux enfants se trouve donc répétée deux fois. Nous y avons joint 22 observations ou notes publiées par divers auteurs et quelques faits recueillis par nous depuis la publication de notre première édition, ou insérés par d'autres médecins dans les recueils périodiques.

(2) Nous avons recueilli 31 exemples de cette forme.

(3) Nous empruntons une partie des détails historiques antérieurs à la découverte de la véritable nature de la méningite, à la monographie de Coindet, à celle du docteur Bricheteau, et aux ouvrages de Fleisch, Henke et Meissner. Nous avons en outre lu attentivement toutes les monographies les plus importantes.

vages); *hydropisie des ventricules du cerveau* (Whytt, Fothergill, Ludwig, Murray); *hydrocéphale aiguë, hydrocéphale active* (Bricheteau, etc.);
apoplexie hydrocéphalique (Cullen); *fièvre hydrocéphalique* (Macbride);
fièvre cérébrale (Chardel, Collinet, Gardien, Capuron, etc.); *hydrencé-
phale* (Ycats, Coindet); *hydrocéphalite* (Brachet); *encephalitis infantum*
(Formey); *encephalitis exsudatoria infantum* (Wendt, Bischoff);
méningite aiguë des enfants (Senn); *méningo-céphalite* (Charpentier);
irritation encéphalique des enfants (Piorry); *méningite granuleuse*
(Guersant); *arachnitis tuberculeuse* (Papavoine); *méningite tuberculeuse* (Fabre et Constant, Gerhardt, Rufz, Piet, Green, Guersant, etc.);
hitzige Gehirnholfenwassersucht des Allemands ; *water in the brain* des
Anglais.

Les auteurs anciens n'ont pas tracé une description complète de
l'hydrocéphale aiguë; mais on retrouve disséminés çà et là, dans les
ouvrages d'Hippocrate, de Mercurialis, de Bonnet, de Sennert, de
Morgagni, de Borsieri, quelques passages qui indiquent que l'existence de cette maladie ne leur avait pas complétement échappé (voyez
Fleisch, t. III, page 2, 17).

Cheyne, Coindet et M. Bricheteau citent les trois premières observations qui aient été publiées sur l'hydrocéphale aiguë; elles sont
empruntées à Duverney jeune (1701), André de Saint-Clair (1732),
et Paisley (1733). On trouve déjà mentionnée dans ces faits la coïncidence de l'hydrocéphale avec les tubercules pulmonaires et mésentériques. Sauvages, le premier (1763) (1), décrivit l'hydrocéphale
aiguë sous le nom d'éclampsie. Il attribua la maladie à un épanchement considérable de sérosité. Il appela aussi l'attention sur la coïncidence de l'affection cérébrale avec la scrofule et le carreau ; mais il
omit un grand nombre des symptômes les plus importants.

Cinq années plus tard (1768), Robert Whytt fit paraître sa remarquable dissertation (2). Au point de vue symptomatologique, c'est encore le meilléur travail qui ait été publié. On ne saurait trop admirer
le talent descriptif et l'éminent esprit d'observation qui brillent à
chaque page de cette intéressante monographie. Comme le dit Coindet,
son explication des symptômes annonce le profond physiologiste qui
ne craignit pas de se mesurer avec Haller, et l'on peut ajouter, sans
exagération, que le travail de Whytt a été, pour l'hydrocéphale, ce
qu'ont été plus tard les recherches de Laënnec pour les maladies de
poitrine.

Les pathologistes qui ont succédé à Robert Whytt, tels Fothergill, 1771 (3), Ludwig, 1774 (4), Odier, 1779 (5), ont peu ajouté à

(1) *Nosologie méthodique*, 1763, t. II, 2ᵉ partie, p. 81.
(2) *On the dropsy of the brain*, 1768.
(3) *Medic. observ. and inquir.*, t. IV.
(4) *Dissert. de hydr. cereb. puer.* Leips., 1774.
(5) *Mém. de la Soc. roy. de méd.*, 1779.

sa description et aux conclusions pratiques qui ressortent de son travail.

Tous les auteurs que nous venons de citer considéraient l'épanchement ventriculaire comme constituant à lui seul toute la maladie. Leurs explications sur la formation de l'hydropisie étaient différentes ; mais pour eux, l'épanchement séreux était la lésion unique sous l'influence de laquelle se développaient les symptômes.

Quin (1), le premier, en 1780, démontra que l'hydropisie n'était pas le phénomène essentiel de l'hydrocéphale ; mais que cette maladie devait son origine « à une accumulation morbide de sang dans les » vaisseaux du cerveau, qui quelquefois s'élève jusqu'à un certain » degré d'inflammation : ce qui produit souvent, mais non pas tou- » jours, un épanchement d'eau avant la mort. »

Le docteur Edward Ford (2) adopta en partie l'idée de Quin ; mais il précisa mieux encore l'influence et le siége de l'inflammation. Il admit que l'hydrocéphale aiguë pouvait dépendre de deux causes, ou bien de l'inflammation de la pie-mère, ou bien de l'induration *squir-rheuse* (tuberculeuse) du cerveau ou du cervelet. Il explique ainsi les différences d'opinion qui existent entre Fothergill et Robert Whytt sur la marche de la maladie, le premier affirmant qu'elle débute brusquement et qu'elle est de courte durée, le second assurant au contraire que les symptômes nerveux sont précédés par une première période très longue et mal caractérisée.

Depuis lors, la plupart des auteurs considèrent l'inflammation, soit comme une cause de l'épanchement séreux, soit comme constituant la maladie elle-même. Nous devons en excepter toutefois Cheyne et MM. Bricheteau et Mitivié, qui, tout en mentionnant les traces de phlegmasie révélées par l'examen nécropsique, regardèrent l'épanchement comme le principal caractère anatomique.

. L'inflammation une fois admise, les auteurs ne furent d'accord ni sur son siége ni sur son étendue. Ainsi, Gœlis la plaça dans l'arachnoïde (1815), Coindet dans les ventricules cérébraux, et lui donna le nom de céphalite interne (1817), M. Brachet dans les lymphatiques, Abercrombie dans le cerveau, M. Piorry dans l'arachnoïde (1822). Enfin, M. Senn, dans une bonne monographie publiée en 1825, appliqua à l'hydrocéphale aiguë le nom de *méningite*, décrivit avec soin ses caractères anatomiques, et démontra que l'inflammation occupait les mailles de la pie-mère. M. Senn termine la liste des auteurs qui regardèrent l'inflammation des méninges comme le caractère anatomique de la maladie.

Jusqu'ici les différents pathologistes, d'accord sur l'espèce de lésion, différaient, comme nous l'avons vu, sur son siége ; mais aucun d'eux

___

(1) *Treatise of the dropsy of the brain.* Dublin, 1780.
(2) *London medic. journ.*, 1ᵉʳ cahier, p. 56.

n'avait eu l'idée qu'un élément distinct de l'inflammation jouât un rôle important dans la production de la maladie. Ils la considéraient tous comme locale et comme analogue aux phlegmasies des autres organes.

Si tant d'hommes habiles avaient passé à côté de la vérité, ce n'était pas faute d'avoir eu sous la main tous les éléments de la solution du problème, car on trouve déjà notée dans les premières observations d'hydrocéphale aiguë la coïncidence de la méningite et des tubercules. On avait aussi signalé depuis longtemps la constitution scrofuleuse comme une cause prédisposante ; on avait même été plus loin en décrivant l'inflammation comme ayant une forme *granuleuse* (Senn), et en prononçant le mot de *granulations* (Guibert, 1819 ; Charpentier) ; mais ces différentes lésions passaient toujours pour phlegmasiques.

Guersant avait, depuis 1827, adopté le nom de *méningite granuleuse*, et noté la fréquence des tubercules des autres organes. Toutefois, comme il le dit lui-même (*Dict. de méd.*, p. 392), s'il avait séparé la méningite avec granulations des autres espèces d'inflammation des membranes cérébrales, il n'avait pas considéré les granulations comme de véritables tubercules, et cela est d'autant plus surprenant qu'il avait indiqué, comme le fait remarquer un de ses élèves (Murdoch), que les enfants qui périssaient d'hydrocéphale étaient des phthisiques qui mouraient par le cerveau. Il est donc évident qu'absorbés dans la contemplation de la maladie locale, la plupart des auteurs avaient trop négligé l'étude de ses conditions étiologiques, dont l'appréciation intelligente permet seule de déterminer la nature d'une maladie. Toutefois, le terrain était préparé, il n'y avait plus qu'un pas à franchir, et l'on démontrait la nature tuberculeuse de l'hydrocéphale.

M. Papavoine est le premier, à notre connaissance, qui ait, dans deux observations insérées dans le *Journal hebdomadaire* (t, VI, p. 113, 1830), donné à la méningite le nom de *tuberculeuse*. Ses observations portent en effet pour titre : *Arachnitis tuberculeuses*. Nous ne pouvons pas les citer en entier ; nous nous bornerons à reproduire en partie les réflexions dont les fait suivre M. Papavoine. Il débute en ces termes : « Parmi les observations d'arachnitis tuberculeuse que » nous avons recueillies chez les enfants, celle-ci est une des plus » remarquables sous plusieurs rapports. » Ces paroles indiquent que, pour ce médecin, l'arachnitis ou la méningite tuberculeuse est une maladie qu'il a eu assez souvent l'occasion de rencontrer. Les remarques qui servent de commentaires à ses observations le prouvent évidemment. En effet, après avoir décrit avec un soin minutieux les granulations méningées (et cette description pourrait servir de type), il distingue ces tubercules en deux formes : forme de plaques et forme de granulations. Il fait observer que l'affection tuberculeuse a précédé la phlegmasie. Il note la coïncidence des granulations méningées et des tubercules des autres organes. Enfin, il indique clairement que les granulations peuvent exister sans occasionner d'inflammation. (Sa seconde observation en est un exemple.)

Cinq années plus tard, MM. Rufz (1), Fabre et Constant (2), et Gerhard (3) établirent en lois générales les propositions que M. Papavoine avait déduites de ses observations particulières.

Les dates que nous venons de rappeler indiquent clairement que MM. Gerhard et Rufz doivent partager avec MM. Fabre et Constant le mérite d'avoir généralisé les conclusions de M. Papavoine. En effet, ces médecins ont démontré d'une manière incontestable : 1° que les granulations méningées sont de nature tuberculeuse ; 2° qu'elles sont identiques avec les granulations des séreuses ; 3° qu'on ne les rencontre que chez les sujets dont les autres organes contiennent aussi des tubercules ; 4° et, en résumé, que la maladie décrite sous le nom d'hydrocéphale aiguë est une affection de nature tuberculeuse.

Maintenant, si nous comparons ces différents travaux éclos à peu près à la même époque, et ayant pour base des faits recueillis dans les mêmes années et dans le même hôpital, nous devons reconnaître que le mémoire de MM. Fabre et Constant est, sans contredit, le plus complet et le plus important. M. Rufz n'avait étudié qu'un point limité du sujet, la symptomatologie et l'anatomie pathologique ; son but était seulement d'établir la nature tuberculeuse de la méningite, tandis que MM. Fabre et Constant ont traité une foule de détails que le cadre dans lequel M. Rufz s'était renfermé l'avait empêché d'aborder.

Voici en quels termes s'expriment MM. Fabre et Constant au début de leur traité. Nous reproduisons textuellement leurs paroles, parce qu'elles marquent nettement la part qui leur revient dans la découverte de la véritable nature de la méningite (4) :

« Nous n'avons pas tardé à nous apercevoir : 1° Que les causes de la plupart

(1) *Quelques recherches sur les symptômes et sur les lésions anatomiques de l'affection décrite sous le nom d'hydrocéphale aiguë, fièvre cérébrale, méningite méningo-céphalite, chez les enfants,* thèse n° 42, 14 février 1835, par E. Rufz.

(2) *Mémoire sur la méningite tuberculeuse,* par MM. Fabre et Constant, docteurs en médecine ; manuscrit de 258 pages déposé au secrétariat de l'Institut le 30 mars 1835 pour le concours Monthyon, classé sous le titre n° 4, 1835, et couronné le 25 juillet 1836. Ce mémoire n'a pas été imprimé ; mais nous devons la communication du manuscrit à l'obligeance de M. le docteur Fabre.

(3) *Clinical reports,* etc., part III. *Diseases on the brain and its membranes,* dans *The American journal of the medical sciences,* novembre 1835, t. XVII, p. 13. Cité dans l'ouvrage de Delcour, *Recherches sur la méningo-céphalite des enfants,* p. 12 et suivantes.

Nous avons le regret de n'avoir pu consulter le mémoire original.

(4) Mém. cité, p. 5 à 7.

des affections cérébrales des enfants étaient celles des affections tuberculeuses ;

« 2° Que la méningite présentait fréquemment chez eux deux périodes, l'une chronique, caractérisée par des troubles, le plus ordinairement passagers, des fonctions cérébrales : l'autre aiguë, se révélant par des symptômes ordinaires des phlegmasies des méninges et du cerveau ;

« 3° Que les altérations trouvées sur le cadavre ne consistaient pas seulement en une augmentation de liquide exhalé à la surface de l'arachnoïde, à l'intérieur de la pie-mère, et dans la formation de pus, fausses membranes, etc., mais qu'il existait dans la grande majorité des cas des granulations ou tubercules, soit dans les enveloppes cérébrales, soit dans la plupart des organes contenus dans les cavités du thorax et de l'abdomen, et spécialement dans les membranes séreuses.

» Plusieurs faits analogues ayant été soumis à notre appréciation, nous avons été conduits à admettre pour les *méninges*, comme on l'a admis pour le *péritoine* et la *plèvre*, une *phlegmasie chronique de nature tuberculeuse*, et c'est par le nom de *méningite chronique* ou *tuberculeuse* que nous désignerons la maladie qui fait le sujet de ce Mémoire.

» La forme de méningite que nous signalons s'observe chez les enfants le plus communément ; elle est à la méningite aiguë primitive dans le rapport de 3 à 1 ; sur trente-six cas de méningite, vingt-sept nous ont présenté la forme tuberculeuse. »

Une excellente description des symptômes et de l'anatomie pathologique ; une judicieuse appréciation des causes, du pronostic et des moyens de traitement, et une remarquable collection d'observations (1), font de cette monographie une des meilleures qui aient été publiées sur ce sujet. Nous ferons seulement deux reproches aux auteurs de ce travail : le premier, c'est d'avoir donné comme nouvelle la description d'une maladie connue déjà depuis plus de cent ans (2). Le fait nouveau est d'avoir établi la nature de la maladie ; mais quant à la partie descriptive, elle se trouvait déjà exposée dans plus de vingt monographies. Le second reproche, c'est d'avoir établi, en règle générale, l'existence de symptômes cérébraux propres à la méningite chronique, tandis que la plupart ne sont évidemment qu'une exception. Les prodromes sont presque constants, cela est vrai ; mais d'ordinaire, ils se relient bien plus à la tuberculisation

---

(1) MM. Fabre et Constant ont divisé leurs vingt-sept observations en quatre séries. Méningite tuberculeuse terminée par : 1° phlegmasie aiguë des méninges, 2° par congestion cérébrale, 3° par ramollissement du cerveau, 4° enfin méningite tuberculeuse chez des sujets qui ont succombé à d'autres maladies. C'est dans cette catégorie que l'on trouve des observations analogues à celles que nous rapporterons dans la section consacrée à la tuberculisation latente des méninges.

(2) « Cette affection si commune, et qui fait chez les enfants de si nombreuses victimes, n'a pas été aperçue par les auteurs qui nous ont précédés. Quelques-uns, il est vrai, paraissent l'avoir entrevue d'une manière tout à fait imparfaite ; aucun ne l'a décrite, aucun n'en a fait une maladie particulière et n'a donné les moyens de la reconnaître. » (Manuscrit, page 7, lignes 4 à 11.)

générale qu'à la méningite chronique. Nous aurons plus tard l'occasion de revenir sur ce sujet.

Les trois mémoires que nous venons de citer font époque dans
l'histoire de la méningite. Depuis lors, les recherches sur ce sujet se
sont multipliées ; nous citerons entre autres l'excellente thèse de
M. Piet (1836). Cette monographie est particulièrement remarquable
par son cachet pratique. Le chapitre diagnostic est fort intéressant et
doit être médité avec soin. On doit aussi à M. Piet d'avoir indiqué
que les granulations méningées pouvaient exister sans donner lieu à
des symptômes.

Cette idée, émise par MM. Fabre et Constant et par M. Piet, a été
reprise ensuite par M. Green, dans un mémoire inséré dans la *Lancette* anglaise, et traduit dans l'*Encyclographie des sciences médicales*,
et dans le *Journal de Rust*. Ce médecin distingue la méningite en deux
espèces : chronique et aiguë, la première précédant la seconde, et
correspondant jusqu'à un certain point à la première période de
Robert Whytt et à la période de prodromes des auteurs. Cette description est calquée sur celle de MM. Fabre et Constant. (Voy. *Tableau
de la maladie.*)

Guersant a inséré dans le *Dictionnaire de médecine* (1) un chapitre
sur la méningite, dans lequel il a résumé tous les travaux dont nous
venons de parler, en y ajoutant les résultats fournis par sa vaste
pratique. Il divise la méningite : 1° en méningite tuberculeuse aiguë
régulière ; 2° méningite tuberculeuse irrégulière. C'est dans cette
dernière catégorie qu'il fait rentrer quelques-uns des faits signalés
par MM. Fabre et Constant et par M. Green. Il admet, en outre, une
marche anomale de la méningite tuberculeuse qui présente des symptômes aigus au début et à la fin, et dans leur intervalle une période
chronique.

A côté des mémoires précédents, nous devons mentionner les
recherches de MM. Becquerel et Coignet, qui ont confirmé par leur
expérience les conclusions de leurs devanciers.

L'opinion de l'école de Paris, sur la méningite tuberculeuse, a été
adoptée par les auteurs allemands. Les monographies de MM. Rufz,
Green, ont été traduites dans plusieurs journaux et reproduites dans
les *Analecten über Kinderkrankheiten*, et dans les traités les plus récents,
celui de Meissner entre autres. En outre, des monographies sur la
méningite tuberculeuse ont été publiées en Allemagne. Nous citerons
en particulier celle du docteur Franz Scheweninger (2).

En résumé, à l'époque où nous publiâmes la première édition de
notre Traité, l'histoire de la maladie que nous allons décrire avait
subi les phases les plus diverses. Obéissant aux différents courants

---

(1) *Dict. de méd.*, t. XIX, p. 387, etc.
(2) *Ueber Tuberculose als die gewöhnlichste Ursache des Hydrocephalus acutus.*

des doctrines médicales, elle avait successivement occupé les points les plus éloignés du cadre nosologique, et changé aussi souvent de nom que ceux qui l'avaient étudiée avaient eux-mêmes émis d'opinions sur sa nature.

Les recherches que nous fîmes confirmèrent entièrement l'opinion des auteurs, qui considéraient la maladie comme tuberculeuse ; mais nous allâmes plus loin que nos devanciers en établissant une séparation profonde entre la méningite franche et la méningite tuberculeuse, et en démontrant que ces deux maladies étaient aussi différentes l'une de l'autre que la phthisie est différente de la pneumonie. Nous posâmes ce principe, que la méningite tuberculeuse avec granulations méningées, la granulation méningée sans phlegmasie, la méningite des tuberculeux sans granulations méningées, caractérisent anatomiquement une seule et même maladie ; ou, en d'autres termes, que l'influence diathésique tuberculeuse donne naissance à un état morbide cérébral complétement distinct anatomiquement et symptomatiquement de l'état morbide cérébral produit par la diathèse inflammatoire pure.

Plus tard, l'un de nous, M. Rilliet, compléta la doctrine étiologique de la méningite tuberculeuse, en prouvant que, dans l'immense majorité des cas, cette maladie n'est pas une affection aiguë, mais qu'elle est précédée par des prodromes qui, par leur nature et par leur durée, la relient aux maladies chroniques, et que ces prodromes sont l'expression symptomatique de la diathèse tuberculeuse, anatomiquement caractérisée par le dépôt tuberculeux dans les organes. Tous les médecins qui jusqu'à nous avaient décrit les prodromes, ne les avaient pas rapportés à leur véritable cause ; ainsi Whytt les avait regardés comme étant le résultat d'un épanchement, Gœlis, d'une congestion cérébrale, et MM. Fabre, Constant et Green, d'une méningite chronique.

Nous avions déjà, dans notre première édition, distingué deux variétés d'affection tuberculo-inflammatoire du cerveau : l'une, la méningite tuberculeuse normale, régulière, correspondant à l'hydrocéphale aiguë des auteurs ; l'autre, la méningite irrégulière ou latente ; nous sommes même les premiers qui ayons insisté sur la fréquence de cette dernière espèce, déjà entrevue par MM. Fabre et Constant, Piet, Green et Becquerel. Nous démontrâmes en outre : 1° que la méningite régulière coïncide en général avec une tuberculisation peu avancée ; 2° que la méningite irrégulière et latente coïncide avec une tuberculisation très avancée. L'étude des prodromes, en complétant le tableau de la maladie, nous a fait reconnaître qu'en résumé la méningite tuberculeuse se manifestait au milieu de trois états de santé très différents, que l'on pouvait classer ainsi par ordre de fréquence : 1° des prodromes plus ou moins prolongés ; 2° une phthisie confirmée thoracique, abdominale, ou générale ; 3° une santé en apparence parfaite. Cette description détaillée des prodromes n'a pas été peut-être sans quelque utilité pour le diagnostic, en mettant le praticien sur la voie de la véritable cause du mal.

Depuis la publication de notre première édition et du mémoire de l'un de nous, la méningite tuberculeuse a été l'objet de nouvelles recherches, du docteur Legendre (1). Cet habile médecin, tout en confirmant par son expérience la plupart des propositions que nous venons de rappeler, a contesté la présence proportionnelle de ces différents modes de début. Il croit, comme nous l'avions écrit nous-mêmes à l'époque où nous ne possédions que les faits d'hôpital, que le plus souvent la méningite tuberculeuse apparaît au milieu d'une santé en apparence parfaite, et que la maladie cérébrale est la première révélation du vice tuberculeux. Nous nous trouvons donc, après un intervalle de près d'un siècle, divisés sur le même point de doctrine qui faisait l'objet des discussions de Wytt et de Fothergill, Mais plus que jamais, nons maintenons que l'opinion de Wytt est la règle et celle de Fothergill l'exception.

En effet, les nombreuses observations que nous avons recueillies depuis la publication de notre mémoire et de celui de M. Legendre n'ont fait que nous confirmer de plus en plus dans l'idée que notre opinion d'aujourd'hui est la vraie, et nous ne doutons pas que notre confrère ne l'adopte plus tard ; il est de trop bonne foi pour ne pas se rendre à l'évidence.

Les recherches de M. Legendre sur la méningite portent, comme tous les travaux de ce médecin, ce cachet d'exactitude et de vérité qui dénote un observateur distingué. Nous adresserons le même éloge au docteur Hahn, dont la monographie a été, ainsi que celle de M. Legendre, couronnée par la Société de médecine de Bordeaux (2). Ce médecin a adopté les divisions que nous avons basées sur l'état de santé antérieur, et il a confirmé la plupart des résultats auxquels nous sommes arrivés.

Toutefois nous nous trouvons en désaccord avec M. Hahn sur deux points assez importants. Ainsi, d'une part, il nous reproche de tenir trop peu de compte des symptômes cérébraux dans l'ensemble des phénomènes qui caractérisent les prodromes ; et, d'autre part, il conteste l'exactitude de la règle que nous avons établie relativement à l'absence de la tuberculisation chez les sujets qui succombent à la méningite franche.

Deux mots sur ces deux points. Nous maintenons l'exactitude de la proposition que l'un de nous a formulée dans son mémoire, savoir : que, dans les prodromes, si les signes du côté du cerveau sont fort

(1) *Recherches anatomiques, pathologiques et cliniques sur quelques maladies de l'enfance,* Paris, 1846, et *Journal de médecine de Bordeaux,* 1852.

(2) *De la méningite tuberculeuse étudiée au point de vue clinique,* 1853, 1 vol. in-8.

importants pour le diagnostic, ils sont moins fréquents que ceux qui indiquent l'altération de la santé générale, et qu'on s'exposerait à plus d'une méprise si l'on regardait les symptômes cérébraux comme nécessaires pour caractériser la période prodromique.

Quant à la règle que nous avons posée, « que les méningites générales et les méningites de la convexité n'atteignent que les enfants non tuberculeux, tandis que la méningite de la base, sans inflammation de la membrane ventriculaire, appartient exclusivement aux tuberculeux, » nous la maintenons aussi comme l'expression de la grande majorité des faits. Les observations que M. Hahn a rapportées comme étant en contradiction avec cette règle n'ont fait que la confirmer, ainsi que nous le démontrerons tout à l'heure, en reprenant la discussion d'un point de doctrine que nous n'avons fait qu'effleurer à propos de l'historique de la méningite franche.

Avant tout, nous voudrions être clairs. Nous avons dit, dans notre premier volume, que la méningite tuberculeuse et la méningite franche étaient deux maladies complétement différentes. Nous maintenons la vérité de notre proposition, et chaque jour, de nouvelles observations recueillies par nous ou par d'autres viennent confirmer de point en point tout ce que nous avons avancé sur ce sujet (1). Les faits mêmes que l'on a cités comme étant en opposition avec la doctrine que nous avons cherché à faire prévaloir, bien loin de la renverser, lui ont prêté un nouvel appui. Ainsi, le docteur Hahn a publié deux observations qui, dit-il, sont des exceptions à la règle que nous avons établie. Dans la première (2), il s'agit d'une petite fille de trois ans qui était atteinte d'un tubercule cérébral ; elle succomba à des accidents convulsifs répétés comme on l'observe en cas pareil. A l'autopsie, la pie-mère était infiltrée d'un épanchement *gélatineux* verdâtre, plus ou moins épais ; en outre, il y avait des granulations méningées et des tubercules dans la pulpe. Les ventricules étaient *distendus par la sérosité*.

Nous le demandons à tous les anatomo-pathologistes, sont-ce là les caractères anatomiques de la méningite franche ? Ne sont-ce pas, au contraire, ceux de la tuberculisation encéphalique, compliquée d'un épanchement sous-arachnoïdien et ventriculaire ? Où M. Hahn a-t-il vu que nous ayons avancé que dans l'inflammation franche des méninges, le cerveau est couvert d'un épanchement *gélatineux* et que les ventricules sont distendus par de la *sérosité* ? Nous avons dit précisément tout le contraire.

Dans la seconde observation (3), il s'agit d'une jeune fillle de neuf

____

(1) Voy. l'excellente thèse du docteur Béchet : *De la méningite simple et de la méningite composée chez les enfants*, n° 302, 1852.

(2) *Loc. cit.*, obs. VII.

(3) *Loc. cit.*, p. 45.

ans qui succomba à la méningite franche la mieux caractérisée symptomatiquement et anatomiquement. L'auteur a soin de noter l'absence complète de tubercules et de granulations encéphaliques. Quant aux autres organes, voici la seule lésion tuberculeuse que M. Hahn a pu découvrir.

« A la face externe du lobe moyen du poumon droit, il existe une adhérence très ferme et de très petite étendue entre le feuillet viscéral et le feuillet costal de la plèvre, et en examinant cet endroit de plus près, on y trouve dans la substance du poumon, et très près de sa surface, un tubercule de la grosseur d'un pois, en partie jauné, en partie passé à l'état de *craie*. Un *semblable* tubercule isolé se trouve aussi dans les ganglions bronchiques. Il n'y a pas d'autres traces de tuberculisation ni dans les poumons, ni dans les ganglions bronchiques. »

Il est incontestable, d'une part que cet enfant a succombé à une méningite franche, et d'autre part, que l'autopsie a révélé l'existence de deux tubercules ; mais les caractères physiques de ce produit accidentel démontrent qu'il était en voie de guérison. Chez cet enfant, la diathèse tendait à s'éteindre, et c'est probablement pour cela qu'il a été atteint d'une méningite franche et non d'une méningite tuberculeuse.

Ainsi cette observation confirme notre loi au lieu de la détruire, et elle est d'autant plus précieuse qu'elle apporte une preuve de plus en faveur d'une doctrine qu'elle était destinée à combattre.

Maintenant, irons-nous jusqu'à prétendre que *jamais* la méningite franchement inflammatoire ne puisse se développer chez un enfant en proie à la diathèse tuberculeuse ? Nous ne sommes pas si absolus. Le mot jamais, pas plus que le mot toujours, n'a son emploi en médecine, et il n'est pas de règle si constante qui n'ait son exception. Nous croyons cependant que les déviations à la loi que nous avons établie sont fort rares ; et d'ailleurs, quand elles existent, nous les expliquons d'une manière toute naturelle par la coïncidence des deux diathèses inflammatoire et tuberculeuse.

De même qu'un tuberculeux peut être atteint d'une pleurésie et d'une péritonite aiguë inflammatoire, de même aussi il peut être atteint d'une méningite franche. La localisation de la diathèse inflammatoire pure sur les membranes encéphalo-rachidiennes des tuberculeux nous paraît infiniment moins fréquente que sa localisation sur les membranes séreuses pleurales ou péritonéales ; mais nous ne nions pas qu'elle ne puisse se présenter quelquefois : c'est un rapport de coïncidence et non d'identité.

Nous sommes aussi fondés à admettre l'hétérogénéité de nature des méningites franches et tuberculeuses, alors même que la première atteindrait un tuberculeux, que nous avons droit de considérer la phthisie et la pneumonie lobaire comme deux maladies entièrement distinctes, alors même que la seconde se développerait chez un phthisique.

Après cette digression, nous revenons un peu en arrière en mentionnant :

1° L'article inséré par M. West, dans son *Traité des maladies des enfants*, sur l'hydrocéphale aiguë ou méningite scrofuleuse. Si l'on se rappelle les idées générales que nous avons émises sur les phlegmasies tuberculeuses, on comprendra qu'à nos yeux ce nom de *méningite scrofuleuse* est celui qui désigne le mieux la maladie décrite dans le présent chapitre. D'ailleurs, M. West, qui a souvent eu occasion de l'observer, en a donné une description qui ne s'éloigne pas sensiblement de la nôtre.

2° Une monographie importante publiée par le docteur Delcour, antérieurement aux recherches des docteurs Legendre et Hahn.

Nous regrettons toutefois que ce médecin ait confondu dans un même cadre toutes les affections cérébrales des enfants, quelle que soit leur nature. M. Delcour a ainsi détruit l'édifice que nous avions laborieusement élevé ; mais nous pensons que c'est au détriment de la pratique, et nous ne doutons pas qu'une observation ultérieure lui fasse reconnaître comme indispensables les distinctions que nous avons introduites dans cette partie de la pathologie de l'enfance. Ce qui nous fait espérer que M. Delcour rentrera dans la seule voie qui peut conduire à de bons résultats, c'est la phrase qu'il a placée en tête du paragraphe relatif à la nature de la maladie (1) : « La connaissance de la nature des maladies est de la plus haute importance ; elle domine toute la thérapeutique, car le traitement des symptômes ne saurait jamais conduire à des résultats aussi avantageux que le traitement dirigé d'après la juste appréciation de la nature du mal. »

Nous venons de combattre cette tendance à la confusion, par laquelle pèche l'ouvrage de M. Delcour ; nous combattrons aussi la tendance à la subdivision qui se révèle dans l'ouvrage du docteur Bouchut.

Si nous avons bien compris les paroles de ce médecin, il admettrait que les granulations méningées, composées de tissu fibro-plastique, sont un résultat de la phlegmasie, et n'ont aucune espèce de rapport avec les tubercules. Après avoir raconté que Guersant avait longtemps hésité à considérer les granulations comme tuberculeuses, M. Bouchut ajoute (2) : « D'autres, plus entreprenants, se laissèrent entraîner par l'analogie et comparèrent ces granulations aux tubercules miliaires de la plèvre et du péritoine..... Tous ont échoué ; car l'analyse microscopique a démontré, d'une manière incontestable, que ces granulations des séreuses et de la pie-mère sont com-

---

(1) *Loc. cit.*, p. 36.
(2) *Loc. cit.*, p. 234.

posées de tissu fibroplastique et non de matière tuberculeuse. »

Mais, ce premier pas fait, M. Bouchut est obligé de s'arrêter en chemin, se trouvant fort empêché de trouver la moindre dissemblance entre la méningite avec granulations fibro-plastiques et la tuberculisation des méninges avec phlegmasie de ces membranes.

Nous comprenons, en effet, qu'il y ait quelque difficulté à établir des différences entre des maladies identiques à tous égards, même au point de vue purement anatomique; car nous persévérons à croire que la granulation fibro-plastique, ou granulation grise demi-transparente (1), est une forme du tubercule, ou, si l'on veut, l'une des origines de la matière tuberculeuse jaune.

Nous ne terminerons pas cet historique sans payer un juste tribut d'éloges à l'excellente thèse du docteur Béchet qui a de nouveau passé au creuset de l'observation et de l'analyse les caractères différentiels que nous avons établis entre les méningites franche et tuberculeuse. Nous sommes heureux que ce médecin distingué ait confirmé presque toutes les conclusions de nos précédents travaux.

Art. II. — Anatomie pathologique.

1. *Tubercules des méninges.* — Les tubercules méningés sont plus rares que ceux de la plèvre et du péritoine, et l'on doit peut-être considérer ce fait comme la conséquence de ce que le tubercule ne se dépose presque jamais à la face interne de l'arachnoïde. La cause de cette différence dans le siége des tubercules arachnoïdiens et pleuraux doit être la même que celle qui fait que les produits inflammatoires de l'arachnoïde occupent sa face externe et les mailles de la pie-mère, tandis qu'il est très rare de les rencontrer dans la grande cavité. La laxité du tissu cellulaire de la pie-mère jointe au peu de résistance de la substance cérébrale, en opposition avec la solidité et l'inextensibilité des parois crâniennes, en est sans doute la cause.

Nous ne possédons qu'une seule observation démontrant l'existence des granulations dans l'intérieur de la cavité arachnoïdienne, encore étaient-elles bien peu nombreuses. Voici ce fait :

La face interne de la dure-mère, au bas de la bosse pariétale gauche et presque au niveau du sinus latéral, présente quelques petites granulations jaunes, tout à fait semblables à celles qu'on rencontre souvent isolées à la face interne des plèvres, c'est-à-dire qu'elles sont jaunes, arrondies, lenticulaires, tuberculeuses.

Ce fait étant le seul que nous possédions, tout ce que nous allons dire des tubercules méningés doit s'entendre de ceux qui siégent sous l'arachnoïde ou dans la pie-mère.

(1) Voyez la description générale des tubercules, page 336.

Ceux que l'on y rencontre le plus fréquemment sont, sans contredit, les granulations jaunes et les tubercules miliaires ; les granulations grises, et surtout les plaques tuberculeuses, sont rares (1).

Granulations. Nous avons vu la granulation grise demi-transparente être la seule forme de tubercule méningé. — Voici la description d'un de ces cas :

Toute la surface convexe des hémisphères est parsemée d'un grand nombre de granulations grises, demi-transparentes, sous-arachnoïdiennes, fuyant sous l'ongle sans se laisser écraser, de consistance demi-cartilagineuse, arrondies lorsqu'elles siégent dans les anfractuosités, un peu aplaties lorsqu'elles touchent immédiatement la face externe de l'arachnoïde. Un peu moins grosses que les granulations grises du poumon, elles ont le volume d'une petite tête d'épingle.

Il est plus ordinaire cependant de rencontrer un mélange de granulations grises ou jaunes, dont quelques-unes, qui sont d'un gris jaunâtre, établissent évidemment le passage entre l'une et l'autre espèce. La granulation jaune isolée est plus fréquente que tous les autres tubercules ; c'est sur elle surtout qu'ont porté les discussions lorsque l'on a nié l'existence du tubercule dans la méningite granuleuse. Nous reviendrons sur ce sujet lorsque nous aurons décrit ces granulations.

Tout ce que nous allons dire doit s'entendre des granulations en général, sauf les différences qui dépendent de leur nature grise ou jaune.

Forme. — Dès qu'on a enlevé la boîte crânienne et la dure-mère, on les aperçoit d'habitude tout d'abord à travers la transparence de l'arachnoïde ; elles se présentent alors sous la forme d'une tache jaune, petite, de 1 à 2 millimètres de diamètre, donnant à peine une sensation de résistance sous le doigt ; cette résistance est plus grande si la granulation est grise : dans ce cas même il arrive parfois qu'elle fait une légère saillie à la surface de l'arachnoïde. Si l'on enlève cette membrane et la pie-mère au niveau de cette tache, on voit qu'elle correspond à un petit corps arrondi, jaune, qui présente tous les caractères des granulations du poumon. L'ablation de la pie-mère en fait découvrir d'autres qui n'apparaissent pas à l'extérieur et se trouvaient cachées dans la profondeur des circonvolutions. Celles-là sont tout à

(1) Chez 52 malades qui avaient des tubercules dans les méninges, nous avons trouvé les espèces suivantes :

Granulations jaunes	37	Granulations jaunes seulement.	23
— grises.	10	— grises seulement .	4
Tubercules miliaires	17	— jaunes et grises .	6
Plaques tuberculeuses .	2	Tubercules miliaires seulement.	10
Tubercule crétacé .	1	Tubercul. miliaires et granulat.	6
Tubercule ramolli .	1	Plaques et autres tubercules .	2
		Tubercule crétacé seulement .	1

fait arrondies. Il n'existe pas d'autres différences dans la forme des granulations méningées : arrondies dans les anfractuosités et dans les parties qui sont en contact avec la substance cérébrale, elles sont aplaties dans les points qui touchent à l'arachnoïde ; en un mot, elles subissent, comme les tubercules de toutes les séreuses, l'influence de la pression extérieure.

Elles sont quelquefois difficiles à distinguer, et sont plus visibles lorsqu'on les regarde en plaçant les membranes cérébrales à contre-jour; ou bien en étendant la méninge tuberculeuse sur une plaque de verre.

Si la forme varie, le volume varie aussi : très petites, quelquefois si petites même qu'elles rappellent presque la poussière tuberculeuse du poumon, elles ont à peine la grosseur d'un grain de grès ou de semoule ; elles ont d'autres fois 1 ou 2 millimètres de diamètre. On trouve chez les mêmes malades des granulations présentant ces différences de volume, tandis que chez d'autres elles ont toutes la même grosseur.

Nombre. — Des différences beaucoup plus grandes encore existent dans le nombre des granulations. Tantôt on les voit tellement nombreuses qu'elles sont disséminées dans presque toutes les parties de la pie-mère, et qu'il serait impossible de les compter : d'autres fois on en trouve à peine une ou deux sur chaque hémisphère après les plus minutieuses investigations. Entre les extrêmes, le nombre varie beaucoup, et l'on peut compter 10, 20, 30 granulations et plus.

Siége. — L'étude du siége des granulations paraît au premier abord devoir amener des résultats d'une plus grande importance.

Il semble qu'en raison des fonctions des différentes parties de la substance cérébrale au niveau desquelles les granulations se déposent, on pourrait tirer des prévisions diagnostiques et des inductions physiologiques; mais c'est en vain qu'on chercherait à arriver à quelques conclusions positives, et c'est à peine si la tuberculisation du cerveau lui-même conduit à des résultats plus précis. Ce n'est donc que comme topographie anatomo-pathologique que nous donnerons les résultats suivants, qui nous semblent différer un peu de ceux auxquels sont arrivés nos devanciers.

Nous savons déjà que les granulations méningées siégent, soit à la surface des circonvolutions, soit dans la profondeur des anfractuosités. Il arrive quelquefois qu'on les rencontre dans un de ces points à l'exclusion de l'autre, ou même elles sont dans un hémisphère à la surface, et dans l'autre à la profondeur; le plus souvent on constate leur existence à la fois sur les circonvolutions et dans les anfractuosités; dans ce dernier cas il arrive, bien qu'assez rarement, que les granulations de la surface sont jaunes, tandis que celles de la profondeur sont grises, demi-transparentes.

Elles suivent assez souvent dans leur distribution la direction des grosses veines cérébrales, c'est-à-dire que là où rampent les gros troncs vasculaires, on voit disséminées un nombre plus ou moins considérable de granulations. Mais cette loi est loin d'être aussi générale qu'on l'a dit. Ainsi, lorsqu'il existe de ces granulations le long des vaisseaux, on en trouve presque toujours loin d'eux ; et il est très rare de n'en rencontrer qu'au tour d'un tronc vasculaire un peu volumineux. Il est au moins aussi fréquent de voir les granulations éloignées de tout vaisseau un peu considérable que d'en voir seulement auprès d'eux : nous disons à dessein vaisseau *un peu considérable*, parce que la pie-mère n'étant qu'un lacis vasculaire, il est impossible que les granulations de cette membrane n'avoisinent pas une ou plusieurs ramifications capillaires.

On rencontre des granulations sur toutes les parties de la surface externe du cerveau, c'est-à-dire sur la portion convexe et sur la face plane des hémisphères, sur les parties latérales et sur les parties moyennes de la base, dans les scissures de Sylvius et sur le cervelet. Nous donnons ci-joint le détail de cette distribution, et les chiffres qui résultent de nos observations (1) ; on y peut voir que les granulations sont, contrairement à ce qu'on a dit, plus fréquentes sur les hémisphères qu'à la base. Nous reviendrons bientôt sur ces rapports lorsque nous aurons parlé des tubercules miliaires dans les méninges.

Dans toutes ces parties de la surface cérébrale, les granulations restent assez souvent isolées ; d'autres fois, au contraire, elles se réunissent par groupes de manière à former des plaques plus ou moins étendues ; mais alors on trouve des traces d'inflammation aiguë ou chronique autour d'elles. Les granulations sont disséminées dans les produits de cette inflammation ; mais de telle sorte qu'on peut presque toujours les distinguer. D'autres fois, elles sont accolées les unes aux autres, et il en résulte des plaques tuberculeuses, semblables aux plaques pleurales. Nous n'avons observé cette forme que deux fois. Voici l'une de nos descriptions :

Sur la partie moyenne de l'hémisphère droit et dans un espace de plusieurs centimètres, on voit des plaques sous-arachnoïdiennes, jaunâtres, aplaties, molles, cassantes, entièrement tuberculeuses : la plus étendue a 2 centimètres

(1) Siége des granulations méningées chez 42 malades qui avaient ce produit accidentel :

Hémisphère droit.		*Base.*	
Face convexe	27	Scissure droite	10
Face plane ou interne. . .	12	Scissure gauche	10
Hémisphère gauche.		Face droite	8
		Face gauche.	8
Face convexe	18	Scissure moyenne	2
Face plane ou interne. . .	11	Protubérance	1
Cervelet	2	Polygone.	7

de diamètre, et plusieurs autres plus petites se joignent à elle par l'intermédiaire de granulations jaunâtres arrondies : on ne voit autour de ces plaques et granulations aucune trace d'inflammation de la pie-mère, etc.

Il est impossible de ne pas voir une ressemblance parfaite entre cette lésion et les plaques tuberculeuses de la plèvre, ou l'infiltration jaune du poumon entourée de granulations qui tendent sans cesse à accroître son volume. Plusieurs pathologistes ont nié la nature tuberculeuse de la granulation jaune, et affirmé qu'elle n'était qu'un produit de l'inflammation, un rudiment de fausse membrane. Après la description que nous venons de faire de ces corps étrangers il semble superflu d'insister pour prouver leur nature tuberculeuse. Comment en douter, en effet, lorsqu'on voit la parité si grande qui existe entre les granulations de la pie-mère et celles des autres organes?

On peut constater : 1° le même début possible par la granulation grise, et la même transformation de celle-ci en granulation jaune. 2° La même couleur, la même conformation, la même tendance à se déformer suivant les pressions extérieures. Ce dernier caractère n'appartient pas aux fausses membranes. En effet, ce produit inflammatoire se développe-t-il là où il n'est pas comprimé, sa forme sera aplatie et membraneuse, quelque petites que soient ses dimensions : voyez pour exemple les fausses membranes et la suppuration concrète dans la scissure de Sylvius ; tandis que dans le même lieu, les granulations sont toujours arrondies. 3° Quel que soit le lacis vasculaire qui entoure la granulation jaune, elle n'est jamais pénétrée par lui ; elle ne se vascularise pas. 4° On la rencontre souvent avec des tubercules miliaires méningés ; et, dans le cas où ces derniers n'existent pas dans les méninges, au moins est-il certain que la granulation méningée ne se rencontre que chez des enfants qui présentent des tubercules à l'état cru dans les autres organes. A peine cite-t-on quelques cas où les granulations méningées étaient les seuls produits accidentels qui existassent dans toute l'économie.

II. *Phlegmasie des méninges.* — L'*inflammation* des méninges est fréquente chez les tuberculeux ; et cette inflammation se développe, soit qu'il y ait en même temps des tubercules dans les méninges, soit qu'elles en soient totalement privées et qu'on ne rencontre ce produit accidentel que dans les autres organes.

Toutefois, dans ce cas, la méningite présente des caractères tels qu'on ne saurait la séparer de la méningite tuberculeuse et qu'elle doit en être considérée comme une variété. On en trouve la preuve dans la nature des produits de l'inflammation et dans les symptômes.

Les détails d'anatomie pathologique dans lesquels nous allons entrer sont communs aux deux sortes de méningites, c'est-à-dire à la méningite avec tubercules dans les méninges, et à la méningite des tuberculeux, sans que le produit accidentel ait été rencontré dans les méninges ni dans le cerveau.

Le siége le plus habituel de l'inflammation est la pie-mère : l'arachnoïde elle-même n'est presque jamais malade, ou tout au plus ne présente-t-elle qu'une lésion fort peu intense et tout à fait accessoire.

Quelquefois sa grande cavité contient une ou deux petites cuillerées de sérosité transparente ou trouble ; plus souvent la surface est poisseuse et collante. Une seule fois nous avons trouvé dans son intérieur du pus concret.

Les corpuscules de Pacchioni prennent le plus souvent un développement assez considérable ; gros et nombreux surtout le long de la scissure interlobaire, ils font saillie et flottent dans la grande cavité ; autour d'eux l'arachnoïde est opaline dans une étendue plus ou moins considérable. Ce développement des corpuscules de Pacchioni et l'opalinité de l'arachnoïde qui les entoure ne sont pas spéciaux à la méningite des enfants; mais ils se rencontrent, nons le croyons, plus fréquemment dans cette maladie que dans toute autre.

Dans quelques circonstances, l'arachnoïde est opaline et épaissie d'une manière plus générale. Sur tout un hémisphère ou sur toute la base, cette membrane blanche, épaisse, résistante, s'enlève tout d'une pièce sans se déchirer, et entraîne facilement toute la pie-mère après elle.

C'est dans cette dernière membrane que se trouvent les traces véritables de la phlegmasie, depuis la simple congestion jusqu'au dépôt le plus abondant de pus concret, depuis l'infiltration simple d'un liquide limpide jusqu'à celle d'un liquide verdâtre et comme gélatiniforme. Dans ce dernier cas, la sérosité ressemble à une gelée très liquide, et est identique avec ces pellicules infiltrées de sérosité verdâtre qu'on observe assez souvent, soit dans la pleurésie, soit sur les vésicatoires au moment où l'on enlève l'épiderme.

Dans d'autres circonstances, on remarque un épaississement des mailles de la pie-mère qui sont devenues dures, rouges, cassantes, humides, et laissent écouler à la pression un liquide sanglant. Cet épaississement, véritable turgescence inflammatoire aiguë analogue à celle qui existe dans la première période du phlegmon, doit être distinguée de l'épaississement chronique de la pie-mère autour des tubercules cérébraux ou méningés. Dans ce dernier cas, en effet, la méninge est bien épaissie et dure, mais elle est blanchâtre, résistante au doigt, se déchire difficilement, et elle ne laisse suinter aucun liquide par la pression.

D'autres fois il se fait dans les mailles de la pie-mère le dépôt d'un corps étranger, jaune, cassant, un peu élastique, véritable suppuration concrète, ou production pseudo-membraneuse. Si cette substance jaune est molle, friable, s'écrase sous le doigt sans avoir aucune élasticité, c'est du pus concret ; si, au contraire, elle est un peu plus lisse, moins molle et plus élastique, c'est de la fausse membrane : du reste, il nous a semblé assez peu intéressant d'établir ces différences dans tous les cas, et nous emploierons la dénomination de pus concret pour désigner indifféremment ces deux produits inflammatoires. Une seule fois nous avons constaté du pus liquide sur les hémisphères, au milieu d'un groupe de granulations.

Tous ces résultats de la congestion ou de l'inflammation de la pie-mère offrent en général la disposition suivante dans la méningite tuberculeuse.

L'injection des petits vaisseaux est ordinairement générale ; d'autres fois, cependant, elle est bornée à la profondeur des anfractuosités, quelquefois elle est plus vive autour des granulations.

L'infiltration séreuse varie beaucoup d'abondance.

L'infiltration gélatiniforme ou de lymphe plastique est ordinairement partielle et se trouve, soit le long de quelques circonvolutions, soit à la partie moyenne de la base, soit dans les scissures.

L'épaississement aigu ou chronique de la pie-mère forme, le plus souvent, des plaques ou petites masses de peu d'étendue, environnant des groupes de granulations ou de tubercules, pénétrant plus ou moins dans la profondeur des anfractuosités ; on le rencontre à la base surtout.

Le pus concret se dépose ordinairement en lames ou en traînées qui suivent les vaisseaux, s'accolent à eux, les entourent et leur adhèrent comme si le pus était directement sécrété par les veines. D'autres fois il forme, comme l'épaississement de la pie-mère, des plaques d'étendue variable, se prolongeant entre les circonvolutions ; on peut en rencontrer sur toutes les parties de la surface de l'encéphale.

L'injection et l'infiltration des méninges sont fréquentes, mais sont loin d'être constantes ; elles n'existent pas souvent réunies sur le même malade (1).

La sérosité gélatiniforme se rencontre dans un assez petit nombre de cas, et elle existe surtout à la base (2).

Le pus concret ou les fausses membranes se déposent fréquemment dans les mailles de la pie-mère, à la base beaucoup plus souvent que sur les hémisphères (3).

---

(1) Injection vive . . . . . 35 | Infiltration abondante. . . 36
    Injection sans infiltration. 27 | Infiltration sans injection . . 28
        Injections et infiltration réunies. 8

(2)   Sérosité gélatiniforme. 12
    A la base seulement . . 9 | Sur les hémisphères seulement. 1
        A la base et sur les hémisphères. 2

(3)   Pus concret ou fausses membranes 25
    A la base seulement . . 15 | Sur les hémisphères seulement. 6
        A la base et sur les hémisphères. 4

Nous n'avons rencontré l'épaississement aigu qu'à la base; l'épaississement chronique y est plus fréquent qu'aux hémisphères (1).

Enfin, si l'on veut considérer l'inflammation d'une manière générale, indépendamment de sa nature, et la comparer aux tubercules méningés, on trouve que, contrairement aux tubercules, la méningite est incomparablement plus fréquente à la base qu'au sommet; qu'il est assez rare de la voir seulement sur les hémisphères, tandis que souvent on ne la rencontre qu'à la base.

En comparant la phlegmasie des méninges avec les tubercules de ces membranes, nous trouvons que ces deux lésions peuvent exister indépendamment l'une de l'autre : Qu'il est assez fréquent aussi de voir que les tubercules méningés ne s'accompagnent pas d'une autre lésion que de l'injection ou de l'infiltration trouble, qui ne sauraient constituer les caractères anatomiques d'une méningite ;

Qu'il est beaucoup plus fréquent de rencontrer les traces d'une véritable inflammation autour des produits accidentels ;

Que, cependant, il n'est pas rare de voir la phlegmasie occuper une partie éloignée des tubercules ;

Que, dans le cas où l'inflammation siége autour du corps étranger, il est aussi fréquent à peu près de constater un rapport exact qu'un défaut de rapport entre l'intensité de l'inflammation et le nombre des tubercules. Nous voulons dire que, dans un cas, l'inflammation est intense et les granulations rares ; que, dans un autre, les tubercules sont nombreux et l'inflammation peu étendue, tandis qu'ailleurs l'inflammation et les tubercules sont en même temps ou rares ou abondants, et que ce dernier cas est à peu près aussi fréquent que les deux autres (2).

Lorsque la méningite entoure les granulations tuberculeuses, elle se présente sous forme de plaques ou de traînées jaunâtres, au milieu desquelles on distingue les granulations à leur forme arrondie. Celles-ci, tantôt isolées, tantôt réunies en groupes, sont en général d'autant plus serrées et plus nombreuses qu'elles sont plus rapprochées des

(1)   Épaississement aigu   7
         Épaississement chronique.   12
    A la base seulement. . .   6 | Aux hémisphères seulement .   4
         A la base et aux hémisphères.   2
(2)   Méningite sans tubercules méningés   11
Sur ce nombre, 5 malades avaient des tubercules cérébraux.
         Tubercules méningés sans méningite   8
         Tubercules méningés avec injection ou infiltration .   8
         Inflammation autour des tubercules.   24
         Inflammation loin des tubercules   15
         Pas de rapport d'intensité entre les tubercules et la
           phlegmasie environnante   11
         Rapport d'intensité entre   id.   . . .   13

plaques de pus concret, dont il est alors difficile de les distinguer ; en sorte que l'on aurait une grande tendance à les considérer comme étant de la même nature qu'elles.

Si cette inflammation a envahi les scissures de Sylvius, elles paraissent quelquefois assez peu malades au premier abord ; mais en déchirant l'arachnoïde, qui, par transparence, a pris une couleur jaune ou verdâtre, et en soulevant le lobe cérébral, on trouve toute la scissure envahie soit par une lymphe verdâtre, soit par du pus concret ou par des fausses membranes, irrégulièrement distribuées, suivant ou non les embranchements vasculaires, et parsemées d'un nombre variable de granulations jaunes, arrondies, parfaitement distinctes. Cette phlegmasie tuberculeuse se prolonge ordinairement dans l'anfractuosité latérale qui fait suite à la scissure de Sylvius.

Cet aspect général est à peu près le même, quel que soit le siége de la maladie ; partout où les traces de la méningite apparaissent à la surface, l'arachnoïde prend, par transparence, une couleur jaune ou verdâtre, tantôt en bandes qui, suivant les anfractuosités, sont limitées par les circonvolutions, tantôt en plaques plus ou moins larges qui masquent les parties les plus saillantes de la surface cérébrale.

A la base, toute la région moyenne est quelquefois envahie, et lorsqu'on déchire l'arachnoïde, il s'écoule une sérosité verdâtre, demi-coagulée ; ou bien la pie-mère est épaissie, rouge, friable, ou bien encore il existe une lame de pus concret, et au milieu de ces lésions se trouvent les tubercules plus ou moins nombreux, plus ou moins distincts.

Lorsque la phlegmasie de la pie-mère est chronique, l'altération est en général moins étendue, son tissu est blanchâtre, les granulations s'en distinguent aisément par leur couleur jaune.

Nous l'avons dit, et nous le répétons, la plupart de nos descriptions s'appliquent à la méningite avec tubercules et à la méningite sans tubercules chez les tuberculeux.

Si nous ajoutons que, dans les cas où l'inflammation et les produits accidentels coïncident, ils sont loin d'avoir le même siége et une intensité proportionnelle, nous sommes portés à conclure qu'il n'existe pas un rapport essentiel et nécessaire entre les tubercules des méninges et la méningite, mais seulement que cette phlegmasie, se produit avec facilité chez les tuberculeux. Elle doit, en conséquence, être considérée, ainsi que les phlegmasies des autres organes, comme un résultat tantôt de l'irritation locale, déterminée par le tubercule, tantôt et surtout de l'influence de la diathèse scrofulo-tuberculeuse.

La méningite des tuberculeux diffère de la méningite simple sous plusieurs rapports anatomiques.

Dans la première, la suppuration est concrète et presque jamais liquide ; dans la seconde, elle est liquide et presque jamais concrète.

Dans la première, elle siége de préférence à la base, et quand elle occupe la face convexe des hémisphères, elle entoure d'habitude des tubercules ; dans la seconde, nous l'avons ordinairement vue siéger à la fois à la face convexe et à la base, quelquefois à la convexité, jamais à la base seulement.

La première, surtout lorsqu'elle occupe la convexité, est limitée d'ordinaire à quelques anfractuosités ; la seconde s'étend sur la plus grande partie du cerveau, occupant à la fois la base et la surface convexe.

La première envahit presque exclusivement la pie-mère ; il en est de même de la seconde, mais elle occupe souvent, en outre, la grande cavité arachnoïdienne.

Or, ces différences ne tiennent pas à la présence ni à l'absence des tubercules méningés ; mais elles existent dès que l'on sépare les enfants tuberculeux de ceux qui ne le sont pas.

III. *Apoplexie méningée.* —Nous avons insisté ailleurs sur les causes de cette maladie, et nous avons fait voir que chez plusieurs enfants la tuberculisation du cerveau, et surtout des ganglions bronchiques, pouvait devenir la cause déterminante d'une exhalation sanguine dans la grande cavité de l'arachnoïde. Cette lésion est, dans ce cas, tout à fait semblable, sous le point de vue anatomique, à celle qui reconnaît une autre cause. Nous nous contenterons de rappeler que nous l'avons toujours vue coïncider avec une tuberculisation chronique, souvent avancée, et dans la très grande majorité des cas, avec le développement tuberculeux des ganglions bronchiques. Une fois, un tubercule volumineux de la partie antérieure du cerveau avait déterminé un épanchement sanguin dans l'arachnoïde, en même temps qu'une hydrocéphale ventriculaire.

IV. *Lésions de la substance cérébrale.* — Si les méninges présentent des altérations notables, et qui ont fourni le sujet de quelques considérations intéressantes, il n'est pas moins important d'étudier celles de la substance même du cerveau ; car les tubercules, ou la méningite y déterminent des lésions qui se manifestent souvent par des symptômes d'une importance très grande pour le diagnostic.

Ces lésions sont les suivantes :

1° *Piqueté* ou *sablé rouge*, plus ou moins abondant, quelquefois avec coloration rosée générale de la substance blanche ;

2° *Coloration rosée* de la substance grise. Ces deux altérations sont loin d'être spéciales aux tuberculeux, et ne présentent rien de remarquable à noter ;

3° *Ramollissement* de la substance cérébrale. Il est très fréquent de voir les plaques isolées de méningite, avec ou sans granulations tuberculeuses, adhérer à la substance cérébrale qui se déchire et s'enlève dès qu'on veut les détacher. Ce ramollissement, qui est rouge ou blanc, va rarement jusqu'à la diffluence et ne pénètre pas à plus de 4 ou 5 millimètres de profondeur, souvent même il est moins considérable encore. Le même ramollissement existe assez fréquemment autour des tubercules cérébraux ; mais souvent aussi ces tubercules et les places enflammées de la pie-mère touchent à des portions de substance cérébrale parfaitement saine.

Il est un autre genre de ramollissement de la substance cérébrale qui accompagne l'épanchement dans les ventricules ; nous en parlerons tout à l'heure ;

4° *Épanchement ventriculaire.* — Il se fait à l'intérieur des ventricules une sécrétion anormale de sérosité, dont l'abondance est quelquefois assez grande pour dilater outre mesure ces cavités, amincir les hémisphères, aplatir et tasser les circonvolutions les unes contre les autres.

Le liquide ainsi sécrété est, dans l'immense majorité des cas, blanc, parfaitement limpide et transparent ; il n'a aucune nuance jaune ou verdâtre, et ne contient pas d'albumine ; d'autres fois, il est trouble, et cette perte de sa transparence paraît dépendre de ce qu'une portion de la substance cérébrale, ramollie et diluée, y est maintenue en suspension. Il est très certain que le liquide, en distendant les ventricules, rompt la commissure molle des couches optiques, quelquefois le *septum lucidum*, et délaye plus ou mois les parois ventriculaires.

En effet, ce liquide exerce une influence puissante sur la substance cérébrale. Il traverse la membrane ventriculaire, s'infiltre dans la substance, la ramollit, au point que, sans perdre aucunement de sa couleur, elle s'écrase, s'écoule presque comme une crème liquide et un peu visqueuse. Il ne nous semble pas possible d'admettre qu'il y ait là un ramollissement inflammatoire des parois ventriculaires ; c'est une simple imbibition.

Ce ramollissement des parois est loin, du reste, d'être toujours en rapport avec la quantité ou la rapidité de l'épanchement. Il est tantôt général, tantôt partiel, et alors borné à la voûte à trois piliers, à la base des ventricules, à leur partie postérieure ; quelquefois il manque totalement, et, malgré la présence d'une grande quantité de sérosité, les parois ventriculaires conservent leur fermeté ;

5° *Apoplexie cérébrale.*—Parmi le petit nombre de faits qui nous ont servi à tracer l'histoire de cette maladie, il en est plusieurs dans lesquels nous avons noté une tuberculisation céphalique ou générale, C'est le plus ordinairement lorsque cette dernière affection a été aiguë et dans le cas de méningite que nous avons rencontré l'apoplexie cérébrale (1).

(1) 4 fois nous avons constaté l'hémorrhagie cérébrale capillaire ou en foyer dans le cours de la tuberculisation aiguë ; 1 fois cette dernière maladie était presque bornée au poumon ; dans les trois autres cas, il y avait méningite tuberculeuse. Une seule fois le foyer apoplectique avoisinait une réunion de granulations situées dans la pie-mère.

6° *Parois crâniennes.* —Les parois crâniennes ne nous ont pas, en général, offert de lésions appréciables ; nous en exceptons celles dont nous dirons quelques mots au sujet de l'action directe des tubercules sur les os. Une seule fois, nous avons vu une dépression extérieure correspondant à une dépression de la substance cérébrale. M. Schweninger a noté fréquemment la congestion sanguine des os du crâne, tantôt uniforme, tantôt pointillée.

La dure-mère est saine, le sinus longitudinal supérieur est souvent vide, quelquefois il contient de petits caillots jaunâtres ; le plus ordinairement les sinus de la base sont remplis d'une assez grande quantité de sang. Nous n'avons jamais constaté leur oblitération.

V. *Lésions des autres organes.* — Nous avons peu à nous occuper de ces lésions, qui ont été décrites dans les chapitres précédents, et qui, pour la plupart, n'ont aucun rapport direct avec la tuberculisation encéphalique.

Nous nous contenterons de rappeler que, dans la grande majorité des cas, la méningite tuberculeuse, qui se révèle par des symptômes, coïncide avec une tuberculisation commençante des autres organes, et principalement avec cette forme de tubercules que l'on rencontre dans les cas où la maladie est aiguë, c'est-à-dire avec la tuberculisation miliaire. M. Rufz, le premier, a consigné cette remarque dans sa thèse, et depuis lui, M. Becquerel, nous-mêmes et M. Legendre, nous sommes arrivés aux mêmes conclusions. Il semble donc probable qu'alors la tuberculisation cérébrale, comme celle des autres organes, est récente. Nous ne saurions décider actuellement si elle date seulement du début de la méningite ou si elle la précède : nous chercherons plus tard à résoudre cette question.

Nous terminons cet article anatomique en remarquant que le ramollissement de l'estomac coïncide très souvent avec la méningite tuberculeuse ; qu'il n'est pas rare de constater la ramollissement des trois tuniques du grand cul-de-sac, et même la perforation de l'organe effectuée par la moindre traction.

VI. *En résumé*, la méningite tuberculeuse est une maladie caractérisée anatomiquement : 1° par un dépôt de matière tuberculeuse dans les mailles de la pie-mère, se présentant sous forme de granulations aplaties ou arrondies, disséminées en différents points des hémisphères ou de la base, d'un volume variable entre un grain de semoule, ou une tête d'épingle, le plus souvent opalines ou blanches, quelquefois grises, demi-transparentes, ordinairement isolées, quelquefois réunies ; dans des cas très rares, la granulation est la seule lésion méningée ;

2° Par une inflammation, c'est-à-dire par une sécrétion de pus concret ou de fausses membranes, dans la pie-mère, qui est épaissie, jaunâtre ou verdâtre, friable, quelquefois adhérente à la surface cérébrale. Cette phlegmasie coïncide le plus souvent avec les granulations tuberculeuses des méninges ; dans des cas rares, elle en est entièrement indépendante ; elle occupe le plus ordinairement la base ;

3° Par un état particulier de l'arachnoïde qui est un peu glutineuse ou poisseuse au toucher ;

4° Par un épanchement de sérosité dans les ventricules, variant de 60 à 120 grammes, quelquefois beaucoup plus considérable ;

5° Par un ramollissement des parties centrales du cerveau, blanc, crémeux, occupant, dans la grande majorité des cas, le *septum lucidum*, la voûte à trois piliers, s'étendant rarement aux parois inférieures des ventricules ;

6° Par un dépôt dans les autres organes de matière tuberculeuse, en général à un état peu avancé, ou bien ayant revêtu la forme aiguë.

Ce résumé est celui de l'anatomie pathologique *complète* de la méningite tuberculeuse. Mais il ne faut pas oublier que si la triple lésion de la granulation, de l'épanchement et de la phlegmasie de la base est le cas le plus ordinaire, il arrive quelquefois, comme nous l'avons dit, que la maladie n'est caractérisée que par la phlegmasie de la base, ou par les granulations, peut-être même par l'épanchement ventriculaire seul. Mais le fait essentiel est l'existence *constante* des tubercules dans les autres organes (1).

Art. III. — Prodromes.

La maladie dont nous venons de décrire les caractères anatomiques, présente différentes phases qu'il est indispensable de résumer ici, au risque de répéter une partie du tableau que nous avons donné de la tuberculisation générale.

Mais avant d'entamer cette description, il est nécessaire de spécifier les conditions de santé au milieu desquelles la méningite peut se développer. Nous les résumerons sous trois chefs distincts :

1° La maladie se manifeste chez des enfants atteints depuis plusieurs mois ou plusieurs années d'une tuberculisation chronique ou aiguë confirmée, cérébrale, thoracique ou abdominale, primitive, ou secondaire à une maladie aiguë. Ce fait est loin d'être fréquent ; car lorsque la méningite survient dans ces circonstances, elle est le plus souvent latente, ou tout au moins ne se dénote que par des symptômes obscurs et irréguliers. C'est cette forme que nous décrirons plus tard sous le nom de *tuberculisation méningée latente ;*

---

(1) A l'hôpital, sur 33 malades, 27 fois nous avons trouvé réunis les tubercules ou les granulations et la phlegmasie de la pie-mère ; 4 fois la méningite ne s'accompagnait d'aucune production tuberculeuse de l'encéphale ; 2 fois les granulations ou tubercules méningés n'avaient déterminé aucune phlegmasie. Dans tous ces cas, les symptômes ont été à peu près identiques.

2° La méningite peut débuter d'emblée, sans être précédée de prodromes. Ce cas est certainement très rare ; du moins il nous a paru être beaucoup moins fréquent en ville qu'à l'hôpital, ce qui tient probablement à la différence des conditions d'observation dans lesquelles nous avons été placés ;

3° Enfin, le cas le plus fréquent est celui où les symptômes qui annoncent le début de la méningite sont précédés d'une période de prodromes pendant laquelle les enfants sont malades sans le paraître, ou, tout au moins, n'offrent pas des signes de maladie assez tranchés pour que leurs parents croient devoir réclamer les secours de l'art. C'est sur cette période que nous voulons spécialement attirer l'attention de nos lecteurs. Nous verrons plus tard qu'elle a été mentionnée par quelques-uns des auteurs qui ont écrit sur l'hydrocéphale aiguë ou sur la méningite tuberculeuse, mais qu'aucun d'eux ne paraît avoir rapporté les symptômes à leur véritable cause.

A peine l'hydrocéphale aiguë avait-elle pris rang dans le cadre nosologique, que deux opinions contradictoires, relativement à son mode de début, se trouvèrent en présence. Robert Whytt soutint qu'elle se développait avec lenteur, et que les premiers symptômes apparaissaient cinq ou six semaines au moins avant la mort. Fothergill prétendit, au contraire, que l'hydrocéphale attaquait des enfants bien portants, et les enlevait en quatorze jours (1). Les médecins qui ont succédé à Whytt et Fothergill ont aussi différé d'opinion sur ce point, et il était difficile qu'il en fût autrement, car les deux praticiens anglais étaient l'un et l'autre dans la vérité, la question dont il s'agit n'étant qu'une question de fréquence. Mais il est juste de dire que la manière de voir de Robert Whytt a en sa faveur l'appui des plus gros chiffres, le début lent et insidieux étant bien plus fréquent que le début brusque, comme nous allons tâcher de le démontrer dans les pages suivantes.

Description des prodromes réguliers. — Pendant une période qui précède d'ordinaire de quinze jours à trois mois, presque jamais moins, rarement plus l'apparition des symptômes aigus de la méningite tuberculeuse, les enfants, même les plus remarquables par leur embonpoint et par leur bonne mine, commencent à maigrir et à perdre leurs couleurs. Cet amaigrissement n'est pas d'abord très marqué, ou du moins on lui accorde peu d'attention, parce qu'il respecte

______

(1) Voici en quels termes il s'exprime : « Le docteur Whytt suppose que le » commencement de cette maladie est obscur, qu'elle est généralement quelques » mois à se former, et qu'après qu'un symptôme évident a rendu nécessaire l'in» tervention du médecin, elle continue encore pendant plusieurs semaines avant » de se terminer d'une manière fatale. Cette opinion est contraire aux résultats » de mon observation. J'ai vu des enfants qui, selon toutes les apparences, » étaient bien portants et actifs, emportés par cette maladie dans l'espace d'en» viron quatorze jours, »

le visage; mais les mères attentives ne tardent pas à s'apercevoir en habillant leurs enfants ou en faisant leur toilette, de la diminution du volume des membres, de la saillie des côtes, des apophyses épineuses et des omoplates. En même temps les chairs ont perdu de leur fermeté, la peau est un peu molle et sans ressort. Plus tard le visage lui-même pâlit, les traits sont étirés, les yeux cernés, et le regard perd son éclat. Dans des cas rares, il est un peu fixe et exprime l'étonnement. A cette époque encore, quelquefois même jusqu'à une époque assez avancée de cette période, les enfants conservent leur entrain et leur vivacité ordinaires; ils se livrent, comme par le passé, aux jeux de leur âge, et la veille du début des symptômes aigus, leur caractère n'a subi aucune altération. Mais il est beaucoup plus fréquent de voir les enfants tristes, apathiques, aimant à sommeiller dans le jour, recherchant la solitude, refusant de se joindre à leurs camarades, ayant de la peine à changer de place, et ne voulant pas le faire seuls, ou bien quittant brusquement leurs jeux pour se jeter dans les bras de leur mère avec une expression indicible de tristesse.

D'autres ont perdu leur vivacité ou leur turbulence; au lieu de sentir vivement les insultes de leurs camarades, comme ils l'auraient fait autrefois et de réagir *unguibus et rostro*, ils s'éloignent d'un air triste et boudeur, sans donner aucun signe de cette vive et enfantine colère, qui, lorsqu'elle est motivée, est toujours l'indice d'une vigoureuse santé.

D'autres enfants deviennent plus doux et plus caressants, mais cette douceur a une teinte de tristesse toute particulière. Ils se jettent souvent au cou de leur mère pour qu'elle ne les quitte pas, et ils fondent en larmes quand, prenant ces supplications pour un caprice, la bonne mère fait violence à sa tendresse pour ne pas céder à une demande qu'elle considère comme un enfantillage.

Leurs occupations intellectuelles, lorsqu'ils sont en âge de s'y livrer, les fatiguent, et de fréquentes distractions leur attirent souvent des réprimandes de la part de leurs maîtres; quelquefois même, ils s'arrêtent brusquement au milieu d'une phrase, sans songer à l'achever. Les nuits sont quelquefois paisibles, mais d'autres fois l'enfant a un peu d'agitation, d'inquiétude; il se retourne souvent dans son lit, change à chaque instant de position; il pousse de profonds soupirs, et grince des dents. Quelques enfants, les plus jeunes surtout, sont devenus très irascibles; ils crient, se plaignent et s'agitent pour la moindre cause. La céphalalgie existe quelquefois, mais, quoi qu'on en ait dit, elle n'est pas fréquente pendant cette période, et l'on serait exposé à de cruelles méprises si l'on attendait l'apparition de ce symptôme pour avoir l'esprit en éveil sur les prodromes d'une méningite. L'appétit diminue, ou devient capricieux et irrégulier; la soif n'est pas augmentée; les petits malades se plaignent quelquefois de douleurs de ventre; les plus jeunes surtout ont des alternatives de diarrhée ou de constipation, mais ils ne vomissent pas ; leur haleine est un peu fétide. Quelques-uns, mais en petit nombre, ont une légère anhélation ; mais à peine en trouverait-on deux ou trois qui aient de la toux, et l'auscultation, avec quelque soin qu'on la pratique, ne fait percevoir qu'une respiration puérile égale, sans expiration ni retentissement de la voix ; il n'existe aucune différence de son à la percussion.

Comme la fièvre est en général absente, ou tout au moins très fugace et très irrégulière, les symptômes que nous venons de décrire ne sont pas incompatibles avec la conservation des forces ; aussi la plupart des enfants sortent encore pour faire leurs promenades accoutumés ou leurs exercices ; conduits par leurs parents, ils se rendent à pied chez leur médecin. Le peu de changement que leur état de santé imprime à leur vie habituelle fait que, dans bien des cas, les personnes qui les voient tous les jours, et l'homme de l'art qui les voit pour la première fois, attachent peu d'importance à cette série de symptômes. Ce sont, dit-on, les vers, la dentition, la croissance, des habitudes vicieuses ou une mauvaise hygiène qui ont produit ces dérangements de santé, et quelques vermifuges, l'éruption dentaire, l'âge, une surveillance continue, une bonne alimentation y apporteront remède. Cependant les jours se passent, et les symptômes persistent ; l'amaigrissement, loin de diminuer, augmente ; la face pâlit de plus en plus, la tristesse s'accroît, l'appétit se perd, les nuits sont agitées ; puis apparaissent quelques-uns des symptômes qui annoncent d'une manière positive l'invasion des accidents cérébraux aigus.

Le tableau que nous venons de mettre sous les yeux de nos lecteurs reproduit l'image des prodromes complets ; nous espérons qu'il est fidèle, car il a été copié d'après nature ; mais ses teintes ne sont pas toujours aussi vives, et leur affaiblissement progressif conduit, par nuances graduelles, à ces cas rares où les accidents méningés apparaissent d'emblée.

Si les symptômes que nous avons énumérés ne se rencontrent pas toujours réunis dans les faits particuliers, il en est un qui est constant : c'est l'amaigrissement, l'amaigrissement progressif survenant sans fièvre, sans cause appréciable. Un autre symptôme presque aussi fréquent que l'amaigrissement est la perte, et surtout l'irrégularité de l'appétit ; puis viennent la tristesse, l'apathie, les changements dans le caractère, l'amour de la solitude, les irrégularités de la digestion, les alternatives de diarrhée et de constipation, et les douleurs de ventre ; la céphalalgie est, nous le répétons, dans les prodromes réguliers de la méningite, un phénomène qui est loin d'être très fréquent.

Les prodromes dont nous venons de donner la description suivent une marche régulière et progressive, et sont terminés par les signes qui annoncent le début de l'hydrocéphale aiguë. Mais il peut arriver aussi que les prodromes soient très irréguliers, se montrent à des intervalles inégaux et éloignés du début de la méningite. Dans le cas de cette espèce, la filiation est bien plus obscure, et les rapports de ces phénomènes avec l'affection cérébrale sont bien plus difficiles à saisir. Ces symptômes précurseurs sont eux-mêmes très irréguliers, et ne peuvent être embrassés dans aucune description générale. Quelques exemples copiés dans nos observations nous feront mieux comprendre.

Un enfant, cinq mois avant le début, est atteint de vomissements qui durent pendant deux mois sans interruption ; puis ces phénomènes cessent, la santé se rétablit. Ce n'est que trois mois plus tard qu'apparaissent les véritables prodromes. D'autres enfants ont, à plusieurs reprises, pendant quelques semaines ou pendant quelques mois avant le début, de violents maux de tête, accompagnés de vomissements abondants et de constipation. Cet état, qualifié d'embarras gastrique, cède avec facilité, et au bout de trois à quatre jours, les jeunes malades sont rétablis, et ce n'est que longtemps après que la méningite se déclare.

Dans d'autres cas beaucoup plus rares, on peut, en remontant quelques années en arrière, trouver, dans la santé antérieure, les traces d'une tuberculisation aiguë ou d'une affection méningée arrêtée dans sa marche, dont les symptômes sont là pour témoigner de l'analogie qui existe entre la maladie passée et la maladie présente. Nous en avons observé trois remarquables exemples, l'un chez une jeune fille de onze ans qui, à l'âge de six ans, avait été traitée, par un de nos plus habiles confrères, pour une méningite tuberculeuse. La maladie avait disparu à la suite d'une abondante salivation mercurielle ; la seconde attaque a été mortelle. L'autre, chez une jeune fille du même âge, que nous avions soignée d'une tuberculisation aiguë qui, contre toute espérance, s'était terminée par le retour à la santé. Deux ans plus tard, elle a été prise des prodromes d'une méningite tuberculeuse à laquelle elle a succombé. Nous avons pu constater deux éruptions tuberculeuses pulmonaires qui correspondaient l'une à la tuberculisation arrêtée dans sa marche, l'autre aux prodromes de six semaines qui avaient précédé les accidents aigus de la méningite. Le troisième chez un enfant de dix ans qui avait été atteint d'une méningite à l'âge de cinq ans. La maladie, arrivée à la troisième période, se termine par le retour à la santé. Sa seconde attaque fut mortelle, et l'autopsie nous permit même de reconnaître les deux éruptions tuberculeuse chronique et aiguë.

Avant d'aller plus loin, et dans le but de compléter et de contrôler les résultats de notre expérience personnelle, nous reproduirons la description que les auteurs donnent des symptômes précurseurs de la méningite. Nous choisirons, parmi le grand nombre des ouvrages sur l'hydrocéphalie, ceux de trois médecins qui ont écrit sous l'impression des trois principales doctrines qui ont dominé dans la science

à des époques différentes, 1768, 1815, 1835. Ces médecins sont : Do-
ber, Whytt, qui attribuait la maladie à l'épanchement séreux ; Goëlis,
qui admettait sa nature inflammatoire, et MM. Fabre et Constant et
M. Green, qui, avec MM. Rufz, Gerhard, Piet, etc., la regardent
comme une affection tuberculeuse. Quoique le point de départ de ces
auteurs soit loin d'être le même, on verra que leurs descriptions
offrent assez d'analogie, et qu'en définitive c'est à l'affection du cerveau qu'ils rapportent les symptômes que nous avons décrits plus haut.
Seulement Robert Whytt pense que les symptômes fugaces du début
sont le résultat d'un épanchement encore peu abondant ; Goëlis les
attribue à une congestion sanguine, et MM. Fabre et Constant et
M. Green à une inflammation chronique des méninges.

Nous aborderons plus tard ce sujet, en recherchant quelle est la
véritable cause anatomique des prodromes. Commençons par la description de Robert Whytt :

« Les enfants atteints de l'hydropisie des ventricules du cerveau, dit ce
médecin, commencent à présenter plusieurs des symptômes que nous allons
décrire, quatre, cinq, six semaines, et même davantage, avant leur mort. Ils
perdent d'abord leur appétit et leur vivacité ; ils deviennent maigres, pâles ;
ils ont toujours le pouls fréquent, et un peu de fièvre. »

Bien que cette description soit très succincte, on voit cependant que
Robert Wyhtt n'avait pas méconnu les phénomènes principaux qui
précèdent l'apparition des symptômes pathognomoniques de la méningite, et qu'il avait bien indiqué leur nature et la lenteur de leur
marche. Les auteurs qui lui ont succédé ont ajouté, pour la plupart,
quelques traits à ce tableau. Goëlis (1) a résumé tous ces travaux en y
ajoutant les fruits de son expérience personnelle. Sa description est
assez remarquable pour que nous croyions devoir en donner ici la
traduction à peu près complète. Cet habile médecin admet quatre
périodes dans la méningite. La première, à laquelle il donne le nom
de période de turgescence (*turgescens*), correspond à celle des prodromes.

« Les enfants, dit-il, commencent à devenir indifférents aux objets qui,
auparavant, leur plaisaient le plus, ou qui servaient aux amusements de leur
âge. Cette indifférence s'étend aussi aux personnes pour lesquelles ils avaient
toujours montré de l'affection. Leur gaieté, leur vivacité, leur bonne humeur
disparaissent ; ils deviennent taciturnes, susceptibles, boudeurs ; ils craignent
la lumière, et fuient la société. Les vives couleurs de leur visage se flétrissent,
le feu de leurs yeux s'éteint, leurs muscles s'amollissent, la rondeur de leur
corps s'efface, et leur charmante bonne grâce se change en mélancolie. Ils

(1) *Praktische Abhandlungen über die vorzüglicheren Krankheiten des kindli-
chen Alters.* Ersten Band. Wien, 1828.

vont rarement à la garderobe, urinent moins abondamment qu'en santé,
mangent et boivent avec moins de plaisir ; ils se réveillent de leur sommeil,
pendant lequel ils grognent et s'agitent, plus abattus qu'auparavant. Les plus
âgés se plaignent d'étourdissements et de vertiges en se levant, ou même en
s'asseyant sur leur lit. Les mêmes symptômes se manifestent chez les plus
jeunes par une certaine oscillation de la tête, et par un silence qui interrompt
soudainement les cris qu'ils étaient en train de pousser. Les plus âgés accusent
comme Odier, Schmalz et Whytt l'on remarqué, des douleurs rhumatismales
dans les membres et surtout dans la nuque, dans les mollets et les jarrets ; on
peut reconnaître les mêmes douleurs chez les plus jeunes, lorsqu'ils portent
les mains derrière leur tête, et aussi par les pleurs que leur arrache la souffrance. Le pouls, qui s'éloigne peu ou point de la rapidité ordinaire, bat,
lorsqu'on y porte une grande attention, de temps en temps quelques pulsations
plus faibles que les autres. D'ordinaire, c'est la septième, la neuvième, la seizième, la dix-septième ou la trente et unième pulsation que le doigt perçoit
plus faiblement, ou même ne sent pas du tout. La peau des malades est sèche
et sans transpiration ; on sent chez les enfants plus âgés, sur les bras, les
cuisses et les mollets, au travers de leur peau flasque, les bulbes des poils
(chair de poule), mais on n'aperçoit pas encore cette éruption que Formey
regarde comme pathognomonique, et qui est bien évidente dans les périodes
suivantes.

» Les enfants sortent de cet état, qui ressemble à une grave méditation, en
poussant un profond soupir, et ils commencent à regarder les objets qui les
entourent, et auxquels alors ils ne prenaient pas garde. A chaque instant leur
teint change : ils se plaignent tantôt d'une émotion, tantôt d'un effroi passager.
Quand on leur demande s'il leur manque quelque chose, ils répondent *non*
avec indifférence. Leur démarche est, comme l'ont remarqué Wichmann,
Falkner, Ford, Schmalz, Formey et un grand nombre d'autres médecins, et
comme j'ai pu le constater cent et cent fois moi-même, leur démarche est
difficile, mal équilibrée et sans fermeté. Les malades lèvent souvent le pied
aussi haut que s'ils voulaient monter un escalier ; ils chancellent en marchant,
et trébuchent comme s'ils étaient ivres. »

Goëlis rceconnaît que ces symptômees sont ceux qui précèdent l'inflammation chez des sujets bien portants ; mais cependant ils peuvent
aussi précéder plusieurs autres maladies. Il reconnaît que, chez les
enfants faibles et chez ceux atteints de maladies chroniques, le diagnostic est bien plus difficile; il a lui-même commis souvent des
erreurs. Enfin, chez les très jeunes enfants, le diagnostic est encore
plus épineux ; car les plus légères indispositions déterminent chez
eux la série des symptômes que nous avons énumérés plus haut. Voici
ceux qu'il signale chez les très jeunes sujets, d'un, deux et trois
mois :

« De l'insomnie, des cris extraordinaires et incessants (sans symptômes
d'aucune autre maladie), accompagnés de renversement de la tête en arrière
et de courbure du tronc ; de l'essoufflement jusqu'à en perdre la respiration
pendant ces cris ; du torticolis après ces accès ; des sursauts au moindre attouchement, de la susceptibilité surexcitée des yeux à la lumière ; de l'impres-

sionnabilité de l'ouïe exagérée au plus haut degré, en sorte que le plus léger bruit les réveille de leur meilleur sommeil. La diminution de l'appétit, le manque de soif, les pleurs qui indiquent la douleur lorsqu'on les soumet à un léger mouvement, et un silence subit lorsque ce mouvement est brusque et rapide, sont des symptômes assez fréquents, ainsi que la préhension de la nuque avec la main. Le décubitus latéral avec la tête ramenée en arrière, position que l'on n'avait pas observée dès le début; des urines moins abondantes et plus colorées que d'ordinaire; des selles rares, qui prennent une teinte vert foncé peu après avoir été rendues; la suspension des vents et des flatuosités qui auparavant sortaient avec bruit; l'augmentation de la chaleur de la tête, surtout du front et de la nuque, et plusieurs autres symptômes déjà signalés dans la première période, ainsi que d'autres qui appartiennent à la période suivante. »

Ce tableau est certainement tracé de main de maître. Nous ne lui ferons qu'un reproche : c'est d'être trop complet. Goëlis, en réunissant aux vastes résultats de son expérience personnelle ceux des auteurs qui l'ont précédé, a fait du tout une combinaison dont bien des points approchent de la vérité, mais dont d'autres s'en éloignent. Obéissant à ses préoccupations systématiques, qui lui faisaient voir dans l'hydrocéphale aiguë une maladie locale inflammatoire, et dans la période de turgescence une congestion, il a accumulé et exagéré, dans sa description, tous les symptômes qui indiquent le trouble des fonctions cérébrables, et a ainsi empiété sur la description de la période céphalique de la maladie : tandis qu'il a laissé un peu dans l'ombre, sans cependant les avoir complétement négligés, les phénomènes pathologiques qui révèlent la souffrance générale de l'économie, et en particulier l'amaigrissement, qui, de tous, est le plus important et le plus caractéristique dans cette première période. Les auteurs qui ont suivi Goëlis ont, les uns admis, les autres rejeté les prodromes; mais il est fort remarquable que deux des médecins auxquels la science est redevable de la découverte de la nature tuberculeuse de la méningite, MM. Rufz et Gerhard, les aient entièrement passés sous silence. MM. Fabre et Constant et M. Green sont les seuls qui s'en soient de nouveau occupés. Voici la description de MM. Fabre et Constant (1); le lecteur pourra la comparer à celle de Goëlis, et voir jusqu'à quel point elle s'éloigne ou se rapproche de celle du médecin de Vienne :

« Les symptômes qui révèlent l'existence de la méningite tuberculeuse se développent, se succèdent et s'enchaînent de telle sorte qu'il en résulte pour la maladie deux périodes bien distinctes, l'une dans laquelle elle présente tous

(1) Dans son mémoire sur les prodromes de la méningite tuberculeuse, l'un de nous avait cité la description de M. Green, aujourd'hui nous reproduisons celle de MM. Fabre et Constant, parce qu'elle est plus complète, et qu'elle est évidemment d'une date antérieure. (Voyez manuscrit cité, p. 62.)

les caractères d'une affection chronique, l'autre dans laquelle elle revêt tout à coup la physionomie d'une affection aiguë. C'est dans cette seconde période, qui varie comme les lésions dont elle est la manifestation extérieure, que les malades succombent, à moins qu'ils ne soient enlevés, comme nous l'avons observé quelquefois, par une phlegmasie intercurrente.

» 1° *Période chronique.* – Les symptômes que l'on remarque dans le cours de cette période sont : une céphalalgie, plus ou moins intense, revenant ordinairement par accès, quelquefois accompagnée de vomissements, de troubles passagers de la vue ; un changement plus ou moins remarquable dans le caractère, qui se manifeste par de la tristesse, de la mélancolie, de l'irascibilité, de l'insomnie, du réveil en sursaut avec délire, hallucinations ; quelquefois un affaiblissement graduel de l'intelligence ; de la somnolence, des engourdissements passagers des membres, des mouvements convulsifs, quelquefois de véritables attaques d'épilepsie revenant à des intervalles plus ou moins éloignés.

» D'autres fois une paralysie lentement progressive d'un membre et de l'un des côtés du corps, plus rarement des contractions passagères ou permanentes.

» Il est rare qu'avec cet ensemble de symptômes ne se montrent pas quelques troubles des fonctions digestives et respiratoires : une toux plus ou moins fréquente, des douleurs vagues de poitrine, des accès de fièvre irréguliers, des alternatives de diarrhée et de constipation, un dépérissement progressif, annoncent que l'affection tuberculeuse n'est pas bornée aux méninges, mais qu'elle a envahi les organes contenus dans les cavités thoracique et abdominale. »

Nous ferons à la description de MM. Fabre et Constant le même reproche qu'à celle de Goëlis. On y trouve trop, sur le premier plan, tous les symptômes qui annoncent l'invasion d'une affection cérébrale, et sur le second, ceux bien plus fréquents et tout aussi importants qui indiquent un trouble général de l'économie.

Les prodromes complets et réguliers tels que nous les avons décrits plus haut, ont d'après nos observations, une durée de quinze jours à trois mois ; plus leur durée est longue, plus aussi ils sont complets, Goëlis dit que la période de turgescence est de huit à quinze jours au plus. D'après M. Green, les symptômes de la méningite chronique se montreraient trois et quatre mois, et même plus, avant les symptômes aigus.

Quelle est la cause anatomique des prodromes? Jusque dans ces dernières années, l'anatomie pathologique n'était pas cultivée avec assez de soin pour qu'on pût s'en faire une idée exacte. Dans les autopsies des sujets qui avaient succombé à l'hydrocéphale aiguë, le cerveau seul était examiné, et l'on négligeait l'investigation des autres organes. Aussi, aucun des auteurs qui, depuis Robert Whytt, ont décrit avec soin cette période de la maladie, n'a pu la rattacher à une lésion générale de l'économie.

Dans ces derniers temps, les médecins qui ont établi en loi générale la nature tuberculeuse de l'hydrocéphale aiguë, et la coïncidence des tubercules méningés et viscéraux, MM. Rufz, Gerhardt, Piet, n'ont à leur tour accordé aucune attention aux prodromes et n'ont pu par conséquent remonter à leur cause. MM. Fabre et Constant et M: Green sont les seuls qui, à notre connaissance, aient à la fois décrit les prodromes et cherché à établir le rapport qui existe entre cette période et l'anatomie pathologique; nous avons déjà dit qu'ils rattachaient ce groupe de symptômes à la méningite chronique; nous ne saurions cependant partager leur manière de voir. Il nous paraît évident que les prodromes sont le résultat d'une tuberculisation générale plutôt que d'une méningite chronique. L'amaigrissement, la décoloration du visage, la tristesse, la perte de l'appétit, les irrégularités de la digestion, qui sont les symptômes les plus constants des prodromes, appartiennent évidemment à la tuberculisation. Ces symptômes se confondent par nuances tellement insensibles avec ceux d'une phthisie confirmée, et offrent avec eux une si grande analogie, qu'il est impossible de voir, dans ces deux états morbides, autre chose que deux degrés d'une même maladie. Si les prodromes de quinze jours diffèrent assez de la phthisie pour qu'un médecin non prévenu puisse s'y tromper, il n'en est plus de même de ceux qui durent six semaines, deux et trois mois; et, s'ils avaient duré plus longtemps encore, l'enfant aurait été bien et dûment reconnu tuberculeux.

Si une méningite se développe chez un tuberculeux dont la maladie date d'un an ou plus, on ne songe pas à dire que les symptômes de la tuberculisation sont le résultat d'un inflammation chronique des méninges; pourquoi donc, lorsque la phthisie a une durée plus courte et qu'elle est représentée par des prodromes d'un, deux et trois mois, admettre que les phénomènes morbides sont le résultat d'une méningite chronique?

L'anatomie pathologique confirme encore la thèse que nous soutenons. Ainsi, il est bien connu, d'après le mode de répartition des tubercules, qu'ils frappent en premier lieu les poumons et les ganglions bronchiques, et n'envahissent que consécutivement les autres organes. N'est-il donc pas naturel d'admettre que les symptômes des prodromes correspondent plus encore au développement des tubercules pulmonaires et bronchiques qu'à celui des granulations méningées, qui leur est postérieur? Ou, pour envisager la question de plus haut, ne doit-on pas dire que les prodromes sont le résultat de la diathèse scrofulo-tuberculeuse, de cette maladie générale dont le tubercule n'est que la signature anatomique, pour nous servir de l'ingénieuse expression d'un médecin distingué. Une autre preuve de la véritable cause anatomique des prodromes peut être tirée de la comparaison entre leur durée et l'étendue de la tuberculisation. Si l'on établit ce parallèle, on pourra s'assurer que les granulations sont d'autant plus nombreuses, plus généralement répandues et plus volumineuses, que les prodromes ont été plus complets et plus prolongés. Dans les cas au contraire, où la méningite a débuté sans prodromes, la tuberculisation est beaucoup moins avancée, et surtout moins générale; les gra-

nulations sont assez rares, très petites, grises et non jaunes, et n'occupent qu'un petit nombre d'organes. En faisant cette comparaison, il
faut cependant avoir soin de tenir compte de la durée des symptômes
aigus de la méningite. Il est évident, en effet, qui si la méningite
elle-même a eu une longue durée, la tuberculisation pouvant s'accroître en même temps que les symptômes marchent, on pourra
trouver les organes parsemés d'un assez grand nombre de granulations. Ce qui a pu induire MM. Fabre et Constant et M. Green en
erreur, et leur faire attribuer les prodromes à une méningite chronique, c'est qu'ils ont, comme nous l'avons déjà dit, mis trop en relief
les symptômes cérébraux, qui sont plutôt rares dans cette période de
la méningite régulière. Si, au lieu de réunir dans un même cadre
tous les cas de méningite régulière ou irrégulière, accompagnés ou
non de tubercules cérébraux, ils avaient étudié seulement la
méningite normale, ils seraient probablement arrivés au même résultat que nous ; en effet, les symptômes cérébraux des prodromes, sur
lesquels ils ont le plus insisté, la céphalalgie par accès irréguliers, les
douleurs dans les membres, la contracture chronique, les convulsions,
sont en général produits par les tubercules cérébraux et non par la
méningite. Nous ne voudrions pas cependant nier qu'il n'arrive quelquefois qu'une méningite chronique, autour des granulations méningées ou des granulations seules, donne lieu à quelques-uns de ces
symptômes ; mais nous maintenons qu'ils font rarement partie des
prodromes réguliers de la méningite régulière. Lorsqu'ils se manifestent, c'est principalement chez des enfants atteints de phthisie confirmée, et dont la méningite suit elle-même une marche anormale.

**Art. IV. — Description de la méningite tuberculeuse régulière
(Hydrocéphale aiguë des auteurs.)**

I. *Début et marche.* — Les différentes circonstances au milieu desquelles la méningite tuberculeuse prend naissance, ayant une grande
influence sur le mode de début et sur sa marche, nous baserons notre
description sur les divisions que nous avons établies plus haut.

A. *Mode de début à la suite des prodromes.* — 1° *Début lent par
exagération des symptômes prodromiques.* — Lorsque la méningite se
développe à la suite des prodromes, le début aigu n'est marqué, dans
certains cas, que par l'exagération de quelques-uns des signes précurseurs ; ainsi, la céphalalgie, si elle existait, augmente ; elle a lieu par
accès dont la violence s'accroît progressivement. La tristesse est plus
grande ; l'enfant reste de longues heures immobile ; il refuse de
marcher ; il commence à être agité la nuit ; il a quelques soubresauts
et des grincements de dents ; puis surviennent des vomissements et
de la constipation ; le pouls est irrégulier, ralenti, et la maladie est
déclarée.

2° *Début par des symptômes bien tranchés et distincts des prodromes.*
— Dans des cas beaucoup plus nombreux, le passage des prodromes
aux symptômes aigus est brusque sans avoir cependant rien de violent. Pendant une période de sept, dix, quinze jours environ, rarement moins, rarement plus, on observe l'ensemble des symptômes
qui appartiennent à cette phase de la maladie à laquelle les auteurs
ont donné le nom de première période. Les enfants qui, la veille
encore, malgré leur amaigrissement, leur tristesse et la diminution
de leur appétit, avaient vaqué à leurs occupations ou fait leur promenade accoutumée, se plaignent d'une céphalalgie frontale qui n'est
pas très vive. Le plus souvent le premier jour, quelquefois le second
ou le troisième, presque jamais plus tard, ils vomissent spontanément, ou bien ils rejettent leur boisson ou les remèdes qu'on leur
donne pour amener des évacuations alvines. La constipation est, en
effet, opiniâtre dès le premier ou le second jour, ou bien, si elle a
disparu pendant un ou deux jours, elle devient ensuite réfractaire
aux purgatifs répétés. Quelques enfants, les plus jeunes surtout, sont
irritables et anxieux, on a grand'peine à compter leur pouls à cause
de leur agitation ; le plus léger attouchement leur fait pousser des
cris aigus. L'expression de leur visage est caractéristique ; leur regard
est hostile, haineux, irrité, méchant. Malgré cela, ils ont conservé
toute leur connaissance. D'autres plus nombreux, et en général ce
sont les plus âgés, sont moroses et concentrées ; ils ont de la tendance
à la somnolence ; si l'on cause auprès de leur lit, ils restent les yeux
fermés ; ils ne prennent aucune part à la conversation, et après avoir
répondu juste, mais brièvement et sèchement à la question qu'on leur
adresse, ils se retournent d'un autre côté et se rendorment. Le médecin ne peut s'empêcher d'être frappé de cet état de somnolence, que
n'explique pas suffisamment la fièvre, car le pouls n'est pas très-
élevé : 108, 112, 120 au plus ; quelquefois même, il est déjà ralenti et
vibrant ou irrégulier ; et la chaleur de la peau est presque toujours
médiocre. La faiblesse est assez grande ; les enfants ne peuvent se
soutenir sur leurs jambes. Dès le début, ils gardent le lit ou la
chambre ; d'autres fois ils marchent encore pendant deux ou trois
jours. Les vomissements ont en général cessé à partir du troisième ou
du cinquième jour ; quelquefois cependant, ils se répètent nombreux
pendant huit jours et même pendant plus longtemps encore. La
constipation persiste opiniâtre ; c'est à peine si de violents purgatifs
amènent quelques selles dures. L'enfant refuse les aliments ; il n'a
pas soif ; le ventre est quelquefois un peu douloureux, mais il a conservé sa forme ou bien il est légèrement déprimé ; la langue est le
plus souvent humide et ordinairement sans enduit ; la douleur de
tête continue pendant plusieurs jours et se fait sentir vers le front,
rarement aux tempes ou à l'occiput, puis elle disparaît ; l'irritabilité
fait place à la somnolence, et si ce symptôme existe déjà, il va en

augmentant, dans la journée surtout ; car dans la nuit il y a de l'agitation, des grincements de dents et parfois des soubresauts. L'expression du petit malade peut être encore naturelle, mais le plus souvent le regard est incertain, étonné, par moments un peu fixe, ou bien triste, abattu, voilé, et de profonds soupirs donnent au visage quelque chose de plus triste encore.

A la fin de cette période, l'enfant cligne les paupières, et mâchonne automatiquement. Il porte instinctivement ses mains sur son front. Quelquefois il a des vertiges et s'écrie tout à coup : *Je tombe, je tombe.* La coloration de la peau change fréquemment ; la pâleur et la rougeur se succèdent tour à tour sur ses joues amaigries. Le pouls, qu'il ait été ou non accéléré les premiers jours, est devenu irrégulier, inégal, ralenti ou offrant les plus grandes différences dans son accélération, surtout du matin au soir ou du jour au lendemain ; il varie de 100 à 140, puis revient à 100 ou 60. La respiration est souvent encore naturelle, d'autres fois inégale et suspirieuse.

3° *Début typhoïde.* — Dans des cas rares, les symptômes du début de la première période sont plus aigus, plus fébriles ; la peau est un peu plus chaude, le pouls un peu plus accéléré. L'enfant se plaint à la fois de mal de tête et de mal de ventre ; il ne vomit pas, mais il est *constipé d'une manière opiniâtre ;* il ne pousse pas de cris, il ne soupire pas et ne grince pas les dents. Pendant six à douze jours, les symptômes persistent, la fièvre est continue, la langue couverte d'un enduit épais, le ventre un peu gros et légèrement douloureux. L'enfant a de la tendance à l'assoupissement, mais on l'en tire facilement ; il répond aux questions avec une netteté parfaite ; la lumière n'est pas pénible ; les pupilles sont naturelles, le pouls régulier, égal, atteint ou dépasse 120 ; on ne trouve de taches et de sudamina en aucun point du corps ; l'expression du visage n'est pas celle de l'hydrocéphale. Le médecin diagnostique une fièvre typhoïde ; mais il est cruellement détrompé par l'apparition ultérieure des symptômes caractéristiques de la seconde période de la méningite (1).

B. *Mode de début au milieu d'une santé en apparence parfaite.* — 1° *Début brusque.* —Lorsque la méningite n'a pas été précédée de prodromes, le début peut être brusque, et alors il est tellement semblable à celui que nous avons décrit (A, n° 2, p. 480), que, pour éviter d'inutiles répétitions, nous renvoyons aux pages qui précèdent.

2° *Début lent.* — Cependant il n'en est pas toujours ainsi, et les symptômes du début peuvent se rapprocher, par leur développement lent et insidieux, de la marche des prodromes. C'est dans les cas de cette espèce que l'on observe quelquefois une fièvre rémittente ou intermittente accompagnée de vomissements et de constipation,

---

(1) Voyez à l'article Diagnostic une observation bien propre à démontrer tout ce que cette forme de la maladie présente d'insidieux.

avec ou sans céphalalgie, et qui persiste pendant plusieurs semaines. D'autres fois, les enfants se plaignent d'une céphalalgie dont l'intensité, d'abord médiocre, augmente ensuite progressivement ; ou bien le mal de tête est accompagné de vomissements qui continuent pendant plusieurs jours ou pendant plusieurs semaines. Malgré le mal de tête, et quelquefois malgré les vomissements, l'appétit est encore conservé, les malades n'ont pas de fièvre ; ils vont et viennent, font leurs promenades accoutumées. Nous en avons vu qui, au bout d'une quinzaine de jours, ayant déjà le pouls ralenti, irrégulier, inégal, se rendaient à pied à l'hôpital, ou venaient en ville nous consulter, et répondaient avec une parfaite netteté à nos questions. Cependant ils dorment mal la nuit ; dans la journée ils sont un peu accablés ; puis, au bout de quinze à vingt jours, et plus encore, surviennent des symptômes qui annoncent d'une manière positive la nature et la gravité de la maladie.

MARCHE DE LA MÉNINGITE SE DÉVELOPPANT A LA SUITE DES PRODROMES OU DANS LE COURS D'UNE BONNE SANTÉ. — Quels qu'aient été les symptômes du début, à partir du septième, quinzième ou vingtième jour, la scène change. L'intelligence, qui s'était jusqu'alors maintenue nette, ou presque nette, est pervertie ou abolie, l'assoupissement est profond ; s'il cesse, il est remplacé par des cris aigus et prolongés, par de l'agitation ou par du délire agité et chez les plus jeunes enfants par des convulsions ; le petit malade est couché sur le dos, immobile ; sa respiration est lente, interrompue par de grands soupirs ; il a l'air par moments d'oublier de respirer ; il ouvre les yeux avec peine, fronce les sourcils de temps à autre, puis referme les paupières. Si on lui demande de montrer sa langue, il ouvre largement la bouche et la laisse même ouverte quand on lui dit de la refermer. Le ventre, qui jusqu'alors avait conservé sa forme, a changé ; il est aplati, rétracté ; les régions hypochondriaques se dessinent en relief, et la partie centrale déprimée donne à l'abdomen la forme d'un bateau. Puis, à mesure que la maladie marche et pendant les quelques jours qui précèdent la mort, on voit les pupilles se dilater inégalement et être peu contractiles. Les yeux sont entraînés dans un strabisme divergent ; il y a des soubresauts de tendons, de la carphologie ; les selles et les urines sont devenues involontaires. L'intelligence, de plus en plus obtuse et fatiguée, ne se manifeste plus que par des lueurs passagères. L'enfant reconnaît encore sa mère par intervalles, puis il l'appelle sans la reconnaître ; alors son délire est agité, il se tourne et retourne sans cesse dans son lit, on a peine à le contenir ; il est couché sur le dos ou le côté, les cuisses fléchies sur le ventre, et il ne se laisse examiner qu'avec difficulté. Dans des cas plus fréquents, c'est l'assoupissement qui prédomine, et qui peu à peu se change en un véritable coma. L'immobilité du faciès est effrayante, les yeux sont à demi ouverts, sans

expression : le globe oculaire oscille en divers sens, comme s'il obéis-
sait à une force plutôt mécanique que vitale. Parfois aucun trait, aucune ride ne se montre sur le visage, qui ressemble à une figure de cire,
et qui, sauf de fréquentes alternatives de rougeur et de pâleur, a un
aspect cadavéreux. En même temps le pouls, qui avait été ralenti et
irrégulier et qui avait offert de grandes inégalités de nombre, devient
très petit et accéléré (120, 140), d'une manière permanente. La peau
est tantôt chaude, tantôt froide ; la sueur perle sur le front ; les pommettes ont une teinte violacée ; la respiration est très irrégulière, alternativement accélérée ou ralentie. On entend quelquefois un léger
stertor permanent ou temporaire. Les membres, le tronc et le cou ont
souvent une roideur anormale on tombent en résolution ou en paralysie. La sensibilité tactile ou sensoriale est émoussée. Une diarrhée
verdâtre involontaire a remplacé la constipation ; le ventre est devenu
mou et flasque, de dur et rétracté qu'il était. Il survient aussi quelquefois de la toux, qui augmente la dyspnée et le stertor.

Malgré ces symptômes si alarmants et qui semblent annoncer une
fin prochaine, on voit quelques enfants reprendre momentanément
connaissance, reconnaître les personnes qui les entourent, répondre à
certaines questions ; mais cette rémission trompeuse et momentanée est
bientôt suivie de la réapparition d'une anxiété et d'une agitation
extrême, et quelquefois d'une violente attaque de convulsions.
D'autres fois les malades retombent dans le coma ; la figure est violacée, inondée de sueur ; l'œil est cave, la cornée terne, couverte d'un
mucus jaunâtre qui s'accumule dans le grand angle de l'œil ; la conjonctive est rouge, le regard éteint, le nez effilé, les narines sèches,
le pouls d'une petitesse extrême, la peau humide et chaude, la respiration stertoreuse, et l'enfant meurt asphyxié.

Dans d'autres cas, malheureusement fort rares, on voit peu à peu
se dissiper les symptômes graves. Cette amélioration de bon aloi ne
se montre guère avant le huitième jour, le plus ordinairement à partir
du quinzième, quelquefois beaucoup plus tard encore. Ce n'est pas une
rémission momentanée des accidents, mais une disparition graduelle
et définitive de tous les symptômes importants que l'on observe. La
connaissance reparaît, les pupilles recouvrent leur mobilité, le regard
reprend de la vivacité, chaque jour amène un nouveau progrès, et
l'enfant entre dans une vraie convalescence. Le plus souvent il ne conserve aucune trace d'une si grave atteinte portée au système nerveux ;
d'autres fois, une paralysie incomplète, des accès de céphalalgie
intermittente, des troubles passagers de la vue, de la tendance
au vomissement, viennent rendre témoignage de la maladie à laquelle il a échappé et des nouveaux accidents qui le menacent
encore.

Terminaison. — Les auteurs allemands ont rapporté un certain
nombre de cas dans lesquels l'hydrocéphale aiguë s'était terminée par

une crise ; on trouvera des détails très curieux à ce sujet dans un Mémoire du docteur Nasse (1) et dans le traité de Meissner (2).

Voici ce que dit sur ce sujet le dernier de ces médecins :

« Il survient souvent, peu de temps avant la mort, une épistaxis, » qui indique les derniers efforts que fait la nature pour diminuer » l'abondance des fluides qui se portent à la tête. On a vu aussi la » nature chercher à dissiper l'épanchement séreux, et l'on trouve dans » la science plusieurs faits qui indiquent que son but a été atteint. » Nous avons observé nous-mêmes (3) qu'un écoulement abondant de » sérosité par les yeux, survenu dans la troisième période d'une hydro- » céphale aiguë, chez un enfant de quatre ans dont la maladie était le » résultat d'une cause externe, avait été accompagné d'une notable » rémission des principaux symptômes. Dans un autre cas que nous » avons observé plus tard, la guérison succéda à un écoulement séreux » par la même voie.

» Tourtual (4) a vu l'épanchement de sérosité s'écouler par le nez, » et Riecke par l'oreille droite. Jahn a cité l'observation d'un enfant » qui était déjà atteint d'épanchement, et qui guérit complétement à » la suite d'un écoulement d'oreilles et d'une psorophthalmie. »

Pour que les faits cités par les docteurs Meissner, Jahn, Nasse, etc., eussent une véritable utilité, il faudrait que le diagnostic eût été établi d'une manière précise. Ils nous ont paru, toutefois, assez intéressants et assez peu connus, pour que nous ayons cru devoir les rapporter.

Le docteur Nasse a mis aussi au nombre des crises qui peuvent amener la guérison du malade, des sueurs générales, une excrétion urinaire abondante, une éruption au visage, etc.

C. *Mode de début et marche de la méningite qui survient dans le cours d'une phthisie confirmée.* — Lorsque la méningite se développe dans le cours d'une phthisie chronique confirmée, ou même d'une phthisie aiguë, ce n'est que par exception que les symptômes méningés suivent la marche régulière que nous venons de décrire. Il est cependant incontestable que, chez des enfants atteints de tubercules cérébraux ou d'une phthisie thoracique ou abdominale reconnue pendant la vie, on peut voir se dérouler, dans leur ordre habituel d'évolution, la série des symptômes que nous venons d'exposer.

Mais le plus souvent, en cas pareil, la première période est très courte ; quelquefois même elle manque complétement, et le délire, le coma, quelques mouvements convulsifs et de la contracture ouvrent et terminent la scène. Les cas de cette espèce se rapprochent par des

---

(1) Mezler, Heft VI., S. 146.
(2) *Loc. cit.*, t. II, p. 112.
(3) *Forschungen der neun Schule*, etc., Th. III, S. 235.
(4) *Practische Beiträge zur Therapie der Kinderkrankheiten*, 8, S. 87.

nuances insensibles de ceux où la maladie cérébrale n'est révélée par aucun symptôme (méningite latente), et, pour les décrire d'une manière complète, il faudrait reproduire autant de tableaux que l'on peut recueillir d'observations particulières.

Il n'y a rien d'étonnant que presque toutes les méningites qui se développent dans le cours d'une phthisie confirmée soient irrégulières. On comprend aisément, en effet, que les troubles profonds de l'économie produits par une tuberculisation chronique considérable doivent apporter une grande perturbation dans la manifestation et dans l'enchaînement des symptômes de la méningite.

On trouve déjà dans les observations de MM. Fabre et Constant plusieurs faits qui confirment entièrement les points de doctrine sur lesquels nous avons les premiers appelé l'attention. Depuis nous, M. Legendre a spécialement insisté sur ce sujet. D'après lui, il faudrait sous-diviser cette forme de la maladie, suivant que la méningite se manifeste dans le cours d'une tuberculisation générale chronique, d'une tuberculisation aiguë (forme typhoïde), ou bien aussi suivant qu'elle se développe chez des enfants arrivés au dernier terme de la phthisie. C'est notre méningite latente (voyez le chapitre destiné à cette forme de maladie). Mais, nous le répétons, c'est aux observations particulières qu'il faut demander des descriptions qu'il est impossible de généraliser.

II. *Périodes.* — La marche que nous venons de décrire est celle que la méningite suit le plus ordinairement. Nous avons indiqué l'évolution des symptômes à mesure qu'ils se développent, en rapprochant les uns des autres ceux qui se manifestent à peu près à la même époque ; mais la réunion de ces symptômes offre tant de différences qu'il nous serait très difficile de préciser, par des chiffres, la durée de chacune des périodes de cette maladie. Ce qui augmente encore la difficulté de la division en périodes, sur laquelle les auteurs sont loin d'être d'accord, c'est que la maladie est quelquefois intervertie dans sa marche. On ne peut donc pas caractériser *constamment* la première période de la méningite par l'absence des symptômes nerveux. D'un autre côté, on ne peut pas dire non plus que la maladie débute toujours par de la céphalalgie, de la constipation et des vomissements, et que ces trois symptômes constituent la première période, puisque, dans ces cas très rares, il est vrai, mais qui cependant existent, il y a du dévoiement au début, alors même que les enfants ne sont pas atteints de phthisie intestinale. Mais, sauf ces exceptions, et d'autres sur lesquelles nous reviendrons plus tard, le tableau que nous avons tracé correspond à la forme que revêt la maladie dans la grande majorité des cas.

Comme nous le disions tout à l'heure, les auteurs ne sont pas d'accord sur le nombre des périodes de la méningite.

Robert Whytt en admet trois : la première, caractérisée par de la

perte de l'appétit, de la pâleur, de la fréquence du pouls, de l'amaigrissement, des vomissements, de la céphalalgie, de l'abattement,
quelques grincements de dents; la seconde, par le ralentissement et
l'irrégularité du pouls, un commencement d'assoupissement, des
plaintes, du délire, des cris ; la troisième, par l'accélération du pouls,
la paralysie des paupières, la dilatation des pupilles, les convulsions
les soubresauts de tendons, les contractures.

Le docteur Senn, dans ses recherches sur la méningite aiguë, a
conservé la division précédente. Sa description est un peu plus complète que celle de Whytt et en diffère à quelques égards.

M. Guersant a aussi admis les trois périodes de Robert Whytt (1).

Le docteur Rufz, dans sa thèse (page 15), a critiqué la division en
trois périodes; il n'en admet que deux qu'il caractérise ainsi. Dans la
première, céphalalgie, assoupissement léger, sensibilité plus vive aux
impressions extérieures, maintien des facultés intellectuelles, vomissement, constipation, ralentissement du pouls. Dans la deuxième,
assoupissement de plus en plus profond, obtusion des sens et de la
sensibilité générale, coma, rigidité, accélération du pouls.

Le docteur Piet, dans sa dissertation inaugurale, a critiqué aussi la
division de Robert Whytt, sans donner cependant de description générale et de division par périodes.

Si l'on veut en adopter une, celle de Robert Whytt nous semble
grouper le mieux les différents phénomènes, bien que la distribution
des symptômes dans chacune des périodes présente de nombreuses
exceptions.

Dans tous les cas que nous avons observés, la marche de la méningite a été continue. Quelques symptômes ont bien offert, à une certaine époque de la maladie, une rémission assez prononcée, mais
jamais cette rémission n'a *porté sur l'ensemble.* Ainsi, nous avons vu
le calme et le retour complet de l'intelligence succéder au délire, et
même au coma, et l'apparence de la santé à la maladie. Mais dans ces
cas, *le pouls conservait son irrégularité,* l'abdomen sa tendance à la
rétraction, le regard son expression d'étonnement ou sa fixité. En
présence de pareils symptômes, nous n'avons pas hésité à persister
dans le diagnostic et dans le pronostic que nous avions primitivement
portés.

Coindet, et plus tard Guersant, ont signalé la possibilité de la suspension *complète* de tous les phénomènes morbides au début de la
seconde période. Mais est-il bien certain que dans les cas de ce genre
le pouls n'avait pas conservé son irrégularité, et le regard son expression d'étonnement et sa fixité?

Durée. — Les auteurs qui nous ont précédés, et nous-mêmes dans
notre première édition, n'avions pas eu le soin de distinguer d'une

____

(1) *Dictionnaire de médecine,* t. XIX, p 178.

manière exacte le rapport qui existe entre les circonstances au milieu desquelles la méningite prend naissance, et sa durée. C'est là cependant une question très importante pour la pratique ; car on ne peut pas porter un pronostic exact, si l'on ne connaît pas approximativement la durée d'une maladie. D'un grand nombre d'observations de méningites recueillies par nous et par d'autres, nous avons tiré les conclusions suivantes :

1° Lorsque la méningite est précédée des prodromes réguliers dont nous avons donné plus haut la description, elle dure rarement moins de quinze jours, et varie d'ordinaire entre quinze et vingt jours.

2° Lorsque la méningite débute sans prodromes d'une manière brusque et instantanée, sa durée est d'ordinaire de vingt à trente jours, rarement elle est plus courte, à moins toutefois qu'il ne survienne prématurément quelque complication ou quelque symptôme grave qui modifie la marche de la maladie. Lorsque, dans les mêmes circonstances, le début, au lieu d'être violent, est lent et insidieux, la durée est alors à peu près la même ; quelquefois cependant elle est plus longue ; alors elle dépasse trente jours, et peut aller même jusqu'à quarante-cinq jours et deux mois ; mais ce fait est très rare.

3° Enfin, lorsque la méningite se développe dans le cours d'une phthisie confirmée cérébrale, thoracique ou abdominale, sa durée est beaucoup plus courte : de trois à huit jours en moyenne, très rarement elle se prolonge jusqu'au douzième ou quinzième jour, et ce n'est que dans des cas tont à fait exceptionnels qu'elle dépasse ce terme.

On peut tirer des remarques précédentes cette conclusion générale, qui souffre cependant quelques exceptions, que la méningite a une durée d'autant plus longue que la maladie s'est développée dans un état de santé en apparence meilleur.

Des anomalies de la méningite. — On trouvera dans l'article suivant l'indication des principales irrégularités que présentent les symptômes de la méningite et des causes auxquelles il faut les rattacher. C'est dans cet article, et surtout dans le chapitre relatif à la méningite irrégulière ou latente, que le lecteur pourra trouver les éléments nécessaires pour compléter l'étude des anomalies de la maladie. Nous nous contenterons de rappeler ici qu'elles peuvent dépendre : 1° de l'absence de certains symptômes considérés comme pathognomoniques, ou la prolongation de quelques autres qui disparaissent en général rapidement ; 2° de l'existence de signes qui appartiennent à des maladies différentes de l'hydrocéphale aiguë ; 3° de l'interversion des périodes, de la longue durée ou de l'extrême brièveté de l'une par rapport à l'autre ; 4° des modifications symptomatiques qui sont la conséquence des complications. Enfin, nous ferons remarquer que presque toutes les anomalies trouvent leur explication, soit dans l'état de santé générale ou locale antérieure, ou

concomitant, soit dans l'âge des jeunes malades. La méningite régulière est, en effet, fort rare chez les très jeunes enfants, et même dans
les cas où elle paraît se rapprocher du type normal, il est toujours
à craindre que quelque phénomène prématuré ne vienne rompre la
régularité de sa marche.

Guersant est celui des auteurs qui a le plus insisté sur les irrégularités de la méningite, presque toutes ses remarques se trouvent déjà
consignées dans le mémoire de MM. Fabre et Constant ; plusieurs sont
exactes, mais il s'est complétement trompé en disant que les prodromes offrent presque toujours le cortége des symptômes de la
phthisie, et en particulier, la toux et la fièvre, tandis que, dit-il, la
forme apyrétique est exceptionnelle, et en affirmant que les tubercules méningés absolument latents sont excessivement rares.

Guersant considère comme une irrégularité l'absence des prodromes ; c'est plutôt une exception qu'une irrégularité, car l'absence
des prodromes n'empêche nullement la maladie de suivre le cours le
plus normal. Il signale aussi comme des anomalies : 1° l'état fébrile
continu sans somnolence, se terminant par des convulsions ; 2° la
fièvre continue avec somnolence, durant depuis le début jusqu'à la
mort ; 3° l'interversion des périodes, caractérisée par le passage d'un
état aigu bien tranché à une sorte de chronicité terminée de nouveau
par un état aigu.

Il aurait été important de déterminer si, dans ces derniers cas qui
ne diffèrent de ceux de guérison que par la brièveté de la suspension
des symptômes, on n'a pas en affaire à des tubercules cérébraux compliqués de méningite.

Art. V.—Symptômes.

La symptomatologie de la méningite tuberculeuse est à la fois fort
importante et fort difficile à étudier en détail, parce qu'il est peu de
maladies dont les symptômes présentent plus de variations suivant les
différentes périodes. En outre, au moment où les signes de l'affection
cérébrale se manifestent, l'enfant est en général dans un état ma-
ladif, et l'on conçoit qu'il n'est pas toujours aisé d'indiquer l'époque
exacte de l'apparition de symptômes qui passent insensiblement de
la période prodromique à la période de début.

Quant à la règle à suivre dans l'étude des troubles fonctionnels,
nous croyons qu'il faut, jusqu'à un certain point, les énumérer dans
l'ordre de leur développement successif.

Il est vrai qu'en commençant l'étude des symptômes par celle du
pouls et des fonctions gastriques, nous paraissons placer les troubles
fonctionnels de l'appareil de l'innervation sur le second plan ; mais
au fond il n'en est rien, parce que les différents symptômes de la première période sont le résultat direct de la perversion de l'influx ner-

veux. Dans ce sens, les modifications du pouls et les vomissements sont dans une dépendance aussi directe du système nerveux que la céphalalgie et les désordres du mouvement de l'intelligence. Ce sont donc en définitive des symptômes nerveux qui marquent le début de la maladie.

I. *Circulation et calorification.* — Nous devons étudier ici la fièvre et le pouls, les modifications dans la circulation capillaire et dans la chaleur.

C'est une question très controversée de savoir si la fièvre marque le début de la méningite. L'étude d'un nombre considérable de malades nous permet d'affirmer que dans la grande majorité des cas la fièvre, et surtout une fièvre intense caractérisée par des frissons suivis d'une notable accélération du pouls, et d'une forte chaleur, n'existe pas dans les premiers jours. Nous ne faisons exception que pour le cas où la méningite tuberculeuse débute avec le cortége des symptômes typhoïdes; alors elle se relie probablement à une tuberculisation miliaire très étendue qui domine dans l'expression symptomatique du mal; c'est dans les cas de cette espèce que l'on observe le type fébrile intermittent ou rémittent qui n'est pas très rare dans la tuberculisation générale, et qui a été observé dans la méningite par un grand nombre d'auteurs.

Ainsi, Whytt s'exprime en ces termes (1) : « Dans d'autres cas, les paroxysmes reviennent assez régulièrement dans la soirée, et presque toujours alors la maladie a été prise pour une fièvre lente, nerveuse, irrégulière, ou pour une fièvre intermittente. »

Odier (2) affirme aussi que la fièvre du début prend quelquefois l'apparence d'une fièvre intermittente.

Quin (3), en parlant de l'intermittence des symptômes, s'exprime ainsi : « Medico cuidam quo non peritior alter, tales vidisse non nunquam contigit » omnium signorum intermissiones, ut corticem peruvianum nec sine fructu » interdum proponeret. »

Cheyne (4) trouve une grande analogie entre l'hydrocéphale aiguë et la fièvre rémittente des enfants, quoique les symptômes particuliers à cette dernière maladie soient : 1° l'accès complet et régulier; 2° les évacuations fétides et colorées.

Je dois reconnaître cependant, ajoute-t-il, que j'ai trouvé une ou deux fois dans la fièvre intermittente des enfants ce qu'on aurait pu appeler des matières hydrocéphaliques : une évacuation glaireuse vert foncé.

Hippolyte Cloquet (5) a reproduit les idées de Quin et de Cheyne, en affirmant que la fièvre cérébrale des enfants est une fièvre pernicieuse rémittente

(1) *Loc. cit.*, p. 234.
(2) *Mémoire sur l'hydrocéphale interne*, dans *Mémoires de la Société de médecine*, 1779, p. 195.
(3) *De hydrocephalo interno*, dans *Medicinœ Praxeos systema* de Vebster, p. 24.
(4) *On hydrocephalus acutus*, p. 31, essai III. .
(5) *Mémoire sur l'hydrocéphale*, p. 30.

et ataxique; mais l'observation qu'il rapporte à l'appui de son opinion ne présente pas les caractères d'une méningite tuberculeuse.

Marschal (de Nantes) partage les opinions de Cloquet; mais ses observations, bien que fort intéressantes, n'appartiennent pas non plus à l'hydrocéphale aiguë (1).

M. Bricheteau (2) pense avec raison que ceux qui ont décrit cette maladie sous le titre de fièvre hydrocéphalique, avec l'idée que c'était une affection cérébrale et périodique, ont confondu des exemples de fièvre rémittente et intermittente avec l'hydrocéphale aiguë.

D'après M. Brachet (3), les symptômes de la première période prennent tous les soirs un accroissement bien marqué, ils s'exaspèrent et simulent un accès fébrile.

Tout en disant qu'une fièvre continue ne marque pas le début de la méningite, nous ne voulons pas dire que le pouls ne soit pas accéléré dans les premiers jours. Mais chacun sait que l'accélération du pouls ne suffit pas pour constituer la fièvre.

En effet, les observations recueillies dans notre pratique particulière sur des enfants auprès desquels nous avons été appelés à une époque très voisine du début, nous ont convaincus qu'à l'origine de la méningite régulière, précédée ou non de prodromes, le pouls n'offrait pas toujours les mêmes caractères. Il peut être accéléré, conserver le nombre de ses pulsations ou diminuer de fréquence; ce dernier caractère a une très grande valeur. Les variations dans la fréquence du pouls dépendent très probablement, comme nous l'avons déjà dit, de ce que dans certains cas la tuberculisation générale aiguë l'emporte sur l'influence cérébrale, tandis que si la tuberculisation est moins générale et moins étendue, c'est le système nerveux qui a le dessus. Nous croyons que ce dernier cas est le plus fréquent, et en définitive nous nous rangeons à l'avis de M. Green, qui admet qu'au début de la méningite le pouls est plus souvent ralenti ou normal qu'accéléré. Lorsque la méningite s'est développée dans le cours d'une tuberculisation confirmée, la fièvre de la maladie première n'est quelquefois pas modifiée, d'autres fois le pouls se ralentit d'une manière remarquable. Lorsque le pouls a été accéléré au début, il est très rare qu'à partir du quatrième au septième jour, il ne devienne pas irrégulier ou ralenti, ou à la fois ralenti ou irrégulier. Ce ralentissement et cette irrégularité persistent en général pendant plusieurs jours de suite, jusqu'au milieu de la seconde période. Il nous est arrivé cependant, dans deux ou trois cas, de ne constater ce double caractère que pendant un ou deux jours, puis au ralentissement succédait rapidement l'accélération. Le pouls offre

(1) *Nouveau journal de médecine*, 1828, t. I, p. 129.
(2) *Traité de l'hydrocéphale*, p. 35.
(3) *Essai sur l'hydrocéphalite*, p. 68.

d'une minute à l'autre, du matin au soir, de la veille au lendemain, les plus grandes différences de nombre : il saute ainsi de 60 à 120, de 96 à 144, puis de 144 à 100, etc., et alors il est un jour régulier et un autre jour irrégulier. Dans certains cas, l'accélération du pouls, envisagée dans son ensemble, suit une marche intermittente comme nous l'avons dit plus haut. Si le pouls s'accélère médiocrement (112, 120) en conservant encore de la force, on peut espérer avoir encore quelques jours devant soi ; mais, à partir du moment où il devient très petit et très accéléré d'une *manière continue* (140, 180 192), on peut être presque sûr que la mort est proche (un ou deux jours). L'irrégularité du pouls offre différents types. Pour les bien constater, il faut revenir plusieurs fois par jour sur l'exploration de l'artère. Le plus souvent les pulsations sont inégales en force et en vitesse, une pulsation forte est suivie d'une pulsation faible qui, par sa petitesse, échappe même quelquefois complétement au toucher. Dans d'autres cas plus rares, il y a une véritable intermittence qui se montre toutes les cinq, six ou neuf pulsations. D'autres fois cette intermittence n'a rien de régulier, mais le nombre des pulsations perçues pendant chaque quart de minute offre les plus grandes différences, de façon que le pouls bat quelquefois 60, et un instant après 100.

Aux caractères que nous venons de signaler, nous devons en ajouter un qui nous semble d'une grande importance et auquel nous avons donné le nom de *vibrant*. Dans ce cas les pulsations sont parfaitement distinctes, séparées par des intervalles nets et tranchés ; en outre l'artère vibre sous le doigt comme une corde de basse, et détache une série de coups parfaitement isolés les uns des autres : la grosseur des pulsations est hors de proportion avec l'âge de l'enfant et le calibre apparent de l'artère. Le pouls produit au toucher la sensation que produiraient à l'oreille des notes graves, et, qu'on nous passe l'expression, il y a dans ces battements quelque chose de sérieux. Nous avons constaté cette vibration des pulsations d'une manière continue pendant plusieurs quarts de minute, elles coïncidaient alors d'ordinaire avec le ralentissement, très rarement avec un certain degré d'accélération. D'autres fois nous n'avons retrouvé que quelques-unes de ces pulsations vibrantes dans un quart de minute ; les autres étaient petites, inégales, et faisaient encore ressortir le caractère plein, solide, et vibrant de grosses pulsations. Aucun des auteurs qui ont écrit sur la méningite ou l'hydrocéphale chez les enfants n'a, à notre connaissance, mentionné ce caractère du pouls, il nous avait échappé à nous-mêmes dans nos premières recherches ; mais depuis que nous y avons pris garde, nous avons souvent pu le constater dans la première et dans la seconde période Si nous insistons autant sur ce symptôme, c'est qu'il permet de distinguer le pouls méningé du pouls ordinaire dans les cas même où il n'existe pas d'irrégularité, et que, lorsque cette irrégularité existe , les pulsations vibrantes concourent aussi à éclairer le diagnostic. Plusieurs enfants ont, en effet, le pouls irrégulier dans l'état de santé, et si le malade que l'on soupçonne atteint de méningite n'a pas été examiné avant le début, on peut être trompé par cette irrégularité ; mais si l'on trouve les pulsations vibrantes, on sera presque certain que le pouls est encéphalique.

Le pouls vibrant n'est pas particulier à la méningite tuberculeuse, on peut le rencontrer dans d'autres affections cérébrales, dans la méningite simple par exemple, dans les convulsions, ou plutôt avant l'apparition des convulsions, ou dans leur intervalle. Nous l'avous aussi, mais très rarement, constaté chez des enfants atteints de fièvre ou de scarlatine typhoïde ataxique : dans ces cas, la vibration coïncidait avec l'accélération et non avec le ralentissement.

Dance, dans son Mémoire sur l'hydrocéphale aiguë de l'adulte (1), a noté un caractère du pouls qui offre beaucoup de ressemblance avec celui que nous venons de décrire.

» Dans l'hydrocéphale aiguë, dit cet habile observateur, le pouls est à la fois rare et ordinairement vite, chaque pulsation s'exécutant avec promptitude, séparées les unes des autres par un intervalle de repos quelquefois tellement long qu'on attend avec une sorte d'inquiétude le renouvellement des battements artériels, comme si la circulation était sur le point de se suspendre. »

Nous avons nous-mêmes constaté ce caractère on ne peut plus tranché chez un jeune homme de dix-huit ans qui a succombé à une méningite tuberculeuse. Il est probable que la plupart des modifications de la circulation sont bien plus sous l'indépendance des changements profonds survenus dans l'innervation qu'ils ne sont l'indice d'une réaction générale. Ce qui tend à le prouver, c'est que le pouls n'a pas en général le caractère fébrile ; il n'est pas fort, plein, résistant, comme dans d'autres maladies aiguës. Nous ne pouvons mieux faire que citer l'opinion de Robert Whytt :

« Quand le pouls est lent dans cette maladie, il est toujours plus ou moins irrégulier. Cela dépend de l'état des nerfs du cœur qui se trouvent privés d'une partie de leur action : de là le défaut de mouvement, d'énergie et de régularité qui se manifeste dans cet organe. »

En résumé une fièvre vive caractérisée par des frissons, par la plénitude, par l'accélération du pouls et par une élévation notable de la chaleur de la peau, est exceptionnelle au début de la méningite tuberculeuse.

. On ne l'observe que dans le cas où la maladie survient dans le cours d'une phthisie confirmée, ou bien lorsqu'elle revêt l'apparence typhoïde et coïncide avec une tuberculisation générale aiguë, ou bien enfin, lorsqu'une complication inflammatoire grave se montre à une

(1) *Archives de médecine*, t. XXII, p. 307.

époque très voisine du début. Que le pouls ait été accéléré ou non au début, il se ralentit en général à partir du quatrième au septième jour. En outre, il devient irrégulier en force et en vitesse, et il prend le caractère vibrant. A la fin de la maladie, le pouls s'accélère considérablement. Les complications fébriles influent sur la fréquence, mais non sur la régularité du pouls.

La *chaleur* débute, en général, en même temps que l'accélération du pouls, et elle manque quand il est normal ou ralenti au début.

Pendant la période de ralentissement, la chaleur offre les plus grandes différences; elle est tantôt vive, tantôt peu intense; quelquefois, la température de la peau s'abaisse, surtout aux extrémités inférieures. En même temps que le pouls reprend de la fréquence, la chaleur augmente d'ordinaire, cependant souvent l'accélération du pouls la précède.

On retrouve dans les irrégularités de la température de la peau un caractère qui concorde avec ceux fournis par l'exploration du pouls, et qui semble indiquer que l'élément fébrile est accessoire dans la méningite.

Les recherches précises du docteur Roger ont confirmé les résultats que l'application seule de la main nous avait fournis. Mais nous croyons que M. Roger a été trop loin en affirmant que « la diminution de la chaleur intermédiaire à deux périodes d'augmentation est chez les enfants un signe *pathognomonique* de la phlegmasie des méninges, » car ces variations existent dans d'autres maladies, et en particulier dans certaines fièvres typhoïdes ataxiques.

Coloration de la face et de la peau. — Le plus souvent on note des alternatives de pâleur et de coloration. Les joues prennent une teinte rose qui devient de plus en plus vive, quand on adresse la parole aux jeunes malades, quand on cherche à fixer leur attention, ou lorsqu'on les remue un peu vivement pour les tirer du demi-sommeil dans lequel ils sont souvent plongés. A ces caractères bien connus et décrits par tous les auteurs, M. Trousseau en a ajouté un autre qui serait fort précieux s'il était constant, et surtout spécial à la méningite tuberculeuse; malheureusement, il est loin d'en être ainsi. Nous voulons parler de la *tache méningitique.* « Si dans le début de la période d'invasion, dit M. Troyes-Esconnet (1), à qui nous empruntons cette citation, vous passez légèrement votre ongle sur la peau de l'enfant, au thorax ou à l'abdomen, par exemple, vous obtenez presque aussitôt à la place où votre doigt a passé, ou un peu au delà, une traînée d'un rouge vif, diffuse, qui reste pendant quelques minutes à l'état de ruban écarlate, tranchant sur la peau blanche rosée qui est à côté, et se dissipe ensuite peu à peu. Si vous pressez seulement sur un point avec le bout du doigt, il se forme des taches analogues que M. Trous-

____

(1) *Études sur les maladies de la première enfance*, thèse, 1851, p. 181.

seau appelle *taches méningitiques.* » Ce symptôme nouveau n'a pas pour nous une grande valeur, car, quoi qu'en dise M. Troyes-Esconnet, il manque quelquefois dans la méningite (nous nous en sommes assurés à plusieurs reprises), et en outre, comme il en convient lui-même, on le rencontre dans d'autres maladies. Nous nous rappelons, entre autres, un cas de fièvre typhoïde ataxique accompagné d'irrégularité du pouls et de la respiration, et d'autres symptômes encore qui jetaient beaucoup de doute dans notre esprit; nous crûmes trancher la difficulté au moyen de la tache méningitique qui était *modèle;* pendant vingt-quatre heures, nous crûmes à une méningite, mais nous fûmes bientôt détrompés par l'apparition et la succession des symptômes de la fièvre typhoïde la mieux caractérisée. Cet enfant que nous avons vu à Genève, en consultation avec le docteur Piachaud, a guéri.

Lorsque la maladie fait des progrès et aux approches de la mort, la face prend souvent une teinte violette, très prononcée au niveau des pommettes. Cette coloration est due au développement des capillaires veineux de la peau du visage; elle s'accompagne quelquefois de sueurs très abondantes; elle est d'un mauvais augure.

Sueurs. — Au début, la peau est sans moiteur. Les sueurs, quand elles existent, surviennent presque toujours à une époque assez rapprochée de la terminaison fatale, trois ou quatre jours avant sa mort. Il n'y a pas, en général, de rapport entre les sueurs et l'intensité de la chaleur; mais, vu l'époque à laquelle elles se montrent, elles coïncident presque toujours avec l'accélération, la petitesse du pouls, et l'aspect violacé de la face. Elles ne sont pas continues, en ce sens qu'elles ne durent pas toute la journée. Robert Whytt, et la plupart des auteurs qui lui ont succédé, ont signalé comme un caractère spécial de l'hydrocéphale, une odeur fétide toute particulière de la transpiration. Nous n'avons pas fait la même remarque.

II. *Respiration.* — *a. Caractères.* — Les caractères tirés de l'examen des mouvements respiratoires sont précieux. Dans les premiers jours, on n'observe, en général, rien d'anormal dans la respiration ; son accélération, qui marque quelquefois le début de la méningite franche des jeunes enfants, manque ; mais à partir du moment où le pouls se ralentit et devient irrégulier, la respiration se modifie et devient elle-même irrégulière. Elle est entrecoupée par de profonds soupirs, si amèrement tristes qu'on ne peut les oublier une fois qu'on les a entendus : on dirait qu'un poids d'une lourdeur extrême pèse sur le thorax de ces pauvres enfants, et qu'ils espèrent s'en décharger en faisant forcément entrer de l'air dans leur petite poitrine. C'est le soupir de l'angoisse, le gémissement du mal de cœur. Tantôt les soupirs sont très espacés, et il faut rester plusieurs minutes auprès du berceau ou du lit de l'enfant pour en sai-

sin un seul ; tantôt, au contraire, ils sont très rapprochés et se produisent, pour ainsi dire, coup sur coup, donnant à l'enfant une apparence anxieuse très caractéristique. Nous insistons sur ce symptôme,
parce qu'il est presque spécial à la méningite tuberculeuse. On l'observe rarement dans les autres maladies cérébrales ou dans les encéphalopathies qui accompagnent les différentes pyrexies. Nous en
excepterons cependant quelques cas très rares de fièvre typhoïde où la
respiration est suspirieuse comme dans la méningite. Outre les soupirs, on constate aussi dans les premiers jours de la maladie des bâillements lents, répétés, ou bien une remarquable irrégularité dans
la répétition des mouvements respiratoires.

A une période un peu plus avancée, on observe quelquefois une
suspension momentanée de la respiration ; l'enfant semble *oublier de
respirer ;* ces suspensions peuvent se prolonger pendant bien des
secondes, et elles font éprouver à l'observateur le même genre d'inquiétude que Dance a si bien décrit en parlant du pouls.

L'irrégularité de la respiration, sous quelque forme qu'elle se manifeste, est importante à bien connaître, puisqu'elle est constante. Nous
n'avons pas, en effet, observé un *seul* cas de méningite dans lequel la
respiration ait été régulière du début à la terminaison.

b. Fréquence. — Dans la grande majorité des cas, le nombre des
mouvements inspiratoires est peu considérable. Cette règle est constante depuis le début de la maladie jusqu'à une époque voisine de la
terminaison fatale. Pendant toute cette période, la respiration ne
s'élève pas au delà de 20 à 28 ; nous l'avons même vue tomber à 12.
(Nous ne parlons évidemment ici que des cas où il n'y pas de complication pulmonaire.)

Nous avons vu la respiration primitivement accélérée par le fait
d'une maladie antérieure, se ralentir subitement à l'époque du début
de la méningite. Chez quelques-uns de nos malades, la respiration a
été lente pendant tout le cours de la maladie. Quand la respiration
s'est accélérée, quelques jours avant la mort, la progression a été
constante, 32, 36, 44, etc.

Si nous comparons l'accélération du pouls à celle de la respiration,
nous ne pouvons arriver à aucune conclusion générale. Ainsi, nous
voyons chez un de nos malades le ralentissement du pouls et de la respiration survenir simultanément ; chez d'autres, la marche de ces deux
symptômes être proportionnelle ; ainsi, 20 à 28 inspirations correspondre à 60 et 70 pulsations, tandis que chez d'autres il n'y a aucune
proportion.

A une époque voisine de la mort, le pouls et la respiration s'accélèrent souvent ; cependant, cette accélération ne concorde pas toujours très exactement, le nombre des pulsations étant d'ordinaire
(toute proportion gardée) supérieur à celui des inspirations. La proposition insérée dans la thèse du docteur Piet, sur la disproportion

entre le nombre des pulsations et des inspirations est donc parfaitement exacte, quand on l'applique à la dernière période de la maladie.

En outre, l'irrégularité du pouls coïncide d'ordinaire avec celle de
la respiration. Nous devons en excepter les cas où la respiration n'est
accélérée à aucune époque de la maladie. Nous ajouterons qu'à l'exception des cas rares où le poumon est atteint d'une tuberculisation
avancée, l'application de l'oreille sur la poitrine ne fait rien découvrir
d'anormal. Nous insistons en particulier sur l'absence du râle
sibilant.

III. *Fonctions digestives.* — Les symptômes tirés des troubles des
fonctions digestives ne sont pas moins importants que ceux que nous
venons de passer en revue. Disons d'abord quelques mots de l'appétit,
de la soif, de l'aspect des dents, des gencives et de la langue, symptômes communs à toutes les maladies aiguës, et nous passerons
ensuite à l'étude, bien plus importante, des vomissements, des évacuations alvines et de la configuration de l'abdomen.

Appétit. — Rarement l'appétit est complétement perdu depuis le
premier jour jusqu'à la terminaison de la maladie. D'ordinaire, au
début, il est seulement diminué; plus tard, il disparaît, tout en offrant
cependant des intermittences.

Soif. — Rarement la soif est vive les premiers jours; c'est d'ordinaire à partir du septième au huitième jour qu'on observe ce symptôme; son intensité n'est jamais portée à un très haut point : elle
n'est pas comparable à ce qu'elle est dans les affections pulmonaires
ou dans la fièvre typhoïde. Ce peu d'intensité de la soif confirme ce
que nous avons dit ci-dessus sur le peu d'intensité de la réaction
fébrile dans la méningite.

Dents. — Dans la grande majorité des cas, elles sont humides; leur
sécheresse, quand elle existe, coïncide avec celle de la langue.

Les *gencives* sont presque toujours humides. Elles offrent souvent
un petit liséré blanc à leur bord libre. Une seule fois nous les avons
vues rouges et boursouflées à partir du vingt et unième jour; chez ce
même enfant, le vingt-troisième, la pression en faisait découler une
certaine quantité de sang. Ce malade avait été traité par le mercure.
Nous avons observé un liséré analogue chez un autre enfant qui
n'avait pas pris de calomel.

Langue. — La langue est humide au début. Dans des cas rares,
elle devient sèche à une époque, en général distante de la mort de un
à quatre jours. Nous avons vu très rarement la langue être brunâtre,
râpeuse au centre; rarement aussi elle est parfaitement nette pendant toute la durée de la maladie. Le plus souvent elle est blanchâtre
ou jaunâtre au centre, rouge ou rosée à la pointe et au pourtour, aspect
qu'elle offre dans une infinité de maladies différentes. D'autres fois,
elle est couverte d'un enduit limoneux, épais, comme dans l'embarras
gastrique le mieux caractérisé. Il faut être prévenu de ce fait, parce

que ce symptôme, joint aux vomissements, est bien de nature à aug-- menter les chances d'une erreur de diagnostic.

Gorge, haleine. — L'haleine est quelquefois fétide ; mais cette fétidité doit être attribuée au traitement mercuriel, et ne se développe qu'à une époque avancée de la maladie.

Vomissements. — Tous les auteurs, depuis Robert Whytt, sont unanimes sur la valeur des vomissements comme signe indicateur d'une méningite. Le fait est si bien connu, qu'il est notoire dans le monde qu'un enfant qui est pris spontanément de vomissements, est sous le coup *d'une fièvre cérébrale*.

Dans la grande majorité des cas, les vomissements apparaissent au début, le plus ordinairement le premier jour, quelquefois le second et le troisième, bien rarement à une époque plus avancée ; d'ordinaire, ils ne durent pas plus de deux à trois jours.

Cependant cette règle n'est pas sans exceptions assez nombreuses. Ainsi, nous avons vu des enfants vomir sans cesse pendant huit à neuf jours ; chez d'autres, les vomissements sont continus pendant treize, quinze et vingt-cinq jours, et même deux mois.

Leur nature est variable. Tantôt les enfants rejettent les aliments et les boissons qu'ils viennent de prendre, tantôt les vomissements sont purement bilieux ; d'ordinaire, il n'y en a que deux ou trois par jour ; une fois qu'ils ont cessé, il est fort rare de les voir reparaître. Nous avons vu cependant un enfant de trois ans qui avait eu pendant huit jours des vomissements que rien n'avait pu arrêter, en être repris le quatorzième jour. Ces vomissements très fréquents ont duré jusqu'au vingt-huitième jour. La maladie s'est terminée le trente-cinquième.

La plupart des auteurs ont remarqué que les vomissements se produisaient avec la plus grande facilité lorsque l'on faisait asseoir les enfants. Coindet a fait observer que les enfants vomissent sans beaucoup d'efforts, comme s'ils avaient la bouche pleine de liquide. « Si, dit-il, on donne l'émétique, il en faut, dans certains cas, de fortes doses pour obtenir l'effet désiré. » (*Loc. cit.*, p. 13.)

Les vomissements ne sont pas constants ; ainsi, nous les avons vus manquer chez des enfants dont la maladie avait suivi cette marche rapide et fébrile qui simule la fièvre typhoïde, et chez d'autres aussi dont la méningite était tout à fait normale (1).

Robert Whytt attribue avec raison la disposition à vomir au « dérangement du cerveau, avec lequel l'estomac sympathise tellement, que, dans les plaies de la tête où le cerveau se trouve lésé, il se manifeste presque toujours des vomissements. »

M. Piet a parfaitement résumé la valeur des vomissements de la méningite en disant : « Si chez un enfant vacciné, ou qui a eu la petite

---

(1) Nous avons vu les vomissements manquer une fois sur quinze.

vérole, chez un enfant qui digère bien et n'a pas de bronchite ou de
coqueluche, il survient des vomissements simples ou bilieux, accompagnés ou précédés de céphalalgie plus ou moins ancienne, il y a tout
lieu de craindre l'invasion prochaine d'une méningite aiguë, surtout
quand le sujet est tuberculeux. »

Évacuations alvines. — Si, comme nous venons de le dire, la valeur
des vomissements est grande comme signe du début d'une méningite, elle est bien plus importante encore quand ils sont joints à la
constipation.

La constipation est fréquente, mais non constante ; elle existe environ dans les trois quarts des cas au début ; d'autres fois, elle survient
un peu plus tard, précédée de selles normales, et beaucoup plus
rarement, de dévoiement.

La méningite pouvant survenir dans le cours d'une tuberculisation
déjà avancée et chez des sujets dont la diarrhée abondante est liée à
des ulcérations intestinales nombreuses, a quelquefois pour effet de
suspendre le dévoiement ; mais ce résultat n'est souvent que momentané, et la diarrhée, suspendue pendant quelques jours, reprend
ensuite son intensité première.

La constipation est le plus souvent opiniâtre et persiste malgré des
purgatifs administrés pendant plusieurs jours ; d'autres fois, elle cède
promptement, et alors elle est remplacée par un dévoiement verdâtre
plus ou moins abondant. Presque tous les maladies finissent par avoir
de la diarrhée à une époque variable, sept à douze jours après le
début.

Après avoir cité la règle, nous devons parler des exceptions. Nous
avons vu une fois les selles rester normales pendant toute la maladie.
Un autre de nos malades a eu du dévoiement depuis le début jusqu'à
la mort ; nous trouvâmes, pour expliquer ce fait anormal, un léger
ramollissement des deux intestins et trois petites ulcérations. Deux
jeunes enfants ont eu, avec des vomissements assez nombreux, cinq à
six selles en dévoiement pendant trois à quatre jours à partir du
début ; chez un garçon de neuf ans, la maladie fut marquée à son
début par une selle diarrhéique et un vomissement. Il est vrai que
ce malade était fort sujet à la diarrhée. MM. Gerhard, Piet, Green
et Legendre, ont cité des faits assez nombreux de suppression d'une
diarrhée chronique au moment de l'invasion d'une méningite. Nous
avons été témoin d'un fait analogue.

Forme de l'abdomen. — Les vomissements et la constipation, seuls
ou réunis, sont très utiles pour le diagnostic de la méningite. Nous
attacherons une importance un peu moindre à la forme du ventre,
dont l'étude réclame cependant quelque attention, parce que ce symptôme n'existe guère que dans les maladies cérébrales.

A une certaine période, la configuration normale de l'abdomen
change ; ses parois s'affaissent, se creusent, se rapprochent de la colonne

vertébrale, se rétractent. Cette rétraction est, quoi qu'on en ait dit, un symptôme presque constant, et qui, en outre, ne dépend pas de la constipation, puisqu'il survient souvent à une époque où le dévoiement l'a remplacée. Il doit, ce nous semble, être attribué, non pas à la contraction des muscles abdominaux, mais à celle des intestins, qui sont comme ratatinés et revenus sur eux-mêmes, tandis que les parois abdominales se moulent sur les organes contenus dans le ventre.

Gœlis a parfaitement décrit ce symptôme ; il lui accorde une grande importance, et il dit que ce caractère est un des plus précieux pour distinguer le typhus de l'hydrocéphale.

A partir du moment où les parois du ventre commencent à se rétracter, ce phénomène va toujours en augmentant ; quelquefois cependant un ou deux jours avant la mort, la rétraction cesse, l'abdomen reprend un peu de volume ; mais ses parois sont molles et se laissent pincer comme dans l'entérite chronique. Ce qui diminue un peu l'importance de ce symptôme, c'est que son apparition est plus en rapport avec l'époque de la mort qu'avec celle du début. Ainsi, nous l'avons observé au moins six jours avant la mort, quelquefois cinq, d'autres fois seulement deux. La rétraction offre différents degrés ; d'abord légère, elle ne se révèle que par une saillie à peine marquée du rebord des fausses côtes et des os du bassin, et par une dépression de la partie moyenne de l'abdomen ; dans un degré plus avancé, l'incurvation augmente, la paroi antérieure se rapproche de la colonne vertébrale. Le ventre prend alors cette forme que l'on a comparée a celle d'un bateau, et par une pression même légère, on sent les battements de l'aorte au niveau de la colonne vertébrale. En outre, les muscles de la paroi antérieure se contractent quelquefois fortement ; alors l'abdomen acquiert une dureté considérable.

Douleurs abdominales. — Les douleurs de ventre se montrent à des époques différentes ; quelquefois, au début, les enfants se plaignent à la fois de la tête et du ventre ; les coliques ne sont pas, en général, très vives ; leur siége est variable, la pression les augmente. Très rarement l'état de la muqueuse intestinale n'a pas pu rendre compte des douleurs ; le plus ordinairement nous avons noté, soit une inflammation aiguë de l'intestin grêle ou du gros intestin, soit des ulcérations intestinales plus ou moins nombreuses.

Nous avons très rarement vu la rate déborder les côtes, et rarement aussi nous avons constaté une léger gargouillement.

Les symptômes que nous venons d'étudier appartiennent surtout à la période du diagnostic la plus difficile à établir. Ceux que nous allons passer en revue, sauf quelques exceptions (céphalalgie, facies, etc.), apparaissent à une époque où le diagnostic n'est plus douteux.

Habitude extérieure. — Le décubitus n'est pas constamment le même, très rarement il est dorsal pendant toute la durée de la maladie. Dans les autres cas, il est tantôt latéral, tantôt dorsal. Les enfants aiment à changer de position ; ils restent rarement immobiles à la même place. Quand ils sont couchés sur le côté, ils fléchissent souvent les cuisses sur l'abdomen et les jambes sur les cuisses. Ils restent ainsi accroupis, et poussent des cris et des gémissements quand on veut les faire mettre sur le dos, alors ils se retournent brusquement pour se tenir obstinément couchés sur le ventre.

Facies. — Nous n'avons jamais observé de trait qui fût spécial à la méningite ; nous avons quelquefois noté le trait nasal, et quelquefois aussi l'intersurcilier, et cependant le facies dans cette affection est caractéristique. Nous ne reviendrons pas sur le tableau que nous en avons donné ailleurs.

Les distinctions que nous avons établies paraîtront peut-être minutieuses ; mais il nous suffit de rappeler qu'il nous est arrivé quelquefois de diagnostiquer une méningite sur l'expression seule du regard, pour que l'on comprenne l'importance que nous avons dû attacher à la description du facies.

L'épistaxis est fort rare dans la méningite ; une seule fois nous l'avons observée au début. Dans un autre cas, nous l'avons vue se reproduire abondante le dixième jour ; dans un autre, les vingt-troisième et vingt-quatrième jours.

Fonctions cérébrales. — *Céphalalgie.* — La céphalalgie est un symptôme constant. Nous l'avons notée toutes les fois que l'âge du sujet nous a permis de nous assurer de son existence. Lorsque les moyens d'expression de nos jeunes malades ne nous ont pas permis de la reconnaître positivement, nous l'avons souvent soupçonnée en voyant les enfants prendre leur tête entre leurs mains et l'appuyer fortement, ou bien porter leurs mains tantôt en avant, tantôt en arrière, tantôt sur les côtés de la tête. Cette main qui se promène du front au vertex et de l'occiput sur les yeux, et qui ressemble plus aux évolutions d'un automate ou d'un idiot qu'au mouvement d'un être raisonnable, a quelque chose de caractéristique.

La céphalalgie est un symptôme du début. Dans la très grande majorité des cas, elle paraît le premier jour, rarement le second, plus rarement encore à une époque plus avancée. Nous citerons comme tout à fait exceptionnelles deux observations dans lesquelles la céphalalgie a paru une fois le dixième jour, une autre fois le vingt-quatrième seulement. Toutes les fois que nous avons pu nous assurer de son siége, nous avons noté qu'elle était frontale ; quelquefois la céphalalgie frontale alterne avec la sincipitale et la temporale. La céphalalgie est le plus souvent assez vive, mais presque jamais les deux ou trois premiers jours ; ce n'est que plus tard qu'elle est quelquefois, mais non pas toujours, accompagnée de cris aigus. Nous n'avons jamais pu nous assurer de ses caractères et savoir s'ils consistaient dans des battements, dans des élancements, etc.

La céphalalgie dure en général pendant toute la période qui précède l'apparition du délire et du coma. Quand ces symptômes se sont manifestés, il est impossible de s'assurer de son existence, on ne peut que la soupçonner par l'audition des cris automatiques. En résumé, nous avons constaté la céphalalgie pendant six à douze jours, et sa durée a été en rapport assez exact avec celle de la maladie, c'est-à-dire que, dans les cas où elle durait six jours, la méningite se prolongeait jusqu'au neuvième, et quand elle atteignait le douzième, la terminaison fatale n'arrivait guère que le dix-neuvième.

Dans un cas, sa durée a été aussi longue que celle de la maladie ; mais il est vrai de dire que chez cet enfant, le jour même de la mort, la connaissance était encore conservée, bien que quatre jours auparavant, il eût du délire pendant un seul jour. Chez un autre enfant, la céphalalgie se montra par accès, revenant d'abord tous les huit jours, puis plus fréquemment et accompagnée de vomissements. Ces accès durèrent pendant près de deux mois. L'un de nous (M. Rilliet) a publié dans la *Gazette médicale*, l'observation fort curieuse d'un enfant de six ans dont la maladie fut caractérisée par une céphalalgie intermittente d'une extrême intensité. Il n'y eut dans ce cas ni constipation, ni vomissements, et l'autopsie ne révéla pas d'autres lésions que celles de la méningite.

Troubles de l'intelligence. — On serait peut-être tenté de croire que les troubles de l'intelligence sont constants dans la méningite ; il semblerait que les premiers symptômes d'une affection cérébrale doivent consister dans la réaction de l'organe qui est le siége de la maladie.

Ces idées *rationnelles* et préconçues sont en désaccord complet avec les résultats de l'observation. Nous ne saurions trop insister sur ce point ; il est capital dans l'histoire de la méningite. Que de fois nous vons vu des enfants qui jouissaient de toute la plénitude de leur intelligence, qui nous rendaient un compte circonstancié de leur état, et dont les réponses étaient souvent remarquables par leur finesse et par leur à-propos, être déjà atteints des symptômes qui ne nous permettaient pas de conserver le plus léger doute sur la nature de la maladie. Nous étions obligés de porter un pronostic de mort, lorsque rien, en apparence, n'annonçait, nous ne dirons pas l'existence, mais l'imminence d'une maladie grave.

Il faut aussi être prévenu que les désordres de l'intelligence sont souvent peu prononcés, éphémères, et que, dans l'intervalle, l'enfant recouvre toute sa raison. Il ne faut pas ignorer non plus qu'à des symptômes nerveux de la plus haute gravité, succède souvent un état de calme apparent qni trompe le médecin et ceux qui entourent le jeune malade.

En général, l'intelligence reste parfaitement nette les premiers jours de la maladie, et si, à cette époque, elle est déjà troublée, les signes auxquels on peut reconnaître ce dérangement sont si peu caractéristiques qu'il est bien difficile de porter un diagnostic précis, si l'on manque d'autres symptômes plus positifs.

Voici ce que nous avons observé en pareil cas : un peu de lenteur dans les réponses, de l'abattement et surtout de la somnolence, des changements dans le caractère, une extrême irascibilité chez les plus jeunes enfants. Le symptôme auquel nous attachons le plus de valeur est l'expression du visage, et sourtout le regard, qui, à cette période, exprime déjà l'étonnement ou bien l'indifférence à un haut degré, ou bien l'hostilité et la colère chez les enfants en dentition.

Plus tard surviennent des troubles de l'intelligence beaucoup plus appréciables.

Il est tout à fait exceptionnel de voir une altération grave de l'intelligence marquer le début de la méningite, précédée ou suivie de prodromes ; le fait est beaucoup moins rare dans la méningite presque toujours irrégulière, qui est secondaire à une phthisie confirmée.

Lorsque le délire n'existe pas au début, il survient à des époques très différentes, dans la méningite précédée de prodromes, du septième au dixième ou quinzième jour ; dans la méningite sans prodromes, plus tard encore.

Il offre de très grandes variétés dans son intensité ; il n'est nullement exact d'ériger en règle générale, comme on l'a fait, que le délire dans la méningite est toujours calme. Un tiers de nos malades ont eu un délire intense, accompagné de cris, d'agitation, de changements fréquents de position. Nous devons dire cependant que rarement le délire se maintient à un haut degré d'intensité pendant plusieurs jours de suite, et ce n'est guère que pendant un jour ou deux au plus qu'il prend ce caractère, et presque toujours à une époque avancée de la maladie. Dans les cas où le délire est calme, les enfants marmottent quelques mots mal articulés, les réponses sont incertaines. Nous avons vu une fille de cinq ans n'avoir de délire à aucune époque de la maladie.

Ce symptôme a-t-il été en rapport avec les lésions cérébrales ? Sa nature, son intensité, sa durée, ont-elles été influencées par la nature, l'intensité, le siége des lésions ? Pour arriver à la solution de cette question, nous avons tracé un tableau comprenant l'étude des granulations, et celle de l'inflammation, et nous avons comparé chacune de ces lésions au délire. De cette comparaison, il est résulté pour nous qu'il n'y a aucun rapport entre l'intensité de la phlegmasie, le nombre des tubercules ou le siége de ces lésions et le délire.

Chez une fille de cinq ans, nous avons noté une inflammation très intense de la base, un épanchement ventriculaire abondant et un ramollissement des parties centrales, et la maladie avait fourni tout son cours, sans qu'à aucune époque on eût observé du délire, tandis que chez un enfant de trois ans, les cinq premiers jours il y avait eu beaucoup de cris et d'agitation, et cependant la pie-mère n'offrait pas de traces d'inflammation.

Le délire n'a pas été plus intense dans le cas où l'inflammation était très étendue que dans ceux où elle était limitée. Nous ne pouvons non plus tirer aucune induction du siége de l'inflammation pour expliquer la forme du délire, puisque cette phlegmasie occupait presque toujours la base, que le délire fût intense ou léger.

On s'étonnera peut-être que nous n'insistions pas davantage sur les cris dits *hydrocéphaliques*, dont on attribue la première indication à Coindet, tandis qu'en réalité ils avaient déjà été signalés par Robert Whytt et par Fothergill, qui dit que les enfants crient par intervalles et de la manière la plus lamentable : « *Oh! ma tête! Oh! j'ai mal au cœur!* » Mais ils nous ont semblé plus rares et moins spéciaux à la méningite qu'on ne l'a avancé.

Ce sont, d'après le docteur Piet, des cris ou criailleries traînantes qui semblent sortir de la tête, cris qui échappent automatiquement au milieu d'un calme complet.

Somnolence. — Coma. — La somnolence et le coma ne manquent presque jamais dans la méningite. Nous avons dit qu'au début quelquefois il y avait un peu de somnolence et d'abattement ; mais ce symptôme est souvent si peu tranché qu'il échappe ; il est cependant d'une grande importance et doit toujours être recherché par une observation réitérée et soutenue. Le coma survient à une époque plus avancée encore. Du reste, il ne faudrait pas croire qu'il soit toujours précédé de somnolence ; nous l'avons vu survenir subitement et acquérir rapidement un haut degré d'intensité, une fois, la veille de la mort, une autre fois sept jours avant la terminaison fatale. Le coma une fois développé ne dure pas sans interruption jusqu'à la fin de la maladie, il est souvent remplacé par du délire, des cris, de l'agitation, puis il reparaît à une époque voisine de la mort, et annonce une terminaison promptement funeste.

Lorsque le coma disparaît pour reparaître, il est souvent remplacé par du délire. Dans un cas fort remarquable, il était survenu un coma profond le septième jour ; le dixième, l'enfant avait entièrement recouvré sa raison ; il survint de nouveau du délire le onzième, et un coma complet le quatorzième jour. Plusieurs faits analogues ont été mentionnés par les auteurs. Ce sont ces suspensions du coma qui donnent souvent aux parents un espoir qui, malheureusement, ne doit pas se réaliser.

Y a-t-il une relation entre les lésions anatomiques et le coma ? Dans les cas où la somnolence et le coma ont complétement manqué, nous trouvâmes deux fois à la base une inflammation de la pie-mère assez intense et quelques granulations au niveau du cervelet ; et dans un autre cas, d'innombrables granulations en grains de semoule, et un ramollissement superficiel de la substance grise.

L'épanchement ventriculaire était peu abondant, d'une à deux onces de sérosité chez deux de ces enfants ; chez un autre, il manquait complétement. Est-ce au peu d'abondance ou à l'absence de l'épanchement séreux que nous devons attribuer l'absence de coma, ou bien à ce que, dans l'une de ces observations, la pie-mère n'était pas enflammée? C'est ce qu'il serait difficile de décider, car en parcourant d'autres observations, nous voyons la quantité de l'épanchement n'être pas plus considérable, et cependant le coma être fort intense. Dans tous les autres cas où il a été profond, nous avons trouvé à l'autopsie un épanchement ventriculaire abondant.

Lésions de la motilité. — La perversion ou l'abolition des facultés intellectuelles ne sont pas les seuls désordres que nous présente l'appareil nerveux ; des troubles plus nombreux et aussi profonds surviennent dans les mouvements ; de là les convulsions, les contractures, la carpologie, etc. Le développement de ces symptômes est presque toujours postérieur à l'apparition du délire et de la somnolence dans la méningite précédée ou non de prodromes, tandis que dans celle qui succède à une phthisie avancée, ils marquent quelquefois le début.

Convulsions. — Si l'on se contentait de parler de la fréquence des convulsions dans la méningite, on n'envisagerait pas la partie la plus importante de la pression, car cette considération est de toutes la moins importante. Le point réellement pratique est d'indiquer d'une manière exacte l'époque d'apparition de ce symptôme. Nous sommes arrivés à cette conséquence curieuse, que la méningite *sans complication tuberculeuse de la substance encéphalique*, ne débute presque jamais par des convulsions. L'observation nous a démontré, d'autre part, que dans les cas où les convulsions paraissent au début, ou constituent par leur fréquence, leur intensité et leur périodicité, un symptôme important, elles coïncident presque toujours avec des tubercules du cerveau.

Les convulsions offrent de grandes différences dans leur intensité; nous les avons vues limitées aux membres, à la lèvre supérieure, aux globes oculaires. Lorsqu'elles ont été générales, elles ont eu une durée variable. Chez une fille de onze ans, elles survinrent le treizième jour de la maladie et se répétèrent le lendemain ; il y eut en tout une vingtaine d'accès, dont chacun dura une vingtaine de minutes et s'accompagna de grincements de dents et d'écume à la bouche. Plusieurs fois les convulsions ont été terminales.

Nous reviendrons sur ce sujet en traitant des tubercules cérébraux ; contentons-nous de dire que les convulsions sont d'autant plus fréquentes et plus hâtives que les enfants sont plus jeunes.

Roideur, contracture, etc. — M. Rufz nous semble avoir attaché une beaucoup trop grande importance à la contracture ; d'une part, parce qu'elle manque souvent ; d'autre part, parce qu'elle se rencontre dans plusieurs maladies où les centres nerveux ne sont le siége d'aucune lésion ; enfin, parce qu'elle est tardive dans son apparition.

Nous avons observé la roideur et la contracture à une époque assez avancée de la maladie. Ordinairement, la contracture était partielle, et elle occupait, soit les membres, soit le tronc, soit la mâchoire. Dans les cas où elle existait au niveau des membres, ceux-ci étaient fortement fléchis ; ils résistaient à la traction quand on voulait les étendre ; la mâchoire était aussi, dans quelques cas, fortement serrée. Enfin, lorsque la roideur occupait le tronc, elle variait d'intensité ; mais elle était quelquefois portée au point de lui donner la tension d'une barre de fer. Dans ces cas, on pouvait quelquefois soulever les enfants tout d'une pièce, et il était impossible de fléchir les articulations des extrémités inférieures sur le bassin. La contracture n'est pas en général permanente ; elle dure d'un à deux jours, puis disparaît pour se reproduire plus tard. Ce que nous venons de dire s'applique à la contracture des extrémités ; il n'en est pas tout à fait de même de la roideur du tronc ; celle-ci, une fois développée, va en général en augmentant pendant quelques jours, puis elle finit par disparaître avant la mort. Nous avons observé deux fois une roideur générale se montrant par accès qui sont survenus plusieurs jours avant la mort, et plusieurs fois le même jour. Dans un fait bien remarquable de guérison observé par l'un de nous (1) la contracture de la nuque, du tronc, des muscles abdominaux, marqua le début du mal, qui, très probablement, chemina de la moelle au cerveau.

Ces différentes formes de contracture ou de roideur peuvent-elles être rattachées à des lésions spéciales ? Évidemment non. Ainsi, dans le cas où ce symptôme a manqué, les lésions trouvées à l'autopsie étaient très différentes ; mais, en particulier, dans un cas il y avait eu ramollissement rouge et blanc qui aurait semblé devoir s'accompagner de contracture. Dans les autres cas, la contracture et la roideur ont coïncidé avec des lésions très différentes.'

Nous ne croyons pas nécessaire de donner le rapport numérique du siége de la contracture ; il ne conduit, en définitive, à aucun résultat important. M. Piet s'est livré aux mêmes recherches que nous, et il est arrivé aux mêmes conclusions. On trouvera dans sa Thèse (p. 24 à 28) des considérations très intéressantes sur ce sujet.

Soubresauts, carpologie. — A peu près à l'époque où l'on note les différents désordres de la motilité sur lesquels nous venons d'attirer l'attention, souvent même quelques jours avant, et précisément au moment où les vomissements ont cessé, où la céphalalgie ne se fait plus sentir, on observe un certain nombre de symptômes, dont plusieurs peuvent être rattachés tout aussi bien à la perversion commençante de l'intelligence qu'aux troubles de la motilité ; nous voulons

____

(1) Voy. *Mémoire sur la guérison de la méningite* (*Archives*, décembre 1853).

parler des sonbresauts des tendons, de la carpologie, de la catalepsie
des extrémités, du tremblement des avant-bras, des grincements de
dents, du mâchonnement, des clignotements des paupières, de la fixité
du regard, de la constriction du pharynx, de l'incohérence des mots ; et
enfin, cette crainte de tomber, déjà signalée par Gœlis, et qui est probablement une variété des vertiges. M. Brachet (1) a décrit un symptôme qui paraît se rapprocher du mâchonnement et qu'il dit avoir
indiqué le premier. « Si l'on présente à boire au malade, il prend le
verre avec avidité, et semble, par un mouvement de caption réitéré
des lèvres, indiquer qu'il a un besoin continuel de boire ; son imagination égarée lui fait entrevoir des objets qu'il croit saisir, car si le
mouvement cesse et qu'on touche légèrement les lèvres, on les voit
s'allonger de suite et recommencer à se mouvoir. »

Si quelques-uns de ces symptômes (tremblement des avant-bras,
soubresauts des tendons) apparaissent en général à une époque où
la maladie est confirmée, la plupart des autres (grincements de dents,
mâchonnement, etc.) se montrent souvent à une époque où le diagnostic n'est pas encore fixé, et deviennent, par cela même, des signes
très précieux. Ils ont d'autant plus de valeur que plusieurs sont
presque spéciaux à la méningite tuberculeuse.

Paralysie. — L'abolition partielle et momentanée du mouvement
n'est pas rare dans la méningite ; mais presque jamais on n'observe
de paralysie intense générale et permanente. Nous avons noté une fois
chez une fille de sept ans, une véritable hémiplégie, portant à la fois
sur la sensibilité générale, les mouvements et les fonctions des organes
des sens. En général, on n'observe qu'une simple résolution ; d'autres
fois la paralysie est tout à fait partielle. Ainsi, nous avons vu les
mouvements de la langue devenir très difficiles, et cet organe arc-
bouter contre la lèvre inférieure ; d'autres fois, la paralysie occupe
seulement la paupière, son muscle élévateur, le côté gauche de la
face, etc.

Il nous a été imposible d'établir aucune corrélation entre l'intensité, la nature et le siége des lésions, et l'intensité de la paralysie.
Ainsi, nous avons vu une véritable hémiplégie exister pendant deux
jours sans qu'un symptôme aussi grave et aussi caractérisé ait laissé
pour trace, après la mort, d'autres lésions que quelques granulations
dans la scissure de Sylvius, du côté droit, et même de tous les cas
que nous avons observés, celui-là était, sans contredit, un de ceux où
les lésions étaient les moins prononcées ; la pie-mère, en particulier,
n'offrait pas d'inflammation ; les parties centrales du cerveau étaient
parfaitement saines, et les ventricules contenaient à peine 16 grammes
de sérosité.

Sensibilité. — La sensibilité générale tactile et spéciale, subit, dans

____

(1) *Essai sur l'hydrocéphale*, p. 72.

la méningite, plusieurs modifications qui doivent nous arrêter quelques instants. C'est toujours à une époque avancée de la maladie que la sensibilité générale se modifie, sauf chez les plus jeunes enfants chez lesquels l'hyperesthésie semble se révéler par des cris aigus dès qu'on touche un point de leur corps. Chez les enfants plus âgés ce symptôme est rare. Cependant, nous l'avons observé très caractérisé dès le début de la maladie chez un enfant de treize ans. L'hyperesthésie commença par le cuir chevelu ; l'enfant éprouvait de vives douleurs à la moindre pression ou quand on frottait les cheveux à rebrousse-poils ; la dermalgie s'étendit peu à peu à presque toute l'enveloppe cutanée, mais surtout au tronc et aux extrémités inférieures. Nous considérâmes pendant plusieurs jours ce symptôme comme névralgique, cet enfant ayant eu plusieurs attaques semblables qui, toutes, s'étaient bien terminées. Mais l'apparition d'une brusque diplopie et d'autres symptômes cérébraux qui se succédèrent avec rapidité n'ont pu nous laisser de doute sur la signification de ce symptôme ; l'autopsie a d'ailleurs confirmé le diagnostic.

Beaucoup plus fréquemment, la sensibilité devient obtuse à des degrés très différents et qui varient depuis une légère diminution jusqu'à une abolition complète. Dans quelques cas rares, en même temps que la sensibilité disparaît, la sensibilité spéciale est émoussée. Une seule fois, nous avons vu les organes des sens perdre leur sensibilité avant celle de la peau.

Pas plus que pour les désordres des mouvements, nous n'avons pu remonter à la cause anatomique de l'anesthésie.

Vue, ouïe, odorat. — Les modifications des fonctions de l'organe de la vue ont, de tout temps, attiré l'attention des pathologistes ; la *contraction* ou la *dilatation des pupilles*, le *strabisme*, les *convulsions des globes oculaires*, etc., ont été la cause d'une foule de discussions ; on a cherché principalement à établir d'après ces symptômes l'époque à laquelle survient l'épanchement. Nous épargnons ces discussions à nos lecteurs, elles ne conduisent à aucun résultat utile. Qu'il nous suffise de dire que souvent, à une époque voisine du début, les enfants craignent la lumière, placent leurs mains devant les yeux pour se soustraire aux rayons lumineux ; on observe alors ces clignotements et ces grimaces passagères dont nous avons déjà parlé et qui dépendent probablement de cette cause.

Une fois nous avons vu une brusque diplopie marquer le passage de la première à la seconde période chez un enfant qui paraissait n'être atteint que d'une fièvre rémittente.

Odier (1) a décrit le premier un mouvement d'oscillation convulsive des pupilles, qui, d'après lui, est un signe pathognomonique de l'hydrocéphale. M. Brachet a fait les mêmes remarques. Cette con-

____

(1) *Mémoire sur l'hydrocéphale interne*, p. 198.

traction et cette dilatation oscillatoire a ceci de particulier que le premier effet produit par la lumière cesse bien vite, et malgré la présence
de celle-ci, la prunelle se dilate de nouveau au bout d'une ou deux
minutes (1). Nous avons plus d'une fois constaté l'exactitude de cette
remarque. Ce symptôme est important.

Le strabisme existe chez la plupart des malades, et la dilatation de
la pupille chez les trois quarts. Le strabisme est tantôt divergent,
tantôt convergent ; il survient à une époque avancée ; nous ne l'avons
pas noté avant le huitième jour. Il est très variable dans sa durée ;
nous ne l'avons guère constaté pendant plus de huit jours. La dilatation des pupilles existe souvent un ou deux jours avant la mort, ou le
jour même de la mort. Dans un cas, ce symptôme s'est montré sept
jours avant la terminaison fatale. En même temps que les pupilles sont
dilatées, elles perdent de leur contractilité, la vision est alors abolie.
L'ouïe et surtout l'odorat persistent, se continuent en général plus
longtemps que la vue et ne sont guère abolis que le dernier jour. Le
petit nombre de recherches que nous avons faites sur l'organe du
goût, nous a conduits aux mêmes résultats. (V. l'art. *Diagnostic*,
p. 582.)

Art. VI. — Pronostic.

Frank, à qui l'on racontait un jour que Heim avait guéri trente
hydrocéphales, Gœlis quarante et un sur cent et Formey presque tous
ceux pour lesquels il avait été appelé à temps, répondit : « *Etsi viri
graves de hoc sibi suaviter blanditi sint, absque ulla in istos injuria quæ
in nos ipsos non recaderet dubitare licebit.* »

Les sages paroles de cet illustre médecin sont aussi vraies aujour-
d'hui qu'elles l'étaient autrefois, car elles sont l'expression pleine de
bon sens d'une vaste expérience éclairée par un jugement consommé.

En effet, sans aller aussi loin que Camper, qui qualifiait l'hydrocéphale de *immedicabile vitium*, nous croyons que le scepticisme de
Frank est plus motivé que la confiance exagérée de Gœlis, de Heim
et de Formey, et que les médecins appelés à soigner des hydrocéphale auront bien plus de défaites à déplorer qu'ils ne pourront cé-
lébrer de victoires. Pour expliquer une pareille contradiction chez
des médecins jouissant à bon droit d'une grande renommée, faut-il
admettre une différence fondamentale dans leur habileté thérapeutique, ou une complète divergence dans leur appréciation diagnostique ? Nous nous rangeons sans hésiter à cette dernière opinion, car
nous ne croyons pas que Gœlis eût réussi là où Frank a échoué. La
lecture attentive des différentes observations publiées sous le titre
d'*hydrocéphales guéris* nous a en effet convaincus que la plupart de ces

____

(1) Brachet, *Essai sur l'hydrocéphale*, p. 71.

faits concernent des maladies différentes de la méningite, et que ces prétendus succès se seraient changés en de véritables revers si la maladie avait été aussi réelle qu'elle l'était peu (1).

Suivant Wendt (2), Henke (3), Meissner (4), on peut espérer le retour à la santé lorsque, dans la première période, après l'emploi des émissions sanguines, il survient un sommeil tranquille, accompagné de sueurs générales ; lorsque le pouls devient régulier, et surtout lorsque l'urine augmente d'abondance, et laisse déposer un sédiment considérable ; lorsque les purgatifs, qui ne peuvent d'abord vaincre la constipation, commencent à petite dose à produire leurs effets, et déterminent des évacuations muqueuses. Dans une période plus avancée, on reconnaît l'amélioration lorsque les douleurs de tête, les vomissements, l'immobilité de la pupille, la crainte de la lumière, ont disparu.

Les symptômes qui annoncent une terminaison funeste dans un temps assez rapproché sont : l'accélération et la petitesse du pouls, l'accélération et l'irrégularité de la respiration, la respiration soufflante, soulevant le tronc de la tête, la sécheresse de la langue, la rétraction et la dureté extrême de l'abdomen, l'apparition d'une diarrhée abondante et fétide.

L'aspect violacé de la face, les sueurs du visage, le regard terne, l'enduit vitreux de la cornée, le nez effilé, les narines sèches et sanglantes indiquent une mort imminente.

Enfin, l'apparition de tous les symptômes nerveux de la dernière période, tels que la carpologie, les soubresauts de tendons, la paralysie, et surtout les convulsions, quand elles sont intenses, ne laissent guère d'espoir que pour peu d'instants. Nous n'avons pas rangé le coma au nombre des signes annonçant nécessairement une terminaison fatale dans un temps peu éloigné, parce que nous avons vu des cas dans lesquels les enfants, après avoir été plongés dans un coma profond, en étaient sortis pour reprendre en partie connaissance, et pour vivre encore quelques jours. Bien souvent nous avons inscrit sur nos notes *mort imminente*, et le lendemain nous étions étonnés de voir exister encore des enfants auxquels nous accordions à peine la veille deux heures de vie.

Nous insistons à dessein sur cette partie du pronostic, pour engager les praticiens à ne pas se prononcer d'une manière trop affirmative sur la terminaison de la maladie dans un temps rapproché. Mais, d'un autre côté, nous les engageons à se défier de cette demi-guérison,

---

(1) Voyez le mémoire sur la guérison de la méningite publié par l'un de nous dans le numéro de décembre 1853 des *Archives de médecine.*

(2) *Loc. cit.*, p. 158.

(3) *Loc. cit.*, t II, p. 119.

(4) *Loc. cit.*, t. II, p. 155.

de cette apparence de retour à la santé que l'on observe quelquefois dans la méningite, et lorsque le diagnostic ne sera pas douteux, nous leur conseillons de ne pas donner un espoir qui ne doit pas se réaliser. Évidemment nous ne devons pas engager l'avenir; il serait imprudent d'affirmer que toujours, et d'une manière fatale, la méningite tuberculeuse doit se terminer par la mort; on peut espérer que sa nature mieux déterminée permettra peut-être de trouver un jour une méthode de traitement suivie de succès. Mais l'expérience est le fruit du passé et le passé nous permet de conclure : 1° que la méningite suit la loi de toutes les affections tuberculeuses, c'est-à-dire qu'elle est le plus souvent mortelle. L'observation de tous les jours avait déjà jugé la question ; la connaissance de la véritable nature et du siége de la maladie en a donné l'explication. En effet, par sa nature, la méningite est constitutionnelle, diathésique et partant permanente; par son siége elle occupe celui de tous les organes de l'économie qui est le plus essentiel à la vie et le plus gravement impressionné par les maladies aiguës.

Le conclusions suivantes ne sont pas moins exactes que la première :

2° Le danger de la maladie généralement reconnu, doit faire regarder comme apocryphes la plupart des exemples de guérison publiés par les auteurs. En effet, une analyse sévère démontre que bon nombre de ces faits sont relatifs à des maladies très différentes de la méningite, et qui n'ont avec elle qu'une grossière analogie symptomatique.

3° Il existe cependant dans la science des exemples incontestables de la disparition complète des symptômes de la méningite.

4° Alors la guérison a lieu pendant la première période ou dans la moitié de la seconde période ; après sept ou huit jours de maladie, et rarement plus tard, après plusieurs alternatives d'amélioration et d'aggravation.

5° Il est impossible d'indiquer les signes qui peuvent faire prévoir dès le début l'issue heureuse de la maladie.

6° A une période plus avancée la rémission de tous les symptômes n'a pas même une grande valeur pronostique, parce qu'on observe souvent une amélioration aussi prononcée, mais trompeuse, dans la méningite mortelle.

7° Dans des cas excessivement rares, le retour à la santé peut être obtenu, même dans le cours de la troisième période, après bien des semaines de maladie.

8° La guérison peut durer pendant plusieurs années.

9° Elle peut être en apparence complète, c'est-à-dire que les enfants conservent toutes leurs facultés sensoriales, intellectuelles et motrices. D'autres fois, différents troubles du système nerveux indiquent, jusqu'à un certain point, la persistance du mal.

10° La disparition des symptômes n'implique point la disparition de toutes les lésions.

11° Les enfants momentanément guéris d'une méningite sont toujours plus ou moins exposés à une récidive, parce que la lésion chronique persiste *in loco*, et parce que la diathèse n'est pas éteinte.

12° L'observation directe prouve en effet que c'est à une récidive que succombent plusieurs des enfants qui ont échappé à une première attaque.

13° Cette récidive n'a pas, en général, lieu à une époque très rapprochée de la première maladie, et d'après les faits connus, cet intervalle peut varier d'un an à cinq ans et demi.

14° Cet éloignement des attaques semble indiquer une sorte d'épuisement momentané de la manifestation diathésique, tout à fait semblable à ce que l'on observe dans la phthisie pulmonaire proprement dite, où des éruptions tuberculeuses successives sont séparées par des périodes d'un rétablissement apparent.

15° La cause mystérieuse qui rallume un incendie qui paraissait éteint, reste tout à fait inconnue ; mais l'on peut affirmer que les causes occasionnelles extérieures n'exercent en cas pareil qu'une minime influence.

Art. **VII.**— Causes.

Presque toutes les causes de la méningite se réduisent à des causes prédisposantes dont l'influence nous paraît incontestable.

Age. — La méningite tuberculeuse régulière est fort rare dans le cours de la première année (1) ; elle est déjà notablement plus fréquente dans la seconde année ; mais c'est surtout de deux à sept ans qu'elle sévit avec le plus d'intensité; puis elle diminue rapidement de huit à dix ans, et surtout de onze à quinze ans. On voit donc que si cette maladie suit les lois de fréquence de la tuberculisation en général, elle ne les suit pas en tous points.

(1) *Age et sexe de 98 enfants atteints de méningite et observés :*

Age.	A Paris.		A Genève.	
	Garçons.	Filles.	Garçons.	Filles.
5 mois	0	0	1	0
9 mois	0	0	0	1
1 an à 2 1/2	2	2	7	6
3 ans à 5 1/2.	5	6	13	10
6 ans à 7 1/2.	5	2	11	5
8 ans à 10	6	4	2	3
11 ans à 15	3	1	1	2
	21	15	35	27

Ainsi sur 98 cas, 76 ont trait à des enfants âgés de moins de 7 ans 1/2 et 22 seulement à des enfants âgés de 8 à 15 ans. La proportion en faveur du plus jeune âge a été bien plus grande encore à Genève qu'à Paris, ainsi qu'on peut le voir dans le tableau ci-dessus.

L'âge de sept ans, auquel commence la seconde dentition, et qui est
regardé par bien des médecins comme une des périodes fatales de
l'enfance, paraît être la barrière qui arrête l'extension de la maladie.
La fréquence de la méningite dans la seconde période de l'enfance,
nous paraît être la résultante de la loi qui régit la répartition de la
tuberculisation suivant les âges, combinée avec celle qui règle le
développement de l'intelligence et du système nerveux.

Sexe. — Fothergill, un des premiers, a fait observer que les garçons étaient, plus que les filles, sujets à l'hydrocéphale ; nous avons
fait la même remarque. D'après les faits que nous avons recueillis à
l'hôpital des Enfants, nous avions cru devoir conclure que, de un à
cinq ans et demi, les garçons, comparés aux filles, étaient aussi sujets
à la méningite tuberculeuse qu'à la tuberculisation en général ; mais
que de six à quinze ans, et surtout de six à dix ans, la proportion était
plus considérable chez les garçons, qui sont plus sujets que les filles
à la méningite tuberculeuse. Les faits que nous avons recueillis en
ville ont assez généralement confirmé ces différentes règles (1).

Constitution. — L'examen d'un grand nombre de faits observés
dans notre pratique particulière nous a convaincus que la plupart des
enfants atteints de méningite ont une constitution délicate, ils sont
grêles et peu colorés. Il est vrai qu'au moment où nous avons été
appelés à leur donner des soins, la plupart de ces enfants avaient
franchi la période des prodromes, et que la délicatesse apparente de
leur constitution était aussi le résultat de la maladie qui avait déjà
miné sourdement leur santé ; mais en interrogeant attentivement les
parents, nous avons pu nous convaincre que ces enfants n'avaient
jamais été bien musclés, bien colorés ni bien robustes.

Jusqu'à présent il nous semble que rien ne peut indiquer s'il existe
une différence dans le tempérament des enfants atteints par la
phlegmasie tuberculeuse des méninges, ou par la tuberculisation en
général. Quelques médecins, et en particulier Hopfengartner, Hufeland, Wendt, ont considéré la prédominance du volume encéphalique sur le reste du corps comme indiquant la prédisposition à
l'hydrocéphale aiguë. On a prétendu aussi que les enfants vifs, dont
l'intelligence est développée, étaient plus exposés que d'autres à la
méningite. Nous pouvons affirmer que les enfants dont la tête est
volumineuse ne sont pas plus prédisposés à la méningite que ceux
dont la tête a ses dimensions ordinaires, et que l'intelligence moyenne
des hydrocéphales ne diffère guère de l'intelligence moyenne des
autres enfants.

Hérédité. — Nous nous sommes assurés que la méningite tuberculeuse était héréditaire comme toutes les affections tuberculeuses.
Mais il est un point d'étiologie que l'observation de la ville nous a

____

(1) Garçons, 56 ; filles, 42.

révélé, et qui nous paraît fort important, c'est qu'un certain nombre d'hydrocéphales appartiennent à des familles d'hypochondriaques ou d'aliénés. Ainsi presque tous les enfants que nous avons observés dans les classes supérieures de la société et chez lesquels, par conséquent, l'influence des causes antihygiéniques doit être regardée comme nulle, sont nés de parents hypochondriaques ou aliénés, ou tout au moins font partie de familles dans lesquelles l'aliénation est notoire. Nous citons les classes supérieures parce que les renseignements étiologiques sont bien plus sûrs, mais nous sommes convaincus que l'influence de cette cause se retrouverait dans toutes les couches de l'ordre social.

Sans attacher une importance exagérée à l'hérédité collatérale, nous rappellerons que les auteurs ont signalé avec raison que l'hydrocéphale atteignait assez souvent des frères et sœurs; c'est aussi le lieu de faire observer que nous avons vu dans plusieurs familles un enfant succomber à la méningite et un autre au croup, nouvelle preuve de l'identité d'origine de ces maladies en apparence si diffé- rntes.

Condition sociale. — La méningite tuberculeuse atteint toutes les classes de la société, et dans une assez forte proportion les classes supérieures et moyennes; parmi les pauvres, ce ne sont pas toujours les plus misérables qui en sont les victimes (1). La prédominance de la maladie dans les classes supérieures ne peut-elle pas trouver son explication dans la fréquence proportionnellement beaucoup plus considérable des maladies mentales chez les gens riches ?

(1) En publiant le tableau suivant, résumé des faits de méningite tuberculeuse que l'un de nous a recueillis à Genève, nous n'avons nullement la prétention que l'on prenne nos chiffres dans un sens absolu. Toute statistique médicale, pour être inattaquable, doit reposer sur la quadruple base du diagnostic, du nombre, du temps et de la généralité. Sans le diagnostic, point de vérité ; sans le nombre, point d'exactitude ; sans le temps, point de fixité ; sans la généralité, point d'uniformité.

Nous sommes sûrs de notre diagnostic, mais nous reconnaissons que les chiffres sur lesquels nous opérons sont loin d'être suffisamment élevés, et si le temps que nous avons consacré à nos recherches (dix ans) est assez considérable, la règle de généralité, nous nous servons de ce mot à défaut d'un meilleur, n'a pu être suivie. Nous voulons dire par là que, tout en ayant recueilli la totalité des faits de méningite que nous avons observés pendant dix ans, nous n'avons pas été placés pour le faire à un point de vue assez universel, parce que notre clientèle est beaucoup plus nombreuse dans les classes riches et moyennes que dans la classe pauvre. Nous pouvons bien affirmer que le chiffre de la classe riche est véritable et absolu, parce qu'à Genève, l'un de nous, M. Rilliet, est à peu près certain d'avoir vu, seul ou en consultation, presque tous les enfants morts de méningite appartenant aux classes supérieures, mais il est bien évident que, pour les classes moyennes, il n'en est plus de même *à fortiori* pour les pauvres, et surtout pour les misérables. Enfin des recherches de cette espèce ne sauraient être exactes qu'à la condition de réunir

Saisons. — Comme nous le disions dans notre première édition, « la question des saisons est, dans l'état actuel de la science, difficile à décider ; car on ne peut arriver à un résultat positif que si l'on a eu le soin de recueillier *toutes* les observations dans un même lieu pendant plusieurs années de suite. Or, nous ne croyons pas que ce travail ait été fait par aucun des pathologistes distingués qui ont étudié jusqu'à présent la méningite tuberculeuse. »

Aussi nous donnons les résultats suivants seulement à titre de renseignements pour les médecins qui voudraient ajouter à ces faits les données de leur expérience (1). Nous pouvons conclure de nos recherches que la maladie est rare au mois d'août et en automne, et tantôt un peu plus, tantôt un peu moins fréquente dans les autres mois de l'année. D'après Guersant, la méningite serait surtout fréquente au printemps, et d'après M. Piet, dans les mois de mars et de juillet ; à l'hôpital des Enfants, c'était aussi pendant le mois de mars que nous avons observé le plus de méningites, tandis qu'à Genève c'est pendant le mois de février, et pendant les mois de janvier, de mai, de juin et de juillet.

Maladies antérieures. — La tuberculisation des méninges, comme celle des autres organes, peut succéder à d'autres affections, telles que la rougeole ou la suppression d'une maladie du cuir chevelu. Le docteur Piet a cité des exemples de cette dernière cause ; et nous avons vu nous-mêmes la rougeole être suivie de tuberculisation

aux quatre éléments de toute bonne statistique médicale la connaissance du chiffre normal de la population. Une comparaison nous fera mieux comprendre. De même que l'on ne peut bien étudier l'anatomie et la physiologie pathologiqües que lorsque l'on possède à fond l'anatomie et la physiologie normales, de même on ne peut connaître les lois statistiques qui règlent la fréquence des maladies qu'après avoir établi d'avance quelle est la répartition de la population suivant l'âge, le sexe, l'état social, etc.

Quoi qu'il en soit, voici le tableau de nos malades répartis suivant leur condition sociale :

Classe riche et aisée	8
Classe moyenne	25
Pauvres	27
Misérables	2
Total	62

(1)

Janvier	7	Juillet	8
Février	8	Août	3
Mars	5	Septembre	4
Avril	5	Octobre	2
Mai	7	Novembre	0
Juin	8	Décembre	5
Total			62

méningée. Nous nous rappelons entre autres avoir le même jour observé à Genève trois enfants atteints de méningite tuberculeuse dont la maladie remontait évidemment à l'exanthème qu'ils avaient eu quelques semaines auparavant.

La maladie tuberculeuse elle-même, soit des méninges, soit du cerveau, soit même des autres organes, est une cause de phlegmasie des méninges : c'est là un fait incontestable et auquel ne peut se refuser aucun des pathologistes qui ont étudié avec soin la méningite tuberculeuse des enfants.

Mais il est une autre question soulevée dans ces derniers temps par M. le professeur Trousseau, et sur laquelle nous devons insister : la méningite ne peut-elle pas être une cause de tubercules méningés ? ou plutôt les granulations que l'on trouve dans la pie-mère ne sont-elles pas un produit de son inflammation?

Pour nous, il est évident que, dans la très grande majorité des cas, la granulation est antérieure à l'inflammation méningée, à moins que l'on ne démontre que le tubercule peut se développer en quinze jours environ, ce qui, dans l'état actuel de nos connaissances, ne saurait être admis. M. Trousseau, ajoutant à cette première donnée que les granulations ne peuvent exister dans les méninges en quantité un peu considérable sans se manifester par des symptômes, en conclut d'abord que les granulations sont contemporaines de la phlegmasie ; puis, qu'elles sont le produit de cette inflammation.

Nous croyons que ces conclusions sont prématurées, et qu'il est impossible actuellement d'établir positivement que les granulations sont contemporaines de la méningite.

Il nous suffira, pour le prouver, de rappeler plusieurs des faits disséminés dans le présent chapitre.

1° La méningite régulière, c'est-à-dire celle qui se manifeste par tout le cortége des symptomes ci-dessus énumérés, est caractérisée à l'autopsie par les granulations ou les tubercules méningés, et par une inflammation et un épanchement.

2° Cette phlegmasie est constituée, entre autres lésions, par des fausses membranes ou du pus concret qu'il ne faut pas confondre avec des groupes de granulations.

3° Il peut arriver que l'autopsie ne révèle pas autre chose que des granulations ; d'autres fois, au contraire, on ne trouve qu'une phlegmasie de la base.

4° La durée de la maladie n'est pas influencée par la nature de la lésion anatomique. Nous avons vu la méningite sans granulations se prolonger pendant deux mois, comme la méningite avec granulations ; nous avons vu cette dernière ne durer que quelques jours.

5° Les granulations méningées, aussi bien que les tubercules des méninges, aussi bien que la méningite, peuvent exister sans fournir de symptômes ; et ces cas sont assez nombreux pour que nous ayons cru devoir leur consacrer un article particulier.

Donc personne ne peut prouver actuellement que les granulations méningées soient contemporaines de la phlegmasie. Cependant il ne nous répugne pas de croire qu'il en puisse être ainsi dans quelques cas, aussi bien qu'il nous a semblé possible que la tuberculisation des plèvres et du péritoine succède à la phlegmasie de ces membranes; mais nous croyons devoir rester dans le doute, parce que la preuve manque à peu près complétement.

Il est certain d'ailleurs que les deux lésions peuvent exister indépendamment l'une de l'autre. La méningite des tuberculeux peut parcourir ses périodes sans qu'il y ait de granulations méningées, et celles-ci peuvent exister en l'absence de toute phlegmasie des enveloppes du cerveau. Il serait donc également faux de soutenir : soit que la granulation est toujours un produit de la phlegmasie, soit que celle-ci est toujours déterminée par l'irritation mécanique qu'entretiennent les tubercules. Il y a là un fait supérieur et général qui domine toutes ces questions d'influence locale : c'est l'existence d'une diathèse scrofulo-tuberculeuse qui produit directement soit le tubercule, soit la phlegmasie.

Dentition. — L'influence de la dentition, ou tout au moins des conditions anatomiques et physiologiques qui accompagnent l'évolution dentaire, est-elle sans valeur, comme le pense M. Piet ? Sans accorder une action prépondérante à cette cause, nous ne serions pas éloignés de croire qu'elle agit dans une certaine mesure. Ce qui nous le ferait penser, c'est que la maladie se montre surtout pendant l'époque de l'évolution du premier appareil dentaire, et pendant le travail qui précède ou accompagne la seconde dentition. Rien ne répugne à admettre que l'activité circulatoire et la susceptibilité nerveuse qui résultent de la dentition ne fixent sur l'organe encéphalique le germe morbide qui, à une autre époque de la vie, se serait localisé sur les poumons ou sur d'autres organes.

Les causes que nous venons d'énumérer sont toutes des causes prédisposantes. Nous croyons, en effet, que les causes occasionnelles ne jouent qu'un rôle très secondaire, et si l'on a vu quelquefois l'insolation, la frayeur, un accès de colère, une chute, un coup sur la tête, provoquer une maladie cérébrale, c'est plutôt une méningite franche qu'une méningite tuberculeuse qui sera engendrée par des causes de cette nature. Quant à nous, après bien des recherches, nous sommes arrivés à cette conclusion, que les causes occasionnelles n'exercent qu'une minime influence. N'est-ce pas ici le cas de rappeler cette observation si curieuse d'un enfant qui, guéri d'une méningite, fit une chute sur la tête, se fractura très probablement le crâne, et se rétablit après avoir offert des symptômes cérébraux fort graves, mais très différents de ceux de l'hydrocéphale ? Cinq ans et demi plus tard, ce même enfant succomba à la récidive de la méningite tuberculeuse, que cette violente cause occasionnelle n'avait pas été capable de faire éclater avant l'époque fatale où elle devait reparaître spontanément (1).

Art. VIII. — Traitement.

Camper, qui applique à la méningite tuberculeuse la désolante épithète d'*incurable*, a dans son dédain pour toute médecine active, conseillé de confier les malades à la bonne nature, de peur, dit-il, qu'en leur donnant des remèdes, nous ne rendions leur position plus fâcheuse encore : *Ne misellorum sortem pejorem vel vitam breviorem reddamus.* Cette réflexion sur l'impuissance de l'art a bien souvent abordé notre esprit, et nous nous sommes demandé s'il ne valait pas mieux, en effet, abandonner à elle-même une maladie qui semble se jouer de tous les efforts de la thérapeutique. Mais les guérisons obtenues à la suite d'une médication, en général, fort active, doivent nous donner un peu de courage et nous engager à persévérer dans la voie que nous ont tracée nos devanciers.

Le traitement de la méningite doit être prophylactique et curatif.

Prophylaxie. — Le traitement hygiénique général que nous avons conseillé contre la tuberculisation est tout à fait applicable ici ; nous insisterons seulement sur quelques points relatifs à l'organe qu'il faut mettre à l'abri de la tuberculisation.

Les auteurs donnent le conseil très sage d'habituer l'enfant, dès l'âge le plus tendre, à avoir la tête peu couverte, les cheveux coupés courts ; ils conseillent aussi de tenir les extrémités dans un état de chaleur convenable, et recommandent d'activer la circulation aux extrémités inférieures pour la détourner de la tête. Henke prescrit de faire coucher les enfants dans un lit fait de façon que la tête soit élevée ; il faut aussi qu'ils ne soient pas trop couverts.

Il ne faudra pas négliger non plus de donner une direction convenable à l'intelligence ; on devra chercher à restreindre plutôt qu'à exciter le développement prématuré des facultés intellectuelles. En faisant une large part aux amusements du jeune âge, et surtout à ceux qui exercent le corps, on évitera les inconvénients qui résultent d'une application trop soutenue. L'enfant sera peut-être moins instruit, mais il aura traversé sans danger cette période de la vie où la méningite se développe si fréquemment ; et arrivé à l'époque où les facultés prennent tout leur essor, doué d'une constitution rendue robuste par tous les soins qu'on aura pris pour la fortifier, il pourra aisément regagner le temps perdu.

---

(1) Voir le mémoire de l'un de nous sur la guérison de la méningite, *Archives*

Indépendamment du traitement hygiénique, on a conseillé l'emploi
de révulsifs actifs dans le but de prévenir l'irritation qui pourrait se
fixer sur l'organe céphalique. Odier, Quin et Matthey disent avoir
employé avec succès les vésicatoires. Le docteur Sachse (1) a vu réussir
l'emploi d'un exutoire chez un enfant dont les frères et sœurs avaient
succombé à l'hydrocéphale : il rapporte aussi les succès obtenus en
cas pareil par le docteur Cheyne.

Le docteur Hahn se montre aussi partisan de cette médication, et
nous-mêmes, nous serions plus tentés de la mettre en usage aujour-
d'hui qu'autrefois, d'après quelques faits observés dans notre pratique
particulière.

Rappelons, en terminant, le conseil que nous avons donné ailleurs,
de n'attaquer que partiellement les maladies du cuir chevelu et d'employer en même temps quelques dérivatifs sur la peau et sur le canal
intestinal.

II. *Traitement curatif.* — § 1. *Indications.* — Le traitement conseillé par les auteurs a varié suivant le temps et suivant les théories.

Ceux qui ont vu dans l'épanchement ventriculaire la cause de tous
les accidents ont préconisé une méthode générale de traitement basée
sur la nature présumée de la maladie. Il fallait à tout prix empêcher
la formation de l'épanchement, et pour atteindre ce but, ils mettaient
en usage les émissions sanguines et les révulsifs sur les extrémités.
L'épanchement une fois formé, c'était aux médicaments qui ont la
propriété de favoriser l'absorption et à ceux qui activent les fonctions
urinaires et la transpiration cutanée qu'ils avaient recours. Dans ce
but, on a proposé depuis le chiendent jusqu'à la digitale, depuis les
boissons chaudes jusqu'aux bains de vapeur.

Ceux qui faisaient à l'inflammation une part large ou même exclusive, employaient presque uniquement la méthode antiphlogistique ;
ils prodiguaient tour à tour les saignées générales et locales, les topiques réfrigérants, les affusions froides, les préparations antimoniales
et mercurielles, etc.

La connaissance de la véritable nature du mal indique que nous
avons, au point de vue local, deux lésions à combattre : l'une subaiguë, la phlegmasie ; l'autre chronique, le tubercule. La connaissance
que nous avons de la marche de cette dernière lésion fait pressentir
que la thérapeutique doit avoir d'autant plus de peine à en triompher que la tuberculisation des méninges suit plus souvent une
marche rapide. Chez tous les malades, les deux lésions ne sont pas
également accusées. Ainsi, chez les uns, la méningite tuberculeuse
revêt la forme d'une phlegmasie primitive ; le tubercule ne peut être
soupçonné que par la nature des symptômes. Chez d'autres, beaucoup plus nombreux, des signes positifs indiquent l'existence d'un

____

(1) *Journal d'Hufeland,* dans *Nouv. Bibl. méd.,* 1827, p. 299.

certain dérangement de la santé ou d'une tuberculisation déjà avancée dans d'autres organes, au moment où débutent les accidents cérébraux. On comprend que ces conditions différentes doivent influer sur le traitement à suivre.

Les indications d'un traitement rationnel consistent, dans le premier cas, à attaquer la phlegmasie, et à obtenir ainsi la disparition des accidents cérébraux aigus, puis à favoriser le passage des tubercules à l'état chronique, et à les attaquer ensuite par les moyens les plus propres à les faire disparaître. Nous retrouvons donc ici une partie des indications que nous avons détaillées ailleurs (voy. t. III, p. 418-444.)

Dans le second cas il faut d'abord s'opposer à la marche envahissante des prodromes par le traitement destiné à combattre la tuberculisation (voy. p. 418).

La médication destinée à combattre la phlegmasie doit être employée avec plus de ménagement que dans les cas où l'inflammation est franche ; car un traitement trop débilitant aurait l'inconvénient de favoriser la généralisation du dépôt tuberculeux.

Quant aux indications tirées de la nature tuberculeuse de la maladie, elles sont les mêmes que celles que nous avons énumérées ailleurs, c'est-à-dire qu'elles consistent à favoriser la résorption du dépôt tuberculeux et à empêcher sa reproduction ; mais la maladie marche avec tant de rapidité, qu'on n'a presque jamais l'occasion de satisfaire à cette dernière indication.

§ II. *Examen des médications. Émissions sanguines.* — Nous employons très rarement les émissions sanguines. Elles ne sont guère indiquées que dans les cas où la maladie surprend les enfants au milieu d'une santé en apparence parfaite, et nous avons montré combien le fait était exceptionnel. Nous préférons l'emploi des émissions sanguines locales, peu abondantes, surtout chez les plus jeunes enfants ; les sangsues ne seront pas placées aux apophyses mastoïdes ; elles auraient, vu leur petit nombre, l'inconvénient de provoquer un afflux de sang vers l'encéphale ; on les appliquera donc au siége, ou aux extrémités inférieures, et elles seront alors à la fois déplétives et dérivatives. Le nombre des sangsues variera suivant l'âge, la force de la constitution, et l'état dans lequel se trouve l'enfant au début de la méningite ; on ne laissera pas couler les piqûres pendant plus d'une ou de deux heures.

C'est seulement au début que nous conseillons l'usage des émissions sanguines ; employées dans la seconde et surtout dans la troisième période, elles ont pour effet inévitable d'accroître les symptômes nerveux ; le délire devient plus violent, et le coma, s'il existait, augmente ; nous avons plusieurs fois constaté ce fait. Nous nous rappelons en particulier un garçon de sept ans auprès duquel nous fûmes appelé en consultation par notre honorable confrère le docteur Baumgärtner. Désolé de tous nos insuccès, nous voulûmes essayer la médication antiphlogistique pure; nous prescrivîmes à cet enfant, dans un espace de onze jours, quatre fortes applications de sangsues aux tempes et cinq saignées d'environ 200 grammes chacune. Nous n'avons pas eu à nous applaudir de cet essai. Il va sans dire que la mort a terminé la scène; mais ce malheureux enfant a eu une des plus violentes ataxies dont nous ayons été témoin. Cette surexcitation nerveuse que l'on n'observe pas, en général, au même degré dans la méningite tuberculeuse, nous a paru être le résultat évident de l'abondance des pertes sanguines.

Concurremment aux émissions sanguines, on prescrira l'emploi de boissons rafraîchissantes; il faudra, à cet égard, suivre plutôt le goût de l'enfant que les exigences de la thérapeutique.

On placera le malade dans une chambre spacieuse, au milieu d'un air frais et fréquemment renouvelé; on évitera l'accès de la lumière vive, et on éloignera toutes les causes de bruit.

Lotions et affusions froides. — On rasera la tête, et comme *topique antiphlogistique*, on appliquera des compresses froides fréquemment renouvelées; nous sommes de l'avis de Guersant relativement à l'application de la glace sur la tête; nous l'avons souvent vu mettre en usage sans qu'il en soit résulté de bons effets. Au contraire, cette application paraît causer aux enfants une vive douleur, et ils la supportent difficilement. Autant de simples réfrigérants sont utiles pour diminuer ou dissiper la céphalalgie, autant le froid intense produit par la glace est pénible et douloureux. On sait que M. Charpentier dit avoir obtenu des effets merveilleux de l'emploi continu de la glace sur la tête, combiné avec des révulsifs appliqués en permanence aux extrémités; mais il n'avait pas affaire à des méningites tuberculeuses.

On a aussi proposé des affusions froides sur toute la surface du corps. Nous les avons rarement vu mettre en usage; mais d'après ce qu'en dit M. Piet dans sa thèse, d'après l'opinion de MM. Senn et Charpentier, qui n'en ont jamais vu de bons effets et ont même observé qu'elles produisaient l'accroissement des accidents, nous sommes peu tentés d'y avoir recours. M. Piet a proposé de substituer aux méthodes précédentes l'emploi de l'irrigation continue, d'après la méthode employée en chirurgie.

Purgatifs. — Nous ne saurions conseiller les purgatifs trop énergiques, pas plus que nous n'avons recommandé d'abondantes évacuations sanguines. Nous avons, en effet, employé un grand nombre de purgatifs depuis les plus doux (huile de ricin, préparations salines) jusqu'aux plus énergiques (huile de croton). Ce dernier a toujours triomphé de la constipation; mais il a eu pour effet presque nécessaire de provoquer l'apparition d'une entérite qui a certainement abrégé de quelques jours la vie du malade.

Nous croyons donc convenable de ne conseiller que les purgatifs doux, tels que l'huile de ricin, les préparations salines ou le calomel. Ces médicaments doivent être administrés dans le but de faire disparaître la constipation. Une fois qu'ils l'ont atteint on doit en suspendre l'usage. Il nous semble plus convenable aussi de ne pas les prescrire à une époque avancée de la maladie, ils auraient alors l'inconvénient d'augmenter la débilitation et de hâter la terminaison fatale.

Altérants. — *Mercure*. — Le calomel est le médicament qui a été le plus souvent administré dans l'hydrocéphale aiguë, et bien qu'il échoue le plus souvent comme les autres remèdes, cependant c'est après son administration que l'on a vu s'opérer la plupart des guérisons inscrites dans les annales de la science. Les auteurs et nous-mêmes avons donné le calomel sous toutes les formes. Tantôt à dose très fractionnée et fréquemment répétée (2 à 5 centigrammes toutes les heures), tantôt à doses plus élevées et plus rares. Un de nos confrères de Genève, le docteur Herpin, emploie le calomel à doses purgatives données une seule fois par jour, et il augmente la quantité du remède jusqu'à ce qu'il obtienne quelques selles. M. Herpin nous a dit avoir guéri plusieurs malades par cette méthode. Nous n'avons pas été aussi heureux que lui, car après avoir bien souvent suivi le même mode d'administration du remède, nous n'avons réussi qu'une seule fois.

Les médecins anglais administrent le calomel *largement* et portent les doses jusqu'à huit, dix et même douze grammes. Ainsi Thompson a rapporté l'observation d'un enfant qui prit jusqu'à treize grammes de calomel, qui occasionna une salivation abondante.

Le plus ordinairement le calomel ne produit pas la salivation, mais il occasionne souvent de la fétidité de l'haleine, l'inflammation des gencives, quelquefois même la nécrose des maxillaires et la gangrène de la bouche. Cependant les auteurs ont cité un certain nombre d'exemples de salivation à la suite de l'emploi du calomel. Nous avons été nous-mêmes témoins d'un fait de cette nature. Les cas de guérison obtenus à la suite de l'administration du calomel l'ont été tantôt par la méthode purgative, tantôt par la méthode altérante suivie ou non de salivation.

La médication hydrargyrique est souvent renforcée par l'emploi des frictions mercurielles, de 8 à 16 grammes dans les vingt-quatre heures.

Iode. — « En considérant la nature tuberculeuse de la méningite, l'iode pourrait peut-être réussir dans cette maladie. C'est là une idée purement théorique. Bien que nous n'ayons pas eu l'occasion d'en vérifier la justesse par l'expérience, nous avons pensé qu'il était utile d'appeler sur elle l'attention des praticiens (1). » Tels étaient les

____

(1) Première édition, t. III, p. 544.

termes dont nous nous servions en 1843. Depuis lors nous avons trouvé dans les journaux anglais et allemands, dans le journal d'Hufeland, dans le *Zeitschrift für die gesammte Medicin*, dans le *Würtembergischem Correspondenzblatt*, dans le *Journal der Kinderkrankheiten*, etc.), les observations d'enfants atteints de méningite, traités et guéris par l'emploi de l'iode. Plusieurs de ces faits manquent de détails, ou tout au moins ils n'ont pas été traduits dans les journaux français d'une manière assez complète pour que nous ayons pu reconnaître la véritable nature de la maladie. Mais il en est deux qui nous ont offert des exemples évidents de méningites terminées par le retour à la santé. La première de ces observations a été publiée par le docteur Rœser, et concerne la méningite tuberculeuse ; la seconde appartient au docteur Malin, et nous semble plutôt relative à la méningite franche, car il y eut dès le début de la fièvre, du délire, de l'ataxie et un état convulsif. Une enfant de sept ans est prise de vomissements, de douleur de tête, de constipation. Les vomissements se répètent pendant dix jours. Le cinquième jour, la malade est couchée sur le dos, sans mouvements, la bouche ouverte, assoupie ; au milieu de son sommeil, elle pousse des cris aigus et grince des dents ; la pupille est largement dilatée et insensible à la lumière, le pouls est lent et irrégulier, les extrémités sont froides et comme paralysées. Les purgatifs à doses élevées (calomel et jalap) n'ont produit aucune évacuation. C'est dans ces circonstances que le docteur Rœser prescrivit l'hydriodate de potasse, qui fut suivi de succès. La maladie dura en tout quinze jours.

Nous avons bien souvent administré l'hydriodate de potasse à haute dose (de 1 à 3 grammes dans les vingt-quatre heures), et avec persévérance, du début à la fin de la maladie, sans pouvoir enregistrer aucun succès. Le médicament, donné en solution un peu étendue, a été parfaitement bien supporté ; nous l'avons retrouvé en abondance dans les urines, preuve de son absorption ; mais le plus souvent il n'a produit aucun résultat apparent. Nous devons dire toutefois que, chez plusieurs malades plongés dans un coma absolu, l'hydriodate de potasse a paru agir à la manière des excitants, en faisant disparaître l'assoupissement. Cet effet n'a, du reste, été ni constant ni permanent.

Ces lignes étaient écrites, lorsque nous avons pris connaissance de l'excellente monographie du docteur Hahn (1). Ce médecin, après avoir rapporté en abrégé la plupart des faits cités par les auteurs comme des exemples de guérison par les préparations iodées, conclut que dans la pluralité des cas, ces observations concernent la méningite tuberculeuse. Nous ne sommes pas de son avis, car, bien peu de ces faits ont résisté à une analyse sévère.

Dans la majorité des cas, M. Hahn conseille d'employer la prépa-

______
(1) *Preuss. Vereinszeit.* 1848, traduite par le docteur Hahn, *loc. cit.*, p. 157.

.ration la plus douce (iodure de potassium). Cependant il ajoute que l'on peut recourir à l'emploi de l'hydriodate ioduré de potasse et aux poudres de Schwarz, dont voici la formule :

℞ Iode . . . .   5-centigrammes.
  Calomel . . . . }
  Digitale . . . . } aa 40 centigrammes.
  Sucre . . . .   15 grammes.

Divisez en seize paquets, une poudre toutes les trois heures.

Or. — Nous avons aussi expérimenté les préparations d'or dans huit ou dix cas, mais sans plus de succès que pour l'hydriodate de potasse.

Sulfure de potasse. — Nous avons les premiers prescrit le sulfure de potasse, mais dans deux cas seulement. Une fois il a réussi, l'autre fois il a échoué. Ces observations ont été publiées ailleurs (1). Nous nous contenterons de rappeler que, dans le premier cas, il s'agissait d'un garçon de neuf ans, d'une constitution délicate, qui avait été soumis à l'influence de causes antihygiéniques. Cet enfant fut pris des prodromes d'une méningite tuberculeuse, caractérisés par de l'amaigrissement, de la tristesse, quelques accès irréguliers de céphalalgie, des nausées et des douleurs d'estomac. Deux mois plus tard, la période aiguë s'annonça par une vive céphalalgie, de la crainte, du bruit et de la lumière, des vomissements, de l'accélération du pouls, puis survinrent de la somnolence, de la constipation ; le pouls fut ralenti et irrégulier. A partir du seizième jour, les symptômes alarmants s'éloignèrent ; cependant le pouls resta irrégulier pendant bon nombre de jours. Le sulfure de potasse fut donné à la dose de 30 à 40 centigrammes dans un looch. La dose totale fut de 4 grammes 44 centigrammes. On commença le remède le neuvième jour, après avoir vu les symptômes s'aggraver, malgré l'administration de l'émétique et du calomel à dose purgative. Sous l'influence du sulfure de potasse, les symptômes graves ont disparu. Les effets physiologiques produits par le médicament, ont été de la constipation, quelques coliques passagères, mais surtout une abondante diurèse qui a coïncidé avec l'amélioration.

La désespérante incurabilité de la méningite, et le succès que nous venions d'obtenir, nous engagèrent à essayer le sulfure de potasse chez un autre enfant de cinq ans, au treizième jour d'une méningite tuberculeuse.

Après des prodromes de trois semaines et des symptômes aigus qu'il est inutile d'exposer en détail, l'enfant était dans l'état suivant lorsque nous commençâmes le traitement : « Il est couché sur le dos, immobile ; les yeux sont

____

(1) Voir notre mémoire sur la guérison de la méningite.

fermés, les pommettes colorées, la respiration lente et de temps à autre inter-rompue par de profonds soupirs ; l'assoupissement est profond; l'enfant ouvre les yeux avec peine et fronce le sourcil de temps à autre, puis il referme les paupières. Quand on lui demande de montrer sa langue, il ouvre la bouche qui reste béante, quoiqu'on lui dise de la fermer. Cependant il a encore de l'intelligence, mais ses réponses sont plus lentes, plus difficiles à obtenir qu'auparavant. Le pouls est très inégal, donnant dans cinq secondes tantôt sept, tantôt huit, tantôt neuf pulsations. L'abdomen est complétement rétracté. »

Nous commençons l'emploi du foie de soufre à la dose de 20 centigrammes mêlé à 4 grammes d'oléo-saccharate de citron, à prendre toutes les deux heures. On continua cette médication en augmentant la dose de 10 centi-grammes le lendemain et le surlendemain. Pendant ces trois jours la maladie a suivi sa marche fatale. Tous les symptômes ont augmenté d'intensité, le pouls a offert les plus grandes variations ; il est tombé jusqu'à 92 et 82 par minute, extrêmement petit, les pupilles se sont dilatées, surtout la droite. Le ventre a été rétracté et surtout contracté ; l'intelligence, plus obtuse et fatiguée, a eu besoin d'être plus vivement sollicitée pour se manifester par quelques lueurs passagères. Les excrétions sont devenues involontaires ; les urines n'ont pas augmenté d'abondance. Aucun effet n'ayant été obtenu, on cesse le sulfure de potasse. L'enfant meurt cinq jours plus tard.

Nous avons cité l'extrait de cette observation pour ne pas cacher l'insuccès après avoir proclamé la réussite ; mais nous ferons observer que, chez notre premier malade, la méningite était beaucoup moins avancée que chez le second ; peut-être que si le sulfure eût été employé plus près du début, son administration aurait été couronnée de succès.

Révulsifs — Nous avons usé des révulsifs à toutes les périodes de la maladie sans avoir jamais obtenu une amélioration durable. Il nous est arrivé quelquefois, par l'application de larges vésicatoires sur la tête, ou par des moxas à l'eau chaude, de faire disparaître le coma ; mais ce symptôme n'a pas tardé à reparaître. Cependant, malgré ce résultat négatif, nous croyons qu'il ne faut pas négliger l'emploi des révulsifs. Le docteur Hahn a publié des observations intéressantes de guérisons de maladies cérébrales fort graves obtenues à la suite de frictions faites avec la pommade stibiée, sur la tête préalablement rasée. Pour la plus grande partie des faits rapportés par le docteur Hahn, le diagnostic n'est pas à l'abri de toute contestation ; mais il est une de ces observations sur laquelle on ne peut élever de doute :

Il s'agit d'un jeune garçon de cinq ans, d'une complexion délicate, né d'une mère phthisique et ayant des frères et sœurs scrofuleux, qui, après trois semaines de prodromes, offrait les symptômes suivants : pouls lent et inter-mittent, vomissements, céphalalgie, constipation puis assoupissement et dila-tation des pupilles. L'amélioration ne commença à se dessiner que vers le milieu de la troisième semaine ; et, au commencement du deuxième mois, l'enfant entra en convalescence, mais la suppuration produite par les frictions persista pendant près de dix mois.

A l'âge de huit ans cet enfant fut atteint d'une récidive; les symptômes furent les mêmes que la première fois, mais la maladie se termina d'une manière fatale dans le cours de la quatrième semaine. Les parents s'étaient refusé à laisser appliquer de nouveau la pommade stibiée.

Voici le procédé indiqué par le docteur Hahn (1). Après avoir fait raser le sinciput, on fait une friction avec la pommade stibiée, en ayant soin de frotter légèrement au moins pendant une dizaine de minutes; puis on couvre la partie frictionnée avec un morceau de linge que l'on a enduit de la même pommade. On renouvelle les frictions de deux en deux heures. Comme les pustules ne commencent ordinairement à paraître qu'au bout de vingt-quatre heures de traitement et qu'il faut encore quelque temps pour qu'elles prennent un développement suffisant, il faut commencer les frictions vers la fin de la première période.

Nous avons employé chez une jeune fille de trois ans des frictions stibiées, en nous servant de la formule suivante :

$\not\!\!2\!\!\!\!\!$ Huile de croton . . . . .   1 gramme 50 centigr.
Tartre émétique . . . . }
Axonge . . . . } aa 3 grammes.

L'éruption pustuleuse fut effroyable, le mot n'est pas trop fort, mais à peine sentie. L'enfant était plongée dans un coma complet et donnait à peine quelques signes de sensibilité.

Dans le cas où l'on veut produire une violente révulsion, c'est à cette formule qu'il faut avoir recours, car la réunion du tartre stibié et de l'huile de croton provoque une éruption bien plus intense que celle qui résulte de la pommade stibiée simple.

Le docteur Hahn a signalé comme un des inconvénients de la pommade stibiée, l'abondance et la persistance de la suppuration; mais c'est probablement à cette action énergique que ce remède doit son influence favorable.

Les docteurs Fabre et Constant ont conseillé l'emploi des moxas sur le cuir chevelu, et l'on trouve, dans leur Mémoire (2), l'observation très intéressante d'un garçon de dix ans atteint d'une affection cérébrale fort grave, et qui recouvra la santé à la suite de l'application de six moxas sur la tête. Cet enfant était évidemment atteint d'une affection tuberculeuse de l'encéphale; mais d'après le début, les symptômes, et la marche de la maladie, nous croyons que la tuberculisation était localisée dans le cerveau plutôt que dans les méninges. En

(1) *Archives de médecine*, 1849, avril, p. 411.

(2) Lettre en date du 23 novembre 1835, adressée à messieurs les membres de la commission pour le prix Monthyon, à l'Académie des sciences, annexée au manuscrit cité.

effet des accès violents de céphalalgie, précédant une attaque de convulsions qui, elle-même, est suivie d'une hémiplégie gauche, caractérisent plutôt un tubercule du cerveau qu'une méningite.

Médicaments divers. — Dans la troisième période, lorsque les enfants sont dans un état ataxique ou convulsif, on a conseillé, et nous avons nous-mêmes employé bien souvent le musc, le camphre, l'asa-fœtida en lavement, l'oxyde de zinc ; mais cela va sans dire, sans aucun succès. Gœlis affirme qu'une infusion de digitale rend moins sensibles les convulsions et les symptômes nerveux de la seconde période. Kopp attribue les mêmes avantages à l'acétate de potasse.

Dans les cas où il s'opère une rémittence ou une intermittence manifeste dans les symptômes, nous avons employé le sulfate de quinine. Il est bien probable que dans les cas où il réussit, il s'agit de ces affections cérébrales intermittentes à courtes périodes, sur lesquelles le docteur Duparcque a publié d'intéressantes observations.

Dans la seconde ou la troisième période, lorsque le coma et l'affaissement des forces prédominent, on a conseillé l'emploi des stimulants les plus énergiques, tels que l'arnica et le phosphore. Ce dernier médicament a été vanté par Coindet, qui le donnait à doses fort élevées, puisqu'il prescrivait, dans les vingt-quatre heures, de 10 à 15 centigrammes de phosphore dissous dans 32 grammes d'huile d'amendes douces. Nous sommes restés bien au-dessous de cette dose, car nous n'avons pas dépassé 2 centigrammes : nous n'avons obtenu aucun résultat, même momentané, et en lisant les observations rapportées par Coindet (1), nous ne les avons pas trouvées assez détaillées pour entraîner la conviction. Peut-on, en effet, admettre comme des faits positifs les deux observations suivantes :

« 1° Je le donnai (le phosphore) en 1802 au jeune Boyer, fils d'un cordonnier, âgé de dix ans, dans la dernière période de l'hydrocéphale après que le vin de quina, etc., eurent échoué. Il opéra immédiatement après les premières doses. »

Celle-ci est-elle plus concluante ?

« 2° L'enfant Liotier, âgé de trois ans, était dans la seconde période de la maladie : les pupilles dilatées, sensibilité à la lumière, grincements de dents, convulsions, lenteur du pouls... Chaque dose de phosphore calmait les convulsions, elles cessèrent dans la journée, le mieux s'établit. La convalescence fut longue. »

MM. Bricheteau et Matthey pensent qu'un médicament aussi énergique demande trop de soin et trop de précaution dans son administration, pour qu'il soit prudent d'y avoir recours, et Coindet n'a pas non plus dissimulé les accidents qui pourraient succéder à son emploi. Quant à nous, bien que nos essais aient été infructueux, nous ne

(1) Coindet, *Mémoire sur l'hydrocéphale*, p. 211.

croyons pas que le phosphore employé à doses modérées ait les inconvénients que nous redoutions avant de l'avoir mis en usage.

Résumé. — *A.* Un enfant, après avoir pendant plusieurs semaines offert la plupart des symptômes des prodromes, ou bien au milieu d'une santé en apparence parfaite, commence à vomir et à se plaindre de la tête ; il est fortement constipé ; son pouls n'est pas fébrile ; ces symptômes suffisent pour faire craindre l'invasion d'une méningite, et justifient le médecin prudent d'employer un traitement actif.

En cas pareil il faut prescrire :

1° Le séjour au lit dans une chambre dont les volets seront soigneusement fermés ;

2° Le repos sera absolu ; l'enfant ne verra que sa mère ou la personne chargée de lui donner des soins, et l'on ne se départira pas de la rigueur de cette prescription, alors même que l'intelligence serait parfaitement nette ;

3° Pour toute nourriture, le petit malade prendra quelques tasses de bouillon de poulet ;

4° Sa boisson sera de l'eau fraîche, afin de ne pas augmenter les vomissements ;

5° Toutes les deux heures il prendra une poudre de 5 à 10 centigrammes de calomel suivant l'âge. On continuera le remède jusqu'à ce qu'il ait produit une ou plusieurs évacuations. Alors on le suspendra pour le recommencer le lendemain ;

6° Des compresses trempées dans l'eau fraîche seront appliquées en permanence sur le front, tandis que les extrémités inférieures seront enveloppées dans de larges cataplasmes vinaigrés.

Les jours suivants on continuera le même traitement, en surveillant l'action du calomel sur les gencives, et en le supprimant dès qu'on verra les symptômes disparaître. Il ne faut pas oublier, en effet, que les symptômes de la première période sont souvent trompeurs, et qu'il faut éviter, en combattant un ennemi peut-être absent, d'occasionner un mal réel par une médication trop énergique, « *primum non nocere.* »

B. Dès que la somnolence se manifestera et que le pouls deviendra irrégulier, il faudra :

1° Faire raser la tête ;

2°. Prescrire des frictions avec la pommade stibiée, d'après la méthode du docteur Hahn ;

3° Remplacer le calomel par le sulfure de potasse, ou par les poudres de Schwarz, ou par celles du docteur Malin (1/12ᵉ de grain d'iode et 1/2 grain de calomel en poudre toutes les deux heures).

C. Si la maladie continue à s'aggraver, et si les symptômes ataxiques dominent, on cessera les altérants et l'on prendra :

1° Un looch avec 60 centigrammes à 1 gramme de musc ;

2° Des lavements avec 1 à 2 grammes d'asa-fœtida ;

3° Des frictions avec une éponge trempée dans l'eau de laurier-cerise.

D. Si, au contraire, c'est la forme comateuse qui l'emporte, on prescrira :

1° Un looch dans lequel on incorporera de vingt à quarante gouttes d'huile phosphorée ;

2° Pour tisane une infusion d'arnica ;

3° Des vésicatoires aux jambes et aux cuisses ;

4° Quelques cuillerées de bouillon chaud.

E. Si au début les symptômes sont plus aigus, plus fébriles, comme on l'observe quelquefois, ou bien s'il s'agit d'un jeune enfant en travail pénible de dentition chez lequel des mouvements congestifs se répètent vers la tête, il sera convenable de commencer le traitement par une application de sangsues avant d'administrer le calomel. Dans le cas de dentition laborieuse, les bains tièdes prolongés, et l'incision des gencives seront indiqués.

F. Si la méningite débute dans le cours d'une phthisie confirmée, le musc dans la forme ataxique, l'arnica dans la forme comateuse et les révulsifs aux extrémités, sont les seuls remèdes à prescrire.

CHAPITRE IV.

TUBERCULES DU CERVEAU.

Art. I. — Historique.

L'étude des tubercules cérébraux a donné naissance à un bien petit nombre d'écrits, en comparaison de ceux qui ont pour objet l'hydrocéphale aiguë. En parcourant les annales de la science, depuis l'époque où les recherches d'anatomie pathologique ont pris une extension considérable, on trouve un assez grand nombre d'observations disséminées, mais bien peu de monographies complètes. La plupart des traités sur l'hydrocéphale aiguë contiennent quelques détails sur les tubercules cérébraux : nous y renvoyons le lecteur ; nous nous bornerons à énumérer ici les travaux étendus ou partiels qui ont plus spécialement pour objet la maladie qui nous occupe.

Une des premières observations détaillées que nous ayons trouvées dans les recueils périodiques, est celle publiée par le docteur Ford (1). En voici le résumé. Il s'agit d'un enfant de neuf ans qui, onze mois avant sa mort, fut pris de céphalalgie presque continuelle, de diffi-

______

(1) *The Lond. méd. journ.*, p. 56.

culté dans la marche, de perte de la vue et de la parole. Au bout de neuf mois et demi, les sutures s'écartèrent ; il survint une véritable hydrocéphale. A l'autopsie, on trouva douze onces de sérosité dans les ventricules, et des tubercules dans le cervelet. Bien que l'auteur ne prononce pas le mot de tubercules, il est évident, par sa description, que le cervelet était tuberculeux : « Le cervelet était dur, et résistait » au toucher ; il était inégal et noueux comme le sont les glandes » mammaires qui deviennent squirreuses ; sa couleur était grisâtre et » très différente de celle que lui donne ordinairement la division » rameuse de la substance grise et de la substance médullaire. »

Dans une seconde observation, il s'agit d'une fille de quatre ans dont la maladie fut moins longue (six semaines), mais qui se termina de la même manière et fut causée par les mêmes lésions, c'est-à-dire un épanchement ventriculaire et un tubercule de la protubérance. Nous trouvons donc déjà mentionnée dans ces faits la relation de l'hydrocéphalie chronique et des tubercules cérébraux. L'auteur, en terminant, a soin de faire observer « que l'amas d'humeurs dans le » cerveau doit être considéré comme l'effet et non comme la cause » des maladies que l'on croit communément en être la suite. Il est » évident que, dans de tels cas, les fonctions des vaisseaux lympha- » tiques des organes sont notablement lésées. »

Robert Whytt, qui écrivait plusieurs années avant Ford, n'avait pas méconnu non plus l'influence des tubercules cérébraux sur la production de l'épanchement ; mais l'explication qu'il en donne est encore plus conforme aux idées physiologiques actuelles. Nous rapporterons ailleurs ses propres expressions.

On comprend que nous ne pouvons pas analyser toutes les observations de tubercules cérébraux que nous avons trouvées dans les livres ; nous nous contenterons de donner le titre de la plupart à la fin de cet article. Nous passons de suite à l'analyse de deux monographies sur les tubercules cérébraux qui parurent à un an de distance : l'une est celle de M. Gendrin (1), l'autre celle de M. Léveillé (2).

Les recherches de MM. Gendrin et Léveillé ont pour objet les tubercules cérébraux étudiés chez l'enfant et chez l'adulte ; mais comme bon nombre de détails concernent plus particulièrement les enfants, nous croyons utile d'en parler ici.

M. Gendrin étudie successivement les tubercules sous le rapport de leur structure, des différences et des analogies qu'ils offrent avec les autres maladies du tissu nerveux, et enfin des symptômes qui peuvent les faire reconnaître.

Il admet le ramollissement central du tubercule, et prétend que la

____

(1) *Recherches sur les tubercules du cerveau et de la moelle épinière. (Annales du Cercle médical,* février 1823.)

(2) *Recherches sur les tubercules du cerveau.* (Thèse, 1824.)

rupture du kyste qui enveloppe le produit accidentel détermine l'inflammation et le ramollissement des tissus avoisinants. Relativement
aux accidents que produisent les tubercules du cerveau, ils consistent
surtout dans les accès épileptiques limités à une moitié du corps. Ils
commencent dans une extrémité abdominale, et s'étendent successivement à tout le côté du corps correspondant à celui du pédoncule
malade. Pendant longtemps les convulsions épileptiques restent limitées à ce siége, et ce n'est qu'après plusieurs années qu'elles deviennent générales; mais toujours, dans ce cas, elles débutent et commencent par le membre et le côté affectés primitivement. Quand les
tubercules occupent le mésocéphale, c'est dans les muscles du visage,
et particulièrement dans ceux de la bouche, que les accidents convulsifs commencent; ils sont longtemps bornés à des convulsions fréquentes et involontaires de la bouche, qui, même quand les convulsions épileptiques sont générales, se répètent plusieurs fois par jour,
tandis qu'il ne survient de paroxysme épileptique complet que beaucoup plus rarement. Lorsque les tubercules occupent le mésocéphale,
il est très rare que les accidents épileptiques affectent exclusivement
une moitié du corps, comme dans ceux où ils siégent dans les pédoncules. Jamais on n'observe ce phénomène quand les tubercules siégent
dans la moelle épinière. Les accidents épileptiques déterminés par les
tubercules du bulbe rachidien sont régulièrement périodiques, et débutent par le hoquet, des mouvements spasmodiques de déglutition, ou
un spasme du pharynx qui empêche l'introduction des liquides, produit l'impossibilité d'avaler, donne la sensation d'une boule ascendante et d'une imminente strangulation, comme dans certaines hys-
téries. L'épilepsie causée par des tubercules de la moelle épinière ne
s'accompagne jamais du vertige épileptique qui est commun à toutes
les autres espèces, et existe souvent longtemps avant qu'il se manifeste des accès bien caractérisés; mais elle débute par des convulsions
des membres, et ce n'est que lorsqu'elle dure déjà depuis longtemps
qu'il s'y joint des palpitations très fortes et une véritable syncope.
Quand les tubercules des pédoncules du cerveau ont acquis un volume
un peu considérable et qu'ils se ramollissent, ils déterminent constamment la lésion des fonctions intellectuelles, qui va, dans quelques cas, jusqu'à la démence la plus complète. Ceux du mésocéphale
ne tardent pas à déterminer une paralysie; mais elle offre cela de
remarquable, que les muscles paralysés sont toujours contracturés.
Cette circonstance fait que le corps du malade est incliné et penché
du côté paralysé, lequel est toujours, comme le côté non paralysé,
affecté de convulsions pendant l'accès épileptique. On pourrait
penser que cette maladie est, au contraire, une contraction tétanique, si les membres du côté malade n'avaient pas perdu toute
sensibilité.

Nous verrons que nos observations, aussi bien que celles publiées dans les divers recueils périodiques, sont loin de confirmer toutes les assertions renfermées dans ce travail.

M. Léveillé n'a pas borné ses recherches aux tubercules de la substance cérébrale; il a aussi étudié ceux des méningites. Il dit avoir observé deux cas de tubercules de la dure-mère. Il décrit la marche de ce produit accidentel, tantôt vers les parois crâniennes, tantôt vers le cerveau. Il passe ensuite à la description complète de l'anatomie pathologique du tubercule cérébral, et révoque en doute, avec raison, l'assertion de M. Gendrin sur la rupture du kyste tuberculeux qui détermine un épanchement purulent dans le cerveau,

M. Léveillé n'a pas méconnu les rapports qui existent entre l'hydrocéphalie aiguë et chronique et les tubercules cérébraux. Il a aussi reconnu que si les tubercules du cervelet produisaient le plus ordinairement l'épanchement ventriculaire, l'hydropisie pouvait cependant dépendre du développement de ces tubercules dans d'autres points de l'encéphale.

Parmi les accidents les plus remarquables produits par les tubercules cérébraux, notre auteur énumère successivement la céphalalgie, un changement dans le caractère, l'assoupissement, la paralysie, la contracture de certains muscles, et surtout de ceux de la partie postérieurs du cou, etc. Il a fort bien observé que les symptômes avaient d'autant plus de valeur qu'ils suivaient une marche chronique, tandis que lorsqu'ils se montraient sous le type aigu, ils pouvaient tout aussi bien être l'indice d'une hydrocéphalie aiguë que d'une affection tuberculeuse de la substance cérébrale. Il a parfaitement indiqué la marche progressive des accidents.

Enfin, il a rappelé un fait déjà connu, savoir, que les tubercules volumineux existent souvent sans produire de symptômes.

La thèse que nous venons d'analyser est l'œuvre d'un bon observateur; et bien qu'on puisse y désirer plus de méthode, moins de confusion dans l'exposition, des répétitions moins nombreuses, une appréciation plus exacte des symptômes que l'on observe chez l'enfant et chez l'adulte, elle n'en est pas moins un des meilleurs travaux qui aient été publiés sur les tubercules cérébraux.

M. Tonnelé (*Journal hebdomadaire*, 1829, t. IV) a décrit succinctement les tubercules des membranes cérébrales et ceux de la substance du cerveau. Relativement aux symptômes, il conclut : 1° que les tubercules seuls ne donnent lieu à aucun symptôme ; 2° que les accès épileptiformes dépendent de l'inflammation chronique des membranes ; la paralysie et la contracture, du ramollissement cérébral : les vomissements, l'agitation, la céphalalgie, le délire, de la méningite intercurrente. Il fait, du reste, les mêmes remarques que le docteur Léveillé sur la nécessité d'étudier surtout la marche de la maladie, si l'on veut arriver à un diagnostic précis.

Le docteur Romberg (1) a publié des recherches intéressantes sur les symptômes que l'on peut attribuer aux tubercules cérébraux. Elles portent presque exclusivement sur des enfants. Le médecin reconnaît toute la difficulté du diagnostic. Il attribue une grande valeur à la céphalalgie, et il indique un moyen ingénieux qui peut permettre de reconnaître si elle est le résultat d'une tumeur cérébrale. Ce moyen consiste à observer si la douleur de tête renaît ou s'exaspère après les accès de toux ou les vomissements : ou bien, quand on engage l'enfant à faire une profonde expiration et à contracter en même temps les muscles abdominaux. Le cerveau étant soulevé dans chaque expiration forte et prolongée, le cervelet est alors pressé contre la tente, et la cerveau contre les os du crâne. S'il existe une tumeur cérébrale, l'exaspération de la douleur en est la conséquence.

D'après Romberg, il faut se garder de conclure de l'intermittence de la céphalalgie à l'absence de la lésion. Il pense que les autres accidents nerveux, et en particulier les convulsions, appartiennent aux altérations secondaires de la substance cérébrale, et non à la tumeur tuberculeuse elle-même. Le fait est vrai dans la grande majorité des cas ; mais il n'en résulte pas moins que ces symptômes offrent une grande importance pour le diagnostic, puisque les lésions dont parle l'auteur ne se développent presque jamais idiopathiquement dans l'enfance.

Constant a publié dans la *Gazette médicale* (2) un mémoire intitulé : *Observations et réflexions pour servir à l'histoire des tubercules du cerveau.* Les observations qu'il rapporte sont détaillées, nous les utiliserons en temps et lieu. Le docteur Behier a consigné dans les *Bulletins de la Société anatomique*, quelques faits pleins d'intérêt sur le même sujet. M. Becquerel, dans sa Thèse, *Recherches cliniques des affections tuberculeuses du cerveau et de ses membranes* (1840), a analysé dix observations, dont plusieurs ont été recueillies par des membres de la Société médicale de Paris (MM. Gendron, Guesnard et Taupin). Les conclusions générales qu'il en a tirées ne diffèrent pas de celles auxquelles MM. Léveillé, Tonnelé et Constant sont arrivés (3).

M. Green a lu à la Société royale de médecine et de chirurgie de Londres, le 28 juin 1842, un Mémoire fort intéressant sur les tuber-

(1) *Wochenschrift für die gesammte Heilkunde*, 1834, n° 3, dans *Archives*, 1835, t. VIII, p. 210.

(2) 1836, p. 281.

(3) Indépendamment des monographies que nous venons d'analyser, on trouvera des remarques intéressantes sur les tubercules cérébraux aux sources suivantes :

Suite funeste et tardive d'une chute chez deux enfants. (*Journ. méd. chir., pharm.*, 1785, t. LXV, p. 401.) — Ford, *Lond. med. journ.*, 1er cahier, p. 56 (1790). — Mérat, Observations de tubercules trouvés chez deux sujets scrofuleux. (*Journ. chir., méd., pharm.*) — Guibert, Observations de tubercules du cervelet. (*Revue méd.*, 1823, t. II. p. 370.) — Dufour, *Propositions sur quelques cas de tubercules du cerveau*, 1828. — Burnet, Tubercules cérébraux peu volumineux.

cules du cerveau chez les enfants. Nous lui ferons plusieurs emprunts dans le cours de ce chapitre. A l'époque où nous publiâmes notre première édition (commencement de l'année 1843), nous n'avions pas connaissance du travail de M. Green, qui a été inséré dans le numéro du 14 janvier 1843 de la *Gazette médicale*. Nous sommes heureux de voir les résultats auxquels nous sommes arrivés, concorder avec ceux de cet observateur distingué.

Art. II. — Anatomie pathologique.

Nous croyons utile de décrire séparément les tubercules qui se développent à la surface du cerveau et ceux qui occupent les parties centrales. Les premiers siégent tout autant dans les méninges que dans le cerveau. En les décrivant à part, nous comblons une lacune laissée à dessein dans le chapitre précédent (page 458), dans lequel nous nous sommes bornés à décrire les granulations méningées.

I. *Tubercules de la surface cérébrale, ou des méninges.* — Le tubercule miliaire se développe assez fréquemment dans les méninges, et y revêt les mêmes caractères que partout ailleurs; sa forme est toujours arrondie, il ne s'aplatit qu'un peu au point où il rencontre la dure-mère. Il a une grande tendance à se porter du côté de la substance cérébrale, ce qui lui permet de conserver sa forme arrondie.

Il peut acquérir une dimension considérable, et nous l'avons vu avoir le volume d'un œuf de pigeon et plus, bien que nous ayons conservé la certitude qu'il n'était formé primitivement que d'un seul noyau.

Les tubercules miliaires sont loin de se développer sur un même sujet en nombre aussi considérable que les granulations. Le plus ordinairement on en trouve un, deux ou trois qui souvent alors ont le volume d'un pois ou d'une noisette; on n'en voit guère plus de quinze à vingt à la fois, et alors ils ne dépassent pas le volume d'un grain de chènevis.

Le plus souvent isolés, ils se réunissent quelquefois, se développent ensemble, et forment une masse mamelonnée, irrégulière, qui renferme des portions du tissu de la pie-mère plus ou moins altéré.

Le siége des tubercules miliaires dans les méninges est à peu près le même que celui des granulations; cependant ils sont comparati-

---

(*Journ. hebd.*, 1829, t. V, p. 439.) — Constant, Hydrocéphalie chronique et tubercules cérébraux. (*Gaz. méd.*, 1834, p. 101.) — Bell, *Bull. de la Soc. anat.* — Barrier, *Gaz. méd.*, 1840. — Kopp, Observation très remarquable d'hydrocéphalie chronique avec tubercules cérébraux. La maladie dura dix mois; elle avait débuté d'une manière aiguë par des symptômes de méningite. (Mezler, Zweiter, Bd. S. 115.) — Thirial. *Journal de médecine*, 1844, p. 175. — Consultez en outre les traités de pathologie, et ceux sur les affections cérébrales publiés par Lallemand et Abercrombie, où l'on trouve plusieurs observations relatives aux enfants. Nous avons mis à profit la plupart de ces faits dans le cours de cet article.

vement plus fréquents à la face convexe qu'à la base, et sur l'hémisphère gauche que sur l'hémisphère droit : rarement ils occupent les scissures (1).

A mesure que le tubercule miliaire se développe, il s'entoure d'un réseau vasculaire, et plus tard d'un kyste développé aux dépens de la pie-mère. Ce réseau, composé de vaisseaux dont la formation est sans doute récente, entoure immédiatement le tubercule.

Dans une boîte osseuse aussi exactement fermée que l'est le crâne, il est impossible que des corps étrangers se développent et acquièrent un volume considérable sans exercer une action quelconque sur les organes voisins.

Aussi le tubercule s'est-il développé près de la dure-mère, et a-t-il une tendance à se porter de son côté ; il exerce en ce sens une pression dont le résultat est une inflammation adhésive entre les feuillets viscéraux et pariétaux de l'arachnoïde, et par suite une adhérence intime avec la dure-mère.

De son côté, le tubercule s'unit à la méningite ; et, lorsque l'on enlève la masse encéphalique, des adhérences le retiennent, les méninges qui l'environnent se déchirent, et l'on croirait au premier abord que le tubercnle est une dépendance de la boîte osseuse. Cette disposition a lieu surtout en arrière dans les fosses occipitales inférieures, ou bien sur le rocher, ou dans un point quelconque de la base. Nous ne nous rappelons pas avoir vu des tubercules adhérents à la face convexe du crâne ; comme si la pesanteur avait quelque influence sur leur tendance à s'appuyer sur les parois crâniennes, et à y contracter des adhérences.

Dans ces cas, le crâne est ordinairement intact, et la dure-mère ne lui adhère pas plus que dans l'état normal. Cependant, nous avons vu la partie correspondante de la boîte osseuse creusée et comme érodée. Mais nous n'insisterons pas davantage sur cette action des tubercules en contact avec les os du crâne, ayant l'intention de revenir sur ce sujet dans un autre chapitre.

Du côté du cerveau, la marche du tubercule doit être, et est en effet différente, en raison de la mollesse de l'organe. Le corps étranger déprime peu à peu la substance cérébrale, s'y enfonce de plus en plus, finit par s'en entourer presque entièrement, en conservant toutefois des rapports intimes avec la pie-mère, à laquelle il reste fortement adhérent.

(1) Siége des tubercules superficiels du cerveau chez 14 enfants :

Hémisphère droit.		*Base.*	
Face convexe.	4	Scissure droite	1
Face plane ou interne . . .	2	Face droite	1
Hémisphère gauche.		Face gauche	1
		Cervelet.	2
Face convexe	8		
Face plane ou interne . . .	2		

Les tubercules qui pénètrent ainsi le cerveau sont facilement confondus avec ceux qui appartiennent à la substance cérébrale elle-même ; mais cette confusion est de peu d'importance, car les résultats sémiotiques et pronostiques sont à peu près les mêmes.

Dans le chapitre précédent (page 460), nous avons indiqué la distribution des granulations à la surface du cerveau. Il n'est pas inutile de réunir ces premiers faits à ceux que nous étudions ici, et de comparer le siége et le nombre des tubercules méningés quelle que soit leur forme.

Ils sont aussi souvent nombreux que peu abondants, considérés d'une manière générale ; il est peu fréquent toutefois de les voir ou très nombreux ou très rares sur toute la surface des méninges (1).

Les tubercules existent beaucoup moins souvent à la base que sur les hémisphères du cerveau, et il est rare d'en rencontrer à la base sans en trouver simultanément sur les hémisphères, tandis qu'il est très fréquent d'en rencontrer sur les hémisphères, la base en étant privée (2).

Lorsque les tubercules siégent simultanément sur ces deux parties, ils sont le plus souvent à peu près aussi nombreux sur l'une que sur l'autre (3).

Les tubercules qui siégent sur les hémisphères sont à peu près aussi fréquents sur l'un que sur l'autre ; nous verrons bientôt qu'il n'en est pas de même pour les tubercules du cerveau : ils siégent fréquemment sur les deux hémisphères à la fois (4).

Lorsque les tubercules occupent à la fois les deux hémisphères, ils sont dans la moitié des cas environ aussi abondants à droite qu'à gauche. Dans l'autre moitié, ils sont à peu près aussi souvent plus nombreux d'un côté que de l'autre.

Les mêmes sonsidérations s'appliquent exactement aux deux côtés de la base.

Nous avons déjà vu dans un tableau précédent que les tubercules des scissures de Sylvius ne sont pas plus fréquents que ceux des côtés

(1) Tubercules nombreux. . . 29 | Tub. nombr. sur toute la surface. 2
Tubercules rares. . . . . 23 | Tubercules rares 2
Tubercules inégalement distribués. 48

(2) Tubercules de la base . . . 19 | Tubercules sur la base seulement. 5
Tubercules des hémisphères. 45 | Tub. sur les hémisphères seulem. 31

(3) Tubercules sur la base et sur les hémisphères à la fois 15
Tubercules aussi nombreux à peu près à la base et aux deux
hémisphères 11
Tubercules plus nombreux sur les hémisphères 3
—   —   sur la base. 1

(4) Tubercules sur l'hémisphère droit seulement 9
Tubercules sur l'hémisphère gauche seulement. 7
Tubercules sur les deux hémisphères à la fois. 29

de la base, et qu'ils sont beaucoup plus rares que ceux des hémisphères. Ces résultats auxquels nous arrivons après une analyse exacte de nos observations, et qui se trouvent contraires à ceux déjà publiés, prouvent que ces chiffres ainsi obtenus ne sont que des coïncidences, et qu'il faut des nombres plus considérables pour arriver à un résultat numérique exact, lorsqu'il s'agit seulement d'une différence de plus à moins.

Enfin les tubercules des méninges cérébelleuses sont beaucoup moins fréquents que ceux des méninges cérébrales; résultat que nous trouverons encore contraire à celui qu'on obtient, en comparant les tubercules cérébraux et cérébelleux (1).

Tubercules des parties centrales de la substance cérébrale. — Il est souvent difficile d'affirmer si un tubercule s'est primitivement développé dans le cerveau ou dans les méninges, mais il est impossible de nier que la matière tuberculeuse ne puisse prendre naissance primitivement dans la substance cérébrale. On rencontre en effet des tubercules miliaires qui sont complétement enchâssés au centre de la substance blanche, soit du cerveau, soit du cervelet ; on en trouve dans le corps strié, dans la couche optique, dans la protubérance, environnés de tous côtés d'une couche plus ou moins épaisse de substance cérébrale. Pour croire que ces tubercules aient été primitivement méningés, il faudrait admettre qu'ils peuvent cheminer dans le cerveau, y parcourir un trajet plus ou moins long sans laisser de trace de leur passage.

Il est vrai, d'autre part, qu'un tubercule primitivement développé dans la substance cérébrale, mais à sa surface, peut bien, en s'accroissant, arriver jusqu'aux méninges et y adhérer ; et c'est pourquoi il est si difficile, souvent même impossible, d'affirmer si un tubercule qui adhère aux méninges est cérébral ou méningé.

Espèces et volume. — Le tubercule jaune cru est celui de tous qui envahit le plus fréquemment la substance cérébrale. On le trouve le plus souvent à l'état de tubercule miliaire jaune parfaitement arrondi, du volume d'un grain de millet à une noisette environ ; mais il peut acquérir un volume beaucop plus considérable : ainsi on l'a vu égaler en grosseur un œuf de pigeon, un œuf de poule ou même la moitié du poing. Lorsque ces tumeurs sont aussi volumineuses, elles sont quelquefois formées de la réunion de plusieurs masses primitivement isolées. On a vu de ces masses énormes occuper le centre médullaire et toucher aux parties supérieures et inférieures du cerveau ; ces tumeurs,. développées dans un des hémisphères, peuvent effacer les ventricules, et même, dépassant la ligne médiane, réagir sur l'hémisphère du côté opposé, comprimer une de ses par-

<hr>

(1) Tubercules sur le cervelet. 5
  —   sur le cervelet seulement. 2

tiers, et en déterminer l'atrophie, comme Constant en a rapporté un exemple.

Ces tubercules, volumineux, sont souvent remarquables par une teinte verdâtre toute particulière, et par leur disposition en couches concentriques. Ces deux caractères dépendent peut-être de l'abondance de la sérosité qu'ils contiennent ; celle-ci, en effet, renfermée au centre des tubercules ou entre les lamelles qui les composent, semble les avoir disséqués.

Les autres espèces sont très rares : nous avons rencontré peu d'exemples de tubercules crétacés et d'infiltration grise (1).

Il est utile d'établir l'existence du tissu gris demi-transparent dans le cerveau, afin de confirmer ce que nous avons déjà dit sur les rapports qui l'unissent au tubercule cru. Or, lorsqu'on rencontre le tissu gris demi-transparent, il est d'un gris très clair, plus clair que dans le poumon, quelquefois rosé, élastique, mais un peu moins cassant ; on n'y voit pas ces bandes grises constituées par les vaisseaux. Ces différences peu importantes sont les seules que l'on puisse constater, et l'on doit admettre qué ce tissu est bien de l'infiltration grise ; on pourra en juger par l'exemple suivant :

Dans la fosse cérébelleuse gauche, on trouve une masse adhérente à la dur e-mère et qui a 4 centimètres de long sur 2 de large ; elle est formée par deux substances, dont l'une, tuberculeuse crue, est disposée en masses irrégulières ou en lignes sinueuses. La seconde portion est constituée par un tissu gris rosé, assez lisse à la coupe, demi-transparent, résistant sous le doigt, et disposé comme si le tubercule cru s'était infiltré par places au milieu de lui. Ce tissu ne diffère de l'infiltration grise du poumon que par sa teinte légèrement rosée ; il est traversé par un petit vaisseau contenant un caillot. L'adhérence de cette masse avec le tissu du cervelet est assez grande, en sorte que celui-ci se déchire plutôt que de s'en séparer quoiqu'il ne soit pas ramolli.

L'adhérence habituelle de ce tissu à la dure-mère, sa continuité évidente avec la pie-mère, fait présumer qu'il n'est qu'une dégénérescence de cette dernière membrane, au milieu de laquelle s'est infiltré le tubercule. Nous n'avons pas d'objection à admettre cette opinion, puisque nous avons reconnu que la phlegmasie chronique du poumon se convertit, dans un certain nombre de cas, en tissu gris demi-

(1) Sur 37 malades qui avaient des tubercules cérébraux, nous avons trouvé les chiffres suivants :

Tubercules miliaires . . .	27	Tubercules crétacés . . .	2
Masses tuberculeuses . . .	6	Infiltration grise.	2
Tubercules ramollis. . . .	11		

Nous n'affirmons pas que ces nombres soient parfaitement exacts, car nous pouvons bien avoir regardé comme tubercules du cerveau quelques tubercules des méninges, et réciproquement ; mais dans un pareil sujet, il importe peu qu'il y ait quelques chiffres de plus ou de moins d'un côté ou de l'autre.

transparent. Aussi regardons-nous comme possibles, et même comme probables, les deux marches suivantes de la tuberculisation céphalique :

1° L'inflammation chronique de la pie-mère, avec épaississement et induration ; sa transformation en tissu gris, suivie de l'infiltration tuberculeuse jaune ; 2° le dépôt tuberculeux de prime abord, déterminant ensuite une inflammation chronique de la pie-mère, et son passage à l'état de tissu gris.

Mais s'il est vrai que les choses puissent se passer ainsi, il est vrai aussi que ce tissu peut être tout à fait indépendant de la pie-mère ; il se forme de toutes pièces au centre de la substance cérébrale, et démontre ainsi l'identité d'origine des tissus tuberculeux gris et jaune ; tel est le cas suivant :

Un tubercule cru, du volume d'une noisette mondée, existe dans l'hémisphère, *encaissé de tous côtés dans la substance blanche*, et entouré dans sa presque totalité par une petite sphère de substance d'un gris très clair, demi-transparente, résistante, et ayant la plus grande analogie avec le tissu gris demi-transparent.

Le *nombre* des tubercules cérébraux est en général moins considérable dans le cerveau que dans les méninges : souvent on ne trouve qu'un ou deux tubercules, d'autres fois un plus grand nombre, mais, d'après nos observations, pas plus de 15 à 20.

Siége. — Les tubercules peuvent se déposer indifféremment dans presque toutes les parties du cerveau. On les trouve fréquemment dans les hémisphères ; il est beaucoup plus rare d'en rencontrer dans la couche optique, les corps striés, la protubérance, les jambes antérieures du cerveau, la voûte à trois piliers. Le cervelet est à peu près aussi fréquemment envahi que le cerveau ; mais en tenant compte de la différence considérable de volume entre les deux organes, il est facile de voir que, comparativement, le cervelet est plus fréquemment le siége de tubercules que le cerveau.

Dans ces deux parties de l'encéphale, le côté gauche est plus souvent envahi que le droit ; nous ne voudrions pas affirmer cependant qu'il y ait là autre chose qu'une coïcidence (1).

(1) Tubercules du cerveau, 24 fois ; — du cervelet. 21

Les hémisphères	21	Le cervelet seulement	8
Les hémisphères seulement . . .	12	La jambe antérieure du cerveau	
La couche optique seulement . .	2	seulement.	1
Hémisphère droit.	10	Hémisphère gauche	19
Substance blanche 4		Substance blanche 5	
Substance grise 4		Substance grise 8	
Ignoré. 2		Ignoré. 6	
Voûte à trois piliers	1	Corps strié gauche.	1
Couche optique droite	2	Protubérance annulaire.	2
Couche optique gauche.	3	Jambe antér. droite du cerveau .	1
Lobe droit du cervelet.	11	Vermis supérieur.	1
Lobe gauche du cervelet	18	Vermis inférieur	1

Les tubercules cérébraux coïncident souvent avec les tubercules méningés, et cette coïncidence, quelquefois utile à noter pour la symptomatologie, n'offre pas une grande importance anatomique (1).

Lésions des méninges et du cerveau. — Ces lésions sont identiques avec celles que nous avons décrites dans le chapitre précédent. Leur fréquence est variable. Ainsi, il arrive assez souvent qu'aucune altération de la substance cérébrale ou de ses enveloppes n'existe au pourtour des tubercules cérébraux ou méningés. D'autres fois, au contraire, on observe la méningite tuberculeuse, aiguë ou chronique et le ramollissement rouge ou blanc du cerveau. Mais il est une lésion qui est spéciale aux tubercules cérébraux et surtout aux tubercules cérébelleux ; nous voulons parler de l'hydrocéphalie chronique.

Nous n'avons pas à nous occuper du mécanisme de cette hydropisie, en ayant déjà traité ailleurs.

Nous nous contenterons de remarquer que les tubercules du cervelet sont ceux qui déterminent de préférence l'épanchement chronique. Ils peuvent, en effet, plus facilement que partout ailleurs, exercer une compression sur le sinus droit et sur les veines de Galien. Ainsi, sur treize exemples d'hydrocéphalie chronique tuberculeuse, recueillis par nous ou publiés dans les recueils de médecine, onze fois le cervelet était le siége du produit accidentel ; une fois le cervelet et la couche optique, une fois la jambe antérieure droite du cerveau. Nous ne connaissons pas un seul exemple dans lequel les tubercules bornés aux hémisphères aient déterminé une hydrocéphalie chronique ou coïncidé avec elle.

Nous avons étudié isolément les lésions tuberculeuses et inflammatoires des méninges et de la substance cérébrale ; et cependant, ces altérations se combinent d'habitude de diverses manières pour constituer les maladies connues sous le nom de méningite tuberculeuse et d'hydrocéphalie aiguë ou chronique tuberculeuse, suivant que les auteurs ont porté plus spécialement leur attention sur l'une ou l'autre des parties constituantes des deux maladies, la tuberculisation des méninges et celle du cerveau. Or, les combinaisons qui peuvent se faire entre les quatre sortes d'altérations que nous venons d'étudier, sont nombreuses, anatomiquement parlant ; mais leur exposé n'a qu'un intérêt de curiosité parce que les formes symptomatiques de ces diverses maladies se réduisent à trois types très tranchés : la méningite tuberculeuse, la tuberculisation cérébrale avec sym-

(1) Tubercules méningés et cérébraux réunis. 19

Tubercules méningés seuls 33

Tubercules cérébraux seuls 18

Tub. méningés et cérébraux réunis avec prédominance méningée.   7

—   —   —   —   — cérébrale.   4

—   —   —   — en quantité à peu près égale.   8

ptômes, la tuberculisation méningo-cérébrale sans symptômes (1).

Art. III. — Tableau, marche (2).

Les accidents produits par les tubercules cérébraux offrent dans leur marche, dans leurs rapports, dans leur réunion, de si grandes différences, que chaque cas particulier mériterait, pour ainsi dire, une description spéciale, et qu'il est très difficile de tracer un tableau complet et exact de la maladie; aussi nous efforcerons-nous de corriger, par l'analyse détaillée des symptômes, les imperfections de l'esquisse que nous allons mettre sous les yeux de nos lecteurs.

Nous sous-diviserons notre description en trois parties :

1° La tuberculisation cérébrale à forme chronique ;

2° L'hydrocéphalie chronique qui peut en être la conséquence ;

3° La tuberculisation cérébrale se révélant par des symptômes aigus (3).

I. *Forme chronique de la tuberculisation cérébrale. — Mode de début.* — La maladie débute le plus souvent au milieu d'un état de santé qui ne peut pas faire soupçonner l'existence du dépôt tuberculeux ; plus rarement elle est précédée des symptômes d'une tuberculisation générale ou locale, primitive ou secondaire.

---

(1) Tubercules méningés, cérébraux, méningite, hydrocéphalie aiguë.   9
    Tubercules méningés, cérébraux, méningite, hydrocéphalie chroniq.   1
    Tubercules méningés, cérébraux, méningite   5
    Tubercules méningés et cérébraux seuls.   5
    Tubercules méningés, méningité, hydrocéphalie aiguë   17
    Tubercules méningés et méningite seuls.   5
    Tubercules méningés et hydrocéphalie aiguë seuls.   1
    Tubercules méningés seuls   8
    Tubercules cérébraux, méningite et hydrocéphalie aiguë   2
    Tubercules cérébraux, méningite et hydrocéphalie chronique . .   2
    Tubercules cérébraux et hydrocéphalie aiguë seuls   4
    Tubercules cérébraux et hydrocéphalie chronique seuls.   4
    Tubercules cérébraux seuls.   7
    Méningite et hydrocéphalie aiguës seules.   3
    Méningite seule   2

(2) Aux douze observations de tubercules cérébraux avec symptômes, recueillies par nous, nous avons joint, pour composer cet article, vingt-deux observations ou notes consignées dans le *Lond. med. journ.*, les *Arch. de méd.*, la *Rev. méd.*, la *Gaz. méd.*, le *Journ. hebd.*, la thèse de M. Léveillé, etc. Depuis la publication de notre première édition, nous avons recueilli ou consulté quelques observations qui ont confirmé de point en point les résultats consignés dans ce chapitre.

(3) M. Green avait déjà établi des distinctions analogues aux nôtres, c'est un motif de plus pour les regarder comme exactes, puisque nos recherches sont entièrement indépendantes des siennes (voir Historique). Il distingue aussi la période chronique et la période aiguë, et mentionne comme nous les principaux symptômes, convulsions, céphalalgie, paralysie, qui marquent le début de la période chronique.

Elle s'annonce de différentes manières ; d'ordinaire, le début est marqué par des convulsions en général violentes, et tout à fait analogues aux attaques d'épilepsie ; plus rarement elles sont partielles. Ces convulsions sont quelquefois le seul symptôme cérébral, d'autres fois elles sont accompagnées de phénomènes variés, tels que de la céphalalgie, des vomissements, etc.

Dans d'autres cas, le début est marqué par une céphalalgie vive, lancinante ou donnant la sensation de battements, générale ou sincipitale, continue ou revenant par accès ; tantôt isolée, tantôt accompagnée d'autres symptômes nerveux, tels que de la tristesse, de l'apathie, du strabisme, de la difficulté dans la marche, etc.

Plus rarement la diminution des mouvements, ou la paralysie d'un des côtés du corps, ou bien de la perte de la vue précédée ou non de vomissements, sont les premiers symptômes observés.

De tous les débuts, le moins fréquent est celui dans lequel la maladie s'annonce par de la contracture ou du renversement de la tête en arrière, continue ou intermittente, ou bien par une exaltation de la sensibilité générale avec affaiblissement de l'intelligence.

Enfin la maladie peut débuter par des symptômes aigus analogues à ceux de la première période de la méningite, tels que de la céphalalgie, des vomissements, de la constipation.

Marche. — Quel qu'ait été le mode de début, une fois la maladie établie, on constate une série de phénomènes qui ne permettent pas de méconnaître l'existence d'une altération organique du cerveau. Les symptômes de la maladie confirmée ne sont quelquefois que la continuation et la répétition de ceux du début ; d'autres fois, il vient s'y joindre des accidents d'une nature différente.

Les convulsions se reproduisent à intervalles plus ou moins rapprochés, et après elles on constate de la faiblesse musculaire, de la paralysie des parties convulsées ou de la contracture qui a souvent lieu dans le côté paralysé, ou bien la diminution ou l'abolition de la vision, le strabisme, la dilatation des pupilles, la perte de l'intelligence. D'autres fois c'est la céphalalgie qui prédomine ; elle revient par accès violents durant plusieurs heures ; ou bien c'est la paralysie qui persiste et s'étend à d'autres parties du corps que celles primitivement envahies. Ces différents symptômes se combinent d'un grand nombre de manières différentes ; ils n'offrent rien de régulier dans leur marche et dans leur durée ; mais il faut remarquer qu'ils portent plutôt sur le mouvement que sur l'intelligence, qui est rarement pervertie et n'est souvent diminuée ou annihilée qu'à une époque avancée de la maladie. En même temps que l'on constate les symptômes que nous venons de passer en revue, plus rarement à une époque où ils sont déjà établis depuis longtemps, on peut observer une augmentation de volume de la tête, résultat de l'épanchement chronique ventriculaire. Nous y reviendrons tout à l'heure.

Lorsque la maladie fait des progrès, les évacuations deviennent involontaires ; le pouls et la respiration s'accélèrent en même temps que les symptômes précédemment énumérés persistent, sauf la céphalalgie, qui a d'ordinaire disparu.

Terminaison. — La mort survient quelquefois par les progrès naturels de la lésion cérébrale ; à cette cause il faut ajouter la détérioration de l'économie, résultat de la cachexie, lorsque la tuberculisation est générale.

D'autres fois une complication aiguë, et en particulier une méningite tuberculeuse, suivant une marche régulière ou irrégulière, ou une hydrocéphalie aiguë, ou une violente attaque convulsive emportent le malade.

Plus rarement il succombe à une complication étrangère à la maladie principale.

La durée de cette forme de tuberculisation est variable ; dans la grande majorité des cas, la maladie dure de trois à sept mois ; rarement elle se prolonge de un à deux ans, plus rarement encore elle dure plusieurs années (1).

II. *L'hydrocéphalie chronique tuberculeuse* accompagne assez souvent la tuberculisation chronique de l'encéphale. Nous l'avons comptée douze fois sur vingt-cinq cas de cette espèce ; mais nous ne prétendons nullement que ce chiffre représente la fréquence comparée de l'hydrocéphalie à la tuberculisation de l'encéphale avec symptômes. Ce résultat peut n'être qu'une coïncidence et dépendre seulement de ce que les observations d'hydropisie chronique du cerveau, étant plus curieuses que celles des simples tuberculisations de cet organe, ont dû être publiées en plus grand nombre (2).

Symptômes. — Le plus souvent l'hydrocéphalie s'accompagne d'une augmentation de volume de la tête, qui, cependant, conserve quelquefois ses dimensions normales, bien que la nature des lésions démontre évidemment la chronicité de la maladie.

En général, avant le développement de la boîte crânienne ou en

---

(1) Sur 25 cas de tuberculisation cérébrale chronique avec ou sans hydrocéphalie, la maladie a duré :

De 3 à 4 mois	3 fois.
De 5 à 7 mois	10
De 7 mois à 1 an	3
De 1 à 2 ans	2
Plusieurs années.	3

Dans deux de ces derniers cas, la maladie a paru être congénitale.

(2) En nous en rapportant aux seuls faits qui nous appartiennent, nous avons constaté l'hydrocéphalie 7 fois sur 37 cas de tuberculisation cérébrale, ou mieux 7 fois sur 12 cas de tuberculisation cérébrale avec symptômes, fait qui démontre la fréquence proportionnelle de l'hydrocéphalie.

même temps qu'il se produit, on constate les phénomènes nerveux de la forme chronique tels que nous les avons détaillés plus haut. Dans des cas rares, l'augmentation de volume de la tête est le premier symptôme qu'on observe. Dans des cas plus rares encore, les symptômes cérébraux durent *pendant plusieurs mois* avant que l'augmentation de volume de la tête survienne. Ainsi, dans une observation publiée par le docteur Ford, de la céphalalgie, de la difficulté dans la marche, suivie de perte de la vue et de la parole, précédèrent pendant neuf mois et demi le développement de la tête. Le malade était âgé de neuf ans, et avait par conséquent, les fontanelles ossifiées. Les os se disjoignirent, et la maladie suivit une marche assez semblable à celle de l'enfant dont nous avons rapporté l'observation (tome II, page 167).

L'hydrocéphalie, une fois effectuée, offre tous les caractères que nous avons énumérés ailleurs (tome II, page 159).

Le volume de la tête est d'autant plus considérable que la maladie s'est développée à une époque plus rapprochée de la naissance. Ainsi, nous voyons dans une observation publiée dans les *Archives* (1), qu'un enfant dont l'hydrocéphalie paraissait remonter à une époque voisine de la naissance, avait, à l'âge de deux ans, « la tête plus grosse que celle d'un adulte; la région sincipitale était fortement aplatie; elle présentait latéralement, par une sorte de compensation, un énorme renflement qui régnait principalement sur les régions pariétale, temporale et occipitale. »

Il est inutile de revenir ici sur tous les signes de l'hydrocéphalie; nous nous contenterons de faire remarquer que les symptômes cérébraux sont ceux que nous avons décrits comme appartenant à la forme cérébrale chronique. En comparant entre eux les cas où existait une hydrocéphalie et ceux où il n'y en avait pas, il nous a été impossible de saisir une différence importante, soit dans les symptômes du début, soit dans leur marche et dans leur enchaînement.

Époque du début. — L'hydrocéphalie tuberculeuse se développe presque toujours passé l'âge de deux ans, et d'ordinaire entre quatre et neuf ans. Cependant, parmi les observations que nous avons consultées, nous en trouvons une dans laquelle l'épanchement s'est effectué à l'âge de treize mois, et une autre dans laquelle il était probablement congénital.

Durée. — Il est assez remarquable que l'hydrocéphalie chronique tuberculeuse ait en général une durée plus longue que la tuberculisation simple de l'encéphale. Ainsi, un seul enfant a succombé dans le cinquième mois; les autres sont morts après six, sept, onze, seize mois, et même après plusieurs années de maladie.

III. *Forme aiguë de la tuberculisation cérébrale.* — La maladie,

____

(1) 2ᵉ série, t. I, p. 273.

précédée le plus souvent des symptômes qui annoncent une tuberculisation générale ou locale, débute par de violentes convulsions qui
se répètent d'ordinaire à intervalles assez rapprochés, et sont quelquefois suivies d'un coma profond qui occasionne rapidement la mort.
Lorsque la maladie a une durée un peu plus longue, on peut constater dans l'intervalle des convulsions différents accidents cérébraux,
tels que de la céphalalgie, de la contracture ou de la paralysie partielle, de la dilatation des pupilles, du strabisme, et quelquefois aussi
des vomissements ou de la constipation.

D'après M. Green, on observe souvent dans cette forme, à laquelle
il donne le nom de périodique, des convulsions générales ; mais le
plus souvent, dit-il, elle consiste dans une série de symptômes irréguliers qui se lient plus ou moins à ceux de l'hydrocéphalie aiguë ou
du ramollissement du cerveau. Ainsi, la période aiguë des tubercules
cérébraux peut commencer comme la troisième période de l'hydrocéphalie aiguë.

La durée de cette forme varie de deux à treize jours, et d'après
M. Green de huit heures à dix-huit jours. Comme à l'autopsie, on
rencontre quelquefois les lésions de la méningite en même temps que
les tubercules, il est assez difficile de faire la part des deux maladies.
Mais, d'un autre côté, en considérant que la méningite seule ne débute
jamais par des convulsions, et que, dans un cas, nous avons observé
la forme convulsive aiguë chez un enfant atteint de tubercule cérébral sans inflammation des méninges, nous sommes naturellement
conduits à admettre que cette forme est liée à l'existence du tubercule cérébral et des lésions secondaires qu'il détermine, et en particulier à l'épanchement ventriculaire.

Art. IV. — Symptômes.

Système nerveux. — 1° *Convulsions.* — Nous commençons l'étude
des symptômes nerveux par celui auquel nous attachons le plus de
valeur.

Les convulsions sont souvent le premier et le seul symptôme qui
annonce l'existence des tubercules cérébraux ; d'autres fois elles sont
précédées pendant quelques jours d'autres symptômes nerveux, tels
que de la céphalalgie, du strabisme, etc.; dans d'autres cas enfin,
elles se montrent à une époque plus avancée de la maladie, la veille,
le jour de la mort, ou dix à vingt jours auparavant; elles ont alors
beaucoup moins d'importance, vu qu'on les observe souvent à cette
époque dans bon nombre d'affections cérébrales, et, en particulier,
dans la méningite.

Lorsque les accès convulsifs surviennent au début, ils offrent d'assez
grandes différences dans leur répétition. En général, il n'y a guère
plus de quatre à cinq accès; cependant, dans quelques observations,

nous les voyons se répéter pendant plusieurs années comme des attaques d'épilepsie.

Nous citerons aussi comme un exemple remarquable de la répétition des convulsions l'histoire d'un enfant de cinq ans dont la maladie ne dura que dix jours. Elle débuta brusquement dans la soirée par des convulsions générales très intenses qui durèrent toute la nuit et se répétèrent les jours suivants ; elles n'étaient séparées que par de courts intervalles. A l'autopsie, nous trouvâmes un tubercule volumineux à la face interne du cervelet, un épanchement abondant dans les ventricules ; il n'y avait pas d'inflammation de la pie-mère.

L'intervalle qui sépare les attaques est d'ordinaire assez long ; ainsi, chez une fille de dix ans, le second accès est séparé du premier par un intervalle de sept mois et demi ; chez une fille de cinq ans, le second accès ne survient que cinq mois et demi après le premier, etc.

Les convulsions sont presque toujours intenses : les parents les comparent à des attaques d'épilepsie. Le plus souvent, elles sont générales, et quelquefois bornées à un côté du corps, beaucoup plus rarement à une partie des extrémités ou du visage. La durée de chaque accès convulsif est très variable, depuis quelques minutes jusqu'à plusieurs heures.

Nous avons dit tout à l'heure que les convulsions, dans le cas même où elles survenaient au début, étaient quelquefois précédées d'accidents nerveux. Il est aussi de la plus haute importance, pour le diagnostic des tubercules cérébraux et de l'épilepsie essentielle, d'établir quels sont les symptômes qui leur succèdent. Sous ce rapport, les faits que nous avons analysés nous offrent les plus grandes différences, et il nous serait extrêmement difficile d'en tirer des conclusions générales. Si certains symptômes succèdent à un premier accès, d'autres peuvent, chez le même enfant, succéder à un accès suivant ; nous devons donc nous borner ici à citer des cas particuliers.

Ainsi, chez une fille de six ans, la première attaque convulsive est suivie de mouvements irréguliers des yeux qui persistent ; à la suite de la seconde, la marche devient difficile et tout à fait impossible après la dernière. Dans l'intervalle des accès, l'enfant avait presque toujours eu des douleurs de tête.

Un garçon de vingt-deux mois eut pendant sept mois des accès convulsifs qui, au bout de ce temps, furent remplacés par de la gêne dans les mouvements des membres du côté droit, et par de la contracture permanente dans les membres supérieurs de ce côté.

Chez une fille de sept ans, l'accès convulsif fut suivi de tristesse, de répugnance pour le mouvement, d'urines involontaires ; une seconde attaque, survenue cinq mois plus tard, entraîna après elle la perte des facultés intellectuelles et de la parole.

Chez une fille de dix ans, les convulsions furent suivies de faiblesse dans le côté gauche, et de la rétraction des doigts de ce côté.

Chez une fille de cinq ans et demi, aux convulsions succédèrent des sym-

ptômes qui annonçaient une affection chronique de l'encéphale (amaurose).
Chez un garçon de cinq ans, après des convulsions générales très intenses,
il survint des vomissements et de la constipation.

En résumé, nous voyons que les convulsions sont presque toujours
suivies de symptômes cérébraux, et que ces symptômes consistent
presque constamment dans une lésion des mouvements, et le plus
ordinairement dans la paralysie ou dans la contracture.

Existe-t-il un rapport exact entre la nature et le siége des altérations anatomiques et l'intensité où le siége des convulsions ? M. Gendrin est entré sur ce sujet dans des détails très circonstanciés, et a
cherché à établir une corrélation entre le point du cerveau où existe
le tubercule, et le siége des convulsions. Nous ne sommes pas arrivés
aux mêmes résultats, comme on pourra s'en assurer par les détails
dans lesquels nous allons entrer. Nous devons dire toutefois que
M. Gendrin, n'ayant pas séparé dans ses observations les enfants des
adultes, il est possible que les différences qui existent entre les résultats et les nôtres tiennent aux différences que l'âge apporte dans la
symptomatologie.

L'analyse de nos observations nous a conduits à cette conclusion,
qu'il n'y avait pas de rapport constant entre le siége des convulsions
et celui des tubercules. Nous devons dire toutefois que nous avons vu
des convulsions unilatérales, lorsque les tubercules siégeaient dans
le cerveau, soit du côté opposé, soit des deux côtés à la fois, et que,
lorsque les convulsions ont été générales, les tubercules existaient
exclusivement dans un des hémisphères, ou dans un des lobes du
cervelet ; mais presque toujours alors ils étaient très volumineux, le
plus ordinairement assez nombreux ; la substance cérébrale était
d'habitude ramollie autour d'eux.

Quelle est la cause des convulsions ? Plusieurs lésions peuvent les
expliquer : 1° elles peuvent dépendre du tubercule lui-même, agissant
comme corps irritant, et des congestions cérébrales qu'il provoque ;
2° de l'épanchement ventriculaire qu'il détermine consécutivement ;
3° de l'inflammation ou du ramollissement qu'il produit dans la
substance cérébrale.

Nous sommes assez tentés d'attribuer à l'épanchement ventriculaire une grande part dans la production des convulsions. Ainsi, dans
le cas où les accès convulsifs ont été les plus longs, les plus nombreux,
les plus rapprochés et les plus intenses, l'épanchement était aussi le plus
abondant; nous ne présentons, du reste, cette hypothèse qu'avec réserve,
parce que nous avons vu des cas où l'épanchement était très abondant,
sans qu'il y ait eu des convulsions pendant la vie. Il est possible que
l'époque à laquelle survient l'effusion séreuse et la manière dont elle
se produit donnent lieu à des symptômes différents. Ainsi, lorsqu'elle
s'effectue à la fin de la maladie, à la suite des symptômes nerveux,

elle occasionne des accidents de coma, parce qu'il est probable que le cerveau, depuis longtemps malade, n'a plus la force nécessaire pour produire la convulsion ; tandis que, si l'épanchement survient au début et se fait brusquement, l'irritation qu'il détermine produit la convulsion ; puis s'il est résorbé, la convulsion cesse ; et s'il se reproduit, la convulsion reparaît.

La *contracture* est beaucoup plus rare que les convulsions ; on ne l'observe presque jamais comme premier symptôme ; elle n'est mentionnée que deux fois à cette époque. Ainsi, nous la trouvons notée dans un fait qui appartient à M. Sorlin, et qui a été cité dans la thèse de M. Léveillé ; elle occupait, dans ce cas, les muscles de la partie postérieure du cou, et avait produit le renversement de la tête en arrière.

Dans un autre cas, M. Thirial raconte qu'un enfant de neuf ans fut, pendant plusieurs mois, atteint d'une contracture douloureuse des muscles de la partie postérieure du cou, qui offrait le caractère bien singulier d'une périodicité parfaite. Ce symptôme disparut à la suite de l'administration du sulfate de quinine. Quelques jours plus tard l'enfant succomba à une attaque de convulsions (1). Cette observation doit être comparée à celle que nous avons rapportée § II, p. 488.

C'est à une période plus avancée, et souvent après les convulsions, que survient la contracture ; cette époque est très variable, de deux mois à quelques jours avant la mort. La contracture est en général persistante, avec quelques variations dans son intensité, qui est d'autant plus marquée que la maladie s'approche de sa terminaison ; une seule fois elle était intermittente, et consistait dans la rétraction des doigts de la main gauche. Quand on cherche à vaincre la contracture, on occasionne d'ordinaire de vives douleurs ; son siége est très variable, tantôt dans une seule extrémité, quelquefois dans les deux ; mais alors avec prédominance d'un côté. La contracture siége quelquefois dans une extrémité paralysée.

Les lésions anatomiques existent en général du côté opposé à la contracture ; et, lorsqu'elle occupe les deux extrémités et est plus marquée d'un côté que de l'autre, les lésions existent aussi du côté opposé à celui où elle est le plus intense. On ne peut pas cependant ériger en règle générale la proposition que nous venons d'émettre. Ainsi, dans l'une de nos observations où la contracture était double, mais plus marquée à gauche qu'à droite, les tubercules existaient exclusivement à gauche.

Dans un autre cas, les tubercules occupaient l'hémisphère gauche, tandis que la contracture s'était développée du même côté ; mais dans ce cas-là il y avait en outre un ramollissement rouge de la convexité des hémisphères.

(1) Thirial, *Considérations sur la diathèse tuberculeuse* (*Journal de médecine*, 1844, p. 175).

Nous devons ajouter que dans tous les cas où la contracture a été notée, *la substance cérébrale était ramollie autour des tubercules.*

Paralysie. — De tous les symptômes cérébraux qu'on observe dans la forme chronique, la paralysie est, sans contredit, le plus fréquent. D'ordinaire, elle est précédée de convulsions, rarement d'une violente céphalalgie, d'autres fois de signes de méningite ; plus rarement elle est le premier symptôme cérébral. Son siége est variable ; dans la moitié des cas, c'est une véritable paraplégie, qui, d'abord peu marquée, ne consiste guère que dans la faiblesse des extrémités inférieures ; la marche est vacillante, les enfants ne peuvent faire quelques pas sans tomber ; puis progressivement cette diminution dans les mouvements se transforme en une paraplégie complète. Un de nos malades avait, en outre, de la faiblesse dans les extrémités supérieures ; cette faiblesse, d'abord bornée au bras droit, occupa définitivement les deux extrémités. D'autres enfants ont été atteints d'une véritable hémiplégie, incomplète ou complète ; dans ce dernier cas, l'hémiplégie avait une fois été précédée d'engourdissement et de fourmillement des membres, et d'autres fois elle était survenue spontanément à la suite des convulsions. Dans d'autres cas, la paralysie était partielle, et occupait soit le bras gauche, soit le bras droit, soit le côté gauche de la face.

Dans tous les cas de paraplégie, nous avons trouvé des tubercules dans le cervelet, à peu près également dans les deux lobes ou dans un seul, et à peu près également aussi avec ou sans ramollissement de la substance cérébrale, soit autour des tubercules, soit ailleurs ; trois malades seulement avaient en outre des tubercules dans l'un ou l'autre des hémisphères cérébraux. L'enfant, qui, indépendamment de sa paraplégie, avait présenté une diminution dans la force des extrémités supérieures, avait un tubercule à la partie supérieure de la moelle.

Les enfants hémiplégiques avaient, l'un un seul tubercule avec ramollissement de la substance avoisinante dans la jambe antérieure droite du cerveau ; l'autre, non-seulement un tubercule dans la couche optique gauche, mais aussi dans les deux lobes du cervelet avec ramollissement ambiant. Un troisième nous a offert des tubercules au niveau du cervelet sur la ligne médiane et à la base du cerveau. Dans ce cas, il existait une vaste excavation anfractueuse et à parois dures. Cette excavation ne contenait pas de liquide ; tout à côté d'elle la substance cérébrale était ramollie. Ces lésions existaient du côté opposé à la paralysie (1). Enfin, lorsque la paralysie était partielle, la lésion occupait le côté opposé, sauf dans le cas de paralysie de la face, où nous trouvâmes des tubercules dans la protubérance et dans le cervelet.

(1) Observation communiquée par le docteur Baumgartner.

On peut conclure des rapprochements que nous venons de faire entre les lésions et les symptômes :

1° Que la paraplégie coïncide d'ordinaire avec le développement des tubercules cérébelleux ; ce qui ne veut pas dire que les tubercules du cervelet la produisent toujours; et qu'elle ne reconnaît pas d'autres causes :

2° Que l'hémiplégie complète ou la paralysie partielle résultent, *en général*, mais non pas toujours, du développement d'un tubercule dans le côte du cerveau opposé au côté du corps paralysé ;

3° Que le ramollissement de la substance cérébrale avoisinant le tubercule n'est pas la cause matérielle indispensable de la paralysie.

Les convulsions, la contracture et la paralysie sont les seuls troubles de la motilité que nous ayons observés, sauf toutefois un tremblement des extrémités, borné d'abord à la main, puis s'étendant ensuite à la jambe. Nous n'avons jamais noté de soubresauts, de carphologie, de mâchonnement. La plupart des malades dont nous avons analysé les observations étant entrés à l'hôpital à une époque avancée de leur maladie, il est possible que ces symptômes nous aient échappé, et qu'ils n'aient pas attiré d'une manière spéciale l'attention des parents.

Nous venons de voir de quelle importance était pour le diagnostic le lésion de la motilité ; nous devons rechercher maintenant si la céphalalgie, les altérations de l'intelligence et la pervertion des fonctions des organes des sens possèdent la même valeur.

La *céphalalgie* existe assez fréquemment; on la constate quelquefois au début, seule ou unie à d'autres phénomènes nerveux. Lorsqu'elle survient dans le cours de la maladie, elle se montre à une époque et dans des circonstances très différentes. Ainsi, nous l'avons notée dans l'intervalle des convulsions qui avaient précédé la mort de plus de trois mois et demi ; d'autres fois le quarante-cinquième, le cinquante-huitième jour: une autre fois au bout du sixième mois seulement, la mort étant survenue le quinzième.

Son intensité est d'habitude plus vive que dans les cas de méningite ordinaire; elle est souvent générale, intense, lancinante. Elle revient quelquefois par accès violents, et affecte une forme intermittente remarquable, comme on en trouve un exemple dans l'observation suivante, que nous rapportons en abrégé (1).

Un garçon de six ans éprouva de violents accès de céphalalgie, qui se renouvelaient d'abord tous les huit jours, puis deux fois par semaine. La veille du jours de l'accès, le petit malade paraissait languissant et soupirait souvent dans la soirée; il se réveillait le matin de bonne heure avec de vives douleurs de tête et des nausées qui le mettaient en quelques minutes dans un état de

(1) *Archives*, 1834, t. II.

souffrance excessive ; il demandait qu'on lui serrât la tête ; il vomissait ; les
pupilles étaient dilatées, insensibles à la lumière ; le pouls était lent, faible et
irrégulier. La douleur commençait au-dessus de l'œil gauche, et se propageait
à l'occiput : lorsqu'elle était très intense, la tête se renversait en arrière. Pendant quatre mois, sa santé se montra parfaite dans l'intervalle des accès ; plus
tard, il survint des accidents cérébraux chroniques graves.

Cette intermittence si remarquable de la céphalalgie n'est pas spéciale aux tubercules du cerveau, nous l'avons aussi observée dans la
méningite (1). D'après M. Green, le mal de tête est souvent très
intense et d'une nature opiniâtre, il empêche le malade de dormir la
nuit, altère son caractère et lui arrache souvent des cris aigus. Les
accès de céphalalgie sont souvent associés au vomissement.

Le siége de la céphalalgie, comparé à celui des lésions, ne nous a
rien offert de constant ; ainsi nous avons vu la céphalalgie occipitale
oufrontale et temporale, ou bien à la fois sincipitale, occipitale et
frontale indifféremment, coïncider avec des tubercules cérébelleux ou
des tubercules cérébraux.

État de l'intelligence. — Si la céphalalgie n'est pas constante, on
n'observe pas toujours non plus des troubles de l'intelligence. Nous
avons vu quelques malades arriver jusqu'à la terminaison de leur
maladie sans qu'il ait existé aucune perversion des facultés intellectuelles. C'est là un fait remarquable et bien différent de ce qu'on
observe dans la méningite aiguë régulière ; ici en effet les altérations
de l'intelligence sont constantes, bien qu'elles ne se montrent quelquefois qu'à la fin de la maladie.

Les troubles de l'intelligence ne consistent presque jamais dans
du délire aigu, sauf dans les cas à marche rapide, où l'on observe,
soit un délire violent, soit un coma complet ; mais ces deux symptômes dépendent probablement de la méningite concomitante. Le
plus souvent il survient un changement dans le caractère : ainsi quelques enfants deviennent tristes, maussades, ils refusent de jouer ;
d'autres ont des alternatives de rires et de pleurs. Dans d'autres cas
l'intelligence devient obtuse ; les enfants répondent difficilement aux
questions ; leurs réponses sont lentes, leur facies hébété.

Ces divers symptômes n'apparaissent jamais au début, à moins que
la maladie ne remonte à une époque voisine de la naissance, auquel
quel cas le développement de l'intelligence peut être entravé dans sa
marche.

Organes des sens. — Les troubles des fonctions des organes des sens
nous offrent peu de considérations intéressantes.

Toucher. — L'*hyperesthésie* est rare ; nous la trouvons cependant
mentionnée chez deux enfants âgés de trois et sept ans. Elle se

____

(1) Voir notre mémoire (*Gaz. méd.*, 1846) *De l'intermittence dans la méningite.*

montra une fois au début, une autre fois à une époque où la maladie était confirmée. Dans un seul cas où les tubercules s'étaient développés dans la moelle, il survint le vingt et unième jour, des douleurs très vives dans le talon et dans le genou. La diminution ou l'abolition de la sensibilité cutanée est plus fréquente, mais en général on l'observe à une époque plus avancée de la maladie.

Vue. — La dilatation de la pupille n'existe guère que dans les derniers jours ; mais on peut observer à une époque assez rapprochée du début les symptômes suivants par ordre de fréquence : 1° la perte de la vue ; 2° le strabisme ; 3° les mouvements irréguliers des yeux.

Les tubercules primitivement développés dans le cerveau ou dans ses membranes, peuvent ensuite atteindre les parois osseuses du crâne, et, suivant le siége qu'ils occupent, déterminer divers symptômes, tels qu'une exophthalmie, un écoulement purulent par les fosses nasales, une dépression des os du nez, ou bien un écoule ment purulent par les oreilles. Nous reviendrons sur ces symptômes dans un chapitre spécial. (Voy. *Tubercules des os du crâne.*)

Circulation. — Les caractères du *pouls*, qui nous ont été si précieux pour le diagnostic de la méningite tuberculeuse, n'ont pas pu, dans les cas qui nous occupent, être déterminés avec assez de suite et de précision pour que nous puissions en tirer des conclusions utiles. Ainsi, dans les observations que nous avons sous les yeux, le pouls n'a presque jamais été compté qu'à une période avancée de la maladie et voisine de la mort ; alors il était accéléré, battait de 104 à 112 ou 120 ; il était petit, comme on le constate à cette époque dans la méningite. Il y a donc ici une lacune à remplir.

Respiration. — Les remarques que nous venons de faire au sujet du pouls s'appliquent aussi à la *respiration.* En général, elle n'est guère accélérée que les derniers jours.

Digestion. — Les *vomissements* ne sont pas très frequents ; cependant nous les avons vus une fois nombreux se répéter dans l'intervalle des convulsions ; dans d'autres cas, ils se montrent au début accompagnés de céphalalgie, ou bien ils coïncident avec ce symptôme. Chez un de nos malades, ils ont duré pendant six semaines et précédé des symptômes nerveux à marche chronique qui indiquaient le développement des tubercules. En résumé, ils ont souvent manqué.

La *constipation* n'a été que rarement observée dans les cas où la maladie a suivi une marche chronique. L'état de la langue n'a rien offert de particulier. La rétraction des parois du ventre n'est pas fréquente ; quatre fois cependant nous avons vu l'abdomen notablement contracté, une fois vingt jours, une autre fois une semaine avant la mort, et dans les derniers jours, deux autres fois.

Les urines et les selles sont quelquefois involontaires, mais en général à une époque avancée de la maladie et après qu'il est survenu d'autres symptômes nerveux. Nous n'avons jamais observé l'érection du pénis. Nous trouvons ce symptôme mentionné dans une observation de M. Léveillé que nous avons déjà citée : il avait été précédé du renversement de la tête en arrière.

Art. V. — Diagnostic.

Établissons en commençant cet article quelques préliminaires destinés à faciliter le diagnostic. Il faut accorder une grande valeur : 1° à l'âge de l'enfant, la forme cérébrale avec symptômes étant beaucoup plus fréquente passé l'âge de trois ans qu'avant cet âge ; 2° aux circonstances qui ont précédé le début, et surtout aux causes sous l'influence desquelles la maladie s'est développée ; 3° à l'état de santé à l'époque de l'invasion ; 5° aux symptômes de début tels que les convulsions, la céphalalgie lancinante, continue ou périodique, la paralysie, l'amaurose, et beaucoup plus rarement la contracture ; 5° aux lésions des parois crâniennes, à l'exophthalmie, l'écoulement nasal ou auriculaire coïncidant avec des symptômes cérébraux ou ayant été précédés de vomissements continus ; 6° la marche chronique devra être prise en sérieuse considération : le temps seul permet dans certains cas de reconnaître la nature de la maladie ; 7° les symptômes du côté de la motilité ont plus de valeur que les troubles de l'intelligence ; 8° enfin il faut tenir compte aussi de la grande fréquence de l'affection tuberculeuse dans l'enfance, et de la rareté des affetions cérébrales chroniques d'une autre nature.

Voici en quels termes M. Green résume le diagnostic : « Lorsqu'un enfant scrofuleux a souffert pendant quelque temps d'une céphalalgie intense, lorsque le mal de tête est suivi de mouvements convulsifs, de quelque affection paralytique, d'amaurose, de contraction musculaire, de vomissements considérables, d'accès de fièvre, et de la série des symptômes déjà indiqués, et lorsque enfin ces symptômes se succèdent les uns aux autres, à des intervalles de plusieurs semaines et de plusieurs mois, nous avons beaucoup de raison de croire que l'enfant a des tubercules dans le cerveau. »

Les maladies avec lesquelles on peut confondre les tubercules cérébraux consistent tantôt dans une lésion matérielle de l'encéphale ou de ses enveloppes, tantôt seulement dans un trouble fonctionnel de cet organe.

Parmi les premières nous citerons : la méningite ; l'hypertrophie, les hydatides, le cancer ou les tumeurs du cerveau ; les hémorrhagies arachnoïdiennes chroniques ; l'hydrocéphalie chronique essentielle.

Parmi les secondes, les convulsions, la contracture, la paralysie essentielle, la migraine et les névralgies.

Afin de présenter le diagnostic avec tout le soin possible, nous rapprocherons les différentes maladies que nous venons d'énumérer des formes symptomatiques que nous avons décrites, en insistant surtout sur le diagnostic du début.

1° Lorsque les tubercules cérébraux débutent par des symptômes de méningite sans convulsions, il nous est impossible d'indiquer les caractères au moyen desquels on peut diagnostiquer les produits accidentels de la substance cérébrale de la phlegmasie des méninges. Le médecin doit attendre pour se prononcer que la maladie ait atteint une période plus avancée, le diagnostic ne pouvant être établi qu'à cette époque, sur des bases positives. MM. Fabre et Constant, et après eux M. Green, ont dit que la méningite qu'ils appellent *chronique* était, de toutes les maladies cérébrales, la plus facile à confondre avec les tubercules cérébraux. Le fait n'a rien d'étonnant puisqu'au fond ces deux maladies sont identiques. En effet, la maladie décrite sous le nom de *méningite chronique* est la variété chronique du tubercule des méninges Or, comme les tubercules du cerveau ont souvent pour origine ceux de la pie-mère ; enfin comme les symptômes en corrélation avec ces différentes lésions sont les mêmes, il est inutile d'établir des distinctions qui sont sans aucun intérêt pour la pratique.

2° Lorsque la maladie se présente sous la *forme chronique*, il faut pour établir le diagnostic, distinguer le cas où elle débute par des convulsions de ceux où elle s'annonce par d'autres symptômes cérébraux. Dans le premier cas, on peut la confondre avec l'hypertrophie du cerveau, l'hémorrhagie arachnoïdienne chronique, les convulsions et l'épilepsie ; dans le second cas, avec les tumeurs du cerveau (hydatides, cancer, etc.), l'hydrocéphalie chronique, la contracture des extrémités.

1° *Hypertrophie générale du cerveau.* — Dans les cas de cette nature, on établira le diagnostic d'après les circonstances qui ont précédé le début des convulsions. Ainsi, l'enfant a toujours eu la tête volumineuse, et ce volume s'est accru d'une manière démesurée sans qu'on ait observé de symptômes cérébraux bien caractérisés. S'il survient dans ces circonstances une attaque d'éclampsie suivie d'accidents nerveux à marche chronique, on pourra soupçonner que l'on a affaire à une hypertrophie du cerveau et que la maladie est arrivée à sa seconde période.

2° L'*hémorrhagie arachnoïdienne chronique* qui s'accompagne du développement de la tête et qui simule une hydrocéphalie, pourrait être prise pour une hydrocéphalie suite de tubercules cérébraux.

D'après les faits que nous avons observés, on basera son diagnostic sur les considérations suivantes :

L'*âge* de l'enfant, l'hémorrhagie chronique étant une maladie qui survient exclusivement chez les enfants âgés de moins de trois ans, tandis que l'hydrocéphalie qui succède aux tubercules cérébraux est rare avant cet âge ;

Le *mode de début*, l'hydrocéphalie tuberculeuse étant souvent précédée de convulsions violentes, tandis que ce phénomène est plus rare au début de l'hémorrhagie arachnoïdienne. Toutefois, comme nous l'avons dit ailleurs, ce caractère perdrait son importance s'il était démontré, comme le pense M. Legendre, que l'hémorrhagie chronique est aussi précédée de convulsions.

Lorsque les deux maladies sont arrivées à leur période d'état, nous ne saurions indiquer les symptômes qui les différencient. D'après M. Legendre, l'hémorrhagie arachnoïdienne différerait de l'hydrocéphalie ventriculaire en ce sens qu'elle s'accompagne rarement de phénomènes de compression du côté du système musculaire. — Nous avons dit ailleurs que la ponction exploratrice nous paraissait le seul moyen de différencier l'hydrocéphalie arachnoïdienne de l'hydrocéphalie ventriculaire. Nous sommes d'autant plus portés à conseiller l'emploi de ce moyen, que nous avons pris connaissance d'une observation fort intéressante publiée par le docteur Plaisant (1), dans laquelle nous voyons que l'évacuation d'un épanchement abondant de sérosité sanguinolente dans la grande cavité de l'arachnoïde a eu les plus heureux résultats. La méthode suivie par l'auteur (il pratiqua une large incision) nous paraît bien plus dangereuse que celle que nous proposons ; et comme l'enfant a guéri, cela nous engage à insister sur l'utilité de cette opération.

3° *Tumeurs.* — Lorsque l'hydrocéphalie ventriculaire est le résultat de tumeurs cancéreuses ou d'autre nature développées dans le cerveau ou dans ses membranes, ou bien encore, lorsqu'elle est essentielle, nous ne connaissons dans l'état actuel de la science aucun *symptôme direct* qui permette de reconnaître la nature de la maladie. — Les antécédents, l'hérédité tuberculeuse, les signes d'une tuberculisation générale ou locale, et surtout la grande fréquence des tubercules encéphaliques dans l'enfance comparée à l'extrême rareté des lésions cérébrales d'une autre nature, seront les seuls caractères au moyen desquels on pourra porter un diagnostic qui ait quelques probabilités.

Les considérations que nous venons de présenter sont tout à fait applicables aux altérations chroniques de l'encéphale qui ne déterminent pas d'hydrocéphalie. Ainsi, on trouve dans les auteurs des exemples d'hydatides du cerveau et de tumeurs cancéreuses de cet organe qui ont suivi une marche tout à fait semblable à celle des tubercules cérébraux. Nous citerons comme exemple l'extrait suc-

____

(1) *Gazette médicale*, 25 avril 1840, p. 269.

cinct d'une observation que nous devons à l'obligeance du docteur
Legendre.

Un jeune garçon est pris à l'âge de six ans de symptômes cérébraux aigus,
sur lesquels ses parents ne peuvent donner de renseignements détaillés. Ces
accidents se calment, puis reparaissent au bout de huit mois précédés d'étourdissements et suivis de vomissements qui se répètent presque tous les jours et
augmentent surtout de fréquence quinze mois après le début des premiers
symptômes. Depuis cette époque, on constate de la céphalalgie, de la somnolence, un affaiblissement notable de l'intelligence, qui jusqu'alors avait été
conservée, des vertiges continuels. L'enfant chancelle comme s'il était ivre, et
il ne peut plus s'habiller seul.

A l'hôpital, M. Legendre note que la marche est difficile, qu'il y a un tremblement des membres inférieurs ; que l'enfant serre avec moins de force de la
main gauche que de la main droite ; qu'en marchant, il se penche fortement
du côté gauche ; la vue est conservée ; le petit malade répond assez bien aux
questions qu'on lui adresse ; le pouls est à 64, irrégulier.

Les jours suivants, la vue s'affaiblit, la marche est presque impossible, les
pupilles se dilatent, il y a de la roideur des muscles du cou ; une rougeole se
déclare, elle s'accompagne d'une fièvre assez intense qui persiste ; l'amaigrissement se prononce, la tête est renversée en arrière par la contraction des
muscles du cou, les symptômes précédemment énumérés persistent ; en outre,
l'intelligence est devenue progressivement de plus en plus obtuse, les jambes
sont demi-fléchies, et les avant-bras légèrement contracturés ; les tentatives
pour les redresser sont très douloureuses, les urines et les selles sont involontaires.

Dans les derniers jours, il survient une grande difficulté dans la déglutition ;
le malade tousse après avoir bu, et rejette les boissons par les fosses nasales ;
puis, ses forces se déprimant, les liquides retombent dans les bronches, et
l'enfant meurt asphyxié. Jusqu'aux derniers moments, il a conservé les mouvements des extrémités supérieures ; les pupilles, toujours dilatées, sont cependant restées contractiles ; la vue était conservée en partie ; la parole n'a jamais
été suspendue. A l'autopsie, on trouve une tumeur encéphaloïde développée
dans l'intérieur du quatrième ventricule ; elle comprimait l'orifice postérieur
de l'aqueduc de Sylvius, dont l'orifice antérieur était dilaté ; les ventricules
latéraux contenaient 150 grammes de sérosité. La couleur de cette tumeur
était gris rosé, tout à fait semblable à la substance grise du cerveau ; sa consistance molle comme celle de l'encéphale un peu ramolli. Coupée sur la ligne
médiane dans toute l'étendue de son diamètre antéro-postérieur, on constata
qu'elle était parcourue par un grand nombre de petits rameaux capillaires, et
même, en quelques points, par des conduits vasculaires du volume d'un demi-
millimètre de diamètre.

Les accidents constatés chez ce malade sont tout à fait semblables
à ceux que nous avons observés chez des enfants atteints de tubercules cérébraux ; et, nous le répétons, en reprenant un à un chacun
des phénomènes pathologiques, il serait impossible de différencier
cette maladie d'une tuberculisation de l'encéphale.

On trouve dans la science quelques rares exemples d'induration

chronique du cerveau (1) qui ont simulé des tubercules du cerveau.
Le fait le plus remarquable que nous puissions citer a été observé
par le docteur Dufour (2).

« Il s'agit d'un enfant âgé de cinq ans. Sa maladie datait de deux
ans lors de son entrée à l'hôpital. De la céphalalgie, des vomissements,
de la contracture du côté gauche, symptômes auxquels se joignent
dans les derniers temps de la vie des convulsions et une hémiplégie
du côté gauche, avaient fait soupçonner l'existence d'un tubercule
cérébral du côté opposé. L'enfant succomba à la suite de deux fièvres
éruptives intercurrentes : la scarlatine et la rougeole.

» A l'autopsie, on ne trouva aucune trace de tubercules dans le
cerveau ou dans les autres organes de l'économie. Sur les circonvolutions au niveau de la partie postérieure de la convexité de l'hémisphère droit, existe une induration de la largeur d'une pièce d'un
franc, comprenant les substances blanches et grises. Cette induration,
examinée au microscope par M. Robin, n'a présenté que du tissu
fibro-plastique et des granules, structure qui a fait comparer cette
lésion à celle que fournit l'examen microscopique du poumon atteint
de phlegmasie chronique (3). »

4° L'*épilepsie* idiopathique, comme les tubercules cérébraux, débute
par des convulsions, et il peut arriver qu'après la première attaque,
on observe un dérangement de la santé générale, un léger mouvement
fébrile, des vomissements et divers troubles de la motilité, phénomènes qui ne se représentent pas après les accès suivants; il est donc
de la plus haute importance, dans des cas de cette nature, de ne pas
se prononcer d'une manière affirmative, mais de suspendre son jugement pendant quelques jours.

Si l'épilepsie est essentielle, l'enfant conservera un état de santé
parfait dans l'intervalle des attaques, tandis que si elle est liée à l'existence des tubercules cérébraux, on observera presque nécessairement,
tôt ou tard, un trouble plus ou moins grand dans la motilité, dans
les fonctions des organes des sens, ou même dans l'intelligence.

M. Léveillé nous semble avoir parfaitement établi ce point de diagnostic (4).

« Un malade présente une douleur de tête qui l'occupe peu, parce
» qu'elle est légère, qu'elle ne revient que de temps en temps ; des
» symptômes épileptiques, des convulsions se manifestent à diffé-
» rentes époques : on remarque en même temps des vomissements, du

(1) Voy. t. I, p. 158.
(2) *Bulletins de la Société anatomique*, 1851, p. 346.
(3) Il est à regretter que les commémoratifs étiologiques aient été omis dans cette
observation ; il eût été intéressant de savoir si cette lésion chronique ne relevait
pas de la diathèse scrofulo-tuberculeuse par les causes générales qui l'avait produite.
(4) *Loc. cit.*, p. 40.

» trouble dans les idées, du strabisme, etc. Ces symptômes se dissi-
» pent, et le lendemain le malade ne ressent qu'un peu de fatigue
» dans les membres. Après un temps plus ou moins long, ils repa-
» raissent et se dissipent de la même manière. Les accès se rappro-
» chent ; quelques symptômes persistent, comme un air hébété, de
» l'assoupissement, de la faiblesse dans une des extrémités ; les accès
» se succèdent, et les accidents augmentent toujours; un peu de
» mieux se manifeste et dure quelques jours ; enfin, le trouble repa-
» raît ; on le calme une deuxième, une troisième fois, et la mort
» arrive subitement ou précédée de légers mouvements convulsifs. »

5° La *contracture essentielle des extrémités* est quelquefois difficile à distinguer de celle qui est liée aux tubercules cérébraux. Les considérations suivantes aideront au diagnostic.

Ce symptôme marque très rarement le début des tubercules probablement parce qu'il dépend du ramollissement qui est toujours consécutif.

Dans le cas où on l'observe au début, la roideur existe, non dans les extrémités, mais dans les muscles de la partie postérienre du cou.

La contracture essentielle des extrémités est presque toujours intermittente ; celle qui est liée aux tubercules est presque toujours permanente.

En outre, la contracture essentielle n'est qu'un épiphénomène d'une maladie aiguë générale ou locale actuellement existante, ou d'un trouble physiologique spécial ; elle ne s'accompagne pas en général d'autres symptômes cérébraux, et quand ils existent, ils sont passagers. Elle est surtout fréquente à l'âge ou les tubercules cérébraux sont fort rares.

Enfin, sous l'influence d'une médication appropriée, elle tend plutôt à disparaître qu'à augmenter.

6° On n'a pas souvent l'occasion de confondre la *paralysie essentielle* avec la tuberculisation de l'encéphale ; on la reconnaîtra : 1° à son mode de début, la paralysie étant souvent instantanée et complète, tandis qu'elle s'établit en général graduellement quand elle reconnaît pour cause les tubercules cérébraux ; 2° à l'absence de tout symptôme nerveux autre que la perte du mouvement. En effet, il est bien rare que les tubercules cérébranx qui ont déterminé une paralysie n'aient pas en même temps donné naissance à quelques autres phénomènes, tels que les convulsions répétées, les troubles de l'intelligence, la contracture, la céphalalgie, ou bien les symptômes propres de la méningite, etc. Dans la paralysie essentielle, au contraire, l'enfant est le plus souvent dans son état naturel, sauf les accidents qui peuvent résulter d'une complication évidente, siégeant dans un autre organe que l'encéphale. Cependant on observe quelquefois des symptômes cérébraux précurseurs ou comitants de la perte des mouvements ; mais ils sont en général

passagers dans la paralysie essentielle, tandis que ceux qui se lient à
la tuberculisation cérébrale sont permanents.

Il faut aussi avoir égard à l'âge, la paralysie essentielle étant surtout
fréquente chez les très jeunes enfants en travail de dention, tandis
qu'au contraire celle qui est liée aux tubercules du cerveau existe
chez les plus âgés et est tout à fait indépendante de l'évolution dentaire.

Migraine. — Névralgies diverses. — La migraine est de toutes les
névroses celle dont le diagnostic est peut-être le plus délicat. Le
mode de début, la nature de la douleur, son intensité, les vomissements qui l'accompagnent, la répétition des crises offrent une grande
analogie avec les céphalalgies intermittentes qui, pendant plusieurs
mois, sont quelquefois le seul symptôme des tubercules cérébraux.

Dans les cas de cette espèce, il faut accorder une grande importance à l'hérédité, soit de la migraine, soit des tubercules ; à l'absence de tout symptôme inquiétant dans l'intervalle des crises, et
même au soulagement qui succède à l'attaque de migraine ; à l'éloignement des attaques dans la migraine et à leur rapprochement dans
la céphalalgie tuberculeuse.

Outre la migraine on observe quelquefois chez les enfants, et principalement chez les jeunes filles nerveuses et légèrement chloroti-
ques, surtout à l'époque du travail de la seconde dentition, de sept à
douze ou quatorze ans, des céphalalgies quelquefois très opiniâtres.
Elles peuvent durer pendant des mois entiers, augmentant à certains
moments de la journée, s'accompagnant de photophobie et d'une
inaptitude complète pour les travaux intellectuels. En même temps
la santé générale se dérange, le caractère se modifie. L'inaction forcée
dans laquelle les enfants sont maintenus les remplit de tristesse,
l'appétit diminue, les digestions sont irrégulières, le teint se décolore
de plus en plus avec ou sans bruit de souffle carotidien.

Bien souvent nous avons été sérieusement alarmés par cet ensemble
de symptômes, surtout au début de notre carrière. Ce qui a contribué
à nous rassurer, et ce qui rassure aussi nos jeunes confrères, c'est
que la céphalalgie quoique souvent intense n'a pas le degré de violence
de celle qui révèle des tubercules, c'est qu'il n'existe aucun autre
symptôme cérébral, c'est que la névralgie se répète quelquefois en
d'autres points, à l'épigastre par exemple, ou sur les nerfs intercostaux, c'est que presque toujours l'examen de la bouche fait connaître
la saillie des molaires qui ont peine à percer la gencive. C'est qu'enfin
le traitement et surtout le changement d'air ont prise sur cette maladie, tandis que tout ce que l'on essaie contre les tubercules cérébraux
reste sans succès.

Les jeunes filles ne sont pas les seules qui soient exposées à ces
céphalalgies chroniques. Nous les avons aussi observées chez des garçons de dix à quinze ans. Elles étaient assez opiniâtres et assez

intenses pour empêcher tout travail intellectuel et pour faire perdre à ces jeunes gens une ou deux des plus belles années de leur vie. Les voyages, les bains de mer, l'hydrothérapie ont fini par triompher de cette affection rebelle, mais dans les cas auxquels nous faisons allusion, nous n'avons jamais pu reconnaître d'autres symptômes cérébraux que la céphalalgie et la fatigue de tête.

Art. VI. — Terminaison. — Pronostic.

Les tubercules cérébraux peuvent rester à l'état latent, bien qu'ils aient acquis un volume considérable et soient probablement d'origine ancienne. L'enfant qui en est atteint peut succomber à une autre maladie sans que le produit accidentel ait paru contribuer en rien à la terminaison fatale. Cependant la présence d'un tubercule du cerveau est toujours fâcheuse, car la maladie peut instantanément passer de l'état latent à l'état apparent. Elle se termine toujours par la mort; du moins nous ne connaissons aucun.exemple bien constaté de guérison. L'affection marche constamment vers une terminaison funeste, dont la promptitude plus ou moins grande est le résultat de conditions diverses ; ainsi :

1° La maladie chronique peut faire des progrès constants, et la mort être le résultat direct de la profonde perturbation du système nerveux qu'elle entraîne, ou bien des lésions secondaires que le tubercule a déterminées par sa présence (hydrocéphalie, ramollissement, etc.) ;

2° Des accidents aigus, tels qu'une hydrocéphalie aiguë, ou une méningite, des convulsions, beaucoup plus rarement la lésion aiguë d'un autre organe, peuvent entraîner la mort.

Lorsque la maladie suit une marche chronique, et que le dépérissement est graduel, on peut prévoir la terminaison fatale d'après l'état du pouls et de la respiration. Le premier devient très petit et accéléré ; la respiration est inégale, anxieuse, pénible et peut faire prévoir la terminaison par asphyxie. La gêne de la déglutition, les convulsions à une époque déjà avancée de la maladie, sont des symptômes très fâcheux.

Art. VII. — Causes.

Age. — C'est surtout à l'âge de trois à dix ans que les enfants sont sujets à la tuberculisation cérébrale avec symptômes. Nous n'avons pas observé cette maladie avant cette époque de la vie, et nous n'en avons trouvé dans les auteurs qu'un très petit nombre d'exemples. Ils sont aussi très rares, de onze à quinze ans.

Sexe. — D'après le peu d'observations que nous avons recueillies, le sexe masculin paraîtrait plus sujet à la tuberculisation céphalique avec symptômes que le sexe féminin. Mais il faudrait un plus grand nombre de faits pour arriver à la solution définitive de cette question. Les observations que nous avons empruntées aux auteurs ne peuvent servir à nous éclairer, parce que nous ne savons pas dans quelles circonstances elles ont été recueillies, et qu'il nous est impossible de les faire entrer en comparaison avec la maladie tuberculeuse en général (1).

Nous ne connaissons aucune cause spéciale de la tuberculisation encéphalique. Si l'on a vu cette maladie succéder à des coups ou à des chutes sur la tête, il faut croire que cette cause a été simplement déterminante ; peut être même n'a-t-elle seulement donné naissance qu'à des lésions aiguës développées autour des tubercules déjà existants.

Nous ne devons pas revenir sur la cause prochaine de l'hydrocéphalie chronique, en ayant déjà parlé dans une autre partie de cet ouvrage.

Art. VIII. — Traitement.

Jusqu'ici on n'a employé contre les tubercules cérébraux aucune médication rationnelle, on s'est contenté de faire de la médecine symptomatique. Malheureusement c'est la seule que l'obscurité du diagnostic permette le plus souvent. En outre, la nature de la maladie étant continue, doit laisser, comme toutes les affections tuberculeuses, bien peu d'espoir de guérison.

§ I. Les *indications* sont de deux espèces. Le médecin, dans le traitement qu'il prescrit, doit avoir égard :

1° *A la nature de la maladie.* L'indication principale est de favoriser la résorption de la tumeur cérébrale et de faire disparaître les lésions secondaires qu'elle a déterminées.

2° *Au mode de début et à la nature des symptômes.* Ces deux considérations son souvent les seules sur lesquelles le praticien puisse établir son traitement. Ainsi il est évident que la forme convulsive aiguë ne réclamera pas même le traitement que la forme cérébrale chronique non convulsive. En outre, les lésions secondaires, l'hydrocéphalie chronique en particulier, nécessitent quelques modifications dans le traitement.

§ II. *Examen des médications. — Iode.* — Les préparations iodurées

(1) Age et sexe de 12 enfants atteints de tuberculisation céphalique avec symptômes :

De 3 à 5 ans 6	{	Garçons.	4
		Filles.	2
De 6 à 10 ans 1/2 . . . 4	{	Garçons.	3
		Filles.	1
De 11 à 13 ans 2	{	Garçons.	1
		Filles.	1

sont indiquées dans la maladie qui nous occupe comme dans toutes les affections tuberculeuses,, et doivent être administrées à l'intérieur sous les formes et aux doses que nous avons déjà prescrites.

A l'extérieur, les frictions avec la pommade iodée doivent être pratiquées sur la tête, et un linge enduit de la même pommade sera laissé en contact avec le cuir chevelu. On pourra aussi prescrire les bains iodés.

Toniques ferrugineux, amers, etc. — Si les préparations iodées ne peuvent pas être supportées, ou si après leur emploi pendant un certain temps aucune action favorable n'est produite, il faudra avoir recours aux préparations ferrugineuses (voy. p. 426), aux tisanes amères, telles que le houblon, la petite centaurée, le quassia ; au sirop de quinquina ; aux bains gélatino-sulfureux. Ce traitement est d'autant mieux indiqué que le diagnostic de la céphalée nerveuse et de la céphalalgie tuberculeuse n'est pas toujours facile ; et que la médication tonique convient admirablement à la première de ces affections.

Exutoires. — Malgré le peu d'avantage que l'on retire en général de l'emploi des révulsifs dans la tuberculisation, il n'est peut-être pas inutile d'établir un exutoire à la nuque. Quelques faits observés dans notre pratique particulière nous ont démontré que les révulsifs puissants jouissent d'un certain degré d'efficacité dans les affections cérébrales chroniques. Ils ne guérissent pas, mais ils prolongent la vie et ils éloignent et mitigent les crises graves. C'est ici le lieu de rappeler le succès obtenu par MM. Fabre et Constant à la suite de l'application de six moxas sur le cuir chevelu (v. p. 525).

Antiphlogistiques. — Les émissions sanguines, et les autres antiphlogistiques ne trouvent presque jamais d'emploi dans la tuberculisation céphalique, tout au plus pourraient-ils être utiles dans les cas où elle s'accompagne de symptômes aigus, et des divers accidents qui peuvent faire présumer qu'une inflammation de la pie-mère ou de la substance cérébrale est venue compliquer le produit accidentel de l'encéphale.

Traitement des symptômes. — Nous ne pouvons nous dissimuler que les diverses médications que nous venons de passer rapidement en revue n'auront que peu d'influence pour la guérison définitive, et ne pareront pas à tous les accidents d'une maladie, jusqu'à présent incurable. Aussi le médecin sera-t-il souvent réduit à faire la médecine du symptôme, et ne pouvent guérir, il devra au moins s'efforcer de soulager. Nous avons eu occasion de constater que les préparations narcotiques pouvaient être utiles contre la céphalalgie continue, le sulfate de quinine contre le contraction ou la céphalalgie intermittente, l'oxyde de zinc contre les convulsions épileptiformes ; c'est à ces différents remèdes que nous conseillons de recourir dans le but de combattre ces symptômes pénibles.

CHAPITRE V.

TUBERCULISATION LATENTE DES MÉNINGES ET DU CERVEAU.

Art. I. — Historique.

Si les tubercules du cerveau et des méninges déterminent le plus ordinairement les graves symptômes que nous avons précédemment décrits, il peut arriver aussi qu'ils n'occasionnent que de légers troubles dans les fonctions cérébrales, ou même qu'ils parcourent toutes leurs périodes, et développent des inflammations aiguës ou chroniques, sans qu'aucun symptôme fasse soupçonner un travail morbide dans l'organe encéphalique.

Ce fait, connu depuis longtemps de tous ceux qui ont fait quelques recherches sur les tubercules du cerveau, peut aussi s'appliquer à la tuberculisation des méninges.

On trouve dans le mémoire de MM. Fabre et Constant les premières observations de cette espèce (1). Ce qui rend ces observations intéressantes, c'est qu'on y trouve mentionnés ces symptômes fugitifs et terminaux qui appartiennent à la variété que nous décrivons ici. Mais c'est à M. Piet que l'on doit l'indication formelle de la latence complète. « La présence des granulations dans la pie-mère ne se lie pas, » dit-il, nécessairement à l'existence d'une méningite ; car deux » fois j'en ai rencontré chez des sujets morts de phthisie pulmo- » naire et mésentérique sans avoir jamais éprouvé de symptômes céré- » braux. »

A peu près à la même époque, M. Green, qui n'avait pas, à ce qu'il assure, connaissance du travail de M. Piet, démontra que non seulement les granulations isolées, mais aussi les granulations entourées d'inflammation chronique (méningite chronique) pouvaient se développer sans déterminer des symptômes bien appréciables.

Voici un extrait du travail de ce médecin.

« Les symptômes qui annoncent l'existence de la méningite chronique sont très variables et incertains, et ce sont eux qui ont été décrits par les auteurs sous le nom de *prodromes*. Trois causes expliquent l'irrégularité et la variabilité des symptômes :

» 1° Les granulations et la matière lardacée (épaississement de la pie-mère) sont souvent accompagnées de tubercules encéphaliques qui modifient les signes fournis par l'inflammation chronique.

» 2° La nature scrofuleuse de l'inflammation rend les symptômes moins évidents et la marche plus lente ;

(1) Manuscrit cité, page 134, *Cas de méningite tuberculeuse chez des sujets qui ont succombé à d'autres maladies.*

» 3° Comme l'affection tuberculeuse s'est développée à un haut degré dans les poumons, le péritoine, les ganglions mésentériques, les symptômes cérébraux sont masqués par ceux de la tuberculisation des différents organes. »

M. Green observe que la plupart des cas chroniques ont fini par l'état aigu. Mais cependant il dit avoir constaté les caractères de la méningite chronique chez des individus qui avaient succombé à une affection intercurrente.

La *durée* est très variable : deux, trois, quatre mois avant les accidents aigus, et plus encore. Ainsi, chez un garçon de trois ans et demi, les symptômes annonçant la méningite chronique avaient débuté à l'époque de la naissance.

Symptômes. — Dans quelques cas, l'enfant se plaint de malaise général, de douleurs dans les membres ; le mouvement lui répugne ; il devient triste, évite la société de ses camarades. Le jeu ne lui plaît plus. Ces symptômes peuvent être accompagnés d'accès irréguliers de céphalalgie, et alors la maladie n'est pas difficile à reconnaître. Mais, dans plusieurs autres cas, le diagnostic est rendu obscur par l'existence de douleurs du ventre, des alternatives de diarrhée et de constipation et de l'amaigrissement. M. Green cite l'observation d'un enfant dont la maladie débuta par des douleurs de tête alternant avec de la diarrhée ; puis, au bout de cinq mois, survinrent de la somnolence avec augmentation de céphalalgie, puis de la constipation et de l'anorexie : c'est seulement alors que commença la période aiguë.

Les enfants atteints de méningite chronique sont souvent pris d'attaques d'épilepsie. Ils ont eu pendant leur première enfance des écoulements purulents par les oreilles ; ils souffrent souvent de douleurs dans les membres. Leur sommeil est agité, et ils se réveillent en poussant des cris aigus. L'auteur a observé ce dernier symptôme plus de deux mois avant le développement de la période aiguë ; il était accompagné de fréquents maux de tête, de fièvre irrégulière et d'amaigrissement progressif. Dans un autre cas, le petit malade fut pendant trois mois atteint de fièvre irrégulière et d'accès de céphalalgie ; puis il perdit sa gaieté en se plaignant de douleurs de ventre.

Les symptômes que nous venons de décrire ont été *distraits* par l'auteur de chaque cas de méningite aiguë, dans lequel le commencement de la forme aiguë avait été précédé par les signes qui annoncent une souffrance aiguë du cerveau, et où l'on avait trouvé après la mort les traces d'une inflammation chronique. Il n'est pas nécessaire de signaler l'analogie qui existe entre les symptômes décrits ci-dessus et ceux que les auteurs ont énumérés comme faisant partie des prodromes.

En étudiant une autre série de malades, dans laquelle sont groupés ceux qui n'ont pas succombé à la méningite chronique, mais sont morts d'une méningite intercurrente, M. Green a noté les particularités suivantes :

1° Dans deux cas, il n'observa pas le plus léger symptôme d'affection cérébrale ; 2° dans un autre, où les signes d'une inflammation chronique étaient évidents, il constata deux phénomènes nerveux remarquables. Les muscles fléchisseurs de la plante du pied étaient dans un état de contraction permanente, de façon que la plante avait pris une forme concave ; la contraction existait aussi dans les muscles fléchisseurs des mains, en sorte que les doigts étaient fléchis sur la paume. Toutes les fois que l'enfant buvait, il était pris d'une toux spasmodique qui menaçait de le suffoquer : ces symptômes avaient précédé l'entrée à l'hôpital ; mais on n'avait pas pu s'assurer de l'époque à laquelle ils avaient débuté.

L'analyse détaillée que nous venons de donner fait voir jusqu'à quel point la méningite chronique de M. Green se rapproche de notre méningite latente. Nous nous contenterons de faire observer que notre description s'applique à un plus grand nombre de cas que celle de M. Green, puisqu'elle comprend à la fois les cas aigus et chroniques.

Nous admettons, avec les auteurs que nous venons de citer, que, dans un certain nombre de cas, les granulations méningées ne donnent lieu à aucun symptôme, qu'elles soient ou non accompagnées d'inflammation chronique, et nous ajouterons même, d'*inflammation aiguë*. On trouvera la preuve de cette assertion dans les pages suivantes.

Art. II. — Anatomie pathologique.

Les mêmes lésions caractérisent anatomiquement la tuberculisation latente de l'encéphale ou de ses membranes, et la méningite normale ; mais dans la première forme, on constate, en outre, les caractères anatomiques de la phlegmasie chronique des méninges. S'il existe d'autres différences, elles sont peu nombreuses et peu importantes, et portent sur l'étendue, l'intensité et le siége des lésions.

1° On trouve, en effet, dans les méninges des granulations grises ou jaunes et des tubercules miliaires, occupant le même siége, et revêtant la même forme que ceux de la méningite ordinaire.

Isolés ou réunis, ces produits tuberculeux sont assez souvent accompagnés d'inflammation, c'est-à-dire d'un dépôt de lymphe verdâtre, de fausses membranes, de pus concret, d'un épaississement aigu ou chronique des méninges, d'un épanchement ventriculaire, trouble ou limpide ; d'un ramollissement des parois.

Ces lésions sont aussi nombreuses et aussi étendues, ou bien aussi limitées que celles de la méningite avec symptômes. Il faut dire cependant que ces altérations tuberculeuses ou inflammatoires siégent ici plus souvent à la face convexe qu'à la base, tandis que c'est le contraire dans la méningite normale.

La matière tuberculeuse existe cependant assez souvent seule, et nous avons vu que ce cas est rare s'il y a des symptômes.

2° Dans la substance cérébrale, on trouve des tubercules aussi nombreux, presque aussi volumineux et occupant les mêmes points que ceux décrits dans le chapitre précédent.

Ces tubercules siégent au centre des hémisphères, dans le cervelet et même dans les couches optiques ou dans le corps strié.

La seule différence un peu notable que nous ayons à faire connaître est celle-ci :

Les tubercules méningés ou cérébraux qui ne se révèlent pas par des symptômes, coïncident ordinairement avec une tuberculisation très avancée, soit dans tous les organes, soit dans un seul ; nous avons vu, au contraire, que la tuberculisation méningée avec symptômes, coïncide avec une tuberculisation récente et peu avancée des autres organes. Mais ce n'est ici qu'une différence de proportion, car la méningite latente peut aussi coïncider avec un petit nombre de ces produits accidentels dans les autres parties du corps.

Pour qu'il ne reste aucun doute sur l'exactitude de ces assertions, nous donnons ici le résumé de deux de nos observations ; on y trouvera réunis plusieurs des détails sur lesquels nous venons d'appeler l'attention de nos lecteurs.

Palante, fille, âgée de deux ans et demi, entra, le 28 février 1837, au n° 7 de la salle Sainte-Anne, pour une pleurésie chronique tuberculeuse ; c'était une fille blanche et blonde, maigre et à chairs flasques. Pendant tout le temps qu'elle fut soumise à notre examen, c'est-à-dire pendant deux mois entiers, elle n'eut qu'un mouvement fébrile très léger ; le pouls était régulier, l'appétit bon, et le ventre gros et indolent. Il y avait un dévoiement d'abondance médiocre. L'intelligence de l'enfant était très développée ; déjà coquette, elle souriait de plaisir à la vue d'un joli ajustement, et c'était la punir que de lui mettre un bonnet moins beau. Elle mourut sans présenter aucun symptôme nerveux, sans irrégularité dans le pouls, sans aucun phénomène qui pût faire croire à une maladie cérébrale ; et cependant les méninges nous offrirent les lésions suivantes :

L'arachnoïde, légèrement opaline le long de sa grande scissure, où l'on trouve un assez grand nombre de glandes de Pacchioni, renferme dans sa grande cavité une petite quantité de liquide séreux.

La pie-mère est très infiltrée, et ses petits vaisseaux sont légèrement injectés.

A la partie postérieure et supérieure de l'hémisphère gauche, on trouve une plaque jaune entrecoupée en tous sens par des vaisseaux ; occupant à peu près le quart postérieur du sommet, se prolongeant jusque sur les côtés en dehors, et composée par des traînées jaunes assez denses ; elle a déterminé une adhérence intime entre la pie-mère, les vaisseaux et la surface cérébrale qui s'enlève avec elle. Autour des vaisseaux, cette substance jaune, parfaitement homogène, est évidemment une fausse membrane ; mais, à quelques millimètres des vaisseaux, elle est parsemée de granulations arrondies parfaitement distinctes ; elles sont aplaties du côté de la séreuse, saillantes du côté de la pie-mère, et ne sont pas pénétrées par des vaisseaux. On trouve des granulations isolées et sans fausses membranes autour de cette plaque principale, tout à fait en arrière, en dehors et en avant sur la face plane de l'hémisphère gauche. Quelques-unes longent les vaisseaux, d'autres ne sont entourées que de petites ramifications vasculaires.

Lorsqu'on pénètre au fond des circonvolutions sous la plaque principale, on voit que la fausse membrane s'y prolonge presque partout, que la pie-mère y est plus rouge qu'à la surface, et que les granulations y sont tout à fait sphériques. Là, elles varient du volume d'une tête de camion à celui de la tête d'une grosse épingle. Dans les points où la fausse membrane n'occupe pas toutes les anfractuosités de la pie-mère, on trouve une sérosité jaune-citrin, un peu gélatiniforme.

Quelques granulations existent sur la face plane de l'hémisphère droit, mais sans traces de phlegmasie.

Aucune fausse membrane, aucune granulation dans aucun point de la base. La substance cérébrale, généralement pâle et sans piqueté, est flasque, mais sans ramollissement ; on observe cependant une légère diminution de consistance de la voûte à trois piliers. La substance grise, généralement molle, se déchire facilement partout où existe la fausse membrane déjà décrite.

Les ventricules contiennent à peine chacun une bonne cuillerée de sérosité transparente. On ne trouve aucun tubercule dans la substance corticale.

La lésion aiguë de la pie-mère était remarquable par son étendue, et n'a donné lieu à aucun symptôme ; mais la maladie siégeait à la face convexe et ne s'accompagnait pas d'épanchement ventriculaire.

Dans le fait suivant, les altérations de la pie-mère étaient plus anciennes, siégeaient à la base, et s'accompagnaient de lésions aiguës, soit des membranes, soit de l'encéphale :

La jeune Guérin, âgée de quatre ans, entra à l'hôpital des Enfants, le 12 août 1839. La maladie avait débuté un an avant son entrée par une fièvre intermittente qui, traitée par le sulfate de quinine, guérit et reparut à plusieurs reprises pendant six mois. Au bout de ce temps, l'enfant fut prise de sueurs nocturnes, de toux rare ; puis elle eut quelques épistaxis, se plaignit du ventre et de la tête, rendit quelques ascarides ; elle était tourmentée par une soif vive ; elle eut aussi pendant ce temps une scarlatine qui guérit.

Lorsque nous vîmes la petite Guérin, nous constatâmes qu'elle était pâle et amaigrie, qu'elle avait une fièvre vive qui alla toujours croissant d'intensité ; le pouls était régulier, assez développé ; elle avait de l'oppression, des sueurs nocturnes peu abondantes. L'auscultation fit reconnaître l'existence d'une bronchite et d'une tuberculisation peu avancée du poumon. L'abdomen était assez développé, chaud, tendu ; indolent d'abord, il devint légèrement douloureux à la fin du séjour ; la rate débordait les côtes.

Notre petite malade offrit à peine quelques symptômes cérébraux. Ainsi, dix-sept jours avant la mort, elle se plaignit d'une céphalalgie frontale qui dura pendant trois jours (elle avait en même temps une otorrhée double qui persista pendant tout le séjour à l'hôpital). Elle était d'un caractère triste, maussade et grognon ; elle mourut dans le marasme, sans présenter aucun autre symptôme nerveux.

Ces symptômes sont si communs chez les enfants, qu'il était impossible de penser à une méningite tuberculeuse. Cependant l'autopsie révéla de graves lésions des membranes cérébrales.

L'arachnoïde était un peu opaque, surtout en arrière. La pie-mère était infiltrée d'une petite quantité de sérosité jaunâtre ; on y apercevait disséminées en arrière quelques granulations tuberculeuses ; elles étaient encore plus rares dans les anfractuosités.

Dans les scissures, les membranes étaient épaisses, adhérentes, mais ne présentaient pas de granulations : sur la protubérance et sur tout le polygone de la base, l'arachnoïde était opaque et doublée d'un tissu épais, dense, non friable, d'un blanc jaunâtre, très adhérent, et dans lequel on trouvait quelques petites granulations jaunes. Là où il n'y avait pas d'épaississement de la pie-mère, il existait une infiltration assez abondante. Les tissus épaissis se prolongeaient en arrière sur le vernis inférieur, en avant jusqu'à l'origine des nerfs olfactifs ; sur les côtés, ils s'enfonçaient dans les scissures de Sylvius.

Les circonvolutions cérébrales étaient aplaties ; les ventricules très dilatés contenaient une grande proportion de sérosité trouble. Leurs parois étaient ramollies dans une grande épaisseur ; leur surface même était convertie en un détritus demi-liquide.

Il reste donc bien prouvé que la méningite tuberculeuse aiguë ou chronique étendue sur une grande surface, et que l'hydrocéphalie aiguë peuvent exister sans déterminer les symptômes qui révèlent habituellement leur existence.

Art. III. — Tableau. — Formes, etc.

Il est impossible de tracer le tableau général d'une maladie qui, le plus souvent, ne donne lieu qu'à un très petit nombre de phénomènes qui sont loin d'être toujours les mêmes.

Sauf la tristesse, les changements dans le caractère, et quelquefois les convulsions, qui peuvent remonter à plusieurs mois, et indiquer ainsi le début probable de la tuberculisation cérébrale, tous les autres symptômes ne se montrent que la veille ou l'avant-veille de la mort.

Alors il y a de la somnolence, puis du coma léger alternant avec un peu de délire, ou bien de légères convulsions suivies de roideur dans les membres ou les doigts. Cet état persiste avec quelques variations pendant un ou deux jours, et la mort survient sans autres phénomènes, ou au milieu d'une nouvelle attaque de convulsions.

Mais la variété des symptômes est telle que nous préférons donner quelques extraits d'observations pour faire voir les différences que présente chacun de ces cas.

Premier exemple.—Thierry, garçon âgé de quatre ans, traité à l'hôpital pour une tuberculisation générale, change de caractère, et devient triste et maussade environ un mois avant la terminaison de la maladie. Le jour de sa mort, il est pris d'agitation, de délire ; il descend de son lit, fait une chute sur la tête, et meurt bientôt.

On trouve trois tubercules du volume d'un pois à une noisette, dont l'un siége dans la partie postérieure de l'hémisphère droit, et les deux autres dans la partie postérieure et droite du cervelet.

Deuxième exemple.— Fritz, âgé de huit ans, atteint d'une phthisie pulmonaire très avancée, était apathique pendant son séjour à l'hôpital, et avait une lenteur remarquable dans ses mouvements. Quatre à cinq jours avant sa mort, sa sensibilité générale diminue un peu ; la veille de la mort, l'enfant est assoupi. On trouve des granulations sur les deux hémisphères, entourées de méningite chronique, et des tubercules nombreux dans le cerveau, la couche optique et le corps strié gauche.

Troisième exemple. — Duteil, âgé de deux ans, avait une tuberculisation générale avancée, lorsqu'il est pris de convulsions du globe oculaire, de roideur de la mâchoire ; les pupilles sont petites et contractées ; la sensibilité est abolie à la peau, à la conjonctive et à la narine droite. Il reste sept heures dans cet état et meurt. On trouve des groupes de tubercules miliaires entourés de pus concret en arrière et en avant de l'hémisphère gauche, plus trois gros tubercules dans le lobe droit du cervelet.

Quatrième exemple.— Desnos, cinq ans, garçon, était dans le service pour y être traité d'une anasarque générale, compliquée de pneumonie, d'entérite et de tuberculisation générale. Cette dernière maladie ne s'était révélée par aucun symptôme et n'avait pas été diagnostiquée.

L'enfant, qui n'avait jamais offert d'accidents cérébraux antérieurs, paraît endormi et répond mal aux questions. Il y a un peu de roideur dans le bras droit, de l'insensibilité et de la paralysie dans le bras gauche, qui remue cependant à un fort pincement. Il présente un strabisme divergent. Il est pris de fièvre vive, reste deux jours dans cet état ; la respiration devient stertoreuse. La mort ne tarde pas à arriver. Nous trouvons, à l'autopsie, des granulations tuberculeuses assez rares à la face convexe des hémisphères et à la base, une couche épaisse de pus concret dans la scissure gauche, une assez grande quantité de liquide trouble dans les ventricules et un ramollissement inflammatoire considérable au centre de la partie antérieure de l'hémisphère droit.

Cinquième exemple.— Faivre, âgé de cinq ans, succombe à une carie tuberculeuse de la colonne vertébrale avec tuberculisation des ganglions du cou. Il n'a présenté aucun symptôme cérébral, et est mort sans agonie. A l'autopsie, toute la surface cérébrale, à la convexité comme à la base, est tapissée par une couche de pus demi-liquide et mêlé d'une sérosité verdâtre. Il n'existe ni granulations ni tubercules.

Dans ce fait, l'étendue de l'inflammation et la demi-liquidité du pus rapprochaient singulièrement les lésions de celles qui appartiennent à la méningite simple. La tuberculisation était en effet très peu avancée, et le produit accidentel n'occupait point les organes essentiels à la vie.

Sixième exemple.—Denogues, garçon âgé de six ans, était à l'hôpital pour une tuberculisation générale dont les symptômes remontaient à plus d'une année. Il n'avait jamais eu d'accidents cérébraux. Un jour il cesse de répondre aux questions, bien qu'il les comprenne encore ; la sensibilité de la peau est un peu obtuse. Le lendemain il est assoupi ; le surlendemain il pousse des cris le jour et la nuit, et pendant deux heures il a des convulsions dans les bras et les jambes avec écume à la bouche. A ces symptômes succède de la contracture, et l'enfant meurt après avoir présenté ces accidents cérébraux pendant quatre jours seulement.

A l'*autopsie*, la pie-mère contient un grand nombre de granulations tuberculeuses sur la face convexe des deux côtés. La scissure de Sylvius gauche est farcie d'une infinité de ces granulations, avec un léger épaississement des membranes. De longues traînées de pus concret accompagnent les veines cérébrales antérieures. La substance cérébrale renferme quatorze tubercules du volume d'un petit à un gros pois; trois siégent dans le cervelet.

Les ventricules, dilatés, sont remplis d'une grande quantité de sérosité transparente ; leurs parois sont ramollies.

<h3 style="text-align:center">Art. IV. — Symptômes.</h3>

Après avoir établi d'une manière incontestable l'existence des tuberculisations encéphaliques latentes, il nous reste à étudier les symptômes légers et fugaces dont nous venons de donner quelques exemples, à les rapprocher de ceux de même nature que présentent un grand nombre d'enfants non tuberculeux, à l'approche de la mort, et à en tirer quelques conclusions diagnostiques et pronostiques.

Symptômes cérébraux. — Les symptômes que l'on observe le plus fréquemment, sont sans contredit, le trouble des fonctions intellectuelles. Ainsi chez un enfant on constate de la tristesse, chez un autre un changement de caractère ; le petit malade est grognon et se prête mal à l'examen ; ailleurs, il y a un peu d'agitation la nuit, quelquefois du délire ; l'enfant répond mal aux questions ; et bien qu'il semble comprendre celles qu'on lui adresse, il refuse d'y répondre ou ne le fait que lentement et nonchalamment ; un assez grand nombre sont habituellement endormis ou assoupis ; très rarement on observe du coma, et aussi rarement de l'insomnie.

Mais ce qui est surtout remarquable, c'est que parmi ces symptômes, les uns ne se développent guère que peu de jours avant la mort, tandis que d'autres se montrent quelques semaines ou même quelques mois avant la terminaison fatale. Ainsi l'on voit dans ces cas le caractère de l'enfant changer un mois ou deux avant la mort : gai, riant, il se prêtait à l'examen ; puis, sans changement notable dans les autres symptômes, il devient habituellement triste, il pleure et se débat quand on veut l'examiner. Ce symptôme est quelquefois le seul que l'on observe ; d'autres fois la mort est précédée par de l'agitation, du délire, ou de la somnolence ; ces derniers phénomènes ne se présentent guère que les deux ou trois derniers jours.

La *céphalalgie*, si fréquente dans la méningite aiguë normale, n'existe plus ici, ou bien elle est si rare et si peu intense, qu'elle n'a presque plus de valeur symptomatique. Nous avons vu un petit malade âgé de trois ans et demi porter souvent la main derrière sa tête et la remuer comme s'il souffrait, et cela huit jours avant sa mort. Il n'eut pas d'autres symptômes cérébraux qu'un peu d'assoupissement la veille de la terminaison fatale.

Les lésions de la motilité sont beaucoup plus rares que celles de l'intelligence ; on observe quelques convulsions, le plus ordinairement partielles, et siégeant alors soit dans les globes oculaires, soit dans l'un ou l'autre des membres supérieurs ; mais ces convulsions ne se présentent jamais que peu d'heures ou à peine un ou deux jours avant la mort. C'est dans les mêmes circonstances que l'on observe le renversement de la tête en arrière avec ou sans roideur, une légère roideur dans la mâchoire, dans les membres supérieurs, ou seulement dans les doigts, le plus souvent avec flexion. Il est très rare d'observer du mâchonnement, et s'il survient du strabisme, ce n'est qu'à la fin de la maladie. C'est aussi à la même époque que la sensibilité tactile de la peau et des muqueuses diminue, ou quelquefois même est abolie ; et cette anesthésie plus ou moins complète est un symptôme précieux, parce qu'elle est plus fréquente ou au moins plus facilement appréciable que la paralysie incomplète du mouvement ; celle-ci, en effet, qui est très rare, est facilement confondue avec la faiblesse résultat habituel des approches de la mort ; l'anesthésie est générale ou partielle, et quelquefois même les muqueuses oculaire et nasale y participent.

A la même époque aussi, on constate quelques phénomènes du côté des organes des sens : la pupille se dilate et perd sa contractilité ; rarement elle est habituellement contractée, et dans ce cas nous l'avons vue contractée lorsque le malade était en repos, se dilater par suite de l'excitation que causait l'examen, malgré l'approche d'une lumière vive.

Enfin, il est assez rare de rencontrer cet aspect encéphalique tout particulier à la méningite ; quelquefois seulement les yeux sont fixes et sans expression, ou bien la figure rougit et s'injecte vivement à la moindre excitation ; mais alors le malade présente l'ensemble des phénomènes dont nous venons de parler.

Symptômes généraux, etc. — Les caractères du pouls sont le plus ordinairement sous la dépendance des lésions plus graves qui siégent dans les autres organes ; il est donc accéléré ou normal, suivant que la maladie principale s'accompagne ou non d'un mouvement fébrile ; à aucune époque il ne présente un ralentissement ou une accélération qui dépende de la tuberculisation cérébrale. Presque toujours, il est vrai, il devient fréquent la veille ou l'avant-veille de la mort ; mais cette fréquence commune à presque touts les maladies de l'enfance, perd par ce fait toute sa valeur. Nous devons dire cependant qu'une seule fois nous avons noté le ralentissement du pouls l'avant-veille de la mort chez une petite-fille de trois ans, qui, à cette époque, présenta pour la première fois l'ensemble des symptômes de la méningite, mais en raccourci (s'il est permis de se servir de ce terme), et qui, à l'autopsie, nous offrit les lésions d'une phlegmasie méningée tuberculeuse aiguë et très étendue.

L'irrégularité du pouls, si fréquente dans la méningite avec symptômes, manque le plus souvent, ou existe à peine pendant un jour ou deux dans le cours de la maladie et bien avant l'apparition des symptômes cérébraux.

La rétraction de l'abdomen manque : à peine avons-nous vu le ventre se rétracter légèrement la veille ou l'avant-veille de la mort, encore était-ce pour le voir quelquefois augmenter de volume ou se ballonner le jour même. Les vomissements sont tout à fait exceptionnels.

On n'observe pas plus la constipation que les autres symptômes, et le dévoiement n'est que rarement modifié par l'apparition des accidents cérébraux.

En résumé, on voit que la forme de tuberculisation dont nous nous occupons ne donne lieu à aucun des trois symptômes qui marquent le début de la méningite tuberculeuse, c'est-à-dire la céphalalgie, les vomissements et la constipation.

Art. V. — Diagnostic.

L'exposé des symptômes tel que nous venons de le faire, démontre que le diagnostic de la méningo-céphalite tuberculeuse latente est très difficile à établir, et surtout qu'il est souvent inutile de chercher à le faire ; toutefois nous ferons les remarques suivantes :

1° Si un enfant reconnu tuberculeux d'ailleurs, vient à présenter quelques symptômes cérébraux consistant dans une perversion des fonctions intellectuelles, on pourra supposer :

L'absence de toute lésion cérébral,

L'existence d'une lésion non tuberculeuse,

L'existence d'une tuberculisation plus ou moins étendue.

2° Si la tristesse, la nonchalance, l'apathie, la somnolence dominent, on pourra supposer une lésion tuberculeuse ou non de l'encéphale.

3° Si à ces symptomes il se joint quelque trouble dans la motilité, dans la sensibilité, ou dans les organes des sens, on pourra supposer l'existence d'une tuberculisation de l'encéphale accompagnée d'une phlegmasie aiguë ou chronique.

4° L'absence de ces symptomes n'est pas une preuve de l'absence de l'inflammation.

5° S'il y a eu des convulsions à une époque antérieure et peu éloignée, on pourra soupçonner des tubercules cérébraux.

Au nombre des maladies qui peuvent être confondues avec la méningite latente, nous citerons les hémorrhagies cérébrales secondaires, et certaines hydrocéphalies secondaires.

Le diagnostic est, dans le premier cas, d'autant plus difficile que cette forme d'hémorrhagie se développe souvent chez les sujets réduits à un état de marasme qui peut faire soupçonner la tuber-.culisation. En outre, les symptômes sont à peu près les mêmes, comme le lecteur pourra s'en convaincre en jetant les yeux sur les extraits des observations consignés tome II, pages 236, 261, 268. La seule différence qui pourrait, dans quelques cas très rares, faire soupçonner la nature de la lésion, c'est que les signes de la tuberculisation encéphalique se montrent quelquefois plusieurs semaines avant la mort, tandis que les accidents qui dépendent de l'hémorrhagie sont toujours terminaux : dans les autres cas, le diagnostic est impossible.

Certaines hydrocéphalies secondaires peuvent aussi simuler la méningite latente, l'épanchement séreux déterminant des accidents cérébraux mal caractérisés qui précèdent la mort de quelques heures. Les réflexions que nous venons de présenter tout à l'heure sont applicables aux cas de cette espèce.

Enfin, nous devons mettre le praticien en garde contre une erreur de diagnostic qu'il nous est arrivé une seule fois de commettre. Voici ce fait : Un enfant qui était dans nos salles pour une méningite tuberculeuse bien constatée, fut pris de somnolence et d'assoupissement, en même temps que son pouls se ralentissait et devenait remarquablement irrégulier. Ces symptômes pouvaient en imposer pour les phénomènes terminaux d'une méningite tuberculeuse latente. Il n'en était rien cependant, car au bout de deux jours, l'enfant rendit une quantité considérable de lombrics par les vomissements et dans les selles ; cette évacuation fit disparaître tous les symptômes.

Art. VI. — Pronostic. — Causes.

L'étude à laquelle nous venons de nous livrer est certainement plus curieuse comme pathologie qu'utile comme pratique.

Le peu de précision des symptômes empêche de porter un diagnostic certain.

L'époque à laquelle ils surviennent, et le genre de lésion qu'ils annoncent, ne laissent espérer la réussite d'aucune médication.

La seule utilité pratique qu'on peut en tirer est le pronostic d'une terminaison fatale au bout de peu de jours, lorsqu'on voit se développer les symptômes que nous avons énumérés.

Les causes auxquelles on peut attribuer la forme latente de la tuberculisation doivent être cherchées :

1° Dans le siége de la maladie, qui occupe de préférence la face convexe ;

2° Dans la marche chronique des lésions, surtout lorsqu'elles occupent la base ;

3° Souvent dans le peu d'étendue des altérations anatomiques ;

4° Dans l'intensité de la tuberculisation des organes autres que l'encéphale ;

5° Peut-être dans l'âge des enfants qui en sont atteints, car c'est surtout de trois à cinq ans que la maladie revêt cette forme. Le sexe ne nous a pas paru avoir une influence marquée ; car, aussi bien que la méningite régulière, la forme latente est plus fréquente chez les garçons que chez les filles (1).

Ces causes cependant ne sauraient rendre compte dans tous les cas de l'absence ou du petit nombre des symptômes.

CHAPITRE VI.

TUBERCULISATION DES OS DU CRANE.

Notre intention n'étant pas d'étudier d'une manière approfondie les altérations anatomiques de la tuberculisation des os, si bien décrite par M. Nélaton, nous insisterons presque uniquement dans cet article sur les phénomènes qu'occasionne le produit accidentel, lorsqu'il se développe dans le voisinage ou dans l'épaisseur même des os du crâne.

Que les tubercules aient primitivement pris naissance dans l'épaisseur du tissu osseux, dans la pulpe cérébrale, ou dans les membranes qui l'entourent, ils ont pour effet, dès qu'ils sont en contact avec l'os, de déterminer une altération plus ou moins profonde des parois crâniennes.

Lorsque le tubercule s'est développé dans les membranes de l'encéphale, et a consécutivement atteint les os, il les déprime, les use progressivement, et finit par les perforer. Dans les cas où il a d'abord envahi l'os lui-même, il peut être enkysté ou infiltré, et détermine dans le tissu osseux une désorganisation dont le résultat est aussi la perforation des parois, et l'établissement d'un orifice fistuleux, qui fait communiquer la cavité du crâne ou celle des organes des sens

______

(1) 32 exemples de tuberculisation latente des méninges et du cerveau nous ont donné les résultats suivants pour l'âge et le sexe :

De 1 à 2 ans 1/2.	Garçons... 3 Filles..... 3	De 6 à 10 ans 1/2.	Garçons.. 3 Filles.... 3
De 3 à 5 ans 1/2.	Garçons... 13 Filles..... 5	De 11 à 15 ans	Garçons.. 2

avec l'air extérieur. Ces accidents n'étant pas de la même nature, suivant la portion de la surface interne du crâne avec laquelle le tubercule est en contact, nous étudierons sous autant de titres distincts :

A. Les tubercules développés loin des organes des sens ;

B. Les tubercules placés au voisinage de la cavité orbitaire ;

C. Les tubercules situés au niveau de l'ethmoïde ;

D. Enfin les tubercules et l'ostéite chronique du rocher.

Nous glisserons rapidement sur les trois premiers articles pour insister davantage sur le dernier.

A. *Tubercules crâniens développés loin des organes des sens.* — Lorsque les tubercules du crâne ont altéré profondément les parois de cette boîte osseuse au niveau d'un point quelconque de sa circonférence, il peut en résulter une perforation des os, une inflammation et une ulcération du périoste et du cuir chevelu, et un ulcère fistuleux qui persiste pendant un temps plus ou moins long. Cette fistule paraît susceptible de cicatrisation lorsque la matière tuberculeuse a été évacuée et le séquestre détaché ; c'est du moins ce qu'on peut inférer d'un fait intéressant publié par M. Contour (1).

Il s'agit dans ce cas d' un enfant de neuf ans, sur les parois crâniennes duquel on constata en plusieurs points des fistules et des nécroses tuberculeuses. Sur le pariétal gauche, il existait une altération analogue, mais moins avancée ; enfin sur le frontal on voyait une sorte de cicatrice composée de fibres radiées qui convergeaient les unes vers les autres. Il semblait que le tubercule avait été évacué dans ce point, et que la cicatrice s'était produite par la formation d'une portion osseuse nouvelle, ou peut-être par le retrait des fibres restées intactes. On voyait encore sur la dure-mère une masse tuberculeuse qui répondait à un enfoncement de la face interne du crâne.

Laënnec (2) a publié l'observation fort intéressante d'un enfant chez lequel on nota pendant la vie un ulcère profond au milieu de la région temporale, accompagné d'un écoulement de pus fétide ; à l'autopsie, on constata une altération tuberculeuse des os. En voici la description :

Il existait une perforation du temporal et une destruction presque complète de tout le sinus maxillaire ; en sorte que, sans la membrane palatine, le pus aurait pénétré sans obstacle dans la bouche. A l'extérieur du crâne on voyait deux tubercules : l'un était situé au-dessus de l'angle postérieur de l'occipital ; il était entièrement formé de matière tuberculeuse jaunâtre à son premier degré, et implanté dans l'os, qui était creusé assez profondément ; l'autre tubercule, de moitié plus petit, était situé au-devant de l'apophyse mastoïde.

B. *Tubercules en contact avec les parois orbitaires.* — On comprend

(1) *Bulletins de la Société anatomique*, juillet 1841, p. 140.
(2) Tome II, p. 528.

que si les tubercules se développent au niveau de la paroi supérieure
de l'orbite, ils peuvent avoir pour effet de déterminer une exophthalmie. Cet accident a été en effet mentionné par Boudet (1).

Chez une fille de quatre ans qui succomba à une méningite tuberculeuse, on
avait constaté une oxophthalmie gauche survenue peu à peu...

A l'autopsie on trouva sous la paupière supérieure gauche un trajet fistuleux·
communiquant avec une masse tuberculeuse qui avait rongé la paroi supérieure
de l'orbite, et pénétrait dans la cavité du crâne, où elle s'étendait sur toute la
fosse sphénoïdale et sur la selle turcique. La glande pituitaire avait complète-
ment disparu. Le nerf optique gauche était légèrement comprimé, le nerf
olfactif droit un peu déjeté en dedans. La tumeur avait perforé la dure-mère et
pénétré jusque sous la pie-mère. On trouva des masses tuberculeuses qui avaient
creusé à leur niveau les os du crâne. Il y avait de la matière tuberculeuse
infiltrée dans le corps du sphénoïde.

C. *Tubercules en contact avec la paroi supérieure des fosses nasales.* —
Lorsque les tubercules se développent au niveau de la lame criblée de
l'ethmoïde, ils peuvent la perforer et déterminer une profonde désorganisation dans l'intérieur des fosses nasales, et entraîner la destruction des os propres du nez. Dans les cas de cette nature, on observe
une dépression notable de ces os, accompagnée ou non d'un écoulement nasal abondant; les matières sécrétées par la muqueuse nasale
exhalent une extrême fétidité. La dépression osseuse et l'odeur fétide
étaient très prononcées chez une de nos malades. Nous allons donner
un extrait succinct de cette observation, en rappelant que ce fait, bien
que rare, n'est pas unique dans la science.

Une jeune fille de cinq ans et demi fut admise à l'hôpital pour y être traitée
d'une méningite tuberculeuse. Nous apprîmes de ses parents que six mois et
demi avant le début des accidents méningés elle avait eu des vomissements
pendant six semaines ; puis il était survenu une amaurose, et huit jours après
une attaque de convulsions. Plus tard on constata que les os du nez étaient
déprimés, les parties molles saillantes et tuméfiées, et que l'enfant mouchait
des matières puantes ; mais on n'avait pas observé d'écoulement extérieur.

L'amaurose incomplète avait été le seul symptôme cérébral qui eût persisté
après la disparition des convulsions. Lorsque la méningite se développa, nous
constatâmes les symptômes de cette affection, et en outre l'aplatissement des
os du nez : l'odorat était cependant conservé ; du moins il nous a semblé qu'il
en était ainsi par l'expérience suivante. Nous fîmes sentir du tabac à la petite
malade, et l'enfant, qui ne voyait pas le corps que nous portions dans ses
narines, nous dit : *Otez le tabac.*

A l'autopsie, nous constatâmes les altérations suivantes. Lorsque la voûte
crânienne fut enlevée, nous vîmes à la face externe de la dure-mère, au niveau
de la fosse latérale gauche supérieure, contre la portion verticale du coronal,
une tumeur jaunâtre arrondie, saillante de 6 à 8 millimètres, de 3 centimètres

(1) *Bulletins de la Société anatomique*, décembre 1840, p. 334.

de diamètre. La dure-mère ayant été incisée, nous reconnûmes que cette tumeur pénétrait dans le parenchyme cérébral, et que la saillie interne était plus considérable que l'externe. Quand nous soulevâmes la dure-mère qui recouvrait les gouttières ethmoïdales et la lame criblée, nous vîmes une large ouverture, due à ce que l'ethmoïde tout entier avait été détruit. Cette perforation était remplie par une tumeur représentant assez exactement la forme de l'os ; elle était évidemment de nature tuberculeuse. En effet, elle avait une couleur jaunâtre, se laissait trancher par le scalpel ; sa coupe, de couleur blanc-jaunâtre, était parfaitement unie. La partie inférieure présentait seule à la coupe un tissu fibreux de 2 millimètres d'épaisseur, continu à la portion de la dure-mère encore existante, et qui nous parut être le résultat de l'épaississement de cette membrane, qui en cet endroit avait été déprimée, et non perforée, comme on l'observait en d'autres points. La tumeur s'étendait dans toute la partie moyenne du plan supérieur de la base du crâne ; elle empiétait d'un centimètre sur les impressions digitales et les éminences mamillaires de chaque côté de la lame criblée. L'ethmoïde tout entier était détruit ; l'os planum qui forme la partie interne de l'orbite était remplacé par une membrane fibreuse ; la lame interne du coronal, les apophyses clinoïdes antérieures, le corps du sphénoïde, étaient infiltrés de matière tuberculeuse. Toute la cavité des fosses nasales était remplie de pus sanieux d'une extrême fétidité et d'esquilles osseuses. La membrane pituitaire était généralement épaissie, et se détachait très facilement. Les os du nez étaient remplacés par une membrane fibreuse ; les cornets inférieurs et le vomer existaient encore ; mais ce dernier os était dénudé.

Du côté du cerveau, la tumeur offrait les rapports suivants : située au-devant du chiasma des nerfs optiques, elle le comprimait. Les nerfs qui pénètrent par la fente sphénoïdale et la cinquième paire n'étaient pas altérés. La masse tuberculeuse avait envahi la partie antérieure des hémisphères. Autour d'elle, le tissu cérébral était ramolli, sans altération dans sa couleur.

D. *Tubercules du rocher (otite chronique, otite tuberculeuse et cérébrale des auteurs).* — Nous n'avons pas la prétention de traiter en détail l'histoire de l'otite chronique avec altération du rocher ; nous nous contenterons de commenter quatre observations que nous avons recueillies ; nous rapprocherons de ces faits quelques autres que nous avons consultés.

Art. I. — Anatomie pathologique.

Nous avons trouvé chez nos quatre malades une destruction complète de la membrane du tympan. L'oreille interne et moyenne était convertie en un vaste clapier plein d'un liquide verdâtre, épais, dans lequel nageaient un grand nombre d'esquilles.

Il était impossible, chez trois malades, de reconnaître aucun vestige des parties qui constituent l'oreille interne, tandis que, chez le quatrième, une des esquilles volumineuses qui se détachaient de l'intérieur du rocher renfermait le limaçon et une portion des canaux semicirculaires. On retrouvait encore les nerfs auditif et facial à l'endroit où ils pénètrent dans le conduit auditif, mais on ne pouvait les suivre dans l'intérieur du clapier. Le rocher, examiné en place à l'intérieur du crâne, ne présentait pas d'altération appréciable chez deux enfants. La dure-mère avait sa couleur et sa consistance ordinaires; elle se détachait de l'os assez facilement; au-dessous d'elle le tissu osseux n'offrait aucune trace d'injection.

Il n'en était pas de même chez deux autres enfants; la dure-mère était évidemment malade. Ainsi, nous avons vu cette membrane au niveau de la face postérieure du rocher, présenter en arrière du trou auditif un petit cercle saillant, jaunâtre. Au niveau de ce point, elle était décollée, épaissie et comme fongueuse; sa face externe était d'un rouge vif en quelques parties, jaunâtre en d'autres. Les points rouges formaient des mamelons saillants et arrondis, les points jaunes avaient toute l'apparence de tubercules ramollis.

Nous avons vu la muqueuse du conduit auditif interne rouge, fongueuse, épaissie, ramollie; à l'extérieur de ce canal le périoste était aussi décollé; dans une assez grande étendue, cette membrane était, comme la dure-mère, épaisse, rouge et molle.

Chez deux enfants, il existait une large perforation derrière l'oreille qui faisait ainsi communiquer artificiellement l'intérieur du conduit auriculaire avec l'extérieur.

Il est souvent difficile de reconnaître quel est le point de départ de ces graves lésions, et de décider si l'altération osseuse est primitive ou si elle n'est que le résultat d'une inflammation limitée d'abord à la caisse du tympan, et étendue ensuite, par continuité de tissu, au rocher lui-même.

Nous sommes cependant portés à croire que l'os est primitivement affecté. Ainsi, tout à côte du vaste clapier décrit ci-dessus, nous avons vu deux tubercules enkystés bien évidents. Il est donc probable que la matière tuberculeuse infiltrée ou enkystée se sera ramollie, que ce ramollissement aura fait des oreilles externe et moyenne une seule cavité baignée de pus, et que plus tard la membrane du tympan ayant été ulcérée, le pus se scra fait jour au dehors.

Dans aucun des quatre faits que nous avons observés, l'altération de l'os ne nous a paru semblable à la carie. Le tissu osseux n'était ni noir, ni mou, ni crépitant, mais seulement infiltré de pus, ou séparé en séquestres volumineux.

L'inflammation peut quelquefois s'étendre aux parois des sinus; nous n'avons pas observé nous-mêmes de faits de cette nature; mais peut-être n'avons-nous pas accordé une assez grande attention aux altérations de ces conduits vasculaires, en rapport avec le rocher malade. Le docteur James Bruce a rapporté plusieurs exemples de cette coïncidence (1).

---

(1) *Recherches sur la phlébite des sinus veineux de la dure-mère à la suite de l'otorrhée.* (*London medic. Gaz.*, janvier 1840, dans *Archives*, mai 1841, p. 67.).

On n'observe guère de lésions des parties du cerveau qui sont en contact avec le rocher malade, que dans les cas où la dure-mère correspondante a été détruite ou enflammée.

L'arachnoïde adhère alors à cette membrane ; et comme M. Bruce l'a vu chez un enfant de neuf ans, la substance cérébrale est superficiellement ulcérée, et couverte d'une mince couche de pus.

Deux de nos quatre malades ne nous ont offert aucune lésion de l'encéphale et de ses membranes ; chez deux autres nous avons trouvé des produits tuberculeux dans l'encéphale ou dans la pie-mère.

Les quatre enfants dont nous analysons les observations étaient tuberculeux à un assez haut degré.

Les faits d'otite chronique symptomatique rapportés par les auteurs ne sont pas assez complets pour que nous puissions établir d'une manière positive si la nécrose du rocher coïncide toujours avec le développement des tubercules dans d'autres points de l'économie ; cependant nous voyons que dans plusieurs observations, cette forme d'otite a été notée chez des enfants scrofuleux ou phthisiques. Nous ne voulons pas prétendre non plus que cette maladie soit toujours le résultat du développement de la matière tuberculeuse dans le rocher. Mais nous ne voyons pas plus de raisons pour séparer la nécrose du rocher chez les tuberculeux ou les scrofuleux, de la tuberculisation de cet os, que nous n'en avons vu pour distinguer la tuberculisation méningée de la méningite des tuberculeux.

Art. II. — Symptômes.

Nos quatre observations ayant été recueillies chez des enfants très jeunes entrés à l'hôpital à une époque avancée de leur maladie, il nous est assez difficile d'indiquer le mode de début.

Nous se saurions décider, en particulier, si la douleur existait à l'origine de l'affection, comme dans les cas d'otorrhée aiguë, et si elle s'accompagne de fièvre et d'agitation. Dans un cas rapporté par M. Bruce, la maladie avait débuté cinq ans avant la mort par de vives douleurs dans l'oreille et dans la tête, puis l'écoulement était survenu au bout de peu de jours, comme dans l'otite aiguë. Du reste, si, comme nous le croyons, l'affection de l'os est primitive, il est bien probable que le plus ordinairement la douleur ne doit pas être très violente.

Chez trois de nos malades, *l'écoulement purulent* a été le premier phénomène morbide ; chez un quatrième, il a été précédé par l'apparition d'une tumeur au niveau de l'apophyse mastoïde. L'écoulement verdâtre, très fétide, continu, augmentant d'abondance par la pression exercée au-devant du conduit auriculaire, a toujours été de longue durée ; on l'a vu persister un grand nombre de mois et même plusieurs années (1). Nous avons toujours vu le conduit auditif externe livrer passage au liquide purulent ; mais chez deux de nos malades la suppuration se faisait jour à la fois, et par le conduit auditif, et par des ulcérations situées derrière la conque de l'oreille.

Dans un cas rapporté par M. Bruce, la suppuration s'était fait jour au travers de l'apophyse mastoïde et avait déterminé la formation d'un abcès considérable sur les parties latérales du cou. Cette collection purulente se prolongeait en arrière jusqu'au vertex, et s'étendait sous les téguments depuis la protubérance occipitale jusqu'à une petite distance de l'apophyse orbitaire externe.

Chez nos quatre malades, à une époque variable après l'établissement de la suppuration par le conduit auriculaire, deux, trois et quatre mois environ, il est survenu une paralysie de la face, tantôt très appréciable, permanente et reconnaissable à la première vue, tantôt moins marquée et visible seulement dans le moment où les enfants criaient ou pleuraient. Cette paralysie de la face s'est établie insensiblement, ou bien elle est survenue tout à coup. Ainsi, une petite fille de trois ans fut prise quatre mois après le début de l'otorrhée, d'une extrême agitation accompagnée de cris aigus, à la suite de laquelle la paralysie de la face s'établit soudainement.

A l'époque où les malades ont été soumis à notre observation, la paralysie de la face était plus ou moins évidente. Ainsi, c'était quelquefois seulement pendant le rire ou les pleurs, que la paralysie faciale devenait appréciable : on voyait alors la commissure labiale être tirée à droite ou à gauche, l'œil se fermer à demi ; la face se raccourcir et s'amoindrir d'un côté ; un long sillon partant au-dessous de l'aile du nez, tombait en dehors de la commissure et se perdait sur les côtés du menton. Nous avons vu chez un seul de nos malades, l'œil du côté paralysé être habituellement humide, larmoyant, sans trace d'ophthalmie ni de tumeur lacrymale. L'œil du côté opposé était parfaitement sain.

La paralysie faciale chez nos quatre malades était limitée au mouvement.

Elle s'explique d'une manière toute naturelle par l'altération que subit le nerf facial, en contact avec le liquide purulent qui baigne les parties de l'oreille interne qu'il traverse. On conçoit très bien aussi que cette paralysie ne survienne qu'à une certaine période, lorsque l'altération des os a gagné les points qui servent de canal protecteur au nerf de la septième paire. Bien que se montrant à une époque un peu éloignée du début, ce symptôme est cependant précieux en ce qu'il indique d'une manière nécessaire l'altération de la substance osseuse.

Il ne faut pas croire, en effet, qu'il soit toujours facile de déterminer

____
(1) Bruce, *loc. cit.*

s'il y a altération de l'os, ou seulement suppuration de la membrane qui tapisse l'oreille moyenne.

La durée de la maladie, l'abondance plus ou moins grande de l'écoulement et sa nature peuvent tout au plus faire soupçonner l'altération de l'os, tandis que la paralysie de la face l'indique d'une manière évidente. Ajoutons qu'en explorant avec soin la cavité auriculaire au moyen d'un stylet mince, on reconnaîtra facilement si la membrane du tympan est ou non rompue et si les os sont altérés. Il est aussi fort important d'examiner la nature de l'écoulement, et de rechercher si l'on ne trouve pas quelques débris osseux sur les linges appliqués autour de l'oreille malade. Les esquilles que nous avons trouvées en abondance nageant au milieu du vaste clapier creusé dans le rocher prouvent évidemment que quelques-unes ont dû être rejetées à l'extérieur pendant la vie. Nos recherches ont été incomplètes sous ce rapport ; c'est pourquoi nous avertissons le praticien de la nécessité d'examiner chaque jour le produit morbide. Les sujets que nous avons observés étaient trop jeunes pour que nous ayons pu reconnaître l'existence des bourdonnements d'oreille. Il n'est pas nécessaire d'ajouter que la surdité était la suite nécessaire d'une aussi grave désorganisation.

<h3 align="center">Art. III. — Pronostic. — Terminaison.</h3>

Le pronostic est toujours grave. D'une part, parce que cette affection peut faire redouter chez les enfants l'existence d'une tuberculisation du cerveau et des autres organes ; d'autre part, parce que, à supposer que la lésion fût limitée au rocher, elle ne pourrait jamais guérir sans la perte complète de l'ouïe. Mais si, comme cela est arrivé chez nos quatre malades, l'otite tuberculeuse est bornée à un seul côté, cette partie du pronostic perd de sa gravité, parce que l'ouïe est conservée du côté non affecté. Les rapports qui existent entre le foyer de la suppuration, les conduits veineux dont est creusée la base du rocher et la masse encéphalique, la possibilité de la transmission de la phlegmasie du dehors au dedans, rendent certainement le pronostic beaucoup plus fâcheux.

On a longtemps agité la question de savoir si l'otite était la conséquence ou l'origine de l'inflammation encéphalique. Il est hors de doute pour nous : 1° que l'altération du rocher n'est presque jamais le résultat de l'altération cérébrale ; 2° que l'affection cérébrale n'est dans bien des cas qu'une simple coïncidence ; 3° que lorsque la lésion de l'encéphale existe dans le point correspondant à l'altération de l'os et de la dure-mère, il est incontestable que la phlegmasie a été transmise de l'oreille au cerveau.

On peut, en effet, dans ces cas suivre tous les degrés de l'altération osseuse ; ainsi, l'on voit d'abord le rocher creusé d'un clapier plus ou moins vaste, cette caverne est séparée de la dure-mère par une couche osseuse plus ou moins épaisse. A un degré plus avancé, l'épaisseur de l'os diminue, puis il est détruit en totalité; la dure-mère est décollée, rouge, épaissie à sa face interne ; puis enfin cette membrane est traversée, et le cerveau est plus ou moins profondément altéré. Toutefois, dans des cas exceptionnels, il serait possible que les choses pussent se passer d'une manière inverse ; ainsi, un tubercule développé dans la pie-mère pourrait déterminer au niveau du rocher l'adhérence des deux feuillets arachnoïdiens, augmenter progressiment d'étendue, traverser la dure-mère, perforer le rocher et déterminer une suppuration de l'oreille interne. Nous concevons la possibilité de cette marche du tubercule de dedans en dehors sans en avoir d'exemple par devers nous ; mais en procédant par analogie, nous jugeons qu'il peut en être ainsi.

Art. IV. — Traitement.

Le traitement de la tuberculisation du rocher doit être général et local. Le traitement général n'est autre que celui de l'affection tuberculeuse (voyez page 410). Le traitement local consiste dans l'emploi d'injections émollientes abondantes , afin d'éviter l'accumulation du pus dans les cellules osseuses. Car, comme l'observe avec raison M. Bérard (1), ce qu'il faut avant tout, c'est laver, nettoyer, balayer toute la sanie avec soin ; et de l'eau tiède, des liquides émollients suffisent très bien à ce but. La stagnation du pus pouvant avoir de graves inconvénients, il est fort important d'empêcher la tuméfaction de la membrane qui tapisse le conduit auriculaire. On préviendra son engorgement par une application d'une ou deux sangsues dans le voisinage de la conque. Peut-être devrait-on essayer aussi de cautériser très légèrement le canal avec du nitrate d'argent, afin de produire l'affaissement des tissus malades. Si l'abcès mastoïdien a précédé l'écoulement, il faut l'ouvrir afin de donner issue au liquide purulent. On a conseillé aussi l'application de révulsifs énergiques à la nuque, tels que des cautères, des sétons, des moxas, etc.

(1) *Dictionnaire de médecine*, t. XXII, article OTITE.

APPENDICE AU CHAPITRE III.

MÉNINGITE TUBERCULEUSE.

Art. V *bis.* — **Diagnostic** (1).

La méningite tuberculeuse est de toutes les maladies de l'enfance celle dont le diagnostic est à la fois le plus difficile et le plus aisé.

Il y a des cas tellement simples que l'élève le moins instruit peut les reconnaître à première vue; il y en a d'autres tellement compliqués qu'ils mettent en défaut toute la sagacité du maître le plus habile.

Pour éclairer la voie, procédons du simple au composé, du facile au difficile, du connu à l'inconnu.

Mais avant de nous avancer sur ce terrain, posons quelques jalons et donnons quelques conseils.

Une première recommandation à faire au médecin qui soupçonnant l'existence d'une méningite cherche à la constater, c'est de n'être pas pressé. Quand il s'agit de diagnostiquer une fièvre éruptive, une pneumonie, une pleurésie, une fièvre typhoïde, et même une méningite franche, une inspection rapide, un simple coup d'œil, l'application de l'oreille sur la poitrine ou la percussion suffisent le plus souvent. Ici, il n'en est plus de même, et le médecin ne saurait consacrer trop de temps et mettre trop de soin à l'examen de son malade.

Les symptômes à la recherche desquels il doit procéder en première ligne sont les prodromes; c'est un véritable voyage de découverte qu'il va faire, et il faut qu'il s'attende non-seulement à n'être pas éclairé par ceux auxquels il demande des renseignements sur la route qu'il doit suivre, mais souvent même à être trompé. Soit par inattention, soit par négligence, soit par regret d'avoir laissé passer le temps sans agir, soit par ignorance, soit par vanité, le plus souvent les parents auxquels on adresse cette question : Votre enfant était-il bien portant quand il a commencé à vomir et à se plaindre de la tête ? répondent : Oui ! Et cependant, quatre-vingt-dix-neuf fois sur cent, c'est non qu'il faut entendre. Aussi, ne doit-on pas se contenter de cette première réponse ; mais il faut entrer dans les détails les plus minutieux, en insistant surtout sur l'amaigrissement et sur les changements dans le caractère.

De très bonne foi, des parents, même les plus attentifs, les plus soucieux de la santé de leur enfant, peuvent répondre qu'au début

---

(1) Une erreur typographique nous oblige à insérer ici cet article qui aurait dû prendre place à la page 508.

de sa maladie il était bien portant, parce qu'ils ont regardé sa tristesse
ou son irascibilité comme étant du domaine de l'éducation plus que
de celui de la médecine, et qu'ils ont été plus disposés à consoler ou à
punir qu'à invoquer les secours de l'art.

D'autres parents, absorbés par les soins ou par les soucis de la vie,
n'ont pas même pris garde que la santé de leur enfant se détériorait,
et sincèrement aussi, ils répondent qu'il était bien portant au début
du mal. Il faut alors, si l'on a quelques soupçons, et ils peuvent être
éveillés par l'aspect seul du malade, interroger les alentours, qui
souvent en savent plus que les parents eux-mêmes. C'est aussi aux
alentours qu'il faut avoir recours dans les cas où l'on présume que
c'est la vanité ou les regrets qui ferment la bouche des parents ; car il
n'est pas nécessaire d'avoir vieilli dans la pratique pour savoir combien fréquemment il arrive que, par un orgueil mal entendu, on cache
au médecin les circonstances qu'il lui serait le plus utile de connaître.
Il est certaines familles où l'on dirait que la maladie est un déshon-
neur, tant on met de soins à en dissimuler jusqu'aux traces les plus
légères.

Nous admettons que la période prodromique ait été bien constatée,
une première difficulté est levée ; mais la question n'a fait qu'un pas.
Il faut déterminer si ces prodromes sont bien ceux d'une méningite ;
car, ainsi que l'a fait remarquer Gœlis, ces phénomènes peuvent être
observés dans plusieurs maladies différentes. Sans revenir ici sur le
diagnostic de la tuberculisation que nous avons traité ailleurs (t. III,
p. 380), nous nous contenterons de rappeler que, de tous les symptômes prodromiques, ceux qui, avec l'amaigrissement et la perte
d'appétit, ont le plus de valeur, quoique plusieurs soient assez rares,
sont : la céphalalgie par accès irréguliers, les douleurs dans les membres, les vertiges, les changements dans le caractère, l'affectuosité
développée d'une manière exagérée, une tristesse profonde, une
excessive irritabilité, les grincements de dents, les réveils en sursaut
et l'agitation la nuit. Si ces trois derniers symptômes sont habituels,
ils n'ont pas une grande importance, tandis que s'ils prennent naissance et se développent chez un enfant qui ne les a jamais présentés
auparavant, ils ont une très grande valeur.

Nous supposons que les prodromes ont été reconnus et attribués à
leur véritable cause, la tuberculisation ; il est, comme nous l'avons
dit plus haut, des cas où le diagnostic est très aisé et d'autres où il est
fort délicat. Procédons du facile au difficile par quelques exemples,
en commençant par le diagnostic de la première période.

A. *Diagnostic de la méningite dans la première période.* — 1° Un
garçon de trois à sept ans, après avoir pendant plus de deux mois
inquiété ses parents par son amaigrissement, par sa tristesse, par la
diminution de son appétit et les irrégularités de sa digestion, est pris
tout à coup, et sans cause appréciable, de vomissements aqueux

accompagnés de constipation opiniâtre, de céphalalgie et d'une
remarquable tendance à la somnolence ; la langue est un peu blanche,
le pouls n'est pas accéléré. Le lendemain et le surlendemain les
symptômes persistent au même degré.

Il y a de fortes présomptions de croire que cet enfant est atteint
d'une méningite tuberculeuse. En effet, quand la maladie se présente
sous cette forme, elle ne peut être confondue qu'avec un *embarras
gastrique simple*, la *congestion hépatique apyrétique* ou *l'helminthiasie.*
Mais dans l'embarras gastrique et dans l'hépatite apyrétique, il n'y
a pas de prodromes, et les dérangements de la santé générale, qui
précèdent ou accompagnent l'affection vermineuse, sont différents,
par leur nature, des prodromes réguliers de la méningite ; d'ailleurs,
ils sont plus courts et moins bien dessinés.

Sauf l'absence des prodromes, il faut convenir que les symptômes
de l'embarras gastrique offrent une grande ressemblance avec ceux
du début de la méningite. Dans l'une et l'autre maladie, on observe,
pendant les premiers jours, la constipation, les vomissements et la
céphalalgie. Mais dans l'embarras gastrique, la céphalalgie est très
peu intense, ordinairement fugace ; les vomissements sont presque
toujours bilieux, accompagnés quelquefois d'une légère douleur à
l'épigastre ; la langue est recouverte d'un enduit limoneux, blanchâtre ou jaunâtre, plus ou moins épais. La constipation est opiniâtre
quand on ne cherche pas à la vaincre au moyen des purgatifs, tandis
qu'elle cède aisément à quelques doses d'huile de ricin. En outre, le
facies est naturel, les yeux sont seulement cernés, mais le regard est
bon ; il n'est ni étonné, ni fixe, ni incertain. Le mouvement fébrile
est peu marqué et de courte durée ; dès qu'il a disparu, le pouls
reprend ses caractères normaux. Il reste *régulier ;* il n'y a presque
pas de tendance à la somnolence ; enfin, les éméto-cathartiques font
promptement justice de cette légère maladie.

La variété apyrétique de la congestion hépatique simule plus
encore que l'embarras gastrique la première période de la méningite.
Nous avons exposé ailleurs l'extrême difficulté du diagnostic
(voyez t. II, p. 27).

Enfin, l'affection vermineuse peut d'autant plus facilement prêter
à l'erreur qu'il est bien avéré que les helminthes provoquent des accidents nerveux variés, de la dilatation des pupilles qui donne au
visage quelque chose de cérébral, et souvent aussi des vomissements
aqueux accompagnés de ralentissement et d'inégalité du pouls. En
cas pareil, il faut attacher une grande importance à l'absence presque
constante de la céphalalgie, à la facilité des évacuations sous l'influence de purgatifs légers, et enfin, à l'existence des vers dans les
selles. Il faut aussi prendre en considération la marche et l'enchaînement des symptômes.

2° Nous avons présenté tout à l'heure un exemple dans lequel le diagnostic est aisé, car tous les symptômes du début sont réunis. Mais voici venir une sérieuse difficulté.

Quelquefois, l'un ou l'autre de ces symptômes manquent au moins pendant les deux ou cinq premiers jours. Ainsi, l'enfant ne vomit pas, ou bien ses vomissements sont insignifiants, car il rejette seulement une ou deux fois sa nourriture ou sa boisson au moment où on le fait asseoir. En outre, il continue à avoir des évacuations spontanées, ou il va très aisément à la garderobe par un simple lavement; mais, il est vrai que si la constipation et le vomissement manquent, le petit malade souffre de la tête, et surtout est fort endormi. Ces deux symptômes, même en l'absence des autres, doivent donner l'éveil. Pour bien constater le caractère de la somnolence et pour saisir sur le facies ces traits qu'un œil exercé ne méconnaît pas, il est indispensable que le médecin revoie plusieurs fois son malade dans la journée. Il faut qu'il se tienne dans un juste milieu entre une confiance insouciante et une inquiétude exagérée, car la peur est souvent une aussi mauvaise conseillère qu'une présomptueuse indifférence.

On voit qu'ici ce n'est pas trop de toute l'habileté du maître, et qu'un élève serait aisément dérouté. Cependant, malgré sa sagacité et son expérience, le praticien le plus consommé sera quelquefois forcé de suspendre son jugement et d'attendre que de nouveaux symptômes viennent l'éclairer. C'est dans les cas de cette espèce que le ralentissement et l'irrégularité de pouls, et les symptômes nerveux, quelque insignifiants qu'ils soient, peuvent être d'un précieux secours. Tels sont la fixité insolite du regard, son expression d'indifférence et d'hostilité, la crainte de la lumière, une brusque diplopie, le plissement intersurcilier, le clignotement des paupières, les grimaces passagères, les soupirs (surtout les soupirs), les changements de coloration du visage, la constriction du pharynx, le mâchonnement, l'inachèvement des mots, la sécheresse des réponses, la crainte des chutes, les mouvements de la main, qui se promène alternativement des yeux sur le front et du front dans les cheveux, et qui ressemblent plus aux évolutions d'un automate qu'aux mouvements d'un être raisonnable.

3° Dans les exemples que nous avons choisis précédemment, la maladie au début est apyrétique ou à peu près; c'est le cas le plus ordinaire; mais si la peau est chaude, si le pouls est vif, si le visage est animé, si l'enfant se plaint du ventre et de la tête, si les vomissements manquent ou sont rares, si la céphalalgie est peu intense; si en même temps les prodromes ont été courts ou incomplets, le diagnostic est d'une bien autre difficulté, et l'on peut tout aussi bien croire à une fièvre typhoïde qu'à une méningite.

Rien de plus naturel, du reste, qu'une semblable confusion, puisque la tuberculisation aiguë est de toutes les maladies celle qui ressemble le plus à la fièvre typhoïde, et puisque la méningite n'est que la manifestation par le cerveau de la forme aiguë de la diathèse. Ce qui

rend le diagnostic doublement difficile, c'est que si la tuberculisation
aiguë peut simuler la fièvre typhoïde, celle-ci à son tour peut revêtir
les apparences de la méningite. Ainsi, on observe dans certaines
fièvres typhoïdes graves la somnolence, les soupirs, les irrégularités
de la respiration, et sinon le ralentissement et l'irrégularité du pouls,
au moins de grandes différences dans son accélération du soir au matin, et même d'une minute à l'autre.

Dans les cas de cette espèce, indépendamment de l'étiologie et des
antécédents, c'est en général le traitement qui est la pierre de touche
du diagnostic. Si l'enfant reste réfractaire à de fortes doses de calomel, il est fort à présumer que l'on a affaire à une méningite; si la
diarrhée s'établit aisément et si elle continue après la suspension des
évacuants, il est presque certain que c'est une fièvre typhoïde.

Nous avons vu cependant plusieurs cas où l'incertitude s'est prolongée pendant bien des jours.

Nous avons cité des faits de cette espèce dans notre première édition
ou dans notre mémoire sur la méningite, et depuis lors, nous en avons
observé plusieurs autres.

Pour résumer par un exemple les détails contenus dans les pages
qui précèdent, et pour faire voir combien la méningite est une maladie traîtresse, nous rapporterons très en abrégé l'observation suivante qui est encore toute présente à notre mémoire :

Une petite fille de trois ans, très intelligente et n'ayant jamais été malade,
est prise, nous dit-on, au milieu d'un état de santé parfaite (plus tard nous
avons appris qu'il y avait eu des prodromes d'un mois), d'un mouvement
fébrile très intense; c'est à peine si l'enfant se plaint de céphalalgie; elle n'a
que deux vomissements, l'un de lait, l'autre de tisane, ce dernier au moment
où on la fait asseoir. Elle va du ventre; sa langue est chargée.

Son père croit avoir affaire à un dérangement d'estomac, et administre du
sirop d'ipécacuanha ; puis la fièvre continuant, il prend de l'inquiétude et
nous fait appeler le cinquième jour. Nous trouvons ce jour-là une petite fille
très intelligente, point somnolente, fortement fiévreuse. Sa langue est couverte
d'un enduit très épais. Le ventre est assez volumineux, *sans taches*. On ne
sent pas la rate; il n'y a pas de gargouillement : l'enfant a eu une selle la
veille ; nulle part on n'aperçoit d'éruption. Nous cherchons avec d'autant plus
de soin les symptômes cutanés que la chaleur de la peau est bien celle des
fièvres éruptives ou de l'affection typhoïde. Nous prescrivons une poudre de
calomel de 30 centigrammes qui provoque trois évacuations. Le sixième jour
au matin nous trouvons l'enfant beaucoup mieux, assise dans son lit, causant
sans excitation et sans abattement d'une manière très naturelle ; la fièvre a
beaucoup baissé, mais le pouls conserve une régularité parfaite. Il n'y a aucun
symptôme cérébral, ni léger, ni grave, et rien dans le facies qui puisse dénoter, même à l'œil le plus exercé, nous ne dirons pas l'existence, mais la chance
d'une affection cérébrale. Nous prescrivons une cuillerée à café d'huile de ricin
qui produit une ou deux selles.

Dans la journée la scène change ; l'enfant commence à s'agiter, à soupirer ;

elle redevient fiévreuse, elle se plaint de douleur dans le cou; mais son intelligence est nette.

La soirée du septième jour se passe de même; le huitième les symptômes persistent, et sur le soir un nouveau symptôme vient sérieusement alarmer les parents.

A plusieurs reprises l'enfant a de la peine à s'exprimer ; elle conserve toute son intelligence ; mais au lieu d'articuler un mot entier, elle n'en prononce que la moitié : ainsi au lieu de dire *papier* elle dit *pier*. On vient nous raconter ce qui s'est passé, et nous nous hâtons de nous rendre auprès de l'enfant.

Nous restons confondus du changement qui s'est opéré dans son état!

La respiration est à chaque instant entrecoupée par de tristes et profonds soupirs. La petite fille cligne les paupières, fronce les sourcils et mâchonne sans cesse. Elle se plaint d'une douleur au cou; mais l'examen attentif de la gorge n'y fait rien d'écouvrir d'anormal : ce phénomène est tout nerveux. La réunion de ces symptômes ne nous laisse aucun doute sur la nature de la maladie; et en effet les jours suivants elle se caractérise de plus en plus, et le dix-septième l'enfant meurt après avoir passé par toutes les phases de la seconde et de la troisième période.

N'est-ce pas à des cas analogues à celui que nous venons de raconter, que doit s'appliquer cette remarque pleine de justesse que nous trouvons dans l'ouvrage de Coindet :

« Cette amélioration apparente et perfide a lieu sur la fin de la pre-
» mière période. On croirait que le malade n'a qu'une fièvre bénigne,
» le mieux paraît s'établir, ce que l'on ne manque pas d'attribuer au
» traitement; mais tout à coup quelque symptôme nerveux paraît, le
» caractère de la maladie se prononce, et le mal est sans res-
» sources. »

4° Jusqu'ici, nous n'avons choisi nos exemples que parmi les enfants qui ont dépassé l'âge de deux ans; mais dans le cours de la première et de la deuxième année, le diagnostic offre de plus sérieuses difficultés, et cela pour plusieurs raisons. D'abord, la rareté de la maladie fait que l'attention de l'observateur ne se dirige guère du côté de la méningite, ensuite les prodromes sont moins bien dessinés et peuvent être simulés par plusieurs affections, et en particulier par le rachitisme ou bien par les résultats d'un simple vice dans l'hygiène (voy. p. 376). Il ne faut pas oublier aussi que les vomissements à cet âge sont bien loin d'avoir la même valeur diagnostique qu'à une période plus avancée de l'enfance. En outre, la dentition laborieuse tient le système nerveux dans un état de susceptibilité qui peut facilement en imposer. Enfin, dans le très jeune âge, les convulsions apparaissent fréquemment et prématurément, et cette apparition hâtive, en dérangeant l'évolution naturelle des symptômes, jette une nouvelle cause d'incertitude sur le diagnostic. Ce sont donc en résumé le catarrhe gastrique et la dentition laborieuse qui, dans la première enfance, peuvent être le plus aisément confondus avec la première période de la méningite.

Quant au catarrhe, il est rare qu'il ne soit pas à la fois gastrique et intestinal, ou bien si les vomissements seuls existent, très aisément on provoque des évacuations par de légers minoratifs. Les symptômes nerveux, qand ils existent, n'ont ni la nature ni la persistance de ceux de la méningite, et l'on peut démêler sans trop de difficulté qu'ils sont sympathiques de la souffrance des entrailles. Le ballonnement du ventre, les émissions du gaz par l'anus, coïncidant avec les cris automatiques, sont aussi des symptômes précieux pour le diagnostic.

Il y a des cas cependant où le savoir du médecin peut être mis en défaut pendant bien des jours. Ainsi, nous nous rappelons avoir vu un enfant chez lequel des vomissements opiniâtres furent accompagnés d'une constipation non moins persistante; puis il survint de la fixité du regard, de la contraction des pupilles, et plus tard, de la contracture des membres. La terminaison de la maladie servit à fixer le diagnostic; c'est-à-dire que notre incertitude fut de longue durée.

Dans la dentition laborieuse, bien des symptômes peuvent simuler ceux de l'hydrocéphale, et plus d'une fois, nous avons commis la double erreur de prendre une dentition difficile pour une méningite, ou une méningite pour une dentition difficile ; la coïncidence des deux maladies, qui est loin d'être rare, ajoute encore à la difficulté du diagnostic. En effet, dans la dentition laborieuse, l'enfant vomit facilement, et à plusieurs reprises, il est souvent constipé, il a de fréquents changements de coloration du visage; il est irritable, hargneux, méchant; il a souvent ce regard hostile si caractéristique de la méningite des jeunes enfants. Il pousse des cris aigus quand on le regarde, et souvent même des cris spontanés, d'autant plus trompeurs qu'étant le résultat de l'odontalgie, ils ne diffèrent guère des cris hydrocéphaliques provoqués par une violente céphalée. Il est assoupi, et cet assoupissement est brusquement interrompu par un réveil en sursaut ou par de fréquents tressaillements. L'examen attentif de la bouche, l'absence des soupirs, l'intensité, et en même temps, l'irrégularité de la fièvre, la coloration très vive de l'une des joues, la facilité des évacuations par de légers minoratifs, sont les signes différentiels les plus importants.

B. *Diagnostic de la méningite dans la seconde et dans la troisième période.* — Dans tout ce que nous avons dit jusqu'ici, nous n'avons eu en vue que le diagnostic de la méningite à la première période. C'est en effet la partie à la fois la plus épineuse du diagnostic et la plus utile à éclaircir.

Quand les symptômes cérébraux sont confirmés pendant la seconde et la troisième période, la méningite tuberculeuse peut être confondue avec la plupart des maladies cérébrales de l'enfance, telles que la méningite franche, les hémorrhagies cérébrales ou méningées, les hydrocéphalies symptomatiques ; ou bien avec les affections qui à cet âge se compliquent si aisément de symptômes nerveux, comme les fièvres éruptives, la fièvre typhoïde ataxique, ou bien encore avec certains accidents cérébraux sans lésions d'organe qui ne sont pas rares dans l'enfance.

Pour établir le diagnostic dans ces différents cas, il est fort important d'être bien renseigné sur la marche de la maladie, car c'est uniquement par la connaissance des antécédents morbides et les symptômes bien constatés et bien suivis de la première période, que la véritable nature de la maladie peut être reconnue.

De tous ces diagnostics différentiels, le plus important est celui de la méningite franche et de la méningite tuberculeuse. Nous l'avons donné en détail ailleurs (t. I, p. 122). Nous nous bornerons à rappeler ici qu'il n'y a guère que la méningite irrégulière survenant dans le cours d'une phthisie confirmée, qui puisse être confondue avec une méningite franche, parce que sous cette forme, la méningite tuberculeuse est rapidement comateuse ou ataxique, et parce qu'elle a une très courte durée. Mais il suffit d'avoir constaté que l'enfant était gravement tuberculeux au moment de l'invasion des symptômes cérébraux pour que le diagnostic soit par cela seul clairement établi.

Nous ne croyons pas nécessaire d'insister sur celui de la méningite et des autres maladies cérébrales que nous avons énumérées ; on trouvera les éléments de ce diagnostic différentiel dans plusieurs chapitres de notre ouvrage.

Quant aux encéphalopathies qui accompagnent les maladies générales aiguës spécifiques, la nature de l'état morbide sera spécifiée d'après les antécédents, d'après la marche de la maladie, et aussi d'après les symptômes propres aux maladies générales.

Lorsque l'encéphalopathie ne se relie pas à une maladie générale, aiguë, spécifique, et n'a sa raison d'être dans aucune lésion appréciable du système nerveux, le diagnostic est souvent difficile. Ainsi, on peut observer de la céphalalgie, de la constipation, des vomissements, des symptômes nerveux variés. La maladie peut durer de cinq à treize jours, et la marche des symptômes être tout à fait identique avec celle de la méningite tuberculeuse. Les antécédents mêmes peuvent contribuer à l'erreur du diagnostic, les enfants étant ou pouvant être soupçonnés tuberculeux. Nous citerons comme exemple l'extrait suivant de l'une de nos observations.

Une fille de dix ans, atteinte d'une gibbosité depuis l'âge de trois ans, à la suite de laquelle était survenue une paralysie des extrémités qui avait duré six mois, était habituellement constipée depuis l'âge de cinq ans. A huit ans elle avait éprouvé de vives douleurs dans les tempes et les oreilles, et depuis l'âge de neuf ans elle était sujette à de la céphalalgie. Deux mois avant le début, elle avait eu pour la première fois une attaque d'épilepsie. Sept semaines plus tard, elle se plaignit de la tête ; l'appétit était perdu ; mais elle ne présentait aucun autre symptôme.

La maladie débute par l'augmentation de la céphalalgie, des vomissements bilieux qui durent deux jours, et de la constipation qui persiste. Le second jour, il survient une extrême agitation ; l'enfant pousse des cris aigus, se tord les mains, tire la langue, grimace sans cesse. Elle cherche à se jeter à bas de son lit ou à grimper le long des murs. Les yeux sont convulsés ; il n'y a pas d'écume à la bouche. Ces symptômes (au dire de la mère) durent presque sans interruption jusqu'au neuvième jour : l'enfant est alors amenée à l'hôpital. Nous la trouvons dans l'état suivant :

Elle est couchée sur le dos ; la face est pâle ; le front et les joues sont couverts d'excoriations ; les narines sont croûteuses et les ailes du nez légèrement dilatées. Les lèvres sont volumineuses, sèches, ulcérées à leur face interne. Le faciès exprime la stupidité ; l'enfant rit sans cause, puis se met à pleurer. L'agitation est grande : il est fort difficile d'examiner la malade ; elle prononce des mots sans suite et se plaint constamment. Le strabisme est très marqué ; les pupilles sont largement dilatées ; la sensibilité tactile et spéciale est conservée.

Le pouls est peu développé, inégal, à 116, la chaleur médiocre ; 32 inspirations irrégulières. La langue est assez profondément ulcérée à son bord droit ; l'ulcération est inégale, à fond jaunâtre. L'abdomen est assez volumineux, sonore. L'enfant ne demande ni à manger ni à boire. Il n'y a pas de selles.

Les trois jours suivants, les symptômes de la méningite sont encore plus prononcés. Le pouls est un jour petit, irrégulier, variant entre 80 et 88, la peau est froide ; le lendemain il remonte à 136, et la chaleur augmente d'intensité. Le ventre est légèrement rétracté, un peu tendu. Il y a des alternatives de coma et d'intelligence : l'enfant prononce avec lenteur quelques paroles sensées, puis des mots inarticulés ; puis elle gémit, et retombe dans le coma. Pendant ses lueurs de raison, elle se plaint de la tête. Le dixième jour, la sensibilité tactile des narines, des conjonctives, est abolie ; il en est de même de celle de la peau du bras et de la joue gauche. Le onzième jour, la vue paraît tout à fait abolie. Le lendemain (douzième jour), veille de la mort, amélioration apparente : l'enfant voit assez bien, distingue ce qu'on lui présente ; la sensibilité tactile et spéciale est en partie revenue, bien que toujours un peu moins marquée à gauche qu'à droite. Son intelligence est plus nette ; elle répond mieux et plus vite aux questions ; elle est moins agitée ; elle se plaint toujours de la tête, mais dit avoir moins mal. Dans la nuit du douzième au treizième jour, elle meurt.

A l'autopsie, la dure-mère est saine, et laisse écouler par sa surface quelques gouttes de sang ; les sinus renferment du sang et des caillots ; l'arachnoïde est lisse et polie ; les glandes de Pacchioni sont abondantes le long de la grande scissure. L'infiltration sous-arachnoïdienne est presque nulle. La pie-mère est très injectée ; elle se détache aisément de la substance cérébrale. Pas de traces de granulations ni d'épaississement.

Les circonvolutions cérébrales ont leur aspect ordinaire ; la consistance du cerveau est bonne ; la substance grise a une teinte d'un rose assez vif ; la substance blanche est abondamment piquetée. Les deux substances sont poisseuses. Chaque ventricule contient une cuillerée de sérosité trouble. La partie supérieure de la voûte à trois piliers est légèment ramollie.

La colonne épinière est déformée de façon à former un angle aigu en arrière, très rentrant en dedans au niveau des deux premières dorsales. Le corps de ces deux vertèbres est détruit ; on ne voit pas dans le foyer de tubercules évidents, mais seulement quelques gouttes de pus et des esquilles peu volumineuses en contact avec la face antérieure de la moelle. Cet organe, au niveau du point où il repose sur l'angle saillant de la colonne, est mou, diffluent, dans l'étendue d'un centimètre environ; le ramollissement existe dans toute l'épaisseur. Les parties inférieures ne sont pas atrophiées.

Dans les autres organes, nous constatons : 1° une pneumonie lobulaire peu étendue du poumon droit, avec un tubercule crétacé ; 2° un ramollissement complet de la membrane muqueuse du grand cul-de-sac. Il n'existait pas d'autres altérations.

La plupart des symptômes de la méningite tuberculeuse étaient réunis chez cette malade ; et non-seulement ils existaient, mais ils étaient groupés, comme ils le sont souvent dans l'affection tuberculeuse des méninges. Ainsi la maladie débute par de la céphalalgie, des vomissements et de la constipation ; ces symptômes sont suivis au bout de deux jours de phénomènes nerveux graves ; et quand nous voyons l'enfant le neuvième jour, les symptômes que nous observons, réunis aux renseignements fournis par les parents, ne nous laissent pas le moindre doute sur la nature de la maladie. Les variations et l'irrégularité du pouls et de la chaleur, l'état du facies, le strabisme, la dilatation des pupilles, le coma et les retours de l'intelligence, la rétraction de l'abdomen, appartiennent bien à la méningite. La carie de la colonne vertébrale qui, à l'âge de notre malade, est presque toujours tuberculeuse, devait nous fare croire aussi à une inflammation de nature tuberculeuse.

L'examen attentif du cerveau ne nous a cependant révélé aucune altération des méninges ou de la pulpe encéphalique qui ait pu être considérée comme la cause des graves accidents observés pendant la vie. De la congestion cérébrale, un léger ramollissement de la voûte à trois piliers comme on en observe dans un grand nombre de maladies différentes, ne peuvent pas être regardés comme des lésions assez graves pour rendre compte des symptômes. Le ramollissement de la moelle, celui de la membrane muqueuse du grand cul-de-sac, et les traces de pneumonie lobulaire trouvées dans le poumon droit, ne rendent pas raison des phénomènes morbides, nous sommes donc obligés en dernière analyse de voir dans ce fait une véritable maladie cérébrale sans lésion de l'encéphale.

Nous ne devons pas oublier de rappeler que notre jeune malade avait été atteinte deux mois avant le début, d'une attaque d'épilepsie, et qu'elle était par conséquent prédisposée aux accidents nerveux.

COL.

CHAPITRE VII.

TUBERCULES ET ULCÉRATIONS DU LARYNX.

Art. I. — Anatomie pathologique.

I. *Tubercules.* — Il est très rare de voir les tubercules se déposer sous la membrane muqueuse du larynx ou de la trachée ; et les ulcérations, qui sont assez communes dans ces conduits, diffèrent complétement de celles qui sont le résultat de la fonte purulente du produit accidentel. Nous n'avons observé qu'un seul fait de tuberculisation de la trachée. M. le docteur Tonnelé a publié un exemple de tubercules du larynx chez une jeune fille de quatorze ans. Voici sa description :

Les parties molles qui formaient l'ouverture supérieure du larynx étaient rouges et tuméfiées, les cordes vocales infiltrées d'une sérosité sanguinolente, et fort gonflées, au point que l'ouverture de la glotte en était presque complétement occluse. Dans l'intérieur du sinus droit, on remarquait deux ou trois petits tubercules jaunâtres et légèrement ramollis, qui avaient déterminé l'ulcération de la membrane muqueuse. Plusieurs productions analogues existaient à l'extérieur du larynx, principalement entre cet organe et l'œsophage.

Dans le fait que nous avons observé, la membrane muqueuse de la trachée présentait un grand nombre de points blanchâtres percés d'un pertuis central qui correspondait à un petit corps jaune sous-muqueux tuberculeux, du volume d'une tête d'épingle.

II. *Ulcérations.* — Les ulcérations du larynx sont, en général, d'une petite dimension ; elles varient entre celle d'une tête d'épingle et celle d'une grosse lentille ; une seule fois nous avons vu une ulcération avoir 6 millimètres de long sur 3 ou 4 de large. Assez souvent elles sont parfaitement circulaires et comme taillées avec un emporte-pièce ; mais plus souvent encore elles sont allongées, et prennent alors une forme ellipsoïde ; le sens du grand diamètre dépend du point où les ulcérations se sont développées : lorsqu'elles siégent sur les cordes vocales, elles sont allongées horizontalement, et dans le sens des replis muqueux eux-mêmes ; tandis que lorsqu'elles sont verticales, elles occupent indifféremment d'autres parties de l'organe.

Leurs bords sont presque toujours minces, plus ou moins rouges, très rarement décollés ; une fois ils étaient entourés d'un liséré blanc. Leur fond est constitué quelquefois par la membrane muqueuse elle-même, qui n'est qu'incomplétement détruite, et plus souvent par le tissu sous-muqueux, que nous avons vu blanc ou rouge, mais jamais notablement épaissi. Les cas où l'ulcération dépasse le tissu sous-muqueux, et laisse voir à nu les fibres musculaires, sont de tous les plus rares. Une seule fois l'ulcération était encore plus profonde; elle occupait les replis arythéno-épiglottiques, et communiquait avec un petit foyer du volume d'un pois qui était lui-même rempli de pus. Les ulcérations, envisagées dans leur ensemble, représentent assez bien les petites facettes d'un dé à coudre, mieux encore certains ulcères superficiels de la cornée.

Lorsquelles existent sur les cordes vocales, leur forme allongée et leur peu de largeur leur donnent l'apparence d'une simple fente que l'on aurait produite avec un instrument tranchant, en cherchant à disséquer les fibres musculaires ou le tissu ligamenteux qui forme ces replis. Elles n'occupent pas toujours les mêmes points; le plus souvent on les observe sur l'une ou l'autre des cordes vocales, quelquefois même dans leur intervalle à l'union de leurs extrémités postérieures; d'autres fois elles siégent à la base de l'épiglotte. Dans la très grande majorité des cas, on ne voit qu'une seule ulcération, très rarement deux; lorsqu'elles sont très nombreuses, on en rencontre à la fois dans le larynx et dans la trachée.

La membrane muqueuse qui les entoure est à peu près également ou saine ou enflammée; les degrés de l'inflammation varient; mais, en général, elle est assez intense, consistant dans une vive rougeur avec épaississement de la membrane muqueuse, unie quelquefois à du ramollissement, la surface malade ayant conservé son poli, ou bien étant inégale. Une seule fois la membrane muqueuse qui entourait les ulcérations était revêtue d'une couche pseudo-membraneuse jaunâtre, molle, mais assez adhérente.

Dans presque tous les cas où nous avons trouvé des ulcérations, soit dans le larynx et la trachée, soit dans la trachée seule, les bronches étaient plus ou moins profondément lésées, mais les ulcérations y étaient fort rares. Ces lésions consistaient le plus ordinairement dans de la rougeur et de l'épaississement auxquels se joignait rarement du ramollissement. Presque toujours aussi elles contenaient une assez grande quantité de liquide grisâtre ou gris-rougeâtre, quelquefois aéré, le plus souvant opaque, sanieux, à odeur assez fétide. Enfin, chez quelques tuberculeux, le larynx était le siége d'une inflammation simple, premier degré de la laryngite ulcéreuse que nous venons de décrire, et dont les caractères anatomiques ne différaient pas sensiblement de ceux de la laryngite aiguë.

Les ulcérations existent quelquefois en même temps dans le larynx et dans la trachée; mais il n'est pas très rare d'observer ces dernières isolées.

Ce que nous avons dit des ulcérations du larynx est entière-

ment applicable à celles de la trachée ; nous n'avons pu saisir aucune
différence dans leur aspect, leur dimension, leur profondeur ; nous
dirons toutefois que la forme arrondie est la plus ordinaire, et que
presque toujours les ulcérations sont très superficielles (1).

Nous ne saurions mieux faire pour résumer cette description que
de citer un fait dans lequel nous avons vu le larynx et la trachée être
le siége de nombreuses ulcérations.

La muqueuse du larynx est généralement d'un rouge vif à la partie postérieure, moins en avant et sur la corde vocale droite. La partie postérieure est
criblée d'un grand nombre d'ulcérations de forme ellipsoïde à bords taillés à
pic, et formée d'un liséré blanc entouré d'une auréole rouge. Le fond est rouge,
formé par le tissu sous-muqueux épaissi. Dans les points non ulcérés, la
muqueuse est ramollie. Toutes ces parties sont tapissées par une couche jaunâtre, molle, comme pseudo-membraneuse, adhérente.

La trachée est criblée d'une infinité d'ulcérations analogues à celles du larynx,
mais plus nombreuses, de telle sorte que la muqueuse qui les sépare a moins
d'étendue qu'elles. Cette membrane, d'un rouge plus vif qu'au larynx, est
épaissie. Les ulcérations, du volume d'une tête d'épingle à une lentille, font
ressembler la muqueuse à un tamis à mailles rondes et écartées. Elles sont
plus profondes que celles du larynx ; quelques-unes reposent sur les cartilages.
Dans les points intermédiaires, la muqueuse a perdu de son poli, est comme
grenue, et couverte de la même couche jaunâtre qu'au larynx.

La laryngo-trachéite ulcéreuse coïncide dans la très grande majorité des cas avec une tuberculisation considérable, qui d'ordinaire
est concentrée plutôt dans le poumon que dans d'autres organes.
C'est donc principalement chez les enfants atteints de phthisie pulmonaire qu'on doit s'attendre à la rencontrer.

(1) Nombre absolu des ulcérations de la trachée et du larynx . . . 16
  —   — du larynx seulement 9
  —   — de la trachée seulement 4
  —   — du larynx et de la trachée . . . 3

Nombre des ulcérations.

Dans le larynx.		Dans la trachée.	
1 seule	8	1 seule	1
2.	2	2.	2
Très nombreuses.	2	Quelques-unes ou très nom-breuses	4

Siége des ulcérations du larynx.

L'une ou l'autre corde vocale	5
A la réunion des deux cordes vocales	2
Base de l'épiglotte.	1
Au niveau des cartilages aryténoïdes	2
Disséminées dans le larynx	2

Art. II. — Symptômes.

L'analyse rigoureuse des symptômes qui révèlent l'existence des ulcérations soit du larynx, soit de la trachée, ne nous a souvent conduits qu'à un résultat purement négatif. Dans bien des cas nous n'avons observé ni modification dans le timbre de la voix, ni sensation pénible, ni véritable douleur au niveau du larynx, ni changement dans le caractère de la toux, le nombre des inspirations ou la nature de l'expectoration. En d'autres termes, les ulcérations du larynx sont restées à l'état latent chez la moitié des malades environ. Celles de la trachée ne se sont jamais révélées par aucun symptôme spécial. Les lésions fonctionnelles que nous avons pu rapporter aux ulcérations du larynx sont l'altération de la voix et la douleur laryngée. Les deux symptômes se sont montrés dans une proportion très différente, le premier étant beaucoup plus fréquent que le second (: : 7 : 2). A une seule exception près, l'altération du timbre de la voix a débuté dans les dernières semaines de la maladie, et à une époque distante de la mort de dix-neuf à vingt jours. Une seule fois la voix est devenue voilée cinquante-huit jours avant la mort, soixante-douze après le début de la maladie. C'est aussi dans ce cas que nous avons observé une ulcération profonde, conduisant à un petit abcès dans l'épaisseur du repli aryténo-épiglottique ; chez ce même enfant, les autres parties du larynx, la trachée tout entière, et même les bronches, étaient parsemées d'ulcérations.

En général, la voix était seulement voilée et enrouée, et l'on parvenait à comprendre les paroles des jeunes malades. Cette modification devenait de plus en plus marquée à mesure que la maladie faisait des progrès ; cependant il était fort rare que la voix s'éteignît complétement. Nous n'avons observé ce fait qu'une seule fois, trois jours avant la mort.

Presque toujours l'altération de la voix coïncidait avec l'existence des ulcérations au niveau des cordes vocales ; tandis qu'au contraire, dans les cas où la voix n'a pas été altérée, l'ulcération existait, soit au niveau de la face postérieure du larynx, soit à la base de l'épiglotte. Ce seraient donc seulement ces dernières espèces d'ulcérations laryngées qui resteraient à l'état latent.

La douleur au niveau du larynx est un symptôme beaucoup plus rare que l'altération de la voix. Dans les deux seuls cas où nous l'avons constatée, la voix était en même temps voilée. La douleur siégeait une fois au niveau du larynx ; dans l'autre cas elle se faisait sentir à un travers de doigt au-dessus de cet organe ; elle avait, dans l'un et l'autre, débuté en même temps que l'altération de la voix. La plupart des enfants atteints de lésions du larynx étant d'âge à rendre compte de leurs sensations, nous sommes certains que le symptôme dont nous parlons a réellement manqué le plus ordinairement.

L'exploration de la gorge ne nous a rien offert de particulier ; une seule fois l'haleine était fétide.

Personne n'ignore combien les douleurs pharyngées et la gêne de la déglutition sont des symptômes communs chez l'adulte. Souvent aussi à cet âge on observe une dysphagie des plus pénibles, le retour des boissons par le nez, et une toux extrêmement fatigante toutes les fois que le bol alimentaire ou les liquides franchissent l'isthme du gosier. Ces symptômes, qui dépendent en général de profondes ulcérations pharyngées ou d'une destruction partielle de l'épiglotte, doivent être d'une grande rareté chez les enfants, car nous ne les avons jamais observés soit à l'hôpital, soit en ville.

D'ordinaire *la toux* n'a pas changé de caractère, et n'a pas pris un timbre particulier qui pût nous mettre sur la voie du diagnostic de la maladie ; cependant une fois elle était rauque ; dans un autre cas elle était devenue très pénible, précisément à l'époque où la voix avait commencé à s'altérer. Dans ces deux cas aucune autre lésion (ganglionnaire ou pulmonaire) ne pouvait rendre compte du timbre de la toux.

Le plus ordinairement, les enfants atteints d'ulcérations du larynx avaient une expectoration muqueuse, séro-muqueuse ou nummulaire, bien plus en rapport avec la lésion du poumon ou des bronches qu'avec celle du larynx. Il est important de tenir compte de ce symptôme, parce qu'il nous servira à expliquer le mode de formation des lésions de cet organe.

Nous n'avons observé aucun cas où l'ulcération du larynx s'accompagnât d'accès de *dyspnée*, et l'on peut facilement s'en rendre compte, en observant que l'orifice laryngé était toujours perméable, et que le boursouflement des membranes, quand il existait, se bornait à un peu d'épaississement de la muqueuse, sans diminution sensible de la capacité de la glotte.

Les accès de suffocation ont été, au contraire, très prononcés chez la malade dont M. Tonnelé a rapporté l'observation. Mais, comme nous l'avons vu (page 582), la partie supérieure du larynx était notablement œdématiée. Voici, du reste, ce fait tel qu'il a été raconté par cet auteur. (1)

Une fille âgée de quatorze ans éprouva successivement et à plusieurs reprises, pendant le cours de la phthisie pulmonaire, de l'enrouement et de la douleur à la gorge. Le 26 septembre, ces symptômes se reproduisirent et furent accompagnés d'une toux rauque et de dyspnée. Le 27, la toux devint plus fréquente et évidemment croupale, l'inspiration aiguë, sifflante et précipitée ; il y eut de l'agitation et de la fièvre. On appliqua quinze sangsues au-devant du cou.

(1) *Journal hebdomadaire*, 1829, n° 57, p. 155.

Le 28, il se manifesta de violents accès de suffocation. Le 29, les forces s'épuisèrent, et la malade succomba après une longue agonie (1).

Les ulcérations de la trachée sont restées, comme nous l'avons dit, complétement latentes. Il en a été de même de plusieurs laryngites simples au premier degré, c'est-à-dire consistant seulement dans de la rougeur. Chez une malade dont la membrane muqueuse qui tapisse l'angle rentrant des cordes vocales, était épaissie, rugueuse, inégale, rouge et molle, nous avons noté de l'enrouement vingt-huit jours avant la mort.

Art. III. — Diagnostic.

Dans l'âge adulte, le diagnostic de la phthisie laryngée a une véritable importance. Il s'agit, en effet, de distinguer les unes des autres les maladies chroniques du larynx qui sont l'expression de diathèses dont la gravité est loin d'être identique. En outre, les lésions laryngées chroniques sont quelquefois la seule ou presque la seule manifestation de l'affection tuberculeuse ; chez l'enfant, il n'en est plus de même. C'est toujours à une période avancée d'une phthisie tuberculeuse confirmée que les symptômes laryngés se montrent, et la tuberculisation est, à l'exception de la diathèse syphilitique, la seule maladie chronique qui, dans l'enfance, se localise sur le larynx ; et même, tout en faisant cette restriction, nous devons reconnaître l'extrême rareté de la laryngite chronique syphilitique chez les enfants. Pour notre part, nous n'en avons recueilli qu'un exemple.

Nous résumerons ainsi le diagnostic :

Si un enfant reconnu tuberculeux se plaint de douleurs au niveau du larynx ; si sa voix devient enrouée, voilée, en partie éteinte ; si en même temps la toux est rauque, on peut annoncer presque certainement qu'il est atteint d'ulcérations du larynx qui siégent sur les cordes vocales, pourvu, toutefois, que les symptômes dont nous venons de parler ne soient pas accompagnés d'accès de suffocation, et que la gorge ne soit pas envahie par une inflammation pseudo-membraneuse.

Dans le cas où les altérations de la voix et de la toux sont accompagnées d'accès de suffocation, sans lésion de la gorge, on pourra

(1) On trouve dans la *Gazette médicale*, 1842, p. 601, l'observation d'une petite fille de dix ans qui, ayant eu une légère toux pendant toute une année, fut subitement prise d'accès de suffocation auxquels elle succomba au bout de vingt-cinq heures. A l'autopsie on trouva dans la trachée-artère un corps saillant semblable à une verrue, que l'on reconnut être un tubercule qui avait pénétré à travers la paroi du conduit aérien derrière laquelle il s'était développé ; quelques fragments de tubercules étaient tombés dans les bronches. (*Medicinisches Correspondentblatt.*)

croire à une compression ganglionnaire, à une laryngite striduleuse,
ou bien à une inflammation symptomatique de la présence de tubercules laryngés. Si l'altération de la voix est très intermittente, la douleur laryngée et l'expectoration nulles, on se prononcera pour la
compression ganglionnaire; dans le cas contraire, on diagnostiquera
des tubercules laryngés.

Enfin, si, outre la raucité de la toux, l'extinction de la voix et la
douleur laryngée, on constate des fausses membranes dans la gorge,
du gonflement des ganglions sous-maxillaires, et une expectoration
pseudo-membraneuse, on se prononcera pour le croup.

Il va sans dire que l'enfant chez lequel on portera le diagnostic
d'ulcérations laryngées, n'aura pas été atteint de la rougeole, de la
variole, ou du croup, et qu'il ne portera pas les stigmates d'une syphilis secondaire, maladies qui laissent souvent à leur suite des lésions
du larynx. Nous l'avons dit ailleurs (voy. *Laryngite simple*), les ulcérations laryngées ne sont pas spéciales aux tuberculeux.

Art. IV. — Causes.

Les ulcérations des voies respiratoires (larynx, trachée) ne s'observent guère que chez les enfants qui ont dépassé l'âge de sept ans ;
cette remarque, vraie d'une manière générale, ne souffre pas d'exception dans les cas où les ulcérations sont très nombreuses, tandis que,
lorsqu'elles sont très petites ou très rares, on voit quelquefois la maladie se développer chez des enfants de trois à quatre ans (1).

Sur seize malades, le quart seulement était composé d'enfants
âgés de moins de sept ans, et aucun de ces jeunes malades n'avait
moins de trois ans.

Nous adoptons entièrement l'opinion de M. Louis, qui attribue ces
phlegmasies à l'irritation que détermine le passage des liquides sécré-
tés par les bronches ou les cavernes pulmonaires, sur la membrane
muqueuse du larynx. Plusieurs considérations viennent appuyer
l'opinion de ce savant pathologiste : 1° c'est presque exclusivement
chez les enfants qui expectorent que l'on observe ces ulcérations ;
2° elles sont d'autant plus nombreuses que l'expectoration est plus
abondante ; 3° les bronches sont d'ordinaire gorgées de liquide grisâtre, aéré, fétide.

Nous rangeons donc les phlegmasies laryngo-trachéales des phthisiques parmi celles qui reconnaissent une cause locale, et qui sont,
pour ainsi dire, traumatiques. Nous ne voulons pas dire cependant

(1)

Age des enfants.	Nombre des cas.
3 à 4 ans 1/2	4
7 à 8 ans.	4
10 à 14 ans.	8

que cette cause soit unique et exclusive. Nous verrons les bronches s'enflammer et s'ulcérer chez des phthisiques en dehors de cette influence; nous admettrons alors que ces phlegmasies Jes membranes muqueuses peuvent être attribuées à la diathèse seule ou unie à la cause locale et fortifiée par elle. Plusieurs faits nous portent à penser qu'il peut en être de même ici ; mais nous avons besoin de nouvelles observations pour appuyer cette manière de voir.

Art. V. — Pronostic.

Les ulcérations des voies aériennes ne nous paraissent pas augmenter de beaucoup la gravité du pronostic. L'époque à laquelle elles se développent, les circonstances au milieu desquelles elles prennent naissance, les lésions profondes qui leur sont antérieures, concourent bien plus qu'elles à donner de la gravité au pronostic. D'ailleurs, les accidents qu'elles déterminent, se bornant à un peu de douleur au larynx et à une extinction incomplète de la voix, ne sont pas susceptibles de hâter beaucoup la terminaison fatale.

Il n'en est pas de même dans le cas où des tubercules laryngés ont déterminé une inflammation consécutive de cet organe ; il survient alors des accidents suraigus qui entraînent rapidement la mort.

Si les ulcérations du larynx n'ont pas une haute gravité, le fait même de leur apparition indique en général que la phthisie n'est pas loin de se terminer par la mort.

Art. VI. — Traitement.

Cicatricer les ulcérations du larynx, empêcher qu'il ne s'en forme de nouvelles, telles sont les indications rationnelles que le praticien doit se proposer de suivre. Mais, à supposer même que la thérapeutique lui fournît les moyens de les remplir, il faudrait aussi qu'il détruisît le germe de la maladie générale, et tarît la source de ce liquide, dont le contact incessant tend toujours à augmenter l'étendue de la maladie du larynx et de la trachée. Dans l'impossibilité de guérir radicalement la maladie, on peut chercher à diminuer les principaux symptômes.

La douleur au larynx sera combattue à l'extérieur par l'application d'un cataplasme émollient et narcotique (la faiblesse contre-indiquant évidemment l'emploi des sangues). A l'intérieur, on prescrira des inspirations émollientes ou légèrement narcotiques. Le cou sera entouré de flanelle ; on pratiquera sur ces parties extérieures et latérales des frictions avec des liniments calmants.

Les mêmes moyens serviront aussi à combattre l'altération de la voix. On a conseillé en pareil cas l'emploi des eaux minérales sulfureuses, et spécialement celles des Pyrénées, et l'inspiration de vapeurs ou de gaz excitants, destinés à favoriser la cicatrisation des ulcères. Mais, nous l'avons dit, les ulcérations du larynx, épiphénomène presque terminal de la tuberculisation générale, ne réclament qu'un traitement palliatif ; et, à l'époque où elles se développent, la faiblesse est trop avancée pour qu'on essaie l'emploi d'une médication qui fatigue inutilement le malade.

POITRINE.

—

CHAPITRE VIII.

TUBERCULISATION DES GANGLIONS BRONCHIQUES.

La maladie que nous allons décrire mérite toute notre attention. Spéciale à l'enfance, fréquente et grave, elle n'est étudiée que depuis peu d'années. Cependant elle est importante à bien connaître, car elle est la source d'accidents fâcheux, et ses symptômes, se mêlant à ceux de la tuberculisation pulmonaire, rendent souvent le diagnostic très obscur.

Nous chercherons autant que possible, dans ce chapitre, à présenter toutes les considérations spécialement applicables à l'histoire de la phthisie ganglionnaire thoracique (que, par abréviation, nous nommerons quelquefois phthisie bronchique). Cependant, comme la tuberculisation des ganglions thoraciques est souvent unie à celle du poumon, nous serons contraints quelquefois d'anticiper sur l'étude des tubercules pulmonaires, de même que dans le chapitre suivant nous serons obligés de revenir sur quelques points de l'histoire de la maladie qui va nous occuper.

Quelques répétitions seront le résultat nécessaire de cette manière de procéder ; mais nous nous en faisons d'aut moins de scrupule, que le sujet est plus difficile, plus obscur et moins connu.

Art. I.— Historique.

La tuberculisation des ganglions thoraciques n'a été bien étudiée que dansces dernières années. En parcourant les annales de la science on trouve cependant l'indication de quelques faits intéressants sur les altérations de ces organes et sur les accidents qu'elles peuvent occasionner.

La plupart de ces observations ont été reproduites dans une thèse
fort remarquable soutenue en 1826, à Berlin, par le docteur Becker (1).
Nous emprunterons à cette monographie quelques-uns des détails
suivants.

Malpighi, Morton, Portal, Lenhossek, et plus tard Broussais,
avaient avancé que les tubercules pulmonaires consistent dans une
altération particulière des ganglions lymphatiques. On sait que cette
opinion n'a pas été partagée par les anatomo-pathologistes modernes,
qui ont démontré qu'il n'existe pas de ganglions bronchiques au sein
du poumon, dans les points qu'occupent les tubercules.

Plusieurs médecins ont cependant reconnu que les ganglions thoraciques proprement dits sont fréquemment envahis par la dégénérescence tuberculeuse. Ainsi, Cruikshank a signalé l'existence des tubercules bronchiques chez des enfants morts de la maladie scrofuleuse.
Camper a constaté la coïncidence de la tuberculisation des ganglions
et de la phthisie pulmonaire ; Wrisberg a publié l'histoire d'un
enfant scrofuleux dont les glandes bronchiques, énormément développées, avaient comprimé le nerf pneumo-gastrique. Tozzetti a
observé chez un enfant de treize ans, mort à la suite d'une fièvre
hectique accompagnée d'accidents de suffocation, la dégénérescence
et l'augmentation du volume des ganglions bronchiques.

On trouve aussi dans la science quelques exemples de tuberculisation du thymus, avec ou sans tubercules dans les ganglions bronchiques. Ces faits sont dus à Haller, Hoffmann, Heister.

Plusieurs des auteurs que nous avons cités n'ont pas toujours
donné le nom de *tuberculeuse* à la dégénérescence des ganglions ;
souvent ils l'ont appelée stéatomateuse ; mais ce dernier terme doit
être considéré comme synonyme du premier, comme l'on peut facilement s'en convaincre en lisant leur description.

Bon nombre de médecins ont signalé la présence de concrétions
crétacées dans les ganglions bronchiques chez les enfants. Nous citerons en particulier Hilden, Senac, de Haen.

Toutes ces notions étaient fort incomplètes, et aucun auteur
n'avait, à notre connaissance, publié de traité *ex professo* sur cette
maladie, lorsqu'en 1824, le docteur Leblond fit paraître sa dissertation inaugurale (2). Nous analyserons avec quelques détails cette
intéressante monographie.

En tête de son travail, l'auteur place sept observations, d'après lesquelles il cherche à représenter les différentes formes que peut revêtir
la phthisie bronchique. Les quatre premiers faits sont des exemples
d'infiltration tuberculeuse des ganglions bronchiques qui n'offrent
aucune particularité remarquable ; le cinquième est plus intéressant,

(1) *De glandulis thoracis lymphaticis atque thymo specimen pathologicum.*
Berolini, 1826.

(2) *Sur une espèce de phthisie particulière aux enfants*, thèse, 1824.

car on y trouve un exemple d'une communication anormale entre la bronche droite et un ganglion bronchique ramolli ; l'observation sixième, plus curieuse encore, présente un cas de communication entre la bronche droite et l'œsophage, par l'intermédiaire du kyste d'un ganglion bronchique ; enfin, dans la septième observation, nous voyons les bronches communiquer avec des kystes ganglionnaires, les uns vides, les autres à moitié remplis de matière tuberculeuse.

Dans la seconde partie de sa thèse, M. Leblond entreprend l'histoire dogmatique de la phthisie bronchique, et étudie successivement les causes, les symptômes, la marche, le diagnostic, la terminaison, le pronostic et enfin le traitement de la maladie.

Pour lui les causes de la phthisie bronchique sont les mêmes que celles indiquées par tous les auteurs comme production de l'affection tuberculeuse ; toutefois, il fait jouer à l'inflammation un rôle assez important.

Quant au diagnostic, il convient qu'il est difficile à établir, et nous sommes tout à fait d'accord avec lui ; mais nous ne croyons pas qu'il ait éclairé la question par son exposé des symptômes.

La partie de son travail relative à la terminaison de la maladie est plus intéressante. Un premier mode de guérison est dû, selon lui, à la résorption de la matière tuberculeuse. Il fait dépendre tous les autres du rapprochement des parois du kyste bronchique, préalablement vidé des tubercules qui le remplissaient. Il ajoute que cette tendance du kyste à revenir sur lui-même est favorisée par la pression continue des organes qui l'environnent. Le fond du kyste ne tarde pas à venir s'appliquer sur l'ouverture de la bronche, et la continuité du canal est rétablie sans aucun rétrécissement. Cette explication est sans doute fort ingénieuse, mais nous regrettons que l'auteur n'ait pas cité à l'appui de son opinion quelques faits qui eussent porté dans l'esprit de ses lecteurs une conviction complète.

Dans le paragraphe consacré au pronostic, M. Leblond nous paraît aussi avoir raisonné d'après des inductions purement théoriques.

Il établit les bases du traitement sur l'étiologie de l'affection tuberculeuse ; et il conseille l'emploi des émissions sanguines locales ou générales. La phthisie bronchique étant confirmée, il prescrit de les employer avec plus de réserve.

M. Becker, qui n'avait pas connaissance du travail de M. Leblond, publia deux années après la thèse que nous avons citée.

Ce médecin étudie successivement les différentes maladies des ganglions bronchiques ; il consacre un paragraphe aux concrétions crétacées et aux tubercules. Bien qu'il ait rassemblé la plupart des faits publiés sur ce sujet, ils n'ont pas été assez nombreux pour qu'il ait pu tirer des conclusions précises et tracer la marche que suivent ces lésions. Toutefois, il a rapporté, d'après les auteurs, des exemples de compression des nerfs, de la trachée et des bronches, et indiqué que la perforation de ces organes peut succéder au ramollissement des ganglions tuberculeux. M. Becker a étudié d'une manière collective les symptômes produits par les maladies du thymus et par celles des ganglions bronchiques, quels qu'aient été la nature de la lésion et l'âge des sujets.

Les symptômes qu'il énumère sont tous dus à la compression de la trachée, des bronches, des poumons, du cœur, des vaisseaux, de l'œsophage et des nerfs. Tels sont la dyspnée, la toux, la petitesse du pouls, la coloration violacée des lèvres, l'hydro-thorax, l'œdème, la dysphagie. M. Becker se demande ensuite quels devraient être les symptômes fournis par l'auscultation et la percussion. Il *suppose* que l'on *pourrait* reconnaître les masses dégénérées au moyen de la matité et de la diminution de son constatée à la partie antérieure ou postérieure de la poitrine.

Ce travail de M. Becker est remarquable par l'étendue de ses recherches historiques, et par le parti qu'il a su tirer de faits pour la plupart incomplets. Mais il est à regretter que les matériaux qu'il avait à sa disposition ne lui aient pas permis d'étudier à part chacune des maladies du thymus, et des ganglions bronchiques, et d'indiquer les modifications que l'âge peut établir dans les symptômes et dans la marche des lésions.

M. Tonnelé, dans le Mémoire cité précédemment, ne dit que quelques mots des tubercules des ganglions bronchiques. Nous sommes d'autant plus étonnés qu'un aussi bon observateur n'ait pas donné une description complète des altérations de ces organes, que son attention devait tout naturellement être portée sur ce sujet, puisque son travail était postérieur à celui de M. Leblond. M. Tonnelé se contente de parler des accidents qui peuvent dépendre de la compression des bronches ou des vaisseaux par les ganglions augmentés de volume. Il fait observer ensuite qu'il n'y a aucun rapport entre la phlegmasie du poumon ou des bronches, et le développement des tubercules dans les ganglions.

De nouvelles recherches sur la maladie qui nous occupe furent publiées par M. Berton, dans un Mémoire qui obtint, en 1830, une médaille de la Société médicale d'émulation, et que l'on trouve reproduit en entier dans son *Traité des maladies des enfants.* Un grand nombre des faits indiqués par cet auteur avaient déjà été consignés dans la thèse de M. Leblond.

M. Berton admet l'influence de l'inflammation sur le développement de la matière tuberculeuse ; il croit trouver un argument victorieux à l'appui de cette idée, en indiquant la coïncidence de l'inflammation et du dépôt du tubercule dans un même ganglion. Du reste, il paraîtrait assez porté à admettre une identité de nature entre les glandes bronchiques tuberculeuses et les granulations pulmonaires décrites par Bayle.

On trouve dans ce travail deux observations de perforation de l'artère pulmonaire par les ganglions tuberculeux.

Laënnec a étudié avec assez de détail la tuberculisation des ganglions bronchiques.

« La matière tuberculeuse, dit le célèbre auteur de l'auscultation (t. I, p. 328), se trouve fréquemment seule dans les glandes bronchiques et quelquefois dans des cas où il n'y a ni tubercules dans les poumons ni signes d'une affection grave de ces organes ; c'est surtout chez les enfants scrofuleux que ce cas se rencontre. La matière tuberculeuse est presque toujours déposée par infiltration dans le tissu des glandes bronchiques ; très rarement elle forme des masses isolées dans ce tissu. Les glandes bronchiques ainsi infiltrées peuvent acquérir le volume d'un œuf de pigeon ou de poule. Lorsque plusieurs glandes voisines sont affectées simultanément, elles se réunissent et se conglutinent souvent en une seule masse.

» La matière tuberculeuse, dans les glandes bronchiques, se ramollit de deux manières, tantôt en se séparant en deux parties, dont l'une ressemble à du caséum et l'autre à un petit-lait visqueux, ce qui n'a lieu que chez les scrofuleux, tantôt sous forme d'un pus épais et grumeleux.

» Cette matière ainsi ramollie est enlevée par l'absorption, ou se fait jour dans les bronches. Dans ce dernier cas la glande reste quelquefois excavée ; et la surface de cette excavation se tapisse d'une membrane accidentelle analogue aux membranes muqueuses, qui se joint par continuité de substance avec celle des bronches, au moyen de l'ouverture de communication qui reste fistuleuse. M. Guersant, médecin de l'hôpital des Enfants, a rencontré assez souvent ce cas, qui est beaucoup plus rare chez l'adulte ; il a même vu des fistules semblables, communiquer avec l'œsophage.

» Il n'est nullement douteux que l'excavation des glandes bronchiques en communication avec les bronches ne doive donner la pectoriloquie ; mais, à raison du lieu où se passerait ce phénomène, il serait difficile de ne le pas confondre avec la bronchophonie, qui est extrêmement forte, surtout chez les enfants, à la racine du poumon. Si cependant elle était jointe à un râle caverneux bien circonscrit, le diagnostic serait à peu près certain. » Il est évident que Laënnec avait puisé ses connaissances sur la phthisie bronchique dans la thèse de M. Leblond.

M. Andral, dans deux passages différents de sa *Clinique médicale* (t. I, p. 142, et t. II, p. 204), en décrivant les maladies des ganglions bronchiques, a reproduit quelques-uns des faits mentionnés dans la thèse de M. Leblond, à laquelle il renvoie le lecteur pour plus de détails. Nous ne devons pas omettre d'indiquer ici que M. Andral, après avoir parfaitement décrit la marche des ulcérations bronchiques en contact avec les ganglions tuberculeux, affirme n'avoir pas observé de lésion analogue chez l'adulte.

Le docteur H. Ley a publié, en 1834, dans le *London medical Gazette*, différents articles *sur l'inspiration rauque des enfants, et sur ses rapports avec un état morbide des ganglions thoraciques et cervicaux* (1). Dans ce mémoire l'auteur admet que la pression exercée par les ganglions bronchiques sur les nerfs pneumo-gastriques et récurrents produit une espèce d'enrouement et une toux particulière qui offre quelque analogie avec celle de la coqueluche. Ce médecin cite deux observations qui, à certains égards, se rapprochent de celles qui nous appartiennent. Malheureusement les altérations anatomiques ne sont pas décrites avec assez de détails. Il est évident, toutefois, qu'il s'agit de la tuberculisation des ganglions bronchiques.

Le docteur Clarke a consacré quelques pages à la phthisie bronchique (2), qu'il décrit sous le nom de *infantile consumption*. Ce médecin a reproduit les recherches d'anatomie pathologique publiées en France. Il rappelle aussi que le docteur Carswell a signalé la compression des bronches par les ganglions hypertrophiés, et l'obscurité du bruit respiratoire qui en est le résultat. Il pense que l'on peut quelquefois diagnostiquer la maladie lorsque l'on observe chez un enfant de la fièvre hectique, de la toux, de l'amaigrissement, et qu'un examen attentif ne révèle aucune altération des poumons ou des ganglions mésentériques. M. Clarke, considérant que la maladie siége dans un organe beaucoup moins essentiel à la vie que le poumon, en conclut que la maladie est de moins longue durée et moins grave que la phthisie pulmonaire. Il admet enfin les mêmes modes de terminaison que ceux indiqués par M. Leblond.

Quant au traitementt il recommande les préparations iodées.

Nous avons publié nous-mêmes, dans les *Archives générales de médecine* (3), un premier Mémoire sur l'anatomie pathologique de la phthisie bronchique. Nous indiquâmes, dans une note, que ce Mémoire faisait partie d'un travail beaucoup moins considérable sur l'affection tuberculeuse des enfants, et que nous nous bornions, dans un premier article, à donner des détails d'anatomie pathologique pure, nous réservant d'exposer plus tard la marche, les symptômes de cette forme particulière de la phthisie. Nous citons les expressions dont nous nous sommes servis pour bien établir, non pas la priorité du sujet, puisqu'il avait déjà été traité par M. Leblond, mais au moins la priorité des idées nouvelles que pouvait contenir ce travail, et des conséquences symptomatologiques qui devaient naturellement en découler,

Au mois de décembre 1842, nous avons inséré, dans le même recueil, un second Mémoire sur les symptômes. Dans l'intervalle de ces

(1) *Gazette médicale*, 1834.
(2) *A treatise of pulmonary consumption and scrofulous diseases*, 1835, p. 60.
(3) Janvier 1840.

deux publications nous avons recueilli de nouveaux faits qui nous ont permis d'offrir à nos lecteurs une histoire à peu près complète de la maladie qui nous occupe.

Nous avons émis sur quelques points des idées entièrement neuves ; et si plusieurs faits que nous avons énoncés avaient déjà été signalés par d'autres auteurs, nous espérons qu'on ne nous refusera pas d'avoir remplacé par des observations positives les assertions souvent contestables de nos devanciers.

Art. II. — Anatomie pathologique.

Nous étudierons successivement dans cet article et dans trois paragraphes distincts :

1° Les formes et les transformations de la matière tuberculeuse ;

2° Les altérations anatomiques qui peuvent être la conséquence des rapports des ganglions tuberculeux avec les organes thoraciques ;

3° La réunion des tubercules pulmonaires et bronchiques.

§ 1. *Des différentes formes de la matière tuberculeuse.* — Nous avons observé dans les ganglions bronchiques les différentes espèces de tubercules que nous avons décrites, mais elles sont loin d'offrir toutes la même fréquence. La plus rare est la poussière tuberculeuse, puis les granulations grises, les granulations jaunes, les tubercules miliaires. L'infiltration tuberculeuse est de toutes ces lésions la plus fréquente, comme Laënnec l'avait déjà constaté. (1).

D'ordinaire, la partie centrale des ganglions est la première envahie, et la tuberculisation s'étend peu à peu à la circonférence ; dans d'autres cas, la matière tuberculeuse est déposée irrégulièrement dans différents points du ganglion. Il peut même arriver que l'on retrouve des granulations grises au centre de l'organe, tandis que la périphérie est déjà convertie en tubercule. Plus tard, le ganglion tout entier est dégénéré, il augmente de volume, et peut acquérir celui d'une noisette, d'une amande et même d'un marron. Tous les ganglions, chez le même sujet, sont loin d'offrir le même volume. Dans quelques cas, on trouve seulement cinq ou six ganglions tuberculeux entourant les bronches de l'un ou l'autre poumon ; dans d'autres cas, ils sont beaucoup plus nombreux, rapprochés les uns des autres, ils forment des masses volumineuses nous en avons vu qui avaient acquis le volume d'un œuf de poule, d'un œuf de cane, et même d'une grosse pomme.

---

(1) 249 malades nous ont offert des tubercules dans les ganglions bronchiques ; quelques-uns présentaient réunies plusieurs des formes de la matière tuberculeuse.

Poussière tuberculeuse. . .	3	Masses tuberculeuses grises		
Granulations grises	6	ou jaunes	201
Granulations jaunes. . . .	10	Tubercules ramollis. . . .	61
Tubercules miliaires. . . .	38	Tubercules crétacés. . . .	19

Ce sont seulement les ganglions extérieurs au poumon qui peuvent acquérir une dimension aussi considérable.

Les ganglions intérieurs, au contraire, ne dépassent guère la grosseur d'une noisette mondée ou d'une petite amande ; on les suit dans la profondeur de l'organe jusqu'au niveau des troisième, et quelquefois des quatrièmes divisions des bronches. Le plus souvent ils sont accolés aux conduits aérifères dans le sens de leur longueur ; d'autres fois leur réunion forme une sorte de croissant qui entoure une partie de la circonférence de la bronche, la partie convexe du croissant étant tournée du côté du poumon, et la partie concave du côté du canal aérien.

Ces ganglions sont enveloppés d'un kyste à paroi mince auquel adhère intimement une couche de matière tuberculeuse ; lorsqu'on détache cette couche, il n'est pas rare de voir une arborisation vasculaire très déliée à la face interne du kyste. Quand la dégénérescence du ganglion est récente, et que le tubercule n'est pas encore ramolli, la paroi du kyste paraît unique. Plus tart, on peut constater quelquefois deux membranes, l'une externe, l'autre interne.

La matière tuberculeuse, au bout d'un temps variable, subit un ramollissement analogue à celui que l'on observe dans les tubercules des autres organes. Il débute souvent par le centre, d'autres fois par la circonférence. Il peut arriver que l'on constate une diminution de consistance à la fois à la périphérie et au centre ; dans ces cas, plusieurs coupes pratiquées dans toute l'épaisseur du ganglion font voir que le ramollissement central se prolonge par places vers la circonférence, comme si le liquide avait fusé dans ces points.

Les abcès des ganglions bronchiques peuvent simuler quelquefois les kystes dus au ramollissement des tubercules ; il suffit, pour éviter l'erreur, d'examiner avec soin la nature du liquide, qui est homogène, non grumeleux et ne contient pas de débris de matière tuberculeuse ; du reste l'inflammation des ganglions bronchiques terminée par suppuration est fort rare.

Ce produit accidentel une fois ramolli est le plus souvent éliminé par la communication qui s'établit entre le kyste et les organes voisins : nous y reviendrons plus tard. Il peut arriver cependant que l'on trouve un kyste ganglionnaire à demi rempli de matière tuberculeuse, sans que celle-ci ait été rejetée à l'extérieur ; il est probable alors qu'une partie a été résorbée. Il est infiniment plus rare que cette absorption soit complète, et le kyste entièrement vide. Nous n'avons constaté ce fait que chez un seul de nos malades âgé de six ans.

Les ganglions bronchiques droits ont le volume d'une grosse amande ; ils sont convertis en entier en matière tuberculeuse ; deux d'entre eux ont pénétré le poumon : l'un est cru et peu volumineux, l'autre a le volume d'une grosse amande ; il est ramolli entièrement, et entouré d'un kyste à parois minces, qui lui-même est doublé d'une fausse membrane. L'intérieur du kyste est presque entièrement vide, sans qu'en aucun point il communique avec les bronches.

Il peut arriver aussi que la matière tuberculeuse passe à l'état crétacé ; ce n'est en général qu'une petite partie du ganglion qui subit cette transformation, tandis que le reste de l'organe est entièrement tuberculeux. Nous n'avons jamais vu un ganglion tout entier converti en matière crétacée, et enveloppé d'un kyste.

§ II. *Action des ganglions tuberculeux sur les organes contenus dans la cavité thoracique.* — Les ganglions tuberculeux peuvent agir de deux manières sur les organes qu'ils avoisinent : 1° ils les compriment ; 2° ils s'unissent à eux par une adhésiou intime et les perforent.

A. *Compression exercée par les ganglions tuberculeux.* — Nous rappellerons, pour l'intelligence de la description, que les anatomistes ont distingué deux espèces de ganglions : les uns extérieurs au poumon, les autres intérieurs à cet organe. Les derniers, dit M. Bourgery, sont assez nombreux ; ils sont placés dans les embranchements des vaisseaux sanguins et aérifères. D'abord très petits et de forme circulaire, dans la profondeur, ils augmentent graduellement de volume ; ovalaires, aplatis entre les canaux, ils ont de 6 à 8 lignes dans leur grand diamètre, à la racine des poumons sur les gros vaisseaux. On observe aussi souvent, comme M. Cruveilhier l'a fait remarquer, des ganglions dans les scissures interlobaires. Parmi les ganglions extérieurs au poumon, M. Becker a distingué avec soin, d'après Mascagni, Cruikshank et Vesale : 1° les trachéaux, situés sur les parties latérales de la trachée jusqu'à sa division ; 2° les bronchiques, situés dans l'intervalle de la bifurcation de la trachée ; 3° les cardiaques, situés à la base du cœur et en rapport avec les gros vaisseaux ; 4° les œsophagiens, situés dans le médiastin postérieur et au voisinage de l'œsophage.

Lorsque ces organes ont acquis un volume très considérable, leurs rapports se modifient ; ainsi, les ganglions cardiaques peuvent occuper tout le médiastin antérieur, et s'étendre de la la base du cœur à la fourchette sternale. Nous les avons même vus dépasser la ligne médiane, et empiéter sur l'espace occupé par le poumon. Les trachéaux et les bronchiques hypertrophiés forment quelquefois une sorte d'enveloppe complète à ces conduits qu'ils entourent en entier, au lieu d'être seulement en contact avec leurs parties latérales, etc.

Les rapports que nous venons d'indiquer font pressentir que la plupart des organes contenus dans le thorax peuvent être comprimés par les ganglions tuberculeux. La compression se révèle plutôt par des effets physiologiques que par des lésions anatomiques graves. Quelques uns de ces organes sont mous et fuient devant la compression ; d'autres sont solides, mais leur élasticité fait aussi qu'ils échappent assez souvent à son influence. Nous devons étudier tour à tour la compression exercée : 1° sur les vaisseaux ; 2° sur les nerfs ; 3° sur les bronches ; 4° sur les poumons ; 5° sur l'œsophage.

1° *Compression des vaisseaux.* — La veine cave supérieure, l'aorte, l'artère et les veines pulmonaires, la veine azygos, peuvent être comprimées par les ganglions hypertrophiés.

Dans les cas soumis à notre observation, nous n'avons jamais vu les ganglions thoraciques, quelque volumineux qu'ils aient été, produire une oblitération des conduits vasculaires. Mais en examinant attentivement les rapports dans lesquels les vaisseaux se trouvaient avec les ganglions, il a été évident pour nous que pendant la vie la circulation avait dû être gênée dans ces vaisseaux. Cet effet nous a paru incontestable pour la veine cave supérieure, les artères et les veines pulmonaires.

Il existe dans la science des exemples de compression et même d'oblitération des vaisseaux. Ainsi M. Tonnelé a vu « la veine cave supérieure comprimée au-dessous de la bifurcation par une énorme masse tuberculeuse enkystée et entièrement ramollie à son centre. Placée entre la colonne vertébrale d'une part, et la veine de l'autre, elle comprimait fortement ce vaisseau, et lui faisait décrire une espèce de révolution autour d'elle, de manière à rapprocher ses parois et à interrompre le cours du sang (1). »

Constant a publié, dans la *Gazette médicale* (2), un exemple de compression de l'artère pulmonaire. Chez une jeune fille de douze ans, ce médecin constata que toutes les glandes médiastines étaient transformées en masses caséiformes, *l'artère pulmonaire se trouvait comprimée par deux de ces tumeurs, ayant chacune le volume d'un œuf de poule.*

La compression des vaisseaux détermine des lésions secondaires que nous avons eu plusieurs fois occasion de constater ; ce sont : 1° des hémorrhagies ; 2° des hydropisies. Ainsi la compression de la veine cave supérieure peut déterminer une exhalation de sang dans la grande cavité de l'arachnoïde (nous en avons parlé ailleurs), et un œdème de la face sur lequel nous reviendrons au sujet des symptômes. La compression des vaisseaux pulmonaires peut occasionner un œdème du poumon et indirectement une hémorrhagie foudroyante.

2° *Compression de la trachée et des bronches.* — Les exemples de cette lésion sont moins rares que ceux de compression des vaisseaux. Le plus ordinairement on constate une dépression latérale ou antéro-

____

(1) *Journ. hebd.*, 1829, t. V, p. 345.
(2) Page 570, 1835.

postérieure; ainsi, nous avons vu la trachée évidemment rétrécie au niveau du point où elle était de toutes parts entourée par les ganglions, reprendre son diamètre normal un peu au-dessus de la bifurcation ; dans un autre cas, la trachée était comprimée latéralement sur sa face gauche, et déformée principalement au niveau des onzième et douzième cerceaux cartilagineux, qui présentaient une mollesse remarquable. Nous avons vu aussi les bronches-mères des deux poumons manifestement rétrécies ; mais nous n'avons pas constaté d'oblitération presque complète de ces conduits, comme MM. Cloquet, Leblond et Barth en ont observé des exemples.

3° *Compression du poumon.* — Fréquemment les ganglions tuberculeux ou des kystes contenant de la matière tuberculeuse ramollie ont avec le tissu du poumon des rapports plus ou moins intimes. Ainsi, ils pénètrent à une profondeur variable dans le parenchyme, et après avoir peu à peu augmenté de volume, ils refoulent le poumon de façon qu'au premier abord, on pourrait croire que l'on a affaire à un tubercule pulmonaire. Mais on ne pourra pas se méprendre sur l'espèce de la lésion, en tenant compte, d'une part, du siége de la masse tuberculeuse, d'autre part, du kyste qui l'entoure. L'état du parenchyme autour du tubercule bronchique varie. Le plus souvent il est souple, rosé, crépitant ; d'autres fois, surtout dans les cas où les ganglions sont situés à la face interne du lobe supérieur, la plèvre est légèrement opaline, et le poumon carnifié dans une certaine épaisseur.

4° *Compression des nerfs.* — Les nerfs pneumo-gastriques et leurs divisions sont souvent comprimés. Tantôt les filets nerveux sont simplement écartés les uns des autres, et rappellent à la surface du ganglion la corde d'une poulie ; tantôt c'est le tronc lui-même qui est comprimé, soit entre deux ganglions tuberculeux, soit par la saillie que fait un seul de ces organes. Quelquefois il est impossible de suivre les filets nerveux dans les masses ganglionnaires où ils semblent se perdre. D'ordinaire, la structure du tronc nerveux n'est pas altérée. Il n'en est pas toujours ainsi. Nous avons constaté chez un enfant de six ans que le nerf pneumo-gastrique gauche adhérait intimement à un ganglion bronchique qui le soulevait ; là, il était manifestement épaissi ; il se perdait ensuite dans les ganglions tuberculeux, où il était impossible de retrouver ses divisions.

Wrisberg, cité par Becker, avait déjà signalé la compression du nerf pneumo-gastrique et du nerf pharyngien.

« In puero scrofuloso cum immensa pulmonum in steatomata
» degeneratione glandulas colli atque bronchiales vidit in scrofulas
» abeuntes ; quarum nonnullæ octavum par nervorum ubi in dex-
» trum thoracem descendit recurrentem formaturum, quum in duris-
» sima corpora essent mutata tali ratione amplectebantur ut nervum

» ab hac massa plane separare non posset ; idem phrenico ejusdem
» lateris contigerat (1). »

Le docteur Merriman, cité par le docteur Ley, a aussi vu que le
nerf récurrent gauche, au moment où il contourne la crosse de l'aorte,
était aplati et déplacé de plus d'un demi-pouce de la position qu'il
occupe ordinairement ; son tissu était altéré, et le cordon nerveux
semblait avoir éprouvé une espèce de torsion.

5° *Compression de l'œsophage.* — Nous ne possédons pas d'exemples
de compression de cet organe, dont nous concevons cependant la possibilité. M. Berton a signalé dans deux cas un simple déplacement de
ce conduit.

B. *Communication entre le kyste ganglionnaire et les organes thoraciques.* — 1° *Communication du kyste avec les bronches ou le poumon.* —
De même que la compression des bronches est plus fréquente que
celle des vaisseaux et de l'œsophage, de même aussi leur perforation
est plus fréquente que celle de ces derniers organes (2). Les bronches
ne pouvant fuir devant la compression, il arrive fréquemment que des
adhérences plus ou moins intimes les unissent aux ganglions environnants. Ces adhérences ont lieu par l'intermédiaire d'un tissu cellulaire qui, primitivement assez lâche, devient de jour en jour plus serré.
Quelquefois des vaisseaux, assez volumineux pour être visibles à l'œil
nu, établissent la communication du ganglion à la bronche. A cette
période, on peut encore l'énucléer, et l'on trouve que la paroi externe
du conduit bronchique présente une injection très vive. Plus tard,
l'adhérence devient tellement intime que l'on ne peut détacher le
ganglion sans qu'une partie de son tissu reste accolée à la bronche
elle-même, qui, dans quelques cas rares, offre en ce point une dépression assez sensible.

Cette union des deux organes établie, il survient une série de changements qu'il est important d'examiner, et qui consistent, en général,
dans le ramollissement de la matière tuberculeuse, et dans la communication du kyste ganglionnaire avec l'intérieur du canal bronchique.

Pour que cette communication s'établisse, faut-il necessairement
admettre un ramollissement préalable du tubercule, ou bien ce ramollissement lui-même n'est-il que l'effet de l'inflammation ulcérative
développée dans les tissus qui unissent les ganglions à la bronche?

En général, la perforation bronchique est d'autant plus étendue
que la matière tuberculeuse est plus ramollie; mais nous avons vu
aussi des cas dans lesquels le fond de la perforation était occupé par

---

(1) Becker, *loc. cit.*, p. 20

(2) Nous avons observé 27 fois la perforation des bronches,
  à gauche. 15 fois,   à droite, 12 fois.
Souvent il existait une seule perforation, quelquefois 2, plus rarement 3,

un ganglion bronchique à l'état de crudité ; ce fait semble indiquer que la perforation ne dépend pas constamment du ramollissement de la matière tuberculeuse, mais qu'elle peut être due à la résorption interstitielle déterminée par la pression longtemps continuée du ganglion malade.

Si nous nous en rapportions seulement à nos souvenirs, nous regarderions ce dernier cas comme assez fréquent ; maintes fois, à une époque où notre attention n'était pas dirigée d'une manière spéciale sur la phthisie bronchique, nous avons rencontré, en incisant les bronches, des tubercules volumineux, à l'état de crudité, qui, en certains points, formaient la paroi de ces canaux, et dont la disposition annonçait évidemment l'origine ganglionnaire.

Les caractères des perforations varient suivant qu'elles sont récentes ou anciennes, qu'elles communiquent avec un kyste rempli de matière tuberculeuse ramollie, ou bien, au contraire, qu'elles sont en contact avec un tubercule à l'état de crudité. Dans ce dernier cas, les bords de la perforation sont tranchants, assez exactement arrondis, et n'offrent pas, d'ordinaire, de traces d'injection.

Dans l'autre, au contraire, la paroi de la bronche, en rapport avec le kyste, est d'un rouge vif, usée de dehors en dedans, et la perforation présente des bords inégaux, dans lesquels on rencontre quelques débris de cerceaux cartilagineux.

Cette marche des ulcérations de dehors en dedans est des plus évidentes, et ne pourrait être confondue avec les ulcérations, suite de l'inflammation de la muqueuse bronchique. Ces dernières, en effet, sont très rares, et ne produisent presque jamais une perforation complète du canal. Nous avons observé tous les intermédiaires entre l'adhérence simple à la bronche et sa perforation complète, ainsi qu'on pourra s'en assurer par les descriptions suivantes :

Chez un garçon de six ans nous trouvâmes un petit ganglion situé au-dessous du point où la bronche gauche se divise dans le poumon, et adhérant intimement à ce conduit. En incisant la bronche, nous vîmes à sa face interne une tache jaune qui correspondait exactement à la petite masse tuberculeuse ganglionnaire, qui ayant usé la bronche de dehors en dedans, n'était plus séparée de l'intérieur du canal que par l'épaisseur de la membrane muqueuse.

Dans un autre cas, la membrane muqueuse bronchique était elle-même perforée par un petit ganglion crétacé.

Un ganglion situé immédiatement derrière la bifurcation de la bronche droite a le volume d'un petit pois, et contient deux tubercules entièrement crétacés, gros comme deux grains de millet, à leur niveau le cartilage bronchique est érodé, et la muqueuse ulcérée dans une étendue beaucoup plus petite que le cartilage.

Enfin, dans le dernier fait que nous allons citer, la perforation était complète, et l'examen anatomique démontrait, en outre, parfaitement la manière dont elle s'était effectuée.

La cavité du ganglion communique avec le conduit bronchique, au moyen
de deux perforations parfaitement arrondies, lorsqu'on les regarde par la face
interne de la bronche. La muqueuse de leurs bords est, comme dans le reste
de ce canal, d'un rouge vif, épaissie, et non sensiblement ramollie. Mais la face
externe de la bronche, usée de dehors en dedans, présente au pourtour de
la perforation une surface inégale d'un rouge vif par place, avec débris cartilagineux saillants, et ailleurs, *des culs-de-sac dont la perforation était imminente.*

La situation du kyste ganglionnaire, dans les cas où il communique
avec les bronches, n'est pas toujours la même. Quelquefois facile à
reconnaître et à limiter, il est situé dans le voisinage d'une bronche-
mère, et ne présente que des rapports éloignés avec le poumon lui-
même ; on aperçoit alors, à la surface antérieure ou postérieure d'une
des deux bronches, une tumeur molle, fluctuante, variant entre le
volume d'une noisette et celui d'un œuf de pigeon. Par l'incision,
il s'en écoule une quantité plus ou moins considérable de liquide
blanchâtre grumeleux.

La tumeur une fois vidée du liquide qu'elle contenait, on voit
qu'elle est tapissée à l'intérieur par une fausse membrane rouge,
inégale, assez épaisse, et qui, quoi qu'en ait dit M. Leblond, est loin
de présenter l'aspect et la couleur de la muqueuse bronchique, dont
il est, du reste, impossible de constater le point de jonction avec elle.
En contact avec la pseudo-membrane se trouve une couche de tissu
blanchâtre, assez dense, de nature tuberculeuse ; cette couche, quelquefois aplatie et comme lamelleuse, simule alors une seconde fausse
membrane.

Le kyste est-il situé à l'extérieur du poumon, une communication
semble s'établir entre le tissu de cet organe et la cavité ganglionnaire ; une coupe intéressant ces deux parties fait voir le parenchyme
traversé par des cavités que séparent des cloisons formées par son
tissu carnifié. Ces cavités, qui communiquent largement avec le kyste
bronchique, sont tapissées par des fausses membranes tout à fait analogues à la sienne.

Quelle est la nature de ces cavités secondaires ? Sont-elles dues à
une destruction du tissu pulmonaire, ou bien au contraire, appartien-
nent-elles à des divisions du kyste bronchique qui ont pénétré le poumon en le déprimant ? Cette dernière opinion paraît la plus probable,
surtout lorsque l'on vient à considérer l'état du parenchyme qui
entoure ces cavités ; c'est au moins ce qui arrive très évidemment
dans un certain nombre de cas, comme le prouvent plusieurs de nos
observations, dans lesquelles nous avons décrit une tumeur ganglionnaire qui, ayant déprimé le poumon, s'y était fait une sorte de loge
avec prolongement en divers sens ; cette loge, assez volumineuse parfois pour contenir une grosse noix, est tapissée en dehors du côté du
poumon par la plèvre manifestement continue avec la plèvre du reste

du poumon ; mais seulement épaissie et doublée d'une couche mince du tissu pulmonaire condensé.

Quelquefois le kyste bronchique extérieur au poumon communique avec une caverne pulmonaire, et cette communication s'établit au moyen de canaux cylindriques tapissés d'une membrane analogue à celle de la cavité ganglionnaire. Dans tous les cas dont nous venons de parler, la nature de la maladie est facile à reconnaître, une portion du kyste étant extérieure au poumon.

Mais lorsque le ganglion, profondément situé dans l'intérieur du parenchyme, communique largement avec les bronches, ou bien a déterminé l'ulcération des tissus avoisinants, il est extrêmement difficile de reconnaître la nature de la maladie, et nous ne doutons pas que, dans maintes circonstances, on n'ait décrit comme de véritables cavernes ces kystes situés à une assez grande profondeur dans l'intérieur de l'organe. Ainsi, il nous est arrivé, après avoir pratiqué une coupe à la partie postérieure du poumon, au niveau de son tiers inférieur à peu près, de pénétrer dans une excavation assez vaste, demi-pleine de matière tuberculeuse peu consistante, entourée d'un parenchyme induré. Nous crûmes avoir affaire à une caverne pulmonaire ; mais après avoir prolongé notre incision, jusqu'à la racine du poumon, nous nous assurâmes que la masse tuberculeuse, que nous avions constatée dans l'excavation, n'était autre chose qu'un ganglion bronchique ramolli.

Voici la description complète du poumon qui nous a offert cette curieuse lésion :

Le poumon droit, revêtu par des fausses membranes tuberculeuses dans toute sa partie postérieure, est aplati, diminué de volume, ses trois lobes sont intimement unis. A la coupe pratiquée de haut en bas, on voit que le parenchyme est assez flasque, difficilement pénétrable au doigt, rouge, lisse ; la pression en fait découler une petite quantité de liquide non spumeux ; en un mot, il est dans un état voisin de la carnification. Au niveau de l'union du tiers moyen avec le tiers inférieur, le poumon est dur au toucher ; par la coupe on pénètre dans une excavation capable de loger une petite noix ; cette excavation est au quart pleine de matière tuberculeuse ramollie ; dans son fond on aperçoit une masse tuberculeuse du volume d'une grosse noisette qui forme la paroi antérieure de l'excavation. En pratiquant une large coupe verticale au niveau de la caverne, on divise le poumon de part en part, et avec lui la masse tuberculeuse que l'on apercevait au fond de l'excavation. On peut s'assurer alors que cette masse n'est ramollie que dans le point où elle forme paroi à la cavité. A l'extérieur du poumon, près de sa racine, elle fait une saillie entourée de plusieurs glandes bronchiques tuberculeuses, qui en ces points offrent la même consistance, le même aspect, et sont entourées d'un kyste analogue au sien. Le parenchyme pulmonaire qui constitue les autres parois de la caverne dur au toucher, difficilement pénétrable au doigt, se précipite au fond de l'eau. Ce tissu est creusé de trois ou quatre petites excavations capables de loger une lentille, elles sont remplies de liquide jaunâtre, on n'aperçoit pas distinctement de tubercules dans ce poumon. La caverne communique avec une grosse bronche qui est détruite au point où elle pénètre dans son intérieur; là ses bords sont frangés. Une autre bronche plus petite est jetée comme un pont au travers de l'excavation, et va se perdre dans ses parois; elle est rouge, paraît amincie; en deux ou trois points ses parois latérales sont perforées. A l'intérieur, la caverne n'est tapissée d'aucune fausse membrane.

Pour distinguer ces fausses cavernes des véritables, il faut avoir égard à leur situation, à leur structure et au mode d'altération des tissus avoisinants. Ainsi, le plus ordinairement, la caverne ganglionnaire est lisse à son intérieur et revêtue de la fausse membrane rouge dont nous avons déjà parlé; en général, elle est peu volumineuse; sa communication avec les bronches quand elle a lieu, existe sur les parties latérales de ces conduits, et l'ouverture est ordinairement arrondie, à bords minces. De plus, ces fausses cavernes aboutissent presque toujours à la racine du poumon; et, comme nous l'avons vu dans le cas particulier précédemment cité, offrent pour parois internes des masses tuberculeuses attenantes aux masses ganglionnaires bronchiques.

Les cavernes pulmonaires présentent des caractères différents; ainsi, elles sont plus considérables, irrégulières à leur intérieur, souvent parcourues par des brides de tissu pulmonaire hépatisé ou infiltré de matière tuberculeuse, ou bien encore par des vaisseaux. Les bronches communiquent directement avec elles par leurs extrémités et non point latéralement; de plus, elles sont séparées de la racine du poumon par une étendue plus ou moins considérable, et ainsi complétement isolées des ganglions bronchiques.

Toutefois, dans quelques observations, nous avons vu des bronches ulcérées sur leur paroi latérale communiquant avec une caverne appartenant au poumon lui-même.

Nous avons insisté sur ce diagnostic différentiel d'anatomie pathologique, parce que la distinction entre les deux lésions est réellement difficile à établir.

Il nous a été impossible de vérifier par des faits l'hypothèse imaginée par M. Leblond pour expliquer le mode de guérison de la phthisie bronchique. Nous n'avons jamais rien trouvé qui ressemblât à ces culs-de-sac dont le fond serait très rapproché de l'orifice bronchique et finirait, dans certains cas, par former paroi au canal lui-même.

Nous ne connaissons pas d'exemple de rupture du kyste bronchique. A ne considérer que ces tumeurs molles et fluctuantes à enveloppes minces, appendues aux parois des bronches, rien de plus aisé en apparence que leur rupture, et cependant il est loin d'en être ainsi. Les causes qui expliquent la rareté de la rupture des kystes bronchiques, ont, d'une part, la facile et large communication qui existe entre ces cavités accidentelles et les bronches, et d'autre part, les modifications que le temps apporte dans la structure des parois du kyste. La première de ces causes favorise l'évacuation de la matière tuberculeuse et empêche, par conséquent, son action délétère sur les membranes kystiques, tandis que la seconde tend à produire l'épaississement de ces mêmes parois, comme l'a observé M. Leblond et comme nous l'avons constaté après lui.

D'après une observation insérée dans *Dublin Medical Press*, la matière tuberculeuse pourrait faire irruption dans la trachée en quantité assez considérable pour produire des accidents de suffocation mortelle (*Gaz. Méd.* 1844, p. 435).

En étudiant la position des ganglions bronchiques ramollis par rapport aux bronches avec lesquelles ils communiquent, nous avons fait voir que, dans la grande majorité des cas, les kystes sont accolés à la bronche-mère de l'un ou de l'autre poumon, et que, par conséquent, ils sont situés en dehors de la séreuse. Ce fait explique tout naturellement comment, alors même que la rupture aurait lieu, le pneumo-thorax n'en serait pas la conséquence nécessaire; on aurait aussi bien alors à redouter un abcès des médiastins ou un emphysème général.

2° *Perforation des vaisseaux.* — Cet accident est fort rare; nous n'en connaissons que trois exemples. Deux appartiennent à M. Berton, un troisième a été recueilli par nous. Dans les trois cas, la perforation a eu lieu au niveau de l'artère pulmonaire. Cette rareté de la communication des vaisseaux avec le kyste s'explique par la souplesse des parois vasculaires qui n'offrent pas assez de résistance pour qu'une adhérence puisse s'établir facilement. Mais dans les cas où une cause quelconque aura placé les conduits vasculaires dans les mêmes conditions physiques que les bronches, l'adhérence pourra s'établir et la perforation lui succéder. Ainsi dans une des observations de M. Berton, la bronche, en fournissant un point d'appui solide à l'artère, avait favorisé sa rupture. Dans le fait qui nous appartient, il existait aussi à la fois une perforation de la bronche et de l'artère.

En ouvrant la bronche-mère du lobe inférieur, on arrive dans une excavation capable de contenir une noix, remplie de caillots noirs et de quelques débris tuberculeux ; cette caverne est sillonnée par plusieurs canaux saillants qui sont ou des vaisseaux ou des bronches. — L'artère pulmonaire forme une de ces saillies, et présente à l'intérieur de la caverne une ouverture de 4 millimètres de long sur 2 de large. Les bronches sont ulcérées dans plusieurs endroits, et communiquent avec la caverne ; la bronche-mère est elle-même presque entièrement détruite.

La caverne est entourée presque de tous côtés par des ganglions tuberculeux qui la joignent, et dont l'un même fait saillie dans l'artère pulmonaire, sur la paroi opposée à sa perforation. Les parties de la caverne qui ne sont pas

entourées de ganglions sont continues avec le tissu pulmonaire hépatisé et farci
de granulations jaunes qui laissent entre elles fort peu de place. Il en résulte
que la caverne, primitivement formée par des ganglions bronchiques, a fini par
s'étendre jusqu'au tissu pulmonaire lui-même.

3° *Perforation de l'œsophage.* — Ce que nous venons de dire des
vaisseaux peut s'appliquer en partie à l'œsophage, qui, comme les
premiers, présente des parois molles, au niveau desquelles une adhérence ne peut se former qu'avec difficulté ; cependant, le point d'appui
que ce canal trouve dans la colonne vertébrale, l'assimile en quelque
sorte à un organe pourvu de parois résistantes, et, sans contredit, sa
perforation serait bien plus fréquente, si dans la région thoracique,
où les ganglions abondent, il n'était séparé de la colonne vertébrale
par un espace rempli de tissu cellulaire, par la veine azygos et le
canal thoracique.

Dans les deux exemples rapportés par MM. Leblond et Berton, la
perforation de l'œsophage coexistait avec celle de la bronche droite et
s'était effectuée dans un point voisin de la bifurcation des bronches,
et, par conséquent, là où l'œsophage est en contact avec la colonne
vertébrale.

On trouve dans le *Journal hebdomadaire*, 1834, t. IV, p. 365, une
observation intitulée : *Perforation organique occasionnée par les vers
intestinaux*, par Lepelletier du Mans. Il est évident pour nous que cette
observation est un exemple de phthisie bronchique : il y eut, dans ce
cas, perforation de l'œsophage par un ganglion bronchique tuberculeux, qui établit une communication entre ce conduit et le poumon ;
et les vers, qui étaient censés avoir percé l'œsophage pour pénétrer
ensuite dans le poumon, avaient simplement franchi un orifice de
communication largement ouvert.

§ III. *Réunion des tubercules ganglionnaires et pulmonaires.* — Ces
tubercules ne restent pas toujours isolés ; dans des cas qui, d'après
nos observations, seraient assez fréquents, surtout chez les plus jeunes
sujets, ils tendent à se réunir, en marchant, pour ainsi dire, à la
rencontre les uns des autres. Cette forme si remarquable, qui n'a
été indiquée par aucun auteur, est cependant bien digne d'intérêt.
Chez l'enfant (voy. *Tubercules pleuraux*), la matière tuberculeuse
a une grande tendance à se déposer à la surface extérieure du
poumon ; aussi voit-on fréquemment des masses tuberculeuses
siéger immédiatement sous la plèvre pulmonaire. D'un très petit
volume à leur origine, elles s'accroissent bientôt par l'agrégation
de tissus de même nature ; alors, elles forment sous la plèvre une
plaque qui peut acquérir jusqu'à deux ou trois centimètres de diamètre. Mais l'accroissement en surface de ces plaques finit bientôt
par s'arrêter ; les nouveaux grains tuberculeux qui s'ajoutent au

noyau primitif ne se déposent plus à la périphérie de l'organe,
mais viennent s'ajouter à la portion de la masse tuberculeuse qui
proémine dans le poumon, et qui, augmentant successivement
de volume, finit par faire une saillie de quelques lignes à un pouce,
dans la profondeur du parenchyme. En même temps que le tubercule sous-pleural s'avance insensiblement de dehors en dedans
vers les parties centrales, la masse ganglionnaire, située à la racine
du poumon, suit la même marche; et si, de part et d'autre, cette
marche concentrique continue, on concevra aisément la possibilité de
la réunion de ces masses tuberculeuses, parties chacune d'un point
opposé de l'organe. Cette réunion, une fois opérée, une large coupe
transversale démontrera l'existence d'un long cylindre tuberculeux,
qui traverse le poumon de part en part. Mais, avant d'arriver à un
état aussi avancé, diverses causes auront pu favoriser la réunion des
masses bronchiques et sous-pleurales. Ainsi, s'il existe des granulations dans les portions du poumon intermédiaires, elles serviront à
réunir, au centre de l'organe, les tubercules partis de sa périphérie. Il arrive aussi, et plus souvent peut-être, que les produits
accidentels situés au centre du poumon s'unissent aux tubercules
des ganglions sans qu'il s'en soit développé sous la plèvre pulmonaire.

Qu'est devenu le poumon au milieu de pareils désordres? Les tubercules sous-pleuraux ou bronchiques, faisant l'effet d'une *tarière*,
ont-ils mécaniquement détruit son tissu, ou bien, au contraire, par la
pression qu'ils ont exercée, ont-ils favorisé sa résorption interstitielle?

Cette dernière opinion nous paraît la plus probable : les tubercules
agents de compressions produisent un effet analogue à celui que détermine quelquefois la pression des côtes rachitiques sur le poumon.
Dans les cas de cette nature, le parenchyme est réduit à une minceur
extrême; souvent même il a entièrement disparu dans le point limité
où existe le maximum de pression. On ne voit alors ni ulcération, ni
ramollissement; les parties voisines n'ont pas augmenté de volume,
et rien n'indiquant que la portion du poumon qui a disparu soit réunie
à celles subsistant encore, il faut bien admettre que cette disparition
a été le résultat d'une résorption interstitielle.

Nous n'avons encore parlé que de la réunion des phthisies bronchique et pulmonaire, lorsque les tubercules sont à l'état de crudité;
nous devons maintenant examiner les effets qui résultent de leur ramollissement. Comme nous l'avons dit plus haut, les ganglions qui
accompagnent les bronches à une certaine profondeur dans l'intérieur du parenchyme, peuvent devenir tuberculeux, le tubercule peut
se ramollir, et le kyste communiquer soit avec les bronches, soit avec
le poumon. Dans ce dernier cas, une caverne se produit, et si, d'un
autre côté, des tubercules pulmonaires sont placés au voisinage de

cette excavation, ils se ramollissent et la caverne augmente de dimension. Les choses peuvent aussi se passer d'une manière inverse, et le ramollissement de la matière tuberculeuse peut débuter par les tubercules pulmonaires. L'inflammation qui envahit souvent le parenchyme autour de la caverne ne tend qu'à augmenter la dimension de celle-ci.

Il est intéressant d'étudier les altérations que présentent les bronches dans les cas de cette nature. Quand la caverne est produite en grande partie par le ramollissement des tubercules pulmonaires, les bronches y aboutissent par leur extrémité, et se présentent dans les mêmes conditions que les bronches des cavernes ordinaires ; mais, lorsque l'excavation est produite par le ramollissement d'un kyste bronchique, la perforation de la bronche existe quelquefois sur ses parties latérales, et il est facile alors de reconnaître son origine ; tandis que, d'autres fois, les bronches sont jetées comme un pont au travers de ces excavations, et offrent, sur plusieurs points de leur circonférence, des perforations plus ou moins étendues.

Nous ne saurions mieux faire que de citer deux fragments d'observation dans lesquels sont clairement indiquées la marche concentrique des phthisies sous-pleurales et bronchiques, et leur réunion par l'intermédiaire des granulations pulmonaires.

Enfant de trois ans.— Réunion des tubercules bronchiques et sous-pleuraux,
par l'intermédiaire des granulations.

Les deux feuillets de la plèvre gauche adhèrent intimement au moyen de fausses membranes, assez denses, rouges par fine injection, et contenant un grand nombre de granulations tuberculeuses réunies en plusieurs points, de manière à former de larges plaques. Autour de ces granulations isolées, on peut voir distinctement un cercle d'injection rouge. Les plaques existent surtout au niveau des deux tiers inférieurs du lobe inférieur ; à la base, elles sont plus épaisses que partout ailleurs. Au niveau du tiers moyen du poumon, la coupe fait voir, au-dessous de la plèvre, une masse tuberculeuse épaisse, d'un blanc jaunâtre, qui traverse le poumon de part en part, et vient joindre, par l'intermédiaire de granulations isolées, une masse considérable formée par les ganglions bronchiques tuberculeux qui occupent la racine du poumon. Les ganglions proéminent à l'intérieur de l'organe, de telle sorte que l'on conçoit très bien la possibilité de l'union des deux masses tuberculeuses marchant de dehors en dedans et allant à la rencontre l'une de l'autre. Il faut noter que la masse tuberculeuse sous-pleurale se joint, sans ligne de démarcation bien tranchée, à l'une des larges plaques intra-pleurales. La partie du poumon qui environne la plaque sous-pleurale est hépatisée, et contient un assez grand nombre de granulations jaunes, comme celles sus-décrites.

L'observation suivante présente la plus grande analogie avec la précédente :

La plèvre droite est tapissée presque partout par des fausses membranes assez molles, parsemées d'un grand nombre de granulations tuberculeuses; ces fausses membranes sont disposées en plusieurs couches, les unes récentes, minces et avoisinant la plèvre, les autres plus anciennes, plus résistantes, plus épaisses, c'est dans l'épaisseur de ces dernières qu'on trouve les granulations. Le *lobe supérieur* du poumon droit est souple, sauf à sa partie postérieure, où l'on sent des plaques dures; elles sont de couleur jaune. Incisées, elles répondent à des masses tuberculeuses d'un blanc jaunâtre, friables, mal circonscrites, du volume d'une noisette, qui, traversant la profondeur de l'organe, s'avancent jusqu'au niveau des ganglions bronchiques. Autour d'elles sont des tubercules du volume d'une tête d'épingle, jaunes, crus, inégalement disséminés dans un parenchyme rouge, assez lisse à la coupe, friable et lourd. Les *ganglions bronchiques* du côté droit sont tous tuberculeux et ramollis, et communiquent avec les bronches de la manière suivante. En incisant la bronche du lobe supérieur droit, on reconnaît qu'elle est détruite par trois perforations allongées transversalement, séparées les unes des autres par de petits ponts, débris de la portion non ulcérée de la bronche. En examinant le tissu sous-jacent aux *ulcérations*, on reconnaît facilement qu'il est constitué par un ganglion bronchique tuberculeux, ramolli dans le point où il est en contact avec la bronche ulcérée; dans le reste de son étendue, ce ganglion est entouré d'un kyste dont on peut l'énucléer avec assez de facilité. Indépendamment de ce ganglion, on en trouve d'autres plus volumineux accolés au côté droit de la trachée, et se prolongeant le long de la bronche droite. Tout à côté du premier ganglion décrit, on trouve, dans l'intérieur même du poumon, une masse tuberculeuse entourée d'un kyste. On peut l'énucléer facilement, à cause de son ramollissement superficiel.

De la réunion des tubercules ganglionnaires et pulmonaires peut résulter un pneumo-thorax comme nous en avons les premiers cité un exemple dans notre mémoire publié dans les *Archives de médecine*.

Nous avons démontré ailleurs combien il était difficile d'admettre que cette lésion fût le résultat de la rupture du kyste bronchique. Nous n'en connaissons pas d'exemples. Nous citons ici l'un des deux faits que nous avons recueillis; on verra que le mécanisme de la perforation diffère de celui généralement admis.

A l'ouverture de la poitrine, le costotome donne à gauche un son caverneux. Le poumon gauche est affaissé et repoussé en bas et en avant; son lobe inférieur est tapissé par une couche épaisse, jaune, pseudo-membraneuse; au-dessous de cette couche est une deuxième fausse membrane rouge et épaisse, contenant des granulations tuberculeuses. A sa partie postérieure et moyenne se trouve une ouverture qui a environ 2 centimètres de diamètre, à travers laquelle proémine une masse tuberculeuse qui, se détachant par la partie supérieure de sa circonférence, conduit dans l'intérieur du poumon, et le fait ainsi communiquer avec la cavité pleurale. Cette masse, qui paraît d'abord s'être développée dans l'intérieur du poumon, et avoir ensuite perforé la plèvre, se continue avec une masse tuberculeuse qui a environ 5 centimètres de long sur 2 centimètres d'épaisseur, et qui gagne la racine des bronches. Ces deux gros tubercules, réunis et confondus, crus dans la plus grande partie de leur étendue, sont ramollis en quelques points, et parsemés de portions de tissu non tuberculeux d'un rose clair. Il est assez difficile de dire si ce tissu est un reste de ganglions ou bien le parenchyme pulmonaire condensé. Du côté du poumon cette masse est irrégulière, festonnée, sans limites distinctes : sa partie postérieure et sous-pleurale est encore tapissée par la plèvre couverte d'une fausse membrane ; sa partie tout à fait inférieure tranche sur le tissu pulmonaire, et ne se confond pas avec lui comme du côté de la perforation, à laquelle on arrive par la partie supérieure de la masse. Au niveau de ce dernier point, en effet, le tissu pulmonaire est parsemé de petits noyaux tuberculeux qui tendent à s'unir à la masse principale. Du côté des bronches, elle est bien circonscrite et enkystée comme les ganglions bronchiques tuberculeux. Dans cette portion ganglionnaire, on voit quelques points de matière noire. On n'en voit pas dans la portion pulmonaire. Une bronche s'ouvre largement au milieu de cet *infarctus* et s'y perd sans qu'on puisse voir précisément le lieu où elle est ulcérée. A l'endroit où on la perd de vue, le tissu tuberculeux, jusque-là cru, se ramollit jusqu'au niveau de la perforation, dont le pourtour, continu à la grosse masse par sa partie inférieure, est isolé d'elle supérieurement, et tapissé par une fausse membrane molle et blanche, au-dessous de laquelle est le tissu pulmonaire infiltrée de tubercules. Dans le reste du lobe le parenchyme est souple et crépitant, congestionné et parsemé d'un assez grand nombre de petits tubercules. Les ganglions bronchiques gauches, volumineux comme des noix environ, environnent la bronche. Tous sont tuberculeux, crus, mêlés de matière noire. Plusieurs pénètrent le poumon en accompagnant la bronche du lobe inférieur au-dessus de la masse tuberculeuse pulmonaire ; en sorte que la bronche s'enfonce entre les deux masses qui font pendant l'une à l'autre.

Dans ces cas, le pneumo-thorax fut évidemment produit par les ganglions bronchiques tuberculeux réunis aux tubercules pulmonaires qui avaient traversé le poumon de part en part, et l'air qui s'épancha dans la cavité pleurale provenait d'une bronche volumineuse qui s'ouvrait largement au milieu des ganglions tuberculeux.

Cette terminaison ne peut avoir lieu qu'autant que le poumon a été traversé de part en part par la masse tuberculeuse bronchique, comme cela a eu lieu dans l'observation que nous venons de rapporter ; mais cette condition n'est pas la seule. Il faut y joindre celle de l'absence d'adhérences pleurales dans le point où vient aboutir la masse, partie de la racine des bronches (1).

Art. III. — Symptômes.

Le sujet que nous allons traiter est difficile, parce qu'il est complexe. Il est très rare de rencontrer des cas de tuberculisation gan-

---

(1) Nous avons constaté cinq fois la réunion des tubercules sous-pleuraux du poumon et des tubercules ganglionnaires,

     3 fois à gauche,   et 2 fois à droite.

Nous avons observé 13 exemples de cavernes ganglio-pulmonaires, dont

     6 à gauche,   et 7 à droite.

glionnaire bronchique isolée. Le plus souvent cette lésion est unie à des altérations de même nature des plèvres et du poumon. Les signes de ces différentes maladies venant à se grouper et à se confondre, jettent souvent de l'incertitude sur les symptômes que l'on doit attribuer à la tuberculisation ganglionnaire. L'analyse des faits, la comparaison exacte des symptômes aux lésions pouvaient seules nous conduire à des résultats qui, nous l'espérons, ne seront pas sans intérêt pour le lecteur.

Nous suivrons dans l'étude des symptômes la même marche que nous avons adoptée en décrivant les lésions anatomiques; nous aurons aussi l'avantage de rapprocher les effets de leurs causes.

§ I. *Symptômes résultant de la compression exercée par les ganglions volumineux sur les organes voisins.* — Le siége qu'occupent les ganglions thoraciques dégénérés, les nouveaux rapports qu'ils contractent dans les cas où ils augmentent de volume, font comprendre que les phénomènes résultant de la compression ou du simple contact doivent être très variables.

I. *Action des ganglions sur les vaisseaux.* — 1° *Hydropisies.* — La compression des vaisseaux pulmonaires donne naissance à l'œdème du poumon dont nous avons parlé ailleurs, celle de la veine cave à l'infiltration de la face principalement. Cet œdème, que nous avons observé dans un assez grand nombre de cas, débute d'ordinaire par les paupières, puis il finit par envahir toute la face. La peau n'est pas luisante et tendue; c'est plutôt de la bouffissure qu'une anasarque intense. Nous ne l'avons jamais vue aussi marquée que celle de la maladie de Bright. L'œdème présente de grandes variations dans sa durée et dans l'époque de son apparition.

C'est à une époque assez avancée de la maladie que l'on observe ce phénomène. Au début les ganglions ne sont pas assez volumineux pour exercer une compression capable d'entraver le cours du sang. Une autre raison explique l'apparition tardive de l'œdème de la face. La compression des vaisseaux est bien rarement poussée au point d'en oblitérer le calibre; il est seulement rétréci. A une époque où la détérioration du sang n'est pas arrivée au point de permettre à sa partie séreuse de s'épancher dans le tissu cellulaire, une compression médiocre ne produit pas d'effet, tandis que plus tard cette cause, même légère, a pour résultat immédiat la formation de l'œdème.

On nous objectera peut-être la fréquence de ce symptôme dans les maladies chroniques, et on nous demandera si l'anasarque de la face, que nous attribuons à la compression, n'est pas un simple résultat de la cachexie; nous répondrons : 1° que dans les cas où l'anasarque survient chez les phthisiques, et résulte seulement de la débilité générale, elle débute par les extrémités inférieures qu'elle dépasse rarement; 2° que toutes les fois que l'œdème s'est montré primitivement à la face, les ganglions étaient volumineux ; qu'il est impossible, par conséquent, de nier le rapport de cause à effet ; 3° que souvent ces ganglions étaient développés exclusivement du côté droit au niveau de la veine cave supérieure ; nouvelle preuve de leur influence sur la production de l'anasarque. Ce symptôme, il est vrai, n'a pas été constant ; tous les sujets dont les ganglions étaient volumineux ne l'ont pas présenté ; mais le nombre des cas observés a été assez considérable pour qu'on ne puisse méconnaître l'influence de la cause que nous invoquons ici.

Une fois produite, l'anasarque offre plusieurs oscillations dans sa marche dans les cas où elle paraît longtemps avant la mort ; tandis que lorsqu'elle se montre dans les derniers jours, elle persiste jusqu'à la terminaison fatale. On ne peut pas s'appuyer sur l'intermittence de l'œdème pour nier la compression ganglionnaire, car tout le monde sait que l'infiltration, suite de compression vasculaire, offre sur le même sujet de fréquentes variations. Tel est l'œdème suite de maladies du cœur, tel encore l'œdème qui accompagne les derniers temps de la grossesse (1).

2° *Dilatations veineuses*, etc. — Un phénomène que nous n'avons que rarement observé, peut-être parce que notre attention n'a pas été suffisamment portée sur ce sujet, est la dilatation des veines du cou. Elle était fort remarquable chez un enfant de cinq ans, qui présentait à lui seul la plupart des symptômes de la phthisie bronchique. Elle est analogue à la dilatation des veines abdominales, que l'on observe quelquefois dans la phthisie mésentérique. D'autres effets de la compression vasculaire se rapprochent du précédent et doivent être mentionnés, bien qu'on ait rarement occasion de les constater ; nous voulons parler de la teinte violacée de la face des lèvres et de la langue, résultat évident de la congestion veineuse. Les larges anastomoses, qui existent entre toutes les parties du système veineux supérieur expliquent le peu de fréquence de ces symptômes. Le facies de quelques-uns des malades se rapproche de celui que l'on observe chez les individus atteints de maladies du cœur. Cependant, nous n'avons jamais constaté de lésion anatomique ou fonctionnelle de l'organe central de la circulation.

3° *Hémorrhagies*. — Nous nous sommes demandé si la compression des vaisseaux pulmonaires ne pouvait pas faire sourdre le sang à la surface des bronches, et produire une hémorrhagie. L'hémoptysie est extrêmement rare chez les enfants, et elle résulte en général de la

---

(1) Nous avons trouvé la bouffissure de la face notée dans deux des observations de M. Leblond (thèse, 1824) et dans ces deux cas les ganglions bronchiques droits étaient tuberculeux. L'auteur a noté l'œdème sans en tirer aucune conséquence pour le diagnostic ; il n'en fait pas même mention dans les remarques qui suivent ces observations, ni dans le résumé général de la maladie.

rupture d'un vaisseau pulmonaire. Nous possédons deux observations qui font exception à cette règle. Dans un de ces deux faits, il s'agit d'un garçon de onze ans, dont les ganglions bronchiques avaient le volume d'une grosse pomme, et étaient entièrement convertis en tissu gris, parsemé d'une petite quantité de matière tuberculeuse jaune. Ce sont les plus volumineux que nous ayons jamais observés. L'enfant mourut d'une hémoptysie foudroyante ; nous ne trouvâmes aucune trace de perforation vasculaire, mais seulement quelques ecchymoses pulmonaires. Nous sommes portés à croire que, dans ce cas, la compression exercée par les ganglions avait été la cause prédisposante d'une hémorrhagie dont la cause occasionnelle était une vive émotion morale. L'enfant était assis, un de ses camarades le pousse par derrière ; il se lève en colère, veut faire quelques pas, puis tout à coup il tombe, en rendant des flots de sang par le nez et la bouche. On peut, ce nous semble, expliquer ainsi la production de l'hémorrhagie : sous l'influence de l'émotion morale, les battements du cœur ayant augmenté de nombre et d'intensité, une plus grande quantité de sang aura afflué dans le poumon, et comme son retour était gêné par la compression, il en sera résulté une hémorrhagie foudroyante.

Nous avons dit (p. 609, et t. II, pag. 274) que la compression de la veine cave pouvait produire une hémorrhagie de la grande cavité de l'arachnoïde. Cette complication, le plus souvent latente, ne peut en aucune manière servir au diagnostic.

II. *Action des ganglions sur les nerfs.* — Nous pensons que l'on peut rapporter à cette cause une série de phénomènes rares que nous allons successivement énumérer.

1° *Modification dans les retours et le timbre de la toux.* — Les auteurs qui ont décrit la coqueluche n'ont pas assez insisté sur le diagnostic différentiel de cette maladie, et nous sommes convaincus que plusieurs observations de toux, dite spasmodique, reconnaissent pour cause la phthisie bronchique. Nous avons observé plusieurs fois ce caractère, soit d'après les renseignements que nous fournissaient les parents, soit aussi par observation directe. Ce symptôme se montre souvent au milieu de la maladie, plus rarement à une époque très avancée. Les quintes sont fréquentes, petites, courtes, ne durent guère qu'une minute, et ne sont presque jamais accompagnés de sifflement et rarement de vomissements ; elles se reproduisent à intervalles irréguliers ; elles cessent souvent pour reparaître ensuite.

Chez un malade, elles avaient été le premier symptôme observé, et ont duré pendant toute la maladie. L'enfant avait été pris de toux par quintes, sans période catarrhale antécédente ; les quintes se répétaient cinq à six fois par jour, puis, elles devinrent plus fréquentes (douze à quinze dans les vingt-quatre heures) ; elles ne duraient guère qu'une minute, et jamais elles ne furent accompagnées de sifflement et de vomissements. Les dix derniers jours elles avaient continué sans interruption. La phthisie bronchique fut la seule lésion que nous trouvâmes à l'autopsie ; il n'y avait dans les poumons ni tubercules ni bronchites, ni aucune altération qui ait pu donner naissance aux symptômes observés.

En ville, nous avons vu chez un enfant de trois ans la maladie débuter par une toux violente, éclatante, analogue au cri du coq, se répétant par petites quintes assez rapprochées. Chaque quinte était suivie de vomissements très copieux de matières muqueuses filantes. La reprise n'était pas sifflante. Cette toux était tellement spéciale et si différente par son timbre de celle de la bronchite quinteuse ou de la coqueluche (l'enfant avait, d'ailleurs, déjà été atteint de cette dernière maladie), que nous n'hésitâmes pas, au bout de quelques jours, à diagnostiquer une tuberculisation ganglionnaire bronchique. L'apparition d'un gros stertor trachéal, qui persista pendant trois mois, confirma le diagnostic, qui, du reste, put être vérifié par l'autopsie.

Un autre caractère de la toux que l'on note quelquefois est une raucité toute particulière. D'abord fréquente, alternativement sèche ou humide, la toux devient ensuite rauque et s'accompagne d'un gros rhonchus entendu à distance, et qui peut être attribué à la compression des bronches plutôt qu'à celle des nerfs. D'autres fois elle prend un timbre analogue à celui de la toux d'un vieillard atteint de catarrhe. Elle est alors pénible, se répète fréquemment, et chacune de ses secousses s'ajoutant à la suivante, donne naissance à une espèce de quinte. Dans ces cas, elle peut s'accompagner de douleurs assez intenses au niveau de la trachée. Deux enfants âgés de quatre à cinq ans s'en plaignirent également, et chez l'un d'eux, elle était assez vive pour qu'il craignît de tousser.

On peut attribuer à la compression des nerfs des *accès d'asthme* que l'on observe parfois. Pierre Frank avait déjà avancé que dans l'asthme des enfants on constatait assez souvent après la mort la tuméfaction du thymus et des glandes bronchiques. « *In asthmate, ut nominant puerili, glandulas bronchiales præter sanitatis modum turgidas, maxime vero thymum insigniter tumefactum, invenerunt anatomici.* »

Dans ces dernières années, les pathologistes qui ont étudié le spasme de la glotte, et en particulier le docteur Ley, ont fait jouer à la compression des nerfs pneumo-gastriques, par les ganglions de la poitrine, un rôle important dans le développement de cette maladie. On comprend aisément que des accès d'asthme soient le résultat de la compression nerveuse ; mais il ne suffit pas que la théorie indique la possibilité de ce symptôme, il faut que l'observation clinique le démontre. Nous avons recueilli deux exemples de compression évidente du nerf pneumo-gastrique, qui, tous deux, se sont accompagnés d'accès d'asthme, comme nous n'en avons observé de pareils dans aucune affection de l'enfance. Chez un de ces malades, ces accidents

s'étaient dévelpppés au bout d'un an de maladie. Les accès débu-
taient brusquement. L'enfant était pris à des heures irrégulières, mais
le plus souvent l'après-midi, d'une oppression extrême, s'accompagnant d'anxiété, de jactitation, de coloration violacée de la face, de
sueurs froides et visqueuses ; l'accès était précédé d'irascibi!ité, et
souvent déterminé par des causes légères, et en particulier, par les
mouvements qu'on imprimait au malade quand on voulait l'ausculter. Ces accès se répétaient plusieurs fois dans la journée. Ils durèrent
pendant dix-huit jours, et disparurent pour ne plus se reproduire ; la
respiration continua à être accélérée. Il n'est pas nécessaire d'ajouter
qu'il n'existait aucune lésion pulmonaire qui pût rendre compte
des accès d'asthme. Chez ce même enfant, la toux avait revêtu ce
caractère sur lequel nous avons insisté précédemment ; elle occasionnait, en outre, de vives douleurs au niveau de la trachée et de la partie
antérieure du thorax. Nous n'avons pas observé la forme de suffocation qui résulte du spasme de la glotte, comme le docteur Ley semble
l'avoir constaté. Chez un malade dont Constant a rapporté l'histoire,
on a observé une dyspnée extrême qui résultait probablement de la
compression de l'artère pulmonaire.

Le docteur Hérard a publié l'observation fort intéressante d'un enfant de trois ans et demi qui pendant plus de deux mois fut tourmenté par des accès d'asthme violents et prolongés et mourut dans
une crise de dyspnée terminée par des convulsions. Les nerfs pneumo-gastriques étaient amincis et gravement altérés par des ganglions tuberculeux. Le fait est d'autant plus intéressant que la
lésion tuberculeuse était parfaitement circonscrite et que nulle part
ailleurs il n'existait d'autre altération. L'un de nous à vu à Genève
dans le cours de ces dix dernières années, quatre jeunes filles âgées
de sept à onze ans qui ont offert à des degrés variés des symptômes
asthmatiques tout a fait semblables à ceux que nous venons de mentionner, et qui très probablement devaient être rattaches a la même
cause.

L'un de ces faits nous a paru assez remarquable pour mériter d'être
consigné dans ce chapitre (voy. *Traitement*).

M. Hourmann a insisté de nouveau sur l'influence de la compression
des nerfs pneumo-gastriques par les ganglions bronchiques engorgés,
en reproduisant avec plus de détails la plupart des arguments invo-
qués par le docteur Ley ; mais, comme nous venons de le dire, il a
confondu deux maladies entièrement distinctes, la phthisie bronchique
et le spasme de la glotte.

Sans reproduire tous les arguments dont nous nous sommes servis
ailleurs, nous nous contenterons de faire observer que, si la tuberculisation des ganglions thoraciques produit des symptômes de suffocation, ces accès dyspnéiques n'ont le plus souvent aucun rapport
avec ceux du spasme de la glotte ; ou bien, s'ils leur ressemblent, ils

sont accompagnés d'un ensemble de phénomènes qu'on n'observe pas
dans l'asthme dit thymique (1).

Un dernier effet de la compression du pneumo-gastrique est l'*alté-*
ration de la voix. Elle se montre à une époque avancée de la maladie,
mais cependant assez distante de la terminaison fatale pour qu'elle ne
puisse par être attribuée à la faiblesse des derniers jours. Est-il nécessaire d'ajouter que nous ne parlons ici que des cas où le larynx est
parfaitement sain ? Du reste, de même que l'oppression existe par
accès, de même aussi l'altération de la voix est intermittente. Ainsi
chez un enfant nous la notâmes d'abord claire, puis rauque, puis un
peu voilée, puis en partie éteinte, puis alternativement rauque et
éteinte. Quand on l'excitait il prononçait avec effort quelques mots
dont le timbre était clair, ce qui indiquait évidemment une lésion de
l'innervation du larynx. Cet état de la voix se montra chez les deux
enfants qui avaient la toux rauque par quintes et des accès d'asthmé ;
tous ces symptômes furent plus caractérisés chez celui dont la maladie était la plus intense et la plus ancienne.

III. *Action des ganglions sur l'œsophage.* — Nous ne connaissons
par d'exemple d'oblitération de l'œsophage ni même d'accidents
digestifs qui aient été le résultat de la compression ou du déplacement
de ce conduit membraneux.

IV. *Action sur la trachée, les bronches et les poumons.* — *Auscultation*
et percussion. — Les détails dans lesquels nous sommes entrés au
sujet de l'anatomie pathologique nous permettront de résoudre un
certain nombre de questions intéressantes dont plusieurs sont entièrement neuves. Jusqu'ici les auteurs qui se sont occupés de la symptomatologie de la phthisie bronchique, procédant par théorie au lieu
d'étudier la nature, ont commis de graves erreurs. Ils ont admis
comme possibles des hypothèses qui n'ont pas le moindre fondement,
et d'un autre côté, négligeant, sous le rapport des symptômes locaux,
l'étude comparée des phthisies bronchiques et pulmonaires, ils ont
passé sous silence des faits d'une importance majeure. Cette étude est
difficile, et quand on n'a pas la clef des phénomènes, leur multipli-
cité et leur complication égarent le plus souvent l'observateur. La
comparaison des lésions anatomiques avec les signes physiques constatés *eodem loco*, est la condition indispensable pour arriver en pareille matière à un résultat positif.

1° *Râles.* — Lorsque les ganglions compriment la partie inférieure
de la trachée, nous avons noté un symptôme qui nous paraît spécial
à cette compression, bien qu'il n'existe pas dans tous les cas : nous
voulons parler d'un gros rhonchus bruyant, sonore, masquant tout
bruit respiratoire, s'entendant à distance, différant par son timbre et
par son intensité des râles ronflant et sibilant, remarquable par sa

____

(1) Voyez les deux observations du docteur Ley. (*Gaz. méd.*, 1834, p. 594.)

persistance, tandis que le râle sibilant, résultat d'une simple bronchite, disparaît en général au bout de peu de jours et avec une grande facilité. Nous avons entendu ce rhonchus chez un de nos malades pendant plusieurs semaines, mais il était intermittent dans la même journée. L'état moral de l'enfant n'était pas étranger à ses retours ; une simple contrariété suffisait pour le faire reparaître immédiatement. Dans un autre cas, nous observâmes un mélange de râles ronflant et sibilant, remarquables aussi par leur durée, mais dont le timbre n'offrait rien de spécial.

Nous avons signalé, en parlant de la trachéo-bronchite (1), un symptôme qui a quelque analogie avec celui que nous venons de décrire, et nous avons dit que nous étions en doute sur la véritable cause du phénomène. Les nouveaux faits que nous avons recueillis nous portent à admettre que le gros stertor ronflant est un résultat de la compression de la trachée, tandis que le râle humide trachéal dépend de la compression du pneumo-gastrique. Dans le premier cas, le bruit sec est évidemment produit par la diminution de calibre du tube aérien. Le fait est identique avec celui que l'on observe chez l'adulte dont le cou est tuméfié par un engorgement général ou partiel de la thyroïde. Dans le second, le bruit humide résulte de l'accumulation du mucus sous la double influence d'une hypersécrétion muqueuse et d'une diminution de la contractilité musculaire de la paroi postérieure de la trachée. On peut, sans forcer l'interprétation, rattacher ce double phénomène à une compression nerveuse (2).

Si les râles sonores peuvent résulter de la compression de la trachée ou des bronches, on comprendra aisément que les ganglions volumineux et tuberculeux, en prenant les conduits aériens, ne peuvent en aucune façon produire les râles humides ; mais lorsque ceux-ci existent, ils peuvent les accroître, ou plutôt simuler cet accroissement au point de donner à l'oreille la sensation d'un râle très gros et très humide, d'un véritable gargouillement pour une lésion qui ne détermine pas un pareil symptôme. Ainsi, existe-t-il au sommet du poumon des tubercules non ramollis avec une bronchite, le râle, qui, dans l'état ordinaire, est sous-crépitant, plus ou moins fin, peut prendre le caractère du gargouillement.

2° *Faiblesse du bruit respiratoire.* — Nous avons chez plusieurs malades, constaté une faiblesse notable du bruit respiratoire qui résulte évidemment de l'influence des ganglions. Elle existe, en général, au sommet du poumon, en arrière, rarement en avant, rarement à la base ; c'est une simple diminution et non une absence com-

---

(1) Tome I, p. 186.

(2) En relisant le mémoire du docteur Ley, nous voyons qu'il explique aussi l'accumulation des mucosités par la double cause que nous venons d'invoquer, *loc. cit.*, p. 595.

plète de la respiration; elle est variable dans sa durée intermittente, et ne s'accompagne pas habituellement d'une diminution dans
la sonorité aux points correspondants. M. Leblond a cité dans sa
thèse une observation où la compression de la bronche gauche
avait déterminé une faiblesse notable du bruit respiratoire. Ce fait
noté, après lui, par plusieurs autres médecins, comme par nous, se
rapproche de celui cité par MM. Barth et Roger dans leur *Traité
d'auscultation.*

Les ganglions tuberculeux déterminent ce symptôme de deux
manières, soit par compression directe des gros canaux bronchiques,
qui, dès lors, ne laissent plus entrer une quantité d'air suffisante
pour dilater complétement les vésicules pulmonaires ; soit indirectement par compression des gros troncs vasculaires du poumon, d'où
résulte un œdème du tissu intervésiculaire qui empêche les vésicules
elles-mêmes de se dilater.

De ces deux causes résulte la faiblesse du bruit respiratoire, qui
pourra être ou générale ou partielle, suivant que la compression
s'exercera sur la veine ou la bronche-mère, ou sur leurs divisions.
Dans ce dernier cas, l'obscurité de la respiration pourra siéger soit au
sommet, soit à la base de la poitrine. Les différences dans l'intensité de
la compression rendront compte des différences qu'offrira le symptôme.

Si nous cherchons à expliquer l'intermittence de cette faiblesse de
la respiration, nous remarquons tout d'abord que celle qui dépend
de la compression veineuse doit être variable, parce que les œdèmes
par compression apparaissent et disparaissent avec la plus grande
facilité ; chacun sait qu'il suffit souvent d'un changement dans le
décubitus pour modifier leur siége.

· Quant à la compression des bronches, les variations dans le symptôme que nous étudions dépendent de la nature de l'organe comprimé ; ces conduits sont éminemment élastiques et ont une grande
tendance à revenir sur eux-mêmes ; la compression exercée par les
ganglions est bien rarement poussée au point de déterminer une
oblitération complète ; il n'est pas même certain que cet effet puisse
être produit. Le plus souvent, c'est une simple diminution du calibre,
et la déformation, qui n'existe d'ordinaire que sur un point du diamètre de la bronche, n'est pas assez considérable pour que le conduit
de l'air ne puisse reprendre son calibre primitif. C'est en effet ce que
nous avons observé. La cause qui restitue momentanément au tuyau
bronchique ses dimensions normales, nous paraît résider dans les
grands efforts inspiratoires qui, faisant pénétrer une plus grande
quantité d'air dans les poumons, dilatent nécessairement les bronches.
Pour nous en assurer, nous avons comparé le nombre des mouvements respiratoires et leur ampleur, avec les modifications des bruits
stéthoscopiques, et de là est résultée pour nous la persuasion de
l'efficacité de la cause que nous invoquons ici.

3° *Altérations du timbre du bruit respiratoire.* — Tous ces faits si curieux ne sont cependant pas les seuls qu'on observe ; il en est d'autres plus remarquables encore. En effet, lorsque les ganglions ne communiquent pas avec les bronches, on peut percevoir la plupart des altérations du bruit respiratoire que l'on constate dans la phthisie pulmonaire ; ainsi, nous avons observé depuis l'expiration prolongée jusqu'à la véritable respiration caverneuse. Ces symptômes existent fréquemment en arrière, dans les fosses sus-épineuses, mais surtout dans l'espace interscapulaire à sa partie supérieure, plus rarement à sa partie moyenne. Il est impossible de saisir une différence de timbre entre cette respiration bronchique produite par les ganglions, et celle qui est le résultat de la tuberculisation du parenchyme pulmonaire lui-même. Nous devons dire toutefois que la *marche* de ces altérations du bruit respiratoire est dans les deux cas très différente. Ainsi, dans les cas où l'évolution du tubercule se fait dans les poumons, les signes stéthoscopiques marchent d'une manière régulière, et l'on suit la progression de l'expiration prolongée à la respiration caverneuse. Lorsqu'au contraire les masses ganglionnaires volumineuses donnent des signes stéthoscopiques, ces symptômes paraissent à des époques très irrégulières, et leur marche est remarquablement anormale. On entend tantôt de la respiration bronchique, tantôt de la respiration caverneuse, tantôt de la respiration longue sans aucune régularité. Mais avant d'aller plus loin, nous devons distinguer plusieurs cas différents, en procédant du simple au composé :

1° Dans un premier ordre de faits, les ganglions bronchiques sont volumineux et tuberculeux, les deux poumons étant sains, ou à peu près. Ce que nous venons de dire précédemment s'applique tout à fait à ce cas particulier.

2° Les ganglions bronchiques sont volumineux et tuberculeux ; le poumon au niveau duquel on a perçu les signes stéthoscopiques est sain, mais celui du côté opposé est malade. Nous nous sommes demandé si les altérations du bruit respiratoire ne seraient pas alors le résultat du retentissement de celles qui existent du côté opposé. Nous sommes d'autant plus portés à le croire, que dans ces cas, plus nombreux que les premiers, les bruits sont en général plus intenses, et simulent plus souvent la respiration caverneuse. Cependant, nous ne saurions faire de cette explication une règle générale, puisque nous avons constaté ces mêmes altérations du bruit respiratoire lorsque les deux poumons étaient sains.

3° Enfin, il résulte de la comparaison des symptômes et des lésions un fait positif, c'est que dans les cas, plus nombreux encore que les autres, où le poumon lui-même est malade, les ganglions bronchiques modifient les résultats de l'auscultation, et cela d'une manière très remarquable. Ainsi, s'il n'existe qu'un petit nombre de granulations pulmonaires à peine susceptibles de produire de l'expiration prolongée, sous l'influence ganglionnaire, cette expiration deviendra très longue; si la lésion pulmonaire doit donner normalement de l'expiration longue, on entendra de la respiration bronchique, et ainsi de suite ; en un mot, on peut poser en règle presque générale, *que les ganglions bronchiques volumineux et tuberculeux semblent exagérer les bruits respiratoires normaux ou anormaux.*

La *percussion* donne des résultats variables. Nous avons une fois diagnostiqué la maladie par la matité de la partie supérieure du sternum ; dans un autre cas, où une masse ganglionnaire énorme dépassait la ligne médiane du côté droit, la percussion était mate au point correspondant. Plusieurs fois la diminution du son existait dans l'espace interscapulaire, et comme elle coïncidait avec diverses altérations du bruit respiratoire, elle était bien propre à induire en erreur. Cependant nous ferons à ce sujet deux remarques : 1° c'est que la diminution du son était permanente, tandis que l'auscultation présentait les irrégularités dont nous avons parlé ; 2° que l'étendue et l'intensité de la matité n'étaient pas en rapport avec la nature du bruit respiratoire; ainsi, à de la respiration bronchique correspondait une légère diminution de son, etc. Les rapports de l'auscultation et de la percussion doivent donc être soigneusement contrôlés l'un par l'autre pour conduire à une conclusion positive.

Avant de chercher une explication qui puisse rendre compte des symptômes que nous venons dé passer en revue, nous devons faire remarquer qu'aucune idée préconçue ne nous a dirigés dans nos recherches. Ignorant entièrement l'existence de ces phénomènes, et imbus des principes que nous avions puisés dans l'ouvrage de Laënnec, nous avons été frappés d'étonnement en voyant les erreurs de diagnostic que nous commettions chaque jour, même à une époque où nous avions une grande habitude de l'auscultation. Ces erreurs étaient d'autant plus singulières que nous y participions tous les deux, et dans des cas où l'exploration stéthoscopique était pratiquée avec la plus minutieuse exactitude. Nous avons reconnu plus tard qu'elles dépendaient de ce que nous donnions aux altérations du bruit respiratoire, chez les enfants, la signification qu'on leur attribue d'ordinaire chez l'adulte.

Nous regardions la respiration caverneuse, le gargouillement, la pectoriloquie, comme la preuve à peu près certaine de l'existence d'une caverne, l'expiration prolongée sous la clavicule comme l'indice de la présence de tubercules isolés, etc.

Guidés par ces principes, nous commettions, dans certaines circonstances, des erreurs fréquentes et grossières, tandis que, dans d'autres cas, un diagnostic, beaucoup plus difficile en apparence, était à l'autopsie reconnu parfaitement exact. Alors nous avons voulu apprécier la cause de ces résultats si différents, et pour y parvenir nous avons pris la marche suivante :

Nous avons décomposé nos observations, nous avons constaté le point précis des parois thoraciques auquel répondait une lésion du poumon, et nous avons établi comparativement les signes stéthoscopiques perçus pendant la vie à la même place. De cette sorte, nous avons eu d'un côté toutes les erreurs commises, et de l'autre toutes les altérations bien diagnostiquées. Reprenant alors en sous-œuvre chacun des faits particuliers, nous avons examiné et comparé tour à tour l'âge du sujet, la conformation, l'étendue et la maigreur de la poitrine, la durée de la maladie, et l'époque à laquelle l'examen était pratiqué, l'amplitude et la fréquence des mouvements respiratoires, les lésions des parties voisines de celles que nous examinions, les signes de ces lésions, etc. De cette comparaison minutieuse est résultée pour nous une série de faits qui nous a donné la clef de ces erreurs si fréquentes. Alors nous avons vu que les idées ou plutôt les mots adoptés depuis Laënnec n'étaient pas entièrement applicables à l'auscultation des enfants. Ainsi le bruit qu'on appelle *respiration caverneuse* se produit chez l'enfant lorsqu'il existe des cavernes, aussi bien que d'autres lésions, et manque souvent là où se trouvent les excavations pulmonaires, et cela dans certaines conditions et sous certaines influences.

La théorie peut donner une explication de ces faits d'auscultation, tout extraordinaires qu'ils paraissent ; voici celle que nous avons imaginée pour en rendre compte.

La poitrine des enfants est petite et étroite; en outre, la plupart des tuberculeux sont très maigres, et l'oreille de l'observateur n'est séparée de la cage osseuse que par des parties molles de peu d'épaisseur.

Il résulte de ces conditions que les différents points auscultés sont peu distants les uns des autres. Enfin, le diamètre antéro-postérieur de la poitrine est peu considérable ; un court intervalle sépare la colonne vertébrale du sternum.

Lorsque dans ces circonstances le dépôt tuberculeux envahit les ganglions, ceux-ci arrivent bientôt à s'appuyer contre l'une ou l'autre des parois thoraciques, tandis que d'autre part ils confinent à la trachée ou aux bronches.

Les remarques suivantes feront comprendre l'importance de ces prémisses : toutes les fois qu'on ausculte la trachée, on entend un bruit très fort, qui équivaut à la respiration caverneuse, et un retentissement de la voix qui est une pectoriloquie des plus considérables. Il existe donc normalement et toujours de la respiration bronchique dans les tuyaux aériens, et si elle n'est pas perçue par l'oreille, cela dépend de ce que les bronches et la trachée ne touchent pas immédiatement les os, et en sont toujours séparés par une épaisseur plus

ou moins considérable de parties molles; en sorte que les vibrations
sonores qui ont lieu dans ces conduits ne se transmettent que très
imparfaitement à la substance osseuse.

Or, dès que les ganglions bronchiques se développent, ils touchent
le plus habituellement à la colonne vertébrale, sur laquelle ils s'ap-
puient, tandis que, d'autre part, ils entourent les bronches : plus
rarement ils sont en contact avec le sternum. Ils constituent dès lors
un corps solide, susceptible d'être animé de vibrations, et de les
transmettre à la colonne vertébrale ou au sternum. De là vient que
l'oreille appliquée sur ces parties perçoit les sons à peu près aussi
bien que si elle était immédiatement appuyée sur la racine des
bronches.

Donc le ganglion dur et tuberculeux n'exagère pas les bruits stéthoscopiques, il est seulement conducteur de sons normaux, mais non
habituellement perçus sur l'oreille.

Il est si vrai qu'il en est ainsi, que cette exagération, ou plutôt
cette transmission des sons n'a lieu qu'à la partie supérieure de la poitrine, dans l'espace interscapulaire, quelquefois dans la fosse sus-épi-
neuse, et rarement sous la clavicule, et près du sternum. La colonne
vertébrale, en effet, ne peut vibrer sous une influence aussi minime
que dans une petite étendue. Les vertèbres sont séparées par des
corps mous, mauvais conducteurs du son, et les articulations costo-
vertébrales sont aussi un obstacle à la transmission parfaite des vibrations aux côtes. De là vient que les bruits ne sont perçus qu'au niveau
des vertèbres qui touchent les ganglions, ou bien près du point où ces
organes sont en contact avec le sternum (1).

Ainsi, nous le croyons, se trouve expliquée une grande partie des
erreurs de l'auscultation dans la phthisie des enfants. Par exemple :

Le poumon est-il devenu solide par une hépatisation tuberculeuse,
il acquiert la faculté de vibrer et il transmet directement aux côtes
les vibrations sonores qui se passent dans les bronches ; se trouve-t-il
près de là un ganglion, il transmettra le même son à la colonne vertébrale, et l'oreille appliquée du côté opposé à la pneumonie percevra la respiration bronchique, non parce qu'elle est produite par
le poumon hépatisé, mais parce qu'elle se passe normalement
et continuellement dans les bronches. Existe-t-il une caverne,
des sons anormaux y sont produits et transmis par les ganglions
dans une autre partie du thorax. S'il y a, dans le point du poumon

____

(1) Une expérience très simple prouve que les articulations apportent un obstacle
à la transmission des bruits. Après avoir eu soin de fermer avec le doigt l'orifice
des deux conduits auriculaires, placez une montre en contact avec l'arcade dentaire supérieure, vous percevrez facilement le tic-tac; faites-la reposer ensuite
exclusivement sur les dents de la mâchoire inférieure, vous ne percevrez aucun
son, ou du moins un son très affaibli. L'articulation temporo-maxillaire est
l'obstacle qui s'oppose à la propagation des vibrations sonores.

qu'on ausculte, une lésion peu étendue et qui donne par cela même peu de symptômes stéthoscopiques, ceux-ci se mêleront aux bruits transmis, et par là paraîtront exagérés.

Enfin, dans un même point du thorax, le bruit anormal peut arriver à l'oreille de deux manières différentes : directement, par la lésion pulmonaire qui existe au point où l'oreille est appliquée ; indirectement, par les ganglions bronchiques placés à son voisinage. Si l'on suppose, en effet, une caverne à la partie postérieure et supérieure du poumon, en même temps qu'il existe un développement considérable des ganglions bronchiques, on percevra les sons caverneux au sommet de la poitrine en arrière, d'abord parce que la lésion pulmonaire existe à ce niveau, ensuite parce que les ganglions bronchiques les transmettront au moyen de la colonne vertébrale. Alors le même point du thorax entre doublement en vibration.

V. *Communication des ganglions avec les organes voisins.* — 1° *Bronches.* — Jusqu'ici nous avons étudié les tubercules bronchiques comme agents de compression ou comme conducteurs des vibrations sonores. Tout ce que nous avons dit se rapporte donc aux ganglions extérieurs au poumon ; nous devons maintenant rechercher si dans les cas où les kystes communiquent avec les bronches et où les ganglions bronchiques pénètrent dans l'intérieur du poumon, il existe des signes locaux appréciables. *A priori* on conçoit qu'il soit bien difficile d'en observer. Les ganglions situés à la racine des bronches, en communication avec la partie interne des principales divisions bronchiques, à une égale distance de la partie antérieure et postérieure des parois thoraciques, ne doivent donner à l'oreille aucun signe de leur existence. L'observation clinique confirme entièrement l'exactitude de ces inductions. Nous n'avons jamais diagnostiqué la phthisie bronchique communicante simple, par des symptômes locaux. Il n'en est pas de même quand la phthisie pulmonaire se joint à la phthisie bronchique ; ce sujet sera traité ailleurs.

Pour ne parler que de la communication des kystes avec les bronches, nous ferons observer qu'en supposant même que le kyste bronchique fût assez près de l'oreille pour que la transmission du son pût s'effectuer, diverses circonstances s'opposeraient à ce que l'on pût constater les signes physiques d'une excavation ; 1° c'est souvent de la matière tuberculeuse crue qui correspond à l'ulcération bronchique ; 2° quand cette matière est ramollie, la bronche ne communiquant pas avec le kyste par son extrémité, mais étant perforée sur sa paroi latérale, on comprend que le passage de l'air dans cette poche ne donne pas facilement naissance à du gargouillement ou à de la respiration caverneuse : aussi les auteurs qui ont indiqué dans les cas de ce genre le gargouillement et la respiration caverneuse, ont eu le tort d'établir la possibilité du phénomène d'après une induction trompeuse.

M. Leblond avait cité comme signe de caverne ganglionnaire le

rejet de fragments de matière tuberculeuse, et il avait ajouté que ce
symptôme mettrait sur la voie de la nature de la maladie, si en même
temps on ne constatait pas par l'auscultation l'existence d'une caverne
pulmonaire. Mais, comme tout le monde le sait, les jeunes enfants ne
crachent pas, ou du moins ils avalent les produits de l'expectoration.
On comprend donc qu'il est bien difficile qu'elle fournisse des renseignements précis. On a dit aussi que les enfants rejetaient quelquefois
des ganglions bronchiques tuberculeux ; nous n'avons jamais observé
de faits semblables ; il nous paraît même impossible que les choses
se passent ainsi. Si l'on se rappelle ce que nous avons dit de la communication du kyste avec les bronches, on en saisira facilement la
raison ; une comparaison vulgaire nous fera mieux comprendre. Tant
que la matière tuberculeuse n'est pas ramollie, l'orifice bronchique
est beaucoup plus petit que la capacité ganglionnaire. Supposer que
le ganglion puisse être chassé en totalité, en *conservant sa forme*, au
travers de l'ouverture bronchique, est admettre qu'un corps solide
qui remplit une bouteille pourrait sortir par le goulot sans briser le
vase. — Nous insistons sur ce que le ganglion a conservé sa forme ;
car, si ce sont des fragments tuberculeux que l'enfant rejette, comment
reconnaître s'ils appartiennent au ganglion ou au tissu pulmonaire ?

2° *Poumons.* — En parlant du pneumo-thorax dans notre article
d'anatomie pathologique, nous avons démontré qu'il ne résultait pas
de la communication du kyste ganglionnaire avec la cavité séreuse,
mais qu'il dépendait de la perforation du poumon par la masse tuberculeuse partie de la racine des bronches et unie aux tubercules
pulmonaires. Dans un cas cet accident débuta subitement, vingt-
cinq jours avant la mort, par une douleur de côté très vive et des cris
aigus ; puis on constata les signes physiques du pneumo-thorax
(respiration amphorique, tintement métallique, exagération du
son, etc.) ; dans l'autre, la durée de la maladie fut tout aussi longue,
mais les signes beaucoup moins tranchés : on constata de la faiblesse du bruit respiratoire, avec exagération du son ; mais à aucune
époque il n'exista de respiration amphorique ou de tintement métallique, et presque constamment on perçut de la respiration bronchique le long de la colonne vertébrale, au niveau du point en contact
avec des ganglions très volumineux. Il est probable que ce symptôme
stéthoscopique était le résultat de la transmission des sons à la colonne
vertébrale par l'intermédiaire des ganglions.

3° *Vaisseaux.* — La communication du kyste avec les vaisseaux
produit des hémorrhagies foudroyantes : nous en avons recueilli un
exemple remarquable. Il s'agit d'un garçon de trois ans et demi, chez
lequel nous avions constaté des signes de tubercules. Peu après quelques mouvements exécutés pour le changer, le petit malade rejeta
du sang en abondance, à pleine gorgée, à chaque mouvement expi-
ratoire : ce sang était rouge, spumeux ; sa quantité put être évaluée

à trois palettes. L'hémorrhagie s'accompagna de pâleur de la face, de petitesse du pouls et de refroidissement des extrémités. La mort survint au bout de trois minutes. Deux des observations rapportées par M. Berton ont pour objet deux jeunes filles, l'une de trois ans et demi, l'autre de onze ans, qui périrent subitement d'hémorrhagie foudroyante.

4° *OEsophage.* — La communication des kystes ganglionnaires avec les bronches et l'œsophage a donné lieu à des signes très positifs dans une des observations de M. Leblond. Le malade qui en fait le sujet (thèse, p. 21) avalait avec difficulté, et la déglutition provoquait des quintes de toux. Le pharynx était sain. Il nous semble que, d'après ces symptômes, on aurait pu diagnostiquer une communication entre l'œsophage, la trachée ou les bronches, et nous sommes étonnés qu'un aussi bon observateur que M. Leblond, après avoir dit dans les remarques qui suivent son observation : « Ce n'était même que lorsque le liquide avait franchi l'isthme du gosier que la toux survenait, » ajoute : « Mais il y avait tant d'autres causes de toux chez un sujet réputé phthisique, qu'il était impossible d'arriver à l'idée d'une pareille lésion de l'œsophage. »

VI. *Résumé.* — Résumons en peu de mots les symptômes locaux que nous venons de détailler.

Les ganglions bronchiques devenus tuberculeux forment une tumeur plus ou moins volumineuse qui agit sur les fonctions des divers organes avec lesquels elle est en contact.

Ainsi, en comprimant la veine cave supérieure, ils peuvent déterminer :

1° L'œdème de la face ;

2° La dilatation des veines du cou ;

3° La coloration violacée de la figure ;

4° L'hémorrhagie de la grande cavité arachnoïdienne.

De la compression des vaisseaux pulmonaires peut résulter :

1° L'hémoptysie ;

2° L'œdème du poumon.

Lorsque les ganglions compriment le nerf pneumo-gastrique, il peut survenir :

1° Des altérations dans le timbre de la toux et de la voix ;

2° Des quintes de toux qui simulent celles de la coqueluche ;

3° Des accès d'asthme tout à fait insolites chez l'enfant.

L'action des ganglions sur les poumons et sur les branches est des plus remarquables.

En comprimant les conduits de l'air, ils déterminent :

1° La production de râles sonores intenses, très persistants, et dont le timbre est parfois remarquable.

2° Ils empêchent la circulation de l'air, et de là résulte l'obscurité du bruit respiratoire. Ce phénomène peut aussi dépendre de l'œdème que détermine la compression des vaisseaux pulmonaires.

Non-seulement les ganglions peuvent agir sur les bronches comme agents de compression, mais aussi comme organes conducteurs des vibrations sonores. De là résultent les phénomènes suivants :

1° Le poumon étant tout à fait sain ou à peu près, il se peut qu'on perçoive dans certaines parties de la poitrine diverses altérations du bruit respiratoire, telles que de l'expiration prolongée, de la respiration bronchique, et tous les sons qui, à l'état normal, ont lieu dans les bronches et ne sont pas transmis à l'oreille.

2° Ces phénomènes sont encore plus tranchés s'il existe quelques lésions pulmonaires dont le symptôme stéthoscopique, peu intense d'habitude, semblera s'exagérer par le fait de la présence des ganglions. Ainsi, des tubercules miliaires crus donneront lieu à de la respiration bronchique, on même caverneuse, à de la pectoriloquie ; s'ils commencent à se ramollir ou s'ils s'accompagnent d'une légère bronchite, on pourra percevoir du gargouillement.

3° Les bruits stéthoscopiques fournis par la lésion d'un poumon peuvent être transmis du côté opposé et faire croire ainsi à une lésion double.

4° En un mot, les ganglions bronchiques, en s'appuyant sur la colonne vertébrale d'un côté, pendant que de l'autre ils entourent les bronches, transmettent directement à l'oreille les bruits normaux ou anormaux qui se passent dans un point du poumon éloigné de la cage thoracique, et semblent ainsi les exagérer.

5° Ces phénomènes stéthoscopiques sont perçus surtout au sommet des poumons en arrière, plus rarement en avant.

Tous les symptômes que nous venons d'énumérer, et qui sont le résultat de l'action des ganglions volumineux et durs sur les vaisseaux, les nerfs, les bronches et les poumons, n'existent pas constamment, ni tous réunis ; leur production est subordonnée à la position des ganglious et à leur développement dans un certain sens.

Mais, en outre, lorsqu'ils existent, ils sont soumis à une loi d'intermittence remarquable à laquelle aucun n'échappe ; ainsi :

L'œdème de la face paraît et disparaît facilement.

La coloration violacée de la figure n'est pas constante.

Les altérations dans le timbre de la toux et de la voix, les quintes de toux, les accès d'asthme existent un jour et disparaissent le lendemain, pour se produire de nouveau à une époque plus ou moins éloignée et indéterminée.

Les signes stéthoscopiques ne sont pas constamment les mêmes ou n'ont pas une marche régulièrement croissante. Ainsi, un jour on percevra de la respiration bronchique évidente, le lendemain ce sera seulement de l'expiration prolongée, et le surlendemain de la respiration caverneuse ; en sorte que la respiration obscure, l'expiration prolongée, la respiration bronchique, la respiration caverneuse, la pectoriloquie, le gargouillement et même les râles sonores, pourront alterner ou se succéder sans régularité à des moments indéterminés.

Ces variations dépendent tantôt de l'ampleur des mouvements respiratoires, tantôt de leur nombre ou de leur force, ou bien encore de la lésion pulmonaire elle-même qui se transmet directement à l'oreille. Le plus souvent, sans doute, il existe plusieurs causes qui nous échappent encore, car les phénomènes morbides produits par les tumeurs qui agissent, comme organes de compression, sont d'ordinaire intermittents.

Si les tubercules bronchiques sont ramollis et communiquent avec les bronches, tous les symptômes que nous avons énumérés n'existent plus, parce que les tumeurs, en général plus petites, sont situées dans l'intérieur du poumon, et ne sont pas en contact avec la colonne vertébrale ; aussi, l'on ne constate ni respiration caverneuse, ni gargouillement, à moins que le poumon ne soit lui-même creusé d'une excavation tuberculeuse.

L'expectoration ne peut être d'aucun secours pour le diagnostic.

Les phénomènes que l'on peut observer résultent presque uniquement de l'ulcération et de la perforation des organes avec lesquels les ganglions sont en contact, et rien jusqu'à présent ne saurait indiquer qu'ils dépendent des ganglions plutôt que de l'organe pulmonaire. Ainsi la perforation du poumon détermine un pneumo-thorax, celle des vaisseaux pulmonaires une hémoptysie foudroyante; et la communication de l'œsophage avec les bronches ou la trachée, au moyen des ganglions bronchiques, peut être la cause de violentes quintes de toux au moment de la déglutition des liquides.

Art. IV. — Tableau. — Marche. — Durée.

Il ne nous a pas été difficile d'analyser isolément chacun des symptômes de la tuberculisation des ganglions thoraciques; il suffisait pour cela de comparer les lésions et les symptômes, et d'établir leurs rapports de cause à effet. La synthèse nous offre, au contraire, plus d'une difficulté, car la maladie est rarement simple ; ses phénomènes généraux et locaux sont souvent confondus avec ceux de la tuberculisation pulmonaire, ou bien ils sont peu tranchés, ou bien encore on ne peut constater qu'un petit nombre de ceux que nous avons signalés. Enfin, dans des cas qui, de tous, sont les plus nombreux, la maladie ne se révèle par aucun signe, les tubercules n'étant pas assez volumineux pour produire des accidents de compression, ou n'exerçant par leur position aucune influence sur les organes qu'ils environnent.

Nous avons vu la tuberculisation ganglionnaire thoracique débuter d'emblée, et être la maladie principale ; dans d'autres cas coïncider avec le dépôt des tubercules dans le poumon ou les plèvres.

Nous avons établi que la tuberculisation ganglionnaire avait débuté la première, lorsque les premiers symptômes observés avaient été des accidents du côté du thorax ; lorsque la tuberculisation des ganglions existait seule, ou que son intensité indiquait évidemment son antériorité à celle des autres organes, et en particulier du poumon.

Dans les cas de cette espèce, et ils sont fort rares, les symptômes du début peuvent être les mêmes que ceux de la phthisie pulmonaire, c'est à-dire qu'il existe de la toux, quelques douleurs thoraciques vagues, accompagnées d'un mouvement fébrile d'ordinaire peu intense, et de sueurs plus ou moins abondantes. D'autres fois une toux par petites quintes, sans sifflement, et dans l'intervalle de laquelle il reste de l'accélération du pouls et de la respiration, ou bien une oppression plus ou moins considérable accompagnée d'un rhonchus bruyant, sonore, entendu à distance et intermittent, et d'une toux rauque toute spéciale, sont les premiers phénomènes morbides que l'on constate.

Les mêmes symptômes ou d'autres, tels que la bouffissure de la face, une grande irrégularité dans les bruits perçus par le stéthoscope, sont les premiers, et quelquefois les seuls phénomènes appréciables, à une époque où certains signes indiquent que les autres organes sont envahis par la matière tuberculeuse.

Quels qu'aient été le mode de début de la maladie et les circonstances au milieu desquelles elle a pris naissance, elle offre d'ordinaire, isolés et quelquefois réunis, les symptômes suivants :

Le facies, souvent naturel, revêt, dans d'autres cas, cet aspect que l'on constate chez les enfants atteints de maladie du cœur ; le masque est pâle, tandis que les pommettes et les lèvres sont violacées, et les veines du cou dilatées ; la face est un peu bouffie ; cet œdème paraît et disparaît à plusieurs reprises dans le cours de la maladie. Le décubitus est le plus ordinairement indifférent ; dans d'autres cas, les enfants préfèrent la position assise, surtout lorsque l'oppression est considérable, et qu'il existe des accès d'asthme. Tantôt la respiration s'exécute librement ; tantôt, au contraire, elle est plus ou moins accélérée, et se répète, suivant l'âge, de trente-six à soixante fois par minute. Dans des cas rares, elle s'accompagne d'un gros rhonchus bruyant semblable au râle trachéal, et qui retentit au loin. La toux, qui existe presque constamment, n'offre, dans certains cas, aucun caractère particulier, tandis que d'autres fois elle conserve ceux déjà indiqués en parlant du début. L'auscultation peut ne faire reconnaître aucune altération du bruit respiratoire, ou bien elle indique une affection pulmonaire ou pleurale. Dans d'autres cas, on constate à la partie postérieure de l'un des côtés de la poitrine une faiblesse notable de bruit respiratoire sans diminution du son ; cette diminution de respiration cède quelquefois à de grands efforts respiratoires. Dans des cas beaucoup plus nombreux, on constate dans l'un ou l'autre espace interscapulaire, plus rarement en avant, des modifications de la respiration remarquables par leur grande irrégularité. Ainsi, un jour on perçoit de l'expiration prolongée, un autre jour de la respiration bronchique ou même caverneuse, avec ou sans râles humides, puis de nouveau de la respiration prolongée, etc. D'autres fois on perçoit un gros rhonchus humide, retentissement de celui qui se passe dans la gorge, ou bien des râles ronflants et sibilants, remarquables par leur étendue et par leur persistance. Tantôt la percussion ne fournit aucun renseignement positif, tantôt on constate une diminution permanente dans la sonorité du thorax, tandis que les symptômes d'auscultation sont très variables.

La maladie continuant à faire des progrès, les symptômes que nous venons d'énumérer persistent isolés ou réunis. Dans quelques cas rares, il vient s'en ajouter d'autres qui consistent dans des accès d'asthme et dans une altération intermittente de la voix.

En même temps, la tuberculisation des autres organes augmente d'étendue ou prend naissance. Les symptômes généraux qui existaient au début s'accroissent; s'ils n'existaient pas, ils se manifestent; les forces se dépriment; l'amaigrissement se prononce ou se caractérise davantage; la fièvre persiste, avec exacerbation le soir; les sueurs augmentent ou surviennent; en un mot, tout le cortége des symptômes de la phthisie se développe, et le malade succombe dans le dernier degré de marasme.

La mort est quelquefois hâtée par l'apparition d'accidents graves. Ainsi, les malades succombent à une hémoptysie foudroyante ou à une apoplexie méningée, ou bien le poumon se perfore, et le pneumothorax, bien qu'il n'entraîne pas immédiatement la mort, l'accélère évidemment.

La tuberculisation bronchique suit, dans la grande majorité des cas, une marche chronique. Une seule fois, nous l'avons vue d'une manière évidente marcher avec rapidité. La mort survient dans un intervalle de six semaines. Nous reproduirons ce fait à la fin de ce chapitre.

Art. V. — Diagnostic.

Le diagnostic de la phthisie bronchique est très difficile et réclame une attention toute particulière; il faut tenir compte de tous les symptômes, même des plus insignifiants en apparence. Nous l'avons dit, la plupart des signes que nous avons énumérés dépendent de la compression exercée par les ganglions sur les organes contenus dans la cavité thoracique; or cette compression ne peut s'exercer qu'à une époque où les ganglions ont acquis un volume considérable, et où par conséquent la maladie est déjà fort avancée : aussi, au début, le diagnostic est très difficile, et c'est seulement en procédant par exclusion que l'on peut l'établir.

Cependant, il peut arriver que la tuberculisation ganglionnaire se révèle rapidement par des symptômes, alors même qu'elle n'est pas très considérable. Le fait a lieu dans les cas où un ganglion, quoique médiocrement volumineux, est placé de façon à comprimer le nerf pneumo-gastrique. La maladie simule alors l'asthme essentiel ou la coqueluche.

Quand un enfant est pris sans cause connue de la toux spéciale que nous avons décrite (p. 625), si cette toux est, au bout de quelques jours, suivie de stertor plus ou moins continu, il y aura de fortes présomptions pour croire qu'il est atteint de phthisie bronchique. Il en est de même quand l'enfant sera tourmenté par des accès d'asthme violents, prolongés et répétés.

D'un autre côté, si l'on voit chez un enfant de trois à quatre ans survenir de la toux, de l'amaigrissement, de la fièvre, des sueurs, sans que l'examen attentif de la poitrine fournisse des signes de tubercules pulmonaires, sans que rien indique une tuberculisation abdominale ou céphalique, on pourra soupçonner l'existence de tubercules bronchiques. Cette présomption deviendra une certitude si la toux change de caractère, si elle a lieu par petites quintes sans sifflements ni vomissements, ou bien si elle devient rauque ; si l'on entend un gros ronchus se passant dans la trachée ou de gros râles ronflants et sibilants remarquables par leur persistance ; si l'on observe des accès d'asthme, une altération intermittente de la voix et de l'œdème de la face, pourvu que ce dernier symptôme ne dépende pas d'une lésion des reins ou de toute autre cause susceptible de le produire.

Les signes fournis par l'auscultation ou par la percussion doivent aussi être soigneusement médités. Comme nous l'avons dit, ils suivent une marche remarquablement intermittente. C'est la mobilité des signes fournis par l'exploration stéthoscopique comparée à la fixité de ceux tirés de la percussion qui doit servir de base au diagnostic. Il faut en outre tenir grand compte de la partie de la poitrine au niveau de laquelle sont perçues les altérations du bruit respiratoire. Les signes de la phthisie bronchique sont constatés presque exclusivement à la partie supérieure du poumon, et principalement au niveau de la racine des bronches dans l'espace interscapulaire ; ils le sont aussi quelquefois en avant, mais beaucoup plus rarement. Chez l'adulte, une pareille distinction ne serait peut-être pas très utile, puisque les tubercules occupent presque exclusivement le sommet, tandis que chez l'enfant il n'en est pas de même ; souvent ils sont disséminés, et quand ils occupent le sommet, c'est surtout sous la clavicule que l'on peut les constater au moyen de l'auscultation. Lors donc que chez un enfant atteint d'une affection pulmonaire chronique on constate des signes de tubercules dans l'espace interscapulaire, l'on doit être porté à croire, s'ils sont variables dans leur marche et dans leur intensité, qu'ils dépendent des tubercules bronchiques.

Il ne faut pas négliger d'explorer avec soin les ganglions accessibles au toucher, ceux des aines et des aisselles, et surtout ceux du cou, lorsqu'ils forment un chapelet qui, descendant jusqu'à la clavicule, semble devoir se continuer le long de la trachée.

La tuberculisation des ganglions thoraciques peut être confondue avec la phthisie pulmonaire, avec les tumeurs développées dans le médiastin, avec l'asthme et la coqueluche.

Les symptômes que nous venons d'énumérer serviront à distinguer la phthisie ganglionnaire de celle du poumon, ou à faire reconnaître la première lorsqu'elle coïncidera avec la seconde. Dans les cas où les deux tuberculisations ont à peu près la même intensité, le diagnostic sera souvent impossible à établir.

Nous devons placer ici une observation qui n'est pas sans importance pour le diagnostic. Elle est relative à la valeur qu'il faut accorder à l'auscultation. De tous les signes de la phthisie bronchique, c'est sans contredit le plus infidèle. Sans revenir sur les détails dans lesquels nous sommes déjà entrés et qui prouvent combien le mélange des symptômes stéthoscopiques pulmonaires et ganglionnaires est propre à induire en erreur, nous ferons observer que l'intermittence des altérations du bruit respiratoire, à laquelle avec raison nous attachons une grande valeur, peut être constatée sur des enfants maigres qui ne présentent aucune lésion des ganglions. Dans ces cas, le souffle bronchique dépend du rhythme et du timbre de la respiration. Le *raucedo* du larynx, si fréquent chez l'enfant, retentit fortement dans l'espace interscapulaire, et simule à s'y méprendre par ses alternatives d'apparition et de disparition, et par son timbre tantôt faible, tantôt fort, tantôt éclatant, tantôt voilé, toute la mobilité des signes stéthoscopiques de la phthisie ganglionnaire. Il est donc fort important avant de porter un diagnostic anatomique, d'avoir pratiqué l'exploration de la poitrine à plusieurs reprises, dans des conditions variées, et surtout d'avoir bien apprécié l'influence du mode respiratoire de l'enfant.

Nous ne connaissons aucune affection de l'enfance qui offre la réunion des symptômes de compression que nous avons assignés à la phthisie bronchique. On a constaté chez l'adulte des phénomènes analogues dans des cas où il existait des tumeurs de nature diverse développées dans le médiastin antérieur ou dans les ganglions thoraciques. On a vu aussi les anévrysmes de l'aorte donner naissance aux mêmes symptômes ; mais il n'est pas nécessaire de rappeler que ces différentes maladies sont inconnues dans l'enfance.

Nous avons parlé ailleurs (t. II, p. 639) du diagnostic différentiel de la coqueluche et de la phthisie bronchique. Quant à l'asthme dit nerveux ou essentiel, nous ne l'avons jamais observé chez les enfants. Dans tous les cas où nous avons constaté des symptômes dyspnéiques continus ou intermittents, il existait une altération des bronches ou du poumon, ou bien une modification de la sécrétion bronchique. La

bronchite sibilante intermittente serait la maladie qui offrirait le plus
d'analogie avec l'asthme ganglionnaire. Mais, dans le premier cas, les
accès sont beaucoup plus éloignés, un ou deux par an ; la sibilance
est plus générale et plus aiguë ; la maladie débute et finit comme une
bronchite, et l'intégrité de la santé générale dans l'intervalle des
crises, vient témoigner de l'absence d'une altération grave et permanente.

Art. VI.— Pronostic.

Si la tuberculisation des ganglions bronchiques restait limitée à ces
organes, évidemment la maladie, bien que grave, le serait moins que
la phthisie pulmonaire. Ici, en effet, il n'y a pas à craindre comme
pour le poumon ces inflammations secondaires, cause si fréquente de
mortalité. En outre, le ramollissement des tubercules, en raison même
de la nature de l'organe, ne détermine pas une altération aussi étendue. Mais d'un autre côté les accidents résultant des rapports qui
s'établissent entre les ganglions tuberculeux et les organes environnants, donnent un haut degré de gravité au pronostic. Telles sont les
hémorrhagies du poumon et de la grande cavité de l'arachnoïde ; la
perforation du poumon et de l'œsophage ; la compression des vaisseaux
des nerfs et des bronches, qui peut produire la viciation de l'hématose ou les épanchements séreux.

La communication des kystes avec le poumon, et les conséquences
qu'elle entraîne, augmentent aussi la gravité du mal.

Le danger plus ou moins prochain varie suivant une foule de circonstances ; suivant l'intensité de la lésion, l'état du poumon ; l'état
général de l'enfant, la violence du mouvement fébrile ou l'apparition
des lésions secondaires dans le poumon ou dans les autres organes,
l'âge du sujet, son sexe.

Certains symptômes peuvent faire craindre une terminaison funeste
dans un temps assez court. Ce sont : l'œdème persistant de la face
lorsque la maladie dure depuis longtemps, la toux rauque, le gros
ronchus trachéal, l'asthme, si le sujet est très débilité, l'aggravation
des symptômes généraux, l'augmentation de la dyspnée, etc.

Art. VII.— Causes.

Nous avons peu à dire sur les causes spéciales de la tuberculisation
des ganglions bronchiques. Nous ne saurions distinguer parmi les
causes générales énumérées dans le chapitre précédent celles dont
l'influence porte plus particulièrement sur ces organes. Nous avons
déjà dit, et nous nous contentons de le mentionner de nouveau, que
la rougeole, et surtout la coqueluche, déterminent de préférence la
tuberculisation ganglionnaire ou ganglio-pulmonaire.

La phlegmasie des ganglions peut-elle se terminer par le dépôt du produit accidentel? Bien que nous n'ayons aucune preuve certaine en faveur de l'affirmative, nous n'avons cependant aucune raison de croire qu'il n'en puisse pas être ainsi. Il est fréquent de trouver des ganglions vivement enflammés au centre desquels sont déposés des tubercules ; mais cette phlegmasie est consécutive comme la pneumonie aiguë qui entoure le produit accidentel dans le poumon. D'un autre côté, les ganglions présentent souvent à côté des tubercules un tissu d'un gris clair presque demi-transparent, résistant sous le doigt, que l'on regarde d'habitude comme un engorgement chronique, et qui est en réalité, soit une phlegmasie chronique, soit de l'infiltration grise. Il est impossible de nier que ce tissu, quelle que soit sa nature, précède d'ordinaire le tubercule jaune, et ne joue dans le ganglion le rôle que joue dans le poumon la pneumonie chronique ou l'infiltration grise. L'analogie nous porte donc à croire que ce tissu intermédiaire peut, tantôt précéder le tubercule, tantôt se développer à sa suite. Mais est-il lui-même la conséquence d'une inflammation aiguë, et peut-on suivre le passage entre ces deux états de la substance ganglionnaire ? Nous n'avons fait aucune recherche à ce sujet, et il nous semble que, pour résoudre cette question, il faudrait étudier les rapports de l'inflammation et des tubercules ganglionnaires, non-seulement dans le thorax, mais aussi dans l'abdomen, au cou, dans les aisselles et partout où il est ordinaire de voir les ganglions devenir tuberculeux.

Plusieurs auteurs ont attribué la tuberculisation des ganglions bronchiques à la phlegmasie des bronches et du poumon. Cette manière de voir n'a rien, en effet, qui répugne à la raison ; et de même que l'on voit les ganglions du cou s'engorger, puis devenir tuberculeux à la suite des phlegmasies de la tête, de même aussi les ganglions thoraciques peuvent sans doute devenir tuberculeux à la suite des phlegmasies de la poitrine. Cependant, il faut remarquer que les ganglions se tuberculisent surtout lorsque la phlegmasie à la suite de laquelle ils s'engorgent est chronique. Or, on le sait déjà, les maladies chroniques des bronches sont très rares chez les enfants, et celles du poumon sont toutes tuberculeuses. Les faits de bronchite chronique qui nous ont servi à faire l'histoire de cette maladie sont trop peu nombreux pour que nous puissions tirer des conclusions positives. Chez deux enfants, les ganglions bronchiques n'étaient pas tuberculeux ; chez un troisième, ils contenaient une petite quantité du produit accidentel, le poumon n'en renfermant pas ; chez un quatrième, le poumon et les ganglions étaient à la fois très peu tuberculeux.

Age. — Tous les âges de l'enfance sont presque également sujets à la tuberculisation des ganglions bronchiques. Toutefois, la maladie est peut-être un peu plus commune chez les plus jeunes enfants ; mais la tuberculisation très avancée est un peu plus fréquente de six à quinze ans qu'aux autres âges.

Sexe. — Les filles sont moins sujettes à la phthisie bronchique que les garçons jusqu'à l'âge de onze ans ; mais à l'approche de la puberté, c'est-à-dire de onze à quinze ans, la maladie est aussi fréquente dans les deux sexes. La différence est encore plus tranchée pour la tuberculisation avancée : dans ce cas, en effet, de un à deux ans, la maladie est plus rare chez les filles que chez les garçons dans un rapport considérable, tandis que le contraire a lieu à l'âge de onze à quinze ans (1).

Art. VIII.—Traitement.

Bon nombre de difficultés s'opposent à ce qu'on puisse combattre efficacement la phthisie bronchique. Ainsi, on ne la reconnaît d'ordinaire qu'à une époque où elle est déjà très avancée ; et d'autre part le volume que les ganglions ont acquis, enlève presque tout espoir de voir ces tumeurs se résoudre. Toutefois, en considérant que la tuméfaction des ganglions extérieurs cède quelquefois, ou tout au moins diminue considérablement à la suite d'un traitement bien dirigé, il nous semble que l'on peut espérer, sinon de faire disparaître complétement la tumeur glandulaire, tout au moins de la diminuer assez pour empêcher la production des accidents de compression. Lorsque la maladie marche très rapidement, si l'on peut soupçonner que l'altération anatomique, bien qu'étendue, est encore à son premier degré, comme dans l'observation rapportée plus bas (page 652), ce n'est pas trop présumer de la puissance de l'art que de croire curable une lésion locale de cette espèce.

§ I. *Indications.* — 1° La première indication est, comme toujours,

---

(1) Voici le tableau chiffré de l'âge et du sexe de 249 enfants qui nous ont présenté des tubercules ganglionnaires.

Âge	Nombre total des tuberculisations.	Tuberculisation considérable.	Tuberculisation moyenne.	Tuberculisation peu intense.
1 à 2 ans 1/2. garç. 29 / filles 13	42 ou $\frac{10}{11}$ *	g. 8 / f. 2 — 10 ou $\frac{10}{12}$	g. 12 / f. 5 — 17 ou $\frac{10}{24}$	g. 9 / f. 6 — 15 ou $\frac{10}{28}$
3 à 5 ans 1/2. garç. 49 / filles 31	80 ou $\frac{10}{11}$	g. 11 / f. 8 — 19 ou $\frac{10}{12}$	g. 18 / f. 8 — 26 ou $\frac{10}{31}$	g. 19 / f. 16 — 35 ou $\frac{10}{28}$
6 à 10 ans 1/2. garç. 61 / filles 27	88 ou $\frac{10}{12}$	g. 20 / f. 8 — 28 ou $\frac{10}{11}$	g. 15 / f. 8 — 23 ou $\frac{10}{11}$	g. 27 / f. 10 — 37 ou $\frac{10}{21}$
11 à 15 ans. garç. 20 / filles 19	39 ou $\frac{10}{11}$	g. 4 / f. 8 — 12 ou $\frac{10}{31}$	g. 6 / f. 5 — 11 ou $\frac{10}{35}$	g. 10 / f. 6 — 16 ou $\frac{10}{28}$

* Ce rapport est celui du nombre des enfants âgés de un à deux ans qui présentent des tubercules ganglionnaires, au nombre total des enfants du même âge qui présentent des tubercules dans un organe quelconque. Il en est de même pour tous les rapports indiqués dans la colonne du nombre total des tuberculisations. Le rapport donné dans les colonnes suivantes est celui du nombre des tuberculisations considérables, moyennes ou peu intenses, au nombre total des tuberculisations ganglionnaires au même âge.

de prévenir le développement de la maladie. Nous n'avons sous ce rapport rien à ajouter à ce que nous avons dit ailleurs sur la prophylaxie de l'affection tuberculeuse en général.

Nous ne saurions adopter le traitement conseillé par M. Leblond, qui, dans le but de satisfaire à cette indication, préconise l'emploi vigoureux des émissions sanguines dans les phlegmasies thoraciques; la débilitation qui succède à ce traitement est plus propre à accroître qu'à diminuer l'étendue de la tuberculisation.

Le docteur Ley, admettant que les phlegmasies du cuir chevelu peuvent produire la tuberculisation des ganglions cervicaux qui s'étend ensuite aux ganglions bronchiques, a vu dans ce fait une indication du traitement préservatif, savoir, de faire promptement disparaître ces éruptions : nous avons discuté cette question ailleurs.

2° L'indication principale est de favoriser la résorption du produit accidentel; elle est plus applicable à la phthisie bronchique qu'à toutes les autres affections tuberculeuses internes.

3° L'impossibilité de diagnostiquer la communication des kystes ganglionnaires et des bronches est un obstacle à l'emploi des moyens que nous conseillerons dans le chapitre suivant pour obtenir la cicatrisation des cavernes.

4° Les accidents qui résultent de la compression, tels que la toux, la dyspnée, les accès d'asthme, nécessitent l'emploi de moyens palliatifs destinés à diminuer l'intensité de ces symptômes.

§ II. *Examen des médications.* — A. *Traitement curatif.* — Nous ne répéterons pas ici ce que nous avons dit ailleurs sur la méthode résolutive; nous nous contenterons d'indiquer que lorsqu'on est parvenu à diagnostiquer la phthisie bronchique, on doit mettre en usage l'huile de foie de morue, le sirop de noyer et les préparations iodurées. Cette dernière médication a été particulièrement conseillée par le docteur H. Ley.

1° On donnera la préférence à l'iodure de fer ou à l'hydriodate de potasse.

2° S'il existe une contre-indication, on pourra remplacer ces remèdes par des frictions avec la teinture d'iode, ou bien par une pommade d'hydriodate de potasse iodurée. Les frictions seront pratiquées à la partie antérieure et supérieure de la poitrine, et dans les espaces interscapulaires. La médication résolutive sera soutenue par l'emploi des toniques et par une alimentation bien dirigée, comme nous l'avons indiqué ailleurs. Nous conseillons ce traitement avec d'autant plus de confiance, qu'après l'avoir mis en usage, nous avons vu disparaître le stertor chronique qui est bien souvent le signe de la compression des conduits ou des nerfs respiratoires.

B. *Traitement palliatif.* — La *toux* étant un symptôme très pénible, le praticien doit chercher à la calmer, sans se dissimuler cependant que la lésion organique qui donne naissance à ce symptôme s'oppose souvent à ce que les médicaments atteignent le but pour lequel on les prescrit.

Le docteur Ley a particulièrement recommandé l'emploi de la ciguë et de l'extrait de laitue. On pourra, au même titre, employer la belladone, la jusquiame, l'opium, l'eau de laurier-cerise, ou quelqu'une des préparations narcotiques dont nous avons parlé dans le traitement de la coqueluche (voy. tome II, page 652). Nous mentionnerons ici avec quelques détails le mode d'administration de la ciguë et de l'extrait de laitue, dont nous n'avons dit que quelques mots ailleurs.

On prescrit la ciguë sous forme d'extrait : elle se donne à la dose de 2 centigrammes pour les enfants âgés de moins de deux ans, de 5 centigrammes pour ceux âgés de deux à quatre ans, de 10 centigrammes pour ceux âgés de cinq à huit ans, trois et quatre fois par jour. Ce médicament peut être donné en poudre, en pilules ou en solution. (Cette solution est composée de 1 gramme 10 centigrammes d'extrait de ciguë pour 32 grammes d'eau.) On en donne 5, 10 ou 20 gouttes, suivant l'âge, une ou plusieurs fois par jour.

Si la ciguë est inefficace, on pourra la remplacer par l'*extrait de laitue vireuse* à la dose de 2 à 5 centigrammes pour un enfant d'un à trois ans ; de 5 centigrammes, trois fois par jour pour un enfant de six à huit ans. On peut aussi faire dissoudre l'extrait de laitue dans de l'eau de laurier-cerise (60 centigrammes d'extrait de laitue dans 8 grammes d'eau de laurier cerise ; on donne 5 gouttes de cette solution, deux à quatre fois par jour).

Les *accès d'asthme* seront combattus par les mêmes préparations narcotiques ; si elles n'atteignent pas le but pour lequel on les prescrit, elles auront toujours l'avantage de procurer du sommeil aux jeunes malades, et de rendre leurs derniers moments moins pénibles.

On pourra aussi recourir, suivant les conseils du docteur Ley, aux frictions avec des liniments narcotiques ou antispasmodiques, ou aux compresses antispasmodiques appliquées sur la poitrine. Ainsi on fera sur le thorax des onctions avec une solution d'extrait de belladone, ou avec un pommade contenant une certaine quantité de ce médicament, comme nous l'indiquerons ailleurs.

Ou bien l'on appliquera sur le thorax l'emplâtre fétide du Codex.

On pourra aussi prescrire des lavements d'asa fœtida dont nous avons donné la formule (t. I, p. 361).

Il sera nécessaire, au moment où l'enfant est pris de l'accès, de le débarrasser de tous les vêtements qui pourraient gêner les mouvements de la poitrine ou comprimer le cou. On évitera aussi toutes les causes occasionnelles susceptibles de favoriser la réapparition de l'asthme ; ainsi, la température devra être maintenue égale et pas trop élevée ; on évitera que l'air respiré par l'enfant soit mélangé de fumée et de poussière. Il ne faudra pas non plus irriter le jeune malade, en répétant trop fréquemment l'auscultation, ces manœuvres ayant l'inconvénient de provoquer le retour des accès.

L'hydrothérapie a produit une amélioration si notable dans la santé d'une de nos malades très probablement atteinte d'asthme par compression ganglionnaire, que nous n'hésitons pas à conseiller, en cas pareil, l'emploi de ce traitement. Voici ce fait qui est assez remarquable pour être raconté avec quelque détail à propos de cette médication.

OBSERVATION (recueillie par le docteur Rilliet) (1).—*Jeune fille de dix ans.— Tumeur considérable des ganglions cervicaux, datant de plusieurs années. — Accès de dyspnée très subit et très violent.— Plus tard, dysphagie.— Multiplication des accès d'asthme.— La maladie d'intermittente devient continue. — État fort grave. — Insuccès de toutes les médications.— Amélioration considérable, puis guérison presque complète par l'hydrothérapie.*

Je fus appelé à donner des soins à une jeune fille de dix ans et demi atteinte d'une volumineuse tumeur des ganglions cervicaux. La maladie avait débuté à l'âge de six ans et demi ; mais c'est à dix ans que la tumeur avait pris un accroissement considérable : à partir de ce moment l'enfant avait commencé à se plaindre d'oppression le soir en se couchant. Du reste, la santé générale s'était maintenue bonne.

Lorsque je vis cette jeune fille, la tumeur glandulaire occupait le côté gauche du col, elle avait le volume d'un petit œuf; elle était évidemment composée de plusieurs ganglions accolés les uns aux autres.

La matité était très prononcée au niveau du tiers supérieur du sternum ; mais l'auscultation ne fournissait que des renseignements négatifs, et il n'existait aucun autre symptôme d'une lésion viscérale.

Je mis l'enfant à l'usage de l'hydriodate de potasse, des préparations de noyer et de l'eau de Challes.

Après un mois de traitement, il n'était survenu aucun changement dans la tumeur, lorsque tout à coup la jeune malade fut atteinte d'un accès de dyspnée très court, mais d'une violence extrême.

La face devint d'une pâleur mortelle, la suffocation fut imminente et strangulatoire. Cette petite fille, fort intelligente, indiquait clairement qu'elle était serrée comme par une corde passée au niveau du larynx. Ces accès se répétèrent les jours suivants avec les mêmes caractères. Cinq jours plus tard l'enfant éprouva une dysphagie subite. Je fus témoin de son angoisse, lorsqu'elle

(1) M. Vidart a publié dans l'*Union médicale* une partie de l'histoire de cette jeune fille. Cette observation devait nécessairement être fort incomplète au point de vue des antécédents sur lesquels ce médecin n'avait pas été suffisamment renseigné, mais elle est fort complète au point de vue de l'hydiatrie. En reproduisant ce fait dans tout son développement, nous lui restituons toute sa valeur, et en proposant une interprétation différente de celle adoptée par M. Vidart nous profitons de l'avantage que nous avons eu de suivre la maladie depuis son début jusqu'à sa terminaison, et de pouvoir la comparer à des observations analogues que nous avons recueillies.

s'efforçait, mais sans succès, d'avaler quelques miettes de pain, ou quelques cuillerées de bouillon. Ces efforts infructueux occasionnaient au niveau du cartilage cricoïde une vive douleur qui était encore exaspérée par la plus légère pression.

Il n'est pas inutile de dire qu'il n'existait aucun symptôme local, pharyngé, laryngé ou pulmonaire ; les amygdales avaient leur volume et leur couleur ordinaires, la voix était claire ; la respiration pénétrait partout ; la face n'était pas bouffie ; les veines du cou n'étaient pas dilatées.

La douleur et la dysphagie persistèrent pendant plusieurs semaines, mais en diminuant graduellement d'intensité, puis elles disparurent entièrement. Quant aux accès d'asthme, ils conservèrent pendant longtemps les mêmes caractères, étant tantôt assez rapprochés, tantôt plus éloignés.

La tumeur ganglionnaire, qui avait acquis un volume très considérable, finit par disparaître presque complétement après avoir suppuré.

A l'âge de quatorze ans, les accès devinrent de plus en plus fréquents, au point que l'état intermittent, si bien caractérisé du début, fut remplacé par un état continu qui chaque jour tendait à s'aggraver.

Après avoir perdu de vue cette jeune fille pendant près de trois ans, je fus de nouveau appelé auprès d'elle par mon honorable confrère, le docteur Herpin. Je la trouvai bien changée.

Depuis un an environ elle n'avait pas quitté le lit. Elle y passait toute sa journée assise à croupetons, les cuisses fléchies sur le bassin, les bras passés autour des genoux sur lesquels elle appuie son menton. C'est la position qu'elle affectionne et qui lui permet de respirer avec plus de facilité. La respiration est des plus singulières. L'enfant fait une inspiration profonde, angoissée, pénible, dyspnéique, mais non sifflante, en ouvrant largement la bouche et tirant la langue comme le font les chiens après une course forcée.

Tous les muscles du tronc entrent en contraction spasmodique ; les épaules se soulèvent, les pectoraux se durcissent, le facies exprime l'angoisse. Cette respiration dyspnéique est suivie d'inspirations en apparence beaucoup moins profondes et à peine perceptibles. Chaque respiration est loin d'être suivie de soulagement ; plus les inspirations sont en apparence puissantes, moins le bien-être est marqué, ou, en d'autres termes, plus la contraction musculaire est apparente, moins il pénètre d'air dans la poitrine, comme on peut s'en assurer par l'auscultation.

Pendant la veille la dyspnée est continue, mais elle est exaspérée soit par les mouvements, soit par les causes morales, et elle varie chaque jour d'intensité, suivant d'autres circonstances inappréciables. La malade est retenue forcément au lit ; elle ne peut faire un pas sans être soutenue sous les bras par deux personnes.

Pendant le sommeil, qui a lieu dans le décubitus dorsal, la respiration redevient tout à fait normale, et semblable pour le rhythme et pour la fréquence à la respiration d'une jeune fille bien portante. La toux manque complétement.

Quand on applique l'oreille sur la poitrine, tantôt l'air pénètre, tantôt il ne pénètre pas. Mais on ne peut constater aucune altération du bruit respiratoire, soit en avant, soit en arrière ; le cœur est à l'état normal. *L'engorgement glandulaire a entièrement disparu.*

La malade a maigri et pâli ; elle est fort chétive, et la position qu'elle affecte dans son lit, jointe à la dyspnée, lui donne l'apparence d'une jeune fille contrefaite.

Les digestions se font bien, quoiqu'elle ait très peu d'appétit : les symptômes de dysphagie n'ont pas reparu ; elle est fatiguée et énervée par une aussi longue maladie : mais elle est pleine de résignation.

Une foule de remèdes de toute espèce ayant été essayés sans succès, nous nous décidâmes, en désespoir de cause, M. Herpin et moi, à envoyer cette jeune fille à l'établissement hydrothérapique de Divonne.

La principale difficulté était de transporter en voiture une malade à laquelle le moindre mouvement occasionnait un surcroît de suffocation. Cependant le voyage fut accompli, et, chose plus remarquable encore, les exercices hydro-thérapiques purent être tolérés.

Voici le traitement qui fut mis en usage, avec autant de suite que de succès. Nous laissons parler M. le docteur Vidart, auquel nous avions confié notre malade :

Traitement. — « Tous les matins pendant les quinze premiers jours, enve-
» loppement d'une durée d'un quart d'heure dans un drap mouillé, qui lui-
» même est recouvert de deux couvertures de laine, afin d'éviter le contact de
» l'air extérieur. En la sortant de ce maillot humide, qui produit une assez
» forte accumulation de chaleur sur toute la surface cutanée, elle est soumise
» à l'*ablution froide.* Cette opération, qui est admirablement supportée par la
» malade, consiste à recevoir sur tout le corps, comme par surprise et à dis-
» tance, six ou huit seaux d'eau froide projetée avec une certaine force. Dans
» la journée, elle prend deux *bains de siége* à eau courante à 6 degrés centi-
» grades, d'une durée de cinq minutes ; régime alimentaire fortifiant.

» Après ces quinze premiers jours, l'état général de la malade est plus
» satisfaisant, l'appétit s'est développé ; elle a acquis plus de force ; les grandes
» crises avec asphyxie n'ont pas reparu, mais l'acte respiratoire n'est pas
» amélioré.

» Continuation du traitement, auquel j'ajoute la *douche en pluie générale* et
» la *douche en jet* sur tout le pourtour de la cavité thoracique. Application en
» permanence sur la région sternale d'un plastron mouillé légèrement tordu et
» recouvert exactement d'un autre plastron de linge sec et épais ; cet appareil
» est renouvelé cinq à six fois par jour.

» Après un mois de traitement, c'est-à-dire vers le 10 juillet, malgré quel-
» ques irrégularités qui existent encore dans l'acte respiratoire, la malade peut
» s'étendre plus facilement dans son lit ; elle se lève seule ; et sans le secours
» d'aucun aide, elle peut se promener dans le parc sans en éprouver trop de
» fatigue.

» Cette amélioration ne fut que momentanée ; les premiers accidents repa-
» rurent vers la fin de juillet avec une grande intensité ; la malade ne peut
» plus se lever ; les suffocations deviennent aussi fréquentes qu'auparavant.

» Le traitement reçoit alors quelques modifications. Après un certain nombre
» de rechutes successives, je m'aperçois que la malade, qui avait gagné un
» teint plus coloré et une carnation plus ferme, commence à perdre de nou-
» veau ces avantages.

» Je prescris une nourriture exclusivement animale, et la suppression des
» fruits et des légumes ; je lui administre chaque jour six grains de lactate de
» fer, et j'insiste tout particulièrement sur le traitement hydrothérapique, qui
» est ainsi dirigé : Le matin, *douche en pluie froide* précédée de *l'enveloppe-*
» *ment dans le drap mouillé ;* à onze heures, *douche périnéale* d'une durée de
» cinq minutes ; à onze heures et demie, *pédiluve froid* d'une durée de trois

» minutes ; à cinq heures du soir, seconde *douche périnéale*, continuation du
» *plastron* mouillé. Après chacune de ces opérations, exercice du corps et des
» membres pendant quinze minutes au moins. A l'aide de ce traitement
» tonique et dérivatif, la malade voit peu à peu ses forces reparaître, ses chairs
» devenir plus fermes, et la gêne de la respiration diminue d'une manière très
» notable. »

Après six mois de traitement, presque tous les symptômes alarmants que
nous avons énumérés avaient disparu. Une inspiration un peu plus longue qu'à
l'ordinaire était le seul signe qui vînt rappeler cette terrible dyspnée à ceux
qui en avaient été les témoins.

Quelques semaines après la cessation du traitement la menstruation s'établit.

La santé s'est maintenue très bonne jusqu'au milieu de l'été 1853. A ce
moment il est survenu un violent accès de dyspnée en même temps qu'une
tumeur glandulaire très volumineuse reparaissait sur les côtés du col. A l'heure
qu'il est, on a recommencé la cure d'eau froide.

Remarques. — Bien que nous n'ayons pas eu la démonstration de la cause
anatomique de cette curieuse dyspnée, nous sommes convaincus qu'elle se
relie à une compression du nerf pneumo-gastrique par des ganglions thoraciques hypertrophiés.

La tumeur ganglionnaire du cou sert de signature au diagnostic ; mais elle
seule ne peut expliquer tous les phénomènes puisqu'ils persistaient plus
intenses que jamais à l'époque où elle avait entièrement disparu.

La compression devait donc s'exercer plus bas. D'ailleurs nous n'avons
jamais vu les tumeurs latérales du cou produire des symptômes analogues à
que nous venons de signaler, le nerf pneumo-gastrique étant aussi à l'abri de
la compression dans la région cervicale qu'il y est exposé dans la région
interne thoracique.

§ III. *Résumé.* — A. Un enfant peu fort est pris de fièvre, de toux
par quintes sans sifflements ni vomissements ; l'auscultation ne révèle
pas de signes de bronchite. Les symptômes généraux se prononcent ;
il y a des sueurs, de l'amaigrissement, etc., on doit soupçonner une
phthisie bronchique à forme aiguë, et prescrire :

1° Une tisane émolliente de mauve ; bouillon blanc, etc. ;

2° 4 à 8 gouttes de solution de proto-iodure de fer données en deux
fois dans une cuillerée de sirop ;

3° Si la toux est très fatigante, on prescrira, dans l'intervalle de
ces quintes, deux à quatre cuillerées de sirop de belladone et d'opium
ou bien l'extrait de ciguë ou de laitue, de la manière indiquée
ci-dessus ;

4° Si la fièvre est intense, le régime sera doux ; on donnera du lait,
de légers bouillons, un peu de viande blanche ; mais on ne prescrira
jamais une diète absolue. Si le mouvement fébrile est moins marqué
ou nul, l'alimentation sera celle que nous avons indiquée dans la
tuberculisation en général. On continuera la même médication en
augmentant peu à peu, mais avec ménagement, les doses de proto-
iodure de fer. Si ce remède n'était suivi d'aucun amendement, et que
la débilitation générale augmentât, on prescrirait :

1° La suspension des préparations iodées ;

2° L'administration de 80 centigrammes à 1 gramme de sous-carbonate de fer dans un looch ou un julep gommeux ;

3° S'il y avait de l'insomnie, on alternerait, avec le sous-carbonate de fer, quelques cuillerées du sirop d'opium et de belladone conseillé ci-dessus.

A. Un enfant est pris d'accès d'asthme violents et répétés, les antécédents du malade et la marche de la maladie peuvent faire craindre une phthisie bronchique, prescrivez :

1° L'huile de foie de morue et les préparations iodées ;

2° La teinture de Lobelia, à la dose de 20 à 60 gouttes.

Si ce traitement reste sans succès, recourez à l'hydrothérapie.

C. Un enfant tuberculeux, et chez lequel l'auscultation fait entendre, dans les espaces interscapulaires, des altérations du bruit respiratoire remarquables par leur irrégularité, est pris d'accès d'asthme violent, prescrivez :

1° Un lavement d'asa fœtida ;

2° Des frictions sur la partie antérieure du thorax avec une pommade ainsi composée :

$$\text{Extrait de belladone. . . . . . 60 centigrammes.}$$
$$\text{Axonge . . . . 30 grammes.}$$

On emploiera chaque jour de 6 à 12 grammes de cette pommade, en augmentant progressivement les doses.

3° La teinture de Lobelia.

OBSERVATION. — *Garçon de trois ans.* — *Début de la maladie par une toux quinteuse, sans sifflement ni vomissements.* — *Persistance de ce symptôme.* — *Phénomènes généraux de la tuberculisation.* — *Mort au bout de six semaines.* — *Tuberculisation aiguë des ganglions bronchiques.*

Un garçon de trois ans était malade depuis trois semaines lorsqu'il fut amené à l'hôpital. Sa mère nous apprit que sa maladie avait débuté par des quintes de toux qui n'avaient pas été accompagnées de sifflement ni de vomissements ; elles se répétaient cinq à six fois par jour.

Dès le début l'enfant s'était alité, il avait perdu une partie de son appétit, la soif était devenue vive ; la fièvre avait été intense.

Tous ces symptômes avaient persisté en augmentant d'intensité ; les quintes étaient devenues plus fréquentes et plus prolongées ; l'amaigrissement n'avait pas tardé à se prononcer. On avait observé quelques alternatives de diarrhée et de constipation. Au bout de quinze jours il était survenu des sueurs abondantes.

Lorsque nous vîmes l'enfant, nous constatâmes un amaigrissement assez notable ; une accélération considérable du pouls, qui battait 140 ; il était régulier et plein, la chaleur était vive, la respiration très irrégulière, de 40 à 70. L'enfant était tantôt assis, tantôt couché. Le facies n'exprimait pas l'anxiété, le masque était pâle, les joues et les lèvres rosées. Après les quintes de toux le visage prenait une teinte violacée qui persistait pendant assez longtemps. Ces quintes étaient assez fréquentes, petites, sans sifflement ni vomissement; la respiration, soit en avant, soit en arrière, était généralement faible et ronflante; la voix était claire. — Les autres fonctions n'offraient aucun symptôme qui mérite d'être mentionné.

Pendant plus de trois semaines, l'enfant fut soumis à notre observation, et examiné chaque jour avec un soin minutieux. Les symptômes que nous venons d'énumérer offrirent peu de modifications.

La fièvre persista avec quelques variations dans son intensité, la respiration resta accélérée et souvent irrégulière; l'accélération était surtout marquée avant et après les quintes, qui persistèrent avec les mêmes caractères; elles augmentèrent de fréquence pendant quelques jours, puis elles diminuèrent de nombre et de longueur. Leur durée, qui était primitivement d'une minute, ne fut plus que de quelques secondes; à aucune époque nous n'observâmes de sifflements ni de vomissements. La voix fut un peu rauque pendant quelques jours, puis elle redevint claire. L'auscultation donna des résultats variables; tantôt la respiration était faible, tantôt dure, tantôt assez pure. Ces modifications étaient souvent liées au nombre et à l'ampleur des mouvements respiratoires. L'amaigrissement fit d'incessants progrès. A plusieurs reprises nous constatâmes l'existence de sueurs abondantes. La veille de la mort, les quintes augmentèrent de nouveau de fréquence, et s'accompagnèrent d'une dyspnée intense; la face devint d'une pâleur extrême, et l'enfant succomba six semaines après le début des premiers accidents.

A l'autopsie, les ganglions bronchiques avaient le volume d'un gros œuf de poule; ils étaient étendus de la fourchette sternale à la racine des poumons; ils comprimaient certainement les bronches sans les avoir déformées. Ils étaient formés par un tissu d'un gris jaunâtre, dans lequel on voyait une multitude de points jaunes comme une tête de camion ou un gros grain de grès, tuberculeux, crus; quelques-uns étaient plus volumineux; on trouvait aussi quelques tubercules miliaires.

Les poumons étaient d'un rouge clair, rosés en avant, assez fortement emphysémateux; les vésicules avaient le volume d'une petite tête de camion où d'une épingle épointée. Ils ne contenaient pas de tubercules : les bronches, surtout celles des lobes inférieurs, étaient rosées; elles contenaient un mucus épais, visqueux, peu aéré; leur membrane muqueuse n'était pas ramollie; il n'y avait pas de dilatation.

Les autres organes n'offraient aucune altération, sauf le cerveau qui renfermait un tubercule miliaire cru sans ramollissement de la substance cérébrale avoisinante.

Remarques. — Cette observation de phthisie bronchique est une des plus simples que nous ayons recueillies. La maladie était dégagée de toute complication, et le produit accidentel était concentré en totalité dans les ganglions.

Le timbre singulier de la toux, dont les quintes n'étaient pas celles de la coqueluche, et que l'on ne pouvait pas non plus attribuer à une bronchite capillaire, dont rien n'indiquait l'existence, ne pouvait éclairer notre diagnostic à une époque où nous ignorons la valeur de ce symptôme. L'exploration attentive de tous les organes ne révélait aucune lésion bien évidente des viscéres thoraciques et cependant le mouvement fébrile était continu, la respiration habituellement accélérée; il y avait des sueurs abondantes, un amaigrissement progressif. Ces symptômes généraux graves devaient faire présumer le développement d'un tubercule aiguë.

Toutefois, comme ce fait était le premier de cette espèce qui se présentait à nous, nous restâmes dans le doute sur la nature intime de la maladie. L'autopsie, en nous révélant l'existence d'une tuberculisation considérable des ganglions bronchiques, nous fit penser que les symptômes devaient être rapportés à cette lésion ; les faits que nous avons recueillis depuis ont confimé cette opinion.

La nature même de la lésion anatomique indiquait qu'elle était d'origine récente. Le tissu gris jaunâtre était probablment un mélange de tissu gris et de tissu ganglionnaire; les tubercules eux-mêmes étaient tout à fait rudimentaires; quelques-uns d'entre eux ressemblaient à la poussière tuberculeuse du poumon. Il y avait donc un rapport entre la nature de la lésion et la marche de la maladie.

Nous regrettons de n'avoir pas examiné avec soin l'état des nerfs pneumo-gastriques; mais la position qu'occupaient les ganglions indiquait évidemment que ces nerfs devaient être comprimés, et la toux par quintes dépendait très probablement de cette compression.

La masse tuberculeuse étant située au-devant des bronches, il n'est pas étonnant que nous n'ayons pas constaté des signes d'auscultation dans les espaces interscapulaires, et que la faiblesse intermittente du bruit respiratoire ait été le seul signe fourni par l'auscultation. On comprend aisément que les bronches n'étant pas déformées par la compression, le silence la respiration n'ait pas été complet et permanent. La percussion ne nous a fourni aucune lumière; elle était sonore, comme on l'observe chez les enfants; et le fait n'a rien d'étonnant puisque les poumons enphysémateux s'étendaient au-devant de la masse tuberculeuse bronchique.

CHAPITRE IX.

TUBERCULISATION DES POUMONS.

La fréquence et la gravité de la maladie dont nous entreprenons l'étude; les formes diverses qu'elle revêt, la difficulté du diagnostic dans bien des circonstances, donnent à ce chapitre une importance toute particulière. Nous devons, en outre, compléter le chapitre qui précède en exposant la manière dont les symptômes de la tuberculisation pulmonaire sont modifiés par le développement tuberculeux des ganglions thoraciques.

Art. I. — Historique

Les monographies et les traités *ex professo* sur la phthisie pulmonaire des enfants sont fort rares ; et si, dans le chapitre précédent, nous avons pu indiquer les noms de plusieurs auteurs qui ont spécialement étudié la tuberculisation des ganglions bronchiques, nous n'aurons à en citer qu'un petit nombre qui aient décrit les tubercules du poumon.

En parcourant les ouvrages des médecins qui ont publié des recherches sur la phthisie de l'adulte, on trouve bien quelques indications concernant les enfants ; mais ces faits épars n'offrent pas assez d'importance pour qu'il soit nécessaire d'en faire mention ici.

Fleish (1) a donné une histoire détaillée de la phthisie des enfants, qu'il décrit sous le nom de *phthisis scrofulosa*. Il est à regretter que ce médecin n'ait pas basé sa description sur des observations recueillies chez des enfants. Nous avons pu nous convaincre, en lisant ce long travail, que l'auteur, loin d'avoir acquis ses connaisances par une étude spéciale, a souvent admis *à priori* l'identité des symptômes de la phthisie à tous les âges ; de là une foule d'erreurs ; ainsi, lorsqu'il décrit les crachats et qu'il parle de l'expectoration de matières crétacées, il cite pour exemples des hommes avancés en âge chez lesquels on a observé ce symptôme, etc. Le traitement occupe une grande place dans cette monographie. L'auteur énumère la plupart des moyens qui ont été mis en usage par les auteurs ; mais il n'a pas toujours soin de séparer ceux qui sont plus spécialement applicables à l'enfance. Henke (2) et Wendt (3) ne disent que quelques mots de la phthisie dans le chapitre ou à la suite du chapitre qu'ils consacrent aux scrofules.

M. Tonnelé, dans son *Mémoire sur les tubercules*, a écrit quelques pages sur ceux des poumons (4). Ce médecin pense que les plis ou rides que l'on observe au sommet de ces organes ne sont pas, comme le croyait Laënnec, le résultat de la cicatrisation des cavernes, mais qu'ils sont la conséquence de l'absorption de la matière tuberculeuse. Il en trouve la preuve dans les remarques suivantes : 1° le plissement n'a pas l'apparence de cicatrice ; 2° on le rencontre chez des tuberculeux dont la santé s'est améliorée ; 3° enfin, il existe au centre de ces plis des tubercules crétacés qui paraissent comme le reste de masses beaucoup plus volumineuses sur lesquelles l'absorption n'a plus d'action. M. Tonnelé termine ce court article en rapportant deux exemples d'hémoptysie foudroyante par suite de la rupture d'un vais-

(1) *Loc. cit.*, t. III, p. 303.
(2) *Loc. cit.*, t. II, p. 185, *Die Darrsucht der Kinder.*
(3) *Loc. cit.*, p. 412.
(4) *Loc. cit.*, p. 152.

seau. Nons avons rappelé ailleurs l'opinion de ce médecin sur les granulations pulmonaires. Nous dirons ici qu'il admet l'influence de la bronchite et de la pneumonie sur la production des tubercules du poumon; mais ces deux causes ne sont, comme il le dit, que *le stimulus ou le coup de fouet qui en presse l'apparition.*

M. Papavoine n'a pas traité en particulier de la phthisie pulmonaire ; on ne trouve dans son Mémoire que quelques courtes indications sur la fréquence des cavernes chez les enfants, et sur la bronchite, la pneumonie et la pleurésie comme causes de tubercules.

Le docteur Clarke (1) a dit quelques mots sur les différences qui existent entre la phthisie chez l'adulte et chez l'enfant.

Nous avons, dans l'historique qui termine le chapitre précédent, rapporté les opinions de ce médecin sur la phthisie bronchique. Nous dirons ici qu'il admet la fréquence de la phthisie pulmonaire dans l'enfance. Il indique que la toux offre souvent de l'analogie avec celle de la coqueluche ; que l'hémoptysie est rare, sauf à la fin de la maladie ; que l'expectoration est peu fréquente, la fièvre hectique moins bien dessinée, et les sueurs moins abondantes que chez l'adulte.

Depuis notre première édition, le docteur Green (2) a publié sous le titre de : *Recherches statistiques sur le siége des tubercules chez l'enfant, Remarques sur la phthisie pulmonaire à cet âge de la vie,* un Mémoire qui a confirmé de point en point tous les résultats auxquels nous étions arrivés.

M. Green a décrit en particulier la phthisie aiguë, et cette autre variété spéciale aux jeunes enfants, et qui est anatomiquement caractérisée par d'énormes masses d'infiltration jaune. Il fait observer que les symptômes des cavernes manquent souvent chez les enfants âgés de moins de cinq ans, et il n'oublie pas non plus de mentionner la fréquence de la toux quinteuse.

Une analyse plus étendue de ce mémoire serait superflue, car nous n'aurions qu'à répéter tous les détails qui seront contenus dans notre chapitre.

Indépendamment des ouvrages que nous venons de citer, on trouve dans les recueils périodiques de médecine un assez grand nombre d'observations détachées sur la phthisie pulmonaire (3), sur

(1) *Loc. cit.,* p. 60.

(2) *London médico-chirurgic. Transact.,* 1844, extrait des *Archives de médecine,* 1846, p. 202.

(3) Phthisie granuleuse, *Gaz. méd.,* 1835.—Phthisie chez un enfant de quatre ans, *Lancette,* 1831, p. 371.— Phthisie pulmonaire, lésion presque exclusivement limitée aux poumons, *Lancette,* 1834, p. 426.— Phthisie pulmonaire, *Lancette,* 1837, p. 82.

les maladies qui la simulent (1) ou qui peuvent en être l'origine (2), sur l'hémoptysie (3) chez les phthisiques.

Art. II. — Anatomie pathologique.

Toutes les formes de la matière tuberculeuse peuvent se déposer dans les poumons.

1° *Les granulations grises*, fréquentes à tous les âges, le sont à peu près autant de 1 à 2 ans et demi que de 11 à 15 ; elles le sont moins de 6 à 10 ans, puis enfin de 3 à 5.

Elles se développent aussi souvent dans le poumon droit que dans le gauche, et fréquemment dans tous les deux à la fois.

Un plus grand nombre d'enfants les présentent dans le lobe supérieur que dans l'inférieur.

Le plus ordinairement leur quantité est considérable ; il en est ainsi surtout au lobe supérieur, et moins souvent au lobe inférieur. Lorsqu'elles existent à la fois dans les deux lobes, elles sont habituellement plus nombreuses dans le premier ; mais quelquefois aussi elles dominent dans le second, et souvent encore elles sont également répandues dans tous les lobes. On peut aussi les rencontrer exclusivement dans les lobes supérieurs, et beaucoup plus rarement dans les lobes inférieurs.

Quelquefois les deux poumons ne présentent pas d'autres tubercules que des granulations grises ; mais le fait est plus fréquent dans chaque poumon considéré isolément ; souvent alors on trouve des granulations grises à l'exclusion de toute autre espèce de tubercules.

Enfin il est extrêmement rare de rencontrer un poumon qui ne contienne que des granulations grises, tandis que l'autre ne présente aucune espèce de tubercules : nous avons vu ce cas une fois pour le poumon droit, et quatre fois pour le gauche (4).

(1) Affection du foie simulant une phthisie pulmonaire, *Gaz. méd.*, 1834, p. 311.

(2) Phthisie suite de rougeole, *Gaz. méd.*, 1835. — Phthisie pulmonaire suite de coqueluche, de rougeole et de masturbation, *Lancette*, 1834. — Phthisie suite de rougeole chez un enfant de vingt mois, 1834.

(3) Murdoch, *Clinique. Annales*, etc., t. II, p. 195. — Tonnelé, *Journ. hebdom.*, 1829, p. 152-153.

(4) Sur 265 enfants qui avaient des tubercules pulmonaires, 94 avaient des granulations grises :

Dans le poumon droit	70	Dans le lobe supérieur droit	63
Dans le poumon gauche	73	Dans le lobe inférieur droit	55
Dans le poumon droit seulement	21	Dans le lobe moyen	43
Dans le poumon gauche seulement	24	Dans le lobe supérieur gauche	65
Dans les deux à la fois	49	Dans le lobe inférieur gauche	54

11 n'avaient que des granulations grises dans les deux poumons ; 10 dans le poumon droit seulement ; 15 dans le gauche seulement.

III.   42

2° *Les granulations jaunes*, un peu plus rares que les grises, se rencontrent chez le quart à peu près des enfants dont le poumon est tuberculeux, et un peu plus fréquemment de trois à dix ans qu'à tout autre âge ; sauf les exceptions suivantes, les lois de distribution que nous avons indiquées pour la granulation grise existent pour la granulation jaune.

Elle se rencontre un peu plus rarement dans les deux poumons à la fois ; mais on la trouve presque aussi souvent au lobe inférieur qu'au supérieur.

Plus que la granulation grise, elle a de la tendance à envahir le lobe inférieur à l'exclusion des autres.

Dans un seul cas, les deux poumons n'avaient que des granulations jaunes. Il est un peu plus commun de voir un seul poumon ne contenir que cette espèce de tubercule.

Enfin, une fois à gauche, et trois fois à droite, nous avons vu un des poumons ne contenir que des granulations jaunes, le poumon opposé ne renfermant aucune espèce de tubercules (1).

3° *Poussière tuberculeuse.* — L'infiltration grise, les pneumonies aiguë et chronique sont le siége habituel de la poussière tuberculeuse : celle-ci n'occupe pas d'ordinaire un espace très étendu. Cependant nous avons vu, rarement il est vrai, une grande partie d'un lobe envahi par elle, en même temps que par quelques masses tuberculeuses. Il faut la constater avec soin pour ne pas la confondre avec un certain état du poumon qui la simule parfois. Ainsi, les petits vaisseaux finement injectés et ramifiés ne laissent-ils entre eux que des points grisâtres du tissu pulmonaire sain, ces points simulent la poussière tuberculeuse ; mais en pressant le poumon entre les doigts, il crépite, le sang s'extravase, et l'apparence de poussière disparaît. Il n'en est jamais ainsi quand le corps étranger existe réellement ; et la distinction sera surtout facile, s'il est vrai, comme nous l'avons rencontré jusqu'ici, qu'il se développe dans la grande majorité des cas dans un tissu déjà malade ; nous n'avons qu'une seule exception à cette remarque.

Nous avons noté la poussière tuberculeuse un petit nombre de fois, elle est bien plus fréquente à l'âge de onze à quinze ans qu'à tout autre. On la trouve aussi plus souvent dans le poumon droit que dans

(1) Sur 265 enfants qui avaient des tubercules pulmonaires, 68 avaient des granulations jaunes :

Dans le poumon droit	51	Dans le lobe supérieur droit . . .	40
Dans le poumon gauche	45	Dans le lobe inférieur droit . . .	39
Dans le poumon droit seulement .	23	Dans le lobe moyen droit.	28
Dans le poumon gauche seulement.	17	Dans le lobe supérieur gauche . .	35
Dans les deux poumons à la fois .	28	Dans le lobe inférieur gauche. . .	31

Un seul n'avait que des granulations jaunes dans les deux poumons, 6 dans le poumon droit seulement, 8 dans le gauche seulement.

le poumon gauche, assez rarement dans les deux poumons à la fois. Elle existe plus habituellement dans le lobe supérieur que dans les autres. En général, on ne la rencontre que dans un seul lobe à la fois ; lorsqu'elle s'est développée dans plusieurs, elle est plus abondante dans le supérieur et quelquefois dans l'inférieur.

Un petit nombre de poumons ne contiennent pas d'autre tubercule que la poussière (1).

(1) Sur 265 enfants, 15 avaient de la poussière tuberculeuse :

Dans le poumon droit	11	Dans le lobe supérieur droit	10
Dans le poumon gauche	8	Dans le lobe inférieur droit	3
Dans le poumon droit seulement	7	Dans le lobe moyen droit	5
Dans le poumon gauche seulement	4	Dans le lobe supérieur gauche	6
Dans les deux poumons à la fois	4	Dans le lobe inférieur gauche	3

Deux fois les poumons ne contenaient pas d'autres tubercules que la poussière.

Nous donnerons comme exemple de la lésion que nous venons de décrire l'observation suivante, dans laquelle on verra la poussière tuberculeuse *disséminée* en profusion dans le parenchyme pulmonaire.

« Labbé, fille de douze ans, succomba à une tuberculisation dont la durée fut très courte, et qui revêtit la forme typhoïde. L'autopsie démontra les lésions suivantes :

» Le *poumon gauche* est flasque dans toute son étendue, sauf une portion du lobe supérieur en arrière ; cependant il est un peu lourd et s'enfonce presque entièrement dans l'eau. On voit parsemée sur presque toute sa surface, mais surtout en haut, une multitude de petits points jaunes, comme serait de la semoule à grains écartés les uns des autres : quelques-uns sont un peu plus gros, et ont le volume d'une tête de camion.

» *Lobe supérieur.* — A la coupe, le tissu, d'un rouge foncé généralement, est parsemé d'une multitude de petits grains, les uns gris, demi-transparents, arrondis, résistant sous le scalpel ; les autres jaunes, moins résistants que les gris, et tous de la grosseur d'un grain de semoule, ou moins. Quelques-uns ont à peine le volume d'une tête de camion, aucun n'a celui de la granulation grise ou jaune ordinaire. Les plus gros sont au sommet et en arrière. A peu près également disséminés dans toute l'étendue du poumon, ils laissent à peine un demi ou un millimètre d'intervalle entre chacun d'eux. Le tissu qui les entoure, assez flasque, fournissant un peu d'air à la pression, et se laissant assez facilement déchirer par le doigt, surnage en certains points, se précipite en d'autres, surtout en arrière. Il est également rouge vineux partout.

» Le *lobe inférieur* présente absolument les mêmes dispositions : seulement les grains sont plus petits, et il n'y a pas de portion de tissu pulmonaire hépatisé.

» Le *poumon droit* a le même aspect extérieur que le gauche ; son *lobe supérieur* est dans le même état : seulement les grains tuberculeux y sont plus petits, et il n'existe que très peu d'hépatisation ; le tissu fournit, comme de l'autre côté, un liquide sanglant vineux, très abondant et aéré. Le *lobe inférieur droit* présente le même état que le lobe inférieur gauche : seulement il y existe un peu d'hépatisation. Nulle part, dans les deux poumons, on ne trouve d'autres tubercules, excepté un petit tubercule cru miliaire dans le lobe supérieur droit.

Les bronches des deux poumons sont remplies, surtout celles du lobe inférieur,

4° *Les tubercules miliaires* sont, de tous, ceux qui envahissent le plus fréquemment l'organe pulmonaire. Près des deux tiers des enfants en présentent. L'ordre de fréquence, suivant les âges, est de 11 à 14 ans, puis de 1 à 2 ans, de 6 à 10, et enfin de 3 à 5 ans. C'est l'espèce la plus fréquente chez le nouveau-né (Hervieux).

Les tuberucles miliaires se rencontrent un peu plus souvent dans le poumon droit que dans le gauche ; fréquemment ils existent à la fois dans les deux poumons ; le droit en présente seul un peu plus souvent que le gauche.

Le plus grand nombre des malades qui en offrent dans le lobe supérieur en ont en même temps dans le lobe inférieur.

Les tubercules miliaires se développent souvent en quantité considérable, surtout dans le lobe supérieur. Souvent aussi leur nombre est limité, et, dans ce cas, le lobe inférieur est aussi souvent atteint que le supérieur.

Il en résulte que les tubercules miliaires sont habituellement plus abondants au lobe supérieur que dans les autres ; ainsi, sur le nombre des enfants qui ont des tubercules dans tous les lobes, il en est environ les 3/5" chez lesquels ces produits accidentels dominent dans le supérieur, tandis qu'à peine 1 sur 6 ou sur 7 les présente plus nombreux dans le lobe inférieur. Dans une proportion à peu près pareille, les tubercules miliaires sont également disséminés dans tous les lobes.

Sur le nombre total des enfants qui ont des tubercules miliaires, il y en a plus du tiers qui n'ont que cette espèce de tubercules, plus fréquemment à droite qu'à gauche, et assez rarement dans les deux poumons à la fois.

Il n'est pas très rare de voir l'un ou l'autre poumon ne présenter que des tubercules miliaires, le poumon opposé n'en présentant d'aucune autre sorte (1).

d'un liquide sanguinolent, nullement visqueux, peu aéré ; leur membrane est d'un rouge vineux, et fournit des lambeaux assez considérables.

Cet exemple est curieux par la forme de la tuberculisation toute en poussière un peu grosse, et par l'absence (sauf un tubercule miliaire) de toute autre espèce de tubercules.

On peut voir aussi que la poussière était ou jaune ou grise demi-transparente, et qu'un assez grand nombre de ces grains des deux espèces s'étaient développés au milieu d'un tissu pulmonaire à peine congestionné. Ce cas est le seul qui nous ait présenté ces deux particularités.

(1) Sur 265 enfants ayant des tubercules dans le poumon, 164 avaient des tubercules miliaires :

Dans le poumon droit	127	Dans le lobe supérieur droit	103
Dans le poumon gauche	120	Dans le lobe inférieur droit	79
Dans le poumon droit seulement	44	Dans le lobe moyen droit	52
Dans le poumon gauche seulement	37	Dans le lobe supérieur gauche	99
Dans les deux poumons à la fois	83	Dans le lobe inférieur gauche	74

12 n'avaient que des tubercules miliaires dans les deux poumons, 35 dans le

5° *L'infiltration grise*, plus rare que les granulations grises, devient remarquablement plus fréquente à mesure que les enfants avancent en âge ; en sorte que de 1 à 2 ans et demi, nous en trouvons 1 fois sur 14 ; de 3 à 5 ans et demi, 1 fois sur 10 ; de 6 à 10 ans et demi, 1 sur 2, et de 11 à 15 ans, 1 fois sur 3 ou 4.

L'infiltration grise est un peu plus fréquente dans le poumon droit que dans le gauche ; il est aussi plus fréquent de la rencontrer dans le poumon droit seulement que dans les deux à la fois.

Chez le plus grand nombre des enfants, ce genre d'altération occupe le lobe supérieur ; elle est moins fréquente dans le lobe moyen, et moins encore dans l'inférieur. Il n'est donc pas étonnant qu'elle existe exclusivement dans le lobe supérieur ou le lobe moyen plutôt que dans l'inférieur.

Un seul enfant nous a présenté de l'infiltration comme seule lésion tuberculeuse du poumon. Elle existait du côté droit ; le gauche ne présentait aucun tubercule (1).

Une fois seulement nous avons fait l'injection des bronches qui traversent l'infiltration grise ; le liquide n'a pénétré que les grosses et moyennes bronches, tandis que les plus petites étaient presque entièrement imperméables. Nous regrettons de n'avoir pas répété cette expérience, afin de savoir si dans ce tissu les petites bronches sont toujours oblitérées.

6° *Infiltration jaune.* — Elle se montre à l'extérieur du poumon sous la forme d'une plaque jaune qui paraît s'étendre en largeur beaucoup plus qu'en profondeur ; elle a de 1 à 2 millimètres au plus d'étendue. Si on la coupe perpendiculairement, on voit qu'elle se prolonge dans le parenchyme, que son épaisseur varie de quelques millimètres à plusieurs centimètres, que son pourtour est irrégulier et déchiqueté, et qu'elle est souvent environnée de tubercules miliaires ou de granulations jaunes qui tendent à s'unir à elle. Ces infiltrations tuberculeuses n'ont d'ailleurs rien de spécial que leur position et la tendance qu'elles ont à s'unir avec les tubercules des ganglions bronchiques.

Dans d'autres circonstances, le poumon est plein, solide, dans une portion plus ou moins grande d'un de ses lobes ; sa couleur est là d'un

---

poumon droit seulement, 28 dans le gauche seulement. 17 fois le poumon droit et 15 fois le poumon gauche ne contenaient que des tubercules miliaires, le poumon du côté opposé n'en présentait d'aucune sorte.

(1) Sur 265 cas de tubercules des poumons, nous trouvons 42 fois de l'infiltration grise :

Dans le poumon droit............	33	Dans le lobe supérieur droit.....	25
Dans le poumon gauche..........	24	Dans le lobe inférieur droit	15
Dans le poumon droit seulement..	18	Dans le lobe moyen droit.......	20
Dans le poumon gauche seulement.	9	Dans le lobe supérieur gauche...	19
Dans les deux poumons à la fois..	15	Dans le lobe inférieur gauche....	11

jaune tuberculeux, mais les lobules sont parfaitement dessinés, comme ils le sont dans la carnification ; en sorte que cette portion de l'organe présente une surface dure, jaune, coupée d'intersections linéaires déprimées, dont la forme est losangique, pentagonale, etc. On dirait que la matière tuberculeuse a envahi les lobules et respecté les cloisons celluleuses qui les séparent. C'est en effet ce qui a lieu, car si on vient à faire une section, on trouve des cloisons celluleuses entre les masses de tubercules ; celles-ci s'enlèvent plus ou moins facilement, et laissent alors des alvéoles celluleuses, simples ou hypertrophiées, et revêtant presque l'apparence du tissu gris demi-transparent.

Cependant l'infiltration jaune ne se fait pas toujours voir à la surface pulmonaire ; elle en occupe souvent la profondeur, envahissant une étendue plus ou moins considérable, parfois même un lobe presque entier.

Elle affecte quelquefois une position singulière à l'extrémité d'une bronche ordinairement dilatée. Dans ces cas, lorsqu'on fait la section de la bronche, on est brusquement arrêté par une masse tuberculeuse qui semble obturer le calibre du canal. Au delà de cette masse, on perd toute trace de la bronche ; le tubercule a tout envahi ; il se trouve à nu dans la cavité bronchique, sans être ramolli ; et d'autre part, il adhère intimement au tissu pulmonaire. Dans ce cas le tubercule s'est-il développé primitivement dans l'intérieur du canal, ou bien a-t-il détruit peu à peu son tissu ? La question nous semble résolue par les descriptions suivantes que nous trouvons dans plusieurs de nos observations.

En faisant la section des bronches, on voit autour de leurs parois des taches jaunes qui ne sont autre chose que du tubercule vu par transparence à travers la membrane interne. Ces taches sont plus ou moins abondantes, et lorsqu'elles sont en grand nombre, elles finissent par envahir la presque totalité de l'extérieur de la bronche, et alors celle-ci est presque toujours dilatée.

Ailleurs, quelques-unes de ces taches semblent plus près de la surface muqueuse, en sorte que c'est à peine si on peut enlever une membrane mince qui empêche le tubercule d'être à nu dans l'intérieur du canal aérien.

Ailleurs encore, le tubercule fait réellement saillie, et l'on peut constater autour de la petite perforation les restes de la membrane muqueuse amincie et blanchâtre.

Enfin on trouve des bronches qui, après avoir présenté l'aspect que nous venons de décrire dans une portion de leur trajet, se terminent dans une masse tuberculeuse continue avec celle qui apparaissait déjà dans son intérieur ; en sorte que, si on cherche à suivre les parois bronchiques, on les perd de vue peu à peu sans qu'on puisse dire où elles se terminent.

Il nous paraît donc de la dernière évidence que les parois bronchiques sont usées par le tubercule de dehors en dedans, avant même qu'il y ait ramollissement du produit accidentel, avant qu'il y ait aucun travail inflammatoire, et par l'accroissement progressif de la matière tuberculeuse.

Plus tard, ces masses, devenues intra-bronchiques, peuvent se ramollir et donner naissance à des excavations tuberculeuses.

L'infiltration jaune se rencontre chez le tiers environ des enfants dont les poumons sont tuberculeux, et elle se développe un peu plus souvent de un à deux ans et demi qu'à tout autre âge.

A peu près aussi fréquente dans l'un que dans l'autre poumon, l'infiltration jaune n'existe qu'une fois sur neuf dans les deux poumons à la fois. Par une circonstance singulière, nous trouvons que chez les enfants de un à deux ans et demi le poumon droit présente l'infiltration jaune beaucoup plus souvent que le gauche, tandis qu'à tous les autres âges le poumon gauche en est plus souvent atteint. Nous verrons qu'une différence analogue existe pour les cavernes.

L'infiltration jaune est plus fréquente dans le lobe supérieur que dans les autres ; mais elle n'est pas rare dans le lobe inférieur ou dans le moyen.

En général, l'infiltration jaune se limite beaucoup plus à une portion du poumon que les autres espèces de tubercules, et elle a une bien moins grande tendance à occuper en même temps plusieurs lobes, surtout en quantité à peu près égale ; aussi existe-t-elle souvent dans un lobe seulement, mais toujours plutôt dans le supérieur que dans l'inférieur. Ainsi, sur le nombre total des enfants qui ont de l'infiltration jaune, il y en a la moitié environ chez lesquels elle est limitée au lobe supérieur, le quart au lobe inférieur ; chez le dernier quart, il existe de l'infiltration dans les deux lobes du poumon ou dans les trois ; ordinairement, elle est plus étendue dans le supérieur, quelquefois dans l'inférieur.

Quelle que soit la distribution de l'infiltration jaune, elle occupe habituellement une étendue considérable du lobe qu'elle a envahi.

Il est rare que l'infiltration jaune soit la seule espèce de tubercule qui existe dans les poumons ; presque toujours elle s'accompagne, soit de cavernes, soit de tubercules miliaires, soit de granulations jaunes : mais eu égard au petit nombre de cas où elle est la seule espèce de tubercule, il est fréquent de la voir limitée à un seul poumon, l'autre n'étant nullement tuberculeux (1).

(1) Sur 265 enfants qui avaient des tubercules dans les poumons, 88 avaient de l'infiltration jaune :

Dans le poumon droit.	48	Dans le lobe supérieur droit	32
Dans le poumon gauche.	50	Dans le lobe inférieur droit	17
Dans le poumon droit seulement.	38	Dans le lobe moyen droit	13
Dans le poumon gauche seulement.	40	Dans le lobe supérieur gauche	30
Dans les deux poumons à la fois.	10	Dans le lobe inférieur gauche.	24

Aucun enfant ne présentait exclusivement de l'infiltration dans les deux pou-

7° *Tubercules ramollis.* — Les tubercules ramollis se rencontrent plus fréquemment dans le poumon que dans les autres organes. Le plus souvent ils siégent à l'intérieur des cavernes, ou bien encore au milieu de masses considérables d'infiltration jaune ; ailleurs les tubercules miliaires sont ramollis à leur centre.

Les tubercules ramollis sont remarquablement plus nombreux chez les enfants de onze à quinze ans qu'à tout autre âge, c'est-à-dire chez ceux dont la phthisie se rapproche le plus de celle de l'adulte ; c'est à l'âge de trois à cinq ans et demi que les tubercules se ramollissent le moins fréquemment. Cette transformation, très rare dans le cours de la première année, est au contraire plus commune à l'âge de un à deux ans et demi ; on en comprendra la cause lorsque nous parlerons des excavations pulmonaires.

Les tubercules se ramollissent plus souvent dans le poumon droit que dans le gauche, et presque jamais dans les deux poumons à la fois, un peu plus souvent aussi dans le lobe supérieur que dans les autres.

Rarement ils sont ramollis dans plusieurs lobes à la fois du même poumon ; et lorsque cela existe, c'est dans le lobe supérieur que le ramollissement domine (1).

8° *Cavernes,* ou *excavations tuberculeuses.* — On donne ce nom à des cavités résultant de la fonte des tubercules et remplies de suppuration et souvent de débris tuberculeux. Leur étendue est très variable ; tantôt elles pourraient loger une petite noisette, tantôt, au contraire, un gros œuf ; quelquefois elles occupent tout un lobe, et même se prolongent dans un autre, tendant ainsi à former d'un poumon une seule et vaste cavité.

Les enfants chez lesquels on trouve des cavernes doivent être divisés en deux classes très distinctes : dans la première nous rangeons ceux dont les excavations pulmonaires sont semblables à celles de l'adulte, sous le point de vue de leur organisation et de leur siége ; la seule différence que nous ayons à noter est la présence de brides formées par des ramifications vasculaires, solides et oblitérées, ou

---

mons. 6 fois le poumon droit et 8 fois le poumon gauche ne contenaient pas d'autres espèces de tubercules.

6 fois le poumon droit et 4 fois le poumon gauche présentaient de l'infiltration jaune à l'exclusion de toute autre espèce de tubercules, le poumon opposé n'en renfermant d'aucune sorte.

(1) Sur 265 cas de tubercules pulmonaires, nous avons trouvé 39 fois des tubercules ramollis :

Dans le poumon droit.	26	Dans le lobe supérieur droit . . .	17
Dans le poumon gauche.	17	Dans le lobe inférieur droit . . .	9
Dans le poumon droit seulement .	22	Dans le lobe moyen droit	5
Dans le poumon gauche seulement.	13	Dans le lobe supérieur gauche . .	12
Dans les deux poumons à la fois. .	4	Dans le lobe inférieur gauche . .	10

libres et perméables. Cette disposition, qui n'existe que très rarement chez l'adulte, est, au contraire, fréquente chez l'enfant ; on la constate par la section de la bride qui laisse quelquefois écouler une goutte de sang et fait voir l'orifice d'un canal que l'on peut suivre avec des ciseaux fins, et que l'on trouve souvent rempli par un caillot filiforme peu adhérent. Nous n'avons jamais constaté la rupture de ces canaux.

Les cavernes pulmonaires peuvent être superficielles ou profondes. Dans ce dernier cas, elles sont entourées d'une épaisseur plus ou moins grande de tissu malade, et n'ont aucune tendance à s'ouvrir dans la plèvre. Dans le premier cas, au contraire, leurs parois sont molles et flasques ; et si la plèvre costale correspondante ne leur adhère pas, il en résulte assez facilement une perforation de la plèvre pulmonaire.

Il est très fréquent que les cavernes ne soient pas uniques dans un lobe ; si une caverne est seule, elle est le plus souvent considérable ; mais si les excavations sont multiples, elles se présentent sous plusieurs formes. Tantôt c'est une vaste cavité qui est entourée de plusieurs autres petites cavernes de même aspect communiquant avec elle par une ou plusieurs ouvertures. Celles-ci n'ont jamais lieu au moyen de canaux un peu étendus ; et l'on ne saurait déterminer si elles sont une dépendance des canaux bronchiques ou si elles sont la suite de la perforation de cloisons pulmonaires.

D'autres fois, au contraire, on trouve une multitude de petites cavernes toutes de la même étendue à peu près, qui ont de quelques millimètres à 1 centimètre de diamètre, communiquant toutes entre elles par une ou plusieurs ouvertures, et presque jamais par des canaux. Elles sont irrégulières, anfractueuses, tapissées par des fausses membranes, ou bien lisses, polies et comme couvertes d'une séreuse, souvent remplies de matière tuberculeuse, toutes circonstances qui les distinguent de ces dilatations des bronches en vacuoles que nous avons décrites (t. I, p. 420).

Nous compléterons ce que nous venons de dire par la description d'un de ces poumons farci de cavernules.

Lorsqu'on a détaché la plèvre, on voit que la face antérieure du lobe supérieur, sa partie externe et postérieure, sont criblées de petites ouvertures au nombre de quinze à vingt, toutes percées en minces parois, arrondies, à bords réguliers et comme coupés par un emporte-pièce. Ces ouvertures, tout à fait semblables à celles du pneumo-thorax, ne sont bouchées que par l'adossement de la plèvre costale, à peine adhérente, et d'un rouge ecchymotique aux points qui leur correspondent. Il n'existe aucun épanchement d'air dans la cavité pleurale.

Ces ouvertures conduisent à de petites cavités dont est criblé le lobe supérieur du poumon, surtout à sa base en arrière. Ces cavernules varient pour le volume entre celui d'une noisette et d'un grain de millet, et communiquent presque toutes les unes avec les autres. Leur cavité lisse et polie est comme tapissée d'une membrane séreuse. Les bronches, dilatées et rouges, s'ouvrent à leur intérieur, et la muqueuse de ces canaux est quelquefois taillée à pic et ulcérée dans tout son pourtour, tandis que d'autres fois elle semble se continuer avec la membrane des cavités. Une ou deux de ces cavernules contiennent des débris tuberculeux, les autres un muco-pus épais, visqueux. Le sommet de ce poumon est occupé par une caverne anfractueuse de l'étendue d'une noix.

Nous avons choisi cet exemple parce que, dans ce cas, il était difficile de distinguer les cavernules des vacuoles bronchiques à cause de l'aspect lisse des cavités et de la dilatation des bronches. Mais la matière tuberculeuse contenue dans quelques-unes, l'ulcération évidente des bronches dans d'autres, et la présence d'une grande caverne au sommet du même poumon démontraient leur nature. Cet exemple est en outre remarquable par les ouvertures de la plèvre pulmonaire, fermées seulement par leur simple contact avec la plèvre costale. Ce fait prouve que dans le cas où il se fait une destruction lente et graduelle de la plèvre, si aucune cause n'empêche le poumon de suivre le mouvement de dilatation imprimé par les côtes, il n'est pas besoin d'adhérences bien solides pour empêcher la formation du pneumothorax. Dans le cas actuel, il est probable que si l'enfant eût fait quelque mouvement brusque, quelque forte et subite inspiration, il y eût eu pénétration d'air dans la cavité pleurale.

Tout ce que nous avons dit jusqu'à présent sur les cavernes appartient presque exclusivement aux enfants les plus âgés. Dans une seconde section doivent être rangés les enfants les plus jeunes dont les cavernes, très différentes des précédentes, suivent les mêmes lois de distribution que l'infiltration jaune. Dans ce cas, tout un lobe, quelquefois même une portion des lobes voisins sont entièrement convertis en une vaste infiltration jaune dans laquelle on voit disparaître les bronches, les vaisseaux et le parenchyme lui-même. Au centre de ces masses, la matière tuberculeuse ramollie dans une étendue plus ou moins grande, et en partie évacuée par les bronches largement ulcérées, a laissé une cavité anfractueuse tapissée dans presque toute son étendue par d'énormes fragments tuberculeux demi-ramollis. Si on enlève ces masses, on trouve quelquefois une membrane rouge et analogue à celle déjà décrite dans les autres cavernes, et soulevée par des vaisseaux vides ou pleins de caillots ; ailleurs, tout a disparu, même la plèvre, qu'on ne saurait plus retrouver.

Ces cavernes résultent du ramollissement de l'infiltration jaune seule, et ne sauraient être attribuées à l'inflammation éliminatoire développée dans le tissu pulmonaire, puisque celui-ci n'existe plus au centre, et que dans les points de la surface où on le trouve en contact avec la matière tuberculeuse, celle-ci est encore à l'état de crudité.

Au contraire, les cavernes des enfants de la première section sont le résulat : du ramollissement des tubercules, dé l'inflammation suppurative des tissus voisins, et de l'élimination de la matière tuberculeuse. Il est fréquent, en effet, de voir des cavernes qui n'en contiennent aucune parcelle ; en sorte que la maladie se trouverait bientôt n'être plus qu'une suppuration simplé du poumon s'il né se faisait pas une nouvelle éruption tuberculeuse.

Ces différences que présentent les cavernes aux âges extrêmes de l'enfance, expliquent les variétés de distribution qui nous restent à noter. En général, les cavernes ne sont pas à beaucoup près aussi fréquentes chez les enfants que chez les adultes ; on les trouve chez moins du tiers des sujets. Leurs rapports de fréquence aux différents âges sont les suivants : une fois sur cinq dans le cours de la première année (Hervieux), environ de 1 sur 3 chez les enfants de 1 à 2 ans et demi ; moins de 1 sur 5 chez ceux de 3 à 5 ans et demi ; moins de 1 sur 3 chez ceux de 6 à 10 ans et demi ; et enfin de moins de 1 sur 2 chez ceux de 11 à 15 ans.

Chez les enfants au-dessus de six ans comme chez l'adulte, les cavernes sont un peu plus fréquentes du côté gauche que du côté droit, et il n'est pas rare d'en trouver dans les deux poumons à la fois. Il n'en est plus de même avant l'âge de trois ans. Alors, en effet, les excavations n'occupent souvent qu'un seul poumon, et celui du côté droit est plus fréquemment atteint que le gauche.

Il en est de même si l'on étudie la position des cavernes dans le lobe supérieur ou dans l'inférieur ; ainsi, en général, elles sont de plus de moitié plus fréquentes dans le premier que dans le second ; mais cela a lieu surtout chez les enfants les plus âgés, où on les trouve quatre à cinq fois plus fréquemment dans le lobe supérieur que dans l'inférieur. Chez les plus jeunes, au contraire, et surtout du côté droit, elles sont relativement plus fréquentes dans les lobes inférieur et moyen (1).

Il n'est que peu d'enfants qui ne présentent pas d'autres tubercules que ceux contenus dans la caverne elle-même; mais ce fait, bien que

(1) Sur 265 enfants dont les poumons étaient tuberculeux, 77 avaient des cavernes :

Dans le poumon droit	47		Dans le poumon gauche	51
Dans le lobe supérieur droit . . .	34		Dans le lobe supérieur gauche. .	41
Dans le lobe moyen	9		Dans le lobe inférieur gauche . .	18
Dans le lobe inférieur droit . . .	16			
Dans le poumon droit seulement. .	25		Dans le poumon gauche seulement.	29
De 1 à 2 ans 1/2	7		De 1 à 2 ans 1/2 . .	3
De 3 à 5 ans 1/2 . . .	6		De 3 à 5 ans 1/2 . .	5
De 6 à 10 ans 1/2 . . .	9		De 6 à 10 ans 1/2 . .	12
De 11 à 15 ans	3		De 11 à 15 ans	9

Dans les deux poumons à la fois 22

De 1 à 2 ans 1/2	3		De 6 à 10 ans	9
De 3 à 5 ans	3		De 11 à 15 ans	7

rare, est important en ce qu'il indique la possibilité de la cicatrisation des cavernes et de la guérison de la phthisie.

En effet, dans les cas rares où l'éruption tuberculeuse reste limitée, et où il n'existe qu'une seule caverne, celle-ci, devenue plaie suppurante, après l'élimination de la matière tuberculeuse peut se cicatriser et guérir.

9° *Cicatrices de cavernes.* — La cicatrisation des cavernes est peut-être plus rare chez les enfants qu'à tout autre âge ; mais elle ne saurait être révoquée en doute. Les cicatrices se manifestent ordinairement, mais non toujours, à l'extérieur du poumon par un froncement de la plèvre, une dépression plus ou moins marquée qui a été parfaitement décrite par Laënnec, et qui existe pareille chez les enfants.

Nous savons que ces froncements pleuraux ne sont pas toujours une preuve de la préexistence d'une caverne; mais on ne saurait douter de la réalité d'une cicatrice lorsqu'on voit partir de ce froncement, pour s'enfoncer au milieu du poumon, une sorte de cloison formée par un tissu d'une couleur gris clair, d'aspect fibreux, et qui a la plus grande analogie avec le tissu que les chirurgiens ont nommé inodulaire ou tissu de cicatrice. D'ailleurs comment douter qu'il y ait eu là une caverne pulmonaire, lorsqu'on voit les bronches y aboutir et se terminer brusquement sans ramifications, arrêtées qu'elles sont par le tissu de la cicatrice? Elles rappellent ainsi les bronches qui s'ouvrent largement dans la caverne. D'autres fois ce sont les vaisseaux qui s'arrêtent ainsi à la surface du tissu inodulaire, et qui ont été oblitérés à l'époque de la suppuration du poumon. Enfin, auprès de ces cicatrices ou même dans leur centre, se trouvent parfois, soit un petit tubercule crétacé et enkysté, soit une petite cavité close de toutes parts, ne contenant qu'un peu de liquide filant, et tapissée d'une membrane blanche, fibreuse, ou demi-cartilagineuse. Il se peut même que cette petite cavité communique avec une bronche. On le voit donc, les cavernes peuvent se cicatriser chez les enfants ; et les cicatrices présentent les mêmes dispositions que celles signalées par Laënnec aux autres époques de la vie, c'est-à-dire qu'elles sont complètes ou fistuleuses.

Les exemples peu nombreux que nous avons rencontrés nous ont cependant fait voir plusieurs des degrés par lesquels passent les cavernes avant d'arriver à une cicatrisation complète.

Chez un enfant qui a succombé aux suites d'une scarlatine, nous avons trouvé le sommet du poumon droit occupé par un noyau du volume d'une grosse noix, et composé par un tissu blanc grisâtre, fibreux, souple, mais très résistant sous le doigt. Au milieu de ce tissu aboutissaient des bronches larges, terminées brusquement. Quelques petits tubercules crétacés existaient dans le tissu inodulaire entre les bronches.

Une autre autopsie nous a fourni l'exemple d'une cicatrice plus avancée, et qui devait résulter de la guérison de plusieurs cavernes, s'il est possible d'en juger par le nombre et la disposition des cloisons du tissu inodulaire.

Dans le lobe supérieur, et non loin de la racine des bronches, existait un noyau peu considérable de tissu fibreux d'un blanc grisâtre, duquel partaient en divergeant plusieurs stries ou cloisons fibreuses qui gagnaient le sommet du poumon. En ce point, la surface de l'organe présentait un froncement irrégulier auquel aboutissaient plusieurs des cloisons de tissu inodulaire. Au centre du noyau inférieur existait un petit cul-de-sac communiquant largement avec une bronche, dont il semblait la terminaison. On y trouvait un peu de mucosité transparente, visqueuse, filante et mêlée de quelques débris tuberculeux.

Dans l'exemple suivant, la cicatrice est plus complète encore.

Poumon gauche. — La base du lobe supérieur est séparée du sommet par une rainure transversale assez déprimée. La section pratiquée sur ce point fait voir au fond de la rainure, et dans l'intérieur du poumon, un noyau tuberculeux du volume d'un pois parfaitement enkysté et crétacé. A ce noyau aboutit une zone de tissu fibreux d'un demi-centimètre de large sur un centimètre de profondeur. Ce tissu inodulaire est ferme, résistant quoique souple, d'un gris blanchâtre, et ne contient aucune cavité. A sa surface se terminent des vaisseaux qui, arrivés à ce point, deviennent brusquement imperméables.

Les cicatrices pulmonaires sont rarement la seule trace de tubercules que contienne le poumon. Souvent, comme dans les exemples précédents, des concrétions crétacées viennent témoigner de la guérison de la maladie, et indiquer que la matière tuberculeuse n'ayant pas été éliminée en son entier, a été en partie résorbée.

Le plus souvent des tubercules miliaires et des granulations grises, évidemment plus récentes que la cicatrice, prouvent que la localisation morbide étant guérie, la prédisposition n'a pas été détruite, et qu'une récidive est toujours à craindre.

Nous n'avons pas constaté de cicatrices chez les plus jeunes enfants ; et comme en même temps elles sont plus fréquentes du côté gauche que du côté droit, nous présumons, d'après les remarques données ci-dessus à propos des cavernes, que celles qui résultent du ramollissement des grosses masses tuberculeuses ne guérissent pas, et que celles-là seulement peuvent se cicatriser qui se rapprochent de la forme des excavations tuberculeuses chez l'adulte (1).

(1)   Enfants n'ayant que des cavernes dans les poumons, le poumon malade ne contenant pas de tubercules ailleurs que dans la caverne. 7

Cicatrices de cavernes . . . . 8 — dont 3 à droite et 5 à gauche.

      De 3 à 5 ans. 1
      De 6 à 10 ans. 5
      De 11 à 15 ans. 2

1 seul enfant avait une cicatrice, les poumons ne contenant pas de tubercules.

10° *Tubercules crétacés.* — Nous avons rencontré des tubercules crétacés vingt et une fois sur les deux cent soixante-cinq tuberculeux. Le plus grand nombre de ces enfants étaient âgés de six à dix ans et demi. Les tubercules crétacés sont aussi fréquents à peu près dans le poumon droit que dans le poumon gauche, et le sont plus au lobe supérieur qu'à l'inférieur. Enfin, sur les vingt et un enfants qui nous ont présenté ce genre de tubercules, il en est huit qui n'en avaient pas d'autre espèce, soit dans un seul poumon, soit plus rarement dans les deux à la fois.

11° *Lésions secondaires.*—*Emphysème.*—Il arrive quelquefois que le tissu pulmonaire ne présente aucune autre lésion que le dépôt tuberculeux ; d'autres fois, il est emphysémateux à un degré plus ou moins prononcé ; mais cette altération n'ayant aucun rapport avec le tubercule, et nous paraissant au contraire moins fréquente à la suite de cette affection qu'à la suite d'autres plus aiguës, nous nous contenterons de la mentionner.

Œdème. — Il est assez fréquent de voir une congestion séreuse abondante, un véritable œdème coïncider avec le développement tuberculeux du poumon. Cette lésion peut se développer sous l'influence des tubercules pulmonaires ; mais elle peut aussi dépendre de la compression des vaisseaux par le développement des ganglions bronchiques. Cette dernière cause est beaucoup plus fréquente que la première.

Phlegmasies. — Les diverses phlegmasies broncho-pulmonaires nous ont paru assez importantes pour exiger un chapitre spécial. (Voyez chapitre suivant.)

Conclusions générales. — Après ces détails sur chaque espèce de tubercules, nous devons donner quelques résultats généraux.

Les poumons sont très souvent tuberculeux chez l'enfant ; moins cependant que chez l'adulte. Ainsi, sur les trois cent douze enfants, deux cent soixante-cinq avaient des tubercules, et quarante-sept en étaient totalement privés, c'est-à-dire un sur six ou sept. C'est surtout à l'âge de trois et cinq ans et demi que les poumons des enfants restent sains ; à cet âge, en effet, nous trouvons qu'ils le sont une fois sur quatre ou cinq, tandis que de un à deux ans et demi ils ne sont sains qu'une fois sur huit ; de six à dix ans et demi, une fois sur dix ; et de onze à quinze à peu près une fois sur sept ou huit (1).

3 enfants n'avaient avec les cicatrices que des tubercules crétacés; 5 enfants avaient conjointement d'autres tubercules plus récents

Sur ces 8 derniers enfants, 4 sont morts de la récidive de la tuberculisation, soit dans le poumon, soit dans le cerveau. Parmi les 4 autres, 3 ont succombé aux suites d'une scarlatine, et 1 d'une chorée.

(1) De la naissance à trois ans, le rapport, d'après M. Hervieux, est de 1 sur 4 ou 5 (7 fois sur 31 cas).

Les tubercules sont un peu plus fréquents dans le poumon droit que dans le poumon gauche. Cette légère différence existe surtout jusqu'a six ans, tandis qu'après cet âge il y a une légère prédominance en faveur du poumon gauche.

Les deux poumons sont souvent à la fois atteints par la tuberculisation, c'est-à-dire dans beaucoup plus de la moitié des cas. Mais s'il est vrai qu'à tout âge plus de la moitié des enfants présente des tubercules dans les deux poumons, il est vrai aussi que, plus les enfants sont jeunes, et moins grand est le nombre de ceux dont les deux poumons sont simultanément tuberculeux (1).

Un assez grand nombre d'enfants ne présentent donc des tubercules que dans le poumon droit ou dans le gauche isolément ; mais la même différence déjà notée existe entre les divers âges. Ainsi, chez les plus jeunes, c'est ordinairement le poumon droit qui présente seul des tubercules (2), tandis qu'il y a une légère prédominance chez les plus âgés en faveur du poumon gauche.

Chez l'enfant comme chez l'adulte, les tubercules envahissent de préférence le sommet du poumon. Mais le fait n'est absolument vrai que pour les enfants les plus âgés. Chez les plus jeunes, au contraire, la loi de la dissémination des tubercules est aussi vraie pour le poumon en particulier que pour tout l'organisme : dans quelques cas plus rares, la base est préférablement envahie.

Sur le nombre total des enfants dont le poumon est tuberculeux, il en est plus de la moitié chez lesquels la tuberculisation est une maladie secondaire, et cela surtout chez les plus petits enfants ; tandis que de onze à quinze ans le fait est beaucoup plus rare.

Chez d'autres enfants, au contraire, la tuberculisation pulmonaire est très abondante, elle est évidemment la maladie principale et la cause de la mort. Il en est ainsi chez plus du quart des tuberculeux pulmonaires ; la proportion est plus considérable entre six et quinze ans, et surtout entre dix et quinze qu'avant cet âge.

Enfin, une troisième catégorie comprend les enfants chez lesquels la maladie pulmonaire, bien qu'intense, n'aurait pas suffi à elle seule pour faire périr immédiatement le malade ; celle-là qui forme moins du quart des tuberculeux pulmonaires, n'offre pas, suivant les âges, de différences bien tranchées.

S'il est utile de connaître les faits généraux qui précèdent, il ne l'est pas moins d'envisager l'anatomie de la phthisie pulmonaire dans l'enfance sous un point de vue plus général encore et plus utile peut-être pour la pratique.

---

(1) Ce résultat est tout à fait confirmé par M. Hervieux, qui sur 24 cas en a compté 11 dans lesquels les tubercules occupaient un seul poumon.

(2) Cette opinion est aussi confirmée par M. Hervieux.

Nous distinguons chez l'enfant trois formes anatomiques de la tuberculisation pulmonaire :

1° Les tubercules se déposent au sommet du poumon ; isolés et crus dans l'origine, ils se rapprochent et se ramollissent insensiblement, et plus tard l'organe se creuse des cavernes, qui, dans quelques cas rares, se cicatrisent, mais qui, le plus souvent, s'accroissent pendant que d'autres tubercules se développent jusqu'à ce que la mort survienne. C'est la phthisie pulmonaire telle qu'elle se présente le plus ordinairement chez l'adulte, et qui, chez l'enfant, est surtout fréquente de huit à quinze ans.

2° Les tubercules se déposent à peu près simultanément dans toutes les parties des poumons ; ils sont petits, nombreux, mais isolés les uns des autres ; ils sont tous solides, ou s'ils sont ramollis, c'est partiellement et en petit nombre. Cette forme est la phthisie granuleuse ou miliaire, rare chez l'adulte, fréquente à tous les âges de l'enfance, mais surtout avant l'âge de dix ans.

3° Enfin, dans une forme qui n'est pas commune et qui est presque spéciale aux enfants âgés de moins de six ans, une portion d'un des poumons est spécialement, et presque à l'exclusion de toutes les autres parties, envahie par d'énormes masses de matières tuberculeuse, crue ou ramollie. Tout un lobe a disparu, pour ainsi dire, remplacé par le tubercule qui s'est concentré dans ce point. C'est tantôt le sommet, tantôt la partie moyenne, plus rarement la base du poumon qui présentent cette forme curieuse de la tuberculisation.

Ces trois variétés de la phthisie pulmonaire ne sont, certes, pas toujours aussi tranchées que nous les établissons ici ; et il n'est pas difficile de trouver de nombreuses nuances intermédiaires. Mais chaque cas particulier se rapproche plus ou moins de l'une de ces trois formes ; il y a un grand avantage pratique à simplifier le sujet en confondant chaque fait dans l'espèce dont il se rapproche le plus.

Art. III. — Symptômes physiques.

La tuberculisation pulmonaire fournit à l'oreille les symptômes les plus variés, en raison de la diversité des lésions anatomiques du poumon et des modifications imprimées à ces symptômes par les altérations des autres organes thoraciques.

Pour mettre de l'ordre dans ce sujet compliqué, et pour n'omettre aucun des détails utiles, nous étudierons dans trois paragraphes :

1° La phthisie pulmonaire dans son ensemble suivant les grandes divisions admises à la fin de l'article précédent ;

2° Les bruits stéthoscopiques fournis par chaque espèce de tubercules ;

3° La valeur de chaque bruit pris en particulier.

A. *Phthisie pulmonaire considérée dans son ensemble.*—1° Lorsque la tuberculisation suit la marche qu'on lui connaît chez l'adulte, les symptômes acoustiques offrent aussi la plus grande ressemblance avec ceux que l'on constate à cet âge. Dans l'origine, ils sont nuls et peu apparents ; on note la diminution de la sonorité, ou sa persistance avec prolongement de l'expiration, ou la rudesse du bruit respiratoire au sommet de la poitrine, de l'un ou de l'autre côté, ou des deux à la fois. Plus tard, on perçoit des craquements disséminés aux mêmes points avec bronchophonie et augmentation de la matité. Lorsque les tubercules se ramollissent et qu'il se forme de petites excavations, la matité est plus complète, le râle est sous-crépitant ou cavernuleux ; la respiration devient bronchique, puis caverneuse ; elle s'accompagne de gargouillement et de pectoriloquie. Enfin, il n'est pas rare de percevoir de la respiration amphorique et du bruit de pot fêlé. Tous ces symptômes se succèdent et se modifient comme chez l'adulte, et il est inutile d'entrer dans des détails qui doivent être connus de nos lecteurs.

2° Lorsque la phthisie est granuleuse ou miliaire, les symptômes stéthoscopiques sont le plus souvent nuls ou trompeurs. Le seul qui appartienne en propre à cette forme est la rudesse du bruit respiratoire perçu, soit dans toute l'étendue du poumon, soit plus souvent au sommet seulement. Lorsqu'un autre symptôme vient s'y joindre, il appartient à une autre lésion qu'aux tubercules pulmonaires.

3° Dans les cas où une vaste infiltration tuberculeuse envahit une portion déterminée, presque à l'exclusion des autres, les symptômes sont les suivants : Dans l'origine, diminution de la sonorité et du bruit respiratoire dans un point limité de la poitrine, soit au sommet, soit à la partie moyenne ; extension graduelle et lente de ces symptômes jusqu'à ce que la matité soit absolue et le silence de la respiration à peu près complet dans une grande surface, pendant que dans les autres parties de la poitrine, les bruits stéthoscopiques restent naturels. La matité et l'absence de respiration peuvent persévérer jusqu'à la terminaison fatale ; ou bien, après une durée en général longue de ces symptômes, on constate, soit graduellement soit subitement, des râles humides d'abondance variable, avec de la respiration bronchique, et un peu plus tard, de la respiration caverneuse, et tous les phénomènes qui l'accompagnent d'habitude.

B. *Symptômes des diverses espèces de tubercules.* — 1° *Granulations et tubercules miliaires.* — Les seuls symptômes que fournissent ces lésions sont la respiration rude et quelquefois l'expiration prolongée et le retentissement de la voix.

Ces symptômes manquent souvent ou ne sont pas perçus ; plus rarement ils augmentent d'intensité jusqu'à simuler ceux de lésions beaucoup plus graves. Voici dans quelles circonstances se produisent ces modifications.

Ils manquent souvent lorsque la tuberculisation est purement granuleuse ; ils sont plus manifestes s'il y a des tubercules miliaires.

Si les tubercules sont rares, le symptôme ne se produit pas ; sont-ils nombreux et agglomérés dans un point plutôt que dans un autre,. l'expiration pourra être forte et prolongée et accompagnée de retentissement de la voix et de la toux.

Tous ces symptômes sont beaucoup plus faciles à reconnaître à la partie supérieure du poumon qu'en tout autre point du thorax. Dans sa partie postérieure, ils manquent souvent, quelle que soit l'abondance des tubercules.

Souvent, à égalité de lésion et au même siége, nous n'avons pas perçu de symptômes lorsque la maladie était aiguë, c'est-à-dire lorsqu'elle n'avait pas duré plus de trente ou quarante jours. Lorsqu'au contraire la phthisie avait duré longtemps, le signe nous a paru plus tranché, plus manifeste.

L'existence de râles sonores ou humides entendus dans les parties du poumon où siégent les tubercules isolés en cache les symptômes. De même ceux-ci passent inapercus losqu'il existe dans la poitrine et loin des tubercules des lésions étendues qui donnent des symptômes tranchés à l'auscultation.

Ce fait dépend-il de ce que dans ce cas l'oreille, qui d'ordinaire juge par comparaison, frappée par les symptômes les plus intenses, a pris pour l'état normal le bruit respiratoire qui s'en rapprochait le plus ? Il est possible que cette explication soit véritable, et, que prévenu de la possibilité de cette cause d'erreur, on puisse, avec une grande habitude et une attention soutenue, arriver à constater que dans de pareilles circonstances la respiration est réellement dure.

Enfin la respiration dure et l'expiration prolongée éprouvent des modifications importantes par le fait du développement tuberculeux des ganglions bronchiques. Les tubercules miliaires peuvent alors se révéler par de la respiration bronchique, ou par de la respiration caverneuse, comme nous l'avons indiqué ailleurs.

En résumé, les tubercules miliaires et les granulations se manifestent par la dureté de la respiration ou par l'expiration prolongée avec persistance de la sonorité. Ces signes peuvent manquer :

Si la lésion est peu considérable ;

Si elle siége à la partie moyenne ou inférieure de la poitrine ;

Si la maladie est aiguë.

S'il y a des râles ou des bruits étrangers qui les couvrent momentanément ou d'une manière continue ;

S'il y a du côté opposé des lésions plus avancées qui donnent des signes très tranchés.

Ces signes, au contraire, peuvent être accrus ou exagérés, s'il existe des ganglions bronchiques volumineux et tuberculeux.

2° *Infiltration jaune.*—Lorsque l'infiltration jaune est isolée de toute autre altération pulmonaire ou thoracique, ses symptômes stéthosco-

piques offrent une grande analogie avec ceux des plaques tuberculeuses pleurales dont il est très difficile de les distinguer. Ces symptômes sont : la diminution de sonorité ou la matité, la faiblesse ou
l'absence du bruit respiratoire suivant l'étendue ou la position plus
ou moins superficielle du corps étranger.

Il est d'ailleurs assez rare de percevoir nettement ces symptômes
qui manquent lorsque l'infiltration est centrale ou peu étendue, ou
qui sont modifiés par ceux de quelque autre lésion.

Lorsqu'il se produit des râles humides là où existe de l'infiltration
jaune, ils dépendent du ramollissement de la masse tuberculeuse, et
de sa communication avec une bronche : de cette manière, on peut
arriver à reconnaître l'époque de formation de certaines cavernes, et
surtout de celles qui sont remplies de masses tuberculeuses demi-
ramollies et adhérentes encore aux parois.

Alors, à l'absence de respiration succède un râle muqueux plus ou
moins gros et abondant, suivant la dimension de l'ouverture bronchique et la quantité de liquide. Plus tard, il peut s'y joindre les
signes caractéristiques des cavernes.

Nous en pouvons donner pour exemple un garçon âgé de deux ans qui entra
à l'hôpital au quatre-vingt-dixième jour de sa maladie. Il présentait à la partie
moyenne antérieure droite une matité absolue qui se prolongeait en dehors
jusque dans l'aisselle ; aux mêmes points, la respiration était complétement
nulle. Ces symptômes persistèrent pendant vingt-sept jours : alors, au cent
dix-septième jour de la maladie, nous pûmes constater dans les mêmes points
un râle muqueux qui dès le lendemain devint très gros et presque trachéal. Le
malade mourut au cent vingtième jour, et nous trouvâmes à l'autopsie que le
lobe moyen presque entier était infiltré de masses tuberculeuses dessinant les
lobules. En pénétrant dans ce lobe par les bronches, nous les trouvâmes en
partie détruites, et conduisant dans une excavation pleine de masses tuberculeuses inégales, demi-ramollies, qui en formaient aussi les parois.

Cependant il est des cas où l'on peut percevoir des râles humides,
et même des symptômes caverneux, bien que les masses tuberculeuses ne soient pas ramollies. Alors elles jouent le rôle des ganglions
bronchiques et transmettent les bruits qui se produisent dans une
caverne située dans une autre partie du poumon ou même dans le
poumon opposé. Cet effet est encore plus tranché lorsque les ganglions bronchiques volumineux et tuberculeux sont en contact avec
ces masses d'infiltration. Alors on peut percevoir les symptômes d'une
caverne bien que les tubercules soient partout solides.

En résumé, l'infiltration tuberculeuse a pour signes caractéristiques :

La faiblesse ou l'absence du bruit respiratoire et de la sonorité.

Ces symptômes manquent suivant la position et le volume de l'infiltration tuberculeuse.

Ils sont modifiés si l'infiltration confine à une caverne, si elle est en contact avec les ganglions bronchiques, qu'il y ait ou non des lésions pulmonaires dans les points environnants.

3° *Infiltration grise.* — Nous avons éprouvé une grande difficulté à déterminer les signes stéthoscopiques qui caractérisent l'infiltration grise.

On trouve si fréquemment auprès d'elle des excavations, ou bien des ganglions bronchiques volumineux et tuberculeux, ou même à leur centre une bronchite avec dilatation, qu'en raison de la facilité de la transmission des ondes sonores, il ne reste presque plus de cas simples à étudier.

Voici cependant les conclusions que nous avons pu tirer d'un petit nombre de faits.

L'infiltration grise s'annonce, comme l'infiltration jaune crue, par la diminution ou par l'absence de la sonorité et du bruit respiratoire.

Ces deux symptômes manquent si la lésion est trop peu étendue ou inaccessible à l'oreille.

Ils sont modifiés :

1° Par la présence des bronches dilatées et contenant des liquides ;

2° Par l'existence, dans un point voisin, d'une lésion dont les symptômes sont plus tranchés ;

3° Par le développement tuberculeux des ganglions qui propagent les sons produits dans les bronches.

Jusqu'à présent nous n'avons trouvé aucun moyen de différencier à l'oreille l'infiltration jaune de l'infiltration grise. Tout ce que nous pouvons répéter, c'est que cette dernière est rarement isolée, et que dans un cas simple, si l'on vient à déterminer que les symptômes ne sont pas dus à une maladie de la plèvre, il est présumable que l'on a affaire à une infiltration jaune; cette supposition sera d'autant plus probable que l'enfant sera plus jeune.

4° *Cavernes.* — Les symptômes propres aux cavernes sont : la matité, la respiration caverneuse, le gros râle muqueux ou le gargouillement, la pectoriloquie. Ils méritent le nom de symptômes caverneux. Cependant il est important de ne pas ignorer :

1° Que les cavernes ne donnent pas toujours lieu aux symptômes caverneux, mais bien aux symptômes bronchiques, c'est-à-dire à de la respiration bronchique, à du râle muqueux, à de la bronchophonie et à de la matité;

2° Que ces symptômes eux-mêmes peuvent être atténués jusqu'à ce point que les cavernes ne donnent aucun signe positif ;

3° Qu'au contraire, les symptômes caverneux peuvent être exagérés et simuler ceux du pneumo-thorax ;

4° Que les symptômes caverneux peuvent exister en l'absence de toute caverne.

La difficulté et l'importance du diagnostic des cavernes justifieront les détails suivants :

Lorsque la phthisie pulmonaire a suivi la même marche que chez l'adulte, les signes caverneux perçus au sommet du thorax doivent indiquer que la partie supérieure du poumon est creusée d'une excavation tuberculeuse.

Lorsque, au contraire, on perçoit seulement de la respiration bronchique, du râle muqueux, de la bronchophonie, et que rien autre n'indique la présence d'une caverne, le diagnostic est difficile, et l'on doit hésiter toujours entre une excavation et une pneumonie tuberculeuse.

Dans ce cas, ce n'est guère que par les antécédents, par la marche et la durée des symptômes, par l'existence de l'appareil fébrile qu'on peut arriver à établir le diagnostic.

Quelquefois on assiste au début des premiers symptômes qui appartiennent, soit à des tubercules disséminés au sommet pulmonaire, soit aux masses d'infiltration tuberculeuse, et l'on suit assez facilement la gradation des altérations de l'organe d'après l'aggravation successive des signes stéthoscopiques.

Lorsque les symptômes suivent cette marche, il n'est pas permis de se tromper sur la nature des altérations pulmonaires, surtout si ces changements successifs se sont opérés dans l'espace de plus d'un mois.

Les tissus qui environnent les cavernes n'ont que peu d'influence pour en dissimuler les symptômes : ils sont en effet presque tous conducteurs des sons, et lorsqu'ils n'ont pas une trop grande épaisseur, ils permettent de percevoir, soit les symptômes bronchiques, soit plus rarement les symptômes caverneux. Le seul tissu qui ne soit pas conducteur est celui du poumon à l'état sain; mais il est bien rare de rencontrer au sommet une caverne non environnée de tissu malade.

Aussi le siége de la caverne a-t-il une influence considérable sur les signes qu'elle donne à l'oreille. Les symptômes caverneux peuvent être perçus au sommet en arrière et dans la hauteur en avant : mais dès que l'excavation existe dans la moitié inférieure en arrière, il est assez rare qu'elle fournisse des symptômes qui lui soient propres. Dans ce cas, on perçoit de la respiration bronchique, ou même ce bruit stéthoscopique est entièrement couvert par des râles ou par la respiration normale à peine modifiée. Ce dernier cas cependant n'arrive que lorsque la caverne est trop éloignée de l'oreille.

Les symptômes caverneux sont aussi grandement modifiés par l'âge des malades. Au-dessus de cinq ans tous les enfants porteurs de cavernes isolées ou entourées d'une lésion chronique nous ont présenté à une époque quelconque de leur maladie des symptômes caractéristiques; deux seulement font exception à cette règle, et tous deux n'avaient qu'une réunion de petites cavernes.

Au-dessous de cet âge, au contraire, nous n'avons presque jamais perçu des symptômes caverneux, et cependant quelques enfants avaient de vastes excavations, plus étendues même que plusieurs de celles qui nous avaient donné des symptômes caverneux à un autre âge. Dans ces cas tout était semblable, position, volume, altération du poumon autour de la caverne, absence de ganglions bronchiques volumineux. L'âge était la seule circonstance dans laquelle nous pussions trouver la cause de la différence des symptômes.

On pourrait peut-être croire que l'espèce des excavations caverneuses aux divers âges en est la cause. Chez les plus jeunes enfants, en effet, les cavernes sont souvent creusées au centre de masses tuberculeuses considérables. Nous ne pensons pas cependant que la présence de l'infiltration jaune établisse de telles différences. Nous avons en effet perçu chez des enfants plus âgés des symptômes de cavernes malgré une épaisseur de matière tuberculeuse assez considérable pour cacher les mêmes symptômes à un autre âge.

Dans la plupart des cas précédents, les cavernes, surtout celles du sommet, peuvent être diagnostiquées ou au moins soupçonnées ; mais si les bronches ne pénètrent pas dans l'excavation, ce qui est très rare, les symptômes manquent complétement, et rien ne saurait indiquer l'existence d'une caverne. Un seul enfant nous a présenté ce fait curieux :

C'était un garçon âgé de sept ans, qui entra à l'hôpital au bout d'une année de maladie. Il présenta sous la clavicule gauche une légère diminution de sonorité. L'auscultation pratiquée avec soin et à plusieurs reprises ne donna aucun symptôme qui pût justifier cette différence de son à droite et à gauche. Ce résultat fut obtenu pendant neuf jours, au bout desquels l'autopsie fit découvrir, là où était la matité, une caverne qui avait le volume d'une grosse noix, et qui ne communiquait pas avec les bronches ; du moins nous fut-il impossible d'y arriver par aucune des grosses bronches du lobe.

Nous venons de déterminer les cas dans lesquels les signes propres aux cavernes diminuent ou disparaissent. Il en est d'autres dans lesquels ces symptômes sont exagérés et revêtent un caractère qui n'appartient qu'à des lésions d'une autre nature. Ainsi la respiration caverneuse prend un timbre amphorique et les bulles de râle un timbre métallique. La toux et la voix retentissent d'une manière toute spéciale ; la percussion même peut changer de caractère, donner un son de pot fêlé, ou de mate qu'elle était, devenir sonore. Ces symptômes seraient trompeurs et en imposeraient pour ceux d'un pneumothorax, si d'autres circonstances ne venaient pas détruire l'erreur.

En général, cette exagération des symptômes caverneux n'est que partielle, c'est-à-dire qu'elle ne se montre que dans une portion assez limitée de la poitrine, et ordinairement aux mêmes points où l'on avait déjà constaté des signes d'excavation.

D'un autre côté, il est rare de voir tous les symptômes caverneux s'exagérer en même temps : le plus ordinairement la respiration devient amphorique ; mais la pectoriloquie conserve ses caractères ordinaires, et la matité persiste.

Les symptômes des cavernes simulent ceux du pneumo-thorax lorsque l'excavation prend une extension considérable.

Une fois nous avons constaté le bruit de pot fêlé chez un enfant qui avait une énorme pneumonie tuberculeuse, au centre de laquelle il y avait une cavernule trop peu étendue pour être reconnue par l'auscultation. Ce bruit de pot fêlé, qui fut constaté par plusieurs personnes, disparut au bout de peu de jours. Il y avait en outre des ganglions bronchiques volumineux qui avaient donné des signes de caverne.

Nous ferons remarquer, du reste, que le bruit de pot fêlé a déjà été noté chez l'adulte, dans des circonstances où rien ne pouvait expliquer ce symptôme. Il en existe un exemple publié dans *la Lancette* par le docteur J. Pelletan. Le bruit de pot fêlé fut constaté chez un homme qui avait une pneumonie aiguë, et qui guérit.

Les symptômes caverneux peuvent être perçus en l'absence de toute lésion pulmonaire lorsque les ganglions bronchiques, très développés et indurés, conduisent les sons qui se produisent dans les gros tuyaux bronchiques, et aussi lorsqu'il existe une pleurésie. L'influence des ganglions a été étudiée dans le chapitre précédent ; nous devons insister un peu plus sur celle de la pleurésie.

Il est quelquefois difficile de déterminer si les symptômes caverneux sont dus à la présence d'une excavation pulmonaire ou d'un épanchement pleurétique. Ce fait que nous avons les premiers signalé (1) a été constaté depuis nous par plusieurs médecins, et plus d'une fois a causé des erreurs de diagnostic. On a cru à l'existence d'une caverne là où était une pleurésie, et réciproquement une caverne en a imposé pour un épanchement pleurétique (2). Ces faits dont l'observation se renouvelle chaque jour, permettront bientôt de donner des règles positives de diagnostic. Aujourd'hui, nous nous bornons aux remarques suivantes.

(1) Voy. t. I, p. 555, et *Archives de médecine*, mars 1853.

(2) Dans une consultation où se trouvaient réunis MM. Chomel, Blache, Trousseau et l'un de nous, M. Barthez, l'opportunité de la thoracentèse fut discutée pour une jeune fille chez laquelle on admit l'existence d'une pleurésie caractérisée par une douleur de côté bientôt suivie d'un souffle bronchique, puis caverneux, limité à la partie postérieure et moyenne du poumon avec matité. Quelques mois plus tard, vu l'émaciation progressive, vu la persistance de l'aggravation des symptômes locaux, vu l'apparition d'abcès multiples qui firent croire à une diathèse purulente et à un épanchement de pus dans la plèvre, l'opération fut résolue et pratiquée par MM. Trousseau et Barthez. Il ne sortit pas une seule goutte de liquide, et une sonde promenée dans la plèvre, où elle détachait des adhérences molles, ramena seulement quelques débris tuberculeux constatés par le microscope. A quelque temps de là, l'enfant mourut dans le dernier degré de cachexie tuberculeuse.

Lorsque la maladie est aiguë, le diagnostic est rarement difficile. Quel que soit le point de la poitrine où l'on perçoive les symptômes caverneux (le sommet ou la base, la partie antérieure ou la partie postérieure), la pleurésie s'annonce toujours par d'autres symptômes concomitants qui ne permettent pas le doute. La matité, occupant un espace beaucoup plus étendu que les bruits caverneux, l'existence de l'égophonie, l'absence de vibrations thoraciques, joints à la douleur et au mouvement fébrile survenus pendant le cours de la bonne santé, suffisent pour assurer le diagnostic.

Lorsque la maladie est chronique, si les symptômes caverneux siégent exclusivement dans la partie supérieure des poumons, tandis qu'à la base la respiration est pure ou seulement mêlée de râle humide, il faut croire à l'existence d'une caverne.

Au contraire, dans le cours d'une pleurésie chronique évidente par ses symptômes habituels, s'il survient au sommet du poumon des craquements accompagnés ou non de respiration caverneuse, l'erreur est possible ; car les deux maladies peuvent coexister et le frottement pleural est souvent difficile à distinguer des craquements pulmonaires. Mais le plus souvent alors, il faut croire à l'existence d'une pleurésie simple. Ce diagnostic sera bien plus certain si l'on perçoit de la respiration vésiculaire dans un point, même très limité, de l'extrémité supérieure du poumon, et encore si le poumon du côté opposé est à l'état sain. Ces deux derniers caractères joints à l'existence des signes d'un épanchement à la base du côté malade, ne doivent guère laisser de doute sur la simplicité de la phlegmasie ; et nous y insistons à dessein, parce que ce cas est un de ceux dans lesquels l'erreur est facile à commettre et très excusable, vu l'état général du malade.

D'autre part, si l'on voit survenir les symptômes caverneux dans le cours d'une maladie chronique de la poitrine, soit d'emblée, soit à la suite d'autres bruits stéthoscopiques, si ces symptômes occupent un point limité de la partie moyenne ou de la base du poumon, si en même temps on perçoit tout autour de ce point de la respiration pure ou même du râle humide, on pourra croire à la présence d'une pneumonie tuberculeuse ou d'une caverne, l'existence d'une pleurésie chronique étant tout à fait improbable.

Lorsque dans le cours d'une pleurésie, les symptômes caverneux se développent et deviennent tellement exagérés qu'ils simulent ceux du pneumo-thorax, en même temps que la matité persiste ; il faut admettre une pleurésie et non une cavité pulmonaire.

Enfin, toutes les fois qu'il n'y pas une concordance régulière entre les symptômes stéthoscopiques, c'est-à-dire toutes les fois qu'on entendra d'un même côté de la poitrine quelques-uns des bruits qui indiquent une caverne et quelques-uns de ceux qui révèlent une pleurésie, c'est, dans la grande majorité des cas, à cette dernière maladie qu'il faut croire.

D'ailleurs, les éléments du diagnostic doivent être cherchés non-seulement dans les signes acoustiques que l'on perçoit actuellement, mais encore dans leur succession, aussi bien que dans la marche et dans l'ensemble des symptômes généraux. Nous pensons qu'en faisant usage de toutes ces ressources, on évitera l'erreur dans le plus grand nombre des cas. (Voyez DIAGNOSTIC.)

Nous résumons ainsi qu'il suit ce long paragraphe sur les signes stéthoscopiques des cavernes dans le jeune âge.

Ces symptômes sont ou bronchiques ou caverneux. Dans le premier cas, on perçoit du râle sous-crépitant ou muqueux, de la respiration bronchique, de la bronchophonie et de la matité ; dans le second, du gargouillement, de la respiration caverneuse, de la pectoriloquie, de la matité.

Les premiers précèdent ordinairement les seconds et existent à tous les âges ; les seconds ne se rencontrent guère qu'au-dessus de l'âge de cinq ans, à la partie supérieure du poumon, et dans toute sa hauteur en avant.

Ces deux genres de symptômes seront caractéristiques des cavernes, si l'on est parvenu à établir qu'il n'y a pas, au moment où l'on ausculte, une pneumonie, une dilatation des bronches, un développement des ganglions, ou une pleurésie.

Les signes des cavernes disparaissent ou diminuent,

Si les enfants sont jeunes,

Si les cavernes siégent à la base en arrière,

Si la maladie a une courte durée,

S'il existe des ganglions volumineux et tuberculeux,

Si la caverne est petite,

Si elle ne communique pas avec les bronches.

Ces signes peuvent être accrus,

Si la caverne est très étendue.

C. *Valeur de chaque symptôme stéthoscopique.* — Cette étude a pour but de présenter sous une forme différente la plupart des considérations déjà émises dans le présent article. Mais nous ne pourrons le faire d'une manière utile qu'après avoir parlé des phlegmasies tuberculeuses du poumon (voyez le chapitre suivant). Nous nous contenterons donc d'insérer ici un tableau destiné à présenter l'ensemble des symptômes stéthoscopiques des diverses espèces de tubercules pulmonaires avec les modifications qu'ils peuvent subir sous l'influence des diverses causes indiquées ci-dessus.

TABLEAU *synoptique des symptômes stéthoscopiquse des diverses espèces de tubercules.*

LÉSIONS.	SYMPTOMES PROPRES.	LES SYMPTÔMES manquent dans les circonstances suivantes.	LES SYMTÔMES PEUVENT ÊTRE MOINS INTENSES		LES SYMPTÔMES PEUVENT ÊTRE PLUS INTENSES		MODIFICATIONS imprimées par la pneumonie ou la bronchite.
			de la manière suivante.	dans les circonstances suivantes.	de la manière suivante.	dans les circonstances suivantes.	
GRANULATIONS ET TUBERCULES MILIAIRES.	Respiration dure. Expiration longue. Sonorité.	Si la lésion est peu étendue. Si elle siége à la partie postérieure et inférieure. Si la maladie est aiguë. S'il existe des râles ou d'autres bruits. S'il existe des lésions avec signes très tranchés dans le côté opposé.			Il peut y avoir augmentation graduelle depuis la respiration dure jusqu'à la respiration caverneuse et le gargouillement. Il y a retentissement de la voix et de la toux.	Si les ganglions sont très volumineux. Si les tubercules sont très nombreux.	Cachent tout symptomes.
INFILTRATIONS JAUNE OU GRISE	Diminution ou absence de la sonorité et du bruit respiratoire.	Position de l'infiltration dans un lieu inaccessible à l'oreille. Volume peu considérable de la lésion. Marche rapide et passage immédiat aux cavernes.			Symptômes bronchiques ou caverneux.	S'il y a au centre des bronches volumineuses. S'il y a une caverne qui confine à l'infiltration. S'il y a des ganglions bronchiques volumineux.	Cachent en général tout symptôme.
CAVERNES.	Symptômes bronchiques ou symptômes caverneux et matité.	Si la caverne est trop petite, si elle est inaccessible à l'oreille, ou si elle ne communique pas avec les bronches.	Pas de symptômes caverneux ; symptômes bronchiques seulement. La respiration peut devenir obscure ou bronchique.	Si la marche est rapide. Si la caverne siége en arrière et en bas. Chez les enfants âgés de moins de 5 ans. Si les ganglions sont volumineux.	Les symptômes deviennent amphoriques.	Si la caverne est très volumineuse et superficielle.	Cachent les symptômes de la caverne à la base, et sont cachés par eux au sommet.

Art. IV. — Symptômes rationnels.

Lorsque nous avons étudié les symptômes stéthoscopiques de la tuberculisation pulmonaire, nous avons cherché à établir les signes qui appartiennent à chacune des espèces du produit accidentel. Il serait tout à fait impossible de suivre la même marche pour l'analyse des symptômes non stéthoscopiques de la phthisie pulmonaire. Car les différentes lésions qui la constituent se mélangent si souvent sur le même individu, qu'on ne saurait découvrir quelle est celle qui modifie les symptômes. Là, en effet, nous n'avons plus l'oreille, cet instrument précieux, qui nous permettait de suivre pas à pas les lésions, et leurs transformations, dans un point donné de la poitrine.

Des mouvements respiratoires. — La respiration est assez rarement naturelle chez les enfants affectés de phthisie. Presque toujours à une époque plus ou moins avancée de la maladie, ils présentent une accélération marquée des mouvements respiratoires, qui s'élèvent jusqu'à trente, quarante, soixante, quatre-vingts par minute ; cette accélération a lieu souvent sans effort, et sans que le malade en ait conscience.

D'autres fois, la respiration est à la fois accélérée, laborieuse, anxieuse ; non-seulement l'air manque au malade, mais il faut qu'il fasse des efforts pour le faire pénétrer dans les parties du poumon encore perméables ; il a conscience de son oppression, et il y a dyspnée ou même orthopnée.

Cette dyspnée des enfants tuberculeux peut tenir à diverses causes. Ainsi, tantôt c'est le mouvement fébrile qui accélère la respiration, ou bien c'est le nombre des tubercules pulmonaires ou ganglionnaires, ou bien encore leur marche, leur forme ; tantôt, au contraire, la respiration est influencée par le développement d'une pneumonie, d'une bronchite, d'une pleurésie, d'un pneumo-thorax ; tantôt c'est hors de la poitrine qu'existe la cause de tous ces changements, et la maladie qui prédomine dans le cerveau ou dans le péritoine empêche ou modifie l'action des lésions pulmonaires sur les mouvements respiratoires.

Nous étudierons où nous avons déjà étudié l'influence de chacune de ces maladies dans les chapitres qui leur sont destinés ; nous nous bornons à rechercher ici les caractères que prend la respiration sous l'influence de la tuberculisation pulmonaire.

Cette maladie est-elle aiguë, la respiration sera habituellement accélérée ; il pourra même exister une oppression extrême, d'ordinaire croissante, ou quelquefois décroissante, lorsque le poumon se sera habitué aux nouvelles conditions dans lesquelles il se trouve.

Dans ce cas donc, l'oppression existera dès le début de la maladie, et se continuera pendant toute ou presque toute sa durée ; elle aura tout à fait l'aspect qu'elle présente dans une affection aiguë, c'est-à-dire que la respiration sera régulière, parfois large, mais le plus souvent courte et précipitée, quelquefois plaintive et arrêtée à l'expiration qui sera dure, active, comme crachée.

Si la tuberculisation pulmonaire est chronique, la respiration, ordinairement peu accélérée, s'élève rarement au delà de quarante par minute, à moins que la lésion ne s'étende à la presque totalité des poumons ; alors il existe une oppression régulièrement croissante, et qui, à la fin, devient excessive. Hors ces cas, la respiration est calme, tranquille, régulière, assez large et à peine accélérée.

L'oppression est un symptôme fâcheux et nuisible ; elle empêche le petit malade de se livrer aux exercices corporels utiles à sa santé, et, arrivée à un certain degré, elle est pour lui un véritable supplice.

Il faut donc chercher à l'atténuer en régularisant les mouvements de la respiration par tous les moyens qui peuvent rendre à quelques parties du poumon leur perméabilité et la faculté de concourir à l'hématose.

Toux. — On peut dire que la toux existe constamment dans la tuberculisation pulmonaire ; deux fois seulement nous avons vu manquer ce symptôme, sans que nous ayons pu nous rendre compte de son absence.

Non-seulement la toux existe constamment, mais encore elle est un des premiers symptômes ; et lorsque la maladie domine dans l'abdomen ou dans l'encéphale, si elle n'apparaît que plusieurs semaines ou plusieurs mois après les symptômes céphaliques ou abdominaux, on doit voir dans ce fait la preuve que la tuberculisation pulmonaire a été postérieure à celle des autres organes. La toux est ainsi un signe précieux pour le praticien qui, voyant des causes d'une tuberculisation céphalique ou abdominale, devra soupçonner une tuberculisation pulmonaire commençante si ce symptôme vient se joindre aux autres, et regarder son diagnostic comme presque certain s'il persiste.

La toux, une fois qu'elle a commencé, ne cesse plus ; elle présente, il est vrai, de grandes variations dans son caractère et dans son intensité ; mais il est rare de la voir s'interrompre, soit complétement, soit même pendant un certain temps. Chez un seul enfant, nous avons vu la toux survenir après une hémoptysie, cesser au bout de quelque temps et ne reparaître qu'après la récidive de cet accident. Quelquefois intense dès son début, elle persiste telle pendant toute la durée de la maladie, et, en général, elle a ce caractère lorsque la tuberculisation est aiguë ; d'autres fois, peu intense d'abord, elle s'accroît progressivement et avec plus ou moins de lenteur ; cette marche des symptômes est le plus souvent spéciale à la phthisie pulmonaire chronique. Cependant, il arrive quelquefois que ces règles sont renversées, et que, dans la tuberculisation aiguë, la toux est, ou régulièrement croissante, ou tout à fait irrégulière dans son intensité ; tandis que si la maladie est chronique, elle persiste la même, ou diminue, pour augmenter ensuite. .

La toux est sèche, petite, fréquente dans la phthisie aiguë et dans le début de la phthisie chronique ; elle devient humide lorsque la phthisie chronique poursuit sa marche ; ou bien encore peu après le développement d'une bronchite et d'une pneumonie.

Il est utile d'étudier la toux sous le rapport de ses retours par quintes. Souvent, en effet, les enfants tuberculeux, affectés ou non d'une toux continuelle, sont pris de quintes qui reviennent sans fixité à diverses heures de la journée ou de la nuit. Ces quintes doivent être soigneusement distinguées de celles de la coqueluche ; elles en diffèrent par l'absence de sifflement, par une précipitation moindre dans les secousses expiratrices par une moindre congestion de la face, par l'absence du rejet de matières filantes muqueuses. Elles sont cependant quelquefois suivies de vomissements, mais alors seulement de matières alimentaires. Ces quintes sont l'indice de deux sortes de lésions : la tuberculisation des ganglions bronchiques et l'amas des mucosités dans les bronches ou dans les cavernes. La dilatation des bronches, en aidant à la stagnation et à l'accumulation des liquides bronchiques, favorise la production des quintes.

Si la toux par quintes coïncide avec une tuberculisation thoracique aiguë, on pourra être presque sûr que c'est une tuberculisation ganglionnaire qui la cause ; c'est au moins le résultat de ce qui s'est passé sous nos yeux, car jamais, dans la phthisie aiguë, nous n'avons constaté de toux par quintes sans développement un peu considérable des ganglions bronchiques. Nous le comprenons, du reste, assez facilement, en voyant que dans les tuberculisations aiguës il n'y a presque jamais de ramollissement considérable des tubercules, ni de bronchite assez intense pour déterminer une stagnation des mucosités.

La distinction est plus difficile dans la phthisie pulmonaire chronique. Là, en effet, les deux causes peuvent agir simultanément pour produire la toux par quintes. Or, voici quelques considérations qui peuvent servir à établir cette distinction sans être cependant un guide infaillible.

Les quintes qui résultent de l'accumulation des liquides bronchiques et de la dilatation des bronches, se montrent surtout au réveil des malades, on plutôt même le besoin de tousser les éveille ; ils ont alors des quintes de toux déterminées par l'obstacle qu'apportent les mucosités à la pénétration de l'air dans les dernières vésicules. La quinte ne cesse alors que lorsque les mucosités purulentes ont été rejetées; si les enfants les expectorent, on a sous les yeux la cause même du mal ; mais comme ils avalent le plus souvent le produit des sécrétions pulmónaires, on devra examiner soigneusement si chaque quinte est ou non suivie de la déglutition des liquides qui devraient être expectorés. Ainsi, l'époque des quintes et la présence ou l'absence de liquides expectorés ou avalés, indiqueront la nature de la lésion.

On conçoit aussi que, dans quelques circonstancess et par ces mêmes raisons, l'humidité de la toux et l'abondance des râles seront un indice que la présence des mucosités, et non celle des ganglions tuberculeux, détermine la quinte.

Enfin, si dans la phthisie pulmonaire chronique, il survient des quintes à une époque où il n'y a pas de cavernes, où les tubercules crus n'ont determiné que peu ou pas d'irritation et aucune sécrétion bronchique, on devra aussi penser que la toux est le résultat de la tuberculisation des ganglions, et que la phthisie est ganglio-pulmonaire.

Expectoration. — L'expectoration, symptôme si précieux chez l'adulte phthisique, perd toute son importance chez l'enfant tuberculeux, par sa rareté et par les circonstances dans lesquelles elle a lieu.

Jamais, en effet, nous n'avons vu expectorer les plus jeunes phthisiques. Sauf chez un seul enfant âgé de six ans, nous n'avons pas eu occasion de constater ces symptômes au-dessous de l'âge de sept ans. A partir de sept ans jusqu'à quinze, les enfants expectorent assez fréquemment, et d'autant plus que leur phthisie se rapproche plus de celle de l'adulte.

Rarement, ou presque jamais, on ne trouve de tubercules distincts dans les crachats ; et l'expectoration est tantôt séro-muqueuse, ou muqueuse seulement, nummulaire ou épaisse, verdâtre, amorphe, déchiquetée ou aplatie et grisâtre, etc.

C'est presque toujours dans le cours de la maladie que les enfants commencent à cracher, très rarement dès le début ; rarement aussi l'expectoration ne se montre qu'à la fin de la phthisie.

Une fois établie, elle persiste d'habitude, soit telle qu'elle a existé d'abord, soit beaucoup plus considérable.

L'expectoration doit attirer l'attention du thérapeutiste, surtout lorsqu'elle est abondante : alors, en effet, ces pertes journalières et répétées ne peuvent que contribuer à la détérioration de l'organisme. Lorsqu'une plaie extérieure suppure trop et entraîne l'amaigrissement du malade, on a soin de ne faire entrer dans le pansement aucune substance qui puisse exciter la suppuration ; on cherche, au contraire, celles qui, sans la tarir subitement, la modèrent ; il doit en être de même pour la suppuration bronchique pulmonaire, et l'on doit chercher à diminuer sa trop grande abondance.

Ce n'est que dans quelques cas rares qu'on doit favoriser l'expectoration et l'augmenter ; dans ceux, par exemple, où, trop visqueuse ou trop adhérente, elle exige des efforts considérables et ne se détache qu'en causant une vive douleur.

Hémoptysie. — Symptôme rare chez l'enfant, l'hémoptysie perd beaucoup de sa valeur diagnostique, parce qu'elle manque presque toujours au début de la maladie. On doit, en effet, distinguer avec soin celle qui a lieu à cette époque de celle qui, arrivant plus tard, est foudroyante et détermine immédiatement la mort.

Nous n'avons jamais constaté nous-mêmes l'hémoptysie au début ou dans le cours de la tuberculisation pulmonaire, et tout ce que nous en pouvons dire est le résultat des interrogations que nous avons faites aux parents des malades.

A l'hôpital, cinq enfants seulement ont offert ce symptôme, et nous ne l'avons pas observé en ville ; l'hémorrhagie a eu lieu, soit au début de la maladie, soit dans son cours ; au second ou au troisième mois, ou même beaucoup plus tard, puisqu'un enfant a eu une première hémoptysie après vingt-sept mois et demi de la maladie. Elle n'a jamais été considérable et n'a pas dépassé un ou deux verres de sang pur ; chez une jeune fille de quatorze ans, elle s'est reproduite pendant huit jours de suite. Dans les autres cas, l'hémoptysie a été unique ou ne s'est renouvelée que plusieurs mois après la première.

Il est remarquable que les malades qui ont présenté ce symptôme sont ceux qui, par leur âge et par la forme de leur maladie, se rapprochent le plus de l'adulte. Aucune de ces hémoptysies n'est survenue chez un enfant âgé de moins de sept ans.

Les hémoptysies terminales, qui se rencontrent à peu près dans la même proportion que celles du début, n'arrivent guère que chez les enfants qui ont une tuberculisation ganglionnaire avancée. Nous avons vu, en parlant de cette forme de phthisie, que l'hémorrhagie se fait, dans ce cas, par rupture d'un vaisseau ou par simple exhalation. Les hémoptysies terminales sont, au contraire, rares chez les enfants tuberculeux par le poumon seulement. Nous pouvons dire même que nous ne possédons aucune observation où l'hémorrhagie terminale soit survenue par le fait d'une caverne pulmonaire, sans qu'il n'ait existé conjointement des ganglions bronchiques très volumineux.

En considérant d'ailleurs que chez tous ces enfants la maladie n'était pas ganglio-pulmonaire, mais quelquefois ganglionnaire seulement, nous ne pouvons nous refuser à attribuer au développement des ganglions la plus grande part dans la production de l'accident.

Il est, du reste, encore remarquable que cette variété d'hémoptysie ne survienne guère que chez des enfants âgés de plus de sept ans.

Parmi nos malades, un seul, âgé de trois ans et demi, fait exception à cette règle. Ce fait, joint à la rareté des hémoptysies terminales chez les enfants phthisiques dont le poumon est creusé par des cavernes, nous étonne d'autant plus qu'il est très certain que, chez les enfants, les brides qu'on trouve dans les excavations sont encore perméables beaucoup plus souvent que chez l'adulte.

L'hémoptysie initiale, rarement grave par elle-même, a une importance diagnostique et pronostique réelle, et appelle moins les soins de la thérapeutique. Cependant il serait imprudent de ne pas la combattre.

Au contraire, l'hémoptysie terminale, foudroyante, est presque instantanément mortelle ; elle réclame les soins les plus prompts et les plus efficaces. Il faut l'arrêter à tout prix, ou se résoudre à voir périr son malade. Aucun remède, cependant, ne saurait tarir l'hémorrhagie, suite de rupture d'un des vaisseaux pulmonaires ; il n'y a que l'hémorrhagie par exhalation qui pourrait à la rigueur être jugulée. Comme il n'existe acun moyen de les distinguer, il faudra agir toujours avec promptitude et énergie, quelque décourageant que soit le pronostic.

Douleurs thoraciques. — Les douleurs thoraciques n'ont pas un caractère bien tranché dans la phthisie des enfants : les uns sont trop jeunes pour qu'on puisse constater la douleur qu'ils éprouvent ; bon nombre des autres n'en accusent aucune, et là où l'on peut les apprécier, elles sont en général vagues et indéterminées, ou bien elles siégent derrière le sternum, ou entre les deux épaules, quelquefois d'un côté ou de l'autre de la poitrine. Nous ne voulons parler ici que des douleurs, suite directe de la tuberculisation ; car les enfants sont comme les adultes sujets à ces douleurs pleurétiques violentes qui dénotent le développement d'une pleurésie ou d'un pneumothorax.

Les douleurs tuberculeuses plus vagues, moins circonscrites, plus médianes, moins intenses, débutent, soit avec la maladie, soit pendant son cours, rarement à la fin. Elles ont une durée assez indéterminée, disparaissent facilement pour revenir ensuite, et les enfants s'en plaignent peu.

Les douleurs thoraciques existent dans presque toutes les espèces de tuberculisations pulmonaires, mais de préférence dans la forme chronique.

Elles n'ont quelque importance pratique que si elles sont assez intenses pour que le petit malade les accuse spontanément.

Nous ne pouvons pas nous prononcer sur la valeur des douleurs provoquées par la pression des espaces intercostaux, parce que nous n'avons eu que rarement l'occasion de rechercher la présence de ce symptôme signalé pour la première fois chez l'adulte par le docteur Beau. Mais nous croyons que se signe ne peut avoir quelque signification que chez les enfants assez âgés et assez intelligents pour rendre un compte fidèle de leurs sensations.

Décubitus. — Le décubitus n'offre en général, dans la phthisie, aucun caractère saillant. Le plus souvent les malades, et surtout les plus petits, restent dans la position où on les a placés, quelle que soit la lésion du thorax. Chez les plus âgés le décubitus est indifférent, et l'on est souvent étonné de voir comment des enfants peuvent rester ainsi dans toutes les positions avec une lésion qui chez l'adulte exige un décubitus forcément latéral ou dorsal.

Malgré ces caractères négatifs, le décubitus peut être quelquefois utile au diagnostic. Ainsi, lorsque la dyspnée est extrême, l'enfant peut être contraint de rester assis ; d'autres fois il demeure constamment pelotonné sur le dos, et il résiste ou pleure quand on veut lui faire quitter cette position. Alors il existe presque toujours une lésion pulmonaire grave du côté du décubitus.

En général, plus les enfants se rapprochent de l'âge de quinze ans et plus aussi leur décubitus ressemble à celui de l'adulte : sous ce rapport il en est de ce symptôme comme de tous les autres.

Il faut surveiller la position des malades à cause des excoriations qu'elle peut causer lorsqu'elle est constamment la même ; cependant il est remarquable que dans la phthisie la peau s'enflamme et s'ulcère beaucoup moins facilement que dans certaines maladies aiguës.

D'autre part, le décubitus, longtemps continué d'un côté ou de l'autre, favorise la stagnation des liquides, et par suite le développement de la broncho-pneumonie cachectique.

Enfin il est quelques enfants qui, plus oppressés dans une position qu'ils ne le seraient dans une autre, n'en changent cependant pas, par paresse, par faiblesse, par ignorance ou par toute autre cause.

Conformation du thorax. — Le plus souvent, on ne peut constater qu'une maigreur extrême, et alors les côtes sont saillantes et les espaces intercostaux déprimés ; d'autres fois le sternum est projeté en avant et la poitrine est aplatie transversalement, ou bien, au contraire, l'aplatissement s'est fait d'arrière en avant.

Dans d'autres circonstances, il y a sous les clavicules une véritable dépression, qui presque toujours correspond à une caverne pulmonaire, quelquefois à de l'infiltration grise.

Art. V. — Tableau. — Formes. — Marche. — Durée.

La tuberculisation pulmonaire est aiguë ou chronique. Nous devons donc établir la division déjà admise pour la tuberculisation en général.

Dans le chapitre suivant nous exposerons les différences que détermine dans la marche de la maladie l'apparition de la pneumonie.

A. *Formes de la tuberculisation simple.* — *Première forme.* — *Tuberculisation pulmonaire aiguë.* — Cette forme accompagne presque toujours la tuberculisation générale aiguë et se confond avec elle; très rarement elle marche isolée et fournit à elle seule tous les symptômes. Elle est ordinairement constituée par des tubercules miliaires ou par des granulations grises; très rarement par de l'infiltration grise ou jaune, ou par des cavernes.

Qu'elle soit, du reste, seule ou qu'elle accompagne la tuberculisation de plusieurs organes, voici l'appareil de symptômes qui lui appartient.

L'enfant est pris d'une toux sèche, petite, fréquente, accompagnée d'oppression, et quelquefois de douleurs thoraciques vagues; l'expectoration manque; l'auscultation et la percussion donnent un résultat négatif. Ces symptômes, joints aux phénomènes généraux décrits (pages 368 et 370), forment le début de la maladie.

La toux augmente bientôt et devient fatigante, l'oppression est plus considérable, souvent excessive. L'auscultation fait percevoir des râles sonores ou humides, parfois de la dureté de la respiration, ou bien aucun autre signe que les râles, et cet état dure pendant toute la maladie. Quelquefois la toux devient à la fin un peu plus humide, et les symptômes stéthoscopiques plus tranchés; c'est lorsque la tuberculisation a marché assez rapidement pour produire d'autres lésions que des tubercules isolés; alors l'auscultation révèle des signes d'infiltration grise ou jaune, ou mêmes des cavernes. Mais ces cas sont assez rares pour pouvoir être regardés comme des exceptions. On voit donc qu'en général la tuberculisation pulmonaire aiguë ne se révèle que par fort peu de symptômes; la toux, l'oppression et la rudesse du bruit respiratoire sont les plus importants.

L'histoire de cette forme et celle de sa durée rentrent donc dans la description de la tuberculisation générale.

Aux symptômes de cette maladie qu'on ajoute la toux, l'oppression, l'absence de signes stéthoscopiques tranchés, et l'on pourra diagnostiquer une tuberculisation pulmonaire aiguë. Si plus tard les symptômes d'auscultation se dessinent, leur nature et leur siége indiqueront peut-être l'espèce de tubercule qui s'est développé.

Deuxième forme. — *Tuberculisation pulmonaire chronique.* — Cette forme, qu'elle soit seule ou unie à la tuberculisation ganglionnaire, est en général caractérisée à l'autopsie par le même genre de lésions que la phthisie de l'adulte, c'est-à-dire par des cavernes siégeant au sommet du poumon et entourées de tubercules miliaires, d'infiltration grise ou jaune. D'autres malades présentent des tubercules plus ou moins volumineux disséminés dans tout l'organe à peu près également, ou des masses tuberculeuses dans l'un ou l'autre lobe du poumon.

Le début de la tuberculisation pulmonaire chronique est lent et insidieux; la toux, rare et sèche, est souvent le premier symptôme, l'expectoration est nulle, très rarement il y a des hémoptysies. Des douleurs vagues, sternales ou dorsales, se font sentir peu vives et fugaces ; l'auscultation et la percussion ne donnent que peu ou pas de symptômes, c'est-à-dire de l'obscurité du bruit respiratoire, ou bien encore de la respiration dure, de l'expiration prolongée et un léger retentissement de la voix.

La toux persiste plus ou moins intense ; ses caractères sont variables ; sèche ou humide, fréquente ou rare, diurne et plus souvent nocturne, revenant quelquefois par quintes ; elle s'accompagne d'une expectoration muqueuse, ou séro-muqueuse, quelquefois nummulaire, et dont les caractères varient ainsi que nous l'avons indiqué ailleurs ; c'est à la suite de la toux que se fait cette expectoration qui est souvent plus abondante après les quintes. L'oppression en général très peu grande, s'accroît cependant sous l'influence de la moindre cause ; les douleurs thoraciques persistent ou restent vagues et variables. En même temps, on constate les symptômes stéthoscopiques que nous avons indiqués tout à l'heure, mais plus tranchés, plus caractéristiques ; ou bien encore la respiration est presque nulle, ou l'expiration est bronchique ; des râles humides se font entendre, mais ils ne sont pas toujours constants à cette époque de la maladie. Dans la très grande majorité des cas, ils siégent au sommet de l'un ou de l'autre poumon, ou des deux à la fois, plus rarement à la partie antérieure de la base.

Plus tard, lorsque le malade est plus affaissé et que les symptômes généraux dénotent l'accroissement de la maladie, on perçoit de la respiration bronchique ou même caverneuse ; des râles humides, muqueux, ou même gargouillants, et enfin tous les signes stéthoscopiques de la phthisie confirmée. Il ne faudrait pas croire cependant que les symptômes généraux et locaux soient en rapport exact les uns avec les autres. Il est curieux de voir, au contraire, quelle étendue de lésion pulmonaire révèle l'auscultation dans des cas où les symptômes généraux n'ont que peu varié ; alors, la phthisie est d'habitude de longue durée, et les symptômes locaux s'accroissent avec lenteur. Toutes les fois, au contraire, que la maladie marche avec une certaine rapidité, les symptômes stéthoscopiques et généraux croissent dans une proportion assez exacte.

C'est au milieu de ces phénomènes que survient la mort, quelquefois sans changement bien appréciable ; d'autres fois les malades sont pris de douleurs thoraciques violentes, d'étouffements, de symptômes simulant presque ceux d'un pneumo-thorax, et la mort survient après une longue et pénible agonie. Ailleurs, au contraire, les symptômes terminaux, quoique moins intenses, revêtent cependant une apparence grave parce que l'altération pulmonaire a pris subitement un accroissement considérable. Il en est le plus ordinairement ainsi chez les enfants qui présentent d'énormes masses d'infiltration tuberculeuse jaune ; celles-ci venant à se ramollir, les symptômes stéthoscopiques se modifient, la toux est plus fréquente, l'oppression extrême, les symptômes généraux, tels que nous les avons signalés dans le chapitre précédent, s'accroissent, et la mort survient au bout de peu de jours. Elle peut aussi être le résultat d'un pneumo-thorax. Mais ici la scène change complétement et mérite une description toute spéciale ; aussi consacrerons-nous plus tard quelques pages à l'histoire de cette complication.

De toutes les formes de tuberculisation pulmonaire, la phthisie chronique est celle qui se prête le plus facilement à la division en périodes. Ainsi, on pourrait, à la rigueur, admettre une période de début, s'étendant depuis le moment où la maladie commence au milieu de la bonne santé, jusqu'à celui où la tuberculisation étant bien établie, on en perçoit les signes positifs au moyen de l'auscultation. Une seconde période comprendrait l'époque de crudité des tubercules, et s'étendrait depuis la fin de la première jusqu'au moment où ces produits accidentels, en se ramollissant, forment les cavernes. Une troisième comprendrait la fin de la maladie pendant l'existence des cavernes.

La mort pouvant arriver pendant la seconde période, la maladie se trouverait, dans ces cas, n'en avoir que deux.

Ces distinctions nous paraissent du reste assez inutiles ; car la phthisie est loin de s'astreindre à une marche aussi régulière que chez l'adulte. La distinction entre les symptômes du début et ceux de la seconde période est très difficile à établir, et souvent ne saurait l'être d'une manière précise. Enfin, les symptômes ne peuvent pas non plus aider dans tous les cas à distinguer la seconde période de la troisième ; nous savons, en effet, qu'il suffit que les ganglions bronchiques soient très volumineux pour faire croire à l'existence des cavernes.

Durée. — La durée de la phthisie pulmonaire est comprise dans des limites très étendues, depuis deux mois jusqu'à deux années et plus. Ce fait n'a rien d'étonnant, si l'on considère combien de causes influencent la marche des tubercules, à tel point qu'il est réellement impossible de déterminer dans quelles circonstances la phthisie doit durer peu de temps ou se prolonger. Ainsi, le tubercule par lui-même a une marche plus ou moins rapide ; l'enfant peut supporter plus ou moins facilement la lésion pulmonaire, suivant sa constitution, l'étendue de la tuberculisation des autres organes, l'abondance du dévoiement ou des sueurs, et la nature des causes de la tuberculisation. Nous ne pouvons donc rien dire de précis sur la longueur de cette maladie, sinon que d'habitude elle dure de trois à sept mois. Les inflammations intercurrentes abrégent la maladie ; mais comme elles peuvent survenir lorsqu'elle a déjà duré plusieurs mois, tout aussi bien que lorsqu'elle existe depuis deux ou trois, on ne saurait en tirer aucune conclusion importante, et l'on doit seulement craindre une mort rapide lorsqu'elles se développent.

Art. VI. — Diagnostic.

Avant d'entrer dans les détails du diagnostic différentiel, nous devons présenter quelques remarques qui ne sont pas sans utilité pour la pratique.

Chez l'enfant, plus encore que chez l'adulte, on peut commettre une double erreur, en considérant comme phthisique un malade qui ne l'est pas, ou en affirmant qu'un tuberculeux pulmonaire a les poumons parfaitements sains. Cette double erreur dépend de la signification différente aux différents âges des symptômes rationnels et physiques, les plus importants pour le diagnostic ; nous voulons parler de la toux et des signes stéthoscopiques.

Lorsqu'on voit un malade adulte tousser et maigrir pendant plusieurs semaines ou pendant plusieurs mois, il est rare que l'on ne puisse pas constater quelques-uns des signes caractéristiques de la phthisie. Chez l'enfant, il n'en est plus de même ; la toux liée à une dentition laborieuse, celle qui dépend d'une simple irritation de la trachée ou des bronches ; la toux entretenue par une mauvaise hygiène, par la présence des vers dans les voies digestives, par le rachitisme, etc., peut durer pendant des mois entiers et laisser le médecin fort indécis sur sa signification. Sans doute, les symptômes physiques peuvent quelquefois trancher la difficulté. Mais, nous en appelons aux souvenirs des praticiens, n'est-il pas ordinaire, en cas pareil, que l'examen de la poitrine ne fournisse que des renseignements négatifs, et osera-t-on prononcer d'une manière affirmative, d'après les résultats de cet examen, qu'il n'y a rien à craindre pour la poitrine ? Nous ne le pensons pas. Le doute, un doute prudent, sera seul permis, si l'on ne veut pas voir l'avenir démentir un diagnostic porté trop légèrement.

D'un autre côté, n'est-il pas arrivé à chacun de nous de commettre l'erreur inverse ? En présence de symptômes généraux et locaux alarmants, notre oreille se fait souvent la complice de notre inquiétude, et nous croyons entendre des bruits auxquels nous accordons une importance qu'ils ne méritent réellement pas : car nous ne sommes que trop enclins à juger des choses d'après la disposition de notre esprit. Mais, indépendamment de ces bruits mensongers, de ces espèces d'hallucinations de l'oreille, qui sont le produit de notre préoccupation, il existe bien réellement, chez l'enfant surtout, des altérations du bruit respiratoire qui n'ont, en aucune façon, la valeur qui semble résulter de leur nature.

Nous avons déjà appelé sur ce point l'attention de nos lecteurs en différentes occasions (1) ; mais nous y insisterons encore. L'étroitesse

____

(1) Tome I, p. 460, 554 ; t. III, p. 630, 680.

de la poitrine, l'amaigrissement, l'intensité du bruit respiratoire normal, le retentissement des bruits nasaux, pharyngés et laryngés, la rapidité des mouvements respiratoires, l'état fébrile lui-même, forment une réunion de circonstances trompeuses pour le diagnostic. Il peut en résulter la production, dans une poitrine parfaitement saine, de certains bruits auxquels on serait tenté d'accorder une valeur d'autant plus grande qu'ils simulent à s'y méprendre les bruits pathologiques. C'est presque exclusivement dans la partie supérieure des poumons, sous la clavicule ou dans les espaces interscapulaires, que l'on constate ces bruits pseudo-morbides ; et cela se comprend, puisqu'ils sont le résultat de la transmission directe des bruits laryngo-trachéaux à l'oreille, placée, vu l'étroitesse de la poitrine, trop au voisinage de l'endroit où ils se produisent. Or, comme c'est aussi au sommet que sont perçus les vrais bruits pathologiques, on comprend la cause et la facilité d'une erreur grave.

Il est donc indispensable avant de porter un diagnostic local qui entraîne un pronostic mortel, d'avoir mûrement pesé toutes les conditions que nous venons d'énumérer. Il faut tenir compte de l'âge, de la taille, de la conformation de la poitrine, il faut étudier la manière dont l'enfant respire, écouter à distance si sa respiration a un retentissement particulier, s'assurer si les mouvements du thorax sont lents ou rapides, égaux ou inégaux, réguliers ou saccadés, faciles ou empêchés, complets ou incomplets. Il faut faire parler, tousser, pleurer ou rire le petit malade ; enfin, il est indispensable de contrôler attentivement les résultats de l'auscultation par la percussion convenablement pratiquée. Mais, à supposer que l'on ait tenu compte de toutes ces circonstances, on ne doit se prononcer pour l'affirmative que dans les cas incontestables. Toutes les fois qu'il y a du doute, il faut, avant de donner son opinion, réclamer un second ou un troisième examen, et n'affirmer que si l'on est parfaitement sûr du diagnostic. Trop de réserve est préférable à trop de précipitation. Il va sans dire que les principes de diagnostic que nous avons exposés à propos de la tuberculisation en général, doivent être toujours présents à l'esprit du médecin. Ils seront utiles pour confirmer, infirmer ou rectifier les résultats de l'exploration locale.

Ces remarques une fois faites nous n'avons à nous occuper ici que du diagnostic local et des moyens de distinguer la tuberculisation aiguë simple de la pneumonie lobulaire, et la tuberculisation chronique de la bronchite chronique, de la pneumonie lobulaire, de la pneumonie cachectique.

Première forme. — Tuberculisation aiguë du poumon. — Lorsque la tuberculisation est aiguë et simple, lorsque les produits accidentels sont à peu près également disséminés dans le parenchyme du poumon, il est presque impossible de soupçonner la nature de la maladie, si les symptômes généraux n'ont pas déjà mis sur la voie. Dans les cas de ce genre, en effet, la tuberculisation est d'ordinaire générale, ou bien si elle est à peu près bornée au poumon, les phénomènes fébriles sont toujours plus tranchés que les symptômes locaux. Si donc on peut prouver par les antécédents que la maladie qui se développe est une tuberculisation, et si en même temps il existe quelques symptômes pulmonaires, tels que de la toux, des râles sibilants, on devra croire que le poumon est envahi.

La tuberculisation pulmonaire aiguë simule quelquefois la broncho-pneumonie. Ces deux maladies si différentes d'habitude se rapprochent quelquefois de manière à tromper les yeux les plus exercés. Il n'est guère possible en effet d'éviter l'erreur lorsque, en l'absence des symptômes prodromiques généraux de la tuberculisation, on voit le mouvement fébrile s'accompagner de râles sibilant ou sous-crépitant généraux. Dans ces cas, on sera toujours porté à admettre une broncho-pneumonie aiguë, et il sera rare que la pensée des médecins soit appelée vers une tuberculisation. Ce sont presque uniquement la marche de la maladie et sa durée qui ouvriront la première voie au diagnostic. En effet, quelque longues que soient la bronchite et la broncho-pneumonie subaiguës, il arrive toujours un moment où la phlegmasie s'étend et se généralise, ou bien se limite et se guérit. Au contraire, quelque courte que soit la tuberculisation, ses phénomènes locaux et généraux persistent sans varier, beaucoup plus longtemps que dans les cas précédents ; mais c'est là seulement une différence du plus au moins, nécessairement trompeuse. La marche et la durée de la maladie sont donc loin d'être toujours des symptômes différentiels suffisants, témoin un fait que nous citerons plus bas (voy. *Pronostic*.)

Deuxième forme. — Tuberculisation chronique du poumon. — Le diagnostic de la tuberculisation chronique du poumon n'offre pas, en général, une aussi grande difficulté. Si aux lumières fournies par les symptômes généraux on ajoute celles qui résultent de l'ensemble des symptômes locaux et de la durée de la maladie, on doit diagnostiquer une tuberculisation pulmonaire dans la très grande majorité des cas. Il n'y a qu'un très petit nombre de circonstances dans lesquelles les symptômes locaux passant inaperçus ou étant insuffisants, l'erreur est possible.

Toutes les fois qu'on percevra au sommet du poumon les signes d'une caverne chez un enfant atteint d'une maladie chronique, on pourra croire à l'existence des tubercules. Alors, en effet, deux maladies seulement, la pleurésie et la bronchite chronique, peuvent induire en erreur.

1° Dans le premier cas, l'existence facilement appréciable de l'épanchement, un défaut d'ensemble dans les symptômes caverneux, et surtout la marche de la maladie, suffisent pour éclairer le diagnostic. (Voyez ci-dessus, page 680.)

2° Nous avons cité au commencement de cet ouvrage (t. I, p. 513) une observation de bronchite chronique avec dilatation dans laquelle on perçut un souffle caverneux intense. On crut à une phthisie pulmonaire ; et cependant M. Legendre, à qui nous devons la communication de ce fait, soupçonna que la maladie n'était pas tuberculeuse à la nature de l'expectoration. L'enfant rejetait en effet chaque jour, et à plusieurs reprises, une grande quantité de suppuration. Ce cas étant tout à fait exceptionnel, nous croyons qu'il faut toujours croire à une tuberculisation, à moins que quelque symptôme insolite et caractéristique ne vienne indiquer une autre maladie.

Mais il est des bronchites chroniques, et même des broncho-pneumonies subaiguës qui ne donnent aucun signe de caverne et qui en imposent pour une phthisie (voy. t. I, p. 499-513). Les cas de ce genre sont presque nécessairement confondus avec la maladie tuberculeuse. Les phénomènes généraux sont identiques, et les symptômes locaux du produit accidentel ne sont pas assez tranchés pour autoriser un diagnostic précis. L'erreur est d'autant plus facile que la tuberculisation s'accompagne souvent elle-même d'une bronchite qui renaît sans cesse sous l'influence du corps étranger, et peut simuler la phlegmasie chronique simple. Ainsi, chez un enfant atteint d'une maladie de long cours qui se révèle par les symptômes généraux de la tuberculisation, si l'on perçoit des râles sonores ou humides en abondance, de l'expiration longue ou bronchique, il sera difficile de se prononcer pour l'existence des tubercules ou de la bronchite avec dilatation, ces symptômes étant communs aux deux maladies. Mais la fréquence de la première et la rareté de la seconde devront faire soupçonner de préférence une phthisie pulmonaire, surtout si les signes stéthoscopiques siégent principalement au sommet. Enfin, on ne devrait avoir aucun doute si l'on percevait au sommet du poumon de la matité avec absence de respiration, indice d'une infiltration tuberculeuse, la bronchite chronique ne donnant pas lieu à ces symptômes.

La *pneumonie simple* ne saurait guère en imposer pour une tuberculisation chronique. En effet, l'absence de la fièvre et des symptômes locaux au début de cette dernière maladie, la distinguent tout à fait de la pneumonie inflammatoire. Mais si l'enfant n'est soumis à l'examen qu'à une époque où les symptômes stéthoscopiques de la phthisie ressemblent à ceux de la pneumonie, on devra établir les bases du diagnostic, d'après la durée antérieure de la maladie et l'état général actuel. Cependant, si dans ce cas, les renseignements viennent à manquer, les symptômes généraux ne pourront pas toujours guider le médecin, car une pneumonie produit quelquefois dès son début un amaigrissement rapide. Alors, l'abondance des râles dans toute la poitrine et le siége au sommet des symptômes stéthoscopiques prédominants serviront d'indices.

Chez les plus jeunes enfants, le diagnostic présente des difficultés plus considérables que chez les plus âgés. Chez ces derniers, en effet, la maladie est presque semblable à celle de l'adulte, et ce n'est que dans des cas assez rares qu'on peut être induit en erreur.

Pneumonie cachectique. — Chez les plus jeunes sujets, la pneumonie qui s'allie aux catarrhes chroniques, simule quelquefois la tuberculisation chronique, isolée ou compliquée de pneumonie. Dans le catarrhe, la pneumonie est habituellement terminale, et si l'on a vu l'enfant avant le début de cette complication aiguë, on aura dû s'assurer, par un examen attentif, de l'état sain de la poitrine. Si cet examen antérieur n'a pu être fait, nous ne connaissons pas le moyen de reconnaître positivement l'existence d'une tuberculisation ; les considérations suivantes serviront à établir une présomption C'est presque toujours en arrière et à la base qu'existe la pneumonie simple, tandis que la pneumonie tuberculeuse siége aussi bien en avant qu'en arrière.

La tuberculisation est plus rare chez les plus petits enfants ; et l'existence de la pneumonie simple, suite de catarrhe chronique, est plus probable.

Enfin, les antécédents indiqueront si l'enfant avait en même temps que les symptômes généraux chroniques quelques symptômes pulmonaires, comme la toux et l'oppression, auquel cas on doit plutôt croire à une phthisie.

Art. VII. — Pronostic.

La tuberculisation pulmonaire se termine par la mort dans la très grande majorité des cas. Nous nous sommes cependant efforcés de démontrer sa curabilité dans l'article destiné à l'anatomie pathologique ; mais il est fâcheux de dire que l'autopsie seule révèle la guérison des tubercules, et que c'est à peine si l'on peut citer quelques observations d'enfants qui n'ont pas succombé après leur guérison, soit à une rechute, soit à une autre maladie. Si nous avons vu des enfants évidemment tuberculeux sortir de l'hôpital, nous devons dire qu'ils étaient à très peu près dans le même état qu'à leur entrée. Deux fois seulement nous avons cru à une guérison complète, et encore le diagnostic n'était-il pas très certain.

En ville, nous avons été assez heureux pour enrayer la marche de la maladie chez quelques enfants. Nous citerons, entre autres, une jeune fille de neuf ans, qui, après avoir présenté des signes non douteux de tubercules pulmonaires ramollis au sommet des poumons, et un appareil fort grave de symptômes généraux, est entrée, après trois mois de maladie, dans une convalescence qui s'est peu à peu transformée en une guérison complète. Trois ans se sont écoulés depuis cette époque, la santé se maintient bonne, les signes physiques (râle sous-crépitant sous les clavicules, diminution du son) ont disparu. Il n'est pas de praticien qui ne puisse citer des faits semblables ; mais

ils n'en sont pas moins exceptionnels. Il ne faut se réjouir qu'en
tremblant de ces guérisons qui ne sont, le plus souvent, que des suspensions plus ou moins prolongées de la manifestation diathésique.
En effet, à côté du cas que nous venons de citer, nous pourrions en
rapporter plusieurs autres où le succès paraissait aussi avoir couronné
nos efforts ; mais une rechute, bientôt suivie des phénomènes les plus
alarmants, est venue cruellement détruire nos espérances et celles de
la famille. La fréquence des rechutes, la rareté extrême de la guérison, et d'un autre côté, la possibilité de la suspension trop prolongée
des phénomènes morbides, nous engagent à conseiller aux jeunes
praticiens d'être réservés dans leur pronostic. Ils ne doivent se montrer ni trop confiants ni trop alarmistes.

Cette réserve est surtout de mise dans la phthisie qui suit une
marche plus ou moins chronique ; car sa forme aiguë est nécessairement mortelle. Mais ici encore, les chances d'une erreur de
diagnostic doivent empêcher d'être trop affirmatif. Il arrive quelquefois que des lésions aiguës broncho-pulmonaires, surajoutées à
la tuberculisation, lui donnent un caractère de phthisie aiguë très
prononcé. Si, armés d'un pronostic sévère, vous annoncez la mort
pour un temps rapproché, vous pouvez être démentis par l'expérience. La lésion aiguë disparaît, la maladie tuberculeuse persiste
et prend une allure chronique, et votre pronostic paraît fautif.
Il nous est arrivé une fois, à propos d'une jeune fille de onze ans,
de commettre une erreur semblable. Cette enfant, prédisposée à la
tuberculisation par ses antécédents héréditaires, constitutionnels et
morbides, fut prise, après quelques semaines d'amaigrissement,
d'un violent mouvement fébrile, accompagné d'une dyspnée considérable, avec congestion violacée de la face. Du râle muqueux, assez
gros seulement sous les clavicules, était disséminé dans le reste de
la poitrine. Il n'existait aucun symptôme de fièvre typhoïde, et la
maladie pulmonaire n'était secondaire ni à la rougeole ni à la coqueluche. La disproportion entre les symptômes généraux et les signes
physiques, qui étaient ceux d'une simple bronchite, et surtout la persistance de ces phénomènes pendant plus de trois semaines, nous fit
diagnostiquer une phthisie aiguë et pronostiquer une mort prochaine. Mais après un mois de maladie, les symptômes aigus disparurent ; l'enfant resta très appauvrie pendant quelques semaines, puis
elle reprit des forces, de l'appétit, et même de l'embonpoint. Elle
parut guérie à sa famille et à son médecin ordinaire. On nous sut fort
mauvais gré de notre pronostic, qui était évidemment en défaut, et
l'on prononça le mot de médecin tant-pis. Cependant, nous assurâmes à l'honorable confrère qui nous avait appelé en consultation,
qu'il ne fallait pas trop se fier à cette amélioration et ne pas entretenir la famille dans une sécurité trompeuse, et qu'il était à craindre
qu'une rechute ne vînt démentir des espérances trop tôt conçues

pour pouvoir être définitivement réalisées. L'avenir ne nous a que trop donné raison, car au bout d'un an, des symptômes non douteux de phthisie se sont développés, et la maladie suit maintenant sa marche fatale.

Nous persistons à croire que la phthisie aiguë miliaire, confirmée, est une maladie nécessairement mortelle. La continuité et l'intensité de la fièvre, l'âcreté de la chaleur, les caractères du pouls, la congestion violacée de la face, l'augmentation progressive de la dyspnée, la rudesse de plus en plus apparente du bruit respiratoire, puis la petitesse du pouls et l'affaissement du malade, sont les signes qui indiquent que la maladie approche de sa terminaison fatale.

La phthisie chronique est moins grave que la phthisie aiguë. C'est dans les cas de cette espèce que l'anatomie démontre la possibilité de la guérison. Mais il faut établir une distinction entre les deux formes que nous avons décrites. La phthisie chronique des jeunes enfants, caractérisée par ces énormes masses d'infiltration jaune, envahissant tout un lobe, nous semble tout aussi incurable que la phthisie aiguë, la nature et l'étendue de la lésion excluant la possibilité de la cicatrisation ; tandis que la curabilité existe dans la forme de phthisie qui se rapproche de celle de l'adulte par sa marche et par ses lésions.

La terminaison fatale ne s'annonce pas toujours par des symptômes positifs. Les enfants se lèvent quelquefois jusqu'à la veille de leur mort, et succombent presque subitement lorsqu'on peut encore espérer de voir la vie se prolonger pendant quelques semaines ; d'autres fois, mais plus rarement, c'est une hémorrhagie foudroyante qui détermine la mort.

Dans d'autres cas cependant, les symptômes généraux et locaux annoncent les approches de la mort ; alors, l'oppression est extrême, la toux est intense, ou bien encore elle diminue par la faiblesse du malade, le pouls est filiforme, la face violette et couverte de sueurs, etc.

Art. VIII. — Causes.

Après les détails dans lesquels nous sommes entrés en parlant des causes de la tuberculisation en général, il nous reste peu de chose à dire sur celles de la maladie qui nous occupe.

La plupart des causes qui déterminent le dépôt du produit accidentel dans les autres viscères peuvent le provoquer aussi dans le poumon ; ainsi, nous retrouvons ici l'influence de l'hérédité, des causes antihygiéniques, des diverses maladies, etc. Un petit nombre de causes agissent spécialement sur cet organe.

Nous nous contenterons de rappeler que lorsque la coqueluche et la rougeole se terminent par la tuberculisation, le poumon et les ganglions bronchiques sont les organes qui sont envahis de préférence.

Nous admettons avec plusieurs pathologistes que la pneumonie ne peut être la cause de la tuberculisation que lorsqu'il existe antérieurement à la phlegmasie une prédisposition aux tubercules.

Nous ne prétendons pas que la pneumonie soit un précédent nécessaire ; loin de là, il nous semble que le produit accidentel se dépose le plus souvent dans le poumon en l'absence de phlegmasie antérieure ; mais il est des cas où le rapport de cause à effet ne peut être révoqué en doute. Nous nous tenons seulement dans la réserve sur la proportion exacte que nous ne saurions établir.

Il paraît évident aussi que c'est bien à l'inflammation elle-même qu'il faut rapporter le dépôt tuberculeux, et non pas au mouvement fébrile. Nous ne saurions partager cette opinion de M. Louis, qui donne pour preuve que la tuberculisation succède à des maladies qui n'ont de commun que le mouvement fébrile, et que, « à la suite des » affections qui ne déterminent pas de fièvre, on n'observe pas de » faits semblables. » D'une part, la coqueluche, qui est apyrétique, se termine par la tuberculisation ; d'autre part, la variole, la scarlatine et la fièvre typhoïde, maladies pyrétiques, donnent moins souvent naissance aux tubercules que la rougeole. Il faut donc chercher la cause de cette affection secondaire ailleurs que dans le mouvement fébrile.

M. Louis objecte encore que la pneumonie se développe surtout à la base du poumon, et est habituellement simple, tandis que la tuberculisation siége surtout au sommet, et est ordinairement double ; cette objection nous semble plus spécieuse que fondée.

Nous pourrions remarquer d'abord qu'elle perd beaucoup de sa force dans le jeune âge. Chez l'enfant, en effet, la peumonie envahit souvent le sommet des poumons ; souvent aussi elle est double. Mais il n'est pas nécessaire d'admettre que la pneumonie et la tuberculisation suivent les mêmes lois de distribution pour que l'on croie à la relation de cause à effet. Prenons un exemple : La bronchite est certainement plus fréquente que la laryngite ; cependant, les ulcérations laryngées sont plus fréquentes que les ulcérations bronchiques. Dira-t-on que l'ulcération du larynx n'est pas la suite de son inflammation ? Non, certes ; on affirmera seulement que la phlegmasie se termine plus facilement par ulcération lorsqu'elle envahit le larynx que lorsqu'elle siége dans les bronches. De même, lorsque la pneumonie occupe la base des poumons, elle a moins de tendance à se terminer par le dépôt tuberculeux que lorsqu'elle siége au sommet de l'organe.

Pour qu'une pneumonie se termine par le dépôt tuberculeux, il faut : 1° qu'elle siége au sommet ; 2° qu'elle survienne chez un enfant prédisposé à la tuberculisation ; 3° enfin, tous ceux qui sont prédisposés aux tubercules ne prennent pas une pneumonie du sommet. Ces conditions rendent le fait rare, mais il n'en est pas moins réel. La pneumonie n'est ici que le prétexte, que la cause occasionnelle d'une maladie imminente ; et la preuve de cela est que la tuberculisation,

TUBERCULISATION DES POUMONS.

une fois commencée dans le point enflammé, s'étend bientôt et finit par devenir générale.

La même réponse peut être faite à cette autre objection, que le sexe masculin est plus fréquemment atteint de la pneumonie, et le sexe féminin de la tuberculisation. Nous pourrions bien dire que sur douze observations de pneumonies terminées par tuberculisation, nous en comptons onze chez les garçons et une seule chez les filles, et qu'en conséquence, la loi de rapport n'est nullement intervertie. Mais nous ajoutons que lors même qu'on voudrait établir le rapport entre la totalité des tuberculeux et la totalité des pneumoniques, nous répondrions encore que les deux maladies ne suivent pas les mêmes règles de distribution, suivant le sexe, pas plus que suivant l'âge ou le siége; mais qu'il suffit que la pneumonie se développe chez un individu prédisposé aux tubercules, fille ou garçon, pour qu'elle puisse être le point de départ de la maladie chronique.

Age. — La tuberculisation du poumon est à peu près aussi fréquente à toutes les périodes de l'enfance. Les différences sont très peu importantes, ainsi qu'on peut s'en assurer en consultant le tableau ci-joint. Ce résultat, vrai pour la maladie en général, l'est moins lorsqu'on sépare la tuberculisation avancée de celle qui est encore à son début. En effet, la première est d'autant plus fréquente que les enfants sont plus âgés; le contraire a lieu pour la seconde; et ce fait confirme l'opinion déjà émise page 356, que le poumon est d'autant moins souvent le premier organe envahi par la matière tuberculeuse que les enfants sont plus jeunes.

Sexe. — La tuberculisation du poumon, comme la maladie générale, est plus fréquente chez les garçons dans le plus jeune âge, et chez les filles vers l'époque de la puberté. Cette loi reste vraie, quoique dans des proportions différentes, quelle que soit l'intensité de la tuberculisation (1).

(1) Voici le tableau chiffré, disposé par sexe et par âge, de 265 enfants dont les poumons étaient tuberculeux.

Age.	Sexe.		Total des tuberculisations.	Tuberculisation considérable.			Tuberculisation moyenne.			Tuberculisation peu considérable.		
1 à 2 ans 1/2.	garç.	31	42 ou $\frac{10}{11}$ *	g.	9	10 ou $\frac{10}{42}$	g.	2	6 ou $\frac{10}{70}$	g.	20	26 ou $\frac{10}{16}$
	filles	11		f.	1		f.	4		f.	6	
3 à 5 ans 1/2.	garç.	48	82 ou $\frac{10}{13}$	g.	10	14 ou $\frac{10}{58}$	g.	9	17 ou $\frac{10}{48}$	g.	29	51 ou $\frac{10}{16}$
	filles	34		f.	4		f.	8		f.	22	
6 à 10 ans 1/2.	garç.	65	97 ou $\frac{10}{11}$	g.	16	26 ou $\frac{10}{33}$	g.	16	21 ou $\frac{10}{46}$	g.	33	50 ou $\frac{10}{19}$
	filles	32		f.	10		f.	5		f.	17	
11 à 15 ans 1/2.	garç.	21	44 ou $\frac{10}{12}$	g.	12	21 ou $\frac{10}{20}$	g.	3	8 ou $\frac{10}{55}$	g.	6	15 ou $\frac{10}{29}$
	filles	23		f.	9		f.	5		f.	9	

* Ce rapport est celui du nombre des enfants âgés de un à deux ans qui présentent des tubercules pulmonaires, au nombre total des enfants du même âge qui présentent des tubercules dans un organe quelconque. Il en est de même pour tous les rapports indiqués dans la colonne du nombre total des tuberculisations. Le rapport donné dans les colonnes suivantes est celui du nombre des tuberculisations considérables, moyennes ou peu intenses, au nombre total des tuberculisations pulmonaires au même âge.

Art. IX. — Traitement.

§ I. *Indications.* — Les indications du traitement de la tuberculisation en général sont toutes applicables à la phthisie pulmonaire.

Ainsi, le médecin doit chercher à obtenir l'absorption de la matière tuberculeuse, et à prévenir de nouvelles éruptions ; il doit soutenir les forces de son malade, s'opposer au développement des inflammations secondaires, et les attaquer par des moyens convenables lorsqu'elles sont déclarées.

La nature même de l'organe dans lequel les tubercules se développent crée une nouvelle indication, celle de cicatriser les cavernes.

La forme symptomatique de la maladie en fournit aussi quelques unes. De même que les phlegmasies aiguës réclament un traitement différent de celui des phlegmasies cachectiques, de même la tuberculisation chronique doit être traitée autrement que la tuberculisation aiguë. En outre, il ne faut pas oublier que les exemples connus de guérison sont tous des faits de tuberculisation chronique ; en sorte que si la maladie est aiguë et accompagnée d'un mouvement fébrile intense, le médecin doit, avant tout, chercher à calmer la fièvre et à faire passer la maladie à l'état chronique.

En outre, les symptômes pénibles de la phthisie pulmonaire réclament aussi un traitement palliatif particulier.

§ II. *Examen des médications.* — Nous serons brefs sur cet article. Nous avons, dans notre chapitre général, exposé très en détail toute la médication antituberculeuse. Nous y renvoyons nos lecteurs (1). Nous nous contenterons de dire quelques mots sur ceux de ces médicaments dans lesquels nous avons le plus de confiance pour les avoir mis le plus souvent en usage chez les tuberculeux pulmonaires, et nous passerons de suite à l'application du traitement aux cas individuels.

A. *Hygiène.* — Tous les détails relatifs à l'hygiène des tuberculeux trouvent ici leur application. Nous insisterons seulement sur deux points : l'alimentation et le changement de climat. Il faut prescrire aux jeunes phthisiques un régime qui soit tout à fait approprié à leurs forces digestives. Les repas doivent être multipliés, peu copieux, et composés d'aliments facilement assimilables sous un petit volume. Le lait d'ânesse et le bouillon d'escargot sont utiles dans toutes les formes de la phthisie ; ils ont l'avantage d'être un aliment de facile digestion et un médicament qui diminue l'irritation de poitrine et la

(1) Nous conseillons aux praticiens qui voudraient prendre connaissance du traitement complet de la phthisie pulmonaire proprement dite, de consulter l'ouvrage du docteur Bricheteau sur les maladies chroniques de poitrine. Bien que spécial à l'adulte, ce livre contient des renseignements fort utiles pour tous les âges.

toux. Il nous est souvent arrivé d'en faire la nourriture exclusive des enfants.

Quant au changement de climat, il est presque toujours indiqué quand la maladie est au début, ou même quand elle est plus avancée, mais peu fébrile. Dans le cas contraire, il faut bien réfléchir avant de conseiller un voyage lointain ; mais nous reviendrons plus tard sur ce sujet.

Le climat le plus utile aux jeunes phthisiques est celui de Pau, de Madère, de Pise et de Rome, dans les cas où l'excitation prédomine. Lorsqu'au contraire on a affaire à un enfant peu irritable, et dont le tempérament est très lymphatique, le climat de Nice doit être préféré. Si l'on veut obtenir une modification profonde et durable, un seul hiver ne suffit pas. C'est une véritable expatriation qui est nécessaire, en ayant soin de faire passer l'été dans un climat tempéré. Nous sommes convaincus que ce remède vaut tous les autres, et qu'à l'époque de la vie où nous le conseillons, il a des chances de réussite que nul autre ne peut offrir. Malheureusement, il est bien peu de parents qui puissent ou même qui veuillent faire tous les sacrifices d'habitudes, de temps et d'argent qu'entraîne un déplacement de plusieurs années.

B. *Médicaments généraux.* — *Modificateurs de la santé générale.* — 1° *Iodure de fer.* — Nous avons très souvent employé ce remède dans la phthisie chronique ; nous le donnons sous forme de sirop, d'après la formule de Dupasquier, à la dose de deux cuillerées à soupe par jour. Il est pris par les enfants sans répugnance. Il active la digestion et il ne provoque point la toux. Il est surtout précieux dans les cas où l'huile de foie de morue n'est pas supportée. Mais tout en reconnaissant que ce médicament peut rendre des services, nous regardons comme fort exagérés les éloges qui lui ont été prodigués par Dupasquier et par M. Gilbert Boissière.

2° *Huile de foie de morue.* — Ce médicament est précieux dans toutes les variétés subaiguës et chroniques de la tuberculisation, à la condition de le prescrire pendant longtemps aux doses et suivant le mode indiqué page 426.

3° *Toniques divers* (fer, quinquina, etc.). — Ces médicaments sont beaucoup moins avantageux que les précédents. Ils produisent une excitation souvent nuisible, et presque toujours ils augmentent la toux ; aussi ne les employons-nous que très rarement, quand la fièvre hectique existe, et jamais dans les formes aiguës.

4° Les *eaux minérales* de Veissembourg, du Mont-Dore et de Bonnes, sont celles auxquelles nous envoyons le plus ordinairement les jeunes phthisiques. Nous réservons ce moyen pour les cas chroniques à marche lente et apyrétique, ou à peu près.

5° *Révulsifs.* — Quoique nous nous soyons prononcés assez énergiquement contre l'emploi des exutoires chez les enfants, nous devons cependant faire une exception pour certaines formes de tuberculisation pulmonaire. Nous plaçons les cautères tantôt aux bras, tantôt sous les clavicules, suivant le cas. Nous nous servons de la pâte de Vienne, et nous appliquons, en général, plusieurs cautères successifs.

C. *Médicaments agissant spécialement sur l'organe malade.* — 1° *Ciguë.* — Les préparations de ciguë, et en particulier l'extrait et la poudre de semences, sont de tous les sédatifs de la toux ceux que nous employons .e plus volontiers. Nous donnons l'extrait à doses très élevées et gra-duellement croissantes de 30 centigrammes à 1 et même 3 grammes. La poudre de semence à plus petites doses, de 15 à 50 centigrammes. La ciguë, surtout la poudre de semences, a, sur les autres narcotiques, l'avantage, non seulement de ne pas supprimer l'expectoration, mais même de la faciliter. Elle est bien supportée par les enfants, et de remède palliatif, elle peut devenir curative quand on la donne à haute dose et pendant longtemps.

2° L'*aconit* ou la *digitale* peuvent être utilement employés dans certains cas spéciaux.

3° Nous en dirons autant des différentes préparations d'*antimoine ;* mais nous ne sommes pas partisans de l'émétique comme remède continu.

Après une expérience pratique de dix années, nous répéterons ce que nous disions dans notre première édition : « Il faut bannir ce médicament du traitement de la phthisie dans l'enfance. Les vomissements qu'il peut déterminer ne sont utiles que dans un très petit nombre de cas, et sont suffisamment produits par l'ipécacuanha. Le dévoiement qui suit son usage est pernicieux par l'affaiblissement qu'il détermine et parce qu'il peut être l'origine de lésions intestinales d'autant plus graves que l'entéro-colite accompagne fréquemment la maladie tuberculeuse. »

4° On ne peut adresser à l'*opium* et à ses préparations les mêmes éloges qu'à la ciguë ; au contraire, ce médicament est loin d'être sans inconvénient chez les enfants, et nous sommes très prudents quand nous le prescrivons. La préparation à laquelle nous donnons la préférence est l'acétate de plomb opiacé, parce qu'il est à la fois antiphlogistique, antihémorrhagique, antisudoral et calmant.

5° *Balsamiques.*—Il est une vieille formule dans laquelle nous avons une grande confiance ; ce sont les pilules de Morton. Nous donnons ce remède à doses élevées et longtemps continuées, de 50 centigrammes à 3 grammes par jour. Il nous a paru évident que ce médicament calmait la toux, diminuait l'abondance des sécrétions pulmonaires et bronchiques, et qu'il avait, en outre, le grand avantage d'exciter l'appétit. Ni le baume de tolu, ni les autres préparations balsamiques ou térébenthinées ne nous ont rendu les mêmes services. Nous réservons les pilules de Morton pour les formes chroniques ou pour les subai-guës avec prédominance de l'élément catarrhal.

6° *Fumigations.* — Nous n'avons presque jamais recours au chlore ni à l'iode, employés sous la forme gazeuse et vantés comme spécifiques par plusieurs médecins. Nous y avons toujours trouvé plus d'inconvénients que d'avantages, et la difficulté du mode d'application du remède chez les enfants est une contre-indication nouvelle.

§ III. *Résumé.* — I. *Tuberculisation pulmonaire aiguë.* — A. Un enfant est pris, soit spontanément, ou après quelques prodromes, soit à la suite d'une des maladies qui peuvent se terminer par le dépôt tuberculeux, d'un mouvement fébrile intense, qui se prolonge pendant plusieurs jours, de toux sèche, d'oppression, de douleurs vagues dans la poitrine; l'auscultation fournit des résultats négatifs ou des signes de bronchite disproportionnés par leur peu d'importance avec la gravité des symptômes généraux. D'après les antécédents, on ne peut présumer ni une fièvre, ni une pneumonie franche, mais bien une tuberculisation aiguë du poumon.

Le cas est fort grave, mais en présence de symptômes pareils, on ne peut rester inactif.

Voici le traitement que nous avons l'habitude d'employer; c'est celui qui nous a réussi à enrayer la marche du mal dans des cas où, probablement, à l'élément tuberculeux était jointe une irritation bronchique ou pulmonaire qui imprimait à la maladie une partie de son cachet d'acuité.

1° En général, nous nous abstenons des émissions sanguines. Nous ne faisons d'exception que pour le cas où l'enfant est encore vigoureux et où la maladie paraît primitive. Alors, nous faisons une très petite saignée, de 90 à 180 grammes, plutôt dans le but de favoriser l'absorption en désemplissant le système veineux que dans le dessein de combattre l'élément inflammatoire proprement dit.

2° Nous donnons ensuite la teinture d'aconit à doses assez élevées et graduellement croissantes; nous commençons par 3 grammes et nous allons jusqu'à 15 et même 30 grammes. Nous n'avons jamais vu que ces doses, qui paraîtront énormes à certains praticiens, aient eu le moindre inconvénient, et nous avons pu ainsi obtenir une sédation que les petites doses n'auraient pas procurée.

3° Si l'aconit, employé à dose croissante et avec persévérance pendant dix à quinze jours, n'a produit aucun bon résultat; si le pouls, en particulier, conserve toute sa fréquence, nous remplaçons ce médicament par une légère infusion de digitale (50 centigrammes pour 120 grammes de véhicule),ou par les granules de digitaline, à la dose de un à quatre par jour.

4° Si la toux est sèche, fréquente et très pénible, nous substituons, pendant quelques jours, l'acétate de plomb opiacé à l'aconit ou à la digitale. Nous donnons chaque jour de deux à six pilules de 2 centigrammes d'opium et de 5 centigrammes d'acétate de plomb.

5° Si la peau, comme cela arrive souvent, reste sèche; si la toux et l'oppression ne sont pas trop fortes, nous joignons les poudres de James à la teinture d'aconit, et nous en prescrivons de 30 à 40 centigrammes par jour.

6° Nous ne mettons presque jamais l'enfant à une diète absolue ; nous permettons le bouillon de poulet, le lait coupé, ou mieux encore, de petites doses de lait d'ânesse, deux cuillerées à soupe toutes les quatre heures.

7° Nous combattons les symptômes aigus intercurrents, pleuraux ou pulmonaires,. par les moyens appropriés. Ainsi, nous traitons les douleurs par les ventouses sèches ou légèrement scarifiées, les sinapismes, les vésicatoires volants ; ou bien quand il y a beaucoup d'éréthisme, nous nous contentons de prescrire des embrocations sédatives avec l'huile de morphine, la teinture aqueuse d'opium, le baume tranquille, etc.

B. Si cette médication, poursuivie avec persévérance, amende les symptômes aigus, et si le malade arrive à convalescence, ou tout au moins à un état chronique compatible avec la prolongation de la vie, nous nous hâtons d'abandonner l'aconit, la digitale, les opiacés et le plomb, et nous prescrivons :

1° Le changement d'air, s'il est possible, en choisissant la localité avec toutes les précautions nécessaires ;

2° Le lait d'ânesse ou le bouillon d'escargot ;

3° Les frictions sèches sur tout le corps, afin d'activer les fonctions de la peau ;

4° L'usage de la flanelle ;

5° Une alimentation substantielle, mais proportionnée aux forces digestives, et compatible avec l'éréthisme qui subsiste encore ;

6° La tisane et la gelée de lichen.

II. *Tuberculisation pulmonaire chronique.* — C. Un enfant est soupçonné tuberculeux par ses antécédents héréditaires, hygiéniques ou morbides. Il a le facies éprouvé ; il est maigre et dyspeptique ; ses digestions sont irrégulières ; il tousse, le matin surtout. Cependant, l'auscultation ne fournit que des renseignements négatifs.

Nous tenons cet enfant pour suspect, et nous nous hâtons de le traiter comme s'il avait une tuberculisation chronique confirmée.

1° Si son habitus est scrofuleux et s'il a été sujet aux éruptions cutanées chroniques et aux engorgements glandulaires ; si, en un mot, il a encore suffisamment de *sucs*, nous prescrivons un cautère au bras et l'huile de foie de morue aux doses et suivant le mode indiqué page 426.

2° Si l'enfant est plutôt pâle, et si son estomac supporte difficilement l'huile, nous la remplaçons par le sirop de proto-iodure de fer ou par le sirop de noyer, et dans ce cas, nous n'appliquons pas de cautère.

3° Dans tous les cas, nous conseillons de fréquents changements d'air.

4° En été, si cela est possible, nous envoyons cet enfant faire une saison aux eaux de Weissembourg, du Mont-Dore et de Bonnes.

6° Pendant l'hver, nous conseillons le séjour dans le midi, et préférablement à Pise, si l'enfant est irritable et sec ; et à Nice, s'il est lymphatique torpide.

D. Si la tuberculisation est confirmée ; si aux symptômes généraux se sont joints de la faiblesse du bruit respiratoire et des craquements sous les clavicules, le traitement que nous venons d'indiquer est encore applicable. Toutefois, avant de se décider pour une expatriation ou pour une cure d'eaux minérales, il faut tenir grand compte de l'état fébrile du malade. Si les bruits humides sont survenus rapidement ; si le mouvement fébrile est très prononcé, il est à craindre que la maladie ne marche avec rapidité, sans revêtir cependant une forme suraiguë. Dans ce cas-ci, il faut bien voir si les fatigues du voyage ou l'excitation produite par les eaux ne contre-balanceront pas les avantages que l'on pourrait retirer du déplacement ou du remède lui-même. Ce sont des points de pratique fort délicats. On comprend combien il est pénible pour le médecin et fâcheux pour sa réputation, de donner des conseils qui peuvent avoir pour conséquence apparente, soit l'aggravation rapide, soit même la terminaison fatale de la maladie dans un pays lointain, et souvent dépourvu de ressources médicales. En général, quand nous voyons la maladie prendre cette marche un peu rapide, nous ne conseillons pas un déplacement éloigné, mais nous choisissons, dans le voisinage de l'habitation du petit malade, la localité la plus favorable pour lui faire passer l'hiver.

E. La tuberculisation chronique n'est plus douteuse ; les bruits humides sont abondants, la toux est fréquente, l'expectoration copieuse ; mais l'estomac fonctionne encore bien, le sommeil n'a pas disparu, la fièvre existe, le soir principalement ; mais il n'y a ni sueurs abondantes, ni diarrhée.

Si l'enfant n'est pas trop amaigri, nous prescrivons :

1° Un cautère sous la clavicule, du côté du poumon malade. Nous répétons cette application de cautères tous les mois, de façon qu'il y en ait toujours un ou deux en suppuration ;

2° L'huile de foie de morue ou le sirop de proto-iodure de fer ;

3° Les pilules de Morton, de 10 à 15 centigrammes, au nombre de 6, 12, 20 et même 36 par jour, incorporées à de la confiture et prises plusieurs à la fois ;

4° Nous continuons l'usage de ces pilules et de l'huile avec persévérance, mais en ayant toujours soin d'interrompre de temps en temps la médication pour ne pas fatiguer l'estomac ;

5° Si l'expectoration devient difficile, nous remplaçons les pilules de Morton par la poudre de semences de ciguë, à la dose de 5 à 10 centigrammes par prise, et nous donnons trois de ces poudres dans la journée.

C'est à ce traitement que nous avons dû la guérison de quelques enfants, et en particulier celle de la jeune fille dont nous avons parlé page 697.

F. Lorsque la phthisie est arrivée à sa troisième période et que l'on ne peut plus conserver aucun espoir, il faut chercher à soutenir les forces et à calmer les symptômes pénibles.

Le lait d'ânesse ou le bouillon d'escargot si l'estomac le supporte, la gelée de lichen et les différentes préparations d'opium, et surtout l'acétate de plomb opiacé, sont les seuls remèdes que l'on doive mettre en usage, et encore faut-il être très prudent en donnant de l'opium aux enfants atteints d'une phthisie très avancée ; on risque bien souvent de supprimer l'expectoration ou de produire des symptômes d'asphyxie ou de narcotisme qui hâtent la terminaison fatale.

G. Les accidents ou les complications tuberculeuses ou non de la phthisie pulmonaire, devront être traités par les moyens appropriés et indiqués dans les chapitres précédents ou suivants ; mais il faudra toujours avoir égard aux considérations suivantes :

1° A l'état général de l'enfant ;

2° A la forme que la maladie a revêtue ;

3° A l'époque à laquelle elle est parvenue ; les complications initiales, moyennes ou terminales, devant être traitées d'une manière toute différente ; .

4° A la nature et à l'intensité de l'accident lui-même.

CHAPITRE X.

PHLEGMASIES BRONCHO-PULMONAIRES CHEZ LES ENFANTS TUBERCULEUX.

Art. I. — Anatomie pathologique.

1° *Bronchite.* — Cette phlegmasie accompagne souvent la tuberculisation pulmonaire et présente des caractères spéciaux qui la différencient de la bronchite catarrhale. Cette dernière espèce, liée ou non à la phlegmasie du poumon, peut aussi être constatée chez les phthisiques ; nous en parlerons bientôt (voyez *Pneumonie*). Pour le moment, nous voulons donner les caractères de la bronchite qui dépend de la tuberculisation elle-même. Ces caractères varient un peu suivant l'espèce de tubercule.

La forme la plus simple est celle qui peut survenir lorsque la tuberculisation pulmonaire est considérable et formée de tubercules tous crus. Alors on constate, soit un catarrhe local, soit une bronchite réelle, qui s'étendent quelquefois jusqu'aux plus fines ramifications bronchiques. Ces lésions tuberculeuses diffèrent de celles qui résultent du catarrhe simple en ce que souvent elles sont unilatérales ; en ce qu'elles occupent d'habitude le sommet ; et que si elles se généralisent, c'est en marchant du sommet à la base.

Il faut noter spécialement la phlegmasie bronchique qui accompagne l'infiltration grise. Dans ce tissu, il est facile de constater que les grosses bronches présentent très souvent, jusqu'à la troisième ou quatrième division, et quelquefois au delà, une inflammation des plus intenses. La muqueuse en est rouge, épaissie, ramollie, souvent ecchymotique, et offre la plus grande analogie avec la membrane rouge foncé qui double souvent les parois des cavernes. Cette vive inflammation s'accompagne quelquefois d'une dilatation par petites vacuoles ; en sorte qu'on dirait une réunion de cavernules au milieu de l'infiltration grise. Les bronches contiennent un liquide grisâtre, sanieux, ténu, plus ou moins mêlé d'air.

Cette bronchite est tellement particulière à l'infiltration grise qu'on la rencontre dans ce tissu, lorsque près de là et dans le même poumon les bronches sont à l'état naturel ; cependant, elle n'atteint pas toujours le degré avancé que nous venons d'indiquer, et quelquefois elle est caractérisée par une simple rougeur plus ou moins vive avec sécrétion de liquide muco-purulent.

Les cavernes s'accompagnent aussi d'une bronchite qui leur est propre, c'est-à-dire que la portion des bronches qui s'ouvre dans les excavations est d'un rouge vif vineux d'autant plus intense qu'on s'approche plus de la caverne. La rougeur s'accompagne quelquefois d'épaississement, et très souvent de ramollissement. Cette bronchite est, en général, peu étendue et siége dans les grosses bronches.

Les diverses bronchites tuberculeuses diffèrent de la bronchite catarrhale par leur intensité et par leur siége ; mais elles en diffèrent surtout par l'existence d'ulcérations de la membrane muqueuse. On sait combien cette dernière lésion est exceptionnelle dans la bronchite catarrhale, quelles que soient sa durée et son intensité. Chez les tuberculeux elle n'est pas très rare. Presque jamais ces ulcérations ne siégent dans les bronches des deux poumons à la fois ; nous les avons constatées neuf fois à droite et huit fois à gauche. Elles sont, en général, petites et peu profondes. Ce sont souvent de simples érosions qui entament seulement une portion de l'épaisseur de la muqueuse, qui rarement la perforent complétement, et que nous n'avons jamais vués aller jusqu'au tissu pulmonaire. Quelquefois arrondies, et de l'étendue d'une tête de camion environ, elles sont d'autres fois plus considérables, et souvent alors allongées dans le sens de la longueur des tuyaux bronchiques. Bien différentes des ulcérations qui sont le résultat de la phthisie ganglionnaire, et qui marchent de dehors en dedans, elles doivent en être soigneusement distinguées. Il ne faut pas les confondre non plus avec les ulcérations dont nous avons déjà parlé, et qui sont causées par des tubercules pulmonaires sous-bronchiques. Celles dont nous nous occupons sont toujours entourées d'une inflammation violente de la muqueuse environnante, et qui va souvent jusqu'à son ramollissement complet. Toujours on trouve en même temps dans les canaux bronchiques une quantité considérable de mucosités purulentes. Le plus souvent il existe des cavernes dans les poumons dont les bronches sont ainsi ulcérées ; mais cette condition n'est pas indispensable, et nous avons rencontré plusieurs fois des bronchites ulcéreuses chez des enfants qui n'avaient que des tubercules miliaires et de l'infiltration grise.

Ces caractères anatomiques des bronchites tuberculeuses, la couleur rouge terne et foncé de la muqueuse, les ulcérations, les lésions chroniques qu'elles accompagnent, nous portent à croire que ces phlegmasies sont souvent elles-mêmes chroniques ; et, bien que la distinction entre les bronchites aiguës et chroniques ne soit pas toujours nettement tranchée, nous croyons cependant qu'il est utile d'en tenir compte.

2° *Broncho-pneumonie.* — On peut trouver chez les enfants tuberculeux toutes les variétés anatomiques de cette maladie. Cependant les catarrhes, avec hépatisation ou affaissement disséminés, sont de beaucoup les plus fréquents. Ainsi, dans les cas où les tubercules miliaires siégent indistinctement dans toutes les parties de l'organe, il n'est pas rare de voir les noyaux de pneumonie lobulaire jetés çà et là au milieu des tubercules, et les entourer quelquefois ; de telle sorte qu'en coupant un noyau de pneumonie, on trouve un tubercule cru à son centre, tandis qu'à côté on voit un tubercule isolé ou un lobule simplement enflammé.

La broncho-pneumonie est plus fréquente avant l'âge de dix ans qu'après cette époque. Elle envahit plus souvent le poumon droit que le gauche, et très souvent les deux en même temps ; lorsqu'elle existe dans un seul, c'est plus fréquemment du côté droit. Ce cas est cependant très rare ; mais en comparant ce résultat avec celui qu'on obtient pour la broncho-pneumonie non tuberculeuse, il reste bien évident que la présence du tubercule est la cause d'une irritation locale qui, bien que lobulaire, n'envahit pas les deux poumons, et en conséquence, ne peut pas être entièrement assimilée à la broncho-pneumonie simple (1).

(1) Sur 69 cas de broncho-pneumonie tuberculeuse, le poumon droit était 63 fois malade, et le poumon gauche 58 : 52 fois les deux poumons étaient simultanément enflammés ; 11 fois le poumon droit et 6 fois le poumon gauche l'étaient isolément.

3° *Pneumonie lobaire.* — Cette forme de la phlegmasie pulmonaire envahit assez rarement les parties du poumon où les tubercules se sont déposés en quantité considérable. Elle est fréquente, au contraire, dans les parties de l'organe où le produit accidentel est moins abondant, c'est-à-dire à la base.

Beaucoup moins fréquente que la broncho-pneumonie, elle prend presque toujours une extension considérable et siége un peu plus souvent dans le poumon gauche que dans le poumon droit.

Il y a quelque intérêt à étudier la réunion sur le même sujet des tubercules et des diverses phlegmasies que nous venons passer en revue. Un grand nombre d'enfants présentent ces lésions réunies, soit dans les deux poumons, soit dans un seul ; un moins grand nombre ont des tubercules sans phlegmasie dans l'un ou l'autre poumon ou dans les deux ; un nombre moins considérable encore ont de la pneumonie sans tubercules. Enfin, un petit nombre d'enfants ne présentent ni l'une ni l'autre des lésions, tantôt à droite, tantôt à gauche. Sur les trois cent douze enfants, il n'en est que onze qui n'ont présenté ni tubercules ni pneumonie dans les deux poumons, c'est-à-dire qu'ils avaient ces organes parfaitement sains.

4° *Pneumonie chronique.* — Cette altération anatomique au milieu de laquelle nous avons toujours constaté la présence des tubercules jaunes, se présente sous l'apparence d'un tissu gonflé, dur, cassant, élastique et non friable ; il est lourd, dense, imperméable à l'air, et fournit, en général, peu ou pas de liquide à la pression ; sa couleur varie du gris clair au rose et est souvent marbrée de rouge et de gris. Il est quelquefois finement granuleux comme l'hépatisation aiguë ; d'autres fois, il est lisse comme l'infiltration grise, et ces deux états peuvent coïncider dans le même poumon, qui présente mélangées des parties granuleuses et des parties lisses.

En général peu étendue, la pneumonie chronique existe rarement dans les deux poumons à la fois : elle est un peu plus fréquente à droite qu'à gauche et beaucoup plus dans le lobe supérieur que dans l'inférieur ; elle n'est pas rare dans le lobe moyen. On la rencontre plus souvent après qu'avant l'âge de six ans (1).

Cette lésion présente des caractères qui lui sont communs avec l'hépatisation et avec l'infiltration grise demi-transparente ; elle a,

---

(1) Sur 265 cas de tubercules pulmonaires nous comptons 19 fois de la pneumonie chronique :

Dans le poumon droit.	13	Dans le lobe supérieur droit.	10
Dans le poumon gauche.	8	Dans le lobe moyen	4
Dans le poumon droit seulement.	11	Dans le lobe inférieur droit	2
Dans le poumon gauche seulement.	6	Dans le lobe supérieur gauche	7
Dans les deux poumons à la fois.	2	Dans le lobe inférieur gauche	2

Tous ces enfants avaient en même temps, et dans le même poumon, des tubercules jaunes ou gris demi-transparents.

dans le fait, des rapports nombreux avec ces deux altérations anatomiques et elle nous paraît établir le passage de l'une à l'autre. Cette
proposition étant loin d'être généralement admise, nous y insisterons
en donnant quelques exemples :

Lobe supérieur. — Une partie de la paroi d'une caverne est formée par un
tissu dur, dense, qui se laisse à grand'peine pénétrer par le doigt, se casse
assez facilement, précipite au fond de l'eau, et est de couleur gris rose. On y
voit parsemée de la poussière tuberculeuse. Les vaisseaux y sont larges : plusieurs contiennent des caillots filiformes non adhérents. Les bronches sont assez
lisses, libres et pâles. La coupe est lisse et parsemée de lignes blanchâtres qui
sont des vaisseaux, comme on peut s'en convaincre en les incisant.

Lobe moyen. — A sa partie centrale il présente les mêmes altérations que
ci-dessus, sauf qu'on ne voit pas la poussière tuberculeuse, mais bien quelques
tubercules miliaires crus.

Ne voit-on pas une analogie frappante entre cette lésion et le tissu
gris demi-transparent, dont elle a presque tous les caractères, sauf la
couleur, qui, au lieu d'être d'un gris demi-transparent, est d'un gris
rose ? Est-ce de l'infiltration grise demi-transparente ou de la pneumonie chronique ? Il serait assez difficile de le décider.

Dans une autre note nous lisons que le tissu pulmonaire est lourd, dense, ne
donne pas une seule bulle d'air à la pression, se laisse assez facilement casser
par le doigt, qui a de la peine à l'écraser; il ne fournit que peu ou pas de liquide : il est marbré de taches rouges plus ou moins foncées, déprimées et lisses,
et de parties grises demi-transparentes et granuleuses ; il est parsemé dans
toute son étendue par des granulations grises demi-transparentes et par des
granulations jaunes, etc. Il n'existe pas de cavernes.

Ce tissu se rapproche certainement plus de la pneumonie que le
précédent, et cependant ce n'est pas là de l'hépatisation franche aiguë,
c'est une maladie plus ancienne; pour nous, ce serait le passage de
l'inflammation aiguë au tissu décrit dans la première observation,
qui lui même offrirait plus d'analogie avec le tissu gris demi-transparent. Le sujet que nous traitons est assez important pour qu'on nous
permette encore une citation.

Il s'agit d'une fille de dix ans, morte des suites d'une tuberculisation qui datait d'environ deux mois et demi.

Poumon gauche. — Le poumon présente une caverne qui en occupe tout le
sommet. A la partie postérieure et inférieure du lobe supérieur existe une
autre caverne. Tout le tissu qui environne ces deux excavations, aussi bien
que tout le lobe inférieur, est dur, dense et lourd, en sorte que le poumon se
précipite en totalité au fond de l'eau. Il est converti dans toutes ces parties en
un tissu dont la couleur est gris clair dans le lobe supérieur, gris rosé dans le
lobe inférieur ; il est finement granuleux à la coupe dans toute son étendue, et
peut se diviser en tranches minces ; il se déchire difficilement en haut, et se

laisse pénétrer à peine un peu plus facilement par le doigt en bas ; il est presque
sec à la partie supérieure ; tandis qu'au lobe inférieur il laisse écouler sous la
pression une certaine quantité d'un liquide séreux, ne contenant aucune bulle
d'air. Les deux lobes sont également parsemés d'une multitude de tubercules
miliaires crus, soit isolés, soit en groupes.

La lésion que nous venons de décrire n'est pas de la pneumonie
aiguë, car le tissu est difficilement pénétrable au doigt, et sa pression ne donne pas issue à de la sanie sanguinolente et purulente.
Ce n'est pas non plus de l'affaissement pulmonaire, car le tissu
granuleux à la coupe, gris dans un point, gris rose dans un autre,
ne présente nulle part la couleur rouge et l'aspect isse de la carnification. Est-ce donc de l'infiltration gélatiniforme décrite par Laënnec,
ainsi, que le pourrait faire supposer le liquide qui s'écoule du lobe
inférieur ?

La description que Laënnec donne de cette altération est très différente de celle que l'on vient de lire. La partie inférieure du poumon, la seule qui laissait écouler un liquide séreux, n'avait nullement
l'apparence d'une *gelée ;* sa couleur était d'un *gris rose*, sa coupe *granuleuse*, elle se laissait couper en *tranches minces*, était assez peu pénétrable au doigt, et donnait issue par la pression à une certaine
quantité de liquide séreux.

Notre description ne s'adapte pas non plus entièrement à l'infiltration grise demi-transparente. Cependant l'altération de la partie supérieure du lobe se rapprochait assez du tissu gris demi-transparent pour
qu'on pût lui donner ce nom ; tandis que la partie inférieure du poumon présentait une lésion qui tenait évidemment le milieu entre la
pneumonie et l'infiltration grise. Enfin, il nous semble très rationnel
d'admettre que le tissu du lobe inférieur serait devenu, avec le temps,
du tissu gris demi-transparent, semblable à celui du lobe supérieur.
Nous en trouvons une preuve dans la gradation insensible établie
entre les altérations des deux lobes du poumon.

Nous pourrions multiplier les citations, et l'on y trouverait toujours
la description de tissus qui, par leur couleur et leur consistance, se
rapprochent plus ou moins de l'infiltration grise demi-transparente,
ou de l'hépatisation aiguë. Ils tiennent donc le milieu entre ces deux
lésions, et établissent le passage de l'une à l'autre.

Nous savons bien que nos descriptions ne sont pas identiques avec
celle que l'on donne en général de la pneumonie chronique ; mais
jamais chez les enfants nous n'avons constaté l'existence d'un
tissu qui se rapportât à cette description ; tandis que nous trouvons ici des exemples assez nombreux d'une maladie qui n'est
ni l'infiltration grise, ni l'infiltration gélatiniforme, ni la carnification, ni la pneumonie aiguë, mais dont les caractères tiennent le
milieu entre ceux de la première et de la dernière de ces lésions, se
rapprochant plus tantôt de l'une, tantôt de l'autre.

Nous regardons, en conséquence, comme probable que l'infiltration grise peut succéder à une phlegmasie subaiguë ou chronique, laquelle est elle-même venue à la suite d'une inflammation aiguë. Cette succession de phlegmasies est-elle nécessaire? Nous ne le pensons pas. Il est possible que l'inflammation soit primitivement chronique, et nous croyons que l'inflammation grise peut exister d'emblée. La fréquence de cette dernière lésion, comparée à la rareté de la pneumonie chronique, nous paraît en être une preuve.

C'est, appuyés sur les remarques et sur les faits qui précèdent que nous avons formulé jadis les deux conclusions suivantes :

L'inflammation aiguë ou subaiguë des organes précède, dans un assez grand nombre de cas, leur passage à l'état de tissu gris demi-transparent.

Le tubercule jaune cru ne succède à l'inflammation que par l'intermédiaire obligé de la matière grise demi-transparente, et peut-être de la poussière tuberculeuse (1).

Art. II. — Symptômes physiques.

I. *Phlegmasies aiguës.* — Les symptômes stéthoscopiques de ces lésions sont les mêmes que ceux décrits dans le premier volume de cet ouvrage. Les différences que la présence des tubercules détermine dans le siége et dans la distribution de ces phlegmasies, entraînent des différences analogues dans le siége des signes acoustiques. Lorsque les lésions aiguës sont peu étendues, leurs symptômes, cachés par ceux d'une tuberculisation avancée, passent souvent inaperçus. Au contraire, lorsque la phlegmasie domine la tuberculisation, dont les

(1) Le docteur Lebert, qui a combattu notre opinion sur le passage de la phlegmasie au tubercule, nous paraît avoir mal compris notre idée. Nous n'avons dit nulle part que la pneumonie aiguë se transformât en tubercule jaune, ni qu'il y eût un passage entre la suppuration de l'inflammation aiguë et les éléments du tubercule jaune cru. Toutes les fois, au contraire, que nous avons vu une pneumonie aiguë infiltrée du tubercule jaune, il nous a paru évident que le produit accidentel avait précédé la phlegmasie.

Nous croyons seulement que, lorsque la phlegmasie aiguë ne suppure pas et se prolonge, elle passe à l'état de phlegmasie subaiguë ou chronique ; que cette dernière peut aussi se développer d'emblée ; et que, dans l'un et l'autre cas, elle peut se transformer en tissu gris demi-transparent, qui lui-même devient le siége du dépôt tuberculeux jaune. Or c'est ce tissu gris demi-transparent à propos duquel les études microscopiques de M. Lebert nous paraissent incomplètes. Nous avons déjà dit quelques mots sur ce sujet (pages 336, et 340). Que l'infiltration grise soit constituée par le dépôt d'un corps étranger ou par la transformation des tissus, avec ou sans inflammation chronique, elle nous paraît conserver des restes d'organisation et de circulation qui expliquent comment la matière jaune tuberculeuse peut se déposer à son centre ; mais cela ne veut pas dire que ce dépôt de la matière jaune résulte de la transformation du pus en tubercule.

symptômes ont été jusque-là peu tranchés, la maladie aiguë se révèle seule à l'oreille. Le développement considérable des ganglions bronchiques peut aussi modifier les symptômes stéthoscopiques.

On comprend donc que si les symptômes des phlegmasies sont de même espèce, qu'il y ait ou non des tubercules dans le poumon, ils présentent cependant des variétés nombreuses de siége, d'étendue, de durée et de marche. C'est par l'étude de ces variétés qu'on parviendra à établir si les bruits que perçoit l'oreille appartiennent aux tubercules ou à la phlegmasie, si celle-ci accompagne les produits accidentels ; et enfin, de quelle manière l'union de ces deux lésions modifie les symptômes propres à chacune d'elles. C'est pour donner quelques indications sur tous ces points, qu'après avoir parlé des phlegmasies chroniques, nous insérerons un paragraphe sur la valeur de chaque symptôme stéthoscopique des lésions tuberculeuses ou inflammatoires du poumon.

II. *Phlegmasies chroniques.* — Les remarques précédentes s'appliquent complétement à la phlegmasie chronique des bronches ; nous n'y insisterons donc pas ; mais nous devons dire quelques mots des signes physiques de la pneumonie chronique. Ces symptômes sont ceux de l'infiltration grise, c'est-à-dire la faiblesse ou l'absence du bruit respiratoire. Toutefois, ils nous a paru qu'ils existent seulement lorsque la maladie est bien établie et a duré quelque temps ; et que l'on peut quelquefois saisir par ce caractère le passage de la période aiguë de la maladie à la période chronique.

Ces cas, d'ailleurs, sont très rares, et nous parlons d'après un petit nombre de faits. Aussi croyons-nous utile de transcrire ici l'abrégé d'une observation que nous avons déjà citée.

Nous rappellerons qu'il s'agit d'un garçon de huit ans qui fut pris, au milieu de la bonne santé, des symptômes d'une pneumonie aiguë. La phlegmasie développée dans la partie du poumon qui répond à l'aisselle, s'étendit en arrière au niveau de la fosse sous-épineuse, en avant au bord antérieur de l'aisselle. Dans ce dernier point, la respiration bronchique disparut le septième jour après son apparition, les râles persistèrent quelque temps, la respiration était obscure, et la percussion encore peu sonore ; enfin la respiration devint pure et la matité disparut.

Dans l'aisselle et en arrière, la maladie suivit une autre marche. La respiration bronchique s'étendit à la partie postérieure de la poitrine. Puis le douzième jour il survint un amendement dans l'état local ; la respiration bronchique diminua d'étendue ; puis elle ne fut plus perçue que par intervalles, accompagnée de quelques gros craquements. Lorsqu'elle disparaissait, la respiration restait obscure ; il en fut ainsi jusqu'au vingt et unième jour de la maladie.

Les jours suivants la respiration resta faible, avec alternatives de râles muqueux ou sous-crépitants plus ou moins abondants, et persistance de la matité.

Toutefois la faiblesse du malade empêcha l'auscultation pendant les derniers jours.

Il était bien évident, d'après cela, que l'enfant avait eu en avant, en arrière et dans l'aisselle une pneumonie, qui avait débuté comme une phlegmasie franche, et qui s'était résolue en avant. En arrière, au contraire, et dans l'aisselle la pneumonie avait suivi une marche irrégulière ; la respiration bronchique avait persisté avec alternatives pendant dix-huit jours, s'était mêlée au dix-neuvième jour à du râle crépitant, s'était terminée par une respiration obscure qui persista pendant plus de vingt jours. La pneumonie avait sans doute passé à l'état chronique, ou à celui d'infiltration grise, mais s'était certainement compliquée de tubercules.

L'autopsie démontra la vérité de ces présomptions : la partie antérieure du poumon n'offrait que quelques granulations jaunes ; tandis que les parties postérieure et axillaire étaient, au lobe supérieur, converties en une pneumonie chronique moitié jaune, moitié rose, et farcie de tubercules miliaires.

III. *Valeur de chaque symptôme stéthoscopique pour l'étude comparée des tubercules et des phlegmasies pulmonaires.* — 1° Les *râles sonores* indiquent, soit l'existence d'une bronchite, soit le développement des ganglions. Nous avons indiqué ailleurs leurs caractères lorsqu'ils reconnaissent cette dernière cause. A part ce cas, lorsque, chez un enfant tuberculeux, on ne perçoit que des râles sonores, on peut être presque certain que la tuberculisation n'est pas avancée, et qu'elle s'accompagne, soit d'une bronchite, soit d'une sécrétion bronchique d'abondance variable.

2° Les *râles humides*, c'est-à-dire les craquements, les râles souscrépitants, muqueux, ou gargouillants, sont le signe exclusif d'une bronchite, d'une pneumonie, de tubercules ramollis ou d'une caverne : ainsi les râles humides ne se produisent pas dans les cas où les tubercules isolés, les infiltrations grises ou jaunes, ne sont pas accompagnées de l'une ou de l'autre de ces trois lésions.

L'absence de ces râles ne caractérise pas nécessairement l'absence d'une bronchite, d'une pneumonie ou d'une caverne ; car ces lésions peuvent exister, bien que les râles humides manquent totalement : mais il est très rare que ce soit d'une manière persistante, c'est-à-dire que là où il y a une bronchite, une pneumonie, ou une caverne, il est exceptionnel que les râles humides manquent pendant toute la durée de la maladie.

Nous trouvons donc déjà une signification importante dans l'existence seule de ces râles, c'est-à-dire que s'ils sont un peu continus, ils caractérisent trois lésions, dont l'une est chronique et tuberculeuse, et les deux autres aiguës et non tuberculeuses ; mais leur présence n'exclut pas l'existence de lésions d'un autre genre.

Le caractère et le siége de ces râles serviront, jusqu'à un certain point, à différencier entre elles les trois lésions que nous avons indiquées.

Ainsi, dès que le râle est borné au sommet en avant, et qu'il est gargouillant, on pourra certainement diagnostiquer une caverne ; à moins qu'il n'existe des ganglions tuberculeux, ou même une pleurésie qui en imposent.

Le râle sous-crépitant fin, borné au même point, indiquera une bronchite ou une pneumonie avec tubercules; le râle muqueux appartiendra indifféremment à ces trois lésions, et ce seront les symptômes concomitants qui décideront si l'on doit croire à l'une plutôt qu'à l'autre.

Les mêmes remarques à peu près sont applicables lorsque le râle est borné au sommet en arrière; seulement le râle muqueux y dénote plus souvent peut-être qu'en avant la pneumonie et la bronchite tuberculeuses; en sorte qu'il faut, pour ainsi dire, entendre du gargouillement pour croire à une caverne. Hâtons-nous de dire, toutefois, qu'il ne s'agit ici que d'une différence de plus à moins, ce qui ne saurait constituer une règle générale.

Si les râles humides sont bornés *à la base*, quelle que soit leur nature, ils indiqueront toujours une pneumonie ou une bronchite : une seule exception peut avoir lieu, c'est lorsqu'on entend du gargouillement en avant à la base : alors on doit croire le plus souvent à une caverne. Mais ce dernier râle n'indique plus du tout une excavation dès qu'il est borné à la partie postérieure.

Alors le gargouillement existe presque constamment avec une pneumonie tuberculeuse , une pleuro-pneumonie ou même une pleurésie. Nous avons déjà parlé de l'existence et de la signification du gargouillement dans cette dernière maladie (voy. p. 679, et t. I, p. 555). Nous nous bornerons donc à dire quelques mots sur la valeur des râles dans les phlegmasies tuberculeuses des bronches et du poumon.

Si les râles existent dans toute la hauteur en avant, ils ont à peu près la même valeur que lorsqu'ils sont bornés au sommet ou à la base. Toutefois, le sous-crépitant sera plus spécial aux inflammations aiguës; le muqueux et le gargouillant aux cavernes; la présence des ganglions bronchiques pourra renverser ces lois. Lorsque les râles occupent une grande étendue, on devra présumer que plusieurs de ces lésions sont réunies (la caverne et la bronchite ou la pneumonie), ou bien que la pneumonie seule est très considérable. Dans tous ces cas les râles seuls ne sauraient permettre de porter un diagnostic certain : seulement leur prédominance au sommet sera une raison de croire à l'existence d'une caverne.

Leur marche ne sera pas toujours une règle pour arriver au diagnostic, mais elle pourra être de quelque utilité ; ainsi les râles peuvent exister d'abord à la base, et de là s'étendre à toute la hauteur, ou bien suivre la marche inverse.

Assez souvent la marche de bas en haut indique une pneumonie ou une bronchite tuberculeuses, et la marche de haut en bas indique une caverne qui s'entoure de pneumonie ou de bronchite; mais elle peut aussi n'indiquer que l'une ou l'autre de ces deux inflammations accompagnant les tubercules.

Lorsque les râles humides existent dans toute la hauteur en arrière, leur signification est assez précise. Les râles sous-crépitant et muqueux indiquent toujours une pneumonie ou une bronchite tuberculeuses : on pourra déterminer qu'il existe en même temps des cavernes, si l'on entend au sommet du gargouillement et des râles très abondants. Si la prédominance des râles existe à la base, il n'en restera pas moins presque certain que la maladie n'est qu'une pneumonie tuberculeuse ; car presque jamais nous n'avons perçu de gargouillement avec une caverne siégeant au niveau de la région dorsale inférieure.

La marche ascendante ou descendante des râles aura la même signification en avant qu'en arrière.

Les râles eux-mêmes, leur nature et leur position, ne fournissent pas de données suffisantes pour décider quelle espèce de tuberculisation accompagne la bronchite et la pneumonie. Pour arriver à la solution de ce problème, il faut emprunter le secours des autres symptômes stéthoscopiques.

3° La *respiration nulle ou obscure* est le symptôme de l'infiltration grise ou jaune et de la pneumonie chronique ; ce symptôme peut exister dans le cours de la pneumonie aiguë infiltrée d'un très grand nombre de tubercules, dans la carnification, dans l'œdème du poumon, dans le pneumo-thorax, avec les plaques tuberculeuses pleurales et l'épanchement pleurétique.

Toutes ces lésions, plus ou moins fréquentes dans la phthisie pulmonaire, donnent toutes lieu à l'obscurité ou à l'absence de la respiration ; et en outre, il peut se faire que sous l'influence des ganglions bronchiques augmentés de volume, la respiration paraisse obscure ou nulle, là où le tissu pulmonaire est parfaitement sain.

Voici quelques considérations pour aider à apprécier la valeur de la faiblesse ou de l'absence du bruit respiratoire.

Si ces symptômes sont bornés au *sommet, soit en avant, soit en arrière*, ils indiquent :

1° L'influence ganglionnaire ;

2° Une production tuberculeuse chronique, telle que l'infiltration grise ou jaune, ou une pneumonie chronique.

L'influence ganglionnaire agit plus souvent à la partie postérieure du poumon qu'à la partie antérieure ; les infiltrations grise et jaune, au contraire, donneront ce signe de préférence à la partie antérieure.

Sous l'influence ganglionnaire, la faiblesse du bruit respiratoire sera moins absolue que dans les infiltrations tuberculeuses : elle sera plus variable dans sa durée, et, surtout, s'accompagnera d'une diminution bien moins grande dans la sonorité ; souvent même la percussion conservera son caractère normal. Dans les infiltrations, au contraire, la percussion donnera toujours de la matité ou de la diminution de son.

Les symptômes qui ont précédé la faiblesse du bruit respiratoire ne serviront que peu à faire distinguer sa cause, les ganglions bronchiques pouvant, au sommet du poumon, donner naissance à des symptômes bronchiques trompeurs.

L'absence ou la faiblesse du bruit respiratoire dans les infiltrations tuberculeuses ne disparaît que si elle est couverte par d'autres bruits : tandis que ce symptôme peut disparaître s'il est causé par les ganglions. Dans le premier cas, en effet, il se sera fait un ramollissement du tubercule, ou il se sera développé une bronchite avec dilatation qui donneront lieu à des râles ou à de la respiration bronchique ; tandis que dans le second, l'influence ganglionnaire cessant, il restera de la respiration pure ou dure, suivant l'état du tissu pulmonaire.

Dans le cas où la faiblesse du bruit respiratoire *siége à la base en avant*, elle n'est jamais sous l'influence des ganglions bronchiques ; et l'attention doit être portée sur une infiltration grise ou jaune, sur une pneumonie chronique, ou sur une agglomération de tubercules en très grande quantité, réunis par des intervalles de tissu hépatisé. Enfin, il peut se faire que des plaques tuberculeuses pleurales soient limitées à la partie inférieure. Ce dernier cas est cependant assez rare ; et d'habitude les plaques tuberculeuses capables de donner des signes, forment une enveloppe complète ou bornée à la partie antérieure ou postérieure tout entière.

Quant aux autres lésions, ce seront les autres symptômes qui serviront à les reconnaître ; la faiblesse du bruit respiratoire aura seulement donné l'éveil sur leur existence.

La faiblesse du bruit respiratoire limitée *à la base en arrière* doit indiquer les mêmes infiltrations tuberculeuses, plus les plaques pleurales et les épanchements peu abondants.

La rareté de l'infiltration jaune en masses volumineuses occupant ce siége, doit faire présumer une lésion de la plèvre : nous reviendrons plus tard sur ce sujet.

La faiblesse ou l'absence de la respiration ne sont pas rares dans toute *la hauteur en avant*, et peuvent être le signe de l'infiltration grise ou jaune très étendue, des plaques pleurales, générales, d'un épanchement chronique, d'un épanchement d'air.

Les épanchements chroniques sont tellement rares que l'on ne devra croire à leur existence que dans des circonstances toutes spéciales.

Les épanchements d'air ont des caractères si distincts, qu'il est inutile de les indiquer ; quant aux autres lésions qui sont de beaucoup les plus fréquentes, nous dirons que la faiblesse de la respiration offre par elle-même peu de signes distinctifs.

Dans le cas où l'on perçoit l'absence ou la faiblesse du bruit respiratoire partout en arrière, la valeur de ce symptôme est beaucoup plus positive ; en effet, aucune lésion pulmonaire tuberculeuse ne pouvant s'étendre au point d'occuper toute la hauteur du poumon en arrière, ne saurait y déterminer de l'obscurité de respiration. Il n'en est pas de même des maladies de la plèvre : aussi la faiblesse de la respiration dans toute la hauteur en arrière indique-t-elle presque nécessairement, soit une tuberculisation pleurale très étendue, soit un épanchement d'air ou de liquide.

Dans plusieurs cas la faiblesse de la respiration occupe, non-seulement toute la hauteur en arrière, mais aussi la hauteur en avant; et cette étendue si considérable doit confirmer dans l'opinion que la plèvre est malade.

4° La *respiration dure* ne saurait donner d'autre idée que celle de la présence de tubercules isolés et disséminés dans le parenchyme, ou du développement de noyaux isolés de pneumonie lobulaire. Quelquefois aussi elle se produit sous l'influence des ganglions bronchiques tuberculeux.

On distinguera facilement la dureté de la respiration qui dépend de la pneumonie lobulaire, 1° par le siége qu'elle occupe, car alors c'est presque toujours dans une partie de la hauteur en arrière qu'elle existe; 2° par sa durée, car alors elle n'est perçue que pendant les premiers jours, et bientôt elle est remplacée par d'autres symptômes. Ces deux remarques ne rencontrent d'exception que si la pneumonie lobulaire est tuberculeuse; dans ce cas on peut percevoir la dureté de la respiration dans l'une ou l'autre des régions thoraciques. et elle peut conserver ce caractère pendant plusieurs jours, et même jusqu'à la mort.

L'influence ganglionnaire se reconnaîtra à l'intermittence de la respiration dure, à l'irrégularité de sa marche, c'est-à-dire à ce que, dans certaines circonstances, elle pourra alterner avec des altérations beaucoup plus graves du bruit respiratoire, telles que la respiration bronchique, et aussi à ce qu'elle pourra être précédée ou suivie de ces mêmes symptômes.

Mais il faut dire qu'il sera quelquefois impossible d'éviter l'erreur et qu'on pourra croire indifféremment à l'influence ganglionnaire ou à des tubercules disséminés.

Si la respiration dure succède à des signes évidents de pneumonie, elle sera le signe d'une tuberculisation disséminée survenue à la suite d'une inflammation aiguë du poumon; si au contraire la dureté de la respiration est rapidement suivie de fièvre, de râles et de respiration bronchique, ce changement annoncera le développement d'une pneumonie.

Mais la marche la plus fréquente sera la transformation de la respiration dure en respiration faible, puis nulle, indice de l'extension du tubercule et de sa transformation en infiltration grise ou plutôt jaune.

Enfin nous ne devons pas oublier de dire que ce symptôme perd une grande partie de sa valeur, soit parce qu'il n'est pas assez tranché, soit parce qu'il existe quelquefois là où il n'y a aucune lésion.

Ainsi, dans telle circonstance, un examen un peu superficiel le laisse passer inaperçu, tandis que chez d'autres malades, ce qui est beaucoup plus important, on le constate, et il n'est le symbole d'aucune maladie. Dès lors la respiration dure, une fois entendue, devra mettre en garde contre la possibilié de l'existence de tubercules, mais ne saurait en être la preuve positive, à moins que d'autres symptômes locaux ou généraux ne viennent changer la présomption en certitude.

5° Il nous reste maintenant à rechercher la valeur de l'*expiration prolongée* ou *bronchique*, de la *respiration bronchique*, de la *respiration caverneuse* ou *amphorique*. Ces symptômes, que, pour abréger, nous nommons bruits bronchiques ou caverneux, indiquent la présence de tubercules isolés et disséminés, de cavernes, de pneumonie lobulaire ou lobaire, simple ou tuberculeuse, de dilatation des bronches, de pneumo-thorax et quelquefois d'épanchement pleurétique ; souvent aussi ils sont le résultat du développement des ganglions bronchiques.

Au sommet du poumon en avant, l'expiration prolongée annonce des tubercules disséminés. La pneumonie lobulaire y donne, il est vrai, le même signe ; mais elle est si rare en ce point seulement qu'on peut diagnostiquer des tubercules sans grande crainte de se tromper. Nous devons cependant faire la même remarque que pour la respiration dure, à savoir, que l'expiration prolongée existe sous la clavicule chez un assez grand nombre d'enfants qui n'ont aucune lésion en ce point ; que par conséquent elle perd une grande partie de sa valeur, et doit seulement attirer l'attention sur la possibilité du développement des tubercules.

Dans la même région, l'expiration et la respiration bronchique marquent indifféremment l'existence d'une pneumonie ou d'une caverne, mais beaucoup plus souvent de la première que de la seconde. Lorsqu'elles dénotent une pneumonie, elles s'accompagnent de symptômes généraux, débutent, soit au commencement de la maladie, soit pendant son cours, et, dans ce dernier cas, elles entraînent assez rapidement la mort du malade. Si, au contraire, elles indiquent une caverne, elles existent pendant longtemps et sans changement appréciable dans les symptômes généraux.

Au sommet du poumon, en avant, la respiration caverneuse est le signe d'une caverne ; sauf dans les cas rares où elle dépend d'une pleurésie ou du développement des ganglions bronchiques. La respiration amphorique, limitée au sommet, a aussi la même signification.

Enfin, si plusieurs des bruits pulmonaires se succèdent à ce même point, leur signification sera la même à peu près que celle que nous venons de déterminer, et leur succession indiquera le passage de la lésion plus simple à la lésion plus avancée.

Si c'est au sommet en arrière que l'on perçoit les bruits bronchiques, l'expiration longue et la respiration caverneuse auront la même signification qu'en avant : seulement elles y seront remarquablement plus rares ; au contraire, le respiration bronchique sera plus fréquente, et indiquera plus souvent une caverne qu'une pneumonie. A part cette différence, les mêmes caractères qu'en avant serviront à reconnaître si l'on a affaire à l'une ou à l'autre affection.

Il est très rare que les bruits bronchiques soient limités à la base en avant, et alors ils ont presque toujours leur signification véritable, c'est-à-dire que la respiration bronchique dénote une pneumonie, la caverneuse une caverne, l'amphorique un pneumo-thorax. Cette dernière, cependant, est quelquefois le signe d'une vaste caverne.

Il n'y a guère que la respiration bronchique qui se limite à la base en arrière ; elle est alors le signe d'une pneumonie. Très rarement on entend de la respiration caverneuse dans cette région, et alors ce symptôme indique toujours une pneumonie ou une dilatation des bronches, avec hépatisation et ramollissement des tubercules.

Les bruits qui s'étendent à toute la hauteur d'un poumon, soit en avant, soit en arrière, sont d'habitude la respiration bronchique ou la respiration amphorique : la première, symptôme de pneumonie, la seconde de pneumo-thorax. Une fois, cependant, nous avons entendu de la respiration caverneuse dans presque toute la hauteur en arrière ; le sommet du poumon était occupé par une vaste excavation, et la base par une pneumonie étendue à toutes les portions du poumon où n'existait pas la caverne.

6° *Percussion.* — La *matité absolue ou relative* est le signe des tubercules disséminés et en grand nombre, des infiltrations grise et jaune, de la pneumonie aiguë et chronique, des cavernes, des plaques tuberculeuses pleurales, et des épanchements. L'augmentation de sonorité caractérise les cavernes vastes et superficielles, le pneumo-thorax.

La matité n'est guère que relative dans les tubercules disséminés, et quelquefois aussi dans les infiltrations grise et jaune et dans la pneumonie, surtout à la base en arrière. Elle est relative aussi dans les plaques pleurales : presque toutes les autres lésions la présentent habituellement à peu près absolue.

L'augmentation de sonorité est peu tranchée et limitée lorsqu'elle appartient à une caverne : elle est considérable et générale, ou au moins très étendue, dans le pneumo-thorax.

L'extension et le siége de la matité peuvent aussi fournir quelques indications sur l'espèce de la maladie. Mais comme ces modifications du son suivent exactement celles des bruits pulmonaires, et de la faiblesse ou de l'absence de la respiration, nous y renvoyons les lecteurs.

Art. III. — Symptômes rationnels.

Les phlegmasies chroniques ne donnent lieu à aucun symptôme réactionnel bien apparent. Liées en général à une tuberculisation très étendue, développées par l'influence de la diathèse autant que par l'irritation locale que cause le tubercule, elles n'ont pas d'autres symptômes généraux que ceux de la maladie elle-même. Aussi les lignes suivantes ont-elles exclusivement rapport aux phlegmasies aiguës.

1° *Dyspnée.* — La pneumonie détermine ou augmente toujours la dyspnée des tuberculeux. Ce symptôme se montre en général dès le début de la complication, croît avec elle, et persiste pendant toute sa durée. Si la tuberculisation commence par une pneumonie, la respiration, très accélérée d'abord, diminue au moment de la décroissance de la phlegmasie, et persiste ensuite telle qu'elle aurait été par le fait seul des tubercules, si l'inflammation n'eût pas existé.

La pneumonie est-elle au contraire terminale, souvent elle augmente l'oppression qui existe déjà ; mais d'autres fois aussi elle n'accélère en aucune façon les mouvements respiratoires, comme si l'enfant était trop abattu pour avoir la force de respirer plus fréquemment. C'est, en effet, chez les enfants les plus jeunes et les plus détériorés qu'on observe ce phénomène.

En résumé, on peut voir que la respiration est rarement à l'état normal dans la tuberculisation pulmonaire ; que presque toutes les causes qui agissent sur elle tendent à l'accélérer et à produire de l'oppression, de la dyspnée, ou même de l'orthopnée. Il est au contraire un petit nombre de circonstances où la respiration ne s'accélère pas, ou même diminue, ou bien encore revient à son état normal après avoir été accélérée.

Il en est ainsi lorsqu'une phlegmasie aiguë du poumon se résout ou passe à l'état chronique, et devient tuberculeuse, ou bien encore, lorsque la tuberculisation du poumon est elle-même chronique et peu étendue.

2° *Toux.* — Le développement d'une phlegmasie augmente en général ce symptôme qui prend quelquefois alors une intensité subite et considérable, qu'il conserve ou qu'il perd au bout d'un certain temps. Ce phénomène est cependant loin d'être constant.

3°. *Expectoration.* — L'expectoration semblerait devoir présenter quelques caractères particuliers utiles au diagnostic de la pneumonie ; il n'en est rien cependant. Les crachats rouillés, adhérents, aérés, visqueux sont très rares, même dans la pneumonie lobaire ; et la bronchite comme le broncho-pneumonie, comme les cavernes fournissent des crachats de même espèce. Aussi croyons-nous impossible de distinguer ces diverses maladies par l'expectoration, excepté dans les cas assez rares où la pneumonie lobaire donne lieu à des crachats sanglants et visqueux.

4° Les autres symptômes locaux que peut fournir la phlegmasie aiguë du poumon sont rares et n'ont aucune importance ; ainsi l'on peut noter quelques douleurs thoraciques, l'impossibilité de rester couché sur le côté.

Art. IV. — Tableau. — Formes. — Marche. — Durée.

Nous voulons parler ici de ces pneumonies ou broncho-pneumonies, qui sont importantes par leur étendue ou par l'influence qu'elles exercent sur les symptômes et la marche de la tuberculisation.

Nous rappellerons d'abord que la pneumonie peut survenir lorsque la tuberculisation est très peu avancée et donne peu de signes locaux ou généraux ; alors elle ressemble beaucoup à la pneumonie franche, et la similitude est d'autant plus grande, que la tuberculisation antérieure s'est révélée par moins de symptômes. On dirait presque alors que l'inflammation et les tubercules ont pris simultanément naissance. Dans ce cas la tuberculisation peut être aiguë ou chronique.

La pneumonie se développe aussi pendant le cours de la tuberculisation chronique, et lorsque les phénomènes sont bien établis. Alors elle ressemble beaucoup moins à la pneumonie franche, et ne masque pas les symptômes de la phthisie.

Nous avons donc à étudier trois formes de la pneumonie tuberculeuse ; 1° celle qui accompagne la tuberculisation aiguë ; 2° celle qui précède ou accompagne le début apparent de la tuberculisation chronique ; 3° celle qui survient pendant le cours où à la fin de la maladie tuberculeuse.

Première forme. — *Pneumonie avec tuberculisation aiguë.* — Cette forme est caractérisée à l'autopsie par une pneumonie ou une broncho-pneumonie généralisée, étendue aux deux poumons ou à un seul, et parsemée d'un nombre plus ou moins considérable de tubercules miliaires ou de granulations isolées ; quelquefois on y trouve des masses tuberculeuses rosées ; rarement les tubercules sont ramollis.

Les symptômes de cette plegmasie se montrent soit dès le début de la maladie, soit après un temps plus ou moins long, pendant lequel ont existé des symptômes peu intenses de tuberculisation.

Dans ce dernier cas, il y a une toux petite et sèche pendant un temps indéterminé, peu ou pas d'oppression, peu ou pas d'amaigrissement ; puis surviennent les symptômes fébriles et les phénomènes caractéristiques de la pneumonie. D'autres fois c'est à la suite de la rougeole ou de la coqueluche qu'ils apparaissent. La toux continue et finit par s'accroître avec exaspération des autres symptômes.

La maladie une fois établie se montre avec les caractères suivants : La fièvre est assez intense, le pouls large, plein et dur, la chaleur vive et sèche ; on reconnaît tout l'appareil d'une inflammation aiguë, tel qu'il a été décrit dans le premier chapitre. En même temps la toux est fréquente, sèche ou légèrement grasse ; l'oppression est intense ; il n'y a pas d'expectoration, ou bien l'enfant expectore quelques crachats amorphes ; le décubitus est dorsal ou latéral ; l'auscultation révèle dans la partie postérieure de la poitrine des râles humides, comme dans la broncho-pneumonie franche, ou même déjà de la respiration bronchique, et tous les symptômes d'une inflammation aiguë du poumon. Ces phénomènes persistent les mêmes avec quelques variations jusqu'à ce qu'au bout de peu de temps arrive la mort du malade.

D'autres fois une rémission se manifeste ; l'appareil fébrile et les autres symptômes diminuent un peu sans disparaître ; les résultats de l'auscultation persistent les mêmes ou s'amendent, puis la maladie se prolonge et dure pendant vingt, trente, quarante jours même. Pendant ce long espace de temps, les symptômes varient peu ; l'appareil fébrile existe toujours, mais le pouls est devenu petit, la face a pâli, l'amaigrissement est survenu, etc. L'auscultation n'a pas changé, et l'on perçoit toujours des râles humides d'abondance variable, de la respiration bronchique, de la bronchophonie, de la matité ; quelques variations ont eu lieu dans l'intensité, l'étendue et même l'existence de ces symptômes, mais presque jamais ils ne disparaissent complétement. Enfin le malade meurt après avoir présenté tous les phénomènes généraux que nous avons énumérés.

Durée. — La durée totale de cette maladie est variable suivant qu'elle a été précédée ou non de symptômes chroniques : elle est comprise entre cinquante et cent quarante jours ; le plus souvent la maladie dure de deux à trois mois. La pneumonie elle-même dure de trente-huit à cinquante jours, rarement davantage, et se compose presque toujours alors de plusieurs pneumonies successives ou de recrudescences de l'hépatisation à la même place. Cette assertion paraît prouvée par les caractères anatomiques de la lésion pulmonaire en tout semblable, sauf les tubercules à la pneumonie aiguë. Quelquefois la phlegmasie est asssez intense d'emblée pour emporter le malade dans un intervalle beaucoup plus court.

Deuxième forme, — *Pneumonie aiguë au début de la phthisie chronique.* — Les symptômes peuvent être ceux de la pneumonie la plus franche, en sorte qu'il est impossible de supposer l'existence antérieure des tubercules ; ou bien encore quelques symptômes légers doivent faire soupçonner la présence du produit accidentel. En tout cas la maladie débute par un frisson suivi de chaleur, avec ou sans douleur de côté.

Si le début est aigu ou subaigu, l'oppression est assez grande, la toux fréquente, sèche ou humide, l'expectoration nulle ou visqueuse, aérée, quelquefois sanguinolente, l'auscultation révèle les signes d'une pneumonie qui le plus ordinairement siége au sommet ou dans la partie antérieure du thorax ; l'enfant est alité et le décubitus variable suivant le siége et l'étendue de la pneumonie. Souvent l'inflammation est subaiguë, et il y a une sorte de désaccord entre les symptômes généraux et l'étendue de la lésion pulmonaire révélée par l'ausculta·tion.

Lorsque ces symptômes ont duré quelque temps, dix, quinze ou vingt jours environ, ils s'amendent en même temps que les symptômes généraux, mais ne disparaissent pas complétement ; la toux persiste, l'anhélation est peu grande, l'expectoration cesse ou persiste, mais elle est purément muqueuse. L'auscultation et la percussion apprennent que la maladie s'est limitée, mais qu'elle persiste soit sous la même forme, soit sous une nouvelle. Ainsi chez l'un la respiration bronchique existe encore, seulement elle est moins intense et moins étendue ; chez l'autre on constate de l'obscurité ou de l'absence de respiration, ou bien encore de la dureté dans la respiration et de l'expiration prolongée ; les râles humides, peu abondants, diminuent ou disparaissent.

Arrivée à ce point, la tuberculisation s'établit si elle n'était déjà commencée.

Troisième forme. — Pneumonie pendant le cours ou à la fin de la phthisie chronique. — Dans ce cas la maladie, après avoir suivi sa marche ordinaire pendant une grande partie de sa durée, prend tout à coup plus d'intensité. En même temps que les symptômes généraux s'accroissent d'une manière notable, la toux et l'oppression augmentent dans une proportion considérable ; l'expectoration se teint quelquefois de sang ; parfois une douleur pleurétique se développe ; en même temps les râles humides, s'ils étaient partiels, augmentent d'étendue ou tout au moins d'abondance, la respiration bronchique gagne la partie postérieure et la base de la poitrine ; et après quelques jours de l'existence de cette aggravation dans les symptômes locaux et généraux, la mort arrive. Cette pneumonie terminale dure ordinairement peu de jours, de trois à quinze environ.

Il s'en faut cependant de beaucoup que toutes les pneumonies de la tuberculisation chronique donnent lieu à cet appareil de symptômes : ainsi on voit des phthisiques perdre peu à peu leurs forces, puis ne plus sortir du lit, avoir l'air plus abattu sans que l'état fébrile augmente, sans que la toux ou l'oppression éprouvent un accroissement considérable : tous les symptômes se résument presque dans la prostration plus grande ; on néglige d'ausculter pour ne pas fatiguer le malade, puis il meurt au bout de peu de jours, et on trouve à l'autopsie une pneumonie parfois très étendue, qu'on n'avait pas même soupçonnée. C'est là la forme cachectique des pneumonies tuberculeuses.

Art. V. — Diagnostic.

. Nous n'avons pas à nous occuper ici de la distinction des inflammations broncho-pulmonaires et de la phthisie. Nous avons traité ce sujet en exposant le diagnostic de cette dernière maladie. Nous devons seulement énumérer des caractères qui permettent d'établir si la pneumonie ou la broncho-pneumonie aiguë coïncident ou non avec le dépôt tuberculeux. Ce diagnostic est tout à la fois difficile et important à établir : difficile, parce que la phlegmasie simple ne diffère de la tuberculeuse que par la présence de produits accidentels dont les signes sont peu tranchés ; important, parce qu'il s'agit de distinguer une affection curable d'une autre qui ne l'est pas. Il est utile de distinguer les cas où la phlegmasie complique une tuberculisation aiguë, et siége à la partie postérieure des poumons qu'elle envahit dans une étendue variable, de ceux où elle occupe le sommet de l'organe, et dégénère peu à peu en tuberculisation. Le diagnostic est plus difficile dans le premier cas que dans le deuxième.

1° *Distinction entre la pneumonie tuberculeuse de la partie postérieure des poumons et la pneumonie simple.* — Si chez un enfant en apparence bien portant, la phlegmasie pulmonaire survient, soit d'emblée, soit à la suite de la rougeole ou de la coqueluche, nous ne croyons pas qu'il soit possible, au début surtout, de se prononcer sur la nature tuberculeuse de la maladie.

Dans ces cas, si elle marche avec rapidité et doit entraîner la mort avant le quinzième ou le vingtième jour, à partir du début des symptômes aigus, nous ne connaissons aucun moyen certain de reconnaître les tubercules, on ne devra que les soupçonner. Il sera, du reste, très important d'apporter une attention spéciale à l'auscultation ; car on sait déjà qu'une pneumonie inflammatoire doit, dans les cas où elle se termine par guérison, donner des signes positifs d'amendement, tels qu'une diminution dans l'intensité de la respiration bronchique entre le sixième et le neuvième jour.

Dans les cas, au contraire, où la broncho-pneumonie se prolonge au delà de quinze à vingt jours, les symptômes généraux et locaux diminuant sans que les signes stéthoscopiques s'amendent dans la même proportion ; si ceux-ci présentent, au contraire, des alternatives de diminution ou d'augmentation, on doit soupçonner que la maladie est tuberculeuse. Toutefois, l'erreur est encore possible dans ces cas. Nous avons vu, en effet, des enfants chez lesquels la pneumonie était entretenue pendant longtemps par des recrudescences successives, mourir non tuberculeux. La similitude entre ces deux formes de la phlegmasie est si parfaite que nous ne connaissons aucun moyen certain de les distinguer. La fréquence comparative de la pneumonie tuberculeuse doit faire soupçonner la présence du produit accidentel.

Dans des cas assez fréquents, il est possible de s'assurer si la pneumonie est tuberculeuse ; tels sont ceux où il existe, avant son début, des symptômes chroniques plus ou moins tranchés de tuberculisation, et qui consistent dans la pâleur, l'amaigrissement, la toux plus ou moins intense, la facilité de l'anhélation, la dureté du bruit respiratoire et l'expiration prolongée, seules ou alternant avec des râles sonores ou humides. Toutes les fois donc qu'on a affaire à une pneumonie aiguë, on devra s'enquérir avec exactitude des antécédents et de toutes les circonstances qui peuvent faire croire à l'existence des tubercules.

2° *Distinction entre la pneumonie tuberculeuse du sommet et la pneumonie simple.* — La plupart des remarques consignées dans le paragraphe précédent sont applicables aux cas où la phlegmasie siége au sommet des poumons. Mais on doit insister principalement, pour établir le diagnostic, sur les antécédents du malade, sur la réaction qui accompagne la phlegmasie, sur sa marche pendant le premier et le second septénaire.

Ainsi, les antécédents donnent-ils le plus léger indice de l'existence d'une maladie pulmonaire chronique avant le début de la pneumonie, il faut craindre une tuberculisation.

Le diagnostic sera plus certain encore, si la réaction est plus vive, si le pouls est peu développé, si la face n'est pas vultueuse, et surtout si elle est pâle.

Enfin, on ne devra plus conserver de doute si la pneumonie, au lieu de se résoudre à l'époque habituelle, persiste sans s'étendre, et sans que les symptômes de réaction soient plus intenses, ou bien encore si après un amendement de peu de jours, les symptômes locaux et généraux reparaissent, mais atténués et revêtant le type subaigu.

En général, quel que soit le siége de la maladie, les règles du diagnostic ne sauraient être absolues, et l'on doit se laisser guider par le tact médical aidé des considérations précédentes ; en voici le résumé :

La phlegmasie marche-t-elle avec rapidité, les symptômes fébriles sont-ils intenses, l'auscultation indique-t-elle positivement une pneumonie lobaire, ou lobulaire du sommet ou de la base, il se peut que la phlegmasie soit tuberculeuse. Mais on doit plutôt croire à une phlegmasie simple, à moins que les antécédents ne fournissent quelque indication diagnostique positive.

Si la maladie se prolonge, si les symptômes de réaction diminuent ; si l'auscultation indique une amélioration ; puis si, au lieu de marcher franchement vers la guérison, la maladie présente des alternatives de recrudescence et d'amélioration, on devra croire le plus souvent qu'elle est de nature tuberculeuse.

3° *Pneumonie simple des tuberculeux.* — Si la pneumonie survient chez un enfant qui présente évidemment des tubercules dans d'autres organes que le poumon, comment reconnaître s'il existe ou non des tubercules pulmonaires? Cette question est d'un médiocre importance, et nous n'avons eu que peu d'occasions de la résoudre. Les résultats d'une auscultation antérieure à la maladie aiguë seront très utiles. Mais la phlegmasie, une fois développée, ne nous a pas paru avoir des caractères bien distincts de ceux de la pneumonie ordinaire.

Art. VI. — Pronostic.

Il nous paraît difficile de déterminer d'après des observations quelle est la gravité des phlegmasies chroniques du poumon chez les tuberculeux. On ne peut guère connaître le moment où elles se développent, ni apprécier l'influence qu'elles exercent sur la rapidité de la marche des tubercules. Nous préférons les confondre avec les produits accidentels qui, à nos yeux, ont la même origine.

Il est possible qu'un certain nombre de phlegmasies aiguës, bronchiques ou pulmonaires guérissent chez les tuberculeux; mais ce sont de celles qui, par leur peu d'étendue, passent inaperçues. Quant à celles qui sont assez importantes pour se manifester par des symptômes locaux et généraux, elles nous paraissent peu susceptibles de guérison. Nous ne voulons pas dire qu'elles soient toujours immédiatement mortelles. Loin de là, nous en avons vu un certain nombre dont les symptômes se sont amendés plus ou moins rapidement. Mais dans tous, la résolution s'est incomplétement faite, et la maladie a suivi son cours plus ou moins rapidement vers la terminaison fatale. Nous rapporterons à la fin de ce travail le seul de nos faits qui soit contraire à cette assertion.

Art. VII.— Causes et nature.

La plupart des faits relatifs aux phlegmasies pulmonaires viennent à l'appui des assertions émises dans le chapitre où nous avons parlé des phlegmasies tuberculeuses en général.

Les phlegmasies broncho-pulmonaires aiguës sont de deux sortes. Les unes se développent sous l'influence des causes générales des phlegmasies, telles que la rougeole, la coqueluche, l'état inflammatoire, le catarrhe, la cachexie, etc. Cependant leur fréquence chez les tuberculeux peut faire supposer que la présence du corps étranger donne au poumon une susceptibilité particulière à subir l'influence de ces causes générales. L'afflux sanguin, si habituel autour des tubercules, suffit sans doute pour justifier cette opinion.

Les autres phlegmasies aiguës, qui entourent le tubercule, et dont le siége habituel est modifié par la présence du corps étranger, sont le résultat de l'irritation locale qu'il détermine.

Les phlegmasies chroniques accompagnant toujours le dépôt tuberculeux, reconnaissent sans doute aussi cette même cause locale. Il en est ainsi pour le poumon dont la phlegmasie chronique est toujours parsemée de tubercules, aussi bien que pour les bronches qui sont surtout malades au voisinage des cavernes et de l'infiltration grise. Sans cesse en contact avec la matière de l'expectoration, qu'elles sécrètent ou à laquelle elles servent de passage, elles deviennent et restent longtemps malades.

Nous devons donc reconnaître que nous ne trouvons pas dans le poumon des phlegmasies chroniques qui, complétement isolées de la matière tuberculeuse, paraissent être exclusivement et directement dues à la diathèse scrofulo-tuberculeuse. Nous pensons cependant que l'influence diathésique est réelle et s'unit à l'action locale des tubercules pour produire et entretenir les phlegmasies. Cette dernière cause, en effet, nous paraît insuffisante pour expliquer ; 1° la fréquence des ulcérations de la muqueuse des bronches dans des parties où il n'y a pas de tubercules ramollis ; 2° l'étendue et la gravité de la pneumonie chronique entourant un petit nombre de granulations tuberculeuses.

Art. VIII. — Traitement.

1° *Indications.* — Les indications sont multiples et souvent contradictoires ; aussi n'est-ce qu'avec prudence qu'on doit instituer le traitement des phlegmasies de poitrine chez les tuberculeux. Il faut toujours tenir compte de la diathèse qui a ses indications et qui exige une thérapeutique spéciale souvent en désaccord avec celle qu'exige la phlegmasie.

Aussi, quelle que soit la nature de cette dernière, il faut toujours la regarder comme secondaire et mitiger le traitement antiphlogistique ou anticatarrhal qu'elle indique.

Ce même précepte est applicable lorsque la phlegmasie aiguë peut être regardée comme purement locale.

Enfin, les phlegmasies chroniques ne nous paraissent pas fournir d'autres indications que la maladie tuberculeuse elle-même.

Médications. — Émissions sanguines. — Toutes les fois que l'enfant conserve des forces ou ne les a perdues que par le fait d'un mouvement fébrile intense, toutes les fois qu'il existe une phlegmasie accompagnée d'une réaction vive, surtout si l'on peut établir qu'elle est inflammatoire, les émissions sanguines sont indiquées. Ainsi, on les mettra en usage dans la pneumonie tuberculeuse aiguë, et même lorsqu'une pneumonie survenue dans le cours d'une phthisie chronique aura déterminé un mouvement fébrile violent.

Dans les cas de ce genre, on doit en général se borner à l'application de quelques sangsues ou plutôt de ventouses sur les côtés du thorax, ou sous les clavicules, suivant le siége de la maladie, et on ne renouvellera l'émission sanguine qu'en cas de nécessité et après s'être bien assuré par l'état du pouls et par l'aspect général de l'enfant qu'il peut la supporter. Ce ne sera que dans des cas très rares, et lorsque le pouls sera plein, résistant, la peau chaude et la face vultueuse, que l'on aura recours à une émission sanguine générale.

Vomitifs. — Ces remèdes sont indiqués lorsque la phlegmasie aiguë peut être rattachée au catarrhe et lorsqu'elle s'accompagne de fièvre et d'oppression. Nous préférons, dans ce cas, l'ipécacuanha à l'émétique, qui peut être trop irritant pour les voies digestives si facilement malades des tuberculeux.

Digitale. — Après l'emploi des moyens précédents, ou bien lorsqu'ils ne peuvent pas être mis en usage, la digitale peut rendre quelques services. Nous avons indiqué son mode d'emploi dans le chapitre précédent (page 705).

Balsamiques et eaux minérales sulfureuses, etc. — Ces remèdes, contre-indiqués au début des phlegmasies aiguës, et tant qu'elles déterminent un mouvement fébrile, pourront être utiles au moment où l'inflammation arrive à son déclin ou passe à l'état chronique et s'accompagne de sécrétion muqueuse ou purulente abondante.

Résumé. **A.** — Un enfant est pris, soit au milieu de la bonne santé, soit à la suite de la rougeole ou de la coqueluche, des symptômes qui caractérisent une pneumonie ; la réaction est vive, et bien que la maladie doive se terminer par tuberculisation, ou soit déjà tuberculeuse, rien n'indique la présence du produit accidentel.

1° On suivra les traitements indiqués dans le premier volume pour les pneumonies primitive et secondaire.

2° Si la pneumonie, au lieu de passer à la résolution au terme habituel, se prolonge, si le mouvement fébrile devient subaigu, si l'auscultation révèle un amendement peu prononcé, ou même démontre que la pneumonie reste au même état, on prescrira le traitement indiqué sous le titre C du chapitre précédent (page 706).

B. Un enfant, après avoir présenté pendant quelque temps des symptômes peu tranchés de tuberculisation, contracte une pneumonie que le peu de réaction fait reconnaître pour tuberculeuse.

1° Si l'enfant est encore fort, si le pouls offre de la résistance, suivez le traitement indiqué sous le titre A (page 705), puis d'après la marche de la maladie, sous les titres B ou C du chapitre précédent (pages 705-706).

2° Si l'état de l'enfant ne permet pas les émissions sanguines, employez le traitement par les vomitifs ou la digitale.

C. Pendant le cours d'une tuberculisation chronique bien établie, il survient une pneumonie qui s'accompagne de fièvre assez intense, et qui revêt l'aspect des pneumonies secondaires aiguës.

1° Pendant quelques jours, suspendez le traitement tonique.

2° Si l'enfant est encore assez fort, et si le pouls présente quelque résistance, faites appliquer deux à quatre sangsues sur le point enflammé.

3° Si l'enfant ne peut supporter les émissions sanguines, contentez-vous du traitement par les vomitifs ou simplement par les émollients.

4° Dès que la fièvre sera tombée, et que la maladie aura repris sa marche chronique, reprenez le traitement de la tuberculisation, lors même que la pneumonie ne serait pas résolue.

D. Dans le cours d'une tuberculisation chronique avancée, s'il survient une pneumonie qui n'augmente pas le mouvement fébrile et qui revêt l'aspect cachectique, on continuera le traitement de la tuberculisation, sans s'occuper de la phlegmasie intercurrente.

OBSERVATION. — *Pneumonie tuberculeuse.* — *Tuberculisation ganglio-pulmonaire.* — *Phthisie.* — *Guérison.*

Barbier, garçon, âgé de huit ans, entra à l'hôpital le 30 juin 1846.

Né de parents bien portants, cet enfant a été élevé à la campagne depuis sa naissance jusqu'à l'âge de sept ans. Son père ne l'a vu qu'une seule fois pendant ce long espace de temps ; sa santé était alors très bonne. Lors de son arrivée à Paris, à sa septième année, Barbier était assez fort et bien portant.

Six mois après cette époque, il commença à tousser et à maigrir ; son appétit était régulier ; par moments il avait de la constipation et vomissait par intervalles. Il ne s'alita pas et n'eut pas de sueurs.

Après six mois de maladie, ses parents l'amenèrent à l'hôpital sans pouvoir donner d'autres détails.

État à l'entrée. — Cet enfant a les cheveux brun foncé, les yeux très noirs, les cils très longs, la peau fine, les membres grêles et maigres, la poitrine bien proportionnée, quoique amaigrie.

Les yeux sont cernés ; les narines sont sèches ; les ailes du nez se dilatent un peu ; la face, généralement pâle, présente quelques marbrures sur les joues ; les lèvres sont rosées ; le trait nasal est prononcé ; l'expression générale abattue, mais tranquille. Le pouls est à 124, très peu développé ; la chaleur est vive, et l'enfant est, au moment de l'examen, couvert de sueurs générales assez abondantes. Il est couché sur le dos ; ses forces sont déprimées ; la respiration est à 42 par minute, régulière.

L'examen de la poitrine donne les résultats suivants : en avant et à gauche, on entend à la base du râle sous-crépitant, et la percussion est moins sonore qu'au point correspondant droit. En arrière du même côté, la région dorsale inférieure est mate à la percussion, et on perçoit une respiration bronchique intense dans les deux temps. Du côté droit en avant, la respiration est pure et la sonorité bonne, tandis qu'en arrière la respiration est faible et la percussion peu sonore.

La toux est fréquente et humide ; la voix est claire ; il n'y a pas d'expectoration. Les dents et les gencives sont humides ; la langue est humide et d'un rose pâle. Le ventre est un peu développé, indolent et sonore. L'appétit est bon, la soif médiocre ; il n'y a pas de selles ni de symptômes cérébraux.

Le lendemain, l'état était le même, sauf les différences suivantes : les forces étaient meilleures, et l'enfant se levait une bonne partie de la journée ; la chaleur était moins vive. En arrière à gauche, on n'entendait plus de respiration bronchique ; il y avait seulement de la matité et une absence de tout bruit respiratoire.

Les jours suivants, le pouls tomba à 108 ; la respiration bronchique reparut en arrière, à gauche et à la base, avec la même intensité ; à droite, la respiration demeura faible, tout en devenant plus distincte.

Le neuvième jour après l'entrée, la respiration bronchique avait encore disparu à gauche ; la respiration était seulement courte, rude et brève. La toux ne retentissait pas. Ce jour il survint du dévoiement, suite de la médication.

Dès le lendemain, la respiration bronchique avait reparu, elle était surtout distincte dans l'inspiration, et s'accompagnait de quelques bulles de gros râle. La voix retentissait. Le douzième jour, le râle était sous-crépitant et très abondant dans les trois quarts inférieurs. Le treizième, il avait disparu, et la respiration bronchique était moins intense. A droite, on entendit le douzième jour du râle sous-crépitant assez fin pendant l'inspiration seulement ; il disparut le lendemain, et alors la respiration était plus distincte et moins faible.

Pendant ce temps, la figure devenait de plus en plus pâle ; la fièvre présentait des alternatives de rémissions et d'exacerbations, bien qu'elle ne fût jamais très vive et que le pouls restât assez peu développé. Cependant l'amaigrissement faisait des progrès, et l'enfant avait de temps à autre des sueurs abondantes et limitées à la poitrine.

Du quatorzième au trente-cinquième jour, l'état local présenta les mêmes variations. L'auscultation, pratiquée avec soin presque tous les jours, fit entendre le plus habituellement de la respiration bronchique bornée à la moitié inférieure de la poitrine du côté gauche : parfois elle était limitée autour de l'angle de l'omoplate, ou même à la fosse sous-épineuse ; d'autres fois, et sans que rien pût en rendre compte, elle disparaissait complétement, et la respiration était obscure. Alors il arrivait quelquefois qu'après la toux la respiration bronchique reparaissait profonde et peu intense ; parfois elle se mélangeait de râle sous-crépitant d'abondance variable ; une fois même ces divers changements dans l'auscultation furent perçus à un intervalle de peu d'instants. La percussion était toujours peu sonore.

Les autres symptômes offrirent peu de modifications : le dévoiement devint permanent ; la fièvre hectique persista ; l'amaigrissement fit encore des progrès. Cependant l'enfant se levait, et pouvait un peu marcher dans le jour.

Le trente-sixième jour, la respiration était devenue très évidemment caverneuse le long de la colonne vertébrale, à la région dorsale inférieure gauche, et la matité avait augmenté ; elle était presque absolue. Le trente-septième jour, le souffle caverneux avait disparu ; la respiration était seulement très profondément et très légèrement bronchique.

Le trente-neuvième jour, la respiration bronchique était de nouveau très intense et avait un timbre métallique très prononcé. Le quarantième, le souffle s'accompagnait d'un gargouillement très marqué, surtout au niveau et en dedans de l'angle inférieur de l'omoplate. Ce gargouillement disparut le quarante et unième jour, reparut le quarante-deuxième, disparut de nouveau le quarante-troisième, et revint encore le quarante-quatrième. Ce jour-là le souffle était intense dans les trois quarts inférieurs.

Pendant ce temps, l'état général était le même ; toutefois le pouls, un peu moins fréquent, battait de 88 à 92 par minute. L'enfant continuait à se lever ; mais l'amaigrissement faisait toujours des progrès. Le malade était réduit à une maigreur squelettique.

Du quarante-sixième au cinquante et unième jour à partir de l'entrée, la respiration bronchique persista intense, sans gargouillement, et avec quelques bulles de râle. Un jour seulement elle n'existait pas lors d'une première auscultation, et elle reparut de suite après une quinte de toux. Elle avait alors un timbre égophonique très marqué.

Le cinquante-deuxième jour et les suivants, le pouls avait encore baissé, et variait entre 68 et 72 ; la chaleur était nulle ; la toux était moins fréquente : le dévoiement persistait aussi bien que les sueurs.

Le cinquante-huitième jour, la respiration bronchique était très intense dans les trois quarts inférieurs gauches ; il y avait aussi quelques bulles de râle gros et humide ; la voix retentissait fortement, et la percussion était très mate dans la même étendue.

Du cinquante-neuvième jour au soixante-dix-septième, l'auscultation, pratiquée tous les deux jours, donna le même résultat, sauf quelques différences dans l'intensité et l'étendue de la respiration bronchique, et dans l'abondance des râles. L'état général était le même ; l'enfant, très maigre, ne perdait cependant pas ses forces : le pouls variait entre 80 et 100 ; le dévoiement persistait.

Le soixante-dix-huitième jour, il n'y avait plus de respiration bronchique, mais seulement une inspiration très dure ; il y avait aussi quelques bulles de râle humide à la fin de l'inspiration ; la matité existait toujours aux mêmes points.

A partir de ce jour, la respiration bronchique fut entendue moins souvent ; on pouvait ausculter l'enfant deux ou trois jours de suite sans percevoir autre chose qu'une respiration embarrassée ; puis la respiration bronchique se montrait de nouveau, mais peu intense et moins étendue. Le râle était aussi très variable, tantôt très abondant, tantôt consistant seulement en quelques bulles. La matité n'était plus absolue. En même temps l'état général était évidemment meilleur ; le pouls restait, il est vrai, aussi accéléré à peu près, variant de 76 à 88 ; mais la chaleur était nulle. L'enfant était toujours triste, mais évidemment moins maigre ; l'appétit était bon et conservé, le dévoiement moins abondant.

Cette amélioration alla successivement en croissant, de telle sorte que l'enfant sortit de l'hôpital après y être resté cent vingt-six jours. A ce moment son embonpoint était en partie revenu ; il était gai, mangeait et dormait bien, n'avait plus de dévoiement. La respiration était pure des deux côtés en avant et en arrière ; on percevait seulement quelques bulles muqueuses à la racine des bronches.

Le traitement dirigé contre cette maladie fut d'abord expectant ; puis le cinquième jour d'entrée on commença la potion émétisée, contenant 20 centigrammes d'émétique pour 120 grammes de liquide : on la continua treize jours de suite ; elle occasionna deux vomissements, et détermina plusieurs selles en dévoiement. La diarrhée continua longtemps après.

Après ce temps, on suspendit la potion, et pendant longtemps on donna de la mauve ou de la gomme avec un looch. L'enfant mangeait trois potages, ou un peu de pain et de viande.

Le quarante-cinquième jour d'entrée, on prescrivit un verre d'Eaux-Bonnes dans deux verres de lait. On continua ce régime pendant dix-sept jours ; l'enfant mangeait en même temps le huitième de la portion d'aliments. L'amélioration n'était pas encore déclarée ; la respiration bronchique était intense. On donna une seule potion stibiée à 20 centigrammes pour 120 grammes ; elle fut tolérée. On revint alors au traitement expectant, et l'alimentation fut élevée au quart de portion. Ce fut pendant ce temps que l'amélioration se dessina. On reprit alors l'usage des Eaux-Bonnes pendant treize jours : l'enfant mangeait les trois quarts de la portion ; puis on fit succéder de nouveau le traitement émollient, auquel on ajouta une portion d'aliments.

Remarques. — Nous avons beaucoup hésité avant de porter le diagnostic de la maladie dont nous venons de décrire la marche. Les symptômes étaient tels, en effet, que nous devions rester dans le doute entre plusieurs affections ; une pleurésie chronique, une pneumonie lobaire simple ou tuberculeuse, une phthisie ganglionnaire ou pulmonaire, une dilatation des bronches avec induration du parenchyme pulmonaire.

Il était impossible de croire à une pneumonie simple ; les antécédents et l'examen du malade le démontraient dès le premier jour de son entrée à l'hôpital. En effet, si nous constations un mouvement fébrile et les symptômes stéthoscopiques d'une pneumonie ; l'amaigrissement notable, la pâleur de la face, la petitesse du pouls, le début depuis six mois, prouvaient que la phlegmasie pulmonaire n'était pas franche et primitive. Si donc nous admettions l'existence d'une pneumonie, il demeurait à peu près certain qu'elle était tuberculeuse, ou tout au moins que l'enfant était tuberculeux. L'examen minutieux des autres organes démontrant leur parfaite intégrité, force nous était de croire que le produit accidentel siégeait au milieu du tissu hépatisé, et était sans doute la cause prochaine de la phlegmasie. Mais si ces réflexions faites le premier jour laissaient des doutes sur la nature tuberculeuse de la pneumonie, il n'était plus possible d'en conserver les jours suivants. La persistance du souffle, l'amaigrissement continuel, le peu d'intensité de la réaction fébrile, la facilité avec laquelle l'enfant se levait et demeurait hors du lit une partie de la journée, ne pouvaient plus permettre de croire à une phlegmasie franche du poumon. Nous insistons sur ces remarques, parce que l'on crut, dans le fait, à une pneumonie simple, et que, pendant treize jours de suite, on donna la potion stibiée.

S'il était prouvé qu'il n'existait pas une pneumonie franche, était-il certain que ce fût une pneumonie tuberculeuse, et n'avions-nous pas affaire à une pleurésie aiguë ou chronique?

La marche de la maladie, et d'un autre côté la plupart des symptômes qui faisaient repousser l'idée d'une pneumonie franche, prouvaient que l'affection n'était pas aiguë. Or, dès qu'il était démontré que la lésion du thorax était chronique, les symptômes d'auscultation et de percussion n'étaient plus ceux d'une pleurésie. Dans les cas de ce genre, en effet, la matité est absolue, et l'on ne perçoit pas de la respiration bronchique aussi intense, et pendant un aussi long espace de temps que chez ce malade ; les symptômes sont, au contraire, ceux que nous avions notés pour le côté droit du thorax ; il existait donc bien réellement au épanchement à droite ; mais à gauche la maladie était d'autre nature.

Plusieurs des symptômes pouvaient faire croire à une dilatation des bronches avec bronchite chronique. Tels étaient la respiration bronchique persistant un long espace de temps avec intervalles irréguliers pendant lesquels elle disparaissait ; la respiration caverneuse et le gargouillement perçus à la partie postérieure et inférieure ou moyenne du thorax pendant quelque temps. Les symptômes généraux étaient d'ailleurs ceux d'une bronchite chronique. Cependant, ce diagnostic ne nous paraît pas admissible, parce que pendant un très long espace de temps il y a eu absence de râles sonores ou humides, ce qui ne saurait avoir lieu dans une bronchite chronique.

Les râles qu'on a perçus ensuite étaient sous-crépitants, et n'indiquaient aucunement l'augmentation du calibre des bronches. Le gargouillement, au contraire, est survenu à une époque avancée de la maladie, n'a duré que peu de temps, et ne pouvait, en conséquence, appartenir à la bronchite chronique. Enfin, l'obscurité du bruit respiratoire, lorsque la respiration bronchique disparaissait, était une nouvelle preuve contre l'existence d'une affection des bronches seulement.

Jusqu'à présent nous avons éliminé la pneumonie franche, la pleurésie aiguë et chronique, la bronchite chronique avec dilatation des bronches ; dès lors, il nous fallait admettre une maladie tuberculeuse. Siégeait-elle dans le poumon ou dans les ganglions bronchiques ? Il est très certain que le poumon lui-même était malade, car il existait de la respiration bronchique, des râles, de la diminution de sonorité ; symptômes que les ganglions bronchiques sont tout à fait impuissants à produire dans la région de la poitrine où ils étaient perçus. Il ne nous reste plus aucun doute sur certaines parties du diagnostic ; cet enfant était atteint d'une pneumonie tuberculeuse ; nous expliquons ainsi l'existence de la respiration bronchique, des râles, de la diminution de sonorité, et aussi la longueur de la maladie, le dépérissement, l'apparence phthisique, la fièvre hectique, etc.

Cependant n'y avait-il qu'une pneumonie tuberculeuse et comment expliquer, d'une part, l'absence de bruit respiratoire qui alternait si souvent avec la respiration bronchique ; d'autre part, la respiration caverneuse et le gargouillement qui furent perçus à une époque avancée de la maladie ?

Il nous semble probable, sans que nous puissions l'affirmer d'une manière positive, que les ganglions bronchiques étaient volumineux, et comprimaient les bronches de manière à déterminer l'obscurité de la respiration. En effet, si ces tumeurs ne peuvent pas exagérer les bruits respiratoires à la partie inférieure de la poitrine, elles peuvent les diminuer, et la tuberculisation ganglionnaire accompagne si souvent la tuberculisation du poumon que nous ne répugnons aucunement à admettre cette hypothèse.

Mais les ganglions ne peuvent expliquer la respiration caverneuse et le gargouillement qui existèrent à la base pendant quelques jours à une époque avancée de la maladie. Si l'on se rappelle ce que nous avons dit dans notre premier volume à propos des signes stéthoscopiques de la pleurésie survenant pendant le cours d'une pneumonie, on comprendra qu'il s'est fait un épanchement dont la quantité a été peu considérable à cause de l'étendue de l'hépatisation. Nous disions alors : « Lorsqu'un épanchement pleurétique survient chez un en- » fant atteint d'une hépatisation de la partie postérieure des pou- » mons, tous les bruits anormaux qui étaient perçus au niveau du » point malade sont considérablement exagérés, et la sonorité dis- » paraît. »

Or, l'application de ce principe est évidente ; il existait une pneumonie étendue, un épanchement est survenu, la matité a augmenté, la respiration bronchique est devenue caverneuse, le râle muqueux est devenu gargouillant. Ce phénomène, en outre, a duré peu de temps, comme il arrive dans les cas de cette nature.

Le diagnostic de cette maladie est donc à peu près certainement le suivant : tuberculisation ganglio-pulmonaire, compliquée d'abord de pleurésie chronique droite et de pneumonie gauche, puis de pleurésie aiguë gauche.

Nous nous abstiendrons d'autres réflexions pour abréger, mais nous ferons remarquer que, si notre diagnostic est exact, nous avons un exemple de résolution d'une pneumonie tuberculeuse. Les tubercules ont-ils guéri en même temps ? Nous l'ignorons, parce que nous ne savons pas si l'enfant a succombé plus tard ; mais le retour de l'embonpoint et de la gaieté nous fait espérer que la guérison a été complète.

CHAPITRE XI.

TUBERCULISATION DES PLÈVRES (PHTHISIE PLEURALE).

Art. I. — Anatomie pathologique.

Le dépôt du tubercule se fait sur les deux faces de la plèvre : de là l'étude des tubercules intra et extra-séreux.

A. *Tubercules intra-séreux.* — 1° *Les granulations grises* se déposent rarement dans la cavité des plèvres ; elles sont petites et arrondies, ou lenticulaires. Elles peuvent adhérer assez intimement à la membrane séreuse pour qu'il soit difficile de décider si elles sont intra ou extra-pleurales. Mais nous avons pu quelquefois nous assurer de leur siége à l'intérieur de la séreuse, tandis que jamais nous n'avons établi d'une manière positive qu'elles étaient déposées à sa surface externe. Une fois elles étaient la seule espèce de tubercule que contenait la plèvre; mais elles avaient un léger reflet jaunâtre, comme si elles commençaient à passer à l'état de granulation jaune.

2° La *granulation jaune* se dépose presque toujours à la face interne des plèvres; elle est aplatie et lenticulaire, et adhère plus ou moins intimement à la séreuse; bientôt elle s'entoure d'une petite fausse membrane sécrétée d'abord autour d'elle, puis entre elle et la plèvre. De cette manière le produit inflammatoire soulève la granulation, l'éloigne de cette membrane et semble ainsi la sécréter elle-même.

Il ne faudrait pas croire, en effet, ainsi qu'on le dit généralement, que toujours la plèvre sécrète une pseudo-membrane dans laquelle se développe le tubercule; ce serait intervertir la marche de ces lésions. Le tubercule est un corps étranger qui peut déterminer autour de lui une inflammation; mais souvent aussi il existe sans aucune trace de phlegmasie, et alors on le trouve à l'état de granulations jaunes, isolées et sans fausses membranes, en contact soit avec la plèvre costale, soit avec la plèvre pulmonaire. D'autre part on reconnaît encore ce mode de développement, dans les cas où plusieurs couches de granulations sont supposées.

La tuberculisation se présente alors sous la forme suivante : la plèvre est couverte d'une fausse membrane qui peut avoir jusqu'à 2 ou 3 millimètres d'épaisseur et qui se décompose en plusieurs couches. Chacune contient un nombre plus ou moins considérable de granulations, quelquefois assez rapprochées pour se toucher par leurs bords; puis, lorsqu'on enlève la dernière couche en ayant soin de ne la pas déchirer, on laisse sur la plèvre de petites granulations parfaitement isolées, sans fausses membranes et en contact avec la séreuse à laquelle elles adhèrent plus ou moins. Cette disposition est assez fréquente et se présente toujours la même.

On peut d'ailleurs suivre tous les intermédiaires depuis la stratification de trois à quatre couches jusqu'à la granulation isolée. Ainsi l'on voit quelques-uns de ces tubercules rarement disséminés et entourés chacun d'une très petite fausse membrane circulaire, qui a tout au plus l'épaisseur d'une feuille de papier; elle est d'une telle transparence qu'on l'aperçoit a peine; souvent même on ne la distingue pas d'abord, et on est étonné, en enlevant la granulation, d'entraîner avec elle un petit feuillet membraneux

D'autres fois, la pseudo-membrane est plus épaisse, s'unit pas ses bords à celle des granulations voisines, et donne ainsi naissance à des couches plus étendues qui peuvent être soulevées ensuite pas une nouvelle éruption tuberculeuse,

Lorsqu'on saisit une pareille gradation, il est impossible de ne pas admettre notre manière de voir. Nous ajoutons en outre qu'il est bon nombre de cas dans lesquels on ne peut croire que la granulation contenue entre deux fausses membranes est le produit de leur sécrétion. Le tubercule, en effet, ne peut se développer que dans des parties organisées et parcourues de vaisseaux. Or, les fausses membranes tuberculeuses sont loin d'être toujours vascularisées, et par conséquent ne peuvent pas plus sécréter des tubercules qu'elle ne peuvent sécréter du pus. Il faut donc admettre que dans ces cas le produit accidentel est antérieur à la fausse membrane.

Lorsque le produit inflammatoire sépare la plèvre des granulations, on doit croire que la mort est survenue après le moment où ce tubercule a déterminé la sécrétion d'une nouvelle pseudo-membrane et avant celui d'une dernière éruption tuberculeuse.

Nous ne voulons pas nier cependant que les fausses membranes, aussi bien que les adhérences anciennes, ne puissent être le siége d'un dépôt tuberculeux; mais nous croyons le fait beaucoup plus rare qu'on ne l'admet en général, et surtout il nous paraît nécessaire que la pseudo-membrane soit organisée. Or, dans la très grande majorité des cas, les vaisseaux qu'on y trouve sont exclusivement situés autour des granulations; ce sont des vaisseaux de nouvelle formation semblables à ceux qui dans le poumon entourent les tubercules miliaires et se sont développés après eux.

Distinction entre la granulation jaune et la fausse membrane. — On a dénié le nom de tubercules aux granulations jaunes des plèvres, et on les a regardées comme des fausses membranes. Nous ne saurions partager cette opinion, car ces produits ont à peu près les mêmes caractères dans le poumon et dans la séreuse : c'est la même couleur, la même consistance, le même volume, la même texture. L'aplatissement, résultat de la résistance des tissus, est la seule différence que l'on puisse saisir entre ces deux lésions, et encore cette différence n'est-elle pas constante; car nous avons trouvé dans la plèvre des granulations sphériques.

Mais ce n'est pas tout : quel que soit le nombre de ces granulations, qu'elles soient isolées les unes des autres, ou qu'elles se rapprochent par leurs bords au point de se toucher et presque de se confondre, elles conservent leur forme lenticulaire et tranchent sur la fausse membrane par leur couleur plus mate et plus jaune, par leur épaisseur plus grande, et enfin elles ne sont jamais parcourues par des vaisseaux. On voit dans la fausse membrane qui les environne de fines ramifications vasculaires; mais toujours cette injection s'arrête au pourtour des granulations. Or, il n'est pas difficile de concevoir que celles-ci, étant antérieures à la fausse membrane, devraient être les premières vascularisées si elles étaient de même nature.

Enfin le microscope a donné la preuve positive de la nature tuberculeuse de ces granulations en y démontrant l'existence des globules caractéristiques du produit accidentel.

Il est une circonstance cependant dans laquelle les fausses membranes simulent les granulations ; c'est dans le cas où elles sont finement réticulées. Alors, en effet, la pseudo-membrane jaune présente de petites aréoles dont les bords proéminents s'épaississent un peu à leur point de jonction, et forment ainsi une saillie qui peut d'autant mieux en imposer, que souvent dans ce cas il n'y a pas de vaisseaux développés ; mais la distinction est facile, parce que les points saillants, loin d'être régulièrement arrondis, se prolongent en étoile pour ainsi dire ; et s'ils ne sont pas vasculaires, c'est qu'aucune partie de la fausse membrane ne l'est encore.

Nous restons donc convaincus que les granulations jaunes de la plèvre sont de nature tuberculeuse. Toutefois quelques différences les séparent de celles du poumon. Ainsi il est très rare de constater leur début par les granulations grises ; mais ce fait peut s'expliquer par le peu de fréquence de ces dernières. D'autre part, les granulations jaunes de la plèvre sont presque toujours entourées d'un réseau vasculaire, que la vue simple ne démontre pas pour celles du poumon ; en sorte qu'elles doivent être comparées aux tubercules miliaires du poumon aussi bien qu'à ses granulations jaunes.

État de la plèvre. — La plèvre sous-jacente à la granulation conserve le plus ordinairement son poli et sa transparence ; quelquefois elle offre une petite dépression circulaire formée par le produit accidentel.

Nous l'avons vue injectée et ramollie, au point de s'enlever avec la fausse membrane par une légère traction ; d'autres fois elle était devenue opaline et comme tachée à la place où le corps étranger reposait sur elle.

3° *Tubercules miliaires et plaques tuberculeuses.* — La cavité de la plèvre est souvent occupée par de larges plaques tuberculeuses, résultat de l'aplatissement et de la réunion d'un nombre plus ou moins considérable de tubercules miliaires. Jamais ces tubercules ne sont sphériques, et lorsqu'on les voit dès l'origne isolés sur la plèvre, ils ont le volume d'une lentille à une amande. Le tissu qui les forme est franchement tuberculeux, ordinairement dur et consistant.

Ces dépôts, d'abord séparés, se réunissent ensuite par leurs bords de manière à former de larges plaques ou lames qui tapissent une grande partie de la plèvre et varient en épaisseur de 1 à 4 millimètres ; nous en avons vu avoir jusqu'à 7 millimètres d'épaisseur.

Ces larges plaques tuberculeuses qui ont quelquefois pour origine les granulations jaunes, préexistent comme elles aux fausses membranes et représentent les masses tuberculeuses amorphes du poumon qui résultent de la réunion, soit des granulations jaunes, soit des tubercules miliaires.

Les plaques tuberculeuses, lorsqu'elles sont encore formées de tubercules isolés, sont habituellement entourées d'un réseau vasculaire très apparent ; mais, à mesure qu'elles se rapprochent, le cercle vasculaire se rétrécit au point qu'il arrive un moment où les vaisseaux eux-mêmes sont entourés partout de matière tuberculeuse crue, et qu'il en résulte une lame piquetée de points rouges. On dirait alors que le tubercule s'est vascularisé. Un examen attentif fait voir que les points rouges déprimés et irréguliers appartiennent évidemment aux fausses membranes, diminuées d'étendue par l'envahissement successif de la matière tuberculeuse.

Les plaques sont quelquefois assez épaisses pour déprimer les espaces intercostaux, tandis que la saillie des côtes s'oppose à leur développement : d'où il résulte qu'elles présentent une série de saillies et de dépressions horizontales, et sont pour ainsi dire encastrées comme les poumons des oiseaux.

Il n'est pas rare de rencontrer réunis sur la même plèvre les plaques épaisses, les tubercules miliaires aplatis, et les granulations jaunes.

Si, autour de ces dernières, la fausse membrane conserve toujours son élasticité, il n'en est pas de même pour les plaques qu'on voit quelquefois réunies aux plèvres par un tissu dense et serré, par des adhérences cellulo-fibreuses. D'autres fois la fausse membrane fibreuse est séparée de la plèvre par quelques couches de granulations ; enfin nous avons vu la membrane séreuse opaque, et même doublée par un tissu sous-séreux épaissi.

L'exemple suivant résume assez bien quelques-unes de ces modifications :

Des adhérences épaisses unissent la plèvre pulmonaire à la plèvre costale : celle-ci dense, dure et comme fibreuse, est tapissée par une couche tuberculeuse en larges plaques, lesquelles sont formées dans plusieurs points par l'agglomération de lentilles isolées. Au-dessus est un lacis vasculaire abondant qui ne pénètre nullement la matière tuberculeuse, et se trouve contenu dans un tissu cellulaire lâche et filamenteux, adhérent à la plèvre pulmonaire.

Les tubercules intra-pleuraux sont ordinairement secs et de consistance ferme. Jamais nous ne les avons vus être ramollis et former des cavernes dans l'intérieur de la plèvre, ni perforer la membrane séreuse.

B. *Tubercules extra-pleuraux.* — Ces tubercules se développent sous la plèvre, entre elle et le tissu qui la double (1) ; et contrairement à ce qu'on observe dans les cas précédents, ils ont tantôt la forme ronde, tantôt la forme aplatie. Les tubercules plats ne forment quelquefois aucune saillie dans la cavité pleurale ; en sorte qu'il est facile de

(1) Nous ne parlons dans ce paragraphe que des tubercules qui se développent sous la plèvre costale. Les tubercules sous-pleuraux pulmonaires sont en réalité des tubercules pulmonaires qui ont été décrits dans le chapitre précédent.

suivre la membrane séreuse, lisse, égale et polie, et de constater que
le tubercule est sous-pleural. D'autres fois il forme une saillie dans
la cavité, et alors on distingue des plaques isolées intra-pleurales
aux caractéres suivants :

Si on enlève ce tubercule, en le prenant du côté libre, et s'il reste
au-dessus de lui une membrane lisse et polie, continue à la plèvre,
le tubercule est intra-pleural ; si, au contraire, il reste un bord frangé
et inégal, le tubercule est extra-pleural.

. On peut aussi faire une section perpendiculaire sur le milieu de la
plaque, et l'on voit assez facilement sur la coupe si le tubercule est
exactement contenu entre les deux membranes, dont l'une se continue
évidemment avec la plèvre, et l'autre avec le tissu sous-pleural.

Du reste, ces plaques représentent tout à fait pour leur distribution
celles qui sont intra-pleurales ; comme elles, on les voit s'étendre et
se réunir, mais elles n'acquièrent pas autant d'épaisseur et forment
rarement des lames aussi larges et aussi continues.

Les tubercules sous-pleuraux arrondis siégent d'habitude à la partie
antérieure ou postérieure de la cavité thoracique, et là où la plèvre
peut être soulevée avec plus de facilité, soit à cause de la moindre
résistance des organe, soit à cause de la laxité plus grande du tissu
cellulaire. Elles forment une série de tumeurs arrondies ou ovalaires,
qui peuvent d'un côté déprimer le poumon et de l'autre être en contact avec la partie osseuse ou cartilagineuse des côtes.

. Les tubercules que nous venons de décrire répondent à l'infiltration
jaune ou au tubercule miliaire ; rarement nous avons constaté sous
la plèvre des granulations jaunes, et jamais des granulations grises.
Ce-sont là quelques-unes des différences qui séparent les tubercules
extra-pleuraux de ceux qui siégent dans la cavité même de la plèvre.
Mais il en est une autre qui n'est pas moins remarquable.

Les tubercules extra-pleuraux peuvent se ramollir, former des
cavernes, perforer la plèvre, pénétrer dans sa cavité, communiquer
même avec les tubercules pulmonaires. Ainsi, l'on voit le produit accidentel devenir d'abord plus mou, puis constituer une petite excavation remplie de bouillie tuberculeuse qui n'a pas plus d'étendue que
n'en avait primitivement le tubercule lui-même.

Plus tard, les cavités s'accroissent et sont situées entre la plèvre
encore distincte et épaisse, et les muscles intercostaux ou les côtes
dénudées et en partie détruites, ces cavernes sont irrégulières, anfractueuses, communiquant quelquefois les unes avec les autres, et contiennent du pus et de la matière tuberculeuse ramollie.

Dans un degré plus avancé, la plèvre costale est perforée dans une
étendue variable, et la matière tuberculeuse renfermée primitivement
dans la caverne est contenue dans la cavité pleurale. Nous n'avons
observé qu'un petit nombre de faits de ce genre, et toujours il s'était
fait au pourtour de l'ulcération de la membrane une adhérence entre

les deux plèvres costale et pulmonaire; de cette sorte, la bouillie tuberculeuse n'était pas libre dans la cavité séreuse. Bien plus, nous avons vu la caverne extra-pleurale communiquer avec le poumon à travers de larges perforations de la plèvre pulmonaire.

Dans les cas de ce genre, cette dernière membrane était ulcérée de dedans en dehors par le tubercule devenu intra-pleural ; ou bien encore des tubercules développés à la surface du poumon, au niveau de la caverne pleurale, avaient servi à déterminer la communication entre l'extérieur de la plèvre costale et l'intérieur du poumon. Enfin, nous avons vu les ganglions bronchiques devenus tuberculeux, s'unir aux masses pulmonaires, qui, de l'autre côté, confinaient de la manière que nous venons d'indiquer aux tubercules extra-pleuraux.

Les exemples suivants viendront à l'appui de cette description :

Un garçon de huit ans succomba après avoir présenté tous les signes d'une tuberculisation de la plèvre droite. L'autopsie justifia le diagnostic et démontra les lésions suivantes.

Entre la plèvre et les côtes on trouve de grosses masses tuberculeuses aplaties, jaunes, de la consistance du fromage mou, et du volume d'un pois à une petite noix. On en trouve quelques-unes en avant ; d'autres siégent sur le côté et à la base ; mais en arrière elles sont très nombreuses, forment une surface continue de haut en bas, font saillie dans la cavité pleurale, et compriment le poumon, sur lequel elles ont déterminé une dépression, et qui est carnifié à ce niveau. On retrouve cependant très facilement les deux feuillets de la plèvre épaisse entre les tubercules costaux et le poumon. A la partie postérieure, les masses tuberculeu es, ramollies, forment une véritable caverne extra-pleurale, sans communication avec les bronches, le poumon ou la cavité pleurale. Cette excavation a le volume d'un petit œuf aplati, et est remplie de détritus tuberculeux.

Chez ce malade la caverne était entièrement extra-pleurale et était tout à fait isolée de la cavité séreuse et du poumon ; chez un autre, la communication était établie avec la caverne, et le pus s'était évacué par les bronches.

Plèvre gauche. — Lorsqu'on fait l'ablation du sternum, on voit sur la face interne des côtes une grande quantité de masses tuberculeuses du volume d'un pois à une amande, ramollies et toutes logées dans des excavations situées dans l'épaisseur des parois thoraciques et à l'extérieur de la plèvre : quelques-unes arrivent jusqu'aux côtes, qui sont dénudées ; d'autres reposent sur les cartilages excavés. Ces excavations contiennent du pus et de la matière tuberculeuse à divers degrés de ramollissement. Leurs parois sont formées par un tissu fibreux, dense, épais, résistant. Les muscles intercostaux sont intacts. Plusieurs de ces cavités communiquant entre elles sont traversées par des ponts de substance fibreuse. Du côté du poumon, les parois de ces cavernes adhèrent à la surface de l'organe ; mais on peut les détacher dans quelques points, et on reconnaît parfaitement les deux feuillets de la plèvre devenus opalins,

A la partie inférieure et postérieure, l'une des cavités, remplie de tubercules ramollis, a le volume d'un petit œuf aplati ; elle est circonscrite exacte-
tement par des adhérences dont les parois sont formées, du côté de la cage
thoracique, par une couche de matière tuberculeuse ramollie, en contact avec
les côtes ; et du côté du poumon, par un tissu fibreux, dense et résistant, épais
de 3 millimètres.

Le poumon lui-même est carnifié, et renferme seulement deux tubercules
crus. Les bronches sont rouges, ramollies, et contiennent un liquide purulent
abondant. A la troisième division des bronches du lobe inférieur, on arrive à
la face postérieure du poumon dans l'excavation décrite à propos de la plèvre.
La communication entre la bronche et la caverne a lieu au moyen d'une ulcération principale, qui a environ 4 ou 5 millimètres de diamètre, et qui fait
communiquer directement la plèvre avec la bronche. Les bords de l'ouverture
sont lisses et tapissés par une membrane molle et rouge. Deux ou trois autres
ouvertures semblables existent au pourtour de la principale.

Dans cet exemple, la plèvre pulmonaire avait été perforée par suite
des progrès de la caverne extra-pleurale. Lorsqu'il en est ainsi, et
lorsque le poumon lui-même n'est pas malade, la matière tuberculeuse peut être évacuée, et la guérison n'est pas impossible si la
maladie est limitée.

La guérison est encore plus facile si la plaque sous-pleurale, au
lieu de traverser le poumon, communique directement avec les bronches avant qu'elles pénètrent dans cet organe. Nous avons vu un cas
de ce genre dans lequel une masse tuberculeuse, ayant perforé la
plèvre costale sous laquelle elle était primitivement située, s'était
accolée à la racine du poumon, et longeait la bronche du lobe inférieur. Une adhérence s'était faite entre le pourtour de l'ulcération
pleurale et la plèvre pulmonaire, puis le tubercule s'était ramolli. En
détruisant les adhérences, nous trouvâmes sur le poumon une dépression du volume d'une amande ; le fond était formé par un tissu comme
fibreux, assez lisse, qui semblait se continuer avec la plèvre pulmonaire, en sorte qu'il n'y avait aucune communication directe avec le
poumon. Toutefois, la bronche qui longeait une autre face de la
cavité, était perforée en deux endroits, de dehors en dedans, comme
cela arrive dans les cas de tuberculisation ganglionnaire. Il existait
donc là une caverne de la plèvre communiquant avec les bronches
sans l'intermédiaire du poumon.

Cependant ces cas sont rares ; le plus ordinairement on rencontre
les plaques à l'état de crudité ; souvent même on voit tout à la fois
autour de la même plèvre des granulations jaunes et des plaques intra
et extra-pleurales. Dans ces cas, il est intéressant de chercher ce que
devient la plèvre au milieu de ces tubercules qui l'entourent de tous
côtés. Ordinairement, elle conserve la plupart de ces caractères ;
d'autres fois, elle est épaissie et comme fibreuse ; ailleurs, elle a disparu par une ulcération dont les bords sont très apparents ; parfois

comprimée entre deux plaques tuberculeuses, elle se perd peu à peu, sans qu'on puisse constater le point exact où elle cesse d'exister.

Une fois enfin, nous avons cru la voir devenir elle-même tuberculeuse.

Une partie du lobe inférieur du poumon est occupée par une masse tuberculeuse qui, continue d'une part avec les ganglions bronchiques, arrive de l'autre jusqu'à la surface de l'organe, où elle se présente sous la forme d'une plaque jaune de l'étendue d'une pièce de 2 francs. Cette plaque est recouverte d'une fausse membrane tuberculeuse ; en sorte que la plèvre pulmonaire est contenue entre deux plaques de tubercules.

Si l'on cherche à détacher le tubercule intra-pleural de la circonférence vers le centre de la plaque pulmonaire, la plèvre reste d'abord parfaitement distincte et un peu opaline ; mais au niveau de la circonférence de la plaque pulmonaire, elle devient jaune, sans qu'on puisse dire positivement si elle recouvre seulement le tubercule ou si elle est elle-même tuberculeuse. Mais après quelques millimètres de trajet, la plaque pulmonaire, la plèvre et le tubercule intra-pleural, se confondent de telle sorte, que l'on ne peut plus les distinguer les uns des autres, sans que pour cela il existe une solution de continuité apparente dans la séreuse. Il semble donc probable que cette membrane elle-même est devenue tuberculeuse en ce point.

En résumé. — Le dépôt tuberculeux peut se faire à la face interne et à la face externe de la plèvre : il en résulte les formes anatomiques suivantes :

1° Dans la grande cavité de la séreuse, les tubercules peuvent former de larges plaques qui compriment le poumon.

2° En dehors de la séreuse, ils donnent naissance, soit à des plaques tuberculeuses, soit à des excavations plus ou moins considérables.

3° Les tubercules intra-pleuraux se ramollissent très rarement ; nous ne les avons jamais vus perforer la plèvre ; au contraire, les tubercules extra-pleuraux, non-seulement peuvent se ramollir, mais encore ils ulcèrent la membrane séreuse.

4° Ces foyers peuvent communiquer largement avec les bronches, après avoir perforé le poumon.

5° Lorsque ces foyers sont en contact avec une infiltration tuberculeuse développée à la surface du poumon, il en résulte d'abord une masse tuberculeuse pleuro-pulmonaire, puis une caverne qui a débuté à la fois par le poumon et par l'extérieur de la plèvre costale.

6° Si les tubercules pulmonaires sont eux-mêmes réunis aux ganglions bronchiques, il en résulte une masse tuberculeuse étendue à travers le poumon, depuis les ganglions bronchiques jusqu'à la face externe de la plèvre costale.

7° Les différentes espèces de tubercules sont, par ordre de fréquence, les tubercules miliaires et les plaques tuberculeuses, les granulations jaunes, les granulations grises.

Les tubercules ramollis sont rares.

, 8° Les tubercules sont ordinairement déposés dans les deux plèvres ; quand on n'en rencontre que dans une seule, ils sont plus fréquents à droite qu'à gauche.

9° Les tuberculisations considérables de la plèvre sont presque toujours unilatérales.

· 10° La tuberculisation intra-pleurale est plus fréquente que l'extra-pleurale. Il est plus rare de trouver à la fois des tubercules intra et extra-pleuraux (1).

Art. II. — Symptômes.

Pour bien apprécier les symptômes locaux de la tuberculisation pleurale, il faut étudier les cas simples, c'est-à-dire ceux où le dépôt tuberculeux est concentré dans la plèvre ; tandis que le poumon est sain ou à peu près.

§ I. *Symptômes physiques, — Auscultation et percussion.* — Dans les cas où les plaques tuberculeuses sont intra-pleurales, elles occupent d'ordinaire la partie postérieure ; mais quelquefois aussi elles enveloppent tout le poumon et lui forment une espèce de coque. On constate alors, dans tout le côté correspondant, de la faiblesse du bruit respiratoire accompagnée de diminution générale du son sans matité absolue.

Les masses tuberculeuses sous-pleurales étant beaucoup plus volumineuses, la matité est, dans ce cas, beaucoup plus considérable, et l'absence de bruit respiratoire complète.

---

(1) Sur 109 enfants qui ont des tubercules dans les plèvres, nous trouvons les rapports numériques suivants :

36 fois la plèvre droite était tuberculeuse, 25 fois la gauche, 48 fois les deux plèvres en même temps.

Granulations grises, 6 fois, dont 4 à droite, 1 à gauche, et 1 fois des deux côtés.

Granulations jaunes, 58, dont 21 fois à droite, 16 fois à gauche, et 21 fois des deux côtés.

Tubercules miliaires et plaques tuberculeuses, 72, dont 29 fois à droite, 27 fois à gauche, et 16 fois des deux côtés.

Tubercules ramollis, 7 fois, dont 5 à droite, 2 à gauche.

·La tuberculisation était intra-pleurale 41 fois à droite et 42 fois à gauche.

Elle était extra-pleurale 23 fois à droite et 21 fois à gauche.

Elle était à la fois intra et extra-pleurale 10 fois à droite et 3 fois à gauche.

8 fois à droite et 4 fois à gauche il nous a été impossible de décider si la tuberculisation était intra ou extra-pleurale ; en outre, 2 fois à droite et 3 fois à gauche nous n'avons pu déterminer le siége de la tuberculisation pour un certain nombre de tubercules, en même temps que d'autres étaient évidemment intra ou extra-pleuraux.

La tuberculisation était peu étendue. . . . . 53 fois.

Elle était assez étendue. . . . . 35 fois.

Elle était très étendue . . . . 21 fois.

Du reste, que la phthisie pleurale ait été générale ou partielle, nous avons toujours constaté que les résultats fournis par l'auscultation et la percussion étaient beaucoup plus prononcés dans la région dorsale que partout ailleurs. En avant, la matité et l'absence de respiration existent très rarement jusqu'à la clavicule, et ne dépassent pas en général la troisième côte.

Une circonstance importante à noter est que le changement de position ne modifie pas les résultats fournis par l'auscultation et la percussion. Ce fait est précieux pour le diagnostic, quand on le rapproche de celui que nous énoncions tout à l'heure, savoir, que la matité ne s'élève presque jamais en avant jusqu'à la partie supérieure de la poitrine.

Nous n'avons pas entendu d'expiration prolongée et de souffle bronchique au niveau des tubercules pleuraux ; mais deux ou trois fois nous avons noté du retentissement de la voix sans égophonie. Nous devons excepter de cette règle un malade chez lequel nous entendîmes une fois de la respiration bronchique un peu sifflante, se passant dans les deux temps et s'accompagnant de retentissement du cri. Ces symptômes furent notés à la base, précisément au point auquel correspondait la communication du poumon avec la caverne sous-pleurale, et le lendemain du jour où cette communication s'était opérée (nous en jugeâmes par l'expectoration de matières purulentes qui avait eu lieu à cette époque).

Nous ferons quelques remarques sur la percussion comparée à l'auscultation.

1° La matité absolue ou relative a toujours été constante ou permanente, restant stationnaire ou s'accroissant d'une manière progressive, mais ne diminuant jamais.

2° La faiblesse du bruit respiratoire a, en général, suivie la même marche que la matité; cependant il nous est arrivé quelquefois de constater une augmentation ou une diminution dans l'intensité de la respiration, bien qu'il n'existât pas de changement analogue dans la sonorité du thorax. Ce fait, qui n'est pas inutile pour le diagnostic, dépendait de l'ampleur, du nombre et de l'intensité plus ou moins grande des mouvements respiratoires.

Lorsqu'une lésion intercurrente a pris naissance dans le cours d'une phthisie pleurale confirmée, nous avons pu la diagnostiquer : ainsi l'existence des plaques pleurales ne nous a jamais empêchés d'entendre les râles d'une bronchite intense et le souffle bronchique d'une pneumonie. Il nous a même semblé qu'alors le souffle était plus marqué qu'il ne l'est d'ordinaire dans la pneumonie : phénomène analogue à celui que nous avons constaté dans certaines pleuropneumonies.

L'inspection de la poitrine peut fournir des renseignements utiles : ainsi, nous avons observé une fois une dépression très manifeste du côté malade. Dans un autre cas, les cartilages costaux étaient soudés entre le mamelon et le sternum.

Palpation. — Nous regrettons de n'avoir pas appliqué plus souvent la main sur les parois thoraciques. Dans les cas où nous l'avons fait, nous avons constaté une absence complète de vibrations du côté malade. (Large plaque tuberculeuse intra-pleurale.)

Mensuration. — La mensuration de la poitrine conduit à des résultats plus intéressants. Lorsque la matière tuberculeuse s'est développée dans la grande cavité et forme une coque qui comprime le poumon, on trouve à la mensuration une différence dans la dimension des deux diamètres de la poitrine. Chez un enfant de deux ans, cette différence était d'un centimètre; et c'était le côté malade qui était rétréci. Dans ce cas la tuberculisation s'était, pour ainsi dire, formée sous nos yeux. L'enfant ayant passé plus de quatre-vingts jours à l'hôpital, et sa poitrine ayant été mesurée plusieurs fois, nous pûmes nous assurer que ce rétrécissement n'avait pas été précédé d'une augmentation de diamètre : fait bien important, puisque nous avions ainsi la preuve qu'il n'était pas consécutif à un épanchement pleurétique, et ne pouvait, par conséquent, dépendre que d'une tuberculisation de la plèvre. Dans un autre cas, la mensuration donna d'abord une augmentation dans la dimension d'un des côtés de la poitrine. Nous constatâmes, à la même époque, des signes d'épanchement (égophonie, souffle bronchique) qui disparurent ensuite; quatre mois plus tard l'enfant succomba, et nous constatâmes, à l'autopsie, des plaques tuberculeuses épaisses de plusieurs lignes. Nous regrettons d'avoir omis de pratiquer de nouveau la mensuration; il est très probable que nous aurions constaté un rétrécissement des parois thoraciques.

Si la compression du poumon par une coque tuberculeuse intra-pleurale produit la diminution de la capacité de la poitrine, il n'en est pas de même lorsque la phthisie est extra-pleurale; dans ce cas, s'il n'y a pas de communication entre la grande cavité et la masse tuberculeuse, il n'y a ni dilatation ni rétrécissement du côté malade; c'est ce que nous avons constaté chez un enfant âgé de huit ans. La caverne extra-pleurale existait surtout à la base; le poumon, à peine carnifié au niveau du point comprimé, se dilatait assez facilement.

§ II. *Symptômes rationnels.* — *La toux* existe dans presque tous les cas; en général, dès le début, elle n'offre aucun caractère particulier. Lorsque son timbre se modifie, qu'elle augmente, qu'elle devient quinteuse ou rauque, ce changement indique le développement d'une nouvelle lésion. Mais dans les cas que nous avons vus, cette lésion était secondaire; car la toux ne prenait ce caractère spécial qu'à une époque où nous avions observé déjà depuis longtemps les signes caractéristiques de la tuberculisation de la plèvre.

Expectoration. — Une seule fois nous avons noté une expectora-

tion de matière jaunâtre, fétide, comme purulente, rendue avec efforts
de vomissements, chez une jeune fille de cinq ans, à l'autopsie de
laquelle nous trouvâmes une large communication entre les bronches
et une caverne extra-pleurale. Il était évident que cette expectoration
avait coïncidé avec l'époque où la communication s'était opérée entre
le poumon et la matière tuberculeuse ramollie.

Douleur thoracique. — Jamais, qu'elle qu'ait été l'étendue de la
tuberculisation pleurale, nous n'avons constaté une douleur thoracique que l'on ait pu rapporter au développement de la matière
tuberculeuse.

L'absence de douleur trouve son explication dans le siége des
masses tuberculeuses qui sont quelquefois sous-costales et ne s'accompagnent d'aucune lésion de la séreuse, et surtout dans la lenteur
avec laquelle se développent ces produits accidentels, quel que soit
leur siége. Lorsque la maladie débute par des symptômes aigus ou
subaigus, on constate la douleur thoracique ; mais dans ce cas il
existe une pleurésie.

Le *décubitus* est très variable, sans rapport constant avec le côté
malade. Deux fois seulement il était latéral du côté où existait la
phthisie pleurale.

La *dyspnée* est médiocre ; même chez les plus jeunes enfants la
respiration ne depasse guère 28 à 32 ; elle ne s'accélère que dans les
cas où il survient des complications aiguës, ou bien encore aux approches de la mort. L'accélération de la respiration, déjà peu marquée,
ne s'est pas accrue d'une manière sensible chez l'enfant dont le
poumon communiquait avec un foyer sous-pleural A *priori*, l'on
aurait même pensé que cette communication, en favorisant l'évacuation de la matière qui comprimait le poumon, aurait dû diminuer le
nombre des inspirations ; il n'en fut cependant pas ainsi : la respiration varia entre 32 et 36, avant et après l'évacuation purulente.

§ III. *Symptômes généraux.* — Dans les cas où la phthisie pleurale
est la maladie principale, la fièvre est pendant longtemps presque
nulle. Ainsi chez un garçon de trois ans, nous trouvons le pouls
variant entre 90 et 104 ; chez un enfant de dix ans, entre 88 et 96, etc.
La peau reste sans chaleur. Le mouvement fébrile diffère donc par
son peu d'intensité de celui qui accompagne la phthisie pulmonaire.
Si la chaleur devient vive, et si le pouls s'accélère, on peut croire à
une complication aiguë ou à l'extension de la tuberculisation. Presque
tous nos malades ont eu des sueurs abondantes générales, le plus
souvent la nuit. L'amaigrissement n'a pas été moins constant que les
sueurs ; mais il est loin d'avoir été aussi rapide que dans le cas de
tuberculisation pulmonaire. Il a, en général, suivi une marche lente ;
mais quelquefois il s'est accru d'une manière soudaine dans les derniers jours. Cet accroissement a le plus souvent coïncidé avec une
complication ; en sorte que les malades finissaient comme tous

les tuberculeux, par succomber dans un état d'émaciation complet.

La *déperdition des forces* n'est jamais très marquée ; c'est seulement dans les derniers jours que la faiblesse est grande. Nous avons vu les malades aller et venir dans les salles, quitter même l'hôpital, pour y rentrer plus tard.

Le *facies* n'offre rien de remarquable : les yeux sont cernés dans les derniers temps, les lèvres sèches, la face très pâle, comme on l'observe chez la plupart des tuberculeux.

Art. III. — Tableau. — Marche. — Durée. — Terminaison.

Très rarement la phthisie pleurale débute par les symptômes d'une pleurésie aiguë ou subaiguë ; dans les cas de cette espèce, on constate un mouvement fébrile de médiocre intensité, une douleur thoracique vague, et les signes physiques d'un épanchement ; puis la maladie se prolonge et revêt bientôt tous les caractères de la forme chronique tels que nous allons les détailler.

Tant que les tubercules ne sont pas réunis en plaques plus ou moins étendues, la tuberculisation ne peut être reconnue ; ce n'est qu'à une époque plus avancée qu'elle se présente sous la forme suivante. Les enfants qui en sont atteints conservent leurs forces et leur appétit ; leur respiration n'est pas notablement accélérée ; le mouvement fébrile existe à peine ; ils ne se plaignent d'aucune douleur ; la toux n'offre rien de caractéristique. La maladie locale resterait pendant longtemps tout à fait latente si l'on ne constatait pas, le plus souvent à la partie postérieure de la poitrine, quelquefois en avant et en arrière par l'auscultation, une faiblesse notable du bruit respiratoire, sans retentissement de la voix ; et par la percussion, une diminution de la sonorité du thorax aux points correspondants. L'application de la main ne fait percevoir aucune vibration du côté malade. Les symptômes physiques ne subissent pas de modifications par le changement de décubitus ; la déformation de la poitrine est quelquefois nulle. D'autres fois il existe un rétrécissement qui n'est pas précédé de dilatation, à moins que la maladie n'ait débuté par une pleurésie aiguë ou subaiguë.

La phthisie pleurale peut rester longtemps stationnaire ; cependant elle s'accroît d'ordinaire d'une manière insensible. Les lésions qu'elle détermine sont beaucoup plus étendues dans le cas où la matière tuberculeuse s'est déposée au-dessous de la séreuse que dans ceux où elle occupe la grande cavité de la plèvre. A mesure que la maladie fait des progrès, les symptômes généraux se développent et augmentent d'intensité ; mais alors la tuberculisation se généralise, ou bien il survient une complication aiguë. Il est donc fort difficile d'estimer la durée de la phthisie pleurale, puisqu'à l'époque où les enfants succombent, on constate dans plusieurs organes des lésions qui ont hâté la terminaison fatale. Les accidents, qui peuvent occasionner la mort d'une manière subite ne sont pas fréquents dans cette forme de phthisie. Ainsi, nous n'avons pas vu le pneumo-thorax être la conséquence de la réunion des masses sous-pleurales, costales et pulmonaires. Nous avons démontré dans notre chapitre d'anatomie pathologique qu'il se faisait une adhésion entre ces deux plaques par l'inflammation de la séreuse qui les recouvre, et que plus tard, lorsque la matière tuberculeuse était ramollie, il se formait une caverne qui, quelquefois, ne communiquait pas avec les bronches ; mais que, lorsque cette communication s'établissait, le pneumo-thorax n'en était pas la conséquence, puisque les adhérences empêchaient la pénétration de l'air dans la grande cavité.

Nous avons indiqué plus haut la possibilité de la guérison de la phthisie extra-pleurale par évacuation partielle de la matière tuberculeuse. Le même mode de guérison ne peut pas être admis pour la phthisie intra-pleurale.

Art. IV. — Diagnostic.

La phthisie pleurale peut être confondue avec la phthisie pulmonaire et avec les épanchements pleurétiques.

1° *Les masses tuberculeuses pulmonaires* infiltrent souvent une étendue considérable du poumon sans se ramollir, ou du moins restent fort longtemps à l'état cru. Elles ne se révèlent alors à l'auscultation que par de la diminution du son et de la faiblesse du bruit respiratoire. Dans ces cas, le diagnostic devra être établi principalement d'après le siége des symptômes physiques ; s'ils sont perçus à la base en avant et surtout en arrière, on devra croire à l'existence de plaques pleurales ; aucontraire, le siége au sommet indiquera l'infiltration tuberculeuse du poumon.

En outre, dans l'infiltration jaune, la matité est quelquefois absolue, aussi bien que le silence de la respiration ; et plus tard d'autres signes, en indiquant le ramollissement des tubercules, viennent éclairer le diagnostic.

2° *Pleurésie chronique.* — La phthisie pleurale ,qui s'annonce par des symptômes aigus ou subaigus, ne saurait être distinguée de certaines pleurésies chroniques simples à leur début. Mais, nous l'avons dit, la pleurésie chronique est quelquefois tout à fait latente ainsi que la phthisie pleurale, et alors quand les deux maladies ont atteint leur période d'état, il est extrêmement difficile de les distinguer ; nous allons établir en parallèle les analogies et les différences que présentent les deux maladies.

Pleurésie chronique.	*Phthisie pleurale.*
Matité dans tout un des côtés du	Quelquefois mêmes symptômes ; d'au-

thorax du sommet à la base, en avant et en arrière. Absence complète du bruit respiratoire, et quelquefois respiration bronchique et même caverneuse.	tres fois la matité et l'absence de respiration sont bornées à la partie postérieure.
Pas de changement dans les signes physiques pas de déplacement du malade, quand le liquide occupe toute la cavité de la plèvre ; modifications possibles dans les symptômes quand l'épanchement n'est pas encore très abondant.	Jamais de changement dans les signes physiques par le déplacement du malade.
Dilatation quelquefois très considérable du côté malade.	Aucune dilatation du côté malade. Dans certains cas, rétrécissement qui n'est pas précédé de dilatation.
Rétrécissement considérable du thorax après la résorption de l'épanchement.	Rétrécissement peu considérable.
Symptômes généraux, fièvre hectique, sueurs, amaigrissement, etc.	Mêmes symptômes généraux.
Marche très lente.	Marche très lente.
Terminaison possible par évacuation d'un liquide abondant, spontanément ou au moyen d'une opération chirurgicale.	Évacuation possible, mais rare, de la matière tuberculeuse, peu abondante.
Pronostic grave, mais non pas nécessairement mortel.	Pronostic extrêmement grave ; maladie presque nécessairement mortelle.

Nous avons insisté sur ce diagnostic, parce qu'il est d'une haute importance pour la pratique de différencier deux maladies dont le traitement et le pronostic sont aussi dissemblables.

Les différentes considérations que nous venons de présenter ici sont entièrement applicables à la distinction entre la phthisie pleurale et la pleurésie chronique qui survient chez des enfants tuberculeux ; nous n'avons donc pas à insister sur ce sujet. Le diagnostic est encore plus difficile, puisque les symptômes généraux et les commémoratifs qui peuvent faire soupçonner une tuberculisation sont les mêmes dans les deux cas.

Art. V. — Pronostic.

Nous répéterons, au sujet du pronostic, ce que nous avons dit ailleurs. La phthisie pleurale, si elle restait isolée, pourrait ne pas être grave ; mais la généralisation de la maladie, et l'union des tubercules pleuraux et ganglio-pulmonaires aggravent considérablement le pronostic. Cependant il est évident que la phthisie pleurale est moins grave que les phthisies pulmonaire et bronchique; elle détermine rarement l'ulcération du parenchyme pulmonaire; elle ne donne pas naissance au pneumo-thorax, et ne peut pas non plus produire d'hémorrhagie mortelle par rupture des vaisseaux. En outre, on conçoit la possibilité de sa guérison, soit par l'évacuation de la matière tuberculeuse lorsque la caverne extra-pleurale communique avec le poumon, soit par la résorption du produit accidentel.

La phthisie intra-pleurale est localement moins grave que la phthisie extra-pleurale, parce que les tubercules y sont moins abondants, et parce qu'étant peu susceptible de ramollissement, le corps étranger ne détermine pas la perforation de la plèvre.

En examinant avec soin toutes nos observations, nous n'en avons trouvé que trois, dans lesquelles la mort ait été presque exclusivement causée par la phthisie pleurale.

Art. VI. — Causes.

Les causes qui déterminent spécialement la tuberculisation des plèvres sont très obscures, et il est difficile de dire pourquoi cette membrane séreuse se tuberculise plutôt qu'un autre viscère. On pourrait peut-être invoquer, dans quelques cas, l'influence d'une phlegmasie. Une fois seulement il nous a semblé que la tuberculisation de la plèvre avait succédé à son inflammation; mais comme la pleurésie a été dès l'origine subaiguë, nous sommes portés à croire que dans ce cas particulier il existait déjà quelques tubercules latents qui ont été le point de départ de l'inflammation.

Chez un malade, nous avons trouvé une vaste tuberculisation de la plèvre et du poumon, suite très probable d'une pleurésie ou d'une pleuro-pneumonie. Nous donnons l'extrait de ce fait, qui a quelque valeur parce qu'il nous a été communiqué en partie par Constant. A cette époque, ce médecin travaillait avec nous dans les mêmes salles de l'hôpital des Enfants.

Une jeune fille de sept ans, née de parents bien portants, jouissant elle-même d'une bonne santé, contracta une maladie caractérisée par un point de côté à droite, de l'oppression, une fièvre vive et de l'ampliation de la poitrine. On diagnostiqua une pleurésie aiguë. La maladie passa à l'état chronique, et il se fit un affaissement du thorax, au lieu de l'ampliation qui existait auparavant. Au bout de quatre mois et demi, il parut un nouveau point de côté suivi d'une expectoration fétide. Au sixième mois de la maladie, il existait un aplatissement transversal du côté droit de la poitrine, la respiration était nulle dans tout ce côté. Il y avait une expectoration fétide, et tous les symptômes généraux de la phthisie. Un peu plus tard, il survint du souffle caverneux et du gargouillement, et une hémoptysie foudroyante causa la mort après sept mois de maladie.

L'autopsie démontra que tout ce qui était contenu dans la cavité droite du thorax était converti en une vaste collection tuberculeuse de la consistance du romage mou, au centre de laquelle se trouvaient deux vastes cavernes remplies de caillots. Il ne restait plus la moindre trace de plèvre ni de poumon, sauf quelques tuyaux bronchiques.

Les pathologistes qui admettent que les fausses membranes tuberculeuses préexistent toujours aux granulations qui les envahissent, doivent, s'ils sont conséquents avec eux-mêmes, admettre que dans ces cas la phlegmasie a été l'origine du produit accidentel; quant à nous, persuadés que, dans la grande majorité des cas, la fausse membrane est secondaire, nous rejetons cette preuve. La pseudo-membrane peut, il est vrai, se tuberculiser aussi ; mais ce n'est que plus tard et lorsqu'elle est elle-même organisée.

Age. — Les enfants les plus jeunes sont les plus sujets à la tuberculisation de la plèvre. Cependant la maladie parvient à un degré avancé notablement plus souvent de trois à dix ans et demi qu'avant ou après cet âge.

Sexe. — Les garçons nous paraissent plus disposés que les filles à la tuberculisation pleurale, mais avec cette restriction, qu'à l'époque de la puberté les filles y deviennent relativement plus sujettes que les garçons. La tuberculisation avancée est cependant plus fréquente à tous les âges dans le sexe masculin (1).

Art. VII. — Traitement.

Après avoir tracé le traitement de la tuberculisation en général et celui des phthisies pulmonaire et bronchique, il nous reste peu de choses à dire sur la médication applicable à la phthisie pleurale. Nous trouvons, en effet, pour cette maladie, les mêmes indications et les mêmes moyens de les remplir.

On tiendra compte, au début de la maladie, de sa marche subaiguë ou chronique. Dans le premier cas, elle sera traitée suivant la méthode indiquée pour la tuberculisation pulmonaire subaiguë (voyez page 705 ; A B).

Dans le second cas, qui est de beaucoup le plus fréquent, le traitement sera le même que celui de la phthisie pulmonaire chronique (voyez page 706 ; C D).

(1) Sur 109 enfants qui ont présenté des tubercules dans les plèvres, il y en avait :

		Garçons	
De 1 à 2 ans 1/2 . . . 19	{	Garçons	11
		Filles.	8
De 3 à 5 ans 1/2 . . . 38	{	Garçons.	21
		Filles.	17
De 6 à 10 ans 1/2 . . . 42	{	Garçons.	27
		Filles.	15
De 11 à 15 ans 1/2 . . . 10	{	Garçons	5
		Filles.	5

Outre le traitement général, on insistera sur les frictions iodées sur la poitrine au niveau des points malades, sur les emplâtres de ciguë, pour calmer les douleurs vagues du thorax.

Art. VIII. — Historique.

Laënnec (1) est le seul médecin qui, à notre connaissance, ait parlé avec quelques détails du dépôt des masses tuberculeuses dans la cavité pleurale chez les enfants. Il rapporte une observation remarquable qui lui avait été communiquée par le docteur Cayol. Il s'agit, dans ce fait, d'un enfant de six ans qui succomba, en 1807, à l'hôpital des Enfants malades. On avait observé pendant la vie une céphalalgie intense, une diarrhée continuelle, de la toux sans expectoration ni gêne de la respiration.

A l'autopsie, indépendamment de graves lésions des os du crâne et du cerveau, on constata dans le côté droit de la poitrine les altérations suivantes : « Le poumon droit paraissait absolument transformé en une masse tuberculeuse; mais en l'examinant plus attentivement on put se convaincre que cette matière était contenue dans la cavité même de la plèvre qu'elle remplissait ; c'était une masse de consistance caséeuse dans laquelle on ne distinguait aucun tubercule séparé. Elle avait une épaisseur d'environ deux travers de doigt sur les parties antérieures et postérieures du poumon et un peu moins sur le côté. Une portion de cette matière, du volume d'une noix, pénétrait entre la septième et la huitième côte, qui étaient notablement corrodées (surtout l'inférieure), perçait les muscles intercostaux et venait adhérer à la peau. Cette portion était ramollie, de consistance de pus vers le centre. Une autre portion de matière tuberculeuse servait de moyen d'adhérence entre la face inférieure du poumon et le diaphragme, de même qu'entre ce muscle et les neuvième et dixième côtes.

» Lorsqu'en ratissant on dépouillait la surface de la plèvre de cet enduit, qui était comme pâteux, on voyait que cette membrane, au lieu d'être lisse, offrait l'aspect de la surface inégale des kystes tuberculeux. On distinguait même quelques prolongements très courts et semblables à un tissu cellulaire très fin qui, de sa surface, s'enfonçaient dans la matière tuberculeuse. Au milieu de cette masse, le poumon, très comprimé et réduit au cinquième de son volume, était d'ailleurs sans aucune lésion ; il n'y avait pas la moindre trace de tubercules dans son tissu. Les autres organes, sauf le cerveau, n'offraient pas de tubercules. »

Laënnec, prévoyant avec une admirable sagacité les résultats que devait fournir l'exploration de la poitrine dans des cas analogues à

____

(1) *Traité de l'auscultation médiale*, t. II, p. 526.

celui que nous venons de citer, disait : « Le stéthoscope semble d'abord ne devoir donner d'autres signes de l'existence d'une semblable tumeur que l'absence absolue de la respiration, et par conséquent, il ne paraîtrait pas que l'emploi de cet instrument pût faire distinguer le cas dont il s'agit d'un épanchement pleurétique, d'un hydrothorax ou même d'une péripneumonie arrivée au degré d'hépatisation. Cependant je pense qu'il ne serait pas impossible de reconnaître, ou au moins de soupçonner la nature d'une tumeur semblable, et de la distinguer des cas dont il s'agit à l'aide d'une exploration bien faite et suffisamment répétée. En effet, on pourrait la distinguer de l'épanchement pleurétique et de l'hydrothorax en ce que l'absence de la respiration, au lieu d'arriver subitement comme dans ces derniers cas, doit commencer par une simple diminution du bruit respiratoire qui devient peu à peu plus prononcée, et qui ne se change en une absence totale que d'une manière progressive et probablement fort lente. L'absence d'égophonie confirmerait encore le diagnostic; mais si l'on ne voit la maladie que dans une période avancée, on doit avouer qu'il serait impossible de la distinguer d'un épanchement liquide. »

CHAPITRE XII.

PLEURÉSIE CHEZ LES TUBERCULEUX.

Art. I. — Anatomie pathologique.

La pleurésie des tuberculeux se présente sous des aspects très variés :

1° Nous avons parlé dans le chapitre précédent de ces fausses membranes, tantôt minces, tantôt épaisses, qui accompagnent les granulations tuberculeuses. Cette pleurésie, conséquence de l'irritation locale causée par la présence du corps étranger, passant inaperçue pendant la vie, et, concourant à peine à abréger les jours du jeune malade, n'a, pour ainsi dire, qu'une existence purement anatomique. Il en est de même de ces fausses membranes anciennes ou récentes, mais non parsemées de tubercules et qui occupent divers points de la séreuse, souvent au niveau des tubercules pulmonaires, quelquefois dans un point éloigné de tout corps étranger. Ces produits de l'inflammation sont partiels et sont accompagnés d'un épanchement très peu abondant qui manque le plus souvent.

2° D'autres fois, au contraire, la pleurésie est caractérisée anatomiquement par des produits inflammatoires, solides et liquides, et cette complication aiguë ou subaiguë peut exercer une certaine influence sur la maladie principale. Alors, l'une ou l'autre plèvre, rarement

toutes les deux renferment une certaine quantité de liquide, presque
jamais sanguinolent, quelquefois séreux, le plus souvent trouble, et
mêlé à des flocons albumineux. Les plèvres costale ou pulmonaire
sont tapissées de fausses membranes plus ou moins épaisses, qui contiennent rarement des granulations ou de petites plaques tuberculeuses. La quantité du liquide varie de 120 à 1500 grammes ; d'ordinaire, on en trouve de 120 à 500. Le poumon qui correspond à
l'épanchement est tantôt simplement carnifié, et ne présente ni tubercules ni pneumonie ; mais c'est le cas le plus rare : tantôt il est en
partie carnifié, hépatisé, œdémateux ou apoplectique ; tantôt, enfin,
envahi par une tuberculisation plus ou moins étendue avec ou sans
pneumonie ou carnification.

Lorsque l'épanchement est borné à l'une des plèvres, l'autre offre
le plus souvent, ou des adhérences anciennes ou des fausses membranes récentes sans épanchement ou des granulations tuberculeuses ;
trois fois seulement nous l'avons trouvée parfaitement saine. Le poumon du côté opposé présente d'ordinaire quelqu'une des lésions que
nous avons énumérées.

La pleurésie avec épanchement, telle que nous la décrivons ici, est
plus souvent droite que gauche, plus rarement double ; dans ce dernier cas, l'épanchement est d'ordinaire plus abondant d'un côté que
de l'autre.

3° Enfin, l'on voit quelquefois la pleurésie chronique avec épanchement considérable purulent, telle que nous l'avons décrite dans le
premier volume, coïncider avec la phthisie pleurale. Nous ne possédons que deux exemples de ce genre ; nous rapporterons l'un de ces
faits.

Art. II. — Époque d'apparition.— Symptômes.

Dans presque tous les cas où la pleurésie nous a donné des symptômes appréciables, elle s'est développée chez des enfants gravement
tuberculeux, mais plus souvent dans des tuberculisations abdominales ou ganglionnaires que dans des tuberculisations pulmonaires
avancées.

Dans la grande majorité des cas, l'inflammation a pris naissance
dans les derniers jours ; cependant nous avons vu, chez une jeune
fille phthisique, une pleurésie avec épanchement abondant se développer quarante-neuf jours avant la mort, et, après de nombreuses
alternatives d'augmentation et de diminution, disparaître au bout de
trente-quatre jours. Ce jour-là même, une autre pleurésie se développa du côté opposé, et persista jusqu'à la mort, qui fut causée par
une hémorrhagie foudroyante. Chez un autre enfant dont la tuberculisation était moins considérable, nous observâmes aussi successivement deux épanchements pleurétiques ; mais le premier était consécutif à une anasarque scarlatineuse. Le second, qui put être rapporté

à l'affection tuberculeuse, débuta trente-quatre jours avant la mort et persista jusqu'à la terminaison fatale; il était purulent et d'abondance médiocre. Dans un dernier cas, une pleurésie existait trentre-quatre jours avant la mort, lors de l'entrée de l'enfant à l'hôpital. Elle alla progressivement en diminuant, et disparut entièrement avant la terminaison fatale. Enfin, chez un garçon de six ans, une pleuro-pneumonie avec épanchement abondant débuta au troisième mois d'une phthisie peu avancée, et dura, avec alternatives d'augmentation et de diminution, pendant trente-cinq jours. Les symptômes stéthoscopiques furent analogues à ceux dont nous avons parlé ailleurs. Le retentissement de la toux, de la voix, était considérable. L'intensité du timbre bronchique se rapprochait souvent de la respiration caverneuse.

Dans tous les autres cas où nous avons pu apprécier le début de la pleurésie aiguë ou subaiguë, elle a pris naissance de un à cinq jours avant la terminaison fatale.

Dans le cas où la maladie a été latente, nous avons pu nous convaincre, d'après l'examen des lésions anatomiques, que sa date était aussi très récente.

Les *symptômes* de cette pleurésie ne diffèrent pas de ceux que nous avons constatés à propos de la pleurésie aiguë secondaire ; seulement ils sont d'ordinaire plus difficiles à reconnaître, la faiblesse empêchant quelquefois l'examen de la poitrine.

Dans les cas où l'inflammation nous a offert des symptômes évidents, elle a débuté quelquefois par une augmentation de la dyspnée ; d'autrefois cependant, l'accélération de la respiration était beaucoup moins considérable, ou même nulle. En même temps que la respiration s'accélérait, plusieurs enfants se plaignaient d'une vive douleur thoracique ; la toux ne nous a presque jamais rien offert de spécial. La respiration était obscure du côté douloureux, quelquefois bronchique, la percussion peu sonore ou mate en arrière, très rarement à la fois en arrière et en avant ; presque jamais nous n'avons noté d'égophonie. La face exprimait quelquefois la souffrance ; elle était pâle ; le pouls était extrêmement petit ; la chaleur restait ce qu'elle était auparavant ; presque jamais elle n'augmentait de vivacité.

Suivant l'état de débilitation auquel étaient parvenus les enfants, la maladie se présentait tantôt sous forme secondaire aiguë ou subaiguë, tantôt sous forme cachectique.

Marche. — La pleurésie paraît marcher rapidement, les symptômes ne durent que de un à cinq jours.

Pronostic. — Cette inflammation survenue dans les derniers jours concourt évidemment à la terminaison fatale, dont elle hâte le terme ; mais la plupart des jeunes malades sont assez gravement atteints pour que la maladie première laisse peu d'espoir de guérison.

Art. III. — Nature.

Nous trouvons dans ce chapitre comme dans les précédents la confirmation des idées générales que nous avons émises sur la nature des
phlegmasies chez les tuberculeux.

Bien rarement, puisque nous n'en avons cité qu'un seul exemple
(page 753), la pleurésie aiguë et d'apparence inflammatoire précède
la tuberculisation et paraît lui donner naissance.

Les pleurésies aiguës qui surviennent à la fin de la maladie et qui
hâtent la terminaison fatale, sont les analogues des pneumonies terminales, et comme elles, doivent être le plus souvent considérées
comme cachectiques.

Dans la grande majorité des cas, la phlegmasie aiguë, subaiguë ou
chronique est liée à la tuberculisation de la plèvre ou du poumon,
et paraît être développée sous son influence locale.

Mais cette cause traumatique ne saurait être invoquée lorsque les
fausses membranes pleurales, denses, résistantes, anciennes, siégent
loin du produit accidentel et échappent à l'irritation locale qu'il détermine. Il en est de même sans doute lorsqu'au milieu de ces produits inflammatoires chroniques on ne trouve que de rares et petites
granulations tuberculeuses qui ne sauraient rendre compte d'une
phlegmasie aussi ancienne et relativement aussi considérable.

Dans tous ces cas identiques, sauf le siége, avec la ménigite des tuberculeux, il faut admettre l'influence pathogénique de la diathèse,
qui seule peut expliquer ces inflammations subaiguës ou chroniques
dont aucune cause locale ne peut rendre compte. Nous trouvons une
preuve de la vérité de cette opinion dans la nature de l'exsudation
plastique des pleurésies sans tubercules ; différente des produits de la
pleurésie inflammatoire, cette exsudation est tout à fait semblable à
celle des fausses membranes tuberculeuses. Il paraît donc peu probable que ces dernières se développent sous l'influence d'une cause
exclusivement locale. Aussi croyons-nous que la diathèse est la cause
générale et première de toutes ces pleurésies chroniques tuberculeuses ou non ; l'irritation locale causée par le tubercule explique
seulement la fréquence comparative des fausses membranes tuberculeuses.

Enfin rappelons que la pleurésie aiguë cachectique est rare en général (1) ; et si nous la voyons plus fréquente chez les tuberculeux que
dans toute autre maladie, nous en devons peut-être conclure que la
diathèse n'est pas étrangère à sa production.

Art. IV. — Traitement.

Lorsque la pleurésie des tuberculeux est la conséquence de la dia-

_____
(1) Tome I, page 570

thèse scrofulo-tuberculeuse, le traitement général et local qui lui est applicable est celui de la phthisie pleurale.

Lorsqu'elle est aiguë et terminale, on comprend combien peu la thérapeutique a de prise sur elle. Nous ne saurions suivre les conseils de quelques médecins qui recommandent une médication un peu active. En pareille circonstance, nous pensons que la médecine hygiénique et expectante est un devoir. Le praticien doit se borner à prescrire des applications sédatives sur le côté malade; à l'intérieur, on donnera des préparations narcotiques, de l'opium ou de la belladone pour diminuer le besoin de respirer, calmer la douleur et procurer du sommeil. Si l'inflammation aiguë survenait à une période moins avancée de la phthisie, il faudrait mettre en usage le traitement que nous avons conseillé en parlant de la pleurésie secondaire aiguë.

OBSERVATION.

Nous avons dit (page 757) que dans certains cas exceptionnels la pleurésie chronique purulente, quoique accompagnée de tubercules, constituait la maladie principale par ses symptômes et par sa gravité. Sauf la présence du tubercule, cette pleurésie nous a paru identique à la pleurésie chronique décrite dans notre premier volume et tout à fait distincte de la pleurésie scrofuleuse que nous venons de décrire. Dans ces faits rares il y a sans doute simple coïncidence de deux maladies de nature différente. Dans l'impossibilité où nous sommes d'aborder cette question de nature pour des cas si rares, nous nous contentons de rapporter avec détails un de ces faits qui nous paraît digne d'intérêt.

Il s'agit d'une jeune fille de deux ans et demi sur la maladie de laquelle nous ne pûmes recueillir que les renseignements suivants :

Née bien portante, elle a été mise en nourrice à la campagne, où pendant deux années elle est restée grasse et fraîche. Trois mois et demi avant son entrée à l'hôpital, elle a contracté une maladie caractérisée par des quintes de toux fortes, avec menace de suffocation : elles étaient suivies de vomissement; mais il n'y avait pas d'inspiration sonore. La respiration a été habituellement gênée; il y a eu de la fièvre, de la tendance à l'assoupissement, et un amaigrissement progressif. L'enfant a cependant conservé de l'appétit; les garde-robes ont été régulières.

Le jour de son entrée elle était dans l'état suivant : les cheveux sont blonds, les yeux châtains, la peau fine et blanche; les chairs sont flasques : il y a un peu d'amaigrissement. La face est pâle, un peu bouffie, le pouls à 104, sans chaleur; il y a 33 inspirations régulières par minute. En arrière à gauche, matité absolue dans les trois quarts inférieurs du thorax, respiration très faible; au sommet de l'espace interscapulaire, léger timbre bronchique dans l'expiration. En avant du même côté, même matité, pas de bruit respiratoire : on entend un peu la respiration, tout à la fois très faible et rude. Dans l'aisselle, mêmes phénomènes. Les changements de position ne modifient en rien les résultats de l'auscultation et de la percussion. A droite, en avant et en arrière, la sonorité est bonne et la respiration pure. Pas de douleurs thora-

ciques ; de temps à autre on entend un peu de toux sèche. L'abdomen est assez
volumineux, tendu, sonore ; il paraît un peu douloureux à gauche ; pas de
tumeur. Soif assez vive ; intelligence intacte ; gaieté.

Au bout de huit jours, la respiration était un peu moins obscure à la base
gauche en arrière, la matité moins absolue ; la toux était petite, sèche et fréquente, le pouls et la respiration plus accélérés ; la légère amélioration notée
dans l'état local se soutint pendant quelques semaines, puis de nouveau l'obscurité du bruit respiratoire redevint complète. A plusieurs reprises, on entendit
quelques bouffées de râle sous-crépitant très fugace, bien que la matité et
l'obscurité du bruit respiratoire fussent très prononcées. L'accélération du
pouls et de la respiration ne persistèrent que peu de jours ; le nombre des
mouvements respiratoires varia de 28 à 32, et le pouls de 104 à 122. La chaleur fut presque toujours nulle ; la toux le plus ordinairement rare. La langue
resta toujours humide, l'abdomen volumineux, tantôt indolent, tantôt légèrement douloureux. Un dévoiement abondant s'établit peu après l'entrée, et
dura jusqu'à la mort. L'appétit était cependant conservé et la soif normale.
L'intelligence fut toujours intacte ; à aucune époque on n'observa de symptômes
du côté du système nerveux.

L'enfant mourut cinquante-huit jours après son entrée à l'hôpital, et cinq
mois et demi environ après le début.

A l'autopsie, nous constatâmes les altérations suivantes :

1° *plèvre gauche.* — A l'ouverture de la plèvre, il s'écoule un grand verre
d'un liquide épais, jaune rosé, purulent, assez homogène, sauf quelques petits
débris d'un jaune plus clair, solides et tuberculeux. Tout le liquide s'étant
écoulé, il reste une cavité qui comprend tout le côté gauche du thorax, depuis
la clavicule jusqu'au diaphragme, et dont les parois sont formées d'abord par
une couche de même liquide adhérent ; puis au-dessous, du côté de la plèvre
costale, existe une fausse membrane jaune, molle, peu épaisse en certains
points, plus épaisse et d'un rouge vif en d'autres. Au-dessous se trouve la
plèvre, opaline et doublée d'un tissu dense, serré, d'un blanc grisâtre, et épais
d'un millimètre environ ; il sépare la plèvre des muscles. En d'autres points,
mais surtout au sommet et en arrière, on trouve entre la plèvre et la couche
de pus, soit des grumeaux, soit des plaques tuberculeuses très molles. Ailleurs
encore, la fausse membrane est rouge, épaisse de 1 à 2 millimètres, très dense,
comme musculeuse, très adhérente, de telle sorte qu'on a de la peine à distinguer la plèvre du tissu sous-pleural endurci. Dans ces parties de la fausse
membrane se trouvent de petites granulations miliaires, tuberculeuses, du volume d'une tête d'épingle aplatie.

Du côté de la colonne vertébrale on voit une petite saillie à peine distincte
du cœur, située à côté de lui au niveau de la racine du poumon, et qui paraît
constituée par cet organe lui-même, très affaissé. En ce point, au-dessous de la
couche purulente, on voit une fausse membrane rosée, dense, d'aspect mus-
culeux, tapissée par place par de la matière tuberculeuse molle qui la perfore
çà et là. Si l'on enlève cette fausse membrane, on arrive sur la plèvre pulmonaire et on développe un peu le poumon qui était complétement encaissé par
elle. Au niveau de la racine de cet organe, et dans un point, qui correspond
au sommet du lobe inférieur, on voit une plaque tuberculeuse de l'étendue
d'une pièce de 2 francs, au niveau de laquelle la fausse membrane se confond
avec la plèvre et une masse tuberculeuse venue du poumon ainsi qu'il a été
décrit ci-dessus, page 745.

. Partout ailleurs la plèvre est opaline, parfaitement lisse, sauf quefques points où la fausse membrane enlevée a laissé de petites granulations tuberculeuses.

2° Le *poumon* débarrassé de la fausse membrane qui cachait complétement ses deux lobes, a environ le volume d'un œuf de cane. Il est d'une couleur violacée claire, flasque dans toutes ses parties, nullement crépitant. A la coupe, son tissu est semblable à de la chair, sa couleur est rouge, un peu vineuse; il est très flasque, difficilement pénétrable au doigt; sa coupe est lisse. Le sommet du lobe supérieur présente des tubercules miliaires assez nombreux. Au sommet du lobe inférieur existe une masse du volume d'un œuf de pigeon qui est produite par la réunion de tubercules pulmonaires et ganglionnaires.

3° Les autres organes contiennent tous les tubercules en quantité plus ou moins considérable. L'encéphale en particulier nous a offert de nombreuses granulations et une méningite assez intense.

Remarques. — Lorsque cette jeune malade fut admise à l'hôpital, nous fûmes, dès le premier jour, en doute pour savoir si elle était atteinte d'un phthisie pleurale, ou d'un épanchement pleurétique. L'étendue et l'intensité de la matité, l'absence totale du bruit respiratoire en avant et en arrière, nous portèrent, toutefois, à adopter la seconde opinion. La mensuration de la poitrine eût éclairci tous nos doutes; mais nous avons eu le tort de ne pas la pratiquer. Les légères alternatives d'augmentation et de diminution que nous constatâmes à plusieurs reprises, devaient confirmer notre opinion sur l'existence d'un épanchement. Le noyau tuberculeux ganglionnaire qui existait au sommet du lobe inférieur, était l'intermédiaire par lequel la respiration bronchique que nous perçûmes à plusieurs reprises était transmise à notre oreille. L'épanchement était évidemment la maladie principale; la tuberculisation pleurale n'était pas assez considérable pour fournir des symptômes. L'altération de la plèvre du tissu sous-pleural, et de la fausse membrane, est digne d'attention. Nous avons déjà eu occasion d'en parler ailleurs (voy. *Phthisie pleurale*).

CHAPITRE XIII.

PNEUMO-THORAX (1).

Le pneumo-thorax n'est pas très rare chez les enfants dans le cours de la tuberculisation pulmonaire. Il survient, d'ordinaire, dans des cas où les tubercules existent en grand nombre ; mais il est beaucoup

(1) Nous nous sommes servis, pour la composition de cet article, de 14 observations ou notes; sur ce nombre, 7 nous appartiennent; 2 ont été publiées par Constant, 4 par M. Barrier, et une nous a été communiquée par M. Fauvel.

moins fréquent de constater les perforations au niveau des cavernes chez
l'enfant que chez l'adulte. Ce fait n'a rien d'étonnant, quand on songe
que les excavations du poumon sont moins communes dans le jeune
âge qu'à une autre période de la vie, et que le pneumo-thorax peut
être le résultat de lésions tuberculeuses presque exclusives à l'enfance.

Art. I. — Anatomie pathologique.

Les perforations du parenchyme pulmonaire chez les tuberculeux
peuvent être le résultat de lésions de nature différente ; ainsi :

1° Comme chez l'adulte, la perforation peut exister au niveau d'une
caverne et dépendre de l'amincissement progressif de ses parois ;

2° Elle peut résulter de l'union des masses tuberculeuses ganglio-
pulmonaires ;

3° Elle peut encore dépendre de la rupture d'une bulle emphysémateuse.

Quelle que soit la cause matérielle qui donne naissance au pneumo-
thorax, l'autopsie révèle des altérations qui appartiennent à toutes
les perforations pulmonaires, et d'autres qui sont spéciales à chaque
forme. Nous avons parlé ailleurs des premières (voy. *Pneumo-thorax,*
tome I, p. 602); nous ne nous occuperons que des secondes.

Les perforations qui siégent au niveau des cavernes sont d'ordinaire d'une petite dimension. Tantôt leur orifice unique ou multiple
est parfaitement arrondi, a bords minces, de 1 à 2 millimètres de diamètre; tantôt c'est une fissure plus ou moins allongée. L'excavation
avec laquelle communique la perforation est quelquefois considérable,
d'autres fois de très petite étendue. Ainsi nous l'avons vue varier du
volume d'un pois à celui d'un œuf de poule.

La perforation peut être le résultat de la rupture d'une bulle
emphysémateuse : dans le cas que nous avons observé, la lésion se
montra sous la forme suivante :

Le poumon petit, grisâtre, mamelonné au toucher, était généralement lourd ;
au niveau de la partie externe et moyenne du lobe supérieur gauche, on voyait
une petite ouverture qui semblait faite avec la pointe d'une aiguille ; elle occupait le milieu d'une bulle de 7 à 8 millimètres de diamètre et qui était constituée par un soulèvement de la plèvre ; au-dessous d'elle on apercevait une
bulle semblable non perforée et tout à fait analogue à celle de l'emphysème.
Après avoir incisé la bulle perforée, nous vîmes qu'elle avait le volume d'un
gros pois; elle contenait une petite quantité de pus épais; dans son fond, on
voyait plusieurs petites ouvertures qui pouvaient être des bronches, mais qu'on
ne pouvait suivre jusqu'à des troncs plus volumineux. Cette cavité communiquait avec plusieurs autres semblables au-dessous de la plèvre décollée; tout
le reste du lobe supérieur était converti en tissu gris et infiltré d'une quantité
considérable de tubercules.

Enfin, la rupture du poumon peut être le résultat de l'union

des masses sous-pleurales pulmonaires et bronchiques. Dans ces cas
on voit au niveau de la face externe du poumon une ouverture un
peu irrégulière de quelques millimètres de diamètre au-dessus de
laquelle se détache un long cylindre tuberculeux qui traverse le poumon de part en part, et dont on reconnaît facilement l'origine ganglio-pulmonaire. Par elle on pénètre dans l'intérieur du poumon,
dans lequel on ne constate aucune excavation. (Voy. *Tuberculisation
ganglionnaire bronchique*, page 611.)

État du poumon et de la plèvre. — En général, le poumon est refoulé
contre la colonne vertébrale; d'autres fois, il est maintenu en avant
ou en arrière par des adhérences plus ou moins intimes. Lorsque
ces adhérences circonscrivent un certain espace, et que l'épanchement aériforme se fait au niveau de ce point, le pneumo-thorax peut
être tout à fait circonscrit, comme on pourra le voir dans l'exemple
suivant, qui nous a été communiqué par le docteur Fauvel.

Dans la plèvre du côté droit on trouve une poche anfractueuse, lisse, humide, mais sans liquide, assez grande pour contenir le poing. En incisant cette
poche, il s'en échappe en sifflant un gaz inodore. Elle est limitée en haut et
en bas, en arrière et en avant, par des adhérences celluleuses de la plèvre
assez lâches pour former des membranes. Ainsi cette poche est située à la
partie moyenne externe de la poitrine, et divise la plèvre en deux cavités;
l'une supérieure, qui correspond au lobe supérieur, est libre d'adhérence, lisse,
et renferme quelques cuillerées de liquide séro-sanguinolent; l'autre, inférieure, très petite, ayant trois travers de doigt de hauteur, contient une cuillerée du même liquide. Dans les deux cavités la plèvre ne présente ni fausses
membranes, ni granulations tuberculeuses costales. A l'intérieur, la poche,
quoique lisse, a une surface d'un blanc jaunâtre, rugueuse, et présente quelques brides et aspérités. Le poumon, dans la partie qui correspond à la poche,
est fortement déprimé, aplati sur la colonne vertébrale, tandis que, plus haut
et plus bas, il a son aspect et son volume ordinaires. La plèvre qui le recouvre
est tapissée par les fausses membranes jaunâtres, résistantes, assez épaisses.

Dans ce cas il n'existait aucun épanchement liquide dans la plèvre.
Nous avons constaté l'absence du liquide chez trois autres malades,
et en particulier chez la jeune fille dont le pneumo-thorax était le
résultat de la rupture d'une bulle emphysémateuse. La petitesse de
la perforation, qui avait empêché l'écoulement des liquides bronchiques, était probablement la cause de l'absence d'inflammation de la
membrane séreuse. Dans un autre cas la plèvre était saine; dans un
troisième, elle renfermait quelques fausses membranes récentes. Le
plus ordinairement on trouve dans la plèvre un mélange d'air et de
liquide séro-purulent dont l'abondance est variable. Le gaz était toujours inodore. Lorsque la maladie s'est prolongée très longtemps,
on ne retrouve plus de perforation, mais il existe des adhérences
qui ont fermé la fistule pleuro-bronchique.

Siége du pneumo-thorax. — Le pneumo-thorax est plus fréquent à gauche qu'à droite. Ainsi en réunissant les cas de guérison ou de cicatrisation à ceux où le pneumo-thorax a été constaté après la mort, nous voyons que dans quatorze cas il existait neuf fois à gauche et cinq fois à droite. En outre, la perforation siége plus fréquemment au niveau du lobe inférieur, tantôt au sommet, tantôt à la partie moyenne, plus souvent à la base. Nous l'avons une seule fois constatée au sommet du lobe supérieur, fait qui s'explique quand on considère, 1° que les cavernes n'occupent pas toujours le sommet du poumon chez les enfants ; 2° que le pneumo-thorax n'est pas toujours le résultat de la perforation des parois d'une excavation.

<h3 style="text-align:center">Art. II. — Symptômes.</h3>

§ 1. *Symptômes physiques.* — On retrouve chez l'enfant, comme à une époque plus avancée de la vie, les altérations du bruit respiratoire, et les modifications de la sonorité qui appartiennent à cette maladie.

Respiration amphorique. — Ce symptôme a été constaté chez plusieurs malades, mais non pas chez tous; il a en particulier entièrement manqué chez un garçon de quatorze ans. Dans ce cas l'enfant avait été ausculté avec beaucoup de soin, mais on n'avait pas appliqué l'oreille dans l'aisselle au niveau dn point où existait la perforation. En outre, nous avons lieu de croire que l'épanchement aériforme s'était effectué à deux reprises, et que la fistule avait été momentanément oblitérée. La respiration amphorique a été précédée chez deux enfants d'absence de bruit respiratoire pendant vingt-quatre heures. Elle a été perçue en avant et en arrière à la fois : elle a duré pendant plusieurs jours n'étant pas toujours également facile à reconnaître. Elle alternait alors avec de la faiblesse du bruit respiratoire. Elle a été accompagnée quelquefois d'un retentissement amphorique de la toux et de la voix.

Le *tintement métallique* a été noté dans des cas où on n'a pas perçu de respiration amphorique, aussi bien que dans ceux où ce symptôme existait : il était surtout évident après la toux, la phonation et la succussion.

Respiration caverneuse. — Dans un cas où le pneumo-thorax était circonscrit la respiration amphorique a été entendue à peine pendant un jour, tandis que nous avons le plus ordinairement constaté une respiration caverneuse des plus caractérisques; plus tard ce symptôme a été couvert par l'obscurité du bruit respiratoire, à l'époque où un épanchement liquide a remplacé l'épanchement aériforme.

Respiration bronchique. — Chez un enfant dont le pneumo-thorax était le résultat de la réunion des masses ganglio-pulmonaires, nous n'avons constaté ni respiration amphorique, ni tintement métallique, mais souvent nous avons aperçu du souffle bronchique au niveau du point où existaient les ganglions hypertrophiés.

Respiration faible ou nulle. — L'absence du bruit respiratoire a été constatée chez plusieurs enfants à deux époques distinctes de la maladie, au début et à une période plus avancée. Dans le premier cas, elle coïncidait avec une exagération de son; dans le second, avec de la matité. Elle a souvent alterné avec la respiration amphorique : ces alternatives tenaient probablement à ce que la fistule pulmo-pleurale était momentanément oblitérée. Chez un enfant, nous ne perçûmes d'autre altération du bruit respiratoire qu'une obscurité complète et permanente.

Exagération de la respiration. — Dans le poumon du côté opposé à celui où existait le pneumo-thorax, on a le plus ordinairement noté une exagération manifeste du bruit respiratoire.

Percussion. — Dans tous les cas où le pneumo-thorax a été reconnu pendant la vie, la percussion était manifestement exagérée; la poitrine rendait un son de tambour en avant, en arrière et dans l'aisselle, lorsque l'épanchement gazeux occupait toute la cavité pleurale. Dans le cas où il a été circonscrit, la sonorité a été exagérée dans l'aisselle et en avant jusqu'au mamelon.

La sonorité a persisté chez quelques malades jusqu'à la mort, soit que l'épanchement ait manqué ou ait été très peu abondant, soit qu'il soit survenu seulement les derniers jours, et à une époque où la faiblesse de l'enfant ne permettait plus l'exploration de la poitrine. Dans d'autres cas, à une époque variable, l'exagération de son a été remplacée par de la matité, qui, chez deux malades, est survenue une fois le neuvième jour, une fois le seizième, dans un autre cas, à une époque plus éloignée encore.

Inspection du thorax. — *Mensuration.* — *Palpation.* — Nous avons noté chez plusieurs enfants que le côté malade était évidemment plus saillant que le côté sain; qu'en outre, les côtes étaient maintenues immobiles, et que leur mouvement ascensionnel était beaucoup moins marqué que du côté opposé.

Par la mensuration, nous avons pu reconnaître l'étendue de la dilatation chez un enfant de trois ans et demi; le côté droit était, le deuxième jour, plus dilaté que le gauche de 1 centimètre; le lendemain, le diamètre avait augmenté de 7 millimètres. Dans une observation qui appartient à Constant, il y avait une différence de 5 centimètres entre les deux côtés.

La main appliquée sur le côté malade ne perçoit aucune vibration.

§ II. *Symptômes rationnels.* — La *douleur* marque le début de la maladie. Elle a manqué toutefois à cette époque chez un enfant de quatorze ans; il ne s'en est plaint que quelques heures avant sa mort. Nous n'avons pas non plus constaté ce symptôme chez un garçon de trois ans, dont le pneumo-thorax a débuté sous nos yeux. La douleur

existe dans tout le côté malade, augmente à la pression et à la percussion. Elle est remarquable par son extrême intensité et par sa
courte durée. Ainsi nous ne l'avons vue persister que deux et trois
jours chez deux enfants qui furent atteints pendant leur séjour à
l'hôpital, bien que la maladie ait duré pendant vingt-cinq jours et
plus. Quelquefois la douleur a diminué d'une manière sensible au
bout de peu de jours, mais n'a disparu complétement qu'un peu
plus tard.

Dyspnée. — La dyspnée est le symptôme le plus constant, elle
marque le début. Cependant elle a manqué au moment où s'est fait le
pneumo-thorax chez le malade, qui à la même époque n'accusa aucune douleur. La dyspnée est considérable, et contraint les enfants à
rester assis, où à se coucher dans le décubitus dorsal ou latéral, élevé.
Les mouvements respiratoires se répètent d'ordinaire de 52 à 60 fois-
par minute; leur accélération était incalculable quelques heures après
le début chez un de nos malades. En même temps la voix est entrecoupée, les enfants poussent des cris et se plaignent constamment.
La dyspnée atteint rapidement son apogée, et, à la différence de
beaucoup de maladies de poitrine chez les enfants, elle est à son
maximum le premier jour, et tend ensuite à décroître assez rapidement.
Ainsi, chez un enfant de trois ans, quelques heures après le début,
la vitesse de la respiration était incalculable ; le lendemain, les mouvements respiratoires étaient tombés à 60, puis à 56.

Chez la plupart des malades dont la vie s'est prolongée, la dyspnée
a diminué d'une manière très sensible du troisième au cinquième
jour. Cependant dans les cas funestes, la respiration, bien que diminuée de fréquence, est restée accélérée jusqu'à la mort. Dans ceux où
la terminaison a été heureuse, les mouvements respiratoires ont repris
leur rhythme habituel au bout d'un certain temps.

Toux. — Chez plusieurs enfants, la toux a été petite, fréquente
et sèche, comme quinteuse dès le début; chez d'autres, elle n'a
revêtu ce caractère qu'à une époque plus avancée. Un seul malade ne toussa pas pendant les 31 heures que dura le pneumo-
thorax.

Décubitus. — Comme nous l'avons dit, au début le décubitus est
assis, ou dorsal, ou latéral élevé. Quelquefois il reste tel pendant toute
la maladie, d'autres fois il change et devient latéral forcé. Les enfants
restent ainsi obstinément couchés sur le côté malade, et l'on a grand'-
peine à leur faire abandonner cette position. Lorsque la maladie se
termine heureusement, le décubitus est indifférent, à une époque un
peu avancée.

Facies. — Le facies est caractéristique : la face est pâle, avec une
nuance violette des pommettes, les traits sont tirés, les ailes du nez
largement dilatées, le facies exprime la souffrance ou l'anxiété. Cet
état persiste pendant quelques jours, puis il disparaît. Si la maladie

marche rapidement, la pâleur est bientôt remplacée par une teinte violacée du visage qui est couvert de sueur.

Fièvre. — Le pouls offre un caractère constant, savoir une petitesse extrême et une accélération considérable à une époque voisine du début; ces caractères persistent jusqu'à la mort dans les cas funestes, tandis que le pouls se relève et se ralentit dans ceux terminés par guérison. La chaleur n'est pas toujours vive en même temps que le pouls est accéléré. Nous avons noté chez un enfant un refroidissement très sensible des mains, qui en même temps avaient pris une teinte violacée.

Voies digestives. — Une augmentation sensible de la soif chez tous les malades, du dévoiement chez quelques-uns, et la perte de l'appétit chez tous, dès les premiers jours, ont été les phénomènes les plus habituels.

Fonctions cérébrales. — La plupart des malades conservent leur parfaite intelligence. Cependant un enfant de 3 ans eut beaucoup d'agitation le jour du début; il poussait des cris aigus, il était très colère. Ces symptômes disparurent rapidement. Un garçon de 14 ans avait l'air hébété, il avait un subdélirium tranquille.

Art. III. — Tableau. — Marche. — Durée. — Terminaison.

Le pneumo-thorax débute d'ordinaire à une époque déjà avancée de la phthisie pulmonaire, et dans des cas où les commémoratifs, ou l'examen direct des malades, indiquent déjà l'existence d'une affection tuberculeuse.

La maladie s'annonce le plus souvent par une violente douleur thoracique, accompagnée de dyspnée extrême; la toux, si elle existe, redouble de fréquence et prend quelquefois le caractère quinteux; le facies exprime l'anxiété, la souffrance; la face est pâle, nuancée de violet aux pommettes. Le pouls est très accéléré et d'une extrême petitesse, les extrémités sont froides. Les jeunes sujets ont une agitation excessive, poussent des cris aigus; les plus âgés conservent d'ordinaire leur intelligence. L'enfant ne peut rester dans la position horizontale, on le voit assis dans son lit, ou àdemi couché sur le côté. A une époque très voisine du début, l'oreille perçoit une exagération considérable du bruit respiratoire dans le côté sain, tandis que dans le côté où existe la douleur, la respiration est silencieuse, amphorique ou caverneuse, en même temps que la percussion rend un son tympanique. On peut bientôt s'assurer que le côté malade est évidemment dilaté; la main qui le presse ne perçoit aucune vibration, et les mouvements ascensionnels des côtes sont très limités.

Les mêmes symptômes, auxquels se joignent quelquefois du tintement métallique, de la résonnance amphorique de la toux et de la

voix, persistent en se maintenant au même degré et la mort survient
rapidement.

Plus souvent, quelle que doive être la terminaison ultérieure de la
maladie, au bout de peu de jours plusieurs des symptômes diminuent
d'intensité ou disparaissent. Ainsi la douleur thoracique ne se fait plus
sentir, la dyspnée et la toux sont moins intenses, tandis que le pouls
reste toujours petit et accéléré, et que le facies est anxieux et souffrant; la percussion est toujours aussi sonore; mais la respiration
amphorique a remplacé la faiblesse du bruit respiratoire, avec laquelle
elle alterne. Il y a toujours de l'accélération de la respiration, et la
mort survient dans un intervalle de trois à huit jours.

D'autres fois l'obscurité de la respiration reparaît et s'accompagne
de matité; alors il se fait un épanchement abondant, et il peut arriver
que les signes du pneumo-thorax disparaissent; mais la maladie pulmonaire continuant à faire des progrès, l'amaigrissement, la dépression des forces, les sueurs générales, la fièvre hectique, persistent, et
l'enfant finit par succomber dans le dernier degré de la cachexie
tuberculeuse. Dans un cas de ce genre, observé par Constant, la
maladie a duré quatre mois.

Enfin, dans des cas très rares, lorque le pneumo-thorax est circonscrit, ou bien lorsque étant général, il existe chez des enfants qui ne
sont pas débilités, la maladie peut se terminer par le retour à la santé.
Alors le facies n'est plus anxieux, l'insomnie disparaît, la toux cesse,
la respiration n'est plus que médiocrement accélérée, le pouls a beaucoup diminué de fréquence, il n'y a pas de sueurs générales. L'enfant
reprend des forces, la soif est nulle, l'appétit revient. L'auscultation
confirme l'amélioration survenue dans l'état général. Ainsi à la respiration amphorique succède de l'obscurité du bruit respiratoire et la
diminution du son. Puis ces deux symptômes disparaissent ou diminuent à leur tour, et il n'existe plus en définitive qu'une légère
diminution dans la sonorité du thorax et dans l'intensité de la respiration.

Chez un de nos malades, ces heureuses transformations étaient survenues au bout d'un mois; dans un fait rapporté par Constant, elles
ont été beaucoup plus tardives.

Art. IV. — Diagnostic.

Il n'est pas en général difficile de reconnaître l'existence du pneumo-thorax, il l'est plus de remonter à sa cause. Dans quelques cas
cependant la maladie reste latente, ou peut être confondue avec
d'autres affections.

1° *Pneumo-thorax latent.* — Lorsque le pneumo-thorax survient
dans le cours de la phthisie déjà avancée, à une époque où la fièvre et
la dyspnée sont intenses, la maladie peut être méconnue, surtout si

elle existe chez un enfant très jeune qui ne peut accuser la douleur qu'il éprouve. L'auscultation pratiquée chaque jour mettra sur la voie du diagnostic.

2° *Emphysème.* — Lorsque le pneumo-thorax ne s'accompagne d'aucune douleur, et que l'on n'entend pas à l'auscultation de respiration amphorique, tandis qu'il existe une absence complète du bruit respiratoire, une exagération de sonorité, et une dilatation d'un des côtés du thorax, on peut croire à un emphysème pulmonaire. Nous citerons en particulier le cas suivant qui était bien propre à induire en erreur.

Un enfant de quatorze ans était entré à l'hôpital pour y être traité d'une affection dont les symptômes paraissaient se rapprocher de ceux d'une fièvre typhoïde. Cependant les antécédents indiquaient en outre l'existence d'une maladie de poitrine ayant environ trois mois de date, mais dont les symptômes physiques n'étaient pas très évidens. En effet, pendant quatorze jours de suite, nous notâmes de la faiblesse générale du bruit respiratoire et du râle sous-crépitant, à la base des deux côtés, en arrière ; ce râle n'était pas constant. On avait, du reste, grand'peine à faire respirer l'enfant d'une manière convenable, en sorte que la faiblesse de la respiration pouvait, jusqu'à un certain point, être attribuée au peu d'efforts que faisait l'enfant pour faire pénétrer l'air dans les poumons. La percussion ne fournissait que des renseignements négatifs. Nous avions ausculté l'enfant un matin à dix heures et obtenu les mêmes résultats que les jours précédents ; le pouls battait 112, la respiration était à 28. A trois heures de l'après-midi, nous trouvons notre malade dans le même état que le matin ; la respiration n'est pas plus accélérée, il ne se plaint d'aucune douleur et cause avec son frère qui est auprès de lui. Bien que rien n'attirât d'une manière spéciale notre attention sur les organes thoraciques, nous pratiquâmes de nouveau l'auscultation et la percussion, et fûmes très étonnés de constater les symptômes suivans :

En avant et en arrière à gauche, la percussion était plus sonore qu'à droite ; dans toute la hauteur, il y avait une absence complète de bruit respiratoire ; à droite, au contraire, la respiration s'entendait bien. Nous parvînmes à faire comprendre à l'enfant la manière de faire de profondes inspirations, et nous constatâmes alors un contraste encore plus tranché entre l'absence complète du bruit respiratoire à gauche et l'intensité de la respiration à droite. Ces résultats de l'auscultation modifièrent notre diagnostic ; nous attribuâmes la faiblesse générale du bruit respiratoire perçue auparavant à ce que la respiration se faisait d'une manière incomplète, et nous crûmes, en conséquence, avoir affaire à un emphysème du poumon du côté gauche dont le diagnostic aurait été méconnu pendant plusieurs jours. L'absence de douleurs et de dyspnée, et les signes physiques eux-mêmes devaient concourir à nous faire adopter ce diagnostic. A dix heures du soir, il survint un violent accès de dyspnée qui obligea le malade à passer assis une partie de la nuit ; il rejeta une assez grande quantité de mucosités sanguinolentes. Le lendemain matin nous lui trouvâmes la face violette, couverte de sueur avec pâleur du masque ; les mains étaient violacées, un peu froides, les ailes du nez dilatées, il y avait 44 inspirations par minute ; l'auscultation et la percussion donnaient les mêmes résultats que la veille ; le côté gauche était plus saillant que le droit. A cinq heures du soir, la dyspnée persistait,la face devenait de plus en plus violacée; le regard était incertain, hébété; l'enfant avait un subdélirium tranquille; il indiquait cependant, pour la première fois, l'hypochondre gauche comme douloureux. La percussion était *extrémement* sonore à gauche, surtout en avant, et l'absence de bruit respiratoire complète. A neuf heures du soir la mort arriva.. A aucune époque nous n'entendîmes de respiration amphorique ni de tintement métallique.

Comme nous le disions tout à l'heure, nous crûmes avoir affaire à. un emphysème du poumon; l'accès de dyspnée survenu dans la nuit ne devait pas nous désabuser, puisque ce phénomène n'est pas rare dans l'emphysème. La douleur accusée par le malade quelques heures avant la mort pouvait seule indiquer la nature de la complication; mais elle paraissait si peu intense, si mal caractérisée qu'elle n'avait pas attiré notre attention. — Il est probable que l'épanchement aériforme ce sera effectué à deux reprises. Ainsi, une petite quantité d'air suffisante pour produire la faiblesse du bruit respiratoire et l'exagération de la sonorité, mais pas assez considérable pour aplatir le poumon et produire la suffocation, ce sera d'abord épanchée; puis l'orifice fistuleux aura été momentanément oblitéré. — Plus tard, un second épanchement gazeux plus abondant se sera effectué et aura déterminé l'accès de dyspnée survenu dans la soirée. La dilatation du côté malade et l'*excessive* sonorité du thorax en sont la preuve.

3° *Cavernes*. — Lorsque le pneumo-thorax est circonscrit, et que l'on perçoit de la respiration caverneuse, on peut croire à l'existence d'une caverne, dans le cas surtout où l'on n'a pas antérieurement pratiqué l'auscultation dans le point qui correspond à la perforation pulmonaire. Le mode de début de la maladie mettra alors sur la voie du diagnostic qui sera confirmé par la marche des symptômes. Ainsi l'on constatera, 1° une violente douleur thoracique et une dyspnée intense; 2° la respiration caverneuse coïncidera avec une sonorité tympanique dans un point limité du thorax; 3° l'augmentation de son et le souffle caverneux seront remplacés par une diminution de la sonorité, par de la faiblesse du bruit respiratoire, et, si le malade doit guérir, par le retour à l'état normal de la percussion et de l'auscultation.

Si le pneumo-thorax peut simuler une vaste excavation, une caverne considérable peut aussi simuler le pneumo-thorax. (Voy. *Phthisie pulmonaire*.)

4° *Diagnostic de la cause*. — Enfin s'il est difficile dans certains cas de reconnaître l'existence du pneumo-thorax, il l'est plus encore de diagnostiquer sa cause. Voici quelques réflexions qui nous ont été suggérées par nos observations.

Le pneumo-thorax suite de pneumonie sera reconnu d'après la marche antérieure de la maladie, et les signes stéthoscopiques constatés avant l'apparition de l'accident. Toutefois, comme la perforation du poumon a lieu le plus ordinairement dans des pneumonies secondaires, et que celles-ci simulent souvent l'existence de la phthisie, il est des cas où le diagnostic sera tout à fait impossible à poser ; nous avons démontré d'ailleurs que, dans cette forme de pneumothorax, les symptômes de la perforation étaient loin d'être toujours évidents.

Le pneumo-thorax qui succède à la gangrène se reconnaîtra aux symptômes propres à cette maladie, et en particulier à l'expectoration et à l'odeur de l'haleine.

Il nous est impossible de donner les signes qui permettent de reconnaître si le pneumo-thorax est le produit de la rupture d'une caverne ou le résultat de la perforation du poumon par les masses tuberculeuses ganglio-pulmonaires ; mais on comprendra qu'il importe peu d'établir cette distinction.

Art. V. — Pronostic.

Le pneumo-thorax tuberculeux est d'une haute gravité ; cependant cet accident lui-même n'est pas incurable. Mais on comprend que si la fistule peut se cicatriser, l'air être résorbé, l'épanchement disparaître, l'époque de la mort sera seulement reculée ; les lésions pulmonaires devant suivre leur marche progressive, le pronostic deviendra alors celui de la phthisie pulmonaire.

Nous avons recueilli un exemple de pneumo-thorax circonscrit terminé par le retour à la santé.

Constant a cité une observation fort intéressante de pneumo-thorax général dont l'issue a été heureuse. Il a publié un autre fait dans lequel la mort est survenue seulement au bout de quatre mois : l'orifice fistuleux était oblitéré par des fausses membranes.

M. Barrier a rapporté aussi une note succincte sur un cas de pneumo-thorax qui paraît s'être terminé par le retour à la santé. Malheureusement ce fait est très incomplet.

Les symptômes qui peuvent faire présager une terminaison heureuse sont :

1° Les modifications de l'auscultation et de la percussion, qui indiquent la disparition de l'épanchement aériforme et la résorption de l'épanchement liquide qui lui succède ;

2° La disparition de la dyspnée.

3° Surtout la diminution ou la cessation du mouvement fébrile, le retour des forces et de l'appétit.

Art. VI. — Causes.

D'après les faits que nous avons sous les yeux, la perforation du

poumon est plus fréquente chez les garçons que chez les filles (1);
plus rare dans les premières années de la vie qu'à une époque plus
avancée.

Dans aucun cas on n'a noté de causes occasionnelles qui aient pu
provoquer le pneumo-thorax.

Art. VII. — Traitement.

Nous ne saurions que répéter ici ce que nous avons dit ailleurs,
savoir : que la médecine expectante ou le traitement par les narcotiques, sont les méthodes que l'on doit préférer. Dans le fait de guérison que nous avons recueilli, aucun traitement n'a été mis en
usage; dans celui rapporté par Constant, une amélioration évidente
a succédé à l'emploi du sirop diacode à dose assez élevée.

On doit donc se proposer :

1° De calmer les symptômes pénibles ;

2° A une époque avancée, de favoriser la disparition des produits
épanchés.

Médications. — 1° Pour atteindre le premier but, l'enfant sera placé
dans un décubitus élevé; on soutiendra le tronc avec des coussins;
on tâchera de diminuer le nombre des mouvements inspiratoires au
moyen des préparations narcotiques. Ainsi l'on prescrira le sirop
diacode, l'extrait d'opium ou de belladone; à doses élevées. Pour un
jeune enfant, on pourra donner, toutes les heures, dans une cuillerée
à café du sirop diacode, ou toutes les quatre heures 2 à 3 centigrammes
d'extrait d'opium ou de belladone on augmentera la dose pour les
plus âgés. On suspendrait l'usage du médicament s'il survenait des
symptômes de narcotisme.

Les préparations opiacées, en combattant l'insomnie, en diminuant
la dyspnée, pourront en outre diminuer et faire disparaître la douleur. On s'efforcera de calmer ce symptôme au moyen d'application
de larges cataplasmes de farine de lin et de décoction de pavots. Si
le poids du cataplasme empêchait de le supporter, on le remplacerait
par des fomentations narcotiques ou par des embrocations avec un
liniment opiacé. Si ces moyens ne suffisaient pas et que l'enfant fût
encore assez robuste, on pourait appliquer un petit nombre de sang
sues dont on laisserait saigner les piqûres pendant une heure au plus.
Du reste, la difficulté d'arrêter, dans certains cas, l'écoulement du
sang, la nécessité pour le faire d'exercer une pression un peu prolongée sur le côté malade, et la crainte d'affaiblir l'enfant, nous engagent
à n'employer ce moyen qu'en désespoir de cause.

____

(1)   Garçons. . . 7   Filles 5

    De 2 à 5 ans 3

    De 6 à 15 ans 9

2º Si la maladie franchit la période suraiguë, et passe à l'état sub-aigu ou chronique, on n'a plus à traiter le pneumo-thorax, mais bien la pleurésie chronique qui lui succède, et les lésions tuberculeuses du poumon qui l'accompagnent.

CHAPITRE XIV.

TUBERCULISATION DU PÉRICARDE ET DU COEUR.

Art. I. — Anatomie pathologique.

Les tubercules du péricarde sont fort rarés ; nons ne les avons observés que dix fois sur 312 malades, et deux fois seulement la maladie avait atteint un haut degré d'intensité.

A son premier degré, le tubercule miliaire, qui est la forme la plus fréquente, siége d'ordinaire au-dessous du feuillet viscéral dé la séreuse. Nous l'avons vu avoir un très petit volume, c'est-à-dire celui d'une petite tête d'épingle ; un autre avait la grosseur d'un pois ; quel-quefois le tubercule est volumineux, surtout dans les points où le péricarde n'adhère pas d'une manière intime au tissu du cœur, et passe de ce tissu aux vaisseaux ; en ces points nous avons vu un tubercule cru du volume d'une grosse amande.

Les tubercules, une fois développés, déterminent, comme dans la plèvre, une inflammation chronique suivie de l'adhésion des deux lames de la séreuse. Lorsqu'ils sont petits et rares, ils ne produisent pas d'ordinaire cet effet, tandis qu'au contraire, dans les cas où ils sont plus volumineux, ils déterminent une phlegmasie chronique étendue. Ainsi, chez deux de nos malades, nous n'observâmes qu'un seul tubercule sous-séreux très petit; dans ces deux cas, la séreuse était parfois saine au voisinage du produit accidentel, tandis que chez une fille de cinq ans, au contraire, chez laquelle les tuber-cules étaient plus nombreux, le feuillet viscéral présentait quelques plaques laiteuses, assez étendues, saillantes, et l'on voyait une douzaine de tubercules aplatis, irréguliers, entre la membrane séreuse et les muscles.

Nous avons vu deux fois tout le péricarde tapissé de fausses mem-branes tuberculeuses, formant des plaques analogues à celles de la plèvre. L'adhérence des deux feuillets était intime.

Ainsi, chez un de ces malades, la face interne du feuillet pariétal était ta-pissée d'une fausse membrane celluleuse de l'épaisseur d'une feuille de papier, qui s'enlevait en lambeaux d'un pouce de longueur, et était parsemée de pe-tites granulations blanchâtres du volume d'une tête d'épingle. La face anté-rieure du cœur gauche présentait des plaques tuberculeuses considérables qui semblaient situées dans le tissu cellulaire sous-séreux. Quand on enlevait le feuillet membraneux qui les recouvrait, elles restaient attachées au viscère. Cependant un examen attentif démontrait que ces plaques reposaient sur un autre feuillet membraneux très mince, que l'on reconnaissait aisément pour être la séreuse viscérale.

Pour compléter l'analogie qui existe entre-les tubercules du péricarde et ceux de la plèvre, nous rapportons une observation remarquable qui nous a été communiquée par le docteur Fauvel, et dans laquelle les masses tuberculeuses développées dans le tissu sous-séreux viscéral avaient pénétré peu à peu entre les fibres charnues ; quelques-unes de ces masses étaient sur le point de perforer l'endocarde. Une hypertophie du cœur en avait été la conséquence.

Les deux feuillets séreux du péricarde sont intimement unis dans toute leur étendue par des adhérences celluleuses très fortes qui présentent en plusieurs points une infiltration séro-sanguinolente. A l'aide d'une dissection attentive, on parvient à détruire ces adhérences, et la séreuse du cœur offre une teinte opaline.

Le cœur a un volume considérable ; il présente à la base des ventricules 23 centimètres de circonférence, et 11 centimètres de cette base à la pointe.

A sa surface, on voit un grand nombre de bosselures inégales en grosseur, blanchâtres, entre lesquelles le tissu charnu est d'un rouge pâle. Ces bosselures, dont quelques-unes ont le volume d'une noix, existent dans toute l'étendue de l'organe, et sont aussi nombreuses en arrière qu'en avant.

Il y en a moins, et leur volume est plus petit au niveau des oreillettes (ce sont des masses tuberculeuses qui, placées entre les fibres charnues du cœur, soulèvent la séreuse). Elles sont constituées par une matière dure, friable, d'une teinte jaunâtre, ne présentant aucune trace de vaisseaux. Au centre de quelques-unes la consistance est moindre qu'à la circonférence.

Le ventricule droit offre une dilatation considérable, en rapport avec le volume du cœur ; il renferme quelques caillots noirâtres diffluents. La membrane interne est lisse et violacée.

On voit à la surface interne du ventricule, dans toute son étendue, excepté du côté de la cloison, un grand nombre de petites bosselures qui soulèvent la membrane interne dans les interstices des colonnes charnues. Ces inégalités sont d'un blanc jaunâtre et ont une surface granuleuse (on dirait qu'elles sont criblées de grains de semoule). Elles correspondent aux bosselures externes, et en dedans on voit au niveau de quelques-unes des ecchymoses noirâtres sous-séreuses.

L'orifice de l'artère pulmonaire est sain (4 centimètres 1/2 de circonférence); l'oreillette droite, très dilatée, a une capacité double de celle du côté gauche ; deux tumeurs y soulèvent la membrane interne.

L'une, au niveau et à la partie postérieure de l'orifice auriculo-ventriculaire, fait une saillie considérable ; elle a environ le volume d'une noisette ; elle diminue les dimensions de l'orifice, et tient à une tumeur plus grosse située profondément dans le tissu charnu. Sa surface est inégale, jaunâtre, granulée.

L'autre, plus considérable en étendue, existe à la partie postérieure et interne de l'oreillette, avoisine l'appendice, et descend jusqu'à l'orifice auriculo-ventriculaire. Ses dimensions sont : 4 centimètres de haut en bas, et 2 transversalement ; sa surface est inégale, bosselée, granulée en jaune, et présente en outre une coloration rouge noir, due à une infiltration sanguine sous-séreuse.

Dans toute l'étendue de l'oreillette, et même au niveau des tumeurs, où une dissection attentive a été faite, la membrane interne est lisse et n'est pas ulcérée.

L'orifice auriculo-ventriculaire droit est sain, ainsi que les valvules (6 centimètres de circonférence).

Le ventricule gauche est dilaté ; il contient une petite quantité de sang noir liquide ; sa surface interne est lisse et a une couleur lie de vin.

Il n'y a pas de saillie anormale à l'intérieur.

L'orifice aortique a 4 centimètres 1/2 ; il est sain, ainsi que les valvules. L'oreillette a des dimensions normales ; elle est lisse, et présente la même coloration que le ventricule. L'orifice auriculo-ventriculaire gauche a 6 centimètres de circonférence. L'aorte n'offre aucune autre altération qu'une imbibition de ses parois.

A part les masses tuberculeuses décrites plus haut, qui pénètrent entre les fibres charnues de l'extérieur vers l'intérieur, le tissu du cœur lui-même n'est le siége d'aucune altération : on n'y observe ni ecchymose ni ramollissement.

L'épaisseur des parois dans toutes les cavités est en rapport avec leur capacité.

La cloison interventriculaire et l'oreillette gauche sont les seules parties exemptes de tubercules.

Nous ne saurions mieux faire que de rapporter les remarques que ce fait a suggérées à M. Fauvel :

« Si l'on se rappelle qu'ordinairement les tubercules du cœur sié-
» gent à sa surface sous le péricarde, affectant une disposition ana-
» logue à celle des tubercules pleuraux et des autres séreuses, il sera
» rationnel d'admettre que, dans ce cas, les tubercules étaient placés
» primitivement sous le péricarde. Je ne sache même pas qu'on ait
» jamais rencontré de la matière tuberculeuse enveloppée de toute
» part dans le tissu charnu du cœur. Et ici, aucune granulation, si
» petite qu'elle fût, n'affectait cette disposition. Or, admettant que le
» premier travail morbide qui s'est opéré ait été le dépôt des tuber-
» cules sous le péricarde, il est évident que bientôt une inflammation
» adhésive entre les deux feuillets séreux en a été le résultat, comme
» cela a lieu pour la plèvre. Dès lors, les tubercules emprisonnés
» dans un sac fibreux ont éprouvé de la résistance à leur accroisse-
» ment excentrique. Cependant la sécrétion continuant à s'opérer, il
» a bien fallu que ce produit sécrété se fît place, et, tout naturelle-
» ment, il s'est frayé un passage entre les fibres charnues du cœur
» jusqu'à sa surface interne, où il a rencontré l'endocarde, qui lui-
» même a été soulevé, et qui aurait été bientôt perforé si la vie s'était
» prolongée plus longtemps. Cette explication du développement de
» la tuberculisation est non-seulement en harmonie avec les faits
» observés, mais encore elle s'appuie sur ce qui résulte de l'examen
» anatomique.

« En effet, c'était à l'extérieur que les tubercules formaient les
» saillies les plus considérables, et pour les ventricules, ils étaient
» aussi nombreux à gauche qu'à droite. Or, les cavités droites furent
» les seules où l'on trouva des tubercules faisant saillie sous la séreuse,
» c'est-à-dire précisément là où il y avait un obstacle plus faible à
» vaincre, à raison de l'épaisseur moins considérable des parois.

» A gauche, au contraire, ils étaient seulement enchatonnés dans le
» tissu charnu sans avoir atteint la surface interne.

» Il est à remarquer encore que les masses qui formaient saillie à
» l'intérieur, n'étaient pas indépendantes, mais faisaient corps avec
» les masses extérieures. »

Dans l'observation que nous venons de citer, l'hypertrophie du
cœur avait été la suite du développement des tubercules. Dans les
faits que nous avons recueillis et vus, évidemment la maladie du
péricarde n'avait pu, par son étendue, influer sur la nutrition de l'organe central de la circulation ; nous n'avons observé ni hypertrophie
ni atrophie. Les orifices du cœur étaient libres ; mais une fois nous
avons trouvé la valvule mitrale un peu rouge et épaissie à son bord
libre.

Les faits qui nous appartiennent, et celui qui nous a été communiqué par M. Fauvel, semblent indiquer que la tuberculisation du tissu
même du cœur est infiniment rare ; cependant, à en juger par une
observation du docteur Couture, il paraîtrait que ce produit accidentel peut occuper les valvules et la fibre musculaire elle-même, ou
tout au moins se développer primitivement dans les interstices musculaires.

Art. II. — Symptômes.

La science ne possède pas de faits assez nombreux pour qu'on
puisse tracer avec quelque certitude le tableau de la maladie et faire
le détail des symptômes ; nous en dirons cependant quelques mots.

Lorsque la maladie est à son début, elle reste à l'état latent.

Dans les cas où les tubercules plus nombreux coïncidaient avec des
produits phlegmasiques chroniques, nous n'avons observé ni douleur
ni voussure à la région précordiale ; une seule fois, nous avons noté
un bruit de soufflet au premier temps, qui persista pendant douze
jours ; puis il disparut. Vingt-deux jours après qu'on eut cessé de
l'entendre, la jeune fille succomba, et nous trouvâmes à l'autopsie
les plaques tuberculeuses et le léger épaississement de la valvule
mitrale dont nous avons parlé plus haut. Nous devons ajouter que,
dans ce cas, à l'époque où nous entendîmes le bruit de soufflet, la
percussion était mate dans une assez grande étendue.

Voici quels furent les symptômes dans le fait observé par M. Fauvel.

A la suite d'une maladie abdominale aiguë survenue à l'âge de six ans et
demi, la jeune fille dont il s'agit n'avait pas recouvré la santé ; elle avait perdu
son embonpoint, et se plaignait souvent de douleurs dans la poitrine.

Trois semaines avant son entrée à l'hôpital, de l'œdème se manifesta aux jambes, puis à la face, et le ventre augmenta de volume.

Quand on vit la malade, elle présentait de l'œdème aux membres inférieurs, à la face, et l'on constatait l'existence d'un peu de liquide dans l'abdomen.

La région précordiale donnait un son obscur dans une assez grande étendue ; on y voyait une légère voussure. Le cœur donnait une forte impulsion, et ses battements étaient réguliers, sourds, mais sans aucun bruit anormal. Le reste du thorax résonnait bien à la percussion.

On entendait à l'auscultation dans toute l'étendue, en avant et en arrière, un mélange de râle ronflant et sibilant, avec quelques bulles humides à la base. A la partie supérieure, le bruit respiratoire, perceptible de temps en temps, était rude, surtout à gauche.

La malade toussait et se plaignait d'oppression (respiration à 40)

La face, pâle, ne présentait pas de teinte violacée, mais un peu d'œdème autour des yeux et du nez.

– Le pouls (à 96) était régulier, large, dépressible. Cinq ou six selles en diarrhée avaient lieu tous les jours.

L'état général de la malade annonçait une constitution assez forte, mais détériorée depuis longtemps.

Au bout de huit jours, sous l'influence de cinq sangsues à l'épigastre, de six bains de vapeur et de boissons diurétiques, une amélioration notable s'était manifestée. L'anasarque avait beaucoup diminué ; l'enfant mangeait un peu et commençait à se lever.

Cette amélioration persista quelque temps, et l'œdème disparut entièrement. La malade continua à se lever et à manger avec appétit jusqu'au deuxième mois de sa maladie ; mais à cette époque la diarrhée devint plus forte ; des douleurs de ventre se manifestèrent, et l'amaigrissement fit des progrès.

L'œdème se manifesta de nouveau aux membres inférieurs et à la face. A partir de ce moment, il n'y eut plus d'amélioration ; l'enfant se tenait constamment couchée sur le ventre ; la fièvre était intense, continue. Elle se plaignait beaucoup de souffrir du ventre, dont le volume augmenta. Jamais elle n'accusa de douleurs à la région précordiale, et une exploration attentive n'y fit pas noter de nouveaux symptômes. Enfin la diarrhée devint excessive, et l'enfant mourut dans le marasme soixante-huit jours après l'apparition de l'anasarque.

Art. III.   Causes.— Pronostic.— Traitement.

Nous n'avons aucune considération spéciale à présenter sur les causes et le traitement de la tuberculisation du péricarde.

Nous nous contenterons de remarquer que, sauf une seule, toutes les observations que nous avons recueillies l'ont été chez des enfants âgés de cinq ans et plus (1).

(1)   2 ans. . . . . . . Fille 1
        3 à 5 ans 1/2. { Garçon 1
                        { Filles. 2
        6 à 10 ans 1/2. . Garçons. 2
        11 à 15 ans . . { Garçon 1
                        { Filles. 3

La tuberculisation générale était, chez tous ces enfants, très considérable ; les plèvres, les poumons, les ganglions bronchiques, étaient profondément atteints, et la lésion du péricarde (sauf dans le cas où il y eut hypertrophie du cœur) ne nous paraît pas susceptible d'accroître beaucoup la gravité du pronostic de l'affection tuberculeuse.

Dans les cas où l'on aurait reconnu la maladie, on prescrirait, outre le traitement général tonique, l'application de vésicatoires volants sur la région précordiale, ou de frictions mercurielles sur le même point, ou mieux encore, des frictions iodées.

ABDOMEN.

—

CHAPITRE XV.

TUBERCULISATION DU PÉRITOINE (PHTHISIE PÉRITONÉALE).

Art. I. — Anatomie pathologique.

On trouve dans le péritoine toutes les espèces de tubercules que nous avons décrites dans la plèvre, c'est-à-dire les granulations grises et jaunes, les tubercules miliaires, les plaques tuberculeuses, les tubercules crus et ramollis.

1° *Granulation grise.* — La granulation grise est plus fréquente dans le péritoine que dans les plèvres, et sa forme dépend de la partie de la séreuse sur laquelle elle se développe. Dans le grand épiploon, elle est arrondie, grise, demi-transparente, tout à fait identique avec celle du poumon. On l'y rencontre souvent sans altération aucune de la membrane ; elle est contenue dans l'intervalle de ses feuillets, où elle représente exactement ce que l'on appelle le tulle à pois, c'est-à-dire un tissu très mince et transparent, dans lequel sont disséminés des points arrondis plus opaques. Le lacis vasculaire très fin qui entoure ces produits accidentels, sans jamais les pénétrer, est là plus apparent qu'ailleurs.

La granulation est-elle, au contraire, située à la face inférieure du diaphragme, elle est aplatie et lenticulaire ; elle a 1 à 2 millimètres de diamètre, et conserve ses mêmes caractères ; toutefois elle paraît plus dure, plus résistante, *plus cartilagineuse.*

Elle est ordinairement très adhérente à la membrane séreuse, à tel point que l'on ne saurait souvent s'assurer si elle est située à sa face interne ou à sa face externe ; cependant, il nous a paru très évident, dans certains cas, qu'elle était extra-séreuse.

Dans les autres parties du péritoine, sa forme dépend de la résistance des tissus, et elle siége plus souvent à l'intérieur de la cavité qu'à son extérieur.

2° *Granulation jaune.* — La granulation jaune, plus fréquente que la granulation grise, est identique avec celle de la plèvre. Elle siége comme elle presque exclusivement à la face interne de la séreuse, et s'entoure le plus souvent d'une fausse membrane qui est molle, mince, transparente et vasculaire, ou épaisse, jaune, opaque et résistante. Il serait inutile de chercher à prouver sa nature tuberculeuse et sa préexistence à la pseudo-membrane, tout ce que nous avons dit au sujet de la plèvre étant entièrement applicable au péritoine. C'est au moyen de ces granulations, et des fausses membranes qui les entourent, que se forment les adhérences tuberculeuses qui unissent le foie et la rate au diaphragme. On peut parfois en constater plusieurs couches superposées dans des fausses membranes vascularisées ou privées de vaisseaux.

3° *Tubercule miliaire et plaques tuberculeuses.* — Le tubercule miliaire, fréquent surtout dans les tuberculisations générales du péritoine, existe cependant aussi dans les tuberculisations limitées ; dans tous ces cas, on le voit sous forme d'une petite masse arrondie, homogène, tantôt très consistante, tantôt un peu plus molle que celle de la plèvre ; mais alors il est plus aplati, et se présente sous la forme d'une lentille de 3 à 6 millimètres de diamètre ; il est intra ou extra-péritonéal, et nous avons vu cette double disposition réunie chez le même individu.

Il détermine souvent par sa présence, même lorsqu'il est sous-péritonéal, des adhérences ordinairement faciles à détruire entre les parties de la séreuse qui sont en contact, en sorte que les anses intestinales sont accolées les unes aux autres. Dans un degré plus avancé, les fausses membranes tuberculeuses sont épaisses, élastiques, résistantes, d'un blanc jaunâtre. Elles sont évidemment de formation plus ancienne.

Les adhérences, au contraire, sont beaucoup plus solides et fibreuses, lorsque les tubercules miliaires se sont réunis en plaques consistantes et dures. Dans ces cas plus rares, les plaques n'acquièrent guère plus du volume d'une amande. Enfin, chez un petit nombre de malades, le dépôt tuberculeux qui se fait dans le grand épiploon, ou bien entre la paroi et les organes abdominaux, est beaucoup plus abondant, et forme d'énormes masses de plusieurs centimètres d'épaisseur.

Les adhérences que déterminent les tubercules sous-séreux entre les parties contiguës du péritoine, opposent aux perforations intestinales une utile barrière. Remarquons d'abord que les tubercules qui se développent dans la cavité de la séreuse n'ont aucune tendance à la perforer, tandis que ceux qui naissent sur sa face externe tendent toujours à pénétrer sa cavité. Et de même que nous avons vu les tubercules sous-pleuraux établir une communication entre l'intérieur des voies aériennes et la plèvre, de même les tubercules sous-péritonéaux déterminent une communication entre les voies digestives et la cavité péritonéale.

Lorsque cette perforation doit avoir lieu, le tubercule se ramollit, détermine un travail d'ulcération entre les tuniques intestinales; et par suite de sa tendance à s'agrandir en tous sens, il perce d'une part la séreuse, et d'autre part la musculeuse de dehors en dedans; il arrive ainsi sur la face externe de la muqueuse, et la perfore. De là résulte à l'intérieur du tube digestif une ulcération dont la forme est différente de celle qui succède au ramollissement des tubercules intestinaux.

Si l'on détruit l'adhérence parfois très légère qui unit deux anses intestinales, on trouve entre elles une petite cavité dont les parois sont constituées par les tuniques musculeuses et par les bords réunis de l'ulcération des deux lames péritonéales contiguës. La matière tuberculeuse est à nu sur la membrane musculaire des intestins. Dans une période plus avancée, le tubercule ramolli et déjà suppuré a ulcéré la musculeuse. La petite cavité n'est plus fermée d'un côté que par la muqueuse. Enfin, dans un troisième degré, celle-ci elle-même est perforée. Si les adhérences péritonéales ne sont pas solides, les matières fécales passent dans la cavité séreuse. Il est donc impossible de ne pas suivre dans ces cas la marche du tubercule et l'usure des parois intestinales du dehors en dedans; mais si au lieu d'examiner la lésion du côté du péritoine, on l'étudie par la face interne des intestins, on voit d'abord sous la muqueuse pâle et bien consistante une petite tumeur; la section de la membrane donne issue au pus tuberculeux, et conduit dans une cavité formée sous la muqueuse décollée et circonscrite par les parties déjà indiquées. Nous avons vu ces tumeurs avoir le volume d'un grain de millet à un pois. Si l'altération est plus avancée, la muqueuse, perforée dans une très petite étendue, sans traces d'inflammation, laisse sortir le pus tuberculeux; plus tard, la perforation est complète et l'on trouve une ouverture généralement arrondie, de 3 à 4 millimètres d'étendue, à bords réguliers, taillés à pic, la muqueuse environnante étant parfaitement pâle, non épaissie ni ramollie.

Dans un degré encore plus avancé de la maladie, deux anses intestinales communiquent entre elles au moyen d'un travail analogue à celui précédemment décrit.

Il en résulte une communication anormale et directe entre des parties éloignées du tube digestif, et les matières alimentaires ou fécales passent de la partie supérieure à la partie inférieure du tube digestif, sans traverser sa partie moyenne; ainsi il arrive que le cæcum ou le côlon ascendant, par exemple, communiquent avec les anses de l'intestin grêle qui les avoisinent. Dans les cas de ce genre, un tuber-

cule s'est déposé sous la séreuse de l'une ou de l'autre anse intestinale, quelquefois de toutes les deux, et a déterminé des adhérences
entre les deux faces contiguës du péritoine; le ramollissement du
tubercule s'est opéré, et la perforation des séreuses d'une part, des
musculeuses de l'autre, et enfin celle des deux membranes muqueuses,
en a été la conséquence.

4° *Infiltration grise.* — Chez un malade nous avons trouvé dans le
grand épiploon la lésion suivante :

Le grand épiploon, qui s'étend en largeur dans toute l'étendue de la grande
courbure de l'estomac, et en hauteur depuis cette courbure jusqu'au côlon
transverse seulement, a acquis une épaisseur de plus d'un centimètre en quél-
ques points. Il est formé par un tissu gris clair, dur, non pénétrable au doigt,
traversé par des vaisseaux aplatis et exsangues; il est parsemé d'une multitude de petits points gris, plus clairs, assez durs, et résistants sous le scalpel.

Il nous est impossible de ne pas reconnaître dans cette description
l'infiltration grise demi-transparente, ou tout au moins une de ces
masses grises, résultat de la soudure d'un grand nombre de granulations. Le peu de différence qui existe entre cette lésion et le tissu gris
du poumon dépend sans doute de la structure de l'organe dans lequel
ce corps étranger s'est déposé.

Chez un autre malade, l'épiploon était envahi par une infiltration
grise demi-transparente, épaisse de près d'un centimètre en plusieurs
endroits, et parsemée d'un très grand nombre de granulations jaunes
qui, par place, tendaient à se réunir.

5° *Poussière.* — Enfin chez un malade, nous avons trouvé une altération qui a semblé devoir être rapprochée de la poussière tuberculeuse ; le tissu sous-péritonéal du bassin était parsemé d'une poussière
extrêmement fine, formée de petits grains ovoïdes d'un blanc jaunâtre, mous, non adhérents au péritoine, et dont il était difficile de
déterminer la nature.

6° *Étendue et siége.* — Lorsque l'on étudie la tuberculisation du péritoine chez un grand nombre d'enfants, on est frappé de la différence
qui existe dans le mode de répartition de la matière tuberculeuse dans
les différents points de la membrane. Ainsi, tantôt des tubercules
nombreux réunissent les intestins aux parois abdominales, le foie
et la rate au diaphragme, de façon que l'abdomen tout entier est
envahi ; tantôt, au contraire, beaucoup plus limitée, la tuberculisation n'occupe que des points circonscrits de la séreuse. Il est beaucoup
plus fréquent d'observer la tuberculisation partielle que la tuberculisation générale. Opposées l'une à l'autre, elles sont à peu près dans
le rapport de 3 à 1. La première occupe, dans la majorité des cas, la
partie supérieure de la cavité abdominale; on voit alors le foie et la
rate adhérer à la face inférieure du diaphragme au moyen de plaques
tuberculeuses plus ou moins considérables. La tuberculisation par-

tielle, qui se présente le plus souvent après celle du diaphragme, est celle de l'épiploon ; mais elle est beaucoup plus rare que l'autre, dans le rapport de 1 à 4. Enfin, c'est à peine si l'on observe le développement *partiel* des tubercules soit entre les anses intestinales, soit dans le petit bassin.

Les différences dans le siége et la forme du dépôt tuberculeux entraînent des différences dans l'aspect que présente le péritoine malade. Ainsi, il peut se faire que la paroi abdominale antérieure soit tout à fait libre d'adhérences, et qu'après l'avoir enlevée on aperçoive l'épiploon parsemé de granulations grises, ou bien envahi par des masses tuberculeuses considérables. D'autres fois, la masse intestinale est criblée de tubercules aplatis, égaux en volume et simulant de loin une éruption de variole en suppuration. Ailleurs, la paroi abdominale tout entière adhère aux intestins et à l'épiploon ; les intestins eux-mêmes forment une masse dans laquelle il est impossible d'isoler les circonvolutions ; partout il existe des adhérences anciennes, solides, mêlées de fausses membranes plus récentes et de tubercules nombreux, et les organes abdominaux sont unis d'une manière tellement intime qu'il est impossible de les examiner isolément et en détail.

En résumé, la tuberculisation du péritoine peut être hépatique, splénique, épiploïque, pariétale, intestinale ou générale ; elle est plus souvent intra-séreuse qu'extra-séreuse. La granulation jaune est de toutes les formes de tubercules la plus fréquente, puis viennent les tubercules miliaires réunis ou non en plaques tuberculeuses. La granulation grise est assez fréquente ; les tubercules sont assez rarement ramollis (1).

Art. II. — Symptômes.

Les symptômes locaux de la péritonite tuberculeuse sont assez nombreux ; mais il est souvent difficile d'apprécier leur valeur. Nous manquons d'un critère qui nous permette de reconnaître la lésion à une époque rapprochée du début, et qui plus tard indique d'une manière positive sa marche et son étendue. Nous sommes réduits à

---

(1) Sur 86 cas de tuberculisation péritonéale, nous trouvons les résultats suivants :

Granulations grises	24	Tubercules intra-séreux.	40
Granulations jaunes	23	Tubercules extra-séreux.	22
Tubercules miliaires ou plaques tuberculeuses	37	Tubercules intra ou extra-séreux à la fois.	14
Tubercules ramollis	6	Siége douteux.	10
Tissu gris en masses	2		
Poussière.	1		

Tuberculisations peu abondantes 42
Tuberculisations assez abondantes 24
Tuberculisations abondantes. 20

des évaluations approximatives, basées sur le volume plus ou moins considérable de l'abdomen, sur son aspect extérieur, sa sonorité, sa tension, les inégalités et les tumeurs que le toucher y fait percevoir, les douleurs plus ou moins vives dont il est le siége.

Reprenons un à un chacun de ces symptômes, puis nous passerons en revue ceux qui, liés à l'état des voies digestives, se rattachent d'une manière moins immédiate à la tuberculisation péritonéale.

Aspect extérieur du ventre. — Lorsque la maladie est à son début, et que le dépôt tuberculeux ne consiste que dans quelques granulations disséminées en différents points du péritoine, et lorsque, plus avancée, elle occupe exclusivement la zone supérieure de l'abdomen la forme du ventre ne subit aucune modification. L'abdomen est plus ou moins développé et sonore, mais il est parfaitement souple, les téguments offrent leur aspect ordinaire, les veines abdominales ne sont pas dilatées; en un mot, aucun signe n'indique une lésion organique de la membrane séreuse.

Plus tard, et à une époque qui varie suivant un grand nombre de circonstances souvent difficiles à apprécier, mais qui dépend en général de la marche plus ou moins rapide de la maladie, la forme de l'abdomen se modifie. Il augmente alors de volume, il est uniformément développé; les saillies costales et celles du bassin s'effacent, et le ventre prend une forme ovalaire, plus rarement globulaire. Le plus ordinairement l'abdomen donne un son clair dans toute son étendue; d'autres fois il est sonore en certains points et mat en d'autres, et cette inégalité de sonorité, dans le cas où elle persiste quelques jours de suite, peut utilement servir au diagnostic. A mesure que le volume du ventre augmente, le son devient de plus en plus tympanique, conserve ce caractère dans une grande partie de l'hypochondre gauche et même jusqu'au mamelon.

Dans certains cas, en même temps que l'on constate une diminution partielle de la sonorité, on perçoit une fluctuation qui, dans nos observations, est plus ordinairement qualifiée de *douteuse*. Ce n'est pas le coup sec perçu dans l'ascite, c'est plutôt une oscillation vague qui dépend probablement de la transmission de la secousse par la masse intestinale à la paroi antérieure. Il faut être prévenu de cette cause d'erreur pour ne pas confondre cette pseudo-fluctuation de la péritonite tuberculeuse avec celle qui indique l'ascite. Le diagnostic est d'autant plus difficile que dans certains cas la péritonite, au début, se complique d'ascite à un médiocre degré. Mais nous reviendrons plus tard sur ce sujet.

En même temps que l'abdomen est développé et sonore, il est aussi tendu; cette tension est plus ou moins considérable : quelquefois médiocre, elle ne s'oppose pas à ce que l'on déprime en partie la paroi abdominale antérieure; mais lorsque la maladie est plus étendue, la tension augmente, l'abdomen devient rénitent, il résiste à la main qui le presse, et offre une espèce d'élasticité. Il est beaucoup plus rare de voir à la fois le ventre très développé et *très dur*. D'ordinaire, la tension est égale partout, rarement elle est beaucoup plus prononcée d'un côté que de l'autre. Dans ces cas, les tubercules occupent principalement l'épiploon.

On pourrait croire *à priori* que le toucher doit fournir d'autres renseignements, et qu'un tact exercé doit percevoir au niveau de la paroi abdominale antérieure des inégalités en rapport avec les tubercules sous-péritonéaux. Il est loin cependant d'en être ainsi, et l'on doit considérer comme des exceptions les cas où le toucher révèle d'une manière positive l'existence des tubercules du péritoine.

Dans ces cas exceptionnels la maladie a acquis un développement considérable. Les tubercules, primitivement isolés, se sont rapprochés et confondus; ils ont formé des plaques plus ou moins étendues; ou bien, concentrés dans le grand épiploon, ils constituent des tumeurs volumineuses. Nous ne saurions mieux faire que de transcrire ici celles de nos observations dans lesquelles cet effet était le plus marqué, et de mettre en regard les symptômes et les lésions.

Chez un garçon de trois ans, dont la maladie datait de plusieurs mois, et avait débuté d'emblée par la *tuméfaction du ventre*, nous notâmes que l'abdomen était volumineux, et que, en outre, l'on sentait dans l'hypochondre et le flanc gauche du même côté une tumeur dont le bord tranchant se dirigeait obliquement de la partie moyenne du rebord des fausses côtes à l'ombilic, qui était placé très bas. Son bord inférieur était sinueux, et s'étendait de l'épine iliaque antérieure et supérieure à l'ombilic. Dans la fosse iliaque droite, on sentait une autre tumeur beaucoup plus irrégulière et moins volumineuse, qui paraissait s'étendre jusqu'à l'hypogastre. Au niveau des tumeurs, la percussion était mate; dans le reste de l'abdomen, elle n'était sonore qu'à l'épigastre. Pendant quarante-sept jours que l'enfant fut soumis à notre observation, l'état du ventre ne se modifia pas d'une manière sensible. Voici ce que nous constatâmes à l'autopsie : Les tumeurs senties pendant la vie correspondaient à d'énormes plaques tuberculeuses, dont la plus volumineuse était constituée par le grand épiploon, entièrement tuberculeux. Dans les flancs et à l'hypogastre, on trouvait aussi d'autres plaques intra-péritonéales, épaisses de 3 à 4 centimètres. La matière tuberculeuse avait la consistance du fromage; on voyait en outre des granulations unissant entre elles les anses intestinales.

Si la tumeur du flanc gauche eût été isolée, on aurait pu croire à une hypertrophie de la rate, maladie fréquente chez l'enfant; mais l'existence d'autres tumeurs en différents points de l'abdomen ne laissa pas de doute sur la nature de la maladie. Nous venons de voir dans cette observation des tumeurs multiples, dont l'une aurait pu faire croire à l'hypertrophie de la rate. Dans celle que nous allons citer, la tumeur était unique, et sa situation à la partie antérieure et médiane de l'abdomen était bien propre à induire en erreur sur l'organe dans lequel était déposé le tubercule.

Il s'agit d'un enfant de dix ans, dont la tuberculisation, bornée presque exclusivement à la plèvre et au péritoine, avait suivi une marche rapide. L'abdomen était volumineux, ballonné, légèrement douloureux ; on constatait au niveau de l'ombilic une tumeur arrondie, du volume d'un gros œuf, composée de plusieurs autres tumeurs plus petites, assez dures, indolentes.

Autopsie. — Les intestins étaient tous adhérents par des fausses membranes élastiques. L'épiploon était intimement uni à la paroi abdominale antérieure ; il formait une tumeur du volume d'un gros œuf, composée elle-même de tubercules, résultant de l'agglomération de granulations réunies en nombre infini. Ces mêmes granulations, rapprochées en larges lames, formaient des adhérences épaisses entre le foie, le diaphragme, la rate et l'estomac.

Chez un autre enfant de cinq ans, les tumeurs occupaient le même siége.

L'abdomen était gros, dur, tendu, sonore, douloureux généralement ; sous l'ombilic on sentait un chapelet de tumeurs qui formait un demi-cercle.

Autopsie. — Adhérences générales des intestins entre eux et avec l'épiploon ; larges plaques tuberculeuses à sa partie supérieure et antérieure.

Nous voyons donc en résumé que dans les cas où l'on a senti pendant la vie une tumeur abdominale, l'épiploon était tuberculeux dans la majeure partie de son étendue. On conçoit, en effet, que la position superficielle de cet organe, ses rapports avec la paroi abdominale, l'étendue considérable de sa tuberculisation, permettent d'apprécier sa dégénérescence par le toucher. Il n'en est pas de même pour la masse intestinale ; les tubercules intra ou extra-séreux font adhérer entre elles les anses de l'intestin ; mais ils ne recouvrent pas d'ordinaire leur face externe d'une large lame tuberculeuse. En outre, ces lames, quand elles existent, n'ont pas une grande épaisseur et une grande étendue ; les gaz qui distendent l'intestin, et l'union intime qui s'établit entre le tube digestif et la paroi de l'abdomen, les inégalités naturelles, ou dues à la contraction que présentent les muscles droits, et la rénitence générale du ventre sont tout autant de causes qui empêchent que l'on puisse constater ces prétendues inégalités sur lesquelles un grand nombre de praticiens établissent leur diagnostic.

Les modifications dans la forme de l'abdomen, telles que nous venons de les décrire, sont celles que l'on constate dans la très grande majorité des cas, et qui, comme nous l'avons dit, appartiennent principalement à la péritonite tuberculeuse générale ; cependant nous avons observé quelques exceptions à cette règle. Ainsi, nous avons vu chez deux de nos malades, l'abdomen rester souple et flasque ; chez l'un d'eux il était même aplati. Mais ces deux enfants étaient atteints d'une péritonite peu intense, bornée à l'épiploon, et, en outre, d'une méningite tuberculeuse, qui, évidemment, avait influé sur la forme du ventre. Chez un autre enfant, dont les tubercules occupaient seulement l'épiploon, l'abdomen fut contracté pendant tout le cours de la maladie.

Si, dans les cas que nous venons de citer, l'absence des caractères assignés à la péritonite tuberculeuse s'explique facilement, il en est d'autres où l'on observe quelques uns des symptômes que nous venons de décrire sans que le péritoine soit tuberculeux. Ainsi, chez plusieurs enfants nous avons vu, dans le cours d'une tuberculisation, l'abdomen très volumineux, tendu, rénitent, ballonné, sonore ; et à l'autopsie le péritoine était sain, ou bien la tuberculisation était limitée à sa portion diaphragmatique. Mais tous ces malades sauf un seul, étaient âgés de deux à trois ans, âge auquel la distension gazeuse des intestins et le développement du ventre sont très fréquents, et la péritonite tuberculeuse générale très rare. Ainsi se trouvent expliquées ces apparentes exceptions aux règles que nous avons posées.

État de la peau, des veines, etc. — Lorsque la phthisie péritonéale existe depuis un certain temps, et que la tension de l'abdomen a été portée à un haut degré, l'on voit la peau du ventre devenir luisante ; l'on observe, en outre, une desquamation assez abondante, et quelquefois de la dilatation des veines abdominales. Nous regrettons de n'avoir pas apporté une plus grande attention dans l'examen de ces trois symptômes dont la fréquence nous paraît plus grande si nous consultons nos souvenirs, que nous ne pouvons le croire d'après nos notes.

Si la desquamation de l'abdomen dépend de la distension des parois, la dilatation des veines tient probablement à la gêne de la circulation abdominale. Nous verrons dans un autre chapitre que ce phénomène existe aussi dans les cas où les ganglions abdominaux ont acquis un volume considérable.

Douleur. — Dans la grande majorité des cas elle existe au début de la maladie, et quelquefois un ou deux mois avant l'époque à laquelle survient la tuméfaction de l'abdomen. D'autres fois, la douleur et la tuméfaction paraissent ensemble. Le siége de la douleur est très variable ; il n'indique pas nécessairement le point où la tuberculisation est le plus étendue. Dans près de la moitié de nos observations, les douleurs étaient générales ; d'autres fois elles avaient lieu tantôt à droite, tantôt à gauche, soit dans les hypochondres, soit dans les flancs. Malgré la fixité de la lésion, la douleur n'existe pas constamment à la même place ; elle est souvent vague erratique ; ainsi, chez un de nos malades, elle existait un jour dans l'hypochondre gauche, quelque temps après dans la fosse iliaque droite. Chez un autre, elle occupa d'abord l'hypochondre gauche, puis l'épigastre, puis l'ombilic. Peut-être ce déplacement de la douleur tenait-il à l'extension de l'inflammation. Le plus souvent elle est plus vive, pendant tout le cours de la maladie ; dans le petit nombre de cas où elle prend de l'intensité, la péritonite est générale, ou occupe surtout l'épiploon. La douleur se montre quelquefois sous forme de coliques intermittentes fort pénibles, qui augmentent d'intensité au moment de la digestion. D'ordinaire, la douleur n'est que médiocrement augmentée par la pression.

Les symptômes que nous venons de décrire suivent, en général, une marche progressive, et augmentent en même temps que la maladie s'accroît; cependant il ne faudrait pas croire qu'il n'y ait pas quelques intermittences. Nous avons vu que la douleur n'est pas continue; il en est de même du ballonnement et de la tension du ventre, qui disparaissent ou plutôt diminuent quelquefois pendant un, deux ou trois jours, mais ne tardent pas à reprendre ensuite leur intensité première. Dans les derniers jours, il y a d'ordinaire augmentation de tous les symptômes.

Les troubles fonctionnels de l'appareil digestif et de ses annexes ne nous fournissent pas des symptômes aussi précieux que ceux que nous venons de passer en revue.

La *langue*, dans la grande majorité des cas, n'offre rien de particulier; elle est humide, tantôt nette, tantôt couverte d'un enduit blanchâtre ou jaunâtre. Chez un petit nombre de malades seulement, nous l'avons vue rouge, lisse ou papillaire, ayant de la tendance à sécher; chez un autre enfant, elle a été sèche le jour de la mort seulement. Ainsi les caractères de la langue ne peuvent pas être d'une grande utilité pour le diagnostic.

L'*appétit* est conservé ou seulement diminué chez presque tous les malades; au début, il est quelquefois irrégulier et fantasque; c'est à peine s'il est perdu dans les derniers jours. La soif est à peu près également vive ou médiocre, le plus souvent elle s'accroît à la fin de la maladie; son intensité est d'ordinaire en rapport avec l'étendue de la tuberculisation pulmonaire ou avec les complications siégeant dans les organes.

Les *vomissements*, symptôme fréquent dans la péritonite aiguë, manquent le plus souvent dans la phthisie péritonéale. Trois de nos malades seulement ont eu des vomissements à une époque où la maladie était déjà établie depuis longtemps; une seule fois ils ont été bilieux, abondants et ont duré deux jours; dans les deux autres cas, il n'y a eu qu'un ou deux vomissements de matières alimentaires; mais il n'est pas inutile de faire observer que si les vomissements n'ont pas une grande valeur diagnostique, ils sont quelquefois fort incommodes pour la facilité avec laquelle ils se produisent sous l'influence du moindre écart de régime.

Dévoiement. — Presque tous les enfants atteints de tuberculisation péritonéale ont une diarrhée plus ou moins abondante; mais il est vrai de dire que presque tous aussi ont des ulcérations, et ceux qui n'en ont pas sont atteints d'entérite ou de ramollissement de la muqueuse intestinale.

Nous avons observé quelquefois la décoloration des selles ; dans ce cas, il y avait plutôt de la constipation que de la diarrhée.

Symptômes généraux. — Nous ne dirons rien ici des symptômes généraux ; ce sont ceux que nous avons exposés en parlant de la tuberculisation ; le mouvement fébrile irrégulier, la pâleur de la peau, le facies caractéristique, le dépérissement progressif, etc.

Art. III. — Tableau. — Marche. — Durée.

La tuberculisation du péritoine marque, dans un certain nombre de cas, le début de la maladie générale. Très rarement elle s'annonce un peu brusquement par du développement du ventre accompagné de tension et de douleurs abdominales, et quelquefois d'un léger épanchement, offrant ainsi l'apparence d'une maladie subaiguë. Le plus souvent les jeunes malades ont encore de la gaieté, de l'entrain ; leur appétit est bon, leurs fonctions s'exécutent sans trouble apparent ; mais ils se plaignent souvent de douleurs de ventre, que l'on prend d'abord pour de légères coliques et auxquelles on n'accorde pas grande importance ; cependant, au bout de quelque temps, les digestions se dérangent, l'appétit ne diminue pas, mais il devient capricieux ; il y a des alternatives de constipation ou de dévoiement sans augmentation sensible de la soif ; puis la diarrhée prédomine et augmente d'abondance. Si l'on examine le ventre, on voit qu'il a augmenté de volume ; il est sonore, ou inégalement sonore et mat, assez uniformément développé, plus ou moins tendu et douloureux, soit généralement, soit partiellement.

Le dévoiement est continu. Les symptômes généraux se manifestent ; l'enfant maigrit, perd sa coloration ; il devient triste ; un léger mouvement fébrile s'établit ; des sueurs générales ou partielles se manifestent. En même temps, les symptômes sus-indiqués augmentent d'intensité, l'abdomen devient de plus en plus volumineux ; la peau de la paroi abdominale est couverte d'une desquamation furfuracée, ou bien elle est luisante ; les veines sont très développées ; le palper fait quelquefois sentir des tumeurs aplaties ou inégales aux différents points de l'abdomen.

A cette période, ou souvent même avant, d'autres symptômes annoncent que la tuberculisation s'est étendue aux plèvres, aux poumons ou à l'encéphale, et la mort survient par suite de l'épuisement général ; d'autres fois, elle est hâtée par le développement d'une péritonite suraiguë, annoncée par une douleur excessive, un ballonnement énorme du ventre, des vomissements bilieux, de la petitesse du pouls, une altération profonde des traits.

Le tableau de la phthisie péritonéale, tel que nous venons de le tracer représente toutes les variétés de la maladie ; il faut observer seulement que les symptômes que nous avons indiqués comme marquant le début, ne sont quelquefois que consécutifs, ou, en d'autres termes que les symptômes de la tuberculisation générale, ou de la tuberculisation locale d'un autre organe, ouvrent la scène, et que les symptômes abdominaux n'apparaissent que plus tard. Ainsi, il arrive quelquefois qu'un enfant maigrit, dépérit, s'étiole, perd ses couleurs et sa gaieté, et ce n'est qu'au bout d'un temps assez long que les digestions se dérangent, que la forme de l'abdomen se modifie, etc. ; d'autres fois, la maladie débute par de la toux fréquente, surtout le soir, accompagnée de symptômes généraux plus ou moins intenses, de douleurs thoraciques vagues, puis au bout d'un temps variable, apparaissent les signes de la péritonite.

Nous avons pu déterminer d'une manière parfaitement exacte la marche de la maladie et la succession des différents symptômes chez vingt-deux de nos malades.

Douze fois la phthisie péritonéale a débuté d'emblée, quatre autres fois elle a succédé aux symptômes de la tuberculisation générale, cinq fois elle a compliqué une tuberculisation thoracique; enfin, une seule fois les phthisies pulmonaire et péritonéale se sont annoncées à peu près à la même époque.

Durée. — Pour estimer la durée réelle de la maladie, il faudrait que l'affection du péritoine existât seule ; mais on sait que presque toujours le terme fatal est avancé par les lésions qui se sont développées avant elle, ou qui lui ont succédé. En nous bornant à estimer la durée de la maladie d'après le temps qui s'est écoulé entre l'époque d'apparition des premiers symptômes et celle de la mort, nous voyons que la durée la plus longue n'a pas dépassé six mois et demi ; la plus courte n'a été que d'un seul (l'enfant qui fait l'objet de cette observation succomba à une pneumonie) ; entre ces deux extrêmes nous retrouvons tous les intermédiaires.

Terminaison. — La tuberculisation du péritoine se termine toujours par la mort; mais comme, nous l'avons dit, cette maladie n'en est presque jamais la cause unique : la terminaison fatale est hâtée par le développement des lésions primitives ou secondaires. Quelquefois une union intime s'étant établie entre les intestins et la paroi abdominale antérieure, la matière tuberculeuse détermine une perforation de la peau, et la cavité intestinale communique ainsi avec l'extérieur ; il en résulte un anus anormal comme on en trouve un exemple dans une observation publié par Le Cat (1).

Art. IV. — Diagnostic.

La phthisie péritonéale peut être confondue avec plusieurs maladies, et les symptômes que nous avons énumérés ne permettent pas

(1) *Journal de Vandermonde,* 1755.

toujours d'arriver à un diagnostic positif. Elle peut être simulée par le développement anormal de l'abdomen, par les coliques, par la tympanite, par la phthisie mésentérique, par la tuméfaction du foie et par celle de la rate, et par les collections purulentes du bas-ventre.

1° *Développement anormal de l'abdomen.* — Nous avons vu souvent des praticiens habiles prendre pour des péritonites tuberculeuses ce développement du ventre, accompagné de ballonnement des intestins que l'on observe fréquemment chez les jeunes enfants, et surtout chez les sujets rachitiques dont le bassin rétréci permet à l'abdomen d'acquérir une proéminence exagérée. Cependant avec un peu d'attention, il est bien difficile de commettre une pareille erreur. La considération seule de l'âge suffirait pour empêcher la méprise, la phthisie péritonéale étant extrêmement rare chez les jeunes enfants, tandis qu'au contraire le rachitisme est fréquent à cette période de la vie. La forme du ventre est d'ailleurs différente dans les deux cas. Chez le jeune enfant rachitique, l'abdomen est globuleux, mou, pâteux, sans tension ni rénitence. Chez l'enfant atteint de péritonite tuberculeuse, la distension gazeuse des intestins, d'une part, la contraction des parois abdominales, de l'autre, donnent au ventre une forme ovalaire qui résulte de ce que la distension est surtout marquée sur la ligne médiane. En outre, l'abdomen est tendu, rénitent ou luisant, caractères qu'on ne remarque pas dans la *physconie* simple.

Tympanite. — Le diagnostic n'est pas très difficile lorsqu'on a affaire à une véritable tympanite comme cela arrive, soit spontanément chez les jeunes enfants, soit chez les enfants plus âgés sous l'influence d'affections aiguës. Nous citerons les deux exemples suivants qui nous ont induits en erreur en nous faisant croire à une lésion étendue du péritoine dans un cas où la tuberculisation était limitée à la région sous-diaphragmatique, et dans un autre où elle manquait entièrement.

Un garçon de huit ans entre à l'hôpital pour y être traité d'une tuberculisation générale avec prédominance pleurale bronchique et intestinale; la maladie était ancienne, mais il s'y était joint dans les derniers temps une gangrène du poumon. C'est probablement sous l'influence de cette affection intercurrente que nous notâmes les symptômes suivants : seps jours avant la mort, l'abdomen était très gros, très ballonné, très sonore, légèrement douloureux; la tuméfaction du ventre persista en s'accompagnant de vives douleurs à l'ombilic; l'abdomen était tantôt souple tantôt très tendu; la tension fut surtout très prononcée la veille de la mort. A l'autopsie, le péritoine était sain, l'intestin grêle offrait une seule ulcération tuberculeuse; on trouvait dans le gros intestin des traces de colite peu intense.

Dans l'autre observation, il s'agit d'un garçon de trois ans, atteint de phthisie pleurale dont les signes étaient évidents. L'abdomen d'abord peu développé, souple, indolent, devint pendant quelques jours très volumineux, tendu, sonore, ballonné, douloureux à l'épigastre ; puis les jours suivants, il reprit sa forme ordinaire, devint très flasque. A l'autopsie, des adhérences tuberculeuses unissaient le foie et la rate au diaphragme.

Dans ce cas, la marche de la maladie indiquait que le ballonnement était purement accidentel et ne dépendait pas d'une péritonite tuberculeuse générale.

Nous eussions facilement évité l'erreur dans ces deux cas si, au lieu de nous arrêter à l'ensemble des symptômes, nous eussions fixé notre attention sur la forme de l'abdomen, qui n'était pas celle d'une péritonite tuberculeuse, sur la soudaineté des accidents, sur la vivacité des douleurs, etc.

Coliques. — Nous avons été assez souvent consultés en ville pour des enfants tourmentés par des coliques intermittentes, qui se reproduisent pendant plusieurs semaines et même pendant plusieurs mois de suite à différentes heures de la journée. De mauvaises digestions, de la constipation, de l'insomnie, de la dyspepsie, des flatuosités, de la pâleur du visage, le tirement des traits, un peu de maigreur accompagnent ces coliques. Du reste, le ventre n'offre nullement l'aspect propre à la péritonite tuberculeuse. Nous avons quelquefois soupçonné que ces dérangements fonctionnels étaient le résultat d'une mauvaise hygiène, ou dépendaient de la présence des vers ; la régularisation du régime ou les anthelminthiques ayant fait disparaître tous les symptômes. Mais dans d'autres cas la maladie a été assez rebelle pour nous avoir laissé du doute sur sa nature réelle.

Phthisie mésentérique. — Nous verrons dans le chapitre suivant quels sont les symptômes de la phthisie mésentérique. Nous pouvons dire d'avance que le carreau peut être distingué de la péritonite tuberculeuse par l'absence de la tension, et souvent du ballonnement du ventre, et quelquefois par la présence d'une tumeur qui occupe d'ordinaire les environs de l'ombilic. Ce dernier symptôme n'est cependant pas caractéristique, puisque nous avons cité des cas dans lesquels on avait senti au voisinage de l'ombilic des tumeurs et des inégalités, qui étaient le résultat de la tuberculisation de l'épiploon ; mais ce sont là des cas exceptionnels.

La *tuméfaction de la rate et du foie*, et la saillie que ces organes forment dans les hypochondres seront distinguées des plaques tuberculeuses péritonéales par les caractères suivants : 1° par le siége de la tumeur dans l'un ou l'autre hypochondre ; 2° par la forme de la tumeur qui se termine par un bord tranchant ; 3° par la possibilité de faire remonter ces organes sous les côtes au moyen d'une pression un peu forte ; 4° par l'augmentation de la matité de l'un ou de l'autre hypochondre ; 5° par l'absence de la tension et du ballonnement du ventre.

Il peut arriver cependant que le diagnostic soit difficile. Lorsque le foie a acquis un volume considérable, qu'il occupe toute la zone supérieure du ventre, il détermine souvent une tension et une dureté toute spéciale de l'abdomen, et son bord inégal simule l'épiploon tuberculeux.

Chez un garçon de dix ans dont la maladie avait débuté dix-neuf mois environ avant la mort par un dévoiement abondant, nous notâmes que l'abdomen était volumineux et l'ombilic saillant ; on sentait d'un hypochondre à l'autre une tumeur qui formait une vaste zone dans la partie supérieure du ventre : elle était beaucoup plus prononcée dans l'hypochondre droit que dans le gauche. Sa partie moyenne était la plus saillante ; son bord était très tranchant, et présentait en ce point une consistance comme cartilagineuse. La tumeur était mate à la percussion ; les veines abdominales, très dilatées, se joignaient aux veines pectorales.

Dans un autre cas, chez un enfant de quatre ans atteint de tuberculisation générale, l'abdomen était volumineux, uniformément développé, mat dans la zone supérieure, dur à l'épigastre ; cependant on ne pouvait pas circonscrire de tumeur. Les jours suivants le volume du ventre augmenta encore, et l'on put s'assurer que la dureté épigastrique dépendait du lobe gauche du foie ; on sentit aussi la rate déborder les côtes.

Dans ces deux cas, la distinction était assez facile entre le développement du foie et la tuberculisation de l'épiploon pour qu'il ne fût pas possible de commettre d'erreur.

Collections purulentes chroniques du bas-ventre. — Nous avons observé un cas de cette espèce qui, pendant bien des semaines, simula une péritonite tuberculeuse.

Voici le narré de ce fait fort instructif, il nous épargnera de plus amples commentaires :

Une jeune fille de quinze à seize ans est, à la suite de quelques prodromes, atteinte d'accidents entéro-péritonéaux (vives coliques, vomissements, alternatives de diarrhée et de constipation, tuméfaction du ventre, fièvre variable). Cet état aigu devient subaigu, puis chronique. Nous sommes appelés au bout de deux mois à examiner cette jeune fille : nous la trouvons dans un état de marasme très avancé et avec la fièvre hectique. La poitrine est saine ; toute la maladie est concentrée dans l'abdomen, qui est tendu, rénitent, ovalaire, douloureux à la pression généralement, et spontanément par intervalle. Les coliques sont très vives et tout à fait analogues aux coliques intermittentes de la péritonite tuberculeuse ; de la dyspepsie et de la constipation complètent le tableau de la maladie. Tout semblait indiquer une phthisie péritonéale. Cependant l'étude attentive des commémoratifs nous fit adopter une autre opinion.

Ayant appris que cette jeune fille était née de parents rhumatisants, et qu'elle-même avait à quelques années d'intervalle été atteinte d'une contracture rhumatismale de l'extrémité inférieure droite, et d'une pleurésie unilatérale développée sous l'influence des causes qui produisent les manifestations rhumatiques, nous pensâmes que la diathèse rhumatismale était la cause du mal. Pendant un mois les symptômes allèrent constamment en s'aggravant ; la maigreur fit des progrès journaliers, la fièvre hectique se prononça de plus en plus, les coliques devinrent très fréquentes et très intenses. Alors nous commençâmes à sentir dans le bas-ventre, au niveau de la région hypogastrique, une tumeur comme serait une coque dure remplie de liquide. Cette tumeur s'accrut rapidement, et finit par s'étendre dans toute la zone du ventre qui va d'une épine iliaque à l'autre. Il ne pouvait plus y avoir de doute, il s'était formé une vaste collection purulente. La diathèse s'était localisée, et la fièvre hectique était une fièvre de suppuration. La suite a prouvé la justesse du diagnostic. La collection purulente s'est fait jour dans le rectum, et après plusieurs semaines d'une convalescence difficile, la jeune fille a recouvré une excellente santé.

Art. V. — Pronostic.

Lorsque la tuberculisation est limitée, elle ne nous paraît pas entraîner de gravité par elle-même. Il n'en est pas ainsi lorsqu'elle s'est généralisée, qu'elle a formé de larges plaques, uni les intestins entre eux, ou l'épiploon aux intestins. Les masses tuberculeuses énormes concentrées dans la cavité abdominale produisent les effets de la phthisie générale, l'amaigrissement, le dépérissement, etc. Les troubles consécutifs des fonctions digestives, la diarrhée abondante, suite d'ulcérations intestinales, concourent à hâter la terminaison fatale, qui est quelquefois précipitée par le développement d'une péritonite aiguë, suite de perforation. Les signes qui indiquent l'approche de la terminaison fatale ne diffèrent pas de ceux qui annoncent une mort prochaine chez les tuberculeux ; c'est la petitesse du pouls, l'aspect violacé de la face, le froid des extrémités, et aussi l'augmentation du ballonnement et de la tension du ventre.

Art. VI. — Causes.

Les causes de la tuberculisation du péritoine sont celles des tubercules en général. Nous ne ferons que quelques remarques sur certaines particularités. Ainsi, il est fort rare de voir une tuberculisation péritonéale intense chez un enfant âgé de moins de quatre ans. Une seule observation fait exception à cette règle ; c'est celle d'un enfant de trois ans, dont le péritoine contenait de larges plaques tuberculeuses que nous avions senties pendant la vie (voy. page 785). C'est surtout de huit à dix ans que la phthisie péritonéale est fréquente.

La tuberculisation du péritoine est en général, plus fréquente chez les garçons que chez les filles ; mais, comme pour tous les autres organes, c'est surtout dans le plus jeune âge qu'il en est ainsi (1).

(1) De 1 à 2 ans 1/2...... 11	Garçons............	8
	Filles...............	3
De 3 à 5 ans 1/2...... 26	Garçons............	16
	Filles...............	10
De 6 à 10 ans 1/2...... 40	Garçons............	24
	Filles...............	16
De 11 à 15 ans......... 9	Garçons............	5
	Filles...............	4

La péritonite simple peut-elle se terminer par tuberculisation du péritoine? Nous ne pouvons que répéter ce que nous avons déjà dit pour la question analogue au sujet de la plèvre. La péritonite simple primitive est assez rare dans l'enfance; et parmi le petit nombre de cas que nous avons vus, aucun ne s'est terminé par tuberculisation. D'un autre côté, chez plusieurs de nos malades, la phthisie périto-néale a débuté d'une manière subaiguë; mais rien ne prouvait dans ces cas qu'il n'existait pas déjà quelques tubercules dans le péritoine, ou que la tuberculisation elle-même n'avait pas déterminé les symp-tômes subaigus.

Art. VII. — Traitement.

§ I. *Indications.* — Les indications du traitement de la phthisie péri-tonéale doivent être puisées :

1° Dans la nature de la maladie.

2° Dans la manière dont elle débute; ainsi, tantôt les premiers symptômes ont lieu du côté du ventre, et revêtent une forme aiguë, subaiguë ou chronique, tantôt ils sont précédés par les symptômes de la phthisie générale ou locale d'un autre organe; de là différentes indications;

3° Dans les symptômes eux-mêmes dont la prédominance réclame un traitement particulier.

§ II. *Examen des médications.* — 1° *Antiphlogistiques.* — Autant les émissions sanguines sont indiquées dans la péritonite aiguë, quelle que soit sa forme, autant leur usage doit être restreint dans la péri-tonite tuberculeuse. Les cas suivants sont les seuls dans lesquels on doive employer les antiphlogistiques directs :

1° Lorsque la maladie débute par des symptômes abdominaux subaigus, et que les douleurs de ventre sont un peu vives, l'abdomen tendu est développé;

2° Lorsque la phthisie péritonéale survient chez des sujets dont la tuberculisation générale ou locale d'un organe est peu avancée, et lorsque l'enfant n'est pas débilité ;

3° Lorsque le petit malade se plaint de douleurs vives qui ne sont pas calmées par les moyens employés en pareille circonstance.

Dans tous ces cas, le nombre des sangsues que l'on appliquera sera très peu considérable . De deux à quatre chez les enfants âgés de moins de cinq ans; de trois à six. ou huit au maximum, chez les plus âgés. On laissera couler les piqûres pendant peu de temps, une demi-heure à une heure au plus. On appliquera plus tard des cataplasmes émollients que l'on aura soin de renouveler fré-quemment.

2° *Altérants.* — Le mercure sera réservé pour les cas où le dévelop-pement de l'abdomen sera considérable, et où les symptômes pour-ront faire présumer un épanchement liquide ou des fausses membranes épaisses. En un mot, on mettra cette médication en usage dans le but de favoriser la résolution des produits phlegmasiques. Les préparations mercurielles, vu le mauvais état des voies digestives, seront employées seulement à l'extérieur. Ainsi, l'on fera sur toute l'étendue de l'abdomen, une ou deux fois par jour des onctions avec de l'onguent mercuriel, belladoné ou cicuté, à petites doses, de 4 à 8 grammes suivant l'âge. Cette médication sera continuée avec persévérance pendant plusieurs jours de suite. On en surveillera toutefois attentivement les effets afin de la suspendre si elle occasionnait des accidents. Il sera plus prudent de s'en abstenir, dans le cas où les premiers symptômes de la péritonite se manifesteraient à une époque où la tuberculisation est déjà avancée.

Quoique nous n'aimions pas à conclure de l'adulte à l'enfant, nous ne pouvons nous empêcher de mentionner ici un remarquable succès obtenu par l'un de nous à l'hôpital de Genève, au moyen de frictions, avec une pommade contenant 40 centigrammes de deuto-iodure de mercure pour 32 grammes d'axonge.

Il s'agit d'une jeune fille âgée de vingt et un ans malade depuis un an. Le début avait été pulmonaire ; au bout de huit mois les symptômes abdominaux s'étaient déclarés. Lors de l'entrée à l'hôpital le ventre était parsemé de ces larges plaques si caractéristiques de la péritonite tuberculeuse, et identiques avec celles décrites page 785. Nous omettons, pour abréger, d'autres symptômes qui ne peuvent laisser de doute sur le diagnostic. Sous l'influence des frictions, qui ont occasionné un eczema rubrum intense, la malade a guéri radicalement (1).

Nous avons, en ville, employé utilement les frictions avec une pommade d'iodhydrate de potasse, et donné à l'intérieur 20 à 40 centigrammes *d'hydrargyrum cum creta* dans les cas où les évacuations étaient décolorées et où il y avait de la tendance à la constipation. Plusieurs fois nous avons employé l'oxyde d'or en frictions sur la langue, et si nous n'avons pas guéri nos malades, nous avons le sentiment d'avoir, par ces différents moyens, retardé la marche de la maladie.

Bains. — Les bains ne doivent pas être négligés dans la phthisie péritonéale. Si elle est accompagnée de douleurs, il faudra insister sur les bains émollients; si les douleurs manquent, on prescrira les bains toniques ; ainsi les bains gélatineux, aromatiques, sulfureux ou alcalins, les douches en arrosoir données avec précaution et employées

____

(1) Il faut être prudent quand on emploie les frictions avec le deuto-iodure de mercure. S'il s'agit d'un très jeune enfant, la dose ne doit pas dépasser 10 centigrammes pour 30 grammes d'axonge. On augmente graduellement centigramme par centigramme, en étudiant attentivement les effets produits sur la peau et sur les gencives.

pendant quelques minutes, pourront être utiles dans les cas où l'abdomen serait tout à fait indolent. Ces moyens devront être diversement combinés et variés, suivant les exigences du moment.

A une époque où la péritonite était peu avancée et la constitution non détériorée, nous avons prescrit des bains de vapeur chez plusieurs de nos malades. Ils nous ont semblé avoir l'avantage d'assouplir la peau et de diminuer la tension abdominale. Il va sans dire qu'un pareil moyen ne doit pas être répété trop souvent, vu la débilitation générale qu'il entraîne.

Topiques divers. — Les topiques appliqués sur l'abdomen seront utiles. Ils doivent avoir pour effet de diminuer les douleurs et la tension du ventre, de rendre à la peau sa souplesse. Les cataplasmes émollients et narcotiques faits avec la belladone, la ciguë, les emplâtres calmants, les liniments opiacés sont les principaux moyens à employer. Hufeland a recommandé l'usage des sachets aromatiques.

Traitement général. — Relativement à l'opportunité du traitement général employé contre l'élément tuberculeux lui-même, on se dirigera dans son emploi : 1° d'après la forme symptomatique et anatomique de la tuberculisation ; 2° l'état des forces ; 3° l'époque à laquelle on est appelé auprès du jeune malade ; 4° l'état dans lequel se trouvent les autres organes.

Ainsi, s'il existe de volumineuses tumeurs dans l'épiploon ou le péritoine, on insistera davantage sur le traitement par les préparations iodurées. On pourra pratiquer des frictions sur l'abdomen avec une des pommades dont nous avons donné la formule ailleurs. Si la débilitation générale prédomine, on aura de préférence recours au traitement général tonique. Dans les cas de cette espèce, le fer donné à petites doses devra être préféré aux autres préparations.

Hygiène. — Le régime mérite la plus sérieuse attention. Au début, si la maladie offre quelques symptômes aigus, l'enfant sera tenu pendant peu de jours à une diète qui ne devra pas être absolue. On prescrira quelques légers bouillons et du lait. Si la marche de la tuberculisation est tout à fait chronique, l'alimentation sera substantielle; des bouillons de viande ou de volaille, auxquels on ajoutera quelques herbes aromatiques, de la viande noire, un peu de vin de Bordeaux, seront utiles. Il faudra surtout éviter les aliments lourds qui surchargent l'estomac, rendent les digestions pénibles, et augmentent l'abondance de la diarrhée. On aura grand soin d'éviter les indigestions, qui peuvent être suivies d'une complication fâcheuse, telle qu'une péritonite aiguë. Nous en avons observé un exemple.

Le lait d'ânesse, si avantageux dans le traitement de la phthisie pulmonaire, nous a été moins utile dans la phthisie péritonéale. Souvent il est mal supporté ; il provoque ou augmente les coliques et la diarrhée. Toutefois, ce n'est pas une exclusion que nous prononçons, mais un avis que nous donnons au praticien, afin qu'il soit fort prudent quant aux doses et au mode d'administration de cet aliment-remède dans le cas où il jugerait convenable de le prescrire.

Les vêtements de l'enfant ne seront pas trop serrés, afin qu'ils ne compriment pas l'abdomen. Il sera nécessaire de lui faire porter une ceinture de flanelle qui enveloppe tout le ventre sans le comprimer.

§ III. *Résumé.* — **A.** Un enfant que son hérédité, sa constitution, ou les circonstances hygiéniques au milieu desquelles il a été placé, peuvent faire présumer tuberculeux, est pris de douleurs abdominales médiocrement vives, de diarrhée, de soif, sans diminution sensible de l'appétit; l'abdomen est tendu, ballonné, inégalemennt sonore. Le médecin doit croire à une péritonite tuberculeuse subaiguë, et prescrire :

1° Une application sur l'abdomen de deux à six sangsues suivant l'âge, et après la chute des sangsues et l'arrêt de l'écoulement sanguin, l'application de larges cataplasmes émollients ;

3° Deux lavements d'amidon ;

3° Pour nourriture, du lait et du bouillon coupé;

4° Le repos absolu au lit, en ayant soin de ne pas trop couvrir l'enfant, si surtout le poids des couvertures l'incommode. Les jours suivants, si la douleur n'a pas diminué, on continuera l'application des cataplasmes émollients, ou bien on fera des embrocations avec des liniments calmants, et tous les deux jours on prescrira un bain d'eau de son. A une époque un peu plus éloignée, on fera faire des frictions mercurielles avec une pommade contenant 8 grammes de calomel pour 32 grammes d'axonge. Chaque friction sera faite soir et matin avec 4 grammes de la pommade. Ce traitement sera continué pendant plusieurs jours de suite.

B. La maladie est insidieuse à son début; ainsi un enfant soupçonné tuberculeux et d'une constitution délicate, a un appétit capricieux, des digestions difficiles et des alternatives de dévoiement et de constipation ; il se plaint de douleurs vagues dans l'abdomen; le mouvement fébrile est nul. Le médecin doit se tenir en garde contre le développement d'une péritonite tuberculeuse, et insister surtout sur le traitement hygiénique.

1° L'enfant prendra le matin une infusion de café de glands à son déjeuner;

2° L'alimentation consistera dans des bouillons de viande ou de volaille cuite avec des herbes aromatiques, ou un peu de viande noire et de vin si l'âge le permet.

3° Tous les deux jours on donnera un bain gélatineux sulfureux.

4° Si la diarrhée est peu abondante et de courte durée; on n'y accordera pas grande attention ; si elle augmente d'abondance, on donnera pendant quelques jours une poudre contenant de 30 à 60 centigrammes de sous-nitrate de bismuth fractionnée en trois prises. Si au contraire la constipation prédomine, on prescrira pendant quelques jours la potion suivante :

℞ Eau de menthe.............. 90 grammes.
Teinture aqueuse de rhubarbe. 30 grammes.
Acétate de potasse........... 50 centigrammes.
Sucre blanc .... 15 grammes.

Deux fois par jour une cuillerée à bouche.

C. Quel qu'ait été le début de la maladie, le médecin n'est appelé qu'à une époque un peu avancée, lorsque le malade est dans l'état suivant: la fièvre est peu marquée, l'abdomen est volumineux, tendu, sonore, plus ou moins douloureux, les veines abdominales sont dilatées, la peau desquamante; on sent à la pression des tumeurs soit au niveau du grand épiploon, soit dans les flancs; la diarrhée est abondante.

. On devra mettre en usage le traitement suivant :

1° Soir et matin on fera sur l'abdomen des frictions avec une pommade iodurée.

2° Tous les deux jours l'enfant prendra un bain gélatineux sulfureux, et avant qu'il sorte de la baignoire on donnera des douches en arrosoir sur la surface du ventre pendant quelques minutes.

3° Tous les jours on prescrira un lavement d'amidon ; s'il ne produit pas d'effet, on le remplacera par un lavement de ratanhia.

4° Le ventre sera habituellement enveloppé de flanelle.

5° L'alimentation sera composée de bons bouillons, d'un peu de viande noire et de vin de Bordeaux.

D. A une période encore plus avancée, ou si le traitement que nous venons de precrire n'a été suivi d'aucun effet, il faudra se contenter d'une médecine purement palliative. — Des applications calmantes sur le ventre, deux ou trois bains aromatiques, quelques préparations opiacées, forment la base du traitement.

Art. VII. — Historique.

Nous n'avons que quelques courtes remarques à faire sur l'historique de la péritonite tuberculeuse. La plupart des auteurs ayant confondu cette maladie avec le carreau, on trouvera dans le chapitre suivant, *Phthisie mésentérique*, des documents historiques dont plusieurs se rapportent à la tuberculisation du péritoine. Nous nous bornerons donc à indiquer ici quelques faits que nous avons trouvés dans les journaux de médecine.

Physconie de l'épiploon. Sauvages, t. III, p. 303.

Misc. nat. curios. Dec. 1, ann. 4, obs. 3.

Sur un engorgement par congestion dans toute l'étendue du péritoine, devenu suppuratoire, compliqué d'adhérences et d'ulcération des intestins, avec issue des matières fécales par l'ombilic; par M. Lecat, *Rec. per. obs. med. ch. et pharm.*, mai 1755, t. II, p. 356.

Fleisch. *Scrofeln des Netzes*, t. III, p. 197.

Péritonite tuberculeuse, perforation de l'intestin, ulcération de l'estomac, des intestins. (*Lancette*, 1833, p. 158).

Péritonite aiguë succédant à une péritonite tuberculeuse; tubercules abdominaux encéphaliques et pulmonaires. (*Id.*, 1834, p. 227.)

Péritonite tuberculeuse. (*Id.*, 1834, p. 493-529.)

CHAPITRE XVI.

PÉRITONITE CHEZ LES TUBERCULEUX.

Comme toutes les phlegmasies des séreuses la péritonite est aiguë ou chronique, et se développe soit autour du tubercule, soit dans des points de la séreuse qui en sont exempts, soit même chez des enfants dont le péritoine ne présente aucun produit accidentel. Cette phlegmasie, par son peu d'étendue, est, comme certaines formes de pleurésie, quelquefois tout à fait insignifiante; d'autres fois plus grave, elle se révèle par des symptômes appréciables, et si elle reste latente, son intensité peut tout au moins faire supposer qu'elle a contribué à la terminaison fatale. Ailleurs enfin elle constitue une maladie chronique qui simule, à s'y méprendre, la phthisie péritonéale.

Art. I. — Anatomie pathologique.

A. *Péritonite aiguë.* — Lorsque le dépôt tuberculeux est peu abondant, le petit bassin contient une quantité variable de sérosité trouble ou purulente, des fausses membranes de nouvelle formation adhérentes ou libres. Lorsque la tuberculisation est plus avancée, on trouve en détachant les adhérences tuberculeuses des foyers purulents disséminés entre les intestins et les parois, ou entre les anses elles-mêmes, et contenant une petite quantité de liquides et de fausses membranes.

Si la phlegmasie aiguë se développe chez des enfants dont le péritoine n'est pas tuberculeux, elle peut être partielle ou générale et ses caractères anatomiques sont tout à fait semblables à ceux que nous avons décrits ailleurs (t. II, p. 1).

B. *Péritonite subaiguë et chronique.* — Qu'il y ait ou non des tubercules dans le péritoine, les caractères anatomiques de la phlegmasie subaiguë ou chronique sont les mêmes.

Dans ces cas les produits liquides de l'inflammation sont très peu abondants, et l'on constate surtout ces fausses membranes épaisses, denses, sèches, résistantes, élastiques, de couleur jaune pâle, accompagnées ou non de tubercules et tout à fait pareilles à celles que nous avons décrites à propos de la pleurésie et de la méningite tuberculeuses.

Lorsque la phlegmasie est guérie, elle laisse des traces indélébiles de sa présence, c'est-à-dire on trouve des adhérences celluleuses plus ou moins intimes, tantôt minces et transparentes, tantôt doublées d'un tissu cellulaire dense et serré.

Art. II. — Symptômes.

Les fausses membranes ou les adhérences peuvent être générales ou partielles comme la tuberculisation.

A. *Péritonite aiguë.* — *Époque d'apparition.* — C'est en général à une époque avancée de la phthisie que débute la péritonite aiguë, comme l'indiquent les lésions tuberculeuses des principaux organes, et aussi la marche des symptômes : ainsi nous l'avons vue survenir au bout de trois, six mois de maladie, et plus encore.

Mode de début. — La maladie ne débute pas chez tous les sujets de la même manière.

Lorsqu'elle survient dans le cours d'une péritonite chronique simple ou tuberculeuse, elle est caractérisée par l'exaspération des douleurs abdominales avec augmentation de la fièvre, petitesse du pouls, etc. Nous avons vu le début être très aigu et tout à fait semblable à celui de la péritonite non tuberculeuse chez un garçon de quatre ans ; tandis que, chez un enfant de onze ans, les premiers symptômes ont été beaucoup moins aigus, la douleur moins vive, le ballonnement peu considérable. Un autre enfant criait seulement quand on pressait l'abdomen qui n'était pas ballonné.

En résumé, le début de l'inflammation est, en général, moins franc, moins caractérisé que dans la péritonite aiguë simple, et il peut être tout à fait latent.

Symptômes, marche, durée. — Ce que nous avons dit du début s'applique aux symptômes. Un petit nombre de fois seulement, la phlegmasie a été parfaitement caractérisée, facile à reconnaître, et a présenté les symptômes connus de l'inflammation ; il en a été ainsi surtout dans les cas de perforation intestinale. Dans les autres, les signes ont été moins tranchés et assez faciles à confondre avec ceux d'affections différentes. Nous remarquons seulement : 1° que chez trois enfants les vomissements ont été persistants et très nombreux ; 2° que tous les malades, sauf un seul, ont eu une diarrhée très abondante ; antérieure à l'inflammation, elle n'a pas été suspendue par elle. La marche de la maladie a été très variable : quatre fois la mort a été très rapide, la maladie ayant duré de quelques heures à deux

jours ; dans un autre cas elle s'est prolongée jusqu'au septième ; une
fois, elle a atteint le vingt et unième ; elle a dépassé ce terme chez
un seul enfant ; dans d'autres cas nous n'avons pu connaître sa
durée.

B. *Péritonite chronique.* — Nous ne connaissons pas les symptômes
qui différencient la péritonite chronique de la phthisie péritonéale.
Dans le petit nombre de cas que nous avons vus, les symptômes
généraux sont les mêmes et viennent ainsi témoigner de la vérité du
rapport que nous établissons entre ces deux maladies. Les symptômes locaux n'offrent pas non plus de différence sensible : et, en
effet, dans l'un comme dans l'autre cas, ces symptômes peuvent être
presque tous rapportés à la phlegmasie subaiguë ou chronique plutôt
qu'à la tuberculisation elle-même, tels sont la douleur abdominale,
le ballonnement et la tension du ventre.

L'observation que l'on va lire et les remarques dont nous la ferons
suivre remplaceront une description générale que le trop petit nombre
de faits nous empêche de donner.

OBSERVATION. — *Fille de douze ans.* — *Symptômes de péritonite tuberculeuse
des plus tranchés.* — *Deux jours avant la mort, signes de péritonite aiguë.
— A l'autopsie, phlegmasie simple, chronique et aiguë du péritoine. Tubercules dans les poumons.*

Une fille de douze ans fut prise, environ six semaines avant son entrée à l'hôpital, de vives douleurs abdominales ; le ventre augmenta de volume ; il survint
un dévoiement abondant (8 à 10 selles quotidiennes), qui diminua plus tard
(3 à 4), mais en persistant jusqu'à l'entrée. On provoqua à plusieurs reprises des
vomissements avec l'ipécacuanha. La soif était vive. Au bout de cinq semaines,
il survint des sueurs abondantes la nuit, et, quelques jours plus tard, de
l'œdème à l'extrémité inférieure gauche.

Lorsque nous vîmes l'enfant, l'amaigrissement était très considérable, la
constitution chétive, la peau fine, un peu brune et rugueuse, les cheveux bruns,
les yeux noirs, les cils longs. En un mot, l'habitude extérieure et le facies
étaient tout à fait semblables à celui des enfants phthisiques. L'abdomen était
uniformément dévoloppé, tendu, sans rénitence ni inégalités, très sonore,
surtout à l'épigastre. On ne percevait pas de fluctuation ni de tumeur. Le
ventre était douloureux dans la fosse iliaque droite principalement, la pression
exagérait la douleur. La soif était vive ; le dévoiement abondant, l'appétit en
partie conservé, la langue humide et naturelle.

La peau était un peu chaude ; le pouls à 100, sans plénitude.

Au bout de cinq jours, nous constatâmes de la matité à la partie inférieure
du ventre ; la partie supérieure restait toujours très sonore ; la tension était
générale, et les veines abdominales développées, surtout du côté gauche.

Les jours suivants, il survint peu de changement dans l'état du ventre ; la
douleur diminua, puis reprit sa première vivacité ; on la perçut presque constamment dans la fosse iliaque, quelquefois aussi en même temps dans l'hypochondre gauche. Les autres symptômes abdominaux persistèrent ; la sonorité
redevint générale. Le pouls était habituellement petit, de 92 à 100, la face très
pâle ; les sueurs très abondantes.

Vingt-sept jours après le premier examen, et environ deux mois et demi après le début, l'enfant fut prise de vives douleurs abdominales et thoraciques ; le pouls s'accéléra en conservant sa petitesse (128) ; la peau prit une chaleur anormale ; les douleurs abdominales étaient générales ; le ventre dans le même état que précédemment ; la langue rosée à sa pointe, humide ; le dévoiement toujours très abondant. Quelques heures après l'examen, l'enfant succomba ; l'appétit avait été conservé jusque dans les derniers jours.

Autopsie. — Le grand épiploon, uni à la paroi abdominale antérieure et aux intestins, était épais, d'un rouge vif ; le foie, la rate, l'estomac et les intestins étaient tellement adhérents, qu'on pouvait les séparer ; cette union avait lieu par un tissu cellulaire très serré. Le tissu sous-péritonéal des intestins était épaissi, mou, et avait une grande tendance à se détacher de la séreuse, ou plutôt la membrane musculeuse semblait se déboubler. Le diaphragme avait en partie disparu sans qu'on pût limiter l'étendue de la perforation. Nulle part il n'existait de tubercules ni de granulations. Le bassin contenait une sérosité grise, trouble, et quelques particules de matières fécales.

Au niveau du point où le cœcum s'unit au côlon, il existait une ouverture arrondie, de 2 centimètres environ de diamètre, à bords irréguliers, comme déchiquetés, rouges et très mous, boursouflés et renversés en dehors. Les trois tuniques étaient à peu près également ulcérées. L'ouverture correspondait à la partie antérieure du cœcum, et se trouvait en contact avec l'épiploon.

La membrane muqueuse de l'intestin grêle et du gros intestin n'offrait pas d'injection, mais elle était complétement ramollie ; nulle part il n'existait de tubercules ni de granulations.

Le poumon droit présentait à son sommet une dizaine de tubercules, la plupart crétacés ; il n'en existait que deux ou trois du côté gauche. Le foie, très volumineux, avait subi à un médiocre degré la dégénérescence graisseuse.

Enfin, nous trouvâmes dans les poumons une pneumonie lobulaire double avec abcès, et dans les reins, une néphrite légère.

Remarques. — Nous attirerons à propos de ce fait l'attention de nos lecteurs sur les points suivants :

1° *Caractères anatomiques.* — La péritonite était évidemment chronique, comme l'indiquaient la marche des symptômes et l'état de la membrane péritonéale. L'union intime des anses intestinales les unes aux autres au moyen d'un tissu cellulaire serré, l'énucléation de l'intestin, l'adhérence de la membrane musculeuse au tissu sous-péritonéal en est la preuve. Cependant nulle part il n'existait de tubercules ou de granulations, soit dans la grande cavité, soit dans le tissu sous-séreux. Les poumons seuls contenaient des tubercules. C'est donc bien à une péritonite simple chez un enfant tuberculeux que nous avons eu affaire.

Indépendamment de la péritonite chronique, il existait des traces d'une inflammation récente, résultat de la perforation du cœcum. Cette perforation a été, nous le croyons, la suite d'une inflammation ulcéreuse de l'intestin. L'absence de matière tuberculeuse dans le reste du tube digestif et dans les bords de la perforation, la forme même de l'orifice, en sont la preuve.

2° *Diagnostic*. — La marche des symptômes a été parfaitement justifiée par l'état dans lequel nous avons trouvé le péritoine. La maladie a débuté par des symptômes péritonéaux aigus, qui ont ensuite passé au type subaigu ; puis dans les derniers jours de la vie des accidents suraigus ont indiqué le développement d'une nouvelle inflammation. Il ne pouvait donc y avoir de doute sur l'existence d'une phlegmasie péritonéale chronique, par-dessus laquelle était survenue une phlegmasie aiguë. Quant à la nature intime de cette lésion, nous étions convaincus qu'elle était scrofulo-tuberculeuse. Depuis l'entrée de la malade à l'hôpital jusqu'à sa mort, nous n'avons jamais mis en doute l'existence d'une phthisie péritonéale ; et cependant la séreuse ne contenait pas un seul de ces produits accidentels. Tout concourait à nous faire commettre cette erreur de diagnostic anatomique ; les symptômes locaux étaient identiques avec ceux que nous avons décrits au chapitre de la phthisie péritonéale. Il est vrai qu'il n'existait pas de tumeur, mais on sait que celles-ci sont loin d'être constantes dans la péritonite tuberculeuse ; il est vrai aussi que le début avait été plus aigu qu'il ne l'est d'ordinaire dans la tuberculisation péritonéale, mais la différence n'était pas assez tranchée pour nous faire rectifier notre diagnostic.

Les symptômes généraux, l'état du facies et de l'habitude extérieure, l'amaigrissement, les sueurs, contribuèrent encore à nous confirmer dans notre opinion, et avec d'autant plus de raison que l'exploration de la poitrine et des autres fonctions ne rendait pas un compte satisfaisant de la détérioration ; pas plus que les tubercules que nous avons trouvés à l'autopsie ne nous ont paru suffisants pour expliquer la gravité de l'état général. L'identité de ces symptômes et de ceux de la phthisie prouve que la phlegmasie chronique du péritoine était née sous l'influence de la diathèse scrofulo-tuberculeuse.

Art. III. — Causes. — Nature.

Il paraît difficile de ne pas rapporter à l'irritation causée par les tubercules péritonéaux le plus grand nombre des phlegmasies aiguës ou chroniques, générales ou partielles, qui viennent de nous occuper.

Quant aux péritonites qui ne sont pas accompagnées du produit accidentel, elles reconnaissent évidemment plusieurs sortes de causes.

Celles qui sont subaiguës ou chroniques, identiques par leurs symptômes et par leurs lésions à celles qui avoisinent les tubercules, ne sauraient en être séparées. Elles sont évidemment de même nature, et démontrent l'influence de la diathèse sur le développement de toutes ces phlegmasies, même lorsque la présence des tubercules prouve la coexistence d'une cause d'irritation locale.

Les péritonites aiguës sont souvent déterminées par une cause toute locale, même en l'absence de tubercules, et dès lors elles doi-

vent être considerées comme une simple complication. Ainsi, dans
six cas, nous l'avons vue être intense et étendue, et souvent alors
l'influence de la cause locale a été à peu près manifeste. Ainsi la
phlegmasie aiguë s'est développée : 1° deux fois chez des enfants
atteints de péritonite chronique simple ; 2° chez cinq malades les ganglions mésentériques étaient très volumineux et constituaient un véritable carreau, chez l'un d'eux même la partie du péritoine la plus
enflammée correspondait à la masse ganglionnaire ; 3° chez ces mêmes
enfants il existait de nombreuses ulcérations dans le tube digestif ;
4° enfin, la cause déterminante de la péritonite aiguë a été deux fois
la perforation de l'intestin au niveau d'une ulcération. — Tous ces
enfants, sauf une jeune fille dont nous avons donné l'observation ci-
dessus (voy. page 802), étaient gravement tuberculeux.

Cette dernière remarque nous engage à nous demander si la diathèse elle-même ne peut pas être pour quelque chose dans la production de quelques-unes des péritonites aiguës des tuberculeux.

En effet, nous avons déjà dit que cette péritonite aiguë est le plus
souvent terminale, et même latente. Nous ajoutons que cette forme
de péritonite cachectique est presque spéciale aux tuberculeux, et
que nous n'avons pas eu l'occasion d'en parler en traitant de la péritonite en général (voy. t. II, p. 1).

En résumé donc, la diathèse scrofulo-tuberculeuse détermine des
péritonites chroniques, ou subaiguës et peut-être aiguës. Le plus
souvent cependant des causes d'irritation s'unissent à cette cause
générale pour localiser la phlegmasie dans le péritoine tout entier ou
dans une partie de cette vaste membrane.

Art. IV. — Pronostic. — Traitement.

La péritonite, surtout celle qui est générale ou étendue, est évidemment la cause de la mort chez bon nombre des enfants qu'elle
atteint, mais elle ne fait qu'avancer le terme fatal ; les lésions qui
existaient avant le début étant assez graves par elles-mêmes pour
devoir entraîner une terminaison funeste dans un espace de temps
peu éloigné.

Traitement. — Le traitement de la péritonite aiguë chez les tuberculeux ne s'éloigne pas de celui que nous avons tracé ailleurs ; il faut
se guider dans l'emploi des moyens thérapeutiques :

1° Sur l'état des autres organes ;

2° Sur l'âge et la force de l'enfant ;

3° Sur l'acuité des symptômes.

En thèse générale, nous pensons qu'on doit être très modéré dans
l'emploi des émissions sanguines, et recourir principalement :

1° Aux topiques calmants et aux bains ;

2° Aux narcotiques donnés, soit à l'intérieur, soit en lavements ;
3° Aux frictions mercurielles.

La péritonite chronique, impossible à distinguer de la phthisie péritonéale et due à la même influence diathésique, ne saurait réclamer un autre traitement qu'elle.

CHAPITRE XVII.

TUBERCULISATION DES GANGLIONS MÉSENTÉRIQUES (CARREAU).

Si l'on s'en rapportait aux auteurs, on serait tenté de croire que le *carreau* est une des affections les plus fréquentes du jeune âge, et surtout de la première période de l'enfance ; il est loin cependant d'en être ainsi. La cause d'une pareille erreur provient de ce qu'on a confondu sous ce nom, non-seulement une foule de maladies différentes : la péritonite tuberculeuse, les entérites, les ulcérations intestinales, etc., mais aussi de ce que l'on a regardé l'augmentation du volume de l'abdomen chez les jeunes enfants comme un signe d'une lésion organique grave.

Si nous donnons le nom de *carreau* ou de *phthisie mésentérique* à la tuberculisation commençante ou peu étendue des ganglions mésentériques, cette affection sera fréquente, puisque nous avons trouvé des tubercules dans le mésentère chez près de la moitié des enfants tuberculeux. Si, au contraire, nous ne regardons comme atteints de cette maladie que ceux dont la tuberculisation mésentérique a été considérable, le nombre en sera bien plus restreint ; il s'élèvera à un septième du nombre total des enfants ayant les glandes mésentériques tuberculeuses, et à un seizième seulement de ceux chez lesquels des tubercules existent en un point quelconque de l'organisme.

Art. I. — Anatomie pathologique.

Tubercules. — Lorsque les ganglions du mésentère ont acquis un développement considérable, ils forment une masse qui peut avoir jusqu'à une ou deux fois le volume du poing ; elle est irrégulière, bosselée, dure ou mollasse, jaunâtre, et formée par la réunion des ganglions devenus tuberculeux. Couchée au-devant de la colonne vertébrale, cette masse est quelquefois assez considérable pour distendre le mésentère et le maintenir à peu près immobile dans la place qu'il occupe ; alors, elle est en contact avec l'aorte et la veine cave descendante qu'elle peut comprimer. D'autres fois, le mésentère est encore assez large pour avoir une certaine mobilité, et la tumeur peut être portée un peu à droite ou à gauche de la colonne verté-

brale. Le volume de chacun des tubercules qui la composent est
variable, depuis celui d'un pois jusqu'à celui d'un marron, et même
plus.

Les ganglions accolés, adhérents entre eux, restent longtemps distincts, surtout à la surface de la tumeur, puis ils finissent par se
confondre, de manière que leurs kystes disparaissent par places.
Dans cet état, les tubercules sont ordinairement crus, d'autres fois un
peu ramollis dans un point quelconque de leur étendue, presque
jamais ils ne forment une véritable excavation. Quelquefois ils présentent un état singulier et propre aux ganglions abdominaux ; alors
ils sont tout à fait blancs ; leur consistance est mollasse ; ils ressemblent à du fromage blanc ; on dirait la matière crayeuse du tubercule
délayée dans de l'eau et du lait, mais conservant encore une certaine
consistance. Cet état de tubercule dépend-il d'un mélange du chyle
avec la matière tuberculeuse? Nous ne le croyons pas, puisqu'il se
rencontre aussi dans les ganglions de la scissure du foie.

M. Papavoine a rapporté l'observation d'un enfant dont les ganglions mésentériques étaient convertis en tubercules d'un beau jaune
verdâtre. Au centre de la plupart d'entre eux, on trouvait un liquide
très limpide de la même couleur (1). On doit sans doute considérer ce
liquide comme un dépôt de sérosité, semblable à celui qus nous avons
décrit lorsque nous avons étudié les tubercules en général. Le même
observateur a vu chez un garçon scrofuleux les ganglions mésentériques énormes, avec une cavité centrale à parois inégales, contenant un
liquide opaque d'un rouge foncé et assez analogue au liquide biliaire(2).

Quoi qu'il en soit de ces variétés, lorsque les ganglions mésentériques ont acquis ce volume, c'est souvent en vain que l'on chercherait un ganglion, ou même une partie de l'un d'eux, à l'état sain, en
sorte que la circulation du chyle doit être interrompue par cette voie.
Mais si l'on se rappelle que les anatomistes ont plusieurs fois injecté
avec du mercure les ganglions lymphatiques du thorax diversement
altérés, et qu'ils ont toujours vu l'injection traverser librement les
vaisseaux lymphatiques, on conservera quelque doute sur l'arrêt de
la circulation du chyle dans le carreau même avancé.

Il s'en faut de beaucoup que la tuberculisation des ganglions mésentériques soit toujours aussi considérable ; quelquefois, on ne trouve
que deux on trois ganglions volumineux et tuberculeux ; d'autres
fois un grand nombre ; mais tous sont restés petits, isolés; et ne présentent qu'un ou deux tubercules.

Lorsqu'un ganglion n'est envahi qu'en partie par le produit accidentel, celui-ci se dépose tantôt à sa surface, tantôt à sa profondeur,
de manière à être entouré de tous côtés par le parenchyme ganglion-

(1) *Journal des progrès*, t. II, 1830.
(2) *Journal hebdomadaire*, t. VIII.

naire. Le tubercule peut alors se déposer sous forme de granulations jaunes en nombre variable, petites et isolées les unes des autres ; d'autres fois on trouve un ou deux tubercules miliaires arrondis et environnés d'un lacis vasculaire; tandis que dans des ganglions voisins la matière tuberculeuse présente une forme irrégulière qui rappelle l'infiltration jaune. Lorsque la dégénérescence est plus avancée et a envahi la plus grande partie d'un ganglion, il est difficile de dire si le tubercule était primitivement à l'état de granulation, de tubercule miliaire ou d'infiltration jaune.

Action des ganglions tuberculeux sur les organes abdominaux. — On pourrait présumer *à priori* que les ganglions mésentériques, devenus tuberculeux, doivent exercer sur les organes abdominaux une action identique avec celle que détermine dans la poitrine le développement tuberculeux des ganglions bronchiques. Il n'en est rien cependant, et ces effets sont beaucoup plus rares et moins bien tranchés. On en concevra parfaitement la cause en faisant les remarques suivantes :

1° La cavité de la poitrine étant formée par des parois osseuses et inextensibles, qui s'opposent à l'accroissement extérieur des ganglions bronchiques, il en résulte que lorsque ces ganglions ont acquis un développement considérable, ils compriment nécessairement les organes au milieu desquels ils se trouvent, s'unissent à eux, les perforent, etc. La cavité de l'abdomen au contraire, étant circonscrite presque partout par des parois molles et très extensibles, qui n'opposent aucune barrière au développement des ganglions tuberculeux, leur permet d'acquérir un volume considerable, de se rapprocher de la paroi abdominale antérieure en déplissant le mésentère, et les empêche ainsi de s'unir aux organes voisins.

2° Des parties *solides* entrent dans la composition de quelques-uns des viscères contenus dans la poitrine, et, soit par elles-mêmes, soit par l'appui qu'elles prêtent aux organes qui les entourent, favorisent l'adhérence des masses ganglionnaires. Rien de semblable ne peut avoir lieu pour les ganglions mésentériques. L'intestin, dont la mobilité est extrême, fuit devant la compression, et les vaisseaux situés au-devant de la colonne vertébrale, bien que soutenus par un plan solide, y échappent par la tendance qu'ont les ganglions à se porter à l'extérieur.

Cependant le développement tuberculeux des ganglions mésentériques produit quelquefois des effets de compression ; et lorsque, par une cause quelconque, une adhérence s'établit entre l'intestin et un ganglion tuberculeux, il en peut resulter la perforation de la paroi intestinale.

L'exemple suivant est le seul de ce genre que nous possédions :

Quelques-uns des ganglions mésentériques qui occupent la valvule de Bauhin sont adhérents aux intestins; ils ont environ le volume d'une noix.

Plusieurs sont un peu ramollis; l'un d'eux accolé au cœcum, forme à l'intérieur de l'intestin une tache jaune assez étendue. Lorsque l'on incise la membrane muqueuse au niveau de cette tache, on voit que la matière tuberculeuse, ramollie, n'est séparée de la cavité intestinale que par l'épaisseur de la muqueuse, et que le kyste ganglionnaire a corrodé les membranes musculaire et fibreuse.

Comme nous l'avons dit plus haut, on trouve des tubercules mésentériques chez la moitié des enfants tuberculeux. Le produit accidentel est le plus souvent déposé sous forme de masses ; on les rencontre un peu moins souvent entre un et deux ans et demi qu'aux âges suivants.

Au contraire les tubercules miliaires, moins fréquents que les masses, existent de préférence chez les plus jeunes enfants.

Nous n'avons jamais constaté de granulations grises dans le mésentère, et nous avons vu assez rarement des granulations jaunes. Dans la même proportion, nous avons trouvé des tubercules crétacés, qui, une fois, formaient une masse entièrement calcaire de plus du volume du poing du sujet.

Les tubercules du mésentère se ramollissent assez fréquemment, et plus souvent de trois à dix ans qu'avant et après cet âge (1).

Nous rappellerons ici : 1° que la tuberculisation considérable des ganglions mésentériques coïncide le plus souvent avec celle d'autres organes ; 2° que l'on peut cependant rencontrer des cas où les tubercules sont exclusivement concentrés dans les ganglions du mésentère ; 3° qu'il est rare de voir coïncider une phthisie mésentérique et une phthisie péritonéale.

Phlegmasies. — La substance ganglionnaire qui avoisine les tubercules est assez souvent saine, c'est-à-dire d'une couleur gris rosé clair, un peu flasque et médiocrement pénétrable au doigt; ailleurs, elle est augmentée de volume et a pris une couleur rouge plus ou moins foncée, sans que sa consistance soit sensiblement augmentée ni diminuée. Guersant a constaté qu'elle était indurée et plus résistante sous le scalpel que dans l'état sain. Cette phlegmasie subaiguë nous a toujours paru avoir une origine plus récente que le tubercule qu'elle entoure, et devoir être rangée parmi les inflammations qui, dans la plupart des organes, se développent à la suite du dépôt tuberculeux. Il n'est pas rare non plus de trouver la substance ganglionnaire nota-

(1)   Tubercules mésentériques................ 144

Granulations jaunes...... 7	Tubercules ramollis...... 13
Tubercules miliaires...... 57	Tubercules crétacés...... 8
Masses tuberculeuses 84	

Tubercules peu nombreux................ 75
Tubercules assez nombreux................ 48
Tubercules nombreux 20

blement hypertrophiée, ayant une couleur gris clair, une consistance assez ferme et cassante ; en un mot, elle est dans cet état que l'on appelle engorgement chronique, et qui n'est peut-être que de l'infiltration grise.

Réservant ce dernier point, qui n'est pas résolu, nous comparons cette phlegmasie chronique, si fréquente chez les scrofuleux, à celle des organes qui nous ont occupés jusqu'à présent, et il ne nous répugne nullement de croire que l'induration rouge subaiguë succédant au dépôt tuberculeux, passe à l'état d'induration grise, qui peut elle-même être l'origine de nouveaux tubercules.

Nous ajouterons comme dernière remarque, que l'étendue de ces deux lésions du tissu ganglionnaire, et surtout de l'induration rouge, est très peu considérable, et qu'il nous semble impossible d'en faire, comme le voulait Guersant, le point de départ d'une division du carreau en deux espèces : le carreau douloureux et le carreau indolent. L'anatomie pathologique ne justifie pas cette manière de voir, que repousse encore plus la symptomatologie.

Quoi qu'il en soit sur ce point, ces phlegmasies ganglionnaires justifient les remarques générales que nous avons émises sur les inflammations tuberculeuses. La seconde espèce surtout; qui peut exister sans tubercules, se développe alors en dehors de toute irritation locale et sous l'influence de la cause générale qui est l'origine de toutes les maladies que nous étudions dans cette septième classe.

Art. II. — Symptômes.

En décrivant la phthisie péritonéale, nous avons regretté de n'avoir pas une méthode qui nous permît d'arriver facilement et sûrement à son diagnostic, lorsqu'elle est encore à une période peu avancée. Les mêmes difficultés, et d'autres plus grandes encore, s'opposent à ce que l'on puisse diagnostiquer la phthisie mésentérique commençante.

Les ganglions du mésentère, profondément cachés dans la cavité abdominale, recouverts par les intestins et par la paroi du ventre, ne deviennent perceptibles au toucher que dans les cas où ils ont acquis un développement considérable, et même alors, comme nous le verrons plus tard, ils échappent souvent à une exploration attentive. En outre, les troubles fonctionnels qu'ils déterminent sont si peu caractérisés, et appartiennent à un si grand nombre de maladies différentes, qu'il est bien difficile que les désordres des voies digestives puissent utilement servir au diagnostic. Les symptômes généraux sont ceux de la phthisie, mais ils nous semblent beaucoup moins prononcés dans les cas où la tuberculisation est concentrée dans les ganglions mésentériques, nouvelle cause d'erreur, ou de difficulté pour arriver à un diagnostic précis. On pourrait peut-être croire que les accidents produits par la phthisie mésentérique, analogues à ceux de la phthisie bronchique, doivent fournir une lumière précieuse pour le diagnostic ; mais les détails anatomiques dans lesquels nous sommes entrés doivent faire comprendre qu'il existe peu de ressemblance dans les lésions symptomatiques de ces deux manifestations.

Aspect extérieur du ventre. — Au début, on ne remarque aucun changement dans la forme de l'abdomen ; plus tard même il n'augmente pas toujours de volume ; ainsi, nous l'avons vu rétracté, se contractant sous la pression. Il offre rarement la tension qui existe dans les cas de péritonite tuberculeuse ; il est souvent gros, globulaire ; mais en général assez mou et facilement dépressible ; cependant nous l'avons vu très tendu chez un garçon de dix ans, dont les ganglions mésentériques formaient une tumeur qui avait acquis le volume des deux poings. Dans ce cas, la tension était si considérable qu'on ne pouvait pas déprimer la paroi antérieure. Il en a été de même chez un enfant de cinq ans et chez un autre garçon de dix ans et demi ; mais dans ces deux derniers cas, il y avait en même temps une épiploïte tuberculeuse. Nous n'avons pas non plus noté le son tympanique que nous avons souvent constaté dans la péritonite tuberculeuse, sauf toutefois dans les cas où la tension a été considérable ; ce qui, du reste, s'explique facilement, puisque cette tension était due au développement des gaz intestinaux. Non-seulement le carreau se développe sans que le ventre augmente de volume ; mais encore ce symptôme est aussi souvent le caractère de plusieurs états physiologiques ou morbides différents de la tuberculisation mésentérique. Guersant avait déjà remarqué que l'intumescence du ventre se rencontre « comme une disposition naturelle chez les enfants rachitiques et faibles » ; qu'on l'observe aussi dans « plusieurs phlegmasies et irritations du canal intestinal... » Et comme dans ces différents cas, le développement du ventre a les mêmes caractères que dans le carreau, il est impossible de se servir de ce symptôme pour le diagnostic. Le docteur Guersant, et après lui les auteurs du *Compendium*, ont dit que, dans le second degré de la maladie, le ventre s'affaisse constamment, à moins qu'il n'y ait en même temps péritonite chronique, ou commencement d'épanchement dans sa cavité. Nous n'avons observé ce phénomène que dans le seul cas où une méningite s'est développée ; dans tous les autres, le ventre a conservé son même volume du début à la fin de la maladie.

Tumeurs. — Quoique les masses tuberculeuses qui avaient envahi les ganglions fussent souvent très volumineuses, nous sommes loin d'avoir toujours pu les apprécier au moyen du toucher. Ainsi, il nous a été impossible de reconnaître des tumeurs dans les cas où la tension de l'abdomen était très considérable ; et dans d'autres où elle l'était moins, un examen attentif répété un nombre de fois suffisant, est souvent resté sans résultat.

Il y a des cas cependant où nous avons pu constater la présence de tumeurs abdominales, bien que peu volumineuses ; mais alors l'abdomen était remarquablement flasque, d'une mollesse extrême ; il se laissait déprimer jusque sur la colonne vertébrale. D'autres fois, les modifications survenues dans l'état du ventre sous l'influence d'une méningite, en facilitant la palpation de l'abdomen, nous ont permis de reconnaître facilement la tumeur dont cette cavité était le siége.

Chez un garçon de cinq ans, l'abdomen était très inégal, bosselé, saillant à l'hypogastre, déprimé à l'épigastre, très flexible et mou. Immédiatement au-dessous de l'ombilic, on sentait une tumeur qui dépassait de chaque côté la ligne médiane d'un travers de doigt et demi. Cette tumeur était très dure, un peu mobile, son bord inférieur était un peu tranchant. Le lendemain elle paraissait s'être rapprochée de la peau, à cause de l'affaissement et de la mollesse des parois abdominales. La partie supérieure, très mobile, reposait sur une base plus profonde et moins mobile ; elle semblait plus volumineuse que la veille, ce qui dépendait sans doute de ce qu'elle était plus facile à circonscrire. A l'autopsie, les ganglions mésentériques formaient une masse du volume du poing, composée d'un grand nombre de ganglions tuberculeux, dont plusieurs avaient le volume d'un petit œuf. Quelques-uns étaient tuberculeux en totalité ; dans d'autres, le tubercule occupait le centre, et le tissu ganglionnaire était énormément développé.

On trouve dans la *Nosographie* de Sauvages, page 301, l'observation d'un enfant chez lequel une tumeur stéatomateuse (tuberculeuse probablement) qui prenait naissance dans le mésentère, pesait plus de 18 livres ; elle était de la grosseur de la tête. Cette tumeur avait été accompagnée d'un sentiment de pesanteur, de douleur qui revenait par intervalle, de vomissements, et quelquefois de diarrhée. Il existait aussi de l'œdème aux extrémités.

Les tumeurs abdominales qui résultent de la tuberculisation des glandes mésentériques sont toujours situées au voisinage de l'ombilic ; elles sont plus ou moins volumineuses ; mais d'ordinaire, inégales à leur surface ; on sent qu'elles sont formées par l'agglomération d'un certain nombre de masses tuberculeuses. On devrait croire *à priori* que la *fixité* de la tumeur est un caractère constant ; cependant il n'en est pas toujours ainsi, tantôt parce que les ganglions encore assez peu développés ne maintiennent pas le mésentère immobile contre la colonne vertébrale, d'autres fois parce que les ganglions paraissent eux-mêmes changer de place. Mais cette mobilité apparente dépend de ce que les parois abdominales n'étant pas toujours au même degré de tension, le tube-intestinal étant tantôt plein, tantôt vide, on n'obtient pas toujours un résultat identique en palpant l'abdomen à plusieurs jours d'intervalle. Ainsi, chez un de nos malades, nous sentîmes une tumeur du volume d'une grosse noix, dure au toucher, assez mobile, très douloureuse. Elle était tout à fait isolée ; le lendemain, on ne la sentait plus ; deux jours après, elle avait reparu, pour disparaître de nouveau à l'époque où les parois abdominales devinrent œdémateuses. À l'autopsie, les ganglions mésentériques formaient une masse très volumineuse, allongée, composée de tubercules assez durs, tous crus. Ces tumeurs ne sont, en général, perceptibles qu'à un degré très avancé de la maladie, car il est remarquable que les ganglions même très volumineux échappent à un examen minutieux. On comprend dès lors combien est réduite l'importance de ce symptôme.

Douleur. — Nous venons de voir tout à l'heure que chez un malade la tumeur abdominale était douloureuse au toucher ; cependant les ganglions mésentériques n'offraient aucune trace d'inflammation ; il en était de même chez une jeune fille de quatre ans, dont les ganglions abdominaux étaient ramollis, et qui éprouvait d'assez vives douleurs à la pression ; nous ne pensons donc pas, comme le docteur Guersant, que la distinction entre le carreau indolent et le carreau douloureux puisse être basée sur la présence ou sur l'absence de la phlegmasie des ganglions mésentériques tuberculeux.

L'abdomen est indolent (sauf dans les régions qui correspondent aux tumeurs abdominales), à moins qu'il ne survienne une complication de péritonite aiguë ou chronique.

La *langue*, l'*appétit* et la *soif* ne nous ont rien offert de remarquable ; la langue a toujours été humide, nette, plus souvent pâle, la soif médiocre, sauf dans les cas où il est survenu une complication aiguë ; l'appétit a presque toujours été conservé jusque dans les derniers temps.

La plupart des auteurs ont insisté sur la voracité des enfants atteints de carreau. Bien que nous n'ayons pas eu lieu de constater ce symptôme, nous ne voulons pas nier son existence dans un certain nombre de cas ; mais nous remarquons, avec les auteurs du *Compendium*, que cette voracité n'est pas seulement propre aux enfants atteints de carreau ; on l'observe aussi dans quelques cas d'entérite chronique et de tuberculisation d'autres organes que les ganglions du mésentère.

Dans aucun cas de phthisie mésentérique, nous n'avons observé de *vomissements*. Ils n'ont été notés que dans ceux où il y avait une péritonite aiguë.

Quant au *dévoiement*, il a été constant ; mais il est vrai de dire qu'il existait dans tous les cas des ulcérations intestinales.

Action des ganglions sur les organes abdominaux. — Nous devons rechercher si les masses tuberculeuses développées dans l'abdomen peuvent, par la pression qu'elles exercent sur les organes avoisinants, donner lieu à d'autres symptômes.

1° *Compression de l'intestin.* — Nous n'avons jamais observé de compression du tube intestinal par les ganglions tuberculeux, et les détails dans lesquels nous sommes entrés, en comparant les phthisies bronchique et mésentérique, expliquent la difficulté de cette compression.

Guersant dit avoir observé des cas où des adhérences de la portion du péritoine en rapport avec les ganglions tuberculeux, avaient déterminé des étranglements consécutifs, et par suite des occlusions complètes de l'intestin qui avaient amené promptement la mort. Les adhérences étaient probablement le résultat de la pression ou du frottement des ganglions sur le péritoine, qui avait déterminé une inflammation adhésive.

2° *Perforation de l'intestin.* — Si nous n'avons pas observé d'exemples de compression de l'intestin par les ganglions, nous avons vu une perforation commençante du tube intestinal par un ganglion mésentérique (voy. page 808). Mais en supposant même que cette perforation eût été complète, elle n'aurait occasionné d'accidents que dans le cas où le kyste se serait séparé du point de l'intestin auquel il adhérait ; il en serait résulté alors une péritonite suraiguë par perforation.

3° *Compression des nerfs.* — Un seul de nos malades nous a présenté un symptôme que nous avons pu attribuer à la compression des nerfs ; il se plaignait de crampes dans les jambes ; nous ne trouvâmes pour expliquer ce phénomène que des ganglions mésentériques très volumineux.

4° La *compression des gros troncs vasculaires* serait bien plus fréquente si la paroi abdominale antérieure offrait quelque résistance; on peut cependant la constater dans quelques cas. Elle se révèle alors par la dilatation des veines abdominales et par l'anasarque des extrémités inférieures.

Dilatation veineuse. — Lorsque les veines du ventre sont peu distendues ; lorsque le réseau capillaire est seul devenu plus apparent, on ne peut pas, sur ce caractère, admettre l'existence d'un carreau. Mais, lorsque la dilatation des veines est plus considérable, lorsqu'elles s'étendent en rameaux flexueux sur la paroi antérieure de l'abdomen, et vont se joindre aux veines de la poitrine, on doit soupçonner la présence d'une tumeur dans le mésentère, s'il n'existe pas de tuméfaction morbide du foie ou de signes de péritonite chronique. Or, presque toutes les tumeurs du mésentère chez les enfants dépendent de la tuberculisation des ganglions mésentériques. Nous regrettons de n'avoir pas porté une attention suffisante sur ce point de symptomatologie ; nous sommes convaincus que ce phénomène existe plus souvent que nous ne l'avons noté.

Anasarque. — Nous avons quelquefois observé de l'œdème, soit aux pieds, soit au scrotum ; dans une de nos observations, il a été très considérable ; la veine cave inférieure était en partie oblitérée par des caillots. Dans ce cas, dix-huit jours avant la mort, l'œdème débuta par la cuisse droite ; il se propagea ensuite au ventre et à l'autre cuisse.

Nous ne voudrions pas affirmer cependant que l'oblitération de la veine par un caillot fût causée par la compression exercée par la masse tuberculeuse. Nous avons, en effet, négligé de nous assurer de sa position exacte par rapport aux vaisseaux.

Ascite. — On observe quelquefois un épanchement séreux dans le péritoine à la suite du carreau. Nous ne l'avons jamais vu que peu considérable, et il ne nous semble pas bien prouvé que l'ascite soit, dans ces cas, dans la dépendance de la tuberculisation mésentérique. Souvent, en effet, les ganglions qui occupent la scissure du foie sont tuberculeux, et la compression qu'ils exercent sur la veine porte doit avoir pour effet la production d'un épanchement dans le péritoine, bien plus facilement que lorsque la veine cave est comprimée. M. Andral a signalé encore d'autres accidents comme pouvant être le résultat de la compression des organes abdominaux, et en particulier de l'estomac, et nous n'avons pas eu occasion de constater de phénomènes analogues.

Péritonite. — La tumeur constituée par les ganglions tuberculeux paraît être quelquefois la cause d'une inflammation aiguë du péritoine (voy. *Péritonite chez les tuberculeux*, page 804-805).

Symptômes généraux. — Malgré le peu d'indications que fournissent pour le diagnostic les symptômes locaux de la phthisie mésentérique, ils sont cependant les seuls qui permettent de reconnaître la maladie; les symptômes généraux ne sont, en effet, que d'une bien faible utilité. Lorsqu'ils existent, ils sont, comme l'a remarqué avec raison le docteur Guersant, sous la dépendance de la tuberculisation d'un autre organe autant que sous l'influence de la phthisie mésentérique, et, lorsque cette dernière est isolée, il n'est pas bien certain qu'elle s'accompagne de symptômes aussi tranchés que ceux produits par la tuberculisation des autres organes. On a cité de nombreux exemples de tubercules concentrés dans le mésentère, et qui ne s'étaient révélés par aucun symptôme ; nous n'en connaissons aucun bien authentique, dans lequel cette maladie, isolée de toute autre, ait été la cause d'un dépérissement considérable, sauf peut-être le cas cité page 820.

La *marche* de la phthisie mésentérique est probablement très lente; mais les symptômes du début sont si obscurs qu'ils nous est impossible de fixer sa durée, même d'une manière approximative. C'est en vain que nous avons cherché à déterminer exactement l'époque à laquelle la maladie avait commencé. L'absence de la douleur et de la tuméfaction de l'abdomen, la conservation de l'appétit chez des enfants dont le mésentère était le siége de tumeurs volumineuses, ne nous ont permis de diagnostiquer la maladie qu'à une époque avancée. Dans presque tous les cas, que nous avons observés, la phthisie mésentérique compliquait une autre phthisie, et c'étaient les symptômes de ces maladies qui avaient d'abord attiré l'attention.

Il nous a été tout aussi impossible d'établir une distinction entre le

carreau douloureux et le carreau indolent, que de reconnaître à la
maladie un certain nombre de périodes fondées sur la marche et la
combinaison des différents symptômes. Aussi, nous sommes convaincus que les auteurs qui ont assigné deux ou trois périodes au carreau,
ont établi cette distinction d'après des considérations purement théoriques, ou en réunissant et rapprochant des éléments très dissemblables.

Art. III. — Diagnostic.

Le diagnostic de la phthisie mésentérique, envisagée comme
maladie locale, ne pouvant être établi que par le toucher et par les
accidents résultant de la compression, nous devons chercher dans cet
article à décrire les caractères qui distinguent les tumeurs du mésentère dues au développement des ganglions abdominaux, de celles
que l'on peut constater dans la cavité du ventre chez l'enfant.

1° Il est des tumeurs dont le développement tient à une lésion de
fonction du tube digestif. Ainsi, dans les cas où la constipation est
opiniâtre, les matières fécales, en s'accumulant en quelques points de
l'intestin, produisent momentanément des tumeurs que l'on pourrait, à un examen inattentif, prendre pour des glandes mésentériques
tuberculeuses. Mais, comme l'ont remarqué avec raison Baumes et
Guersant, les scybales sont indolentes, tandis que les ganglions sont
douloureux. Elles occupent d'ordinaire la fosse iliaque ou le flanc
gauche, tandis que la région ombilicale est le siége des tumeurs ganglionnaires. Nous ajouterons que les scybales disparaissent facilement
sous l'influence d'une purgation, qui produit l'effet directement contraire dans les cas où existent des ganglions abdominaux, car l'évacuation des gaz et des matières fécales a pour résultat nécessaire de
favoriser l'affaissement des parois de l'abdomen, et de permettre au
toucher de mieux circonscrire la tumeur abdominale. Nous ne devons
pas oublier de rappeler ici que les tumeurs ganglionnaires semblent
quelquefois disparaître, bien qu'étant réellement fixes, et que cette
disparition apparente dépend de l'état des parois de l'abdomen.

2° Les *tumeurs de nature tuberculeuse* peuvent quelquefois en imposer pour des masses ganglionnaires. Nous avons déjà vu, en traitant
de la phthisie péritonéale, que lorsque des tubercules volumineux
se concentrent dans l'épiploon, ils produisent des tumeurs perceptibles au toucher ; lorsque ces masses siégent au niveau de l'ombilic,
il est difficile de les distinguer de celles qui sont le résultat du développement des ganglions. Elles sont, comme elles, inégales, irrégulières, bosselées, douloureuses ; seulement, elles ne paraissent pas
offrir une base aussi large et être composées d'une agglomération de
tumeurs dont les plus superficielles sont mobiles.

Nous n'avons pas observé d'autres tumeurs tuberculeuses qui nous
aient induits en erreur sur le siége de la maladie ; mais nous avons

trouvé dans un des bulletins de la Société anatomique, la relation d'un fait dans lequel un rein très développé et tuberculeux en avait imposé pour une tumeur mésentérique. Il s'agit d'un garçon de douze ans, atteint de tuberculisation générale, chez lequel on sentit, *à travers les parois abdominales, à droite et un peu au-dessous de l'ombilic, une tumeur dure, arrondie, du volume d'un petit œuf de poule* (1). A l'autopsie, on put s'assurer qu'elle était formée par l'extrémité inférieure du rein droit recourbé en avant et presque entièrement converti en matière tuberculeuse.

3° *Tumeurs non tuberculeuses.* — Les tumeurs du foie et de la rate ont des caractères qui ne permettent pas de les confondre avec des tumeurs ganglionnaires. Ainsi, elles occupent les hypochondres, font saillie sous les côtes, offrent un bord tranchant, etc.

Le docteur Fauvel nous a communiqué une observation fort curieuse du cancer du pancréas, qui faisait une saillie considérable ; pendant la vie on avait perçu une tumeur volumineuse. Mais, comme on pourra s'en assurer en lisant l'extrait de ce fait, de nombreuses différences existent entre cette tumeur et celle formée par les ganglions mésentériques tuberculeux.

Il s'agit d'une fille de treize ans et demi, délicate et sujette à la diarrhée, qui, trois mois avant son entrée à l'hôpital, fut atteinte d'ictère à la suite d'une peur. Il survint des douleurs abdominales ; la diarrhée qui existait au début diminua pendant deux mois, époque à laquelle survinrent des vomissements. En l'examinant trois mois après le début, M. Fauvel constata les symptômes suivants du côté de l'abdomen. La malade se plaignait d'éprouver des douleurs dans tout le ventre, et principalement à l'épigastre. Elles augmentaient quand elle avait bu ou mangé. En même temps, il y avait des nausées, et presque tous les jours des vomissements. Les douleurs étaient lancinantes, et revenaient de temps à autre quand l'enfant exécutait des mouvements. L'abdomen était assez volumineux pour dépasser la poitrine en saillie ; il était tendu ; l'hypochodre droit était plus volumineux que le gauche. On apercevait à la simple vue à l'épigastre, un peu à droite de la ligne médiane, au niveau du bord des fausses côtes, une saillie de la grosseur d'une noix, dure, douloureuse à la pression. Cette saillie paraissait se continuer profondément avec le foie. Cet organe semblait très volumineux par le palper et la percussion ; il était facile de le limiter. Dans la partie la plus inférieure du bord des fausses côtes, le foie débordait d'un pouce environ, et on le sentait jusque près de la colonne vertébrale. En avant, il débordait davantage, et dépassait les fausses côtes de trois ou quatre travers de doigt, en s'étendant jusqu'à la tumeur décrite qui formait la limite près de la ligne médiane. Sa surface paraissait rugueuse. Par la percussion, on obtenait un son mat dans toutes les parties où l'on percevait le foie par le palper ; supérieurement, il remontait jusqu'auprès du sein. On percevait en même temps une fluctuation assez manifeste dans les parties déclives de l'abdomen.

(1) Années 1838, p. 149.

Pendant les vingt jours que la malade passa à l'hôpital, l'état général, qui était déjà fort détérioré lors de son entrée, s'aggrava encore. Il survint des épistaxis assez fréquentes, puis des taches de purpura, des vomissements nombreux de matières brunes, laissant un dépôt analogue au chocolat. La diarrhée persista abondante, sauf les derniers jours. L'état du ventre resta à peu près le même. Quinze jours environ après la première exploration, on percevait toujours la même tumeur à la partie droite de l'épigastre ; elle était saillante, dure, bosselée, et tenait d'une manière bien évidente à l'extrémité du lobe gauche du foie. Elle était immobile et ne pouvait être déprimée, et se continuait profondément à gauche ; supérieurement et inférieurement on pouvait facilement la circonscrire par le palper et la percussion. En auscultant la tumeur, la tête était légèrement soulevée, et l'on éprouvait la sensation d'un battement sourd isochrone au premier bruit du cœur.

L'enfant succomba dans le dernier degré de marasme, quatre mois environ après le début des premiers accidents.

A l'autopsie, on constata les altérations suivantes, dont nous abrégeons la description.

1° En ouvrant l'abdomen, on vit dans l'hypochondre droit une tumeur du volume d'un petit œuf, et correspondant à la saillie que l'on sentait pendant la vie. Elle n'était qu'une partie d'une masse volumineuse qui s'étendait profondément vers la colonne vertébrale et dans l'hypochondre. C'est cette dernière partie qui simulait le bord tranchant du foie. La tumeur était bosselée, irrégulière, ayant le volume d'un fœtus à terme. Après des recherches minutieuses, on ne retrouva de tout le pancréas que l'extrémité gauche de l'organe dans l'étendue de deux pouces environ : là, le tissu était sain ; mais plus loin il se confondait avec la tumeur, et on n'en trouvait plus de trace, quelque soin que l'on apportât à la dissection. Des coupes pratiquées dans le tissu malade faisaient voir qu'il était d'un blanc jaunâtre, avec des taches rougeâtres, de densité très variable. Tantôt le tissu était dense, criant sous le scalpel, et comme fibreux ; tantôt il formait des noyaux rénitents, plus mous à l'intérieur que le tissu précédent ; tantôt, enfin, on trouvait des noyaux convertis en une bouillie d'un jaune un peu rougeâtre. En outre, de petits foyers étaient disséminés dans l'épaisseur de la tumeur ; ils contenaient une matière molle, d'un jaune citrin, qui s'écrasait sous le doigt. Tous ces caractères faisaient ressembler la tumeur à un mélange de tissu squirrheux et encéphaloïde, à ce dernier surtout.

Obligés d'abréger cette description, nous nous contenterons de dire que la masse cancéreuse primitivement développée dans le pancréas enveloppait le duodénum, les conduits biliaires, le rein droit, et pénétrait dans l'intérieur de cet organe, enveloppait aussi l'aorte et la veine cave sans les comprimer. Les parois de l'estomac et du duodénum étaient altérées ; mais il n'existait pas d'ulcérations.

Nous trouvons dans ce fait quelques phénomènes qui pouvaient en imposer pour une phthisie mésentérique, c'était surtout la présence d'une tumeur dure, bosselée, située sur la ligne à peu près médiane de l'abdomen, et s'enfonçant profondément vers la colonne vertébrale ; mais nous remarquons tout d'abord que la maladie a débuté par des douleurs abdominales, un ictère, des vomissements, symptômes qui n'existent pas au début du carreau. La nature lancinante des douleurs ne pouvait dépendre d'une phthisie mésentérique, le siége même de la tumeur à la partie supérieure de l'abdomen, sa continuité apparente avec le foie, devaient inspirer du doute sur l'existence d'une affection des ganglions abdominaux. Il était, du reste, difficile d'arriver à la connaissance exacte de la nature de la maladie, et en présence d'un cas pareil, on devait rester dans le doute.

Art. IV. — Pronostic.

Si la maladie restait concentrée dans l'abdomen, son pronoctic ne serait sans doute pas aussi grave que celui de la tuberculsation des autres organes, car les accidents locaux qui déterminent de pareilles tumeurs sont rares, et sont, en général, bien loin d'offrir la gravité de ceux de la phthisie bronchique ou péritonéale.

Les autres symptômes généraux sont peu intenses, l'amaigrissement moins rapide, la fièvre moins vive que dans le cas de phthisie pulmonaire ou péritonéale. La gravité n'est donc pas dans la maladie locale ; elle dépend tout entière de la maladie générale, et surtout des complications pulmonaires.

Nous partageons l'avis des pathologistes qui admettent la curabilité du carreau ; nous avons, en effet, trouvé dans le mésentère d'un enfant une masse tuberculeuse considérable et entièrement crétacée. Aucun signe n'avait révélé là présence de cette tumeur, dont une grande partie avait évidemment été résorbée. Nous n'avons jamais constaté la résolution complète des tumeurs tuberculeuses mésentériques, ni la perforation de la paroi abdominale et l'évacuation des tubercules par cette voie, ainsi que quelques auteurs disent en avoir vu des exemples.

Art. V. — Causes.

Age. — C'est un préjugé assez généralement répandu que le carreau est une maladie fréquente chez les jeunes enfants ; il est important de dissiper cette erreur ; car, lorsque nous aurons prouvé que cette maladie n'atteint jamais, ou presque jamais, les enfants au-dessous de l'âge de trois ans, il sera de toute évidence que les tumeurs abdominales et la tuméfaction du ventre des jeunes sujets sont tout à fait indépendantes de la tuberculisation mésentérique.

Il résulte de nos tableaux sur l'intensité comparative des tubercules mésentériques aux différents âges : 1° que la maladie du mésentère est d'autant plus légère que l'enfant est plus jeune ; 2° qu'on observe surtout la tuberculisation arrivée à son maximum de développement entre la cinquième et la dixième année ; 3° qu'enfin, grave ou légère, elle est fort rare de douze à quinze ans.

Sexe. — Les garçons paraissent plus sujets que les filles à la tuberculisatiod mésentérique. Mais c'est surtout quand la maladie est très considérable que la prédominance des garçons sur les filles est très marquée (1).

La plupart des auteurs qui ont écrit sur le carreau ont cru trouver les causes de la phthisie mésentérique dans l'alimentation insuffisante, ou peu en rapport avec les forces digestives de l'enfant, dans l'abus des purgatifs, dans la pression occasionnée par les maillots ou les corsets sur l'abdomen ; si de pareilles causes ont quelque influence, nous avouons qu'elles nous ont toujours échappé.

Nous n'avons jamais observé que des coups ou des chutes aient eu une part évidente à la tuberculisation des ganglions mésentériques. On trouve dans la nosographie de Sauvages une observation qui, bien qu'incomplète, offre cependant de l'intérêt, et semblerait indiquer qu'une violence extérieure peut être la cause occasionnelle de la phthisie mésentérique. « Il s'agit d'un enfant de huit ans qui, ayant » reçu un coup de bâton sur les lombes, commença peu de jours » après à aller mal ; et, au bout de quelques semaines, quoiqu'il fût » bien nourri jusqu'au dernier instant de sa vie, il mourut de con- » somption ; quoiqu'il n'eût point été affligé d'une toux importune » ni de la fièvre, il fut cependant traité comme phthisique. A l'au- » topsie, les glandes du mésentère parurent non-seulement tuméfiées, » mais encore squirrheuses ; elles étaient plus grosses que les deux » poings. »

Nous ne devons pas quitter ce sujet sans rechercher si la tuberculisation mésentérique ne reconnaît pas pour cause l'ulcération tuberculeuse de la membrane muqueuse intestinale. Mais pour apprécier avec quelque exactitude l'influence de cette cause, il faudrait que nous pussions déterminer positivement quelle est celle des lésions qui est antérieure à l'autre. Cette question, difficile à résoudre quand elle. est ainsi posée, devient plus facile lorsqu'il s'agit d'établir un rapport

---

(1) 144 enfants ont présenté des tubercules mésentériqnes.

De 1 à 2 ans 1/2. . . . 27	Garçons 18
	Filles 9
De 3 à 5 ans 1/2. . : . 41	Garçons 27
	Filles 14
De 6 à 10 ans 1/2. . . . 55	Garçons 37
	Filles 18
De 11 à 15 ans. 21	Garçons 11
	Filles 10

	Garçons.	Filles.
Tubercules peu nombreux	49	27
Tubercules assez nombreux.	28	20
Tubercules très nombreux	16	4
	93	51

entre l'intensité des lésions. On peut alors conclure quelquefois à l'antériorité de celle qui est la plus considérable. Nous remarquons d'abord qu'un bon nombre d'enfants ont des tubercules dans le mésentère sans présenter dans les intestins ni tubercules, ni ulcérations, ni cicatrices tuberculeuses. Et chez ceux-là au moins, il reste bien prouvé que la tuberculisation mésentérique peut être indépendante de celle de l'intestin.

Lorsque les intestins sont tuberculeux en même temps que le mésentère, il est fréquent de noter un rapport entre l'intensité de la tuberculisation des deux organes, en sorte qu'il est difficile de décider lequel est devenu malade le premier, et qu'on est porté à croire que le dépôt du produit accidentel s'est fait simultanément. Plus fréquemment, il n'existe pas de rapport entre l'intensité de la tuberculisation intestinale et mésentérique. Alors les ganglions sont quelquefois beaucoup plus malades que l'intestin, et leur tuberculisation est évidemment antérieure; mais le contraire a lieu plus souvent, et l'on peut conclure que, dans un certain nombre de cas, la tuberculisation mésentérique est postérieure aux ulcérations tuberculeuses de l'intestin et est sans doute une de leurs dépendances (1).

. Dans les considérations précédentes, nous avons pu tenir compte de l'absence de tubercules dans le tube digestif, parce que nous pouvions conclure avec quelque certitude qu'il n'y en avait pas eu à une époque antérieure et au moment où les ganglions correspondants se tuberculisaient. Nous avons pu aussi réunir les gros intestins et les intestins grêles, parce que les ulcérations tuberculeuses des premiers siégent le plus habituellement dans sa moitié supérieure, et que les lymphatiques de cette portion du tube digestif se rendent au mésentère.

Nous ne pouvons plus procéder de la même manière pour étudier l'influence de l'inflammation intestinale sur la production des tubercules mésentériques, car la phlegmasie de l'intestin grêle est beaucoup plus rare que celle du gros intestin ; en outre la partie inférieure de celui-ci s'enflamme bien plus souvent que sa partie supérieure, et ses lymphatiques se rendent dans les ganglions lombaires. D'autre part, l'inflammation peut disparaître avec facilité sans laisser de traces, en sorte que, si l'on trouve les ganglions tuberculeux et le tube digestif non enflammé, on ne peut pas conclure avec certitude que la

(1) Sur 144 enfants dont le mésentère était tuberculeux,

42 fois les intestins n'avaient ni tubercules ni ulcérations intestinales ;

43 fois la tuberculisation était à peu près également intense dans les intestins et le mésentère ;

39 fois la tuberculisation intestinale était plus considérable que celle du mésentère;

20 fois la maladie du mésentère offrait une prédominance marquée sur celle des intestins.

tuberculisation des ganglions n'a pas été précédée d'une phlegmasie des intestins.

Enfin une dernière difficulté vient s'ajouter aux précédentes : c'est la nécessité de séparer les inflammations aiguës des chroniques. Or, si le lecteur se rappelle ce que nous avons dit à ce sujet dans le premier volume de cet ouvrage, il comprendra que l'anatomie pathologique seule ne peut prouver la chronicité d'une inflammation intestinale que dans un petit nombre de cas. Si d'autre part on veut se diriger d'après les symptômes, il est presque impossible de porter un jugement certain en raison du mélange des signes de la tuberculisation avec ceux de la colite.

Les détails dans lesquels nous venons d'entrer n'ont pas d'autre but que de prouver les difficultés que l'on rencontre pour établir la relation de cause à effet entre les phlegmasies intestinales et les tubercules mésentériques, et de faire comprendre pourquoi nous regardons les considérations suivantes comme moins exactes que celles déjà données sur les rapports de la tuberculisation intestinale et mésentérique.

Bon nombre d'enfants nous ont présenté des tubercules mésentériques sans que leurs intestins fussent le siége d'aucune inflammation ; sur ce nombre, il en était plusieurs dont la tuberculisation était assez peu avancée pour qu'il fût permis de croire qu'aucune phlegmasie intestinale n'existait au moment où les tubercules se sont déposés dans le mésentère.

Lorsque les intestins étaient phlogosés en même temps que le mésentère était tuberculeux, nous avons vu souvent un rapport inverse exister entre l'intensité des deux lésions; mais dans la très grande majorité des cas, il nous a paru que l'inflammation était postérieure au dépôt tuberculeux ; tandis que chez un petit nombre de malades, la phlegmasie nous a semblé chronique, alors que la tuberculisation indiquait par son peu d'intensité une date plus récente. Nous pensons donc que dans quelques cas on peut regarder une phlegmasie intestinale comme la cause occasionnelle de la tuberculisation des ganglions mésentériques auxquels se rendent les vaisseaux lymphatiques de la membrane muqueuse (1).

---

(1) Sur 144 enfants dont le mésentère était tuberculeux, 65 n'avaient aucune phlegmasie intestinale ; et chez 34 de ces enfants la tuberculisation mésentérique était assez peu avancée pour qu'on pût la regarder comme indépendante d'une inflammation antérieure de l'intestin.

La tuberculisation peu avancée du mésentère a coïncidé avec une lésion aiguë de l'intestin grêle 15 fois, et 3 fois avec son inflammation chronique.

Elle a coïncidé 26 fois avec une lésion aiguë du gros intestin et 10 fois avec une chronique. 12 fois sur les nombres précédents la maladie intestinale siégeait à la fois dans les intestins gros et grêles.

La tuberculisation assez avancée du mésentère a coïncidé avec l'inflammation

Art. VI. — Traitement.

On trouve dans tous les auteurs qui ont écrit sur le carreau l'énumération d'un nombre considérable de médicaments dont l'emploi, suivant eux, a été suivi de succès. Mais nous avons la conviction qu'ils ont été dirigés contre d'autres maladies que la phthisie mésentérique. Presque impossible à diagnostiquer à une période peu avancée, cette affection parvenue à un haut degré de développement nous paraît au-dessus des ressources de l'art. Nous allons toutefois exposer les indications à remplir, et les moyens qui paraissent les plus propres à y satisfaire.

§ I. *Indications.* — Le but que le médecin doit se proposer est : 1° de favoriser la résolution des tumeurs mésentériques ; 2° de parer aux complications dont cette lésion est souvent accompagnée ; 3° de faire disparaître les accidents qu'elle peut déterminer ; 4° de soutenir les forces.

§ II. *Examen des médications. 1° Altérants.* — Bon nombre d'auteurs ont préconisé l'emploi du *mercure* dans le carreau. Ils ont conseillé à l'intérieur le calomel, à l'extérieur des frictions avec l'onguent napolitain ou avec une pommade contenant une forte proportion de calomel. Wendt recommande au début l'emploi du calomel uni au soufre, d'après la formule suivante :

> ℞ Calomel. . . . .   40 à 80 centigrammes.
> Fleurs de soufre . . . . .   2 à 4 grammes.
> Sucre blanc. . . . .   4 grammes.
> Divisé en 8 parties égales, une soir et matin.

Administré à cette dose, le mercure ne nous paraît pas offrir d'inconvénients ; mais il ne faudrait le mettre en usage que dans les cas où la diarrhée serait nulle ou peu abondante, et en suspendre l'emploi si elle augmentait évidemment sous son influence.

L'*iode* pourrait peut-être offrir quelques chances de succès.

Il serait prescrit à l'intérieur ou à l'extérieur ; sous cette dernière forme, les eaux minérales de Lavey pourraient peut-être rendre d'utiles

aiguë de l'intestin grêle, 5 fois ; avec celle du gros intestin, 17 fois ; avec son inflammation chronique, 5 fois ; 3 fois les deux intestins étaient à la fois malades.

La tuberculisation très avancée du mésentère a coïncidé avec l'inflammation de l'intestin grêle, 4 fois ; avec celle du gros intestin, 6 fois ; avec son inflammation chronique, 1 fois ; une seule fois les deux intestins étaient en même temps malades.

Chez 12 enfants, les deux intestins étaient parfaitement sains et n'offraient ni tubercules, ni inflammation ; 25 fois l'intestin grêle était tout à fait sain, le mésentère étant tuberculeux.

services. Nous lisons dans le Compte rendu du docteur Lebert que les eaux de la source, auxquelles on ajoute de 3 à 6 kilogrammes des eaux-mères des salines de Bex, ont été utiles dans les engorgements mésentériques. A cette médication on joignait quelquefois des douches peu fortes en arrosoir, de 10 à 15 minutes de durée. Les bains de Lavey pourraient être remplacés par les bains iodés. Baudelocque, qui a suivi en grande partie le mode d'administration de ces bains conseillés par Lugol, emploie la formule suivante :

Dans une baignoire en bois de 300 litres, il fait mettre.

Eau distillée.	1 litre.
Iode.	10 grammes.
Iodure de potassium.	20 grammes.

L'iode peut être aussi employé à l'extérieur sous forme de teinture. Nous avons trouvé dans un recueil périodique quelques observations dans lesquelles la teinture d'iode, employée en frictions sur l'abdomen, paraît avoir été suivie de succès (1).

Dans la première observation, il s'agit d'un garçon de quatre ans atteint d'un dérangement des voies digestives. Au bout de plusieurs mois l'auteur vit le malade. Il offrait les symptômes suivants : abdomen volumineux, parsemé de duretés inégales; membres amaigris; borborygmes : dévoiement qui alterne avec une difficulté extrême d'aller à la selle; douleur lombaire ; appétit nul; langue rouge ; soif. Pendant la première semaine l'auteur traita le malade par la diète antiphlogistique, une application de sangsues autour de l'ombilic. Au bout d'une semaine on fit une seconde application de sangsues. Au bout d'un mois il y avait un mieux sensible. *Cependant l'abdomen était encore empâté, et on y sentait, en pressant assez fortement, les ganglions du mésentère tuméfiés et volumineux.* On prescrivit alors des frictions chaque matin avec trente gouttes de teinture d'iode; on employa trente-huit frictions et dix-huit bains aromatiques. L'enfant guérit.

Dans la seconde observation, il s'agit d'un garçon de trois ans mal nourri pendant la première année. Au bout de ce temps-là on s'aperçut que le ventre était tuméfié. Lorsque l'auteur vit le malade, il avait de la fièvre ; l'appétit était perdu, la langue rouge, l'abdomen dur, volumineux et bosselé, la constipation rebelle. Il prescrivit le même traitement que dans le cas précédent, c'est-à-dire deux applications de sangsues. L'état gastrique se rétablit, et alors on employa la teinture d'iode ; et, à partir du moment où elle fut administrée, l'auteur prétend avoir senti les ganglions mésentériques se fondre et disparaître. Le traitement fut suivi pendant trente jours, et l'on employa en tout 136 grammes de teinture d'iode. (Cet alcoolat contenait 2 grammes 40 centigrammes d'iode pour 32 grammes d'alcool.)

Le sujet de la troisième observation est un garçon de trente mois, lymphatique. Le début de la maladie n'est pas précisé. Lorsque l'enfant fut examiné, avait la peau sèche, la langue rouge à ses bords; *le ventre considérablement*

(1) Observations sur l'emploi de l'iode contre le carreau, par M. Prosper Gassaud, médecin de l'hospice civil d'Aix. (*Rev. méd.*, 1830, t. III, p. 397.)

météorisé, laissait percevoir un engorgement considérable de la rate, et surtout des ganglions mésentériques qui simulaient à la pression de petits cailloux. Il y avait en outre du dévoiement. On eut recours au régime adoucissant et à des applications de sangsues (douze dans quinze jours). On employa ensuite la teinture d'iode et les bains aromatiques.

Dans la quatrième observation, il s'agit d'une fille de six ans dont le père était phthisique ; elle-même était sujette à la teigne et avait les glandes du cou suppurées. Lorsque l'auteur vit la malade, l'abdomen était dur et bosselé, elle avait des vomissements, le pouls était fréquent, l'abdomen douloureux un peu au-dessous de l'ombilic. Même traitement que dans les cas précédents. Guérison.

Nous avons rapporté ces faits qui nous paraissent dignes d'intérêt ; mais nous regrettons que l'auteur ne soit pas entré dans plus de détails. Bien que sa méthode ait été suivie de succès, nous ne saurions cependant conseiller son emploi dans toute sa rigueur. Nous n'oserions pas mettre en usage le traitement antiphlogistique chez des sujets arrivés à une période aussi avancée de la maladie. Mais il nous semble que l'on peut conclure de ces observations à l'emploi de la teinture d'iode administrée en frictions de la manière indiquée par l'auteur.

Il faudra être plus réservé sur l'usage de l'iode à l'intérieur. Toutefois l'état des voies digestives ne nous semblerait pas le contre-indiquer. Ne serait-il pas possible, en effet, que ce médicament exerçât sur les ulcérations intestinales une action analogue à celle qu'il produit quelquefois sur les ulcères scrofuleux de la peau, qu'il tend évidemment à cicatriser ?

L'huile de foie de morue a été conseillée par plusieurs auteurs dans le traitement du carreau. On pourrait la prescrire en même temps que l'on mettrait en usage le traitement iodé externe. Ce médicament serait donné sous la forme et aux doses que nous avons indiquées ailleurs.

2° Pour remplir la seconde indication, il faudra mettre en usage le traitement conseillé contre les complications qui peuvent se développer dans le cours de la phthisie mésentérique (voy. *Péritonite* et *Ulcérations intestinales*). Wendt conseille, dans le cas où il existe une grande sensibilité du canal intestinal, et où les selles sont fréquentes et douloureuses, le looch suivant :

>♃ Semence de pavots. . . . .   16 grammes.
>   Eau distillée . .. .   180 grammes.

Faites une émulsion, et ajoutez ;

>   Amandes amères. . . . . de 2 à 8 grammes.
>   Sucre blanc . . . .   12 grammes.

Toutes les deux heures une cuillerée à bouche.

3° Pour l'emploi du régime et du traitement tonique général, il faudra se guider d'après l'état des forces, de l'amaigrissement et surtout d'après les symptômes digestifs. Remarquons à ce sujet 1° que l'appétit est d'ordinaire conservé jusque dans les derniers temps de la maladie ; 2° que les vomissements sont nuls ou rares; que la soif n'est pas exagérée. Il en résulte que l'on ne devra pas craindre de donner une alimentation un peu substantielle. Les auteurs conseillent dans le carreau l'emploi du café de gland, des bouillons de vipère, de coq. Frédéric Hoffmann et Baumes après lui, ont recommandé l'usage des bouillons de volaille cuite avec de la racine de chiendent, de fénouil, de persil, d'asperge et de céleri.

Les *préparations ferrugineuses* ont été conseillées par plusieurs auteurs; ils les prescrivent dans le cas où la maladie est apyrétique. Elles nous paraissent moins bien indiquées que les préparations iodées; mais elles peuvent remplacer l'iode dans les cas où ce médicament n'est pas supporté.

La phthisie mésentérique ne produit pas, comme la phthisie bronchique, un grand nombre de symptômes qui réclament un traitement particulier. Il n'y a guère que les hydropisies qui demandent à être combattues par une méthode spéciale. Le traitement tonique, et celui qu'on dirigera contre la malade générale, sont les seuls à suivre. Le traitement local sera celui conseillé tome II, p. 231.

§ III. *Résumé.* — A. Un enfant présente quelques symptômes qui peuvent faire soupçonner une tuberculisation mésentérique, en même temps que rien n'indique le développement de la maladie dans les autres organes. Il faut :

1° Insister sur les précautions hygiéniques exposées page 410 ;

2° Accorder une attention toute spéciale à la nourriture de l'enfant, la proportionner à son âge, ainsi que nous l'avons dit ailleurs, et surtout surveiller ses effets. Ainsi la digestion est-elle pénible, l'enfant est-il plus triste et plus abattu, a-t-il plus de fièvre après l'indigestion des aliments? On doit diminuer leur quantité à chaque repas, et choisir ceux dont la digestion est plus facile. Il faut aussi examiner les évacuations, afin de s'assurer s'il y existe des fragments d'aliments non digérés. S'il en est ainsi, on s'abstiendra de donner ce genre de nourriture, et on insistera sur celle qui, complétement digérée, convient évidemment mieux à l'enfant.

3° On administrera l'huile de foie de morue, ainsi qu'il a été dit page 426.

Si l'enfant la refuse, on administrera les préparations iodées sous l'une des formes ci-dessus prescrites ; enfin, si ces dernières ne peuvent être supportées, on essaiera les préparations ferrugineuses, ou bien quelqu'une des médications indiquées dans le chapitre Ier, p. 420.

B. Si la maladie fait des progrès, si l'on commence à palper des tumeurs :

1° On continuera le même traitement autant que l'enfant pourra le supporter, en proportionnant toujours la quantité et la qualité des aliments à la force digestive de l'estomac.

2° On joindra à la médication des frictions sur l'abdomen avec la teinture ou la pommade iodée, ainsi qu'il a été dit page 824.

C. Enfin, si la tuberculisation s'accroît, si les autres organes deviennent malades, si l'enfant ne peut plus quitter le lit, si la fièvre s'établit d'une manière régulière, on supprimera toute médication excitante ou tonique, et l'on se bornera à faire une médecine palliative et expectante.

Art. VII. — Historique.

La phthisie mésentérique a été décrite par un grand nombre de médecins ; elle porte différents noms, mais elle est généralement connue sous celui de carreau.

On l'a tour à tour appelée *atrophia infantum* (Fischer), *contabescentia infantilis* (Juch), *étisie rachialgique* (Tulpius), *tabes mesenterica* (Sydenham), *tabes glandularis* (Roussel), *étisie mésentérique* (Sauvage), *pædatrophia* (Grunner, Werner), *emphraxie mésentérique* (Baumes), *marasmus infantum* (Schönlein), *entéro-mésentérique* (Desruelles). Plusieurs de ces dénominations s'appliquent à la fois à la phthisie péritonéale et mésentérique.

Plusieurs auteurs anciens paraissent avoir eu connaissance de la phthisie mésentérique. Leurs noms et les passages de leurs écrits qui se rapportent à cette maladie ont été cités par Sauvage, qui lui-même a tracé un tableau très racourci de l'affection du mésentère, à laquelle il a donné le nom d'*étisie mésentérique*.

« Cette espèce, dit-il, dépend des glandes du mésentère seulement, devenues squirrheuses, comme je l'ai souvent vu dans l'Hôpital Général, ou qui sont tombées en suppuration. Je n'ai jamais pu saisir chez ces malades aucun signe d'affection écrouelleuse ; elle attaque surtout les enfants nés de parents débauchés. Vers l'âge de sept ans ils sont pâles, tristes, tourmentés par une faim vorace. A ces accidents se joignent quelquefois un appétit dépravé, un flux de ventre, la lientérie, et une petite fièvre qui les consume, et se termine souvent en une hydropisie ascite et une œdématie qui les mènent à la mort. » A l'article *Physconie mésentérique*, Sauvage cite plusieurs observations d'augmentation de volume du ventre par suite du développement des tubercules mésentériques.

La citation que nous venons de faire, et d'autres que nous épargnons à nos lecteurs prouvent que la phthisie mésentérique était connue des auteurs qui ont précédé Baumes ; mais c'est à ce médecin que revient l'honneur d'avoir le premier donné une monographie complète du carreau (1). Son mémoire a été couronné en 1787 par la Faculté de médecine de Paris, et réimprimé en 1800 avec peu de changements.

Nous allons donner une analyse un peu détaillée de ce mémoire, ce qui nous dispensera de parler longuement des travaux faits sur le même sujet, et qui, à peu d'exceptions près, n'en sont que la copie.

Baumes reconnaît que la maladie siége dans le mésentère; et sans se prononcer d'une manière positive sur sa nature intime, il admet qu'elle consiste dans une augmentation de volume des glandes du mésentère, avec développement du ventre. Rejetant le nom vulgaire de carreau, il proposa celui de *parectamie physconique*, quand l'abdomen a augmenté de volume, et d'*emphrasie mésentérique* quand les glandes mésentériques sont engorgées.

Quelques considérations sur le mésentère, accompagnées d'idées théoriques sur les fonctions glandulaires, lui servent à expliquer la formation de la maladie, et les accidents consécutifs qu'elle détermine.

Baumes admet trois degrés dans la phthisie mésentérique. Nous reproduisons textuellement sa description :

« Si, dit notre auteur, je trouve dans un enfant soumis à l'influence » des causes qui donnent lieu à cette affection morbide, le visage » plombé ou pâle, les extrémités inférieures peu nourries et faibles, » le ventre un peu rénitent ou empâté sans douleur, des garde-robes » délayées, quelquefois entremêlées de matière blanchâtre, un com- » mencement de maigreur précédé de tristesse, d'un état de langueur, » d'une espèce d'engourdissement, une faim désordonnée, qui, en » général, est toujours suspecte chez les enfants, de la soif, la paume » des mains un peu chaude, je reconnais que cet enfant est attaqué » de la maladie du mésentère, et que son mal est au premier » degré.

» Si je vois dans ce même enfant le visage terreux ou livide, la peau » rude et comme chagrinée, les extrémités inférieures sensiblement » amaigries, le ventre proéminent, dur et sans douleur, la faim plus » pressante, la soif plus vive, la tristesse plus marquée, une diarrhée » soutenue, des déjections grisâtres et fétides, un sommeil difficile et » court, l'enflure des malléoles, je dis que la maladie du mésentère est » au second gegré.

» Enfin, si dans ce même enfant le volume et la dureté du ventre » sont considérables, si le dévoiement est continuel, la fièvre hectique » réglée, si le visage est d'un blanc de cire, si les lèvres sont pâles, » si les joues sont parsemées de stries rouges ou vineuses, s'il y a des » signes d'épanchement dans le ventre ou la poitrine, et quelquefois

_____

(1) *Traité de l'amaigrissement des enfants accompagné de l'élévation et de la dureté du ventre, maladie du mésentère vulgairement connue sous le nom de carreau.*

» en même temps dans ces deux cavités, je pense que la maladie est
» déjà parvenue à sa troisième et dernière période. »

Ce tableau de la maladie est sans doute fort bien tracé ; mais les
symptômes assignés au premier et au second degré se rencontrent dans
une foule de maladies différentes, et manquent le plus souvent lorsque
la phthisie mésentérique ne consiste que dans le dépôt d'un petit nombre de tubercules. Quant à ceux du troisième degré ils caractérisent
mieux le carreau à une période avancée, mais ils se retrouvent aussi
dans beaucoup d'autres maladies.

C'est avec raison que Baumes a cru devoir mettre en garde le praticien contre des erreurs de diagnostic qui peuvent avoir des conséquences fâcheuses : ainsi il a établi les différences qui existent entre
les tumeurs qui résultent de l'engorgement des ganglions mésentériques, et celles qui sont le résultat des maladies de l'épiploon, du foie
ou qui dépendent seulement de l'arrêt des matières fécales dans quelques parties du gros intestin.

Nous n'énumérerons pas toutes les causes qui, d'après Baumes, sont
susceptibles de produire le carreau ; nous nous contenterons de dire
qu'un grand nombre de celles qu'il mentionne appartiennent à la
phthisie ; telle est l'influence de l'air humide peu renouvelé, d'une
alimentation insuffisante, de la répercussion des fièvres éruptives, etc.
Il en trouve d'autres plus spéciales dans la compression exercée sur
le ventre par des maillots ou des corsets.

Le pronostic varie suivant que la maladie est plus ou moins
avancée.

Le traitement, dit Baumes, doit être à la fois préservatif et curatif.
Trois indications sont à remplir : 1° fondre ou résoudre les tumeurs ;
2° évacuer le canal intestinal ; 3° fortifier la constitution. Les moyens
de remplir ces trois indications doivent être diversement combinés,
suivant l'occurrence. Baumes termine son mémoire en citant plusieurs observations dans lesquelles ce traitement paraît avoir eu du
succès. Mais il n'est pas bien prouvé pour nous qu'il s'agisse dans ces
cas de tumeurs mésentériques tuberculeuses.

La monographie que nous venons d'analyser contient beaucoup
d'idées théoriques erronées ; mais elle n'en est pas moins l'œuvre
d'un esprit supérieur, et peut être consultée avec fruit par le praticien. La plupart des auteurs qui ont succédé à Baumes l'ont copiée
presque littéralement : ainsi l'article de Chambon sur le carreau, celui
de Lullier Winslow dans le *Dictionnaire des sciences médicales*, sont
la reproduction presque textuelle de la monographie du médecin de
Montpellier.

Les auteurs allemands, Fleisch, Wendt, Henke, Joerg, Rau, Meissner, ont décrit plus ou moins longuement le carreau. Ils ont tous
regardé le *tabes mesenterica* comme une dépendance des scrofules, et
l'ont rangé à la suite de la maladie scrofuleuse. Leur description, en

général succincte, ne s'éloigne pas de celle de Baumes, et, sauf quelques modifications dans le traitement, elle est tout à fait semblable à
celle de l'auteur français.

Le docteur Schönlein (1) a publié une courte monographie sur le
carreau. Sa description est identique avec celle de Baumes ; la seule
différence est que l'auteur admet deux variétés de carreau : l'une, qui
est.liée à l'existence des vers intestinaux ; l'autre, qu'il rattache aux
scrofules. Il assigne pour caractères à la première, indépendamment
des symptômes ordinaires du carreau, la dilatation de la pupille, les
démangeaisons du nez, un cercle bleuâtre autour des yeux, l'haleine
fétide, etc. ; l'autre offre en outre les signes de la scrofule, les lésions
de la peau propres à cette maladie, la croûte laiteuse du visage, la
tuméfaction des glandes inguinales, et plus souvent aussi celle des
glandes mésentériques.

D'après Schönlein, la maladie est très fréquente du troisième mois
à la seconde année, rare depuis, et nulle à partir de six ans. Cette
différence entre nos résultats et ceux de l'habile médecin que nous
venons de citer nous portent à croire que nous n'avons pas décrit la
même maladie.

MM. Evanson et Maunsell consacrent un assez long article au carreau. Ces auteurs ont décrit cette maladie avec celles des organes de
la digestion. Leur travail se rapproche de celui du docteur Guersant,
que nous allons analyser tout à l'heure.

Ils admettent trois périodes ou trois degrés dans le carreau : 1° dans
un premier degré, la maladie est à son commencement, et ne se révèle par aucun symptôme local ou général ; 2° dans un second degré
surviennent des selles de couleur blanche, et de la tuméfaction des
glandes en quelques points du corps ; 3° dans un troisième degré, les
glandes suppurent ; il survient de la fièvre ; de l'amaigrissement, des
inflammations de la membrane muqueuse intestinale, etc.

Ces auteurs indiquent qu'à cette période les ganglions engorgés
peuvent, par la pression qu'ils exercent sur les organes voisins, troubler leurs fonctions, et produire en particulier l'anasarque.

M. Tonnelé, dans son mémoire sur les tubercules, a fait remarquer
que le mésentère était de tous les organes de l'abdomen celui où les
tubercules se rencontraient le plus souvent. Il rapporte un fait curieux
dans lequel la matière tuberculeuse était épanchée entre les lames de
l'épiploon, jusqu'aux bords adhérents de l'intestin : l'amaigrissement,
la pâleur, la bouffissure étaient les principaux symptômes de la maladie. Il cite en outre deux cas d'ascite coïncidant avec des tubercules
mésentériques volumineux.

Le docteur Guersant, dans l'article *Carreau* du *Dictionnaire* en
25 vol., après avoir établi que la maladie consiste dans la tuberculi-

<hr>

(1) *Analecten*, ix Heft, S. 112.

sation des ganglions mésentériques, et prouvé avec raison que la plupart des symptômes indiqués par les auteurs sont illusoires ou [appar-
tiennent à un grand nombre de maladies différentes, distingue deux
espèces de carreau : l'une avec l'inflammation, *carreau douloureux ;*
l'autre sans inflammation, *carreau indolent.* Nous avons déjà dit qu'il
nous a été impossible d'établir la corrélation des symptômes avec l'absence ou la présence de l'inflammation, dans les ganglions mésentériques en partie tuberculeux.

En 1837, MM. de la Berge et Monneret publièrent dans le *Compendium de médecine pratique* un article bien présenté sur le carreau.
Leur travail n'est qu'un résumé complet des recherches de leurs
devanciers ; et, bien qu'ils n'émettent aucune idée nouvelle, ils ont pu
contrôler les opinions d'autrui par leur propre expérience, et composer ainsi une monographie qui mérite d'être lue avec attention.

CHAPITRE XVIII.

TUBERCULISATION GASTRO-INTESTINALE ET PHLEGMASIES
GASTRO-INTESTINALES CHEZ LES TUBERCULEUX.

Nous n'avons constaté la présence des tubercules dans aucune autre membrane muqueuse que dans celle qui tapisse les voies digestives ;
c'est même uniquement dans la partie gastro-intestinale de cet appareil que nous avons trouvé les traces du produit accidentel. Toutefois, un enfant tuberculeux nous a offert une ulcération pharyngée
dont la forme et l'apparence se rapprochaient tellement des ulcérations tuberculeuses de l'intestin, que nous avons cru devoir la regarder comme étant de même nature. Voici ce fait : la face postérieure et
latérale du pharynx était ulcérée assez profondément ; ces ulcérations
étaient irrégulières ; leurs bords, taillés à pic, étaient d'un rouge vif
et ramollis ; leur fond était constitué par le tissu sous-muqueux
épaissi ; çà et là on apercevait quelques mamelons isolés de membrane
muqueuse rouge et ramollie.

Nous n'avons donc à nous occuper ici que de la tuberculisation
gastro-intestinale. Le dépôt tuberculeux n'est jamais assez abondant
sous la muqueuse pour donner lieu à des symptômes. Il ne manifeste
sa présence que lorsqu'il a déterminé l'apparition d'une phlegmasie.
C'est donc plutôt l'histoire des phlegmasies tuberculeuses que nous
avons à présenter. Nous y joindrons l'histoire des lésions intestinales
non tuberculeses, afin de pouvoir, comme dans les chapitres précé-
dens, démontrer les différences de nature de ces diverses maladies.

Art. I. — Anatomie pathologique.

A. *Tubercules*, — La seule espèce de tubercule que nous ayons constatée dans le tube gastro-intestinal est le tubercule miliaire cru ou ramolli, et à sa suite l'ulcération de la membrane ; nous n'avons presque jamais vu la granulation demi-cartilagineuse que M. Louis dit être fréquente chez l'adulte ; fait remarquable, puisque, d'ailleurs, cette granulation est, en général, bien plus commune chez les enfants qu'à tout autre âge.

Jamais nous n'avons trouvé le tubercule à la surface libre de la muqueuse, et on le conçoit parfaitement ; car s'il est vrai qu'il puisse s'y produire, il doit être emporté par les matières intestinales.

Le tubercule siége d'habitude entre la muqueuse et le tissu sous-jacent, soit dans les glandes mucipares, soit en dehors d'elles ; il n'est pas rare de voir des plaques de Peyer criblées de points jaunes qui, examinées avec soin, sont de véritables tubercules.

On en trouve dans toute la longueur de la muqueuse ; mais ils se rencontrent ordinairement sur la partie inférieure de l'intestin grêle, aux environs de la valvule de Bauhin.

D'abord cru et environné des membranes saines, le tubercule détermine bientôt l'inflammation de la muqueuse et du tissu sous-jacent : la première s'ulcère : le second s'épaissit ou s'ulcère, et l'inflammation, gagnant de proche en proche, s'étend à la membrane musculeuse, à la séreuse même, et détermine une inflammation adhésive entre les surfaces contiguës du péritoine. La marche de la maladie est habituellement assez lente pour que l'adhérence soit solide et empêche l'épanchement des matières dans l'abdomen ; c'est au moins ce que nous avons observé. Nous avons déjà vu, au contraire, que lorsque le tubercule est immédiatement sous-séreux, il peut, dans certains cas, établir une communication entre l'intestin et la cavité péritonéale ; on a cependant cité des exemples de perforation du péritoine par les tubercules sous-muqueux.

B. *Phlegmasies chroniques. — Ulcérations tuberculeuses. —* Lorsque le tubercule s'est ramolli et a ulcéré la membrane muqueuse, il en résulte des ulcérations qui ont le même aspect chez l'enfant et chez l'adulte : elles sont ou arrondies ou allongées, et dans ce dernier cas, transversales, rarement longitudinales ; leurs bords sont inégaux, déchiquetés, rouges, ramollis, épaissis, plus ou moins décollés, souvent réunis des deux côtés de l'ulcération par des ponts de membrane muqueuse enflammée et décollée ; rarement les bords de l'ulcération sont aplatis et minces.

Souvent sous ces bords on trouve des débris de matière tuberculeuse, soit encore crue, soit ramollie ; tout aussi souvent on n'y trouve aucune trace de matière tuberculeuse, et c'est d'après la similitude parfaite des ulcérations dans les deux cas, que l'on suppose la préexistence du tubercule dans le second.

Leur fond est formé, soit par le tissu sous-muqueux épaissi, rouge ou grisâtre, soit par la membrane musculeuse, qui a subi la même altération, soit par la séreuse elle-même. Quand les ulcérations sont étendues, on voit souvent leur fond parsemé de bourgeons rouges et ramollis, débris de la membrane muqueuse ulcérée. L'épaississement des membranes sous-jacentes est quelquefois assez considérable pour qu'elles acquièrent jusqu'à 3 ou 4 millimètres d'épaisseur; alors elles sont grisâtres, consistantes, elles crient un peu sous le scalpel.

L'étendue de ces ulcérations est très variable; on en voit qui seraient couvertes par une petite lentille, tandis que d'autres occupent tout le calibre de l'intestin dans une hauteur qui peut aller jusqu'à 5 ou 6 centimètres.

Lorsqu'elles existent dans l'estomac, elles siégent ordinairement sur la grande courbure, et là elles sont considérables; nous en avons vu avoir presque l'étendue d'une pièce de 5 francs; assez souvent elles occupent le petit cul-de-sac, rarement les deux faces, et plus rarement encore le grand cul-de-sac.

Dans l'intestin grêle, elles vont ordinairement en augmentant de nombre, depuis le duodénum jusqu'à la valvule; rares dans la première partie du tube intestinal, elles abondent à sa terminaison.

Dans le gros intestin, c'est au cœcum surtout qu'on les rencontre; elles sont, en général, moins nombreuses que dans l'intestin grêle (1).

(1) 141 enfants nous ont offert des tubercules ou des ulcérations tuberculeuses dans le tube gastro-intestinal :

Dans l'estomac	21	Dans l'intestin grêle seulement	71
Dans l'intestin grêle	134	Dans le gros intestin seulement	7
Dans le gros intestin	60	D. l'estom. et l'int. grêle seulem.	10
Dans ces trois organes à la fois	11	D. l'estom. et le gros int. seulem.	0
Dans l'estomac seulement	0	D. les int. gros et grêle seulem.	42

Estomac, 21 malades.

Lésion étendue	2	Tubercules	7
Lésion assez étendue	4	Tubercules avec ulcérations	6
Lésion peu étendue	15	Tubercules sans ulcérations	1
Ulcérations	20	Ulcérations tuberc. sans tuberc.	14

Intestin grêle, 134 malades.

Lésions étendues	50	Tubercules	82
Lésions assez étendues	14	Tubercules avec ulcérations	70
Lésions peu étendues	70	Tubercules sans ulcérations	12
Ulcérations	121	Ulcérations sans tubercules	51

Gros intestin, 60 malades.

Lésions étendues	10	Tuberculés	15
Lésions assez étendues	18	Tubercules avec ulcérations	10
Lésions peu étendues	32	Tubercules sans ulcérations	5
Ulcérations	57	Ulcérations sans tubercules	47

Les ulcérations sont, à proprement parler, les seules phlegmasies chroniques du tube digestif que l'on rencontre chez les tuberculeux. Cependant, nous avons trouvé quelques colites ulcéreuses ou pseudo-membraneuses semblables à celles que nous avons décrites dans le premier volume de cet ouvrage, et plusieurs fois nous avons douté si elles étaient antérieures ou postérieures à la tuberculisation.

C. *Phlegmasies aiguës.* — *Ramollissements*, etc. — Ces diverses lésions de la membrane muqueuse, entièrement semblables à celles que nous avons décrites dans notre premier volume, sont fréquentes chez les enfants tuberculeux. Nous devons noter seulement les particularités suivantes:

Le ramollissement de l'estomac est fréquent surtout chez les enfants qui ont succombé à la méningite tuberculeuse. Nous en avons parlé précédemment (voy. page 468).

Les lésions aiguës de l'intestin grêle sont relativement plus fréquentes chez les enfants tuberculeux que chez ceux qui ne le sont pas ; cela doit être attribué à la présence des ulcérations tuberculeuses, qui déterminent quelquefois l'inflammation de la muqueuse environnante. Cette lésion est une phlegmasie érythémateuse dans la très grande majorité des cas. L'entérite folliculeuse, si fréquente à la suite de certaines affections, se développe, au contraire, rarement dans le cours de la tuberculisation.

Les inflammations et les ramollissements du gros intestin compliquent très fréquemment la maladie tuberculeuse. La forme la plus habituelle est la colite érythémateuse, étendue à une grande partie du côlon, ou bornée au cœcum. La partie inférieure de l'intestin est celle qui s'enflamme le plus souvent (1).

Art. II. — Symptômes.

Nous venons de le voir, les ulcérations gastro-intestinales sont fréquentes chez les tuberculeux ; mais il est bien rare que l'on

(1) En divisant en deux catégories les enfants qui ont une phlegmasie ou un ramollissement des intestins, suivant qu'ils ont ou non des ulcérations tuberculeuses, nos observations donnent les chiffres suivants :

	Enfants n'ayant pas d'ulcérations tuberculeuses.	Enfants ayant des ulcérat. tubercul.
Entéro-colite.	6	9
Entérite.	1	7
Colite.	25	23
Ramollissement de l'intestin grêle avec colite.	3	1
Ramollissement de l'intestin grêle.	1	3
Ramollissement des gros intestins.	5	2
Ramollissement des deux intestins.	5	3

puisse étudier cette maladie à l'état simple ; le plus ordinairement épiphénomène de la tuberculisation générale, elle accompagne les autres formes de la phthisie, et se complique souvent
de lésions inflammatoires de la membrane muqueuse des deux
intestins.

1° *Symptômes gastriques.* — Lorsque nous avons cherché à établir
la relation qui existe entre les lésions de l'estomac et les symptômes
fournis par les troubles fonctionnels de cet organe, nous sommes
arrivés à des conclusions à peu près négatives ; ainsi, les enfants dont
l'estomac était le siége de larges ulcérations, ceux dont la membrane
muqueuse du grand cul-de-sac ou de tout autre point de l'estomac
était ramollie ou amincie, ne nous ont offert aucun symptôme qui
nous permît de reconnaître la nature de cette altération. Un enfant
de deux ans eut des vomissements pendant un mois au début de la
tuberculisation, et nous trouvâmes à l'autopsie deux ulcérations dans
l'estomac.

Une autre fois, nous avons noté des vomissements au début, et,
dans ce cas, la membrane muqueuse était légèrement ramollie. Dans
un troisième cas, où les vomissements s'étaient répétés pendant longtemps, bilieux ou alimentaires, l'autopsie nous a montré un ramollissement général de la muqueuse de l'estomac. Enfin, chez un garçon de cinq ans, il y eut, pendant quatorze jours avant la mort, des
vomissements et de la douleur à l'épigastre.

Il va sans dire que nous ne parlons pas ici du ramollissement de
l'estomac qui accompagne la méningite tuberculeuse. Dans les cas
de ce genre, en effet, on doit voir entre les vomissements et le
ramollissement de l'estomac une simple coïncidence. Ces symptômes dépendent probablement de l'influence exercée par l'encéphale malade.

Dans tous les autres cas, nous n'avons observé ni nausées, ni vomissements, ni douleurs à l'épigastre. La perte de l'appétit, la soif
et l'état de la langue étaient bien plutôt en rapport avec la forme de
la tuberculisation et les complications thoraciques ou péritonéales,
qu'avec l'état de l'estomac.

Nous arrivons donc pour l'enfant à des résultats tout à fait différents de ceux auxquels M. Louis est parvenu pour l'adulte. D'après les
recherches de ce savant pathologiste, le ramollissement et l'amincissement de la muqueuse gastrique ont des signes qui leur sont propres. Cette lésion débute souvent avec les premiers symptômes, et
complique la phthisie d'une manière fâcheuse. Chez l'enfant, au contraire, cette altération ne se révèle par aucun symptôme, elle est
souvent cadavérique ou bien elle ne se produit que dans les derniers
jours de la vie.

2° *Symptômes intestinaux.* — *Lésions chroniques.* — La *diarrhée*
est presque constante. Une fois développée, elle persiste d'ordinaire

continue ; cependant, il n'en est pas toujours ainsi ; parfois, il y a des alternatives de suspension et de reprise de la diarrhée ; d'ordinaire, dans les derniers jours, elle prédomine.

Ces alternatives n'offrent rien de régulier, et les intervalles pendant lesquels ce dévoiement est suspendu varient beaucoup de longueur. Les évacuations reviennent alors naturelles, ou bien la constipation remplace la diarrhée.

En général, l'abondance du dévoiement est proportionnée à l'étendue, à la profondeur et au nombre des ulcérations ; cependant, cette règle est loin d'être constante. Ainsi nous avons vu plusieurs enfants dont le tube intestinal était parsemé de nombreuses et profondes ulcérations, et dont la diarrhée avait été médiocre ou même ne s'était prononcée que dans les derniers jours de la vie, ce qui lui ôtait beaucoup de son importance diagnostique (1).

Dans tous les cas où le dévoiement a été très abondant les ulcérations intestinales ont toujours été très nombreuses, très profondes, occupant presque tout le calibre de l'intestin ; dans ces cas aussi, la diarrhée était survenue au début, et avait duré sans interruption jusqu'à la mort. Elle présente quelquefois des alternatives d'augmentation et de diminution ; quelquefois même, elle est supprimée pendant quelques jours. Cette suppression, ou cette absence de dévoiement, .peut dépendre du développement d'une affection intercurrente. Ainsi, le seul malade chez lequel la diarrhée n'a eu lieu à aucune époque était atteint de tubercules cérébraux ; dans un autre cas, elle disparut lors de l'invasion du pneumo-thorax. Les affections intercurrentes n'arrêtent pas toujours le dévoiement ; ainsi nous avons déjà vu que la péritonite aiguë n'avait pas produit cet effet chez plusieurs de nos malades.

Rarement nous avons pu nous assurer de la nature de la diarrhée ; cependant, ous avons noté dans quelques cas des stries de sang ; d'autres fois les matières fécales étaient d'un jaune verdâtre, liquides et très fétides, surtout dans les derniers jours, où elles étaient alors involontaires. Les évacuations n'étaient pas, en général, accompagnées de douleurs.

La durée du dévoiement n'a rien offert de constant ; dans les cas où

----

(1) Chez 52 malades dont les ulcérations étaient nombreuses ou assez nombreuses, et chez lesquels on a tenu compte de l'intensité de la diarrhée, elle était

> Très abondante (de 6 à 10 selles) 6
> Abondante (de 4 à 6 selles) 27
> Médiocre (1 à 3 selles). 9
> Alternatives de diarrhée. 6
> Les derniers jours seulement. 2
> Constipation, puis dévoiement. 1
> Pas de dévoiement 1

il a paru au début, il a duré sans interruption ou avec quelques intervalles jusqu'à la mort (1).

L'âge n'a d'autre influence sur la durée de la diarrhée que celle qu'il exerce sur le développement des ulcérations intestinales, qui sont, en général, d'autant plus nombreuses, profondes et étendues, que les enfants sont plus âgés.

Les détails précédents ont rapport aux malades qui présentaient une lésion tuberculeuse grave ou assez grave des intestins.

Nous avons tenu compte, chez cinquante-deux autres enfants dont les ulcérations étaient rares, de l'abondance de la diarrhée, et nous sommes arrivés à ce résultat, en apparence singulier, que l'on constate aussi fréquemment l'abondance du dévoiement dans les cas où les ulcérations sont rares que dans ceux où elles sont nombreuses ; mais on peut juqu'à un certain point, se rendre compte de ce résultat en étudiant les lésions secondaires de la muqueuse intestinale; on voit alors que les deux tiers des malades dont le dévoiement est abondant sont atteints, en outre, d'entérite, de colite ou de ramollissement de la membrane muqueuse en général étendus. Les malades, au contraire, dont le dévoiement a été médiocre ou très rare, avaient, pour la plupart, l'intestin dans un état d'intégrité parfait, et ceux dont le tube digestif était le siége de quelque lésion étaient si peu gravement atteints que l'on s'explique facilement le peu d'abondance de la diarrhée. Tous les enfants qui n'ont pas eu de dévoiement étaient atteints de méningite tuberculeuse.

Dans aucun des cas où le dévoiement a été abondant, il n'a offert une intensité comparable à celle que nous avons notée lorsque les ulcérations étaient très nombreuses et très profondes; mais cependant il y avait souvent cinq ou six selles liquides dans les vingt-quatre heures. En faisant abstraction des cas où la diarrhée trouve son explication dans les lésions secondaires de la muqueuse intestinale, nous avons pu nous assurer que la durée du dévoiement était rarement très considérable. Ainsi, une seule fois la diarrhée a persisté pendant cinq mois; mais elle a offert plusieurs intermittences ; dans les autres cas, sa durée a été infiniment plus courte, de deux à trois, rarement de cinq à six semaines. Il n'en a pas été tout à fait de même des cas où le dévoiement a été peu intense, où il n'y a pas eu de

______

(1) Chez 42 malades atteints de tuberculisation étendue de la membrane intestinale, nous avons pu apprécier la durée du dévoiement ; elle a été :

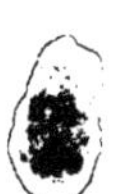

De 1 à 2 ans   4
De 4 à 8 mois.   9
De 1 à 3 mois.   11
De quelques jours à 3 semaines.   18
                                                       ____
                                                        42

complication de méningite; alors, la durée du dévoiement a été généralement un peu plus longue, de un à quatre mois.

État de l'abdomen. — Le plus grand nombre des enfants dont le canal intestinal est profondément ulcéré, sont en même temps atteints de péritonite tuberculeuse ou de phthisie mésentérique.

Les modifications dans la forme de l'abdomen dépendent de ces dernières affections. Dans le petit nombre de cas où les ulcérations sont la lésion principale, l'abdomen reste souple et indolent, ou bien il n'est douloureux et ballonné que pendant un seul jour, et le plus ordinairement à une époque voisine de la mort (1).

La *langue* est le plus souvent humide, avec ou sans enduit; très rarement elle est rouge et sèche ; ces caractères n'ont été notés que les derniers jours ; l'appétit, comme dans l'affection tuberculeuse, est conservé jusqu'à une époque avancée de la maladie; rarement la soif est vive.

Lésions aiguës. — Les symptômes que nous venons d'énumérer sont les mêmes, quelle que soit l'altération chronique de l'intestin, et ne diffèrent pas sensiblement de ceux que nous avons décrits en parlant du catarrhe chronique des intestins. Nous en dirons autant des altérations aiguës. Leurs symptômes sont ceux de l'affection catarrhale secondaire aiguë ou cachectique.

3° *Époque de début de la phthisie intestinale.* — Il y a des cas où les ulcérations constituent la maladie principale, et où les symptômes de la tuberculisation générale, ou de la tuberculisation locale d'un organe ne se montrent que beaucoup plus tard : d'autres fois, les phthisies péritonéale, thoracique et intestinale débutent ensemble. Il est intéressant de connaître d'une manière approximative la fréquence proportionnelle de ces divers débuts. En réunissant les cas où les ulcérations ont été très nombreuses ou rares, nous avons pu, chez soixante-trois malades, préciser d'une manière exacte l'époque à laquelle est survenue la diarrhée. Dans la moitié des cas, le dévoiement s'est montré au début; dans un tiers, à une époque à peu près également distante du début et de la terminaison fatale ; dans les

(1) Nous citerons comme exception un fait que l'un de nous a recueilli à l'hôpital de Genève. Un enfant de treize ans était malade depuis une douzaine de jours lorsqu'il entra à l'hôpital, où il passa un mois environ. La maladie avait débuté par de la diarrhée, de la toux et de la fièvre et par de vives coliques. Quand nous le vîmes, nous diagnostiquâmes, après mûr examen, une entéro-péritonite subaiguë. L'apparence générale de l'enfant était tuberculeuse, et l'apparence locale péritonéale. Le ventre était tendu, sonore, luisant, ovalaire, et chaque jour de plus en plus sensible à la moindre pression. La diarrhée et la fièvre persistèrent jusqu'à la mort. A l'autopsie toute la lésion était concentrée dans l'intestin grêle et dans le gros intestin qui étaient *dévastés* par d'énormes ulcérations tuberculeuses. Les tubercules pulmonaires étaient fort rares, et le péritoine parfaitement sain.

autres cas, ou bien la diarrhée a manqué, ou bien elle est survenue dans les derniers jours.

Lorsque la diarrhée marque le début, la maladie tuberculeuse n'est pas cependant limitée au tube digestif. Presque toujours le produit accidentel se dépose en même temps dans les autres organes.

Art. III. — Diagnostic.

Les questions que l'on peut se proposer de résoudre sont les suivantes :

Existe-t-il un catarrhe chronique ou une lésion tuberculeuse des intestins ?

L'altération tuberculeuse étant reconnue, est-elle accompagnée d'une lésion d'une autre espèce ?

Cette lésion est-elle aiguë ou chronique ?

M. Louis, dans ses *Recherches sur la phthisie*, a pu arriver, à propos de la première question, à des conclusions positives. Chez l'adulte, en effet, les altérations chroniques de l'intestin sont fort rares, et l'on peut affirmer, presque sans crainte de se tromper que les diarrhées de long cours sont dans la dépendance de la phthisie. Chez l'enfant, il est loin d'en être de même ; le catarrhe chronique simple est une maladie fréquente, dont les symptômes locaux sont presque identiques avec ceux produits par les ulcérations de l'intestin ; en outre, ce catarrhe détermine la plupart des accidents généraux de la phthisie ; le meilleur moyen d'arriver au diagnostic est d'établir, par l'examen des symptômes locaux, si quelque autre organe contient ou non des tubercules. Si l'on parvient à déterminer ce point, il devient très probable qu'une diarrhée de long cours est le symptôme d'une altération tuberculeuse de l'intestin.

La considération de l'âge ne doit pas non plus être négligée ; ainsi, les symptômes digestifs se sont-ils manifestés dans le cours de la première période, à l'époque du sevrage, il est très probable que l'on a affaire à une entérite chronique ; se développent-ils, au contraire, à une époque plus avancée de l'enfance, il y a plus de probabilité qu'ils sont liés à l'affection tuberculeuse. L'influence des remèdes, jointe à l'âge, est bien le meilleur critère pour le diagnostic. Si le régime et la thérapeutique ont prise sur le dévoiement, il y aura de fortes présomptions pour croire à une affection catarrhale.

La maladie étant reconnue tuberculeuse, nous ne connaissons pas le moyen d'établir si elle est ou non compliquée d'une altération chronique non tuberculeuse ; nous ne pouvons pas davantage distinguer les cas où l'ulcération tuberculeuse est la maladie prédominante.

Si, chez un enfant encore jeune et reconnu tuberculeux, la diarrhée survient à la fin de la maladie seulement, on pourra supposer qu'elle est due à une complication aiguë; mais dans ce cas encore, l'erreur est fréquente.

Art. IV. — Pronostic. — Complications.

La phthisie intestinale, par sa fréquence et par son étendue, par la gravité des lésions qu'elle entraîne à sa suite, est très fâcheuse. Aux dangers inhérents à une désorganisation considérable du tube digestif se joignent encore l'abondante déperdition des fluides dont elle est l'origine, la phlegmasie dont elle peut être le point de départ, et enfin les accidents qui peuvent lui succéder. En reprenant une à une chacune de nos observations, pour estimer approximativement la part pour laquelle la phthisie intestinale concourt à la mortalité, nous voyons :

1° Que dans des cas extrêmement rares, elle est par elle-même la cause unique ou presque unique de la mort ;

2° Que dans des cas plus rares encore, elle est le point de départ d'une complication nécessairement mortelle (perforation, hémorrhagie);

3° Que dans les autres cas, les lésions de l'intestin concourent à la terminaison fatale dans une proportion dont le degré est difficile à estimer, mais qui varie, 1° en raison du nombre et de la profondeur des ulcérations; 2° plus encore, peut-être, en raison de l'abondance de la diarrhée.

Nous avons dit tout à l'heure que les ulcérations intestinales pouvaient être le point de départ d'accidents qui entraînent rapidement la mort.

Ces complications sont de deux espèces : la péritonite, suite de perforation, et l'hémorrhagie.

Nous avons déjà parlé de la première de ces lésions ; nous en avons recueilli quelques exemples, et on en trouve bon nombre d'autres disséminés dans les recueils de médecine. La perforation peut survenir dans le cours d'une péritonite tuberculeuse, ou dans des cas où le péritoine n'est le siége d'aucune altération. La première espèce est beaucoup plus fréquente que la seconde.

Nous n'avons recueilli aucune observation d'hémorrhagie intestinale. M. Tonnelé en a publié un exemple intéressant que nous allons rapporter ici (1).

Morin (Constant), âgé de quatorze ans, bien développé et d'une bonne constitution, éprouvait depuis environ cinq mois une toux fréquente, des douleurs vagues dans l'abdomen, et de temps en temps de la diarrhée. Le 26 août 1828, le pouls prit de la fréquence, et il se manifesta subitement dans la région lombaire une douleur si vive qu'elle arrachait des cris au malade.

____

(1) *Journal hebdomadaire de médecine*, année 1829, n° 57, p. 142.

On prescrivit un bain de vapeur et des cataplasmes arrosés de laudanum sur le lieu douloureux.

Le soir il survint des frissons vagues ; quelques crachats sanguinolents furent expectorés de loin en loin ; de grosses gouttes de sang, presque pur, s'échappaient de la conjonctive ; le pouls était petit et serré. De larges sinapismes furent appliqués aux jambes et aux cuisses. A minuit, le malade rendit environ une pinte de sang par l'anus, éprouva une syncope, et mourut subitement.

: *Autopsie dix-huit heures après la mort.* — L'intestin était vide, à l'exception du côlon, qui contenait encore du sang. Les plaques de Peyer étaient parsemées de nombreuses et larges ulcérations que recouvraient autant de caillots sanguins exactement bornés à leur surface ; sous ces caillots on trouvait encore des traces de tubercules crus, demi-ramollis. Ces plaques présentaient en outre plusieurs petites tumeurs : les unes solides et formées par le dépôt de tubercules dans les follicules ; les autres molles, fluctuantes, et remplies d'une certaine quantité de sang liquide qu'elles laissaient échapper en jet, lorsqu'on les pressait sous les doigts.

Tous les viscères de l'abdomen étaient gorgés de sang.

Les poumons contenaient un grand nombre de tubercules.

Les autres organes, examinés avec soin, n'offraient rien de remarquable.

Art. V. —Causes et nature.

I. *Tubercules et ulcérations tuberculeuses.* — *Age.* — *Sexe.* — La tuberculisation gastro-intestinale nous semble suivre dans ses lois la même distribution, selon l'âge et le sexe, que la tuberculisation considérée simultanément dans tous les organes. Peut-être cependant l'estomac est-il proportionnellement plus souvent malade chez les enfants les plus jeunes, tandis que les intestins eux-mêmes sont plus souvent lésés chez les enfants qui ont passé l'âge de six ans (1).

Phlegmasie. — Nous avons fait voir dans le premier chapitre de ce volume que la tuberculisation suivait quelquefois, bien que rarement, l'inflammation chronique des intestins ; dans le chapitre précédent nous avons cherché à établir des rapports entre les phlegmasies intestinales et la tuberculisation mésentérique. Mais si dans ces cas nous avons pu conclure à l'influence de la phlegmasie pour produire les tubercules, nous ne pouvons regarder l'entérocolite comme une

(1)	Estomac, 21 malades.		Intestin grêle, 134 malades.	Gros intestin, 60 malades.
1 à 2 ans 1/2...	Garçons. 4 / Filles... 0	4	16 / 9 25	6 / 3 9
3 à 5 ans 1/2...	Garçons. 6 / Filles... 5	11	21 / 13 34	13 / 4 17
6 à 10 ans 1/2...	Garçons. 3 / Filles... 2	5	32 / 17 49	12 / 9 21
11 à 15 ans 1/2...	Garçons. 1 / Filles... 0	1	13 / 13 26	7 / 6 13

cause locale de tuberculisation intestinale. Nous n'avons, en effet, jamais reconnu, comme dans le poumon, le passage anatomique de la lésion inflammatoire au tubercule. Et si nous avons constaté la présence d'un petit nombre d'ulcérations tuberculeuses peu avancées dans des intestins, envahis d'ailleurs par une inflammation d'apparence chronique, nous trouvons d'une part que les tubercules ne sont pas déposés au lieu même où siége la phlegmasie, et d'autre part que le produit accidentel a envahi d'abord d'autres organes que les intestins ; en sorte que la tuberculisation intestinale est secondaire à celle des autres viscères et non pas à la phlegmasie du tube digestif.

Avec tous les pathologistes, nous avons donné le nom de *tuberculeuses* à ces ulcérations qui succèdent au ramollissement des tubercules gastro-intestinaux. Elles méritent cependant bien mieux le nom de *scrofulo-tuberculeuses*, parce qu'elles nous paraissent développées et entretenues par la diathèse elle-même, autant et plus peut-être que par l'irritation locale que détermine la présence du tubercule.

Nons n'arguerons pas de ce fait que bon nombre d'entre elles ne présentent aucune trace de tubercule, pour en conclure que le produit accidentel n'était pour rien dans leur production. Le tubercule, primitivement déposé sous la muqueuse, a pu être éliminé par l'ulcération de la membrane ; il est possible qu'il en soit toujours ainsi, il est probable au moins que le fait est habituel. Il est cependant difficile de le prouver d'une manière absolue.

Mais lorsque le tubercule a été ainsi éliminé, quelle cause entretient si longtemps l'ulcération et l'empêche de se cicatriser ? Pourquoi a-t-elle une forme et une direction si spéciales ? Pourquoi conserve-t-elle ces bords irréguliers, déchiquetés, gonflés, violets, décollés ? Nous sommes, en outre, vivement frappés de la similitude de ces ulcérations et de celles que l'on voit si souvent sur la peau des scrofuleux. Quelle que soit l'origine de ces dernières, qu'elles succèdent à la fonte des tubercules ganglionnaires ou à des phlegmasies chroniques du tissu cellulaire ou de la peau, elles se présentent avec les mêmes caractères, décollement des tissus, bords violacés et déchiquetés, aspect atonique, marche lente, absence de cicatrisation.

Ce rapprochement suffit pour prouver la nature scrofuleuse des ulcérations intestinales dites tuberculeuses, qui rentrent ainsi dans la loi générale que nous avons posée, à savoir que les organes internes ne sont nullement à l'abri de l'influence de la scrofule.

II. *Lésions non tuberculeuses.* — L'identité de ces lésions et de celles que nous avons décrites dans notre premier volume semble prouver que ces maladies doivent, dans les deux cas, reconnaître des causes analogues. Cependant il paraît certain aussi qu'elles sont liées en partie à la tuberculisation elle-même. Ainsi, la fréquence comparative de la phlegmasie aiguë de l'intestin grêle autour des ulcérations tuberculeuses démontre l'influence locale de cette dernière lésion sur

la production de l'altération aiguë. Il est aussi convenable d'admettre
que le passage incessant des matières sécrétées par les ulcérations
tuberculeuses est une cause d'hypersécrétion, puis de phlegmasie de
la muqueuse du gros intestin. C'est ainsi que nous avons vu la
laryngo-bronchite être la conséquence du passage répété des sécrétions pulmonaires chez les phthisiques.

Il nous semble donc démontré que la plupart des lésions aiguës ou
chroniques des intestins sont la conséquence directe d'une irritation
locale. Quant à celles qui existent en l'absence de toute tuberculisation intestinale, on peut croire qu'elles sont accidentelles, ou bien
que, semblables à quelques-unes des phlegmasies aiguës des autres
organes elles se développent sous l'influence directe de la diathèse
scrofulo-tuberculeuse.

Art. VI. — Traitement.

§ I. *Indications.* — Le traitement de la phthisie intestinale réclame
des indications que la thérapeutique est presque toujours dans l'impossibilité de remplir.

Cicatriser les ulcérations, empêcher qu'il ne s'en forme de nouvelles, diminuer ou tarir les sécrétions intestinales, soutenir les forces
par une médication et un régime appropriés, tels sont les divers buts
que le médecin doit se proposer.

Est-il nécessaire de dire que, dans l'état actuel de la science, il est
presque impossible de satisfaire aux deux premières indications?
Quant à la quatrième, le médecin est placé entre deux écueils. D'une
part, il doit craindre que l'alimentation ou le traitement tonique
qu'exige l'état général du jeune malade n'augmente l'abondance de
la diarrhée, et d'autre part, il doit redouter d'accroître la débilitation
générale en lui substituant le régime propre en apparence à diminuer
l'intensité du dévoiement. En résumé, l'hypersécrétion intestinale et
l'abondance des déperditions est le seul élément de la maladie sur lequel le praticien puisse avoir prise. En restreignant ainsi la puissance
de la thérapeutique, nous devons même confesser que le but que l'on
se propose ne sera pas toujours atteint. — Nous avons vu, en effet,
en étudiant l'inflammation chronique de l'intestin, que certaines circonstances facilitent l'action du traitement. Ainsi, 1° la phlegmasie
siége d'ordinaire à la partie inférieure de l'intestin dans des points
que les topiques peuvent atteindre ; 2° elle n'a pas en général produit
une altération de tissu comparable à celle des ulcérations intestinales ; 3° elle dépend de causes qui, une fois disparues, permettent d'obtenir la guérison du mal. Dans la phthisie intestinale, au contraire,
les ulcérations existent dans toute l'étendue du tube digestif, et lorsqu'elles occupent le gros intestin, elles sont souvent plus considérables
à sa partie supérieure, circonstance qui empêche d'obtenir des lavements les mêmes succès que dans l'entérite chronique.

§ II. *Examen des médications.* — *Astringents.* — Dans le but d'arrêter la diarrhée, on fait choix des préparations astringentes, sur lesquelles nous avons insisté ailleurs ; mais il faudra, si elles peuvent être supportées, les donner par la bouche, afin qu'elles puissent agir sur toute la surface intestinale. La maladie étant d'ordinaire de long cours, il faudra commencer le traitement par l'emploi des moyens les moins énergiques, et recourir progressivement à de plus actifs. Pour éviter d'inutiles répétitions, nous renvoyons à ce que nous avons dit ailleurs (tome Ier, page 760).

Opiacés. — Les préparations opiacées peuvent quelquefois être unies aux médicaments astringents ou les remplacer : ainsi l'on prescrit de 2 à 3 centigrammes d'extrait gommeux d'opium suivant l'âge ; l'on ajoutera à la tisane de 6 à 12 gouttes de laudanum.

Fleisch conseille contre la diarrhée des enfants tuberculeux la poudre suivante :

℞ Alun	50 centigr.
Opium	2 centigr. 60 milligr.
Poudre de gomme.	1 gramme.

Faites cinq poudres. On en prescrit une ou deux tous les jours.

Le diascordium, la thériaque, peuvent être substitués aux autres préparations.

Topiques.—Si les selles sont accompagnées de douleurs ou d'épreintes, on aura recours aux lavements calmants de mauve, de lin, d'amidon, auxquels on ajoutera de 3 à 6 gouttes de laudanum de Sydenham, suivant l'âge. S'il existe de la douleur ou de la tension abdominale, on appliquera des cataplasmes émollients et narcotiques. On fera des onctions avec des liniments opiacés. Des emplâtres dans lesquels entrent le camphre, la thériaque, le galbanum et l'opium peuvent aussi être utiles. Nous avons vu chez quelques enfants tuberculeux la diarrhée momentanément suspendue par l'application d'un vésicatoire, que l'on saupoudrait avec une très petite quantité de chlorhydrate de morphine, 5 milligrammes.

Régime. — Nous avons indiqué que le praticien se trouvait placé entre deux écueils, la crainte d'augmenter la diarrhée ou celle d'accroître la faiblesse : aussi le régime doit-il être modifié suivant les circonstances. Ainsi il faudra observer attentivement quelle est l'influence de l'alimentation tonique sur le tube digestif. En la suspendant, la reprenant, la diminuant ou l'augmentant, on pourra s'assurer que le dévoiement n'augmente pas toujours avec l'alimentation tonique. Dans ce cas il n'y aura nulle nécessité de modifier le régime. Si, au contraire, la diarrhée augmentait évidemment, il faudrait supprimer le vin, les viandes rôties, et se borner à prescrire des bouillons de viande, avec des fécules, telles que le sagou, le tapioka, etc.

CHAPITRE XIX.

TUBERCULISATION DU FOIE.

Art. I. — Anatomie pathologique.

Le foie est un des viscères de l'abdomen qui, chez l'adulte, renferment le plus rarement de la matière tuberculeuse. Il est loin d'en être de même chez l'enfant ; à cet âge, l'organe hépatique est fréquemment le siége du tubercule miliaire et de la granulation grise.

1° *Granulation grise.* — Ce produit accidentel se montre d'ordinaire à la surface de l'organe, au-dessous de sa membrane fibreuse : on la voit cependant aussi dans sa profondeur. Généralement plus petite et d'une couleur plus claire que la granulation grise du poumon, elle n'a pas une forme aussi arrondie qu'elle ; on dirait qu'elle subit une légère modification en raison de sa position au milieu des grains hépatiques. Elle est dure et résistante sous l'ongle. Les granulations sont dans quelques cas répandues en nombre infini dans l'intérieur du foie ; elles ressemblent alors tout à fait à celles qui infiltrent les poumons dans les cas de tuberculisation aiguë.

Lorsque les granulations existent à la surface de l'organe, elles sont ordinairement recouvertes d'une petite fausse membrane exactement limitée à leur niveau, comme nous l'avons déjà noté pour les granulations sous-séreuses du poumon. Lorsqu'on enlève cette fausse membrane, la séreuse reste lisse et polie, et laisse voir la surface externe de la granulation parfaitement aplatie et n'ayant pas la forme ronde qu'elle présente à l'extérieur du poumon, ce qui dépend sans doute de la résistance de la membrane fibreuse. Si l'on fait une section du foie au niveau de la granulation, on voit qu'elle pénètre l'organe dans une très petite profondeur, qu'elle est exactement située sous la membrane fibreuse. D'autres fois au lieu d'une fausse membrane intrapéritonéale on trouve un petit corps demi-transparent et un peu gris, assez dur et résistant, de forme lenticulaire ; lorsqu'on l'enlève il laisse une petite dépression, une sorte de godet sous lequel on retrouve le péritoine déprimé quoique sain : puis sous la séreuse on retrouve encore la granulation : on dirait que celle-ci s'est déposée en partie sur la face libre du péritoine, en partie sur la face profonde de l'enveloppe fibreuse.

2° *Tubercule miliaire.* — Le tubercule miliaire se rencontre dans le foie aussi fréquemment que la granulation grise, mais en bien moindre quantité. Le plus ordinairement il siége dans la profondeur de l'organe, et n'acquiert guère plus du volume d'un pois. Nous ne l'avons jamais vu se réunir à ceux qui l'avoisinent, de manière à former une masse tuberculeuse. Quelquefois cependant il siége à la surface, sous la membrane fibreuse ; une fois même nous l'avons vu proéminer à travers les membranes qu'il avait perforées, comme nous avons vu les tubercules sous-pleuraux pénétrer dans la cavité de la plèvre ; alors il était à nu à l'intérieur du péritoine et recouvert d'une fausse membrane. Tonnelé rapporte l'observation d'un enfant à l'autopsie duquel il trouva des tubercules volumineux dans le foie. Voici sa description :

Le foie est réduit au volume du poing ; sa surface offre plusieurs bosselures analogues à celles que présentent certains melons ; ses enveloppes sont épaissies et semblables au fibro-cartilage. Le tissu de l'organe a une couleur jaunâtre et une dureté remarquable ; il contient quatre ou cinq gros tubercules, dont trois durs et comme crétacés. On remarquait çà et là un grand nombre de lignes celluleuses blanchâtres et de cordons fibreux résultant de l'oblitération des vaisseaux ; la vésicule biliaire était réduite au volume d'une amande, et contenait une bile épaisse et presque solide.

Dans le foie, la matière tuberculeuse revêt une couleur bien plus foncée que dans tous les autres organes. Elle y est colorée par une certaine quantité de bile, ce qui lui donne une légère nuance d'un jaune verdâtre. Nous y avons cependant rencontré des tubercules jaunes tout à fait semblables à ceux du poumon. La consistance du tubercule miliaire est généralement assez grande. Ce produit est-il susceptible de ramollissement ? nous ne saurions l'affirmer. Cependant on trouve dans le foie des enfants tuberculeux une sorte de lésion qu'il nous est difficile de ne pas rapporter à un ramollissement des tubercules. Ce sont de petites cavités à peu près exactement arrondies, de 5 millimètres à 1 centimètre environ, et formées d'une enveloppe ou coque extérieure de 1 à 3 ou 4 millimètres d'épaisseur, jaune, ayant la consistance et l'aspect du tubercule miliaire, plus molle à sa surface interne qu'à sa face externe. Cette coque entoure une cavité remplie à peu près d'un liquide vert, épais, plus ou moins bourbeux et de nature évidemment bilieuse. Lorsque la coque est très mince, le liquide est plus abondant, et réciproquement il l'est moins lorsque l'enveloppe est épaisse. Nous ne faisons aucun doute sur la nature tuberculeuse de ces kystes biliaires, car on ne les rencontre que chez des tuberculeux, et le plus souvent lorsque le foie contient d'ailleurs des tubercules miliaires bien constatés. Mais il nous reste à expliquer l'origine du liquide bilieux central.

Lorsque l'on rencontre des kystes très petits, ce sont des masses jaunes au centre desquelles est un point vert, et lorsqu'on cherche à énucléer cette masse, on voit qu'elle se prolonge des deux côtés à peu près dans le sens transversal du foie, et qu'elle est continue à une des divisions du canal hépatique, dont l'intérieur est encore plus ou moins perméable jusqu'au centre du tubercule ; c'est donc le conduit hépatique qui est malade. C'est du tubercule qui s'est déposé autour de lui, et qui a fini par l'envahir, comme cela a lieu dans le poumon pour les conduits bronchiques, avec cette différence que ces derniers sont dilatés, et que le premier est rétréci par la matière tuberculeuse..

Enfin il arrive un moment où le tubercule a tellement envahi le conduit biliaire que celui-ci disparaît complétement, et que la matière tuberculeuse ne conserve plus d'adhérences avec la longueur du canal, mais en a englobé une portion dans son développement. Alors le kyste biliaire est tout à fait isolé et peut s'énucléer facilement par toute sa circonférence. La bile agit à l'intérieur du tubercule pour en amener le ramollissement ; de là résulte l'amincissement de l'enveloppe et l'accroissement du liquide trouble et boueux.

Le docteur Barrier a aussi décrit ces kystes biliaires, et a parfaitement vu qu'ils ont pour origine le dépôt de la matière tuberculeuse autour des conduits hépatiques.

La fréquence des tubercules du foie est considérable chez l'enfant. Nous les avons observés chez plus du quart de nos malades. Comme nous l'avons dit, les granulations grises et les tubercules miliaires s'y rencontrent à peu près également ; les granulations jaunes y sont fort rares, les kystes plus fréquents, comme on pourra s'en assurer en jetant un coup d'œil sur le tableau suivant, où les rapports entre la nature des lésions et l'âge des enfants sont établis d'une manière exacte (1).

Art. II. — Symptômes. — Causes.

L'existence des tubercules du foie ne se révèle par aucun symptôme tant que le tubercule reste à l'état miliaire, ce qui a lieu dans l'immense majorité des cas ; mais lorsque la matière tuberculeuse est réunie de manière à former des masses volumineuses, il peut en résulter une altération du foie se rapprochant de la cirrhose, et qui s'accompagne alors d'ascite. C'est ce qui résulterait du moins de l'observation publiée par M. Tonnelé et citée ci-dessus (page 846).

Nous ne connaissons aucune des causes sous l'influence desquelles se développent spécialement les tubercules du foie ; il nous semble

______

(1) 71 enfants sur 312 tuberculeux avaient des tubercules dans le foie : 14 fois les tubercules étaient nombreux, 18 fois assez nombreux, 39 fois peu nombreux. Les diverses espèces de tubercules s'y sont rencontrées dans les proportions suivantes :

Granulations grises.	42	Granulations jaunes	4
Tubercules miliaires	37	Kystes biliaires	14

cependant que les plus jeunes enfants, et les garçons y sont plus sujets
que les enfants plus âgés et que les filles (1).

CHAPITRE XX.

DÉGÉNÉRESCENCE GRAISSEUSE DU FOIE.

Nous avons rencontré chez les enfants phthisiques plusieurs sortes
d'altérations du foie qui, vu leur rareté dans cette maladie, et leur
existence dans d'autres circonstances, paraissent n'avoir aucun rapport
avec la tuberculisation. La plus fréquente de ces lésions est l'hypertrophie de l'organe sans altération apparente du tissu. Vient ensuite
la cirrhose, qui est rare, en général, dans l'enfance. Nous n'en avons
recueilli que quatre exemples, deux fois chez des sujets tuberculeux,
deux autres fois chez des enfants qui ne l'étaient pas. Des deux malades tuberculeux, un seul l'était gravement, et la tuberculisation
était concentrée dans les ganglions bronchiques et dans ceux du médiastin. Une ascite avait, chez ces deux enfants, été la conséquence
de la cirrhose. La lésion anatomique était évidemment à un degré
moins avancé que chez les deux enfants non tuberculeux.

Enfin, nous rappellerons que nous avons cité ailleurs (t. II, p. 28)
l'observation d'un enfant tuberculeux à l'autopsie duquel nous avons
constaté les caractères anatomiques de la congestion hépatique.

La seule lésion du foie qui, par sa fréquence, semble tenir à la tuberculisation sans lui être spéciale, est la dégénérescence graisseuse
de cet organe. Déjà, dans le premier volume de cet ouvrage (p. 693),
nous avons parlé de cette altération anatomique; nous avons peu de
choses à ajouter ici sur sa cause et ses symptômes.

Art. I. — Anatomie pathologique.

Le foie gras est lisse à sa surface; sa teinte est d'un jaune pâle;
lorsque la lésion est encore peu avancée, on retrouve à la section
quelques portions de substance rouge qui, plus tard, ont entièrement
disparu. Alors la surface de la coupe est d'un blanc jaunâtre, humide,

(1) De 1 à 2 ans 1/2..... 14 { Garçons............... 8 / Filles............... 6

De 3 à 5 ans 1/2..... 23 { Garçons............... 14 / Filles............... 9

De 6 à 10 ans 1/2..... 27 { Garçons............... 21 / Filles............... 6

De 11 à 15 ans ....   7 { Garçons............... 5 / Filles............... 2

comme huileuse; la substance graisseuse s'attache au scalpel, elle imprègne le papier ou le linge que l'on met en contact avec elle; le foie a souvent augmenté de volume. Cette hypertrophie est tantôt générale, tantôt partielle. Dans un cas, nous avons vu le foie avoir une dimension énorme, comparable à celle de certaines hypertrophies; en même temps sa densité était plus considérable. Le plus souvent, au contraire, on observe une diminution de consistance qui est d'autant plus prononcée que la transformation graisseuse est plus complète. Le foie gras fournit par l'ébullition 1 à 3 grammes de graisse lorsque la dégénérescence est peu considérable; on en retire des quantités bien plus grandes encore (un tiers du poids de l'organe lorsque la maladie est très avancée) (1). Un moyen d'analyse plus rapide et plus sensible que l'ébullition est l'examen microscopique de l'organe.

Voici la description donnée par M. Legendre : « Si l'on place sur le porte-objet une petite parcelle de cet organe, obtenue à l'aide du raclage, et délayée dans un peu d'eau, on constate facilement, nageant au milieu de ce liquide :

» 1° Des globules graisseux à l'état de liberté ;

» 2° Des cellules organiques du foie contenant dans leur intérieur des globules semblables, c'est-à-dire offrant une transparence parfaite, un aspect lisse et brillant, une forme exactement arrondie et une grosseur très variable, caractères auxquels il est impossible de méconnaître les globules graisseux. »

La bile a les caractères les plus variables : elle est jaune clair ou filante, ou bien verte ou brunâtre, poisseuse ou semblable à de l'albumine, etc.

Tubercules. — Le foie gras contient rarement des tubercules; nous n'en avons trouvé que chez deux enfants ; dans un cas, il y avait une dizaine de tubercules miliaires dont la teinte était verte, dans l'autre un seul tubercule.

Rapport entre l'état gras du foie et la tuberculisation. — La dégénérescence graisseuse du foie est loin d'être spéciale à la tuberculisation; en outre, lorsqu'on rencontre cette lésion chez des sujets tuberculeux, ce n'est pas toujours chez ceux dont la phthisie est la plus avancée; ainsi, en opposant le nombre de cas où le foie est gras chez les enfants tuberculeux, et chez ceux qui ne le sont pas, nous trouvons que cette lésion est à peine plus fréquente dans le premier cas que dans le second (2). La proportion serait bien plus forte si nous réunissions aux sujets non tuberculeux les enfants à l'autopsie des-

(1) Legendre, *ouv. cit.*, 378-379.

(2) Sur 312 tuberculeux, le foie a été trouvé gras 23 fois, c'est-à-dire 1 fois sur 13 ou 14 ; sur 211 enfants non tuberculeux, le foie a été trouvé gras 14 fois, c'est-à-dire environ une fois sur 15.

quels nous ne trouvâmes qu'un ou deux tubercules (1). L'intensité
de la lésion n'est pas toujours en rapport avec l'étendue de la tuberculisation ; cependant, l'augmentation de volume est plus prononcée
chez les enfants dont la tuberculisation est considérable que chez les
autres. Il n'en est pas de même de la proportion de la matière graisseuse, qui nous a semblé plus abondante dans les cas contraires.

*Rapport entre l'état gras du foie et les lésions abdominales. — Intes-
tins.* — Chez les quinze sujets dont le foie gras coïncidait avec une
tuberculisation avancée, nous avons constaté des ulcérations intestinales à différents degrés, seules ou unies à une colite ; chez ceux dont
la tuberculisation était peu étendue, nous avons constaté d'ordinaire
des lésions inflammatoires ou catarrhales dans l'intestin. Les lésions
tuberculeuses ou non n'existaient jamais dans le duodénum.

Péritoine. — Dans quatre cas, il y avait des tubercules péritonéaux ;
deux fois cette lésion était étendue.

Ganglions mésentériques. — Chez treize enfants ils étaient tuberculeux ; chez un seul la tuberculisation constituait un véritable carreau.

Art. II — Symptômes. — Marche. — Durée.

La dégénérescence graisseuse sans hypertrophie ne donne lieu à
aucun symptôme spécial qui permette de la diagnostiquer. Il n'existe
pas d'ictère et pas de douleurs dans l'hypochondre ou l'épaule droite ;
on ne peut soupçonner la lésion que lorsqu'il existe une augmentation de volume de l'organe ; même dans plusieurs cas de cette espèce,
il nous a été impossible de nous assurer de l'hypertrophie, le foie ne
débordant pas les côtes d'une manière appréciable, ou bien le développement, la tension du ventre et les autres lésions abdominales
s'opposant à une exploration attentive. La soif, la diminution de
l'appétit, la diarrhée, étaient le résultat des graves lésions intestinales qui coïncidaient avec l'état gras du foie. Nous nous sommes
demandé si la diarrhée de long cours que l'on observe quelquefois
chez les tuberculeux sans que l'intestin offre de lésions qui puissent
en rendre compte, ne serait pas liée à la dégénérescence graisseuse du
foie ? Un seul de nos malades a eu une diarrhée abondante et persistante, sans que l'intestin offrît de lésions. Le foie était en même temps
gras et augmenté de volume.

L'ignorance dans laquelle nous sommes sur les symptômes de la
dégénérescence graisseuse nous met dans l'impossibilité d'établir la
marche de la lésion et sa durée, même approximative. Dans un seul
cas, chez un garçon de trois ans, l'augmentation de volume du foie
a paru suivre une marche aiguë ; ainsi, les premiers jours, cet

---

(1) Sur ces 23 malades, nous avons compté 15 tuberculisations considérables,
2 tuberculisations médiocres, 6 tuberculisations très rares.

organe débordait à peine les côtes ; les jours suivants l'augmentation
fut rapide et le foie descendit de deux et même trois travers de doigt
au-dessous de l'hypochondre droit ; il s'étendit ensuite jusque dans
l'hypochondre gauche. Chez un autre enfant, au contraire, la lésion
était de date beaucoup plus ancienne ; mais l'hypertrophie était bien
plus prononcée que la dégénérescence graisseuse.

Art. III. — Causes.

L'*âge* nous paraît avoir une certaine influence sur la production de
la dégénérescence graisseuse. Les plus jeunes enfants y sont évidemment plus disposés que les plus âgés ; mais la différence est encore
plus tranchée si nous séparons les enfants non tuberculeux de ceux
qui le sont ; et parmi ces derniers, ceux dont la tuberculisation est
insignifiante de ceux dont elle est considérable. En agissant ainsi,
nous trouvons que le foie est beaucoup plus souvent gras chez les
jeunes sujets peu ou pas tuberculeux, tandis que le contraire a lieu
pour les sujets très tuberculeux.

Le *sexe* influe sur la production de l'état gras du foie d'une manière
analogue à celle de l'âge. Les filles y sont, en général, plus sujettes
que les garçons. Mais cela est d'autant plus vrai que la tuberculisation est plus considérable, tandis que chez les enfants peu ou pas
tuberculeux, le nombre des garçons est bien supérieur à celui des
filles (1).

Causes pathologiques. — On ne peut invoquer comme causes de la
dégénérescence graisseuse les lésions de l'intestin, du péritoine ou
du mésentère, puisqu'on trouve ces altérations organiques encore
plus nombreuses et plus étendues chez les sujets qui n'offrent pas
cette lésion ; et qu'en outre, chez les enfants non tuberculeux dont le
foie est gras, les voies digestives sont le plus souvent à l'état normal
ou offrent des lésions insignifiantes. La dégénérescence graisseuse du
foie n'est pas, quoi qu'en ait dit quelques médecins, une hépatite
chronique reconnaissant pour cause la transmission de l'irritation
intestinale au parenchyme hépatique ; en effet la lésion du foie n'a
aucune apparence de phlegmasie, et le duodénum n'offre pas d'altérations. Enfin, nous rappelons que M. Legendre croit que la

(1)		Enfants tuberculeux.	Enfants non tuberculeux.
1 à 2 ans 1/2...	Garçons.	2	5
	Filles.	3	2
3 à 5 ans 1/2...	Garçons.	3	4
	Filles.	6	0
6 à 10 ans 1/2...	Garçons.	2	1
	Filles.	4	2
11 à 15 ans 1/2...	Garçons.	0	0
	Filles.	3	0

transformation graisseuse est plutôt sous la dépendance du flux diarrhéique et de la cachexie qu'il détermine que sous celle des lésions
anatomiques. Celles-ci ne peuvent être considérées comme une cause
qu'en raison de la diarrhée abondante et prolongée dont elles sont
l'occasion. Nous avons déjà dit que cette opinion nous paraît beaucoup trop absolue. Si l'on arrivait à prouver que la diarrhée prolongée et la cachexie qui en est la suite sont une cause de la dégénérescence graisseuse du foie, il faudrait reconnaître aussi que cette
cause est loin d'être la seule. En effet, l'un de nos tuberculeux, dont
le foie était gras, avait de la constipation. Chez plusieurs autres, la
diarrhée, très peu abondante, ou survenue dans les derniers jours de
la vie, ne pouvait nullement être accusée du dépérissement et de l'état
cachectique de nos jeunes malades.

CHAPITRE XXI.

TUBERCULISATION DES REINS.

Art. I. — Anatomie pathologique.

Les tubercules des reins sont beaucoup plus fréquents chez l'enfant
que chez l'adulte. Nous avons constaté dans ces organes des tubercules miliaires, des granulations grises, des granulations jaunes, et
enfin de véritables kystes pleins de matière tuberculeuse ramollie,
analogues à des excavations tuberculeuses ou plutôt à des cavernes
ganglionnaires.

Le *tubercule miliaire* siége dans la substance corticale, dans laquelle
il est comme enchatonné, se montrant à peine à la surface sous forme
d'une petite tache jaune qui ne répond pas à ses dimensions réelles.
Son adhérence à la substance rénale est peu intime, et on le détache
facilement sans enlever avec lui des portions de tissu ; on ne distingue pas de kyste. Très rarement le tubercule miliaire dépasse la
substance corticale ; cependant, cinq de nos malades avaient à la fois
des tubercules dans les deux substances. Chez l'un d'eux on voyait à
l'extérieur de petites taches jaunes correspondant à de petits tubercules un peu mous ; d'autres taches se prolongeaient dans l'intérieur
du rein sous forme de lignes jaunâtres, ayant tout à fait l'aspect
tuberculeux. C'est le seul cas où nous ayons vu dans le rein des
tubercules miliaires ramollis. La membrane externe du rein est saine
au niveau du point où elle est en contact avec le produit accidentel.

Les *granulations grises et jaunes* occupent le même siége ; elles sont,
en général, rares, et offrent exactement les mêmes caractères que
celles du poumon ; nous les avons observées seules, ou accompagnées de tubercules miliaires. Les granulations grises étaient demi-

transparentes, demi-cartilagineuses, résistantes sous l'ongle, assez volumineuses.

Les *masses tuberculeuses* des reins paraissent résulter de la réunion de plusieurs tubercules miliaires, elles varient beaucoup de grosseur ; ainsi, nous en avons vu une du volume d'une petite noix, dure, difficilement pénétrable par le doigt, et formée de la réunion de plusieurs tubercules miliaires. Dans un autre cas, la masse tuberculeuse était en partie ramollie ; elle avait 2 centimètres de haut et 1 centimètre et demi de large, occupait la partie inférieure du rein droit, était irrégulière, et avait envahi toute la substance corticale et une bonne partie de la substance tubuleuse ; elle s'énucléait très facilement et était ramollie à son centre. On voyait autour d'elle plusieurs petits tubercules miliaires, et un autre du volume d'une toute petite noisette, formé d'une coque sèche à l'extérieur; elle avait 1 à 2 millimètres d'épaisseur, était remplie d'un liquide trouble d'un blanc sale, tout à fait analogue au liquide que l'on trouve dans les tubercules ramollies du poumon. Le kyste présentait une vive injection à l'extérieur ; mais la substance rénale était saine. Les masses tuberculeuses, ramollis, peuvent être beaucoup plus considérables ; ainsi, un de nos malades avait le rein gauche converti, dans la plus grande partie de son étendue, principalement au niveau de sa portion supérieure, en une poche pleine de matière tuberculeuse en partie ramollie, en partie adhérente aux parois du rein. L'uretère était converti en un tube dur; ses parois étaient notablement épaissies, et il renfermait à l'intérieur une couche de matière tuberculeuse d'une ligne d'épaisseur ; la membrane muqueuse avait disparu.

Si les tubercules miliaires se développent presque exclusivement dans la substance corticale ou ne se retrouvent dans les deux substances que lorsqu'ils sont nombreux, il paraîtrait que la matière tuberculeuse peut se présenter à l'état d'infiltration et se déposer alors presque exclusivement le long des tubes de Bellini ; c'est du moins ce qui semble résulter du fait cité par M. Pasquet (1). Dans ce cas, tous les cônes de la substance tubuleuse, sauf une partie de l'un, étaient convertis entièrement en matière tuberculeuse, avec conservation de leur forme normale, surtout à la base des cônes, où le tubercule était ferme, tandis que du côté des calices il était ramolli, diffluent en quelques points, avec destruction d'une partie des mamelons, et de la totalité de la membrane des calices et du bassinet. Cette dernière cavité contenait encore de l'urine dans laquelle nageaient des flocons de matière tuberculeuse. L'altération était beaucoup moins avancée dans la substance corticale du même rein. Dans le cas que nous venons de citer, le rein avait augmenté de volume; mais il ne formait pas une tumeur à beaucoup près aussi considérable que

(1) *Bulletins de la Société anatomique*, 1838, p. 149.

celle décrite par le docteur Ammon. Dans ce cas, le rein gauche était transformé en une masse énorme ronde présentant quelques traces de la forme primitive, donnant une sensation de fluctuation, et composé de tubercules qui avaient fait disparaître tout le tissu du rein. Les calices étaient très dilatés. La substance tuberculeuse était jaunâtre, ramollie, sans vaisseaux sanguins. Il n'y avait pas de tubercules dans les autres organes.

Kystes tuberculeux. — La maladie peut se présenter à un degré encore plus avancé, et alors le rein est converti tout entier en une série de kystes, résultat du ramollissement des tubercules et de l'évacuation du produit accidentel.

Ainsi, chez un garçon de treize ans, le rein gauche était petit, bosselé à sa surface, et de forme irrégulièrement sphéroïdale ; il était transformé en une dizaine de kystes, remplis, les uns de liquide à odeur urineuse, les autres d'une matière blanchâtre, dans laquelle nageaient des flocons blancs ; d'autres contenaient de la matière tuberculeuse ramollie ; enfin un certain nombre plus volumineux, plus consistants, renfermaient de la matière tuberculeuse demi-ramollie. L'un de ces kystes, plus considérable à lui seul que tous les autres, constituait plus de la moitié du rein. Nulle part on ne retrouvait de traces de substance corticale ou tubuleuse. Les parois des kystes étaient formées par une substance fibreuse très solide, très épaisse. Quelques-unes des cavités communiquaient entre elles ; d'autres étaient oblitérées. L'uretère était oblitéré et réduit à un cordon fibreux solide non canaliculé.

Fréquence comparative des diverses espèces de tubercules. — L'espèce que l'on observe dans la très grande majorité des cas est le tubercule miliaire, puis à peu près également les granulations grises ou jaunes. Il est bien plus rare de rencontrer des masses tuberculeuses volumineuses ou de voir le rein réduit à l'état de kyste ou de caverne tuberculeuse.

Si la tuberculisation des reins est fréquente, il est extrêmement rare de lui voir acquérir un haut degré d'intensité et constituer une altération importante. En groupant nos malades en trois séries, nous arrivons à un résultat inverse de celui obtenu par M. Rayer chez l'adulte, c'est-à-dire que la série la plus nombreuse est composée de malades dont les reins ne contiennent que quelques rares tubercules (de un à huit, ou dix) ; puis vient celle des enfants dont les tubercules sont plus nombreux, de dix à vingt-cinq ; enfin, dans la dernière série, les reins sont criblés de tubercules isolés, farcis de masses tuberculeuses, ou convertis en des kystes tuberculeux.

La tuberculisation des reins est d'autant plus considérable que les enfants sont plus âgés ; et si nous ajoutons aux faits que nous avons recueillis ceux publiés par d'autres auteurs, nous voyons que les tuberculisations intenses ont toutes, à l'exception d'un fait recueilli par le docteur Ammon, été observées chez des enfants agés de dix ans au moins. D'après M. Rayer, on observerait plus souvent chez l'adulte la tuberculisation d'un seul rein que celle des deux organes à la fois. Cette proposition est vraie chez l'enfant dans les cas où la tuberculisation est très considérable; mais il n'en est pas de même dans ceux où elle est rare ou moyenne ; presque toujours alors les reins contiennent à peu près également soit des tubercules miliaires, soit des granulations grises ou jaunes.

La tuberculisation considérable des reins coïncide d'ordinaire avec une tuberculisation générale avancée; cependant, le rein est quelquefois le seul organe qui contienne de la matière tuberculeuse, comme nous l'avons observé chez celui de nos malades dont cet organe était réduit à l'état de kyste multiloculaire (1).

État du parenchyme et des bassinets. —Dans les cas où il n'existe que des granulations grises ou des tubercules disséminés dans les reins, nous n'avons pas observé d'altération du parenchyme de l'organe dans les points avoisinants; pas de rougeur ni de ramollissement local; quelquefois, de la rougeur générale de la substance corticale, d'assez vives arborisations à l'extérieur, mais jamais d'infiltration purulente. Dans ces cas aussi, les reins ont, en général, conservé leur volume ordinaire. Le bassinet et les uretères ne nous ont offert aucune altération. Nous n'avons jamais observé de substance tuberculeuse au-dessous de la muqueuse, ou dans l'épaisseur de la membrane externe du rein, comme M. Rayer l'a constaté chez l'adulte. Sauf les cas précités de destruction de la membrane muqueuse de l'uretère, qui était remplacée par de la matière tuberculeuse, nous n'avons pas noté d'ulcérations de ses conduits ou de la membrane muqueuse des bassinets. Dans les observations citées par M. Rayer, qui lui ont été communiquées par MM. Jacquart et Vernois, la membrane des bassinets était considérablement épaissie ; elle offrait des saillies et des enfoncements comme si elle eût été mamelonnée et réticulée; elle était d'un blanc jaunâtre, et en la raclant avec le dos d'un scalpel on en détachait une matière d'un blanc grisâtre. Dans un autre cas, les calices étaient dilatés; leur cavité et celle des bassinets, tout à fait méconnaissables, d'un blanc jaunâtre, inégales, avaient l'apparence d'une caverne tuberculeuse.

(1) 49 enfants sur 312 avaient des tubercules rénaux :

Tubercules nombreux. . . .	5	Rein droit seulement	7
Tubercules assez nombreux .	10	Rein gauche seulement . . .	5
Tubercules peu nombreux. .	34	Les deux reins à la fois . . .	37

	Rein droit.	Rein gauche.
Granulations grises	5	5
Granulations jaunes	5	5
Tubercules miliaires	35	34
Masses tuberculeuses	1	0
Cavernes ou kystes tuberculeux . .	0	1

Si le tissu rénal est rarement malade autour des tubercules, il en est à peu près de même lorsque le rein n'en contient pas. Toutefois, sachant que nos travaux sont très incomplets sous ce rapport, nous appelons d'autres recherches, afin de décider si, comme l'a remarqué pour l'adulte le docteur Rayer, la néphrite albumineuse est fréquente chez les tuberculeux.

Chez cinq enfants dont la tuberculisation était considérable, nous avons constaté à l'autopsie les caractères de la néphrite. Une fois l'altération du rein avait revêtu l'aspect propre à la néphrite chronique non albumineuse ; une autre fois, la maladie de Bright était très caractérisée anatomiquement, et s'était révélée pendant la vie par une anasarque très intense ; les urines n'avaient pas été examinées. Chez les trois autres malades, la tuberculisation était cérébrale ou méningée, et la maladie de Bright, arrivée à son premier ou à son second degré, était restée latente.

État des uretères et de la vessie. — Nous n'avons vu qu'une fois les uretères envahis par la matière tuberculeuse. Cette lésion a été aussi mentionnée dans le fait rapporté par M. Pasquet. Il est infiniment plus rare encore de voir le produit accidentel se développer dans la vessie. M. Pasquet est, à notre connaissance, le seul médecin qui ait signalé l'extension de la tuberculisation de l'uretère à la vessie et au col de cet organe.

Art. II. — Symptômes.

Si chez tous nos malades nous eussions pu étudier avec soin, et surtout avec suite, les altérations de la sécrétion urinaire, il est probable que nous serions arrivés à quelques conséquences qui nous eussent permis de diagnostiquer la tuberculisation de ces organes, dans les cas au moins où elle était parvenue à un degré avancé. Mais, nous l'avons dit ailleurs, l'examen des urines est très difficile chez les enfants ; aussi ce sujet réclame de nouvelles recherches.

M. Rayer avoue qu'il n'existe aucun caractère dans la sécrétion urinaire, ni aucun autre moyen à l'aide duquel on puisse diagnostiquer le dépôt de la matière tuberculeuse dans la substance rénale, lorsqu'il n'existe que des granulations ou des tubercules miliaires.

Douleur. — Lorsque la maladie était au premier degré, ou même à une époque plus avancée, nous n'avons pas observé de douleur rénale.

Tumeur. — Les reins n'ayant pas augmenté de volume dans les cas que nous avons observés, il n'est pas étonnant que nous n'ayons pas constaté de tumeur. MM. Ammon et Pasquet en ont perçu à travers la paroi abdominale.

Ainsi chez une petite fille de trois ans, scrofuleuse, dont l'observation a été rapportée par le premier de ces médecins, le rein tuberculeux formait une tumeur très volumineuse. Le docteur Ammon parvint à la diagnostiquer, en considérant l'état scrofuleux de la malade, l'absence de symptômes du côté de l'estomac, de la rate et des autres viscères de l'abdomen, le trouble de la sécrétion urinaire et la forme de la tumeur. La maladie offrit quelques alternatives d'amélioration et de rechute. La tumeur acquit un développement considérable; quelque temps avant la mort, elle dépassait la ligne blanche, elle s'étendait de haut en bas, depuis la région cardiaque, au-dessous des côtes qu'elle soulevait jusqu'au delà de la crête iliaque. L'urine, qui se sécrétait assez régulièrement, répandait une odeur fétide, et déposait un sédiment briqueté, muqueux, jaunâtre. (Nous avons indiqué ailleurs l'altération pathologique du rein, *voy.* page 854.)

État des urines. — D'après M. Rayer, on ne peut reconnaître la maladie par l'examen de l'urine que dans les cas où la matière tuberculeuse est ramollie. L'urine est alors plus ou moins trouble au moment de l'émission, ou au moins elle tient en suspension des grumeaux de matière organique non fibrineuse, qui se déposent avec les sels de l'urine; et si l'on examine au microscope ce sédiment, on voit qu'il est formé en grande partie de globules muqueux et quelquefois de globules sanguins, et d'une matière organique qui ne se dissout pas dans les acides étendus, comme le font les phosphates et les urates.

Cette matière inorganique, examinée au microscope, n'offre que des granules bien distincts des globules de pus et de sang. Ces caractères, qui appartiennent à l'urine des adultes, sont probablement les mêmes chez les enfants. Chez un seul de nos malades atteint de tubercules rénaux, volumineux, mais non ramollis, les urines étaient troubles et contenaient une certaine quantité de sang.

Anasarque. — M. Rayer n'a pas signalé l'anasarque au nombre des symptômes de la tuberculisation rénale; cependant, à en juger par deux de nos observations, cet accident pourrait en être la conséquence. Voici le résumé de ces deux faits :

Dans le premier, il s'agit d'un garçon de huit ans, dont la phthisie débuta par une pleurésie gauche légère. Deux mois après le début des premiers symptômes, il survint de la bouffissure qui commença par la face, s'étendit ensuite progressivement et devint générale. La maladie persista pendant quatre mois ; puis elle disparut, et se reproduisit, vingt jours plus tard, aux paupières seulement : la maladie dura en tout huit mois et demi. Dans les derniers temps, les urines contenaient du sang.

Dans l'autre observation, il s'agit d'un garçon de treize ans, qui, depuis deux années, était sujet à une anasarque générale, qui paraissait et disparaissait à intervalles irréguliers. Lorsqu'il entra à l'hôpital, il était malade d'une manière aiguë depuis six jours. La maladie avait débuté par des vomissements de matières noirâtres, liquides et amères. Le troisième jour, il rendit des urines sanglantes ; le cinquième, les vomissements se répétèrent ; il survint de la toux et une expectoration de crachats noirs ; il y eut des douleurs au niveau du sternum et du dévoiement. Le huitième jour, la face s'infiltra ; les jours

suivants l'infiltration s'étendit aux extrémités; un dévoiement abondant et
fétide s'établit; le pouls était petit et faible. La mort survint onze jours après
le début des accidents aigus: nous trouvâmes pour expliquer l'anasarque intermittente des deux premières années une lésion chronique des reins (kystes
tuberculeux); et pour rendre compte de l'anasarque aiguë et des urines sanguinolentes des derniers jours, une lésion récente (inflammation du rein droit
avec phlébite de la veine rénale).

Sauf les cas que nous venons de citer, la tuberculisation rénale est
restée à l'état latent ; mais nous devons ajouter qu'elle n'a constitué
qu'un épiphénomène de la tuberculisation générale, et qu'elle n'a
exercé qu'une médiocre influence sur la marche et la terminaison de
la maladie.

Les causes occasionnelles de la tuberculisation rénale nous ont complétement échappé. Cette maladie est peut-être un peu plus fréquente
chez les garçons que chez les filles et chez les jeunes enfants que chez
les plus âgés(1).

Art. III. — Historique.

Fleisch (2) est de tous les médecins qui ont étudié les maladies de
l'enfance, le seul qui, à notre connaissance, ait parlé des tubercules
des reins. Du moins il est probable que la description qu'il donne,
d'après Kortum, des scrofules des reins (*Scrofeln der Nieren*), a pour
objet les tubercules de ces organes. Les symptômes qui révèlent
l'existence de cette maladie sont, d'après lui, des douleurs sourdes
tantôt dans l'un des reins, tantôt dans l'autre. Lorsque la maladie
s'accroît, elles augmentent d'acuité, il se forme des ulcérations, et
l'urine est rendue mélangée de sang et de pus. Souvent il survient
des convulsions, et les malades meurent rapidement, ou bien il se
développe une fièvre hectique accompagnée de douleurs continues,
une rétention d'urine périodique, et la plupart des accidents graves
qui l'accompagnent.

M. Rayer (3), dans son excellent ouvrage sur les maladies des
reins, a réuni la plupart des observations publiées sur les tubercules rénaux ; plusieurs ont été recueillies chez des enfants. Ainsi,
Morgagni rapporte l'observation d'un scrofuleux, âgé de quinze ans,
chez lequel il trouva le rein pénétré de matière tuberculeuse. Howship
a cité l'observation d'un garçon scrofuleux atteint de tubercules ré-

---

(1) La division par âge et par sexe des quarante-neuf enfants qui nous ont
présenté des tubercules rénaux donne les résultats suivants :

De 1 à 2 ans 1/2.	9	Garçons. 6 / Filles.... 3	De 6 à 10 ans 1/2.	19	Garçons 12 / Filles.... 7	
De 3 à 5 ans 1/2.	15	Garçons 9 / Filles.... 6	De 11 à 15 ans.....	6	Garçons. 5 / Filles.... 1	

(2) *Loc. cit.*, t. III, p. 200.

(3) *Traité des maladies des reins*, t. III, p. 627.

naux. Il distingue l'inflammation simple de l'inflammation scrofuleuse par le siége de la douleur, qui, dans le premier cas, occupe la région rénale et dans le second le col de la vessie. M. Rayer combat avec raison cette assertion ; M. Maréchal a rapporté le fait d'une jeune fille, âgée de quatorze ans, à l'autopsie de laquelle il trouva des tubercules dans les reins. Nous rappellerons aussi les observations publiées par MM. Ammon et Pasquet. Enfin, M. Rayer lui-même a reproduit deux observations qui lui ont été communiquées par MM. Jacquart et Vernois. Dans l'une, il n'est fait mention que de l'anatomie pathologique; dans l'autre, recueillie par M. Vernois, l'affection rénale n'a pas été diagnostiquée.

CHAPITRE XXII.

TUBERCULISATION DE LA RATE.

La rate est certainement un des organes où le tubercule se dépose le plus fréquemment et avec le plus d'abondance. On peut y rencontrer toutes les espèces de tubercules.

1° *Granulation grise.* — La granulation grise s'y présente avec les mêmes caractères que dans le poumon : la forme, le volume, la consistance, sont les mêmes. Elle y est généralement peu abondante, et disséminée à la surface ou dans la profondeur. Lorsqu'elle est à la surface, elle est aplatie comme celle du foie, et ne présente pas une fausse membrane limitée, ce qui tient à ce que le feuillet péritonéal qui recouvre la rate est presque toujours uni au péritoine voisin par des adhérences partielles ou générales.

2° *Tubercule miliaire.* — Le tubercule miliaire est très fréquent et se présente aussi avec ses caractères ordinaires. Il est remarquable par son abondance; quelquefois la rate en est tellement farcie que c'est à peine si l'on peut distinguer un reste du parenchyme. La substance tuberculeuse varie de consistance, depuis la crudité jusqu'à un ramollissement complet ; cependant nous n'avons jamais constaté de véritable caverne.

3° *Masses amorphes.* — Les tubercules miliaires se réunissent souvent pour former des masses qui n'acquièrent jamais au delà du volume d'une noix muscade, et qui, comme dans le poumon et la plèvre, embrassent quelquefois une portion de tissu splénique ou quelque vaisseau, et laissent alors apercevoir à leur centre un point rouge et sanglant.

Enfin, nous avons trouvé un état singulier d'une portion du tissu, état que nous sommes tentés de regarder comme une infiltration tuberculeuse. Dans ces cas, on voit à l'extérieur une tache d'un jaune rougeâtre plus ou moins étendue. A la coupe, une portion de tissu a la même couleur, est dense, ne se laisse pas casser ni pénétrer par le doigt; il semblerait que le tissu fibreux de la rate persiste encore, et que la matière tuberculeuse ou du pus concret s'est infiltré dans cette partie de l'organe. Quelquefois, nous avons été indécis de savoir si nous avions affaire à des tubercules ou à une inflammation partielle de la rate; mais nous avons toujours penché vers la première opinion, parce que nous n'avons rencontré cette lésion que chez les tuberculeux.

Les altérations qui accompagnent la tuberculisation de la rate sont en général de peu d'importance. Lorsque les tubercules y sont très nombreux, elle est d'ordinaire grosse et comme tuméfiée ; on dirait qu'elle a été distendue par la quantité de matière tuberculeuse qui s'y est développée.

Quelquefois elle est réellement hypertrophiée, indépendamment de la quantité des produits accidentels qu'elle contient; mais cet état ne paraît pas résulter de leur présence (1).

La tuberculisation de la rate ne nous à jamais offert aucun symptôme spécial, et le fait se conçoit puisque les fonctions de cet organe sont ignorées. Nous n'avons pas observé que l'hypertrophie ait été la suite de la tuberculisation ; bien souvent nous avons vu la rate énormément tuméfiée sans que son tissu contînt de tubercules; aussi nous sommes disposés à croire que dans l'observation rapportée par M. Tonnelé (*loc. cit.* 146), l'hypertrophie de la rate et les tubercules ont offert une simple coïncidence ; par conséquent l'ascite que l'on observa dans ce cas aurait été seulement le résultat de l'hypertrophie de cet organe.

Aucune cause spéciale ne nous a rendu compte de la tuberculisation de la rate : les garçons et les plus jeunes enfants y sont évidemment plus sujets que les filles et que les enfants plus âgés (2).

---

(1) Sur 312 malades, 107 avaient des tubercules dans la rate :

Tubercules abondants. . . .	25	Granulations grises.	24
Tubercules assez abondants.	25	Granulations jaunes	9
Tubercules peu abondants. .	57	Tubercules miliaires	87

Infiltration jaune ou masses tuberculeuses. 9

Tubercules ramollis 2

(2) Chez 107 enfants dont la rate était tuberculeuse, nous trouvons les rapports suivants d'âge et de sexe :

De 1 à 2 ans 1/2. 25	Garçons. 18	Filles.... 7	De 6 à 10 ans 1/2. 35	Garçons. 30	Filles.... 5
De 3 à 5 ans 1/2. 37	Garçons. 21	Filles.... 16	De 11 à 15 ans.... 10	Garçons. 6	Filles.... 4

HUITIÈME CLASSE.

—

PRÉLIMINAIRES.

On donne le nom d'*entozoaires* à des produits accidentels animés, vivant de leur vie propre, et isolés du corps de l'animal dans lequel ils sont contenus.

Les mêmes principes n'ont pas guidé tous les naturalistes dans leur classification des entozoaires. Les uns ont pris pour base de leurs divisions le siége qu'occupent ces animaux parasites (Linné), d'autres se sont dirigés d'après leur forme extérieure (Rudolphi), d'autres d'après la structure de leur appareil digestif (Cuvier).

La classification de Linné, qui divisait les entozoaires en vers intestinaux et vers viscéraux, est utile pour la pratique, mais elle est peu scientifique ; car, ainsi que l'a remarqué avec raison un des plus savants naturalistes de ces temps-ci, M. de Blainville, « c'est un principe de toute classification zoologique que le séjour ne doit avoir aucune influence sur la place d'un animal dans la série. Or, comme il est évident que l'organisation d'un ascaride est extrêmement supérieure à celle d'un échinocoque, il en résulte que dans un système général de zoologie, ces animaux doivent être répartis dans les types différents, et entremêlés aux animaux extérieurs. »

Presque tous les entozoaires du corps humain ont été rencontrés chez les enfants ; mais il est une classe de ces animaux, les vers intestinaux, dont quelques espèces se développent de préférence dans le jeune âge.

Le petit nombre d'observations que nous avons pu consulter nous met dans l'impossibilité de tracer l'histoire des entozoaires qui prennent naissance dans les parenchymes et dans les muscles, ou de présenter des considérations générales applicables à cette classe de maladie. Nous nous contenterons, dans les pages suivantes, de passer en revue les genres d'helminthes dont l'étude prête à des considérations pratiques dignes d'intérêt.

———

ABDOMEN.

VERS INTESTINAUX.

On retrouve chez les enfants les différentes espèces de vers intestinaux décrites par les helminthologistes ; mais leur fréquence proportionnelle est très différente. Ainsi l'on observe l'*ascaride lombricoïde*
et l'*oxyure vermiculaire*, plus souvent dans l'enfance qu'à tout autre
âge. Le *trichocéphale* existe indifféremment chez les enfants et chez les
adultes, tandis que l'existence du *botriocéphale* et du *tænia* est fort
rare dans le jeune âge. Nous avons cependant trouvé quelques observations particulières dans lesquelles il est fait mention de l'existence
de ce ver. Ainsi Hufeland en a observé un chez un enfant de six
mois ; Rosen, chez un enfant de six ans ; Bremser, chez un garçon
de neuf ans, et chez deux filles, l'une de six ans, l'autre de onze
ans etc. Le docteur Wawruch, sur 206 observations de tænia, en a vu
22 chez des sujets qui n'avaient pas quinze ans ; le plus jeune était
une petite fille de trois ans.

L'un de nous a eu occasion de constater à Genève la présence du
tænia chez plusieurs enfants ; le plus jeune avait quinze mois. Dans
presque tous les cas, les parents étaient atteints de la même maladie.

Le *trichocéphale* ne causant aucun accident, ne mérite pas une description particulière. Le *tænia* est si rare chez les enfants, que nous
renvoyons pour son étude aux traités spéciaux d'helminthologie.
Nous nous bornerons donc, dans un premier chapitre, à présenter
l'histoire des *ascarides lombricoïdes*. Nous insisterons particulièrement
sur les accidents produits par ces entozoaires ; et laissant de côté les
assertions souvent hypothétiques des auteurs, nous aurons toujours
soin d'appuyer notre description sur des faits. Nous terminerons par
l'étude de l'*oxyure vermiculaire*.

Le sujet que nous allons ébaucher ayant déjà été traité avec tout le
soin possible par des médecins du plus grand mérite, nous renverrons
nos lecteurs à leurs ouvrages pour tous les détails qui concernent
l'historique et la bibliographie des affections vermineuses (1).

CHAPITRE PREMIER.

ASCARIDES LOMBRICOÏDES.

Art. I. — Description du lombric (2).

L'ascaride lombricoïde a une grosseur de 5 à 7 millimètres sur
une longueur de 16, 27 et 40 centimètres. Les petits, de la longueur

(1) Voyez Bremser, *Traité zoologique et physiologique des vers intestinaux de
l'homme*, p. 553 à 574.

(2) Bremser, *loc. cit.*, p. 158.

de 4 centimètres, sont rares. Nous avons cependant trouvé dans l'intestin d'un enfant de quinze mois une prodigieuse quantité d'ascarides tous de la même grosseur, ressemblant à du gros vermicelle et n'ayant pas plus de 4 à 6 centimètres de largeur. Ils étaient beaucoup plus blancs que les lombrics ordinaires (1). Le corps est cylindrique, presque également aminci vers ses deux extrémités ; il l'est cependant plus du côté de la tête, qui se distingue du reste du corps par un enfoncement ou dépression circulaire. On voit au-dessus de cette dépression trois boutons, ou plutôt trois valvules qui peuvent s'ouvrir et se fermer ; quand elles s'ouvrent, on aperçoit encore au milieu d'elles un tube qui est l'ouverture de la bouche proprement dite ; on voit de chaque côté, et le long corps, une petite rainure.

La couleur de ces vers est d'un rose plus ou moins foncé ; elle dépend de la nature des aliments dont ils sont gorgés.

Le canal alimentaire, que l'on reconnaît à sa couleur brunâtre, se termine par une fente transversale ou anus, qui est situé à la partie inférieure, un peu avant l'extrémité postérieure du corps.

Les deux sexes sont séparés ; le mâle se distingue de la femelle par sa queue, qui est recourbée, et par laquelle sort quelquefois un double pénis. Les organes de la génération de la femelle sont des conduits blancs, faciles à voir à travers la transparence de l'enveloppe ; leur couleur tranche sur celle du canal intestinal.

Siége du lombric. — L'intestin grêle est le lieu d'élection des ascarides lombricoïdes, c'est là que nous les avons presque toujours rencontrés ; cependant ils peuvent occuper plusieurs autres parties du canal gastro-intestinal : ainsi nous en avons trouvé dans les gros intestins, dans l'estomac, dans l'œsophage, dans le pharynx. Nous en avons vu être rejetés par les vomissements en même temps que par les selles, et d'autres sortir par les fosses nasales. Mais, dans ces différents cas, les entozoaires avaient abandonné le siége dans lequel ils s'étaient primitivement développés. On a cité des exemples de vers qui s'étaient introduits par le canal cholédoque jusque dans l'intérieur du foie. On en a retrouvé dans la cavité péritonéale, et jusque dans la vessie. Le tube digestif, ses dépendances, et les organes contenus dans la cavité du ventre, ne sont pas les seules parties du corps dans lesquelles on ait constaté la présence des lombrics. Dans plusieurs observations particulières, sur lesquelles nous reviendrons tout à l'heure, on a signalé la présence des ascarides dans le larynx, dans la trachée, dans les grosses et les petites bronches ; on les a vus s'introduire dans le canal nasal et les sinus frontaux, et même sortir par le conduit auriculaire externe. Mais nous ne sachons pas que ce

(1) Voyez observation I du mémoire de M. Rilliet sur quelques-unes des maladies gastro-intestinales de la première enfance (*Gaz. méd.*, 29 janvier 1853).

fait ait été observé chez les enfants. Enfin un grand nombre d'auteurs ont rapporté les observations de lombrics qui s'étaient introduits jusque sous la peau des parois abdominales, et avaient déterminé la formation d'un abcès à l'ouverture duquel ils avaient été rejetés à l'extérieur.

Le nombre des ascarides est très variable : tantôt les malades n'en rendent qu'un ou deux par la bouche ou par l'anus, tantôt 8 à 10, tantôt une quantité beaucoup plus considérable, 20, 30, 100 et plus. Dans le cas que nous citions tout à l'heure, le nombre des lombrics s'élevait à plus de 500. Les vers lombrics que nous avons rencontrés dans le canal intestinal étaient en général peu nombreux, tantôt isolés, tantôt entrelacés. On trouve dans les auteurs plusieurs faits particuliers dans lesquels il est fait mention d'agglomération d'ascarides que l'on compare à des pelotons volumineux, à de petites balles ; dans ces cas, ces entozoaires sont entrelacés et forment des masses arrondies ou allongées. M. Bretonneau (1) a vu un enfant de huit ans succomber à des accidents aigus déterminés par la présence des lombrics, et à l'autopsie il trouva deux pelotes de vers dont l'une surpassait le volume du poing du sujet et était arrêtée dans le duodénum. Dans une observation de Daquin (2) l'intestin contenait une si grande quantité d'ascarides qu'il en était comme farci.

Nous citerons les propres paroles de l'auteur : « Nous ouvrîmes d'abord l'estomac, et nous y trouvâmes un seul ver rond et presque aussi long que l'avant-bras, par delà le cardia le long de l'œsophage. De là venant au pylore et suivant le duodénum, nous le vîmes farci (qu'on me permette l'expression) des mêmes vers gros et petits, à un point qu'il en était distendu, et avait acquis beaucoup plus de volume qu'il ne doit en avoir naturellement, formant un boyau dur et rénitent. Les vers y étaient mêlés avec des matières verdâtres que je reconnus être des herbages, et qui, selon toute apparence, séjournaient depuis longtemps dans l'intestin vu l'odeur fétide qu'ils exhalaient.

» Nous continuâmes à fouiller le reste du canal, et le jéjunum, l'iléum et le cœcum en étaient si remplis que je ne pus mieux les comparer qu'à des godiveaux ; il semblait qu'on les y eût fait entrer de force. Il s'en trouva encore quelques-uns dans le côlon mêlés avec des matières fécales, mais en moindre quantité. »

Le docteur Volz a rapporté l'observation d'une jeune fille de quatorze ans qui rendit, par les vomissements et par les selles, huit cent huit lombrics en dix-sept jours.

Dans tous les cas où l'on a signalé de pareilles agglomérations de vers, on les a, en général, observées dans le canal intestinal. Nous ne connaissons pas d'observation dans laquelle on ait fait mention de

(1) *Traité de la diphthérite*, p. 23.
(2) *Journ. de méd., chir., pharm.*, 1770, t. XXXIV, p. 155.

volumineux paquets de lombrics dans l'estomac ou dans l'œsophage, sauf peut-être une observation de M. Tonnelé, sur laquelle nous reviendrons plus tard.

État de la membrane muqueuse. — Nous avons le plus souvent trouvé la partie de cette membrane sur laquelle reposaient les lombrics dans un état d'intégrité parfait ; les vers étaient enveloppés de mucus visqueux, ou mêlés à des matières fécales tout à fait semblables à celles que l'on retrouve en d'autres points de l'intestin, chez des sujets dont le canal digestif ne renferme pas d'entozoaires. Dans quelques cas, nous avons observé une fine injection vasculaire en tout semblable à celle de l'entérite érythémateuse ; très rarement la consistance de la membrane muqueuse était diminuée. Comme ces légères altérations de tissu existaient seulement dans le point où étaient rassemblés plusieurs lombrics, et manquaient ailleurs, nous en avons conclu qu'elles étaient le résultat de l'irritation locale exercée par ces animaux.

Les ascarides peuvent, dans des cas rares, déterminer des altérations plus graves. Ainsi, dans le fait rapporté par M. Bretonneau, ils avaient froissé et meurtri les tuniques de l'intestin, au point que dans la plus grande partie de sa circonférence, la membrane muqueuse était détruite par cette attrition. Dans le cas précité, où les vers étaient si petits et si nombreux, nous avons constaté un ramollissement gélatiniforme très considérable de presque tout le tube gastro-intestinal et une sécrétion acide très prononcée. L'existence d'une entérite produite par l'action directe des vers intestinaux est, du reste, admise par la plupart des pathologistes.

Perforation de l'intestin. — La grande majorité des médecins refuse aux entozoaires la faculté de déterminer des lésions plus profondes, de véritables perforations. Cette opinion a été ainsi formulée par M. Cruveilhier (1) : « Les vers trouvés dans la cavité du péritoine ou dans quelques abcès stercoraux, n'y étaient point arrivés en perforant l'intestin ; la perforation avait précédé leur passage. »

Dans ces derniers temps, les docteurs Mondière (2) et Charcelay (3) ont de nouveau étudié cette question, et professé, contrairement à l'opinion de Bremser et de Rudolphi, soutenue plus tard par MM. Scoutetten, Cruveilhier, Jules Cloquet, la possibilité de la perforation vermineuse active.

Les pathologistes qui ont constaté l'existence des perforations produites d'une manière directe par les vers lombrics, se sont appuyés

(1) *Dict. de méd. et de chir. prat.*, t. VII, p. 338.

(2) *Recherches pour servir à l'histoire de la perforation des intestins par les vers ascarides, et des tumeurs vermineuses des parois abdominales. (Expérience,* 25 juin 1838.)

(3) *Hémorrhagie du duodénum due à une artériole ouverte par des ascarides. (Recueil des travaux de la Société médicale d'Indre-et-Loire* du premier semestre 1839.)

sur les arguments suivants : 1° l'histoire naturellé démontre que ces
helminthes ne sont pas pourvus d'une tête qui puisse agir à la manière d'une vrille ou d'un suçoir, et soit susceptible d'acquérir assez
de force, en s'érigeant, pour traverser les tuniques intestinales,
comme le pensait Brera ; 2° en outre, dans tous les cas où l'on a vu
des vers intestinaux, soit dans la cavité du péritoine, soit dans la
vessie, soit enfin à l'ouverture d'un abcès, ils s'étaient échappés du
canal intestinal au travers d'une perforation préexistante. M. Cruveilhier a critiqué fort justement plusieurs des anciennes observations contenues dans les annales de la science, et celles plus récentes
publiées par M Lepelletier (1). Il s'agit, en effet, dans les deux faits
mentionnés par cet auteur, de perforation ulcéreuse de l'œsophage,
dont l'une communiquait avec le poumon par l'intermédiaire d'un
ganglion bronchique tuberculeux, et dont l'autre est un exemple de
rupture spontanée de l'œsophage. Des lombrics s'étaient insinués
dans le poumon au travers de ces orifices accidentels ; mais il est de
toute évidence qu'ils n'avaient pas occasionné la perforation.

M. Mondière, tout en admettant qu'un grand nombre de faits mili-
tent en faveur de l'opinion que nous venons d'exposer, et tout en
convenant qu'un étranglement intestinal, une hernie suivie de
gangrène, une ouverture accidentelle des parois abdominales,
peuvent livrer passage à des vers lombrics, sans que pour cela ces
entozoaires aient rompu les enveloppes du tube digestif, a cependant
rassemblé plusieurs observations qui ne lui paraissent pas pouvoir
être ainsi interprétées. Ce médecin admet, avec Lieutaud, Lassus, les
docteurs Noverre, Chailly et Sédillot, la possibilité de la perforation
des parois intestinales par les ascarides. Il ne croit pas, avec quelques-
uns des auteurs que nous venons de citer, que ces entozoaires rongent
les tuniques de l'intestin au moyen des trois tubercules que présente
leur extrémité antérieure ; mais, appuyé sur l'imposante autorité de
M. de Blainville, il pense que la tête du lombric, pointue, et jusqu'à
un certain point susceptible d'érection, suffit non pas pour détruire
et perforer largement et de part en part les parois de l'intestin, mais
pour écarter lentement et progressivement les fibres des différentes
tuniques. Après avoir livré passage à l'entozoaire, elles reviennent sur
elles-mêmes et rétablissent la continuité du canal.

M. Mondière a appuyé son opinion sur les faits pathologiques suivants ; il a recueilli lui-même et rassemblé dans les auteurs plusieurs
observations dans lesquelles des vers intestinaux s'étaient pratiqué
une issue à l'extérieur au travers d'un abcès. La tumeur fluctuante
avait été ouverte au moyen de l'instrument tranchant, et l'on avait
vu sortir par l'ouverture de l'abcès un ver lombric sur lequel il avait
fallu exercer d'assez fortes tractions pour l'attirer au dehors. Le pus

____

(1) *Journ. hebd.*, 1831, t. IV, p. 367.

fourni par les abcès était jaunâtre, trouble, *ne contenait pas de matières fécales*, et n'exhalait nullement l'odeur propre aux abcès stercoraux ; tant que la suppuration a persisté, la nature du pus ne s'est pas modifiée, puis l'abcès a fini par se cicatriser, et les enfants ont parfaitement guéri. « Comment, dit M. Mondière, ne pas admettre pour expliquer ce phénomène que le ver étant sorti du canal intestinal, les fibres momentanément écartées sont revenues sur elles-mêmes et ont empêché l'épanchement des matières stercorales? » On pourrait ajouter qu'il est possible que le ver, après avoir perforé la membrane muqueuse, ait rampé entre les deux tuniques et ait fini par traverser la lame péritonéale dans un point fort éloigné de celui où il avait entamé la membrane muqueuse. Cette explication rendrait parfaitement compte de l'absence d'un épanchement stercoral et d'une péritonite par perforation.

M. Charcelay a confirmé par l'observation directe l'explication donnée par M. Mondière ; il a vu (1) chez un enfant de neuf ans qui succomba à une hémorrhagie, résultat de la perforation d'une artériole produite par un lombric, une petite ulcération de deux lignes d'étendue au niveau de laquelle la membrane muqueuse et le tissu sous-jacent paraissaient avoir été *détruits par écartement*. Dans cet espace étroit et comme érodé, M. Charcelay aperçut une petite artériole blanche, d'un tissu résistant : « elle était complétement divisée en travers, et son orifice était béant. »

Nous sommes portés à nous ranger à l'opinion des auteurs qui admettent la possibilité de la perforation des parois intestinales saines par les vers lombrics ; mais nous reconnaissons en même temps que, dans la grande majorité des cas où l'on retrouve des ascarides dans la cavité péritonéale, ou dans les abcès, les entozoaires s'y sont introduits en traversant des ulcérations préexistantes de l'intestin. Et même, sans admettre la préexistence d'une ulcération, on peut croire aussi que les helminthes pelotonnés emprisonnent une certaine quantité du mucus altéré, qui, agissant à la manière d'un poison, détermine l'inflammation ou le ramollissement de la membrane muqueuse, ou même des trois tuniques (2).

Art. II.— Symptômes.

Les auteurs ont énuméré une foule de symptômes au moyen desquels on peut reconnaître l'existence des vers dans le tube digestif, Notre expérience personnelle est loin de confirmer les résultats de nos devanciers. D'après la manière dont nos observations ont été recueillies, elles peuvent nous servir à résoudre la question, car

(1) *Loc. cit.*, p. 4.
(2) Voyez l'observation citée dans *Gaz. méd.*

nous avons toujours noté tous les symptômes que nous présentaient
nos jeunes malades, quelque légers qu'ils fussent, sans nous préoc-
cuper de la nature de la maladie dont ils étaient atteints. L'état du
facies, de l'habitue extérieure, les troubles fonctionnels du système
nerveux, circulatoire et digestif, ont été mentionnés dans tous leurs
détails, à propos de chaque fait particulier. En étudiant chacune des
observations dans lesquelles on a fait mention de l'existence des vers,
il nous a été impossible de reconnaître aucun symptôme local
ou général qui ait pu nous mettre sur la voie du diagnostic de
la maladie vermineuse, en sorte que nous partageons en définitive
l'opinion de Bremser, qui dit que le seul signe certain de l'existence
des lombrics est leur rejet à l'extérieur. Nous verrons tout à l'heure
s'il est plus facile de rapporter à leur véritable cause les accidents
que produisent les vers.

Indépendamment des descriptions générales, nous avons parcouru
un grand nombre d'observations particulières publiées dans les
recueils périodiques ou dans les monographies originales, et nous
avons cherché en vain à constater dans chacun de ces faits ce facies
caractéristique, cette toux spéciale, ces symptômes abdominaux si
tranchés, qui sont longuement énumérés dans l'exposé symptomatique de la maladie vermineuse. L'examen des faits qui nous appartiennent, contrôlé par celui des observations publiées par les auteurs,
nous a conduits à la même conclusion, savoir, qu'il n'y a aucun autre
symptôme pathognomonique de la présence des vers que le rejet de
ces animaux à l'extérieur. Cependant, comme nous n'avons pas pour
habitude de nier les faits que nous n'avons pu constater nous-mêmes,
nous allons présenter le tableau des symptômes dits vermineux, tels
qu'on le trouve tracé dans les traités sur les entozoaires.

Le facies est, dit-on, caractéristique (1) : le visage est tantôt rouge,
tantôt pâle, tantôt plombé; un demi-cercle azuré circonscrit la paupière inférieure ; les yeux perdent leur vivacité ordinaire, se fixent
sans se mouvoir vers les objets voisins ; ils sont tristes et abattus ; les
paupières inférieures se gonflent ; d'autres fois elles deviennent jaunâtres, et la même teinte se répand dans le blanc de l'œil ; les narines
sont tuméfiées, la lèvre supérieure est pâle et comme œdémateuse ;
les enfants se plaignent de vives démangeaisons dans le nez, ils le
frottent constamment avec les doigts ; il y a des hémorrhagies nasales.

En outre, la soif est augmentée; l'on observe des rapports, des
nausées, des envies de vomir, des vomissements; l'appétit est tantôt
nul, tantôt développé au point que le malade est obligé de se nourrir
plus que d'ordinaire. D'après M. Romans (2), la langue offrirait un

____

(1) Brera, p. 162.
(2) *Ann. de la Soc. de méd. prat. de Montpellier*, 1810, t. XXII, p. 110.

caractère pathognomonique qui consiste dans de petits points tuberculeux rouges saillants, isolés ; on les voit principalement sur les bords de l'organe. L'haleine est acide ou fade, la salive afflue en abondance dans la bouche.

L'abdomen est tantôt tuméfié, tantôt aplati. Les matières fécales, liquides ou solides, sont quelquefois glaireuses mêlées de sang, et de couleur d'un vert jaunâtre (1).

Les enfants, dit-on, se plaignent de coliques, au niveau de l'ombilic principalement ; ces douleurs sont pongitives, déchirantes. (Dans l'observation de M. Bretonneau, le malade se plaignait qu'une bête le dévorait intérieurement.) Les auteurs ont aussi mentionné la constriction du pharynx, une sensation de reptation dans l'œsophage et dans l'intestin, etc.

Les caractères du pouls seraient, d'après quelques médecins, pathognomoniques de la présence des vers intestinaux. Ces caractères consisteraient dans l'accélération et l'irrégularité du pouls. Chez un garçon de trois ans, nous avons noté le ralentissement et l'irrégularité du pouls précisément à l'époque où il rendit un assez grand nombre de vers intestinaux. Le pouls redevint ensuite naturel.

On a prétendu aussi que l'excitation produite par les lombrics occasionnait des défaillances, des palpitations. Nous n'avons jamais rien observé de semblable.

D'après quelques médecins, il surviendrait de la toux dans les cas où les vers se sont insinués dans l'œsophage ; à la suite de cette toux, les lombrics seraient rejetés à l'extérieur par le vomissement.

Nous étudierons tout à l'heure les accidents qui résultent de la présence des vers intestinaux, et nous verrons que l'on a fait jouer un grand rôle aux troubles du système nerveux. Nous devons nous borner à dire ici que la dilatation des pupilles, et surtout l'inégalité de cette dilatation est, d'après Monro, un signe des plus positifs de la présence des vers intestinaux. On a joint à ce symptôme le strabisme, la tendance à la somnolence, des douleurs vagues, principalement au niveau des articulations, de l'agitation et des grincements de dents pendant le sommeil, de la céphalalgie, etc. L'enfant dont nous avons parlé et qui nous a offert une remarquable intermittence du pouls, eut en même temps une dilatation considérable des pupilles, et une tendance très marquée à l'assoupissement à l'époque où il rendit des vers.

On a attaché une grande importance aux caractères des urines ; ainsi on a dit qu'elles étaient crues et ternes (2). Nous n'avons rien observé de pareil.

(1) Guersant, *Dict. de méd.*, t. XXI, p. 243.
(2) Brera, p. 164.

Art. III. — Accidents produits par les ascarides.

S'il est difficile d'estimer la valeur de la plupart des symptômes que nous venons d'énumérer, il est incontestable que les vers intestinaux produisent de sérieux accidents.

On peut les diviser en deux catégories, suivant qu'ils sont le résultat de l'action mécanique exercée par les lombrics sur les parties avec lesquelles ils sont en contact ; ou bien suivant qu'ils sont sympathiques de la présence des entozoaires. L'existence des premiers accidents est incontestable ; celle des seconds est sujette à discussion et entourée, à quelques égards, d'autant d'incertitude que la symptomatologie dont nous venons de présenter le tableau.

Nous diviserons les accidents mécaniques produits par les vers en deux groupes : tantôt ils dépendent de l'action de ces entozoaires sur le tube digestif, tantôt, au contraire, ils résultent du déplacement des vers et de leur émigration dans un lieu plus ou moins éloigné de celui où ils ont pris naissance.

A. *Accidents résultant de l'action mécanique exercée par les vers intestinaux sur la membrane muqueuse gastro-intestinale* (perforation, abcès, hémorrhagie, entérite). — a. *Perforation.* Nous avons vu, dans l'article d'*anatomie pathologique,* que les vers pouvaient s'échapper de la cavité intestinale, soit en perçant les tuniques, soit en se faisant jour au travers d'une perforation préexistante. Si l'intestin est flottant dans la cavité du ventre, la chute de l'entozoaire déterminera très probablement une péritonite. Nous disons *très probablement,* parce que nous ne connaissons pas d'observation dans laquelle l'influence de cette cause ait été démontrée d'une manière positive. Dans un fait consigné dans le journal d'Hufeland, il s'agit d'une jeune fille hydropique chez laquelle on trouva, il est vrai, un certain nombre de vers intestinaux dans la cavité du ventre, et d'autres engagés dans des perforations. Mais, d'après M. Mondière, la perforation aurait été dans ce cas produite après la mort. M. David (1) a vu aussi des perforations intestinales par des vers ; comme preuve de l'innocuité de la perforation de l'intestin dans les cas de cette nature, il cite l'exemple d'une jeune fille de cinq ans qui avait avalé une aiguille. Il en résulta un abcès qui fut ouvert ; l'enfant guérit.

Le fait suivant est rapporté avec trop peu de détail pour être pris en sérieuse considération.

Perforation de l'estomac par un ver. — Une petite fille de huit ans, après une indisposition légère, est prise de vomissements et rend une grande quantité de liquide noirâtre. Mort en trente-six heures. — A l'autopsie, perforation de

(1) *Gaz. méd.,* 1840, p. 184.

l'estomac sur la face antérieure de cet organe. A 2 pouces du pylore, on trouva un ascaride dans l'épiploon (1).

b. *Abcès vermineux.*— Lorsque le ver se fraye un passage à travers les muscles abdominaux, il en résulte nécessairement un accès. Les recueils périodiques de médecine renferment un grand nombre de faits de cette espèce. M. Mondière, qui les a analysés et en a rapproché quelques autres qui lui appartiennent, est arrivé aux résultats suivants (2) : 1° Ces abcès peuvent également se montrer dans tous les points de la circonférence de l'abdomen ; cependant on les observe plus souvent au niveau de l'ombilic ou dans les environs du canal inguinal ; 2° les symptômes auxquels donne lieu ce passage des vers au travers des tissus sont une sensation douloureuse de ponction dans un point fixe de l'abdomen, suivie, au bout d'un temps plus ou moins long, de la formation au dehors d'une tumeur d'abord peu volumineuse et sans changement de couleur à la peau. Elle s'accroît plus ou moins lentement, devient le siége d'un picotement particulier, se ramollit et s'abcède enfin pour donner issue à du pus bien élaboré et à un ou plusieurs vers, le plus ordinairement vivants.

Les abcès peuvent se présenter sous une autre forme, suivre une marche différente et donner issue à des produits d'une autre nature. Ainsi, d'après M. Mondière, des vers agglomérés, en nombre plus ou moins grand séjournent dans un point limité de l'intestin, le dilatent, l'enflamment, lui font contracter des adhérences avec les parois abdominales ; l'inflammation s'y propage et se termine par la formation d'un abcès qui s'ouvre au dehors au bout d'un temps plus ou moins long, et donne issue à du pus d'abord, puis à des vers plus ou moins nombreux, puis aussi à des matières fécales. Nous voyons dans une observation consignée dans le *Bulletin de Ferussac* (1831, t. XXV, p. 340) un enfant rendre 96 vers au travers d'une fistule ouverte à l'ombilic ; c'est de toutes les observations que nous avons consultées celle où les ascarides rendus par cette voie ont été les plus nombreux. Les tumeurs se forment principalement au niveau des régions inguinales et ombilicales. Elles sont précédées d'une douleur plus ou moins vive dans le point des intestins correspondant à celui des parois abdominales où elles se montrent. Elles se terminent toujours par suppuration, et dégénèrent en vraies fistules intestinales, qui ne guérissent qu'après la sortie complète des vers.

Les abcès vermineux peuvent se montrer à toutes les périodes de l'enfance. M. Chailly en a rapporté un exemple chez un enfant de deux ans. Cependant la plupart des malades dont nous avons compulsé les observations étaient âgés de sept à quatorze ans. Les garçons étaient plus nombreux que les filles.

(1) *British and foreign med. Review*, avril 1842. (*Arch.*, 1842, t. XV, p. 353.)
(2) *Expérience*, 1838, p. 71 et 77.

Les abcès vermineux ne doivent pas être considérés comme des accidents graves. L'expérience est là pour montrer que la guérison a lieu dans la très grande majorité des cas, alors même que la fistule donne passage à des matières stercorales. Nous citerons en particulier une observation extraite d'un journal italien (1). Il s'agit d'un enfant de quatorze ans, atteint d'une affection abdominale chronique, accompagnée d'un amaigrissement considérable, et chez lequel un abcès, ouvert à l'ombilic, donna passage à plusieurs vers lombrics et à des matières stercorales. Après l'évacuation des entozoaires, la suppuration diminua ; peu après, les fonctions digestives s'améliorèrent, l'embonpoint revint, et l'enfant ne tarda pas à guérir. On comprend cependant que le pronostic devrait être modifié dans les cas où la maladie qui a donné naissance à l'inflammation adhésive de l'intestin est elle-même grave (péritonite tuberculeuse, etc.). Dans ces cas, l'abcès vermineux n'est qu'un épiphénomène d'une maladie déjà fâcheuse par elle-même. Le traitement des abcès vermineux ne différant pas sensiblement de celui des autres abcès de l'abdomen, nous renvoyons le lecteur aux traités de chirurgie.

c. *Hémorrhagie intestinale.* —D'après M. Charcelay, les vers pourraient, en perforant l'intestin, rompre une petite artériole, et donner ainsi naissance à une hémorrhagie intestinale mortelle. Nous avons déjà cité (voy. *anatomie pathologique*, page 867) un extrait de l'observation recueillie par ce médecin distingué. Voici l'autre partie, qui offre un haut degré d'intérêt.

« Un garçon âgé de sept ans, d'une constitution peu robuste, mais jouissant d'une bonne santé, est pris de dévoiement accompagné de violentes coliques ; les selles sont fréquentes et douloureuses, la fièvre modérée, la langue humide, blanche au milieu, rouge à la pointe et sur les bords.

» Le lendemain, même état général; les matières rendues sont peu abondantes, et en grande partie formées par des mucosités rougeâtres, comme fibrineuses. Selles très fréquentes et peu abondantes.

» Le troisième et le quatrième jour, même état à peu près. L'enfant rend un lombric. Le visage est pâle, contracté, souffrant.

» Le cinquième jour, le malade est agité, s'inquiète, et pousse souvent des cris ; depuis la veille, il ne répond aux questions qu'on lui adresse que par des plaintes ; il est pelotonné sur lui-même, les jambes fléchies sur les cuisses, et celles-ci sur l'abdomen, qui est un peu plus volumineux que les jours précédents et paraît douloureux à la pression. Pâleur du visage ; pouls petit et fréquent; peau d'une chaleur ordinaire ; pupilles dilatées, regard fixe. Les matières sont rendues presque involontairement parfois, soit dans le lit, soit à côté du vase de nuit; elles sont fortement ensanglantées depuis hier soir ; le sang est noirâtre, et il teint de la même couleur les autres matières rendues avec lui; un ver lombric non vivant a encore été expulsé; les lèvres sont blanches. Outre l'hémorrhagie intestinale abondante, causée sans doute par les ulcérations dysentériques, ou peut-être par simple exhalation de la muqueuse

(1) *Archives*, t. I, p. 484.

du gros intestin, hémorrhagie à laquelle le malade doit l'affaiblissement de ses forces, on pense qu'un léger narcotisme pourrait bien contribuer à produire le délire qui existe.

» Dans la journée, et surtout vers le soir, cet enfant rend par le rectum une grande quantité de sang pur, noir ; il s'agite beaucoup, pousse des cris plaintifs, et succombe enfin à dix heures du soir.

» Quelques heures avant la mort, il y avait eu du hoquet avec vomissement de matières noires, sanglantes et fétides. »

d. *Étranglement intestinal.* — Il n'est pas irrationnel de supposer que l'accumulation d'un grand nombre de vers intestinaux dans une portion du tube digestif puisse produire un arrêt dans le cours des matières fécales et donner naissance aux symptômes de l'iléus. Cependant, en remarquant, d'une part, que l'intestin est très extensible ; d'autre part, que les vers pelotonnés sont, en général, enduits de mucus et forment une masse lisse et facile à déplacer, nous pensons que l'étranglement vermineux doit être un accident fort rare. Wedekind, qui a publié une dissertation sur les étranglements des hernies occasionnés par les vers, s'exprime ainsi : « Les vers, en s'accumulant dans le canal digestif, peuvent donner lieu au *miserere* ou bien au vomissement de matières stercorales (1). » Il admet même une double cause d'étranglement, tantôt une contraction spasmodique de l'intestin déterminée par l'irritation produite par les vers sur la muqueuse, tantôt un arrêt dans le cours des matières par obstacle mécanique proprement dit. Nous n'avons pas trouvé, dans les observations que nous avons parcourues, d'exemple incontestable de cet accident.

e. *Inflammation de l'intestin.* — L'accumulation des vers dans l'intestin peut, comme nous l'avons vu, produire l'inflammation de la membrane muqueuse ; mais cette phlegmasie est, en général, légère. Dans l'observation publiée par M. Bretonneau, où l'inflammation était assez intense, l'enfant se plaignit d'une sensation d'étranglement, qui lui faisait porter la main au-devant du cou ; le soir, il eut quelques mouvements convulsifs et vomit. Dans la nuit, il poussa des cris perçants, et mourut en disant qu'une bête le dévorait intérieurement.

Il est difficile de distinguer les entéro-colites produites par les vers de celles qui sont spontanées ; car, dans les cas mêmes où l'on trouverait dans les selles un certain nombre d'ascarides, on ne pourrait guère décider si ces entozoaires sont la cause de la maladie, ou bien, au contraire, s'il n'y a pas une simple coïncidence : nous ne voyons pas, d'ailleurs, qu'il y ait une utilité pratique réelle à trancher la question.

B. *Accidents produits par le déplacement des vers intestinaux, et par*

____
(1) *Compendium de médecine*, t. I, p. 337.

leur introduction dans les cavités ou les organes en rapport médiat ou immédiat avec le tube digestif. — a. *Lombrics dans le foie.* — L'introduction des vers intestinaux jusque dans l'intérieur du foie par le canal cholédoque donne-t-elle lieu à des symptômes particuliers? Guersant (1) a observé, dans un cas de cette nature, quelques coliques bientôt suivies de convulsions, et il a attribué la production des convulsions à l'introduction brusque et instantanée des entozoaires dans les voies biliaires. M. Cruveilhier a révoqué en doute cette explication : ce médecin pense que le canal cholédoque qui, comme tous les orifices muqueux, est pourvu d'une vitalité remarquable, ne peut permettre, pendant la vie, l'introduction des ascarides ; il croit donc que ces animaux y ont pénétré après la mort. Tout en reconnaissant que les convulsions peuvent être indépendantes des vers, nous ne saurions cependant partager l'opinion de M. Cruveilhier sur l'impossibilité de leur introduction dans les canaux biliaires pendant la vie. Le fait suivant, que nous empruntons à M. Tonnelé, nous semble mettre hors de doute la possibilité de cet accident.

Il s'agit dans ce cas d'un jeune garçon qui, deux mois avant son entrée à l'hôpital, fut pris de vomissements et de diarrhée, bientôt suivis d'amaigrissement. On nota les symptômes suivants : le ventre était tendu, volumineux, sensible à la plus légère pression, surtout dans la région du foie. Chaque jour, l'enfant rendait quatre ou cinq selles liquides ; les vomissements étaient rares, la langue rouge et sèche, le pouls fréquent ; les traits étaient étirés ; le faciès exprimait la souffrance et l'abattement ; plus tard, l'enfant fut pris de rougeole, puis de croup, puis de pneumonie qui entraîna la mort. A l'autopsie, indépendamment de différentes lésions que présentèrent le cerveau, le larynx et les poumons, on trouva dans l'intestin grêle, trente vers lombrics rassemblés en plusieurs petites masses. La membrane muqueuse était fortement injectée dans les divers points où ils séjournaient : le foie avait conservé à l'extérieur son aspect naturel ; mais dans son intérieur existaient trois foyers, communiquant les uns avec les autres, deux plus petits et pleins d'un pus brun bien consistant, l'autre beaucoup plus étendu et rempli partie par du pus, partie par un gros ver lombric roulé sur lui-même (2). »

On ne trouva, dit M. Tonnelé, aucune communication entre ces cavités et les vaisseaux biliaires ; il est donc probable que les vers avaient été apportés en germes dans le parenchyme du foie, où ils s'étaient développés, et avaient donné naissance à un travail inflammatoire ; mais on comprend très bien que l'entozoaire se soit introduit par un des canaux biliaires, bien qu'on n'ait pas retrouvé l'orifice de celui qui lui avait donné passage.

  b. *Lombrics dans le canal nasal, les sinus frontaux et l'oreille.* — Nous ne faisons que mentionner ici la possibilité de ces accidents, nous

(1) *Loc. cit.,* p. 244.
(2) *Journ. hebd.,* 1829, p. 289 et suiv.

avons dit ailleurs que nous n'en connaissions pas d'exemples chez les enfants.

c. *Lombrics dans les voies aériennes.* — Nous ne voulons pas parler ici des cas dans lesquels on a retrouvé des vers intestinaux qui s'étaient introduits dans le poumon au travers d'un orifice fistuleux de l'œsophage, mais de ceux où ces entozoaires, après avoir émigré du tube digestif, avaient gagné l'orifice supérieur du larynx et s'étaient introduits dans sa cavité, et de là dans la trachée ou dans les bronches. Haller (1), le premier, dit avoir trouvé dans la trachée ou dans les bronches d'une jeune fille de dix ans des vers intestinaux qui avaient évidemment occasionné la mort par suffocation. Le docteur Arronssohn (2) recueillit en 1822 un fait anologue, et déposa la pièce anato-mique au musée de la Faculté. Blandin rapporte dans son *Anatomie topographique* que, étant interne à l'hôpital des Enfants, il recueillit l'observation d'un enfant qui fut étouffé par un énorme ver lombric; l'ascaride s'était insinué dans la trachée et dans la bronche droite. M. Tonnelé (3) a rapporté l'observation détaillée d'un enfant de neuf ans qui fut pris subitement d'une oppression excessive, de cris aigus, de douleur à la partie supérieure de la poitrine, et chez lequel une exploration attentive ne donna que des signes négatifs. Au bout de douze à quinze heures, il mourut asphyxié. A l'autopsie, on retrouva un lombric engagé dans le larynx, dont il bouchait la cavité. Il y avait d'autres vers dans l'intestin grêle; les autres organes n'offraient pas d'altération.

D'après une autre observation de M. Tonnelé, on pourrait croire que, dans certains cas, les vers intestinaux peuvent comprimer médiatement les voies aériennes et produire des accidents de suffocation. Il s'agit d'une jeune fille de dix ans qui fut prise d'oppression, d'angoisse, de menace d'asphyxie, et chez laquelle l'expulsion d'une grande quantité de vers lombrics fit disparaître tous les accidents. D'après M. Tonnelé, la suffocation dépendait, dans ce cas, de la compression exercée sur la trachée par l'intermédiaire de l'œsophage.

M. Arronssohn a rapproché de ces faits quelques autres qu'il avait recueillis lui-même. Il a tiré de leur analyse les conclusions suivantes (4), que nous modifierons un peu en ajoutant à ses observations celle de M. Tonnelé, dont il ne paraît pas avoir eu connaissance.

1° Les vers qui pénètrent dans les voies aériennes peuvent s'introduire dans le larynx, dont ils oblitèrent la cavité; ils peuvent aussi

----

(1) *Opuscula pathologiœ*, in-8. Lausanne, 1768, obs. X.

(2) *Mémoire sur l'introduction des vers dans les voies aériennes.* (*Archiv.*, 1836, II⁰ série, t X, p. 44.)

(3) *Journal hebdomadaire*, t. IV, p. 289, 1829.

(4) *Loc. cit.*, p. 52.

franchir les lèvres de la glotte et pénétrer dans la trachée et dans les bronches

2° Dans le premier cas il y a des accès violents de toux avec imminence de suffocation, accompagnée d'anxiété, de cris aigus, de douleur au niveau du larynx ou à la partie supérieure de la poitrine. Les malades portent la main au cou, comme pour arracher l'obstacle qui s'oppose à l'introduction de l'air. Si le ver n'est pas expulsé par une violente quinte de toux, l'asphyxie fait d'incessants progrès ; il survient quelquefois des mouvements convulsifs, et la mort arrive au bout d'un temps très court. L'enfant dont M. Tonnelé a rapporté l'histoire mourut en quinze heures. Lorsque le ver est rejeté à l'extérieur, tous les accidents cessent. M. Arronssohn a publié le fait suivant :

» Une jeune fille de huit ans, jouissant de la meilleure santé, fut prise tout à coup et sans cause connue d'une toux qui, en peu d'instants, devint très forte et continua d'augmenter, en s'accompagnant de suffocation, malgré tout ce qu'on put faire pour la calmer. Cet état d'angoisse durait depuis deux heures, et déjà des convulsions commençaient à s'y joindre, lorsqu'à la suite de grands efforts la petite malade rendit un strongle vivant. Aussitôt la toux cessa complétement. »

L'un de nous a vu à Genève un cas entièrement semblable à celui-ci.

Lorsque le ver a franchi l'orifice laryngé, il a pénétré dans la trachée ou dans les bronches ; la toux est moins intense ; il y a plutôt de la dyspnée et de l'orthopnée par accès, avec grande agitation, vomissements, incontinence d'urine, et la mort est précédée de convulsions.

Le *diagnostic* d'un semblable accident est fort difficile. On peut confondre les symptômes de suffocation produits par l'introduction d'un ver dans les voies aériennes avec les accidents déterminés par la présence des corps étrangers venus du dehors. L'œdème de la glotte, le croup, et surtout la laryngite spasmodique, produisent aussi des symptômes analogues.

Pour éclaircir le diagnostic, on devra s'informer tont d'abord auprès des personnes qui donnent des soins à l'enfant : 1° s'il était parfaitement bien portant lors du début de l'accès de suffocation. Si la réponse est affirmative, elle éloignera l'idée de l'œdème de la glotte, qui, chez l'enfant, est presque toujours consécutif à une autre maladie, et celle du croup pseudo-membraneux, qui s'accompagne de symptômes généraux précurseurs. L'heure à laquelle l'accident est survenu, l'âge de l'enfant, et les renseignements que l'on obtiendra sur la cause probable de l'accès, seront d'une grande utilité; ainsi, si l'accès de suffocation est survenu dans la journée, et chez un enfant de huit ans (comme le fait a eu lieu chez la plupart des enfants dont nous avons parcouru les observations), on pourra être presque certain qu'il ne s'agit pas d'une laryngite spasmodique ; si, d'un autre côté, l'on s'assure par les commémoratifs qu'il n'y a aucune introduction de corps étrangers venus de l'extérieur, et que l'enfant est sujet à rendre des vers ; que depuis peu on lui a administré des anthelminthiques, des évacuants ou des vomitifs, on pourra fortement soupçonner la cause de l'accident.

Il faudra joindre à cet ordre de preuves positives ou négatives l'examen attentif de l'arrière-gorge, et, en portant un doigt sur l'orifice supérieur du larynx, s'assurer s'il n'existe pas une tuméfaction des replis aryténo-épiglottiques, ou même si l'on ne peut pas sentir le corps de l'entozoaire.

Le diagnostic une fois établi, il faudra, comme le conseille M. Arronssohn, tâcher de retirer avec le doigt le ver engagé dans le larynx; Si l'on ne peut pas y parvenir, on administrera immédiatement un vomitif dont l'effet sera prompt (sulfate de cuivre, émétique, ou des sternutatoires énergiques. Si ces moyens ne produisent pas d'effet, si l'asphyxie fait d'incessants progrès, il ne faudra pas hésiter à pratiquer l'opération de la trachéotomie.

d. *Lombrics sortant par l'urèthre.* — On trouve dans *London medical and chirurgical review*, l'observation d'un garçon de sept ans qui, à plusieurs reprises, rendit des vers par l'urèthre, et plus tard des urines purulentes. A une époque avancée de la maladie, il y eut rétention d'urine ; il arriva même que les urines furent quelquefois rendues par l'anus. — A l'autopsie on constata un calcul vésical dont le noyau était formé par une épingle. L'appendice vermiforme du cœcum adhérait à la vessie; une perforation faisait communiquer entre eux ces deux organes. (*Arch.* 1843, t. XV, p. 223.)

C. *Accidents sympathiques.* — Les accidents que nous venons de passer en revue sont évidemment produits par les vers intestinaux : le rapport de cause à effet est incontestable. Il est loin d'en être de même des phénomènes que nous avons rangés sous le nom de sympathiques. A en croire certains auteurs, Mareschal de Rougères (1), Fortassin (2), Marteau de Granvilliers (3), etc., les vers seraient la cause de la plupart des maladies qui affligent l'humanité. Bremser (4) a déjà fait justice de pareilles assertions en critiquant un grand nombre d'observations publiées sur ces prétendues maladies vermineuses ; il a reconnu avec raison que le plus souvent les vers étaient tout à fait innocents du rôle qu'on leur faisait jouer.

---

(1) *Journ. méd., chir., pharm.*, t. XXX, p. 44.

(2) *Considérations sur l'histoire naturelle et médicale des vers du corps de l'homme*, 22 ventôse an XII.

(3) *Sur quelques fièvres vermineuses singulières* (*Journ. de méd., chir. et pharm.*, 1762, t. XVII, p. 24).

(4) *Loc. cit.*, p. 464 et suiv.

a. *Accidents nerveux*. — Les affections nerveuses ou cérébrales, et principalement celles qui ne s'accompagnent d'aucune altération matérielle de l'encéphale, sont, d'après quelques auteurs, fréquemment sympathiques de la présence des vers intestinaux. Ainsi, on lit dans presque tous les traités des maladies des enfants, que les convulsions, la chorée, l'épilepsie, différents accidents nerveux irréguliers sont produits par les vers intestinaux. On comprend combien il est difficile d'apprécier cette influence ; d'une part, parce que ces maladies existent dans un grand nombre de cas chez des enfants qui n'ont jamais rendu de vers ; d'autre part, parce qu'il arrive fréquemment de voir de jeunes malades rendre un grand nombre de ces entozoaires sans qu'on ait jamais constaté d'accidents convulsifs, épileptiformes ou choréiques.

Amaurose. — M. Mondière (1), s'appuyant de l'autorité de Samson, Beer, Weller et du docteur Pétrequin, admet l'existence d'une amaurose vermineuse ; il en cite plusieurs exemples empruntés à différents auteurs. Cette variété de l'amaurose offre ceci de caractéristique qu'elle disparaît en général promptement après l'expulsion des lombrics, et qu'elle est accompagnée de symptômes nerveux variés et fugaces.

Aphonie. — Le même auteur croit aussi à l'existence de l'aphonie entretenue par les vers ; mais il n'en cite pas d'exemple bien concluant chez des enfants. Le fait d'un sourd-muet guéri par les anthelminthiques demande confirmation (docteur Schleifer). Les exemples que rapporte M. Mondière d'hydrophobie, d'hystérie, de palpitations devraient être plus nombreux pour qu'on pût juger de leur valeur.

Catalepsie. — Sous ce nom, le docteur Crommelinck a rapporté l'observation d'une jeune paysanne de sept ans qui tout à coup était frappée d'une perte complète de volition avec conservation de l'ouïe et de la vue ; désir de crier, mais impossibilité d'articuler. Pendant l'accès, énorme dilatation des pupilles, qui mit M. C. sur la voie de la cause des accidents. En effet, sous l'influence des anthelminthiques, l'enfant rendit plus de cent vers et guérit rapidement.

Convulsions. — Nous avons vu des enfants périr de convulsions, et à l'autopsie nous avons quelquefois trouvé des vers dans le canal intestinal ; mais alors la maladie, dans le cours de laquelle l'attaque éclamptique était survenue (coqueluche), nous a paru avoir bien plus de part à la production des convulsions que les lombrics eux-mêmes. Il est des cas cependant où les entozoaires paraissent évidemment avoir été le point de départ de convulsions mortelles. Nous avons cité plus haut un fait rapporté par M. Guersant : qui pense qu'un accès

----

(1) *Mémoire sur les accidents que peut produire chez l'homme la présence des vers intestinaux. (Gaz. des hôp.*, 1848, p. 139.)

d'éclampsie a été produit par l'introduction des vers dans le canal
cholédoque, l'attaque ayant été précédée de coliques, résultat probable de l'introduction des entozoaires dans le conduit membraneux.
Une observation de M. Gaultier de Claubry (1) nous semble aussi
prouver l'existence des convulsions vermineuses. Ce médecin observa
chez une jeune fille de huit ans, qui offrait depuis plusieurs jours les
signes de la présence des vers intestinaux, quatre violentes attaques
d'éclampsie qui disparurent à la suite de l'emploi de l'huile de ricin,
qui fit évacuer un grand nombre de vers. L'enfant guérit.

On doit aussi à M. Mondière (2) l'observation d'un garçon de huit
ans qui fut radicalement guéri d'attaques d'éclampsie par l'emploi des
vermifuges ; et à M. David (3) le fait intéressant d'une jeune fillè de
dix ans, qui était dans un état de coma avec roideur du tronc, tête
renversée en arrière, dilatation considérable des pupilles, et chez
laquelle tous ces symptômes étaient produits par des lombrics qui
furent rendus par la bouche. L'enfant guérit rapidement.

Le fait suivant, dans lequel la maladie eut une issue funeste, est
encore plus concluant.

Il s'agit d'une jeune fille de huit ans, assez faible, mais ayant toujours joui
d'une bonne santé, qui éprouva tout à coup de violentes coliques accompagnées
de vomissements, d'évacuations alvines sanglantes, de convulsions et d'une
espèce de coma. Le ventre était tendu, volumineux, douloureux ; le pouls dur,
à peine sensible ; puis il survint un violent accès convulsif qui ne cessa qu'avec
la vie. La maladie dura en tout sept heures. A l'autopsie, on trouva treize ascarides dans l'estomac et plusieurs centaines dans le canal intestinal, et surtout
dans l'intestin grêle. Un grand nombre d'entre eux étaient encore liés en pelotons et environnés de mucosités épaisses (4).

L'âge des enfants, la rareté des convulsions idiopathiques dans la
seconde période de l'enfance, les douleurs abdominales, les évacuations sanglantes, le ballonnement du ventre, la grande quantité de vers
contenus dans le canal intestinal, nous semblent évidemment prouver
qu'il y a eu chez cette malade un rapport de cause à effet entre les
vers intestinaux et les attaques convulsives. Le praticien devra se
guider sur des considérations analogues à celles que nous venons de
présenter pour faire la part d'influence des vers sur la production des
accidents nerveux.

Chorée. — Marteau de Granvilliers a surtout insisté sur les chorées
vermineuses ; mais les faits que lui ou d'autres ont apportés en faveur
de leur opinion ne sont rien moins que concluants. Nous en excepte-

(1) *Recueil périodique de la Société de médecine de Paris*, juin 1818.
(2) *Loc. cit.*, p. 269.
(3) *Gaz. méd.*, 1843, p. 41.
(4) *Archives*, t. I, 1838, p. 480.

rons ceux cités par M. Mondière. Ce médecin rapporte les observations de deux jeunes filles choréiques de douze à quatorze ans, qui ont évidemment dû leur maladie à la présence des lombrics, et leur guérison à l'usage des anthelminthiques. L'un de ces faits est particulièrement remarquable en ce que la guérison paraît avoir été obtenue en dix jours.

Pseudo-méningite. — Quelques accidents cerébraux irréguliers paraissent dans certains cas dépendre des vers, tandis que dans d'autres cas, des enfants ont évidemment succombé à une véritable méningite (hydrocéphale aiguë), au développement de laquelle les vers étaient tout à fait étrangers.

Nous citerons parmi les faits de la première espèce les cas suivants :

Un garçon de douze ans se plaint de vives coliques dans l'hypochondre droit principalement ; il est pris de délire intense, puis il tombe dans le coma, et trois jours après il meurt. A l'autopsie, on trouve l'intestin distendu par une énorme quantité de vers intestinaux (1).

Un autre garçon du même âge, et dont nous devons l'observation au même auteur, est pris de fièvre, d'agitation, de délire, de douleurs générales : on administre un vermifuge ; l'enfant rend une énorme quantité de vers ; tous les accidents cessent au bout de trois jours ; la guérison est complète.

Une observation à peu près semblable à été publiée par le docteur Viguier (*Journal général des hôpitaux*, deuxième année, p. 397 ; 2829).

Il s'agit dans ce cas d'un garçon de dix ans qui fut pris tout à coup d'assoupissement avec pâleur de la face, respiration lente, un peu gênée, pouls petit, les pupilles étaient très dilatées et la sensibilité diminuée. A la suite de l'émétique, l'assoupissement fut moins marqué ; on prescrivit deux lavements avec une forte décoction de séné et de mousse de Corse. Plusieurs vers lombrics furent rendus par les selles, et au bout de trois jours l'enfant avait repris sa santé ordinaire.

Devons-nous ranger dans la même catégorie le fait suivant, raconté par le docteur Ménard, et intitulé : *Lombrics simulant par leur présence une méningite, et expulsés par l'eau froide* (2) ?

Un garçon de neuf ans se plaint d'une vive céphalalgie ; au bout de dix-sept jours, l'intelligence s'éteint, la vision s'altère, les mouvements deviennent automatiques : on renonce alors à tout traitement, et l'on se contente de donner de l'eau froide, à la suite de laquelle survient l'expulsion de vers lombrics assez nombreux. Le malade reprend successivement ses forces et guérit.

Citons un dernier fait publié par le docteur Pierquin sous le titre

(1) Daquin, *loc. cit.*
(2) *Rev. méd.*, 1829, p. 226.

de : *Vers intestinaux donnant lieu aux symptômes d'une affection céré-brale* (1).

Un enfant de trois ans et demi, atteint de catarrhe et d'ophthalmie, fut pris subitement de somnolence ; il se plaignit de la tête et du ventre ; la langue était rouge sur les bords et à sa pointe, blanche au milieu et parsemée de points rougeâtres. Le soir, fièvre légère, changements fréquents de coloration de la face ; à dix heures et demie, la paupière supérieure de l'œil gauche est constam-ment abaissée : soupirs et plaintes fréquentes ; à onze heures, la vue est dimi-nuée, délire, rêvasseries, dilatation de la pupille. L'enfant rend quelques fragments de vers par les selles ; l'aggravation continue ; à trois heures de l'après-midi mouvements convulsifs qui se répètent plus tard. La mort survient trente-six heures après le début.

A l'autopsie, l'encéphale et ses membranes n'étaient le siége d'aucune lésion ; les poumons étaient congestionnés et contenaient quelques tubercules ; le cœur était hypertrophié ; les intestins étaient sains, et renfermaient quelques débris de lombrics.

Nous n'en finirions pas si nous voulions rapporter tous les faits analogues que renferment les recueils périodiques ; nous nous con-tentons des précédents, que nous soumettons sans commentaires à nos lecteurs.

b. *Phlegmasies.* — 1° *Méningite tuberculeuse.* — Est-il nécessaire de dire qu'à une époque où l'anatomie pathologique n'était pas cultivée, on a dû attribuer aux vers intestinaux des accidents qui dépendaient d'une inflammation simple ou tuberculeuse des méninges cérébrales ? On conçoit facilement la facilité d'une pareille erreur ; l'existence des lombrics dans l'intestin était, en effet, plus facile à constater ana-tomiquement que celle des granulations dans les méninges.

Nous ne citerons pas toutes les observations déjà publiées de mé-ningite pris pour une maladie vermineuse, nous en remplirions plu-sieurs pages ; nous nous contenterons de signaler les faits suivants. Le docteur Mangin a rapporté plusieurs observations d'enfants de trois ans, dix ans et neuf ans, qui tous furent pris de convulsions, et qui rendirent en même temps un nombre considérable de vers. Trois guérirent ; deux succombèrent. Ces deux derniers étaient atteints d'hydrocéphalie aiguë ; on comprend que la présence des vers était tout à fait étrangère aux accidents cérébraux.

2° *Phlegmasies diverses.* — Si la cause des accidents cérébraux chez les enfants dont le canal intestinal contient un grand nombre de vers intestinaux, est plus ou moins sujette à contestation, les doutes qui s'élèvent dans l'esprit sont bien plus grands quand on cherche à ap-précier la part d'influence des entozoaires dans cette prodigieuse quantité de maladies qui ont été énumérées par les auteurs Ainsi,

_____
(1) *Journal des progrès*, 2ᵉ série, 1830, t. II, p. 270.

Marteau de Grandvilliers (1) affirme qu'un enfant de quatorze ans est atteint de pneumonie vermineuse, à cause de fréquents changements de coloration de son visage. Sumeire (2) soupçonne la présence de ces entozoaires chez un garçon de onze ans atteint de pleurésie. Il administre la mousse de Corse ; l'enfant rend un grand nombre de lombrics : il guérit, et Sumeire de dire qu'il a guéri une pleurésie vermineuse. Nous avons analysé plusieurs de ces prétendues observations de pleurésies ou pneumonies vermineuses, et nous n'avons jamais vu que la présence des entozoaires ait influé en rien sur la marche et la terminaison de la maladie.

c. *Fièvres continues.* — Ce que nous venons dire des pleurésies et des pneumonies est tout à fait applicable aux autres maladies inflammatoires, ou aux affections générales que l'on a gratuitement attribuées à la présence des vers. Ainsi les fièvres typhoïdes, les dysenteries vermineuses, ne reconnaissent pas plus les vers pour cause que les pneumonies et les pleurésies. Cependant, sous l'influence de certaines constitutions épidémiques, ces différentes maladies ont une grande tendance à se compliquer de vers.

d. *Fièvres intermittentes.* Dans certains cas, les vers peuvent être la cause occasionnelle d'accès fébriles. Le docteur Crommelinck a rapporté l'observation d'un enfant de huit ans, qui fut pris de fièvre quotidienne accompagnée de coliques intenses, et de selles liquides dans l'intervalle des accès. La fièvre fut coupée du jour au lendemain par le semen-contra uni au calomel qui déterminèrent l'évacuation d'un très grand nombre de lombrics. (*Extrait des Annales de la médecine belge. — Gaz. méd.*, 1843, p. 433.)

e. *Fièvre hectique.* — L'accumulation des lombrics dans le canal intestinal est-elle capable de produire les accidents de la fièvre hectique, et de déterminer une consomption générale ? A en croire plusieurs auteurs, il existerait une véritable cachexie vermineuse. Cependant, quand on vient à soumettre à une analyse sévère les faits rapportés par ces médecins, il en ressort que l'existence de la cachexie vermineuse est tout aussi hypothétique que celle de la pneumonie de même espèce. Devons-nous, en effet, regarder comme des exemples de cachexies vermineuses guéries des faits aussi incomplets que les suivants ? On trouve, dans le *Journal de médecine, chirurgie et pharmacie* (3), une observation intitulée : *Guérison inespérée d'un enfant.* Il s'agit d'un garçon de deux ans qui était parvenu au dernier degré de marasme, et chez lequel l'expulsion d'un grand nombre de vers rétablit la santé. On trouve encore dans le même journal (4), un

______

(1) *Journ. méd.*, *chir.*, *pharm.*, 1819, t. V, p. 181.

(2) *Journ. méd.*, *chir.*, *pharm.*, 1780, t. LIV, p. 60.

(3) *Loc. cit.*, t. XXXVI, p. 317.

(4) *Loc. cit.*, 1780, t. LIV, p. 60.

fait à peu près semblable. L'auteur parle d'un garçon de onze ans phthisique, auquel on administra de la mousse de Corse avec de la rhubarbe et du sel d'Epsom. L'emploi du fucus fut continué pendant plusieurs jours ; les sueurs, la toux, l'expectoration diminuèrent : au bout de six mois l'enfant était guéri. Comme l'auteur ne dit pas d'après quels signes il établit son diagnostic d'affection vermineuse, et que l'enfant ne rendit, du reste, jamais de vers, il est plus que probable que la cause de la maladie ne dépendait pas de ces entozoaires ; car, ainsi que le fait remarquer, avec raison M. Cruveilhier (1), la guérison d'une maladie obtenue au moyen des anthelminthiques ne prouve nullement que cette affection soit de *nature vermineuse*.

En résumé, les accidents sympathiques produits par la présence des vers intestinaux qui nous paraissent le moins incontestables, sont les convulsions et les troubles irréguliers du système nerveux dont nous avons parlé en premier lieu.

<h3 align="center">Art. IV. — Diagnostic.</h3>

Le diagnostic des vers intestinaux doit comprendre plusieurs points distincts :

1° Existe-t-il des moyens de s'assurer de la présence de ces helminthes avant qu'ils aient été rejetés à l'extérieur?

2° Existe-t-il des corps étrangers qui puissent être pris pour des vers, et quel est le moyen de les en distinguer?

3° A quels caractères peut-on reconnaître si les accidents que nous avons énumérés dépendent des ascarides lombricoïdes?

Nous avons déja répondu à la première question en indiquant les symptômes suivant lesquels on peut, au dire des auteurs, reconnaître la présence des vers intestinaux. D'après M. Cruveilhier, tous ces symptômes sont vagues ; pris en particulier, ils ne disent rien ; groupés, ils forment un ensemble de probabilités qui n'arrive jamais jusqu'à la certitude.

Les helminthologistes, et en particulier Bremser, ont décrit sous les noms de pseudo-helminthes certain corps regardés à tort comme des vers intestinaux.

Ainsi, on a pu prendre pour des ascarides des débris de tendons, de membranes, de ligaments, de vaisseaux, des fibres de plantes, etc. M. de Blainville a donné de judicieux conseils pour éviter l'erreur que les praticiens commettent souvent. Voici en quels termes s'exprime ce savant naturaliste :

« On devra, avant de soumettre le corps rendu à un examen attentif, le suspendre dans une assez grande quantité d'eau pour le laver et le débarrasser des matières qui pourraient l'envelopper et pour

____

(1) *Loc. cit.*, p. 358.

permettre son extension complète ; alors, on pourra avoir égard aux observations suivantes :

» Les corps rendus par l'espèce humaine avec les évacuations alvines peuvent être de deux natures très différentes : végétale ou animale.

» Dans le premier cas, la structure seule du corps rejeté doit suffire pour reconnaître sa nature, surtout si l'on joint à cela la considération de la forme extérieure, qui ne peut être régulière ou symétrique, si ce n'est pour les fleurs, tandis que, dans un entozoaire comme dans tout autre animal, elle l'est constamment.

» Dans le second cas, ce sont des produits animaux, des parties d'animaux, ou enfin des animaux tout différents des entozoaires. Quand ce sont des produits animaux, ce qu'on nomme des concrétions lymphatiques, la structure non celluleuse ou seulement gélatineuse, ainsi que le défaut de symétrie dans la forme, ne peuvent laisser longtemps dans le doute un observateur de bonne foi.

» Si ce sont des animaux plus ou moins tronqués, un peu de sagacité et quelques bonnes figures d'animaux devront suffire pour reconnaître l'erreur. »

Guersant a indiqué un procédé très simple pour reconnaître si les pseudo-helminthes appartiennent au règne animal ou au règne végétal. Après avoir lavé et séché le produit qu'on doit examiner, il suffit de le faire brûler à la flamme d'une bougie pour décider de sa nature. « Je me suis servi plusieurs fois de ce moyen, dit Guersant, particulièrement dans un cas où je voulais prouver à un de mes confrères que des fragments de betteraves rendus par les selles, et qu'il avait pris pour des vers intestinaux, n'en étaient pas. »

Si, malgré un examen attentif, le médecin restait incertain sur la nature du produit anormal, il ferait bien de s'éclairer des lumières d'un naturaliste.

Nous renvoyons à l'ouvrage de Bremser pour la description des pseudo-helminthes figurés dans les ouvrages des helminthologistes.

3° En étudiant la plupart des accidents produits par les lombrics, nous avons répondu à la troisième question.

Art. V. — Nature de la maladie. — Causes.

Non-seulement la plupart des auteurs ont admis un certain nombre de maladies dont on peut retrouver la cause dans la présence des vers intestinaux ; mais en outre, ils ont prétendu qu'il existait une maladie vermineuse essentielle, qui avait ses symptômes propres (ceux que nous avons énumérés plus haut). Bremser a même été jusqu'à dire que la maladie vermineuse pouvait exister indépendamment des vers. Voici en quels termes il s'exprime (1) : « J'entends, sous le nom

(1) *Loc. cit.*, p. 319.

de maladie vermineuse, un dérangement ou bien une disproportion dans les fonctions des organes destinés à la digestion et à la nutrition ; pendant la durée de ce dérangement, il se produit ou bien il s'accumule dans le canal intestinal des substances à l'aide desquelles il peut se former des vers dans des circonstances favorables ; mais cependant il n'y a pas de nécessité absolue que cette formation doive en résulter. L'accumulation de ces substances, en pareil cas, ne constitue que l'agent matériel propre à la production des vers ; l'existence de ces animaux dans le canal intestinal ne forme par conséquent pas une maladie primitive.»

Tout dernièrement MM. Beauclair et Viguier ont repris cette idée en spécifiant la nature de l'altération des liquides qui provoque la génération vermineuse. Suivant ces médecins, *l'asthénie helminthogénétique* est une asthénie spéciale qui a des caractères propres et résulte d'un état particulier de nos humeurs, d'une suspension ou d'une perversion des fonctions de la peau, d'une accumulation des produits acescents dans le fluide sanguin; cette disposition particulière, qui a pour résultat la production des vers, constitue la diathèse vermineuse, qui est plus ou moins complète, suivant le degré de saturation de l'économie (1). »

MM. Beauclair et Viguier, après avoir fait observer que les humeurs excrémentitielles sont toutes acides, et que les humeurs récrémentitielles et le sang sont alcalins, admettent que, sous l'influence d'une modification de la perspiration cutanée et pulmonaire et de la sécrétion rénale, les éléments acides sont retenus dans le sang, et que c'est sur l'intestin que se fait le dépôt de la matière morbifique. « C'est le mucus qui est l'excrétion critique, le diverticulum par lequel le sang se purge de l'excès d'acide que l'inertie des émonctoires que nous venons de signaler accumule dans sa masse, et c'est dans ce mucus acide que le ver prend naissance. »

La théorie de MM. Beauclair et Viguier est identique avec celle que nous avons émise dans notre premier volume sur la nature des maladies catarrhales gastro-intestinales. Seulement, ces médecins ont été plus loin que nous en précisant l'espèce de modification du sang.

Nous sommes tout disposés à admettre une diathèse vermineuse et à ne considérer l'helminthe que comme le résultat d'une maladie préexistante; de même que nous ne considérons le tubercule que comme la signature anatomique d'un état général constitutionnel antérieur à l'apparition du produit accidentel dans l'organisme; mais nous ne pensons pas que MM. Beauclair et Viguier aient répondu d'une manière satisfaisante à l'objection qu'ils ont eux-mêmes prévue et formulée en ces termes : « On pourra nous objecter que cet état de

____

(1) *Recherches nouvelles sur l'helminthogénésie et sur le traitement diathésique des oxyures et des ascarides lombricoïdes.* (*Gaz. méd.*, 1853, p. 453.)

l'organisme, décrit comme particulier à la diathèse vermineuse, est applicable à une foule d'autres dispositions morbides. » Nous pensons qu'ils n'ont pas suffisamment répondu à cette objection en disant : « Ce fait prouverait seulement que les mêmes causes peuvent, suivant les idiosyncrasies, produire des effets différents. »

On pourrait, ce nous semble, donner une explication plus satisfaisante en considérant les diathèses catarrhale et vermineuse comme identiques, et en admettant que, lorsque la matière catarrhale est éliminée en suffisante quantité, soit par la diarrhée, soit par des vomissements, la gangue dans laquelle le ver doit prendre naissance étant chassée du corps par cette élimination médicatrice, l'helminthe ne peut se développer, tandis que, lorsque la matière peccante, comme disaient les anciens, s'accumule dans les premières voies, le ver trouve tous les éléments nécessaires à sa formation. Ce que nous appelons matière peccante est suivant MM. P. Beauclair et Viguier, le mucus acide qui encombre le tube digestif, et suivant Bremser une surabondance de la matière animalisée. « *La formation des vers*, dit cet helminthologiste, *dépend de ce que le canal intestinal animalise plus de substance qu'il ne peut en être absorbé, en sorte que la substance animalisée, ici stagnante, est déterminée à se transformer en un tout existant par lui-même, ou bien en un ver* (1). »

M. Cruveilhier admet que les helminthes intestinaux reconnaissent pour cause éloignée une assimilation incomplète de matériaux nutritifs surabondants ; opinion qui se rapproche de la précédente.

Quant aux causes premières, nous ne les discuterons pas, car elles touchent aux plus graves questions de la philosophie zoologique, et ce serait complétement sortir du cadre dans lequel nous voulons nous renfermer que de discuter toutes les hypothèses émises par les auteurs sur la formantion des entozoaires. Il nous suffira de dire que quelques naturalistes ont prétendu que ces animaux provenaient du dehors, tout formés ou en germes ; mais qu'ils subissaient dans le corps humain divers changements, résultant des nouvelles conditions dans lesquelles ils sont placés. Tandis que d'autres, et ce sont les plus nombreux, ont admis qu'ils se formaient de toutes pièces dans le

____

(1) On voit que Bremser admet que *la stagnation* des matériaux morbides est nécessaire à la formation du ver. C'est une idée analogue à celle que nous avons émise. Plus nous y réfléchissons, plus nous sommes tentés de croire que cette stase est une condition obligatoire. Ainsi que nous le verrons tout à l'heure, les causes prédisposantes de l'affection vermineuse sont identiques avec les causes prédisposantes de la diathèse catarrhale, à une seule exception près, celle de l'âge ; les helminthes étant fort rares à l'âge où le catarrhe est fréquent. Mais cela dépend de ce que dans les premières années les éliminations muqueuses se faisant avec une extrême facilité, la matière morbifique ne peut séjourner sur une membrane pourvue d'une exquise sensibilité, et qu'elle est immédiatement chassée par la diarrhée et par les vomissements.

corps des animaux; soit que le germe existât primitivement dans le père ou dans la mère, soit que la génération fût spontanée.

Rudolphi, Bremser et M. de Blainville se sont rangés à cette dernière opinion, qui est partagée par la plupart des naturalistes et réunit en sa faveur le plus grand nombre de probabilités.

Quelle que soit l'opinion que l'on professe sur l'origine des vers, il est incontestable que plusieurs causes tendent à favoriser leur développement.

1° *Hérédité.* —Il est hors de doute qu'un certain nombre d'enfants reçoivent de leurs parents la prédisposition aux maladies vermineuses. Le fait est surtont évident quand il s'agit du tænia.

2° *Age.* — Les ascarides sont fréquents de l'âge de 3 à 10 ans. D'après M. Guersant, on en rencontrerait, dans cette période de la vie, chez un vingtième des enfants.

3° *Sexe.* — On admet généralement que les lombrics sont plus fréquents chez les filles que chez les garçons.

4° *Constitution.* — On a dit que les vers étaient plus fréquents chez les enfants blonds dont la peau est fine; en un mot, chez ceux qui ont les attributs du tempérament lymphatique.

5° L'*habitation* d'un climat froid et humide, ou d'une maison humide, est considérée comme cause prédisposante par un grand nombre d'auteurs. On a dit aussi que les entozoaires se développaient en plus grande abondance en été et en automne.

6° On a accusé la *nourriture* de produire les ascarides. Ainsi plusieurs médecins disent que le laitage et un régime exclusivement végétal, l'abus des fruits y prédisposent d'une manière évidente.

7° *Endémie.* —Les vers intestinaux sont endémiques dans quelques pays. Ainsi le tænia est endémique à Genève et dans son voisinage, les lombrics le sont aussi dans certains cantons de la Normandie. Le climat et la nourriture rendent quelquefois compte de ces endémies. Mais dans d'autres cas, il faut invoquer d'autres causes. Ainsi, nous avons vu *tous* les habitants d'un village être atteints du ver solitaire, tandis que les habitants des environs en étaient exempts.

Nous avons vu aussi *tous* les membres d'une famille établis dans le voisinage de Genève présenter à la même époque les symptômes du bothriocéphale. Cette famille était depuis un ou deux ans seulement logée dans une maison nouvellement bâtie, mais parfaitement saine et sèche, située à vingt minutes de la ville. En présence de faits pareils il est difficile de ne pas croire à la préexistence d'un germe déposé soit dans l'eau, soit dans les aliments. N'oublions pas de faire observer que les cas de cette espèce sont tous relatifs au tænia, et que nous n'avons jamais rien observé de semblable à propos des ascarides et des oxyures.

8° *Épdémie.* — On a vu les vers intestinaux compliquer certaines maladies qui régnaient épidémiquement, et l'on a conclu qu'il exis-

tait une maladie vermineuse épidémique. Tout en niant la justesse de
cette conclusion, nous devons néanmoins reconnaître que les conditions sous l'influence desquelles certaines maladies règnent épidémiquement, et l'élément catarrhal qui entre comme partie intégrante de
la plupart de ces affections (rougeole, coqueluche, fièvre typhoïde),
contribuent évidemment à la multiplication des vers.

Cette énumération des causes nous semble une preuve de plus en
faveur de l'identité que nous avons cherché à établir entre les diathèses catarrhale et vermineuse ; car il est difficile, en effet, de rencontrer des conditions étiologiques plus semblables, et la seule exception, celle de l'âge, peut être facilement expliquée, comme nous
l'avons dit plus haut.

Art. VI. — Pronostic.

Nous avons fait voir que le nombre des maladies causées par les vers
devait être regardé comme assez restreint : aussi nous ne pouvons pas
considérer leur présence comme très fâcheuse. En effet, en comparant le petit nombre et la rareté des accidents avec le nombre considérable d'enfants qui ont, à une certaine époque de leur vie, rejeté
des lombrics, il nous paraît incontestable que, dans la grande majorité des cas, on ne doit pas attacher une grande importance à la présence de ces entozoaires. Nous né saurions partager cependant l'opinion des médecins qui pensent que les lombrics sont plutôt favorables
que défavorables à la santé des enfants.

L'existence des ascarides ne nous paraît dangereuse que dans les
cas où leur nombre est très considérable, et où ils occasionnent quelques-uns des accidents que nous avons passés en revue dans un autre
article. Nous avons fait voir alors que plusieurs étaient assez graves
pour entraîner la mort, et que d'autres, bien que moins funestes,
pouvaient cependant avoir des suites fâcheuses.

Art. VII. — Traitement.

Les opinions des médecins sur la gravité des maladies vermineuses
étant différentes, ils n'ont pas tous donné les mêmes préceptes thérapeutiques. Ainsi, ceux qui regardaient la présence des helminthes
comme favorable à la santé générale ont recommandé de ne pas provoquer leur expulsion.

D'autres, adoptant l'opinion précisément inverse, ont établi la nécessité de faire évacuer les ascarides dans tous les cas indistinctement. On a même été plus loin, et l'on a proposé d'attaquer par une
médication spéciale les maladies dites vermineuses, alors même qu'il
n'existait pas de vers.

De cette manière de voir il est résulté de grands abus. Les médecins, croyant reconnaître dans la plupart des maladies de l'enfance,

des indications pour l'emploi des vermifuges, ont accumulé remèdes
sur remèdes, dans le but d'obtenir l'expulsion de ces helminthes. Or,
la plupart des médicaments dits vermifuges sont loin d'être innocents ;
presque tous irritent le tube digestif, et pour qui connaît sa susceptibilité, il est incontestable que l'emploi inconsidéré de ces remèdes ne
peut avoir que des inconvénients. Il faut donc tenir un juste milieu
entre les deux extrêmes.

§ I. *Indications.* —Les indications du traitement des maladies vermineuses sont très simples ; elles consistent :

1° A favoriser l'expulsion des vers ;

2° A les empêcher de se reproduire ;

3° A combattre les accidents dont ils sont l'origine.

L'opportuité de la première indication, et surtout l'application
des moyens propres à y satisfaire, varient suivant les circonstances
dans lesquelles se trouve le malade.

Il faut distinguer les cas où les entozoaires compliquent une affection préexistante de ceux où ils peuvent constituer eux-mêmes toute la
maladie. Dans le premier cas, et surtout lorsque l'on a affaire à une
affection gastro-intestinale, il faut en général négliger les entozoaires
sous le rapport thérapeutique, se borner à attaquer la maladie principale, et attendre qu'elle soit guérie pour traiter les vers.

Il y a au contraire indication à provoquer leur expulsion lorsqu'ils
occasionnent évidemment des accidents qui compliquent d'une manière fâcheuse la maladie première.

Lorsque ces helminthes existent seuls, il est convenable dans la
grande majorité des cas de prescrire un traitement propre à les faire
disparaître.

§ II. *Examen des médications.* — On a proposé un nombre considérable de médicaments dans le but de combattre les vers intestinaux.
Ils appartiennent à différentes classes : Bremser les divise, d'après
leur mode d'action, en *mécaniques, spécifiques, purgatifs* et *fortifiants.*

On a employé ces remèdes tantôt par empirisme, tantôt d'après
des idées théoriques préconçues. Bremser rapporte que bon nombre
de médecins ont cherché, en soumettant les helminthes sortis du
corps à l'action de différents remèdes, à déterminer quelles étaient
les substances qui leur donnaient le plus rapidement la mort. Il faut
avouer que ces expériences n'ont pas conduit à des résultats bien
importants ; et l'on devait s'y attendre, car on ne peut agir que sur
les vers intestinax rendus par les évacuations et déjà affaiblis, ou
bien sur ceux que l'on recueille sur les cadavres. Enfin on ne peut
pas comparer les remèdes qui, pris à l'intérieur, subissent dans les
voies digestives de nombreuses modifications à ceux qui sont mis en
contact à l'air libre avec les helminthes.

D'après Bremser, les agents les plus capables d'occasionner promptement la mort des vers intestinaux sont : le froid, l'esprit-de-vin et

les huiles empyreumatiques. On a utilisé ces expériences, et l'emploi de ces huiles a joui d'une certaine vogue.

Au nombre des médicaments qui agissent d'une manière mécanique, Bremser range le *zinc*, soit en limaille, soit en grains.

Le *stizolobium* (*Dolichos pruriens*), plante dont les gousses sont couvertes de petits poils qui, appliqués sur la peau, occasionnent une vive démangeaison. On prend une certaine quantité de ces poils dont on fait un électuaire avec du sirop commun ; on en donne matin et soir une cuillerée à café aux enfants de six à huit ans.

Le *charbon pulvérisé*, employé en Islande comme vermifuge, etc.

Nous ne faisons que glisser rapidement sur ces médicaments, qui ne sont pas usités dans nos contrées, ou que l'on n'administre guère aux enfants, pour insister sur les anthelminthiques proprement dits qui peuvent être employés avec le plus d'avantage.

Nous citerons en première ligne :

La *mousse de Corse*. Ce médicament peut être prescrit en poudre, en infusion ou en gelée. La poudre se donne à la dose de 1 à 2 grammes ; l'infusion, à la dose de 4 à 16 grammes que l'on prescrit dans du lait très sucré. Voici la formule de Chaussier :

> ℞ Mousse de Corse . . . .   8 grammes.
> Faites infuser pendant un quart d'heure dans l'eau bouillante.
> Ajoutez à la colature de . . . . .   180 grammes.
> Sirop de miel. . . . .   32 grammes.
> A prendre en trois fois dans les vingt-quatre heures.

On peut aussi faire une gelée de mousse de Corse avec du vin rouge et de la cassonnade : les enfants la prennent assez volontiers (Trousseau et Pidoux). Fleisch prescrit la mousse de Corse en lavements unie à d'autres médicaments :

> ℞ Mousse de Corse. . . . . ⎫
> Valériane . . . . ⎬ aa 8 grammes.
> Semen contra . . . . ⎭
> Infusez dans deux tasses d'eau bouillante ; passez. — Pour un lavement.

Le *semen contra vermes* est très employé. Bremser fait remarquer que, pour obtenir de bons effets de ce remède, il faut avoir grand soin de l'employer lorsqu'il est grossièrement pulvérisé et qu'il n'a pas été conservé depuis longtemps. Ce médicament doit être donné en poudre à la dose de 60 centigrammes à 1 gramme et plus. Gœlis conseille la formule suivante :

> ℞ Poudre de racine de valériane. ⎫
> Semen-contra. . . . . ⎬ aa 1 gramme.
> Calomel. . . . .   10 centigr.
> Sucre blanc. . . . .   2 grammes.
> Mêlez et divisez en quatre parties égales.
> Deux fois par jour une poudre.

On peut aussi le prescrire en infusion à la dose de 6 à 12 grammes pour deux tasses d'eau bouillante ou de lait.

L'*armoise*, la *tanaisie*, l'*aurone* l'*absinthe*, ont aussi été vantées comme vermifuges. M. Cruveilhier a réuni plusieurs de ces plantes dans un sirop dont voici la formule :

℞ Follicules du séné . . . \
   Rhubarbe . . . . \
   Semen-contra . . . . . \
   Aurone . . . .   } aa 4 grammes. \
   Mousse de Corse. . . . \
   Fleurs de tanaisie . . . \
   Petite absinthe. . . . . /

Infusez à froid dans 240 grammes d'eau ; passez. — Sucre, q. s. — Faites un sirop dont on prendra une cuillerée à bouche le matin pendant trois jours.

M. Cruveilhier dit que ce sirop a fait rendre à des enfants, jusqu'à soixante ascarides lombricoïdes dans une matinée.

Bremser recommande comme très efficace l'emploi d'un électuaire dont voici la formule :

℞ Semen-contra grossièrement pulvérisé } aa 16 grammes. \
   Semence de tanaisie . . . . } \
   Poudre de valériane . . . .   8 grammes. \
   Jalap. . . . .   6 à 8 grammes. \
   Sulfate de potasse . . . .   6 à 8 grammes. \
   Oxymel scillitique. . . . .   q. s.

Faites un électuaire. — Deux ou trois cuillerées à café par jour.

Voici en quels termes il s'exprime sur le traitement à suivre :

« Si l'on me présente un enfant chez lequel on remarque plusieurs des signes pathognomoniquès qui caractérisent ordinairement la maladie vermineuse, je lui donne cet électuaire à la dose d'une cuillerée à café matin et soir. Après un usage de ce médicament continué pendant trois ou quatre jours, les excrétions alvines commencent à devenir plus copieuses et plus liquides ; elles sont presque toujours chargées de glaires et quelquefois de vers. Dans le cas où cet électuaire ne produit pas cet effet, je l'administre à plus forte dose ; pendant l'usage de ce médicament, le rétablissement du malade s'opère à vue d'œil. Cela se caractérise surtout par le retour de la gaieté que l'on remarque ordinairement chez les enfants bien portants. »

Le traducteur de Bremser, le docteur Grundler, a fait observer avec raison que cet électuaire, dont l'efficacité ne peut être contestée, a l'inconvénient d'avoir un très mauvais goût, ce qui fait que les enfants refusent souvent de le prendre : aussi nous croyons qu'il est plus convenable de mettre en usage le sirop recommandé par M. Cruveilhier.

On a employé avec succès, à l'extérieur, des cataplasmes faits avec les plantes dont nous venons de parler, et des liniments composés de leurs huiles essentielles. On a conseillé aussi, sous forme de cataplasmes, un mélange d'ail, de tanaisie et d'absinthe.

Brera a proposé le liniment suivant :

℞ Fiel de bœuf. . . . . } aa 4 grammes.
Savon de Venise . . . . }
Huile de tanaisie. . . . .   q. s.

Le *camphre* tient une grande place parmi les médicaments vermicides ; on l'a prescrit à l'intérieur et à l'extérieur. Rosen recommandait une potion camphrée dans laquelle entrait une certaine proportion de vinaigre et d'esprit-de-vin ; elle est abandonnée.

A l'extérieur on a prescrit des liniments camphrés sur l'abdomen.

Indépendamment des médicaments anthelminthiques que nous venons de passer en revue, on en trouve dans les auteurs une foule d'autres que leur saveur désagréable ou leurs propriétés irritantes empêchent le plus souvent d'employer chez les enfants, tels sont : l'*asa fœtida*, la *fougère*, *l'huile de térébenthine* ou celle *de pétrole*, l'*huile animale de Dippel*, l'*huile empyreumatique de Chabert*, etc.

Purgatifs. — Les médicaments purgatifs employés dans le but d'expulser les ascarides des intestins sont nombreux. Ainsi on a conseillé :

1° Le *tartre stibié*. Scheid raconte qu'Aulbert administra avec le plus grand succès un remède (composé d'un grain et demi de tartre stibié, d'un peu de résine de jalap et de cinabre), à un garçon de onze ans affecté d'épilepsie causée par la présence d'ascarides.

2° Le *calomel* a joui d'une grande réputation comme anthelminthique ; mais il ne paraît pas qu'il agisse autrement que comme purgatif. Plusieurs médecins unissent ce médicament à quelques-uns des remèdes anthelminthiques conseillés ci-dessus ; bon nombre le regardent comme infidèle.

3° Les *huiles* ont été vantées, en particulier l'huile de ricin, comme un excellent moyen d'expulser les vers.

4° La *poudre de racine de jalap* peut aussi être employée ; elle a été fortement conseillée par Bremser. C'est, d'après ce médecin, un des meilleurs purgatifs, et qui peut-être possède en même temps plus de vertus anthelminthiques que tous les autres.

5° Les *toniques* ont été conseillés par les auteurs dans le but d'empêcher la reproduction des vers intestinaux. On a eu principalement recours aux préparations ferrugineuses, vantées d'une manière spéciale par Tourtual, et aussi aux amers et en particulier au quinquina. Nous avons indiqué, dans plusieurs endroits de cet ouvrage, la manière d'administrer ces médicaments.

M. Cruveilhier conseille de donner tous les soirs aux enfants lym-

phatiques qui rendent des vers intestinaux, une cuillerée de vin de
quinquina pendant quatre à cinq jours.

Caron du Villards a recommandé comme un bon remède l'emploi
de l'huile de foie de morue.

Régime. — L'enfant auquel on fait subir un traitement contre les
ascarides doit suivre un régime particulier. Ainsi, Bremser défend
l'usage des farineux, des légumes secs et des substances grasses ; il
recommande au malade de ne pas manger trop de pain. Il est convenable que l'enfant prenne une certaine quantité de viande et un
peu de vin.

§ III. *Résumé.* — A. Un enfant d'un tempérament lymphatique et
placé dans des circonstances hygiéniques peu favorables, mais du
reste bien portant, rend depuis quelques temps des ascarides lombricoïdes, et présente les symptômes gastriques attribués à cette maladie. On prescrira :

1° Une cuillerée à bouche du sirop dont la formule a été donnée
(p. 891), ou l'infusion de mousse de Corse, ou la poudre de semen-
contra, ou telle autre des préparations indiquées ci-dessus. On continuera ce traitement pendant cinq ou six jours.

2° Quand on aura cessé l'usage des vermifuges, il faudra prescrire
une ou deux cuillerées de vin de quinquina ou l'huile de foie de
morue et continuer ce traitement pendant plusieurs jours.

3° Enfin, l'éloignement des causes antihygiéniques est indispensable pour la guérison ; le logement doit être sec, suffisamment aéré,
et la nourriture légèrement tonique.

Si, sous l'influence des anthelminthiques les vers ne sont pas éva-
cués, le médecin fera faire sur l'abdomen des frictions avec l'huile de
pétrole, ou appliquer des cataplasmes de tanaisie ou d'absinthe.

B. Un enfant qui a déjà rendu des vers ou chez lequel on peut
soupçonner la présence de ces entozoaires, est pris, après avoir
éprouvé de vives coliques, d'une attaque convulsive.

Le médecin doit prescrire au moment de l'attaque le traitement
indiqué (t. II, p. 481).

Puis, dès que l'accès aura cessé, il prescrira un purgatif avec le
calomel et le jalap, et ensuite quelqu'un des anthelminthiques conseillés ci-dessus.

Il se guidera, pour le traitement des autres accidents, d'après les
conseils que nous avons donnés ailleurs.

CHAPITRE II.

OXYURE VERMICULAIRE.

Art. I. — Description.

Le mâle, de la longueur d'une ligne ou d'une ligne et demie, a le corps mince, très élastique et d'une couleur blanche. La partie anté-rieure, obtuse, est entourée d'une membrane transparente, au tra-vers de laquelle on aperçoit, formant une espèce de vessie, un tube droit, qui est l'œsophage, et qui devient claviforme à l'endroit où il se perd dans un estomac globuleux. Le tube intestinal s'étend dans toute la longueur du corps, qui devient peu à peu plus gros, et se contourne en spirale vers la queue.

La femelle est plus grande que le mâle, et acquiert une longueur de 4 à 5 lignes. La conformation de la partie antérieure ressemble, par sa structure intérieure et extérieure, à celle du mâle, jusqu'à l'en-droit où se termine l'œsophage. A partir de ce point, le canal ali-mentaire est entouré de tous côtés par les oviductes.

Le ver augmente de grosseur depuis la tête jusque vers le premier tiers de sa longueur ; au delà, il devient plus mince, et la queue se termine en forme de poinçon, tellement fin à son extrémité, que l'œil non armé du microscope a peine à l'apercevoir.

Bremser, à qui nous avons emprunté cette description, a remarqué que l'on trouvait dans les auteurs beaucoup d'exemples où des larves de mouches et des articulations détachées du tænia avaient été prises pour cette espèce de vers.

Siége. — L'oxyure vermiculaire occupe toujours l'extrémité infé-rieur du rectum ; cependant Bremser dit en avoir rencontré dans le cæcum.

Art. II. — Symptômes.

Dans quelques cas rares, la présence de ces vers n'occasionne au-cune incommodité, mais le plus souvent il n'en est pas ainsi ; ils cau-sent de très vives démangeaisons, et quelquefois des douleurs atroces. On trouve dans les auteurs des exemples d'accidents nerveux graves qui ont été le résultat de leur présence. Le fait n'a rien d'étonnant pour qui connaît l'influence des démangeaisons sur le système ner-veux. M. Cruveilhier rapporte le fait suivant :

« Un enfant de neuf ans était réveillé toutes les nuits à la même heure par des douleurs intolérables à la région de l'anus. Ce malheureux enfant poussait des cris, se comprimait le fondement et se traînait dans l'appartement. La pé-riodicité des douleurs me fit penser d'abord à une fièvre intermittente. Je lui administrai le sulfate de quinine en potion, puis des lavements, mais sans effet. J'eus l'idée que ces douleurs périodiques pouvaient tenir à des oxyures ; j'examinai l'anus, et je trouvai au fond des plis plusieurs de ces petits animaux qui s'agitaient avec vivacité. Un peu d'onguent gris, posé sur l'anus pendant quelques jours, enleva les douleurs avec la cause. »

Les oxyures n'occasionnent guère de démangeaisons vives que lorsque les enfants sont couchés. Il est probable que la chaleur du lit excite ces helminthes, et que les démangeaisons sont le résultat de leurs mouvements multipliés.

Le voisinage du rectum et des organes génitaux fait que les oxyures occasionnent quelquefois une excitation sympathique ou mécanique qui a pour effet de déterminer chez les jeunes filles un écoulement vaginal, et de provoquer la masturbation chez les enfants des deux sexes.

M. David a rapporté l'observation d'une jeune fille de cinq ans atteinte d'une leucorrhée abondante produite par la présence de nombreux oxyures (1).

Art. III. — Pronostic.

Comme Bremser l'a remarqué, « cette espèce de ver est non-seulement la plus incommode pour l'espèce humaine, mais elle est aussi la plus difficile à combattre, car on a beau provoquer l'évacuation de ces animaux, il en reste toujours dans les replis des intestins ; et comme ils se régénèrent avec une rapidité étonnante, les mêmes inconvénients ne tardent pas à recommencer. »

Art. IV. — Traitement.

Les accidents que ces vers peuvent occasionner doivent engager le praticien à en débarrasser promptement le malade. Les différents remèdes que nous avons conseillés dans le chapitre précédent sont rarement administrés par la bouche, vu que sous cette forme ils ne produiraient pas en général l'effet désiré. Cependant Bremser conseille l'usage de son électuaire (voy. p. 891) à la dose d'une cuillerée à café matin et soir.

Le docteur West a recommandé l'administration à l'intérieur des fleurs de soufre à la dose de 50 à 75 centigrammes. Ce médicament doit être pris à jeun, et pendant un certain temps (2).

Les remèdes les plus usités sont des médicaments topiques administrés sous forme de lavements ou de pommades. Ainsi, on pourra mettre en usage un grand nombre de lavements différents ;

1° Lavement d'eau froide simple conseillé par Van-Swiéten ;

(1) *Gaz. méd.*, 1843, p. 42.
(2) Bremser, *loc. cit.*, p. 419.

2° D'absinthe :

> ℞ Herbe d'absinthe .... 8 à 16 grammes.
> Faites infuser dans eau........... 60 grammes.
> (Fraenkel.)

3° D'ail et d'asa fœtida :

> ℞ Bulbe d'ail frais..................... 8 grammes.

Faites infuser dans 125 grammes d'eau bouillante ; ajoutez à la colature :

> Asa fœtida dissoute dans un jaune d'œuf. 1 gramme.
> (Fraenkel.)

4° D'huile d'olive (ils ont l'avantage de faire cesser sur-le-champ les démangeaisons) ;
5° D'eau de chaux :

> ℞ Eau de chaux...................... 90 grammes.
> Décoction de guimauve............... 30 grammes.
> (Fraenkel.)

6° De sulfure de potasse :

> ℞ Sulfure de potasse .... 30 à 60 centigr.
> Eau .... 250 grammes.
> (Guersant.)

Bremser recommande que le malade ne prenne le lavement qu'après avoir été à la selle, afin de le garder le plus longtemps possible.

On a aussi conseillé des onctions avec de l'onguent mercuriel appliqué en petites doses et pendant plusieurs jours de suite au pourtour de l'anus. Nous avons vu plus haut que ce moyen avait réussi entre les mains de M. Cruveilhier.

Lorsque les oxyures se sont introduits dans le vagin, on peut prescrire en douches quelques-uns des médicaments que nous avons conseillés en lavements. Il est convenable aussi de donner quelques bains sulfureux ou alcalins. Bremser recommande comme un excellent moyen une injection d'eau froide avec un peu de vinaigre.

Le *régime* sera celui que nous avons indiqué dans l'article précédent.

TABLEAU SYNOPTIQUE

DES MALADIES DÉCRITES DANS CET OUVRAGE

ET RANGÉES PAR ORDRE ANATOMIQUE.

Ce tableau est la reproduction, sous une autre forme, de celui qui a été inséré dans le tome Ier, page 15.

Ceux de nos lecteurs qui préfèrent la classification anatomique pourront, au moyen de ce tableau, embrasser d'un coup d'œil la distribution des monographies suivant les régions.

En outre, nous y avons inscrit le volume et la page où les maladies ont été décrites, de manière à faciliter leur lecture suivant l'ordre anatomique.

L'astérisque simple indique que le sujet ainsi désigné n'avait pas été traité dans la première édition. Le double astérisque indique que le sujet a été complétement modifié dans cette seconde édition, ou tout au moins qu'il contient des doctrines ou des faits nouveaux.

(1) L'astérisque simple indique que le sujet ainsi désigné n'avait pas été traité dans la première édition. Le double astérisque indique que le sujet a été complétement modifié dans cette seconde édition, ou tout au moins qu'il contient des doctrines ou des faits nouveaux.

Tableau des maladies décrites dans cet ouvrage et rangées par ordre d'organes (1).

TABLE DES MATIÈRES

SEPTIÈME CLASSE.

SCROFULE ET TUBERCULES.

HUITIÈME CLASSE.

ENTOZOAIRES.

FIN DE LA TABLE DES MATIÈRES DU TROISIÈME ET DERNIER VOLUME.

TABLE ANALYTIQUE.

L'astérisque indique les sujets nouvellement introduits dans cette édition, et le double astérisque ceux qui ont subi de notables changements ou des additions considérables.

Le mot *monographie* placé à la suite du nom d'une maladie, indique que le sujet a été étudié dans son ensemble et que le lecteur doit s'attendre à trouver sous cette rubrique une histoire complète de la maladie, comprenant l'étude : des causes, de l'anatomie pathologique, des symptômes, du diagnostic, du pronostic, du traitement, et l'appréciation des recherches historiques et des travaux antérieurs.

Il va sans dire que cette table, ne faisant pas mention de tous les détails contenus dans cette nouvelle édition, plusieurs des sujets qui auraient dû être signalés par un astérisque simple ou double n'ont pas pu y trouver place : nous citerons entre autres la plupart des articles intitulés : *Nature de la maladie*. C'est sous ce titre et dans les préliminaires de chaque classe que le lecteur devra chercher l'exposition de nos doctrines et la partie plus spécialement théorique de cet ouvrage.

nographie, I, 243; — primitive (description de l'), I, 253; — secondaire (description de l'), I, 254; — couenneuse commune, I, 255.

ANGINE dans la fièvre typhoïde, II, 706; — dans la rougeole, III, 268; — dans la scarlatine, III, 162; — (influence de la scarlatine sur la production de l'), III, 198.

ANGINE GANGRÉNEUSE, distinction d'avec l'angine pseudo-membraneuse, I, 249; II, 397.

*ANURIE, observation, II, 35.

APHONIE vermineuse, III, 878.

*APHTHES, monographie, I, 206; — compliqués de stomatite, I, 208; — gangréneux, diagnostic avec la gangrène de la bouche, II, 376.

*APNÉE, signe de broncho-pneumonie chez les très jeunes enfants, I, 464.

APOPLEXIE. Voy. Hémorrhagies.

ARTÉRITE, II, 426. Voy. Gangrène spontanée.

ARTICULAIRES (épanchements sanguins), II, 118; — (phelgmasies); dans la scarlatine, III, 193; — (phlegmasies dans la variole, III, 47.

ASCARIDES lombricoïdes, monographie, III, 862.

. ASCITE, monographie, II, 203; primitive, description, II, 205; — observation, II, 211; — secondaire aiguë, description, II, 205; — cachectique ou chronique, description, II, 206; — dans le carreau, III, 815.

ASTHME (abcès d'), III, 625; — diagnostic entre l'asthme de la bronchite et celui de la phthisie bronchique, III, 642; — dépendant de la tuberculisation des ganglions bronchiques, III, 648; — *par compression, diagnostic avec le spasme de la glotte, II, 518; — thymique, voy. Convulsions internes.

*ATÉLECTASIS pulmonum, analyse de la monographie de Joerg, I, 395.

*ATROPHIA lactantium, diagnostic avec les tubercules, III, 377.

ATROPHIE de l'estomac, I, 666; — ATROPHIE MUSCULAIRE, suite de paralysie essentielle, II, 552.

AUSCULTATION.

AUSCULTATION et percussion des poumons dans l'état normal, I, 47; — id. du cœur, I, 55; — chez les rachitiques, I, 51. — Erreurs de diagnostic auxquelles l'auscultation peut donner lieu, I, 555; III, 627, 679.

AUSCULTATION dans la broncho-pneu-

monie, I, 450; — dans la pleuropneumonie, I, 561; — dans la pleurésie, I, 553; — dans les maladies du cœur, I, 645; — dans la phthisie pulmonaire, I, 716; III, 672; — dans les phlegmasies broncho-pulmonaires des tuberculeux, III, 714, 716; — dans la phthisie pleurale, III, 746; — dans le pneumo-thorax. I, 609; III, 765.

B

BALANITE, II, 128.

*BOUCHE (examen de la), I, 38; — (maladies de la) en général, I, 184, 197; — (GANGRÈNE DE LA), monographie, II, 346. Voy. Gangrène.

**BRIGHT (maladie de), monographie, II, 41.

BRONCHES, dilatation chronique des bronches, I, 509; — diagnostic avec la phthisie, III, 696.

BRONCHIQUES (tuberculisation des ganglions), monographie, III, 600.

BRONCHITE (voyez aussi Trachéobronchite et broncho-pneumonie), historique, I, 389.

BRONCHITE CAPILLAIRE, monographie, I, 497.

BRONCHITE CHRONIQUE, monographie, I, 509.

*BRONCHITE PSEUDO - MEMBRANEUSE CHRONIQUE, monographie, I, 593.

*BRONCHITE SUFFOCANTE SUBAIGUE, monographie, I, 490.

BRONCHITE QUINTEUSE, diagnostic avec la coqueluche, II, 638.

**BRONCHO - PNEUMONIE, historique, I, 390; — monographie, I, 497.

BRONCHO-PNEUMONIE, diagnostic avec la pneumonie lobaire, I, 531; — diagnostic avec la phthisie, III, 695; — diagnostic avec la fièvre typhoïde, II, 700.

**BRONCHO-PNEUMONIE ET BRONCHITE dans la fièvre typhoïde, II, 702; — dans la coqueluche, II, 628; — dans la scarlatine, III, 194; — dans la rougeole, III, 264; — dans la variole, III, 51; dans la phthisie, III, 710.

C

*CACHECTIQUE (état) ou scorbutique et ses symptômes, I, 27; — dans les gangrènes, II, 343; — son influence sur la production des névroses, II, 452; — (phelgmasies à forme), I, 86.

Convulsions dans la coqueluche, II 626; — dans l'entérite, I, 783, — *dans la pneumonie, I, 527; — *dans la rougeole, III, 279; — *observation, III, 241;—vermineuses, III, 878;—avec les tubercules cérébraux, III, 545; — intermittentes ou continues, II, 463.

COQUELUCHE, *monographie*, II, 616; — cause de tuberculisation, II, 631; III, 397; — compliquant la rougeole, II, 634, — (influence de la scarlatine sur la), III, 200.

CORPS (examen de la surface du), I, 32.

*CORYZA catarrhal, *monographie*, I, 185; — *chronique, I, 186; — *inflammatoire, observation, I, 196;—pseudo-membraneux, *monographie*, I, 188; — observation, I, 194; — *syphilitique, I, 186; — diagnostic avec la rougeole, III, 258; — dans la scarlatine, III, 174.

COU (maladie du) en général, I, 184.

*COXALGIE, diagnostic avec la contracture, II, 492; — simulée par la paralysie essentielle, II, 561.

*CRIS hydrocéphaliques, diagnostic avec ceux de la névralgie, I, 467.

**CROUP, *monographie*, I, 270, voy. *Laryngite pseudo-membraneuse primitive;* — diagnostic avec les abcès rétro-pharyngiens, I, 242; — diagnostic avec la laryngite spasmodique, I, 354; — dans la rougeole, III, 270; — y a-t-il différentes espèces de croups pseudo-membraneux? I, 271.

Croup faux, *monographie*, I, 346. Voy. *Laryngite spasmodique.*

CUTANÉES et sous-cutanées (phlegmasies) dans la variole, III, 47.

*CYANOSE, diagnostic avec le spasme de la glotte, II, 519.

CYSTITE, II, 129.

D

*DÉFIBRINATION du sang (influence de la) sur la gangrène, II, 342.

*DENTITION, *monographie*, I, 215; — accidents produits par la première, I, 217; — par la deuxième, I, 222; — —laborieuse, diagnostic avec la méningite tuberculeuse; III, 588; — son influence sur les maladies de la peau, II, 67; — sur la méningite, III, 516.

*DÉPÉRISSEMENT essentiel. Voy. *Marasme.*

DESQUAMATION dans la scarlatine,

III, 143; — chez les tuberculeux, III, 361; — masquant les éruptions, III, 262.

DIACRISE folliculeuse fébrile, voy. *Fièvre gastro-intestinale;* — muqueuse, voy. *Embarras gastrique;* — apyrétique, voy. *Catarrhe* et *Phlegmasies catarrhales chronique des intestins;* — fébrile compliquée, voy. *Entérite typhoïde* et *Catarrhe ataxique.*

DIARRHÉE catarrhale et spasmodique, voy. *Catarrhe* et *Entérites;* — description, I, 737; — (influence de la scarlatine sur la), III, 199.

*DIATHÈSES en général chez les enfants, I, 25;—scrofulo-tuberculeuse, préliminaires, III, 314; — causes, III, 321; — diagnostic, III, 320; — *catarrhale, simulant la tuberculisation, III, 379; — *rhumatismale, simulant la tuberculisation, III, 379.

DIPHTHÉRITE. Voy. *Pharyngite et Laryngite pseudo-membraneuse;* — (coïncidence de la) avec la gangrène du pharynx, II, 398; —cutanée, I, 268.

DYSENTERIE, *monographie*, I, 788; — *diagnostic avec l'invagination, I, 820.

E

ÉCLAMPSIE. Voy. *Convulsion externe clonique.*

ECTHYMA, II, 74.

ECZÉMA, *monographie*, II, 87.

EMBARRAS gastrique, *monographie*, I, 730; — diagnostic avec la méningite tuberculeuse, III, 584; — diagnostic avec la fièvre typhoïde, II, 695; — diagnostic avec la variole, III, 36.

**EMPHYSÈME du poumon, *monographie*, I, 597; — ses causes anatomiques, I, 600; — dans la coqueluche, II, 631; — diagnostic avec le pneumothorax, III, 770.

*ENCÉPHALE (maladies de l') en général, I, 91; — (maladies tuberculeuses de l'), III, 444.

ENCÉPHALITE, *monographie*, I, 145; — diagnostic avec la méningite franche, I, 122.

*ENCÉPHALOPATHIE albuminurique scarlatineuse, III, 182;—diagnostic avec la méningite tuberculeuse, III, 589.

ENDOCARDITE aiguë, *monographie*, I, 634; — diagnostic avec l'anémie, I, 637; — chronique, *monographie*, I, 642.

ENDURCISSEMENT adipeux, diagnostic avec le sclérème, II, 111; — du tissu cellulaire, voy. *Sclérème*, II, 106.

*ENFANCE, division des différentes périodes, I, 5, et I, 9; — (première), énumération de ses maladies, I, 10; —(seconde), énumération de ses maladies, I, 11.

ENTÉRITES.

ENTÉRITE AIGUE ou entéro-colite aiguë, voy. *Catarrhe* et *Phlegmasies aiguës des intestins*, description, I, 736; — diagnostic avec la péritonite, II, 13.

*ENTÉRITE CHOLÉRIFORME, *monographie*, I, 767; — diagnostic avec l'invagination, I, 820.

**ENTÉRITE CHRONIQUE, *monographie*, I, 751.

ENTÉRITE TYPHOÏDE, *monographie*, I, 785; — diagnostic avec la fièvre typhoïde, II, 695.

ENTÉRITE VERMINEUSE, III, 873.

ENTOZOAIRES, généralités, III, 861.

*ÉPIDÉMIES (influence des) sur les maladies, I, 8.

ÉPILEPSIE, diagnostic avec les convulsions, II, 463, 467; — diagnostic avec les tubercules, III, 556; — *(influence de la rougeole sur l'), III, 292.

*ÉPISTAXIS, *monographie*, II, 281; —dans la coqueluche, II, 632; — dans la fièvre typhoïde, II, 685; — dans le purpura, II, 319; — dans la pneumonie, I, 532.

ÉRUPTIONS cutanées chroniques (rétrocession des), III, 416.

ÉRYSIPÈLE, *monographie*, II, 103; — *des nouveau-nés, description, II, 103; — dans la seconde enfance, II, 104.

ÉRYTHÈME, description, II, 72.

*ESTOMAC (hémorrhagie de l'), II, 295; — (historique des maladies de l'), I, 656; — (historique du ramollissement de l'), I, 657.

ÉTRANGLEMENT interne, diagnostic avec l'invagination, I, 823; — intestinal causé par les lombrics, III, 873.

*EXAMEN des enfants malades, I, 31.

F

FAVUS, *monographie*, II, 90.

FIÈVRES.

FIÈVRE TYPHOÏDE, *monographie*, II, 663; — légère, description, II, 687; —

grave, description, II, 688; — très grave, description, II, 689; — anormale et secondaire, II, 691; — récidives, II, 691; — ses rapports avec la variole, III, 63; — diagnostic avec la méningite franche, I, 125; — diagnostic avec la méningite tuberculeuse, III, 585; — diagnostic avec la rougeole, III, 258; — diagnostic avec la tuberculisation, III, 379; — diagnostic avec la variole, III, 36.

*FIÈVRE CATARRHALE, I, 84.

*FIÈVRE CATARRHALE BRONCHO-PULMONAIRE, I, 465; simulant la tuberculisation, I, 475.

*FIÈVRE CATARRHALE GASTRO-INTESTINALE, *monographie*, I, 726; — cérébrale, voy. *Catarrhe ataxique gastro-intestinal*; — ataxique, voy. *Entérite typhoïde*.

FIÈVRE ÉPHÉMÈRE, diagnostic avec la pneumonie, I, 529; —ÉRUPTIVES dans la coqueluche, II, 634; — dans la fièvre typhoïde, II, 707; — GASTRICO-PITUITEUSE, voy. *Fièvre catarrhale gastro-intestinale*; —INTERMITTENTE compliquant la coqueluche, II, 636; — (influence de la scarlatine sur la), III, 200; —MUQUEUSE, voy. *Fièvre gastro-intestinale*; —RÉMITTENTE, voy. *Fièvre gastro-intestinale*; — DE SUPPURATION dans la variole, III, 32; — VERMINEUSE, III, 882.

FOETAL (état). Voy. *Atelectasis*.

FOETUS (maladies du), I, 9.

FOIE (dégénérescence graisseuse du) dans la diarrhée, I, 693; — chez les phthisiques, III, 848; — (lombrics dans le), III, 874; — tuberculisation, *monographie*, III, 845; — (tuméfaction du), diagnostic avec la phthisie péritonéale, III, 792; — avec le carreau, III, 817.

FOLLICULES intestinaux (lésions des), étude anatomique, I, 685.

G

GANGLIONS lymphatiques thoraciques, leur distribution, III, 608; — engorgement des ganglions lymphatiques sous-maxillaires dans la scarlatine, III, 173; — (inflammation des) dans la rougeole, III, 275; —bronchiques (tuberculisation des), *monographie*, III, 600; — mésentériques (tuberculisation des), *monographie*, III, 806; — distinction avec la phthisie péritonéale, III, 792; — (phlegmasie des) dans le carreau, III, 809.

III.

573; — avec la pneumonie tuberculeuse, III, 727; — avec la phthisie, III, 696, et 697; — avec la fièvre typhoïde, II, 699; — * règles de pronostic, I, 534; — * nature de la pneumonie, I, 537; — compliquant l'angine pseudo-membraneuse, I, 257; — influence de la rougeole sur la pneumonie, III, 290.

PNEUMONIE LOBULAIRE, *monographie.* Voy. *Broncho-pneumonie.*

PNEUMONIE chronique, III, 711.

PNEUMO-THORAX suite de phlegmasie pulmonaire, *monographie*, I, 602, et I, 606; — chez les tuberculeux, *monographie*, III, 762; — observation de guérison d'un pneumo-thorax, I, 614.

POITRINE (examen de la), I, 39.

POUDRES (mode d'administration des), I, 66.

* POULS. Nombre des pulsations aux différents âges, I, 34.

POUMON, maladies inflammatoires des poumons, I, 514; —maladies catarrhales des poumons, I, 408.

POUMON (œdème du), *monographie*, II, 185.

PRÉFACE de la 1re édition, I, VIII; — * de la 2e édition, I, 1.

* PRODROMES dans la méningite tuberculeuse, III, 469; — leur diagnostic, III, 582.

PRURIGO, II, 74.

PSEUDO-MÉNINGITE vermineuse, III, 880.

PSORIASIS, II, 74.

PTYALISME dans la variole, III, 46.

PURPURA, *monographie*, II, 314; — simplex primitif, II, 315; — observation, II, 316; — simplex secondaire, II, 317; — hæmorrhagica primitif, II, 318; — secondaire, II, 325; — constitutionnel, *monographie*, II, 323.

PURULENTE (diathèse), II, 117.

PUSTULE maligne, diagnostic avec la gangrène de la bouche, II, 376.

PYÉLITE calculeuse, *monographie*, II, 38.

R

RACHITISME, diagnostic avec l'hydrocéphalie, II, 170; — avec les tubercules, III, 376; — auscultation et percussion chez les rachitiques, I, 51.

* RALE trachéal, ses causes, I, 485; — muqueux dans le larynx (opinion de Reid), I, 487.

RAMOLLISSEMENTS.

** RAMOLLISSEMENT DE L'ESTOMAC, his-

torique, I, 657; — * aigu, *monographie* (voy. *Catarrhe* ou *entérite cholériforme*); — * chronique, *monographie*, I, 734; — nature, I, 775.

RAMOLLISSEMENT aigu du cerveau, I, 146; —blanc du cerveau, *monographie*, I, 149; — de la moelle, *monographie*, I, 171; — chronique de la moelle, I, 175; — — de la moelle dans la fièvre typhoïde, II, 707.

RATE, tuberculisation, III, 859; — (tuméfaction de la), diagnostic avec la phthisie péritonéale, III, 792; — avec le carreau, III, 817.

REINS, hypérémie, anémie et inflammation, *monographie*, II, 33; — tuberculisation, III, 852; — hémorrhagie, II, 310.

RESPIRATOIRES (nombre des mouvements) à l'état normal, I, 39; —*phlegmasies des voies en général, I, 388; — catarrhe des voies en général, I, 408; — lombrics dans les voies, III, 875.

RÉTROCESSION des dartres et des exanthèmes, II, 69.

* REVACCINATION, III, 115.

* RHUMATISMALE (diathèse) simulant la tuberculisation, III, 379.

RHUMATISME articulaire, *monographie*, II, 114; — * diagnostic du rhumatisme dans la première enfance, II, 120; — diagnostic de l'inflammation articulaire avec la diathèse purulente, II, 117; — avec l'inflammation articulaire variolique, II, 116; — avec l'épanchement sanguin articulaire, II, 118; — son influence sur la production des névroses, II, 451; — cause de chorée, II, 584; — dans la scarlatine, III, 193.

ROSÉOLE, *monographie*, II, 101; — sa nature, III, 260.

* ROUGEOLE, *monographie*, III, 228; —normale, description, III, 232; —description de l'éruption des différentes espèces de rougeole, III, 242; — diagnostic de la période prodromique, III, 257; — de la période éruptive, III, 260; —diagnostic avec le catarrhe intestinal, III, 258; — avec le coryza, III, 258; — avec la laryngite spasmodique, III, 258; — avec la roséole, III, 260; — avec la scarlatine, III, 258, 259, 261; — avec la fièvre typhoïde, III, 258; — avec la variole, III, 261. — Rougeole secondaire, diagnostic, III, 259; — anormale primitive, description, III, 235; — secondaire, description, III, 236; — influence de la rougeole sur les

maladies pendant le cours desquelles elle se développe, III, 290, — convulsions dans la rougeole, observation, III, 241 ; — rougeole hémorrhagique, III, 276 ; — observation, III, 277 ; — rougeole avec la scarlatine, III, 281 ; — avec la variole, III, 58.

S

SANGUIN (épanchement) articulaire, II, 118.

SANGSUES (accidents produits par les), I, 74 ; — application des sangsues, I, 73.

** SCARLATINE, *monographie*, III, 129; — anormale, description, III, 136; — inflammatoire, description, III, 137 ; — normale, description, III, 134 ; — putride, description, III, 137 ; — typhoïde, description, III, 137 ; — *encéphalopathie albuminurique, scarlatineuse, III, 182; — nature de la scarlatine, III, 159; — son influence sur les maladies pendant le cours desquelles elle se développe, III, 198; — compliquée par la rougeole, III, 281 ; — par la variole, III, 58; — *diagnostic de la congestion cutanée et de la scarlatine, I, 522; — diagnostic, III, 156; — avec la méningite franche, I, 125; — simulant la méningite tuberculeuse, observation, III, 224; — diagnostic avec la pneumonie, I, 529; — avec la rougeole, III, 258, 259, 261.

SCLÉRÈME, *monographie*, II, 106. — observation, II, 107; II, 112.

*SCORBUT, II, 238 ; — influence du scorbut sur la gangrène, II, 341.

SCORBUTIQUE (état). Voy. *cachectique.*

*SCROFULE, préliminaires, III, 314; — identité de nature de la scrofule et des tubercules, III, 315, 316; — conclusions, III, 319; — ses localisations, III, 315; — diagnostic, III, 320; — causes, III, 321 ; — influence de la rougeole sur la scrofule, III, 287.

*SCROFULEUSE (phthisie), III, 317.

SEVRAGE, cause de maladies, I, 11.

SINUS veineux (maladies des), *monographie*, I, 161, — lombrics dans les sinus frontaux, III, 874.

*SOUFFLE (bruit de) sur la fontanelle, manque chez les hydrocéphales, II, 159 ; — signe de rachitisme, II, 159.

** SPASME de la glotte, *monographie*, voy. *conclusion interne.*

** SPÉCIFIQUES, maladies générales aiguës, préliminaires, II, 509.

* STATISTIQUE (règle pour une bonne), III, 513.

STERTOR. Voy. *Râle trachéal.*

STOMACACE. Voy. *gangrène de la bouche.*

STOMATITE, ulcéro-membraneuse, *monographie*, I. 197 : — diagnostic avec la gangrène de la bouche, II, 375 ; — dans la rougeole, III, 267.

STROPHULUS, II, 74.

*SUDORALES (éruptions), II, 68; — diagnostic avec la scarlatine, III, 158.

*SYMPTOMES (marche, durée des), en général, I, 19.

*SYPHILIS, diagnostic avec les tubercules, III, 377; — cause de scrofule III, 401.

T

TABLEAU synoptique du plan de l'ouvrage, I, 16 et III.

TARTRE stibié (empoisonnement par le) I, 804.

TEIGNE, voy. *Faus*, II, 90.

*TERMINAISON des maladies en général, I, 29.

TÊTE (examen de la), I, 36 ; = volumineuse, diagnostic avec l'hydrocéphalie chronique, II, 170.

TÉTANOS, II, 487 ; — diagnostic du tétanos et du ramollissement de la moelle, I, 178 ; — traumatique, son diagnostic avec la contracture, II, 492; — ramollissement de la moelle à forme tétanique, I, 173.

THÉRAPEUTIQUE en général, I, 59.

THORAX (forme du), I, 40; — mensuration du thorax, I, 41 ; — déformation, I, 42 ; — auscultation et percussion, I, 47 51.

*TORTICOLIS, II, 488.

TOUX.

Toux produite par la dentition, I, 219 et 222.

Toux QUINTEUSE, III, 624, 685 ; — son diagnostic avec la coqueluche, II, 637 ; — signe phthisie bronchique, observation, III, 652.

* TRACHÉO-BRONCHITE, *monographie*, I, 480 ; — légère dans le cours de la première enfance, I, 481 ; — grave dans le cours de la première enfance, I,

482; — après l'âge des deux ans, I, 483.
** TUBERCULISATIONS préliminaires, III, 314.

TUBERCULISATION EN GÉNÉRAL, *monographie*, 330; — historique, III, 330; — anatomie pathologique, III, 333; — ** symptômes, III, 358; — diverses formes du début, III, 267; tableau de la maladie, III, 370; — forme aiguë, III, 370; — forme fébrile aiguë simple, III, 371; — forme fébrile typhoïde, III, 371; — forme chronique, III, 373; — ** diagnostic, III, 375; dans la première enfance, III, 376; dans la deuxième enfance, III, 378; — complications, III, 382; — pronostic. III, 383; — causes, III, 384; ** traitement, III, 410; — * identité de nature de la tuberculisation et de la scrofule, III, 315 et 316; — * conclusion sur ce point de doctrine, III, 319.

TUBERCULISATION dans la fièvre typhoïde, II, 708; — dans la rougeole, III, 286; — dans la scarlatine, III, 197; — dans la coqueluche, II, 631. — Influence de la fièvre typhoïde sur les tubercules, II, 708; — influence de la rougeole sur les tuberbules, III, 291; — influence de la scarlatine sur les tubercules, III, 201; — influence de la variole sur les tubercules, III, 66.

TUBERCULISATION du cerveau, *monographie*, III, 528 : — latente des méninges et du cerveau, *monographie*, III, 562; — tuberculisation du foie, *monographie*, III, 845 : — des ganglions bronchiques, *monographie*, III, 600; — diagnostic avec la coqueluche, II, 639; — tuberculisation du larynx, *monographie*, III, 592; — des ganglions mésentériques, *monographie*, III, 806; — gastro-intestinal, *monographie*, III, 631; — des os du crâne, III, 573; — otite tuberculeuse, III, 576; — tuberculisation du péricarde et du cœur, III, 774; — du péritoine, *monographie*, III, 679; — des plèvres, *monographie*, III, 737; — des poumons, *monographie*, III, 654; — de la rate, III, 859; — des reins, III, 852.

TUMEURS cérébrales, diagnostic avec les tubercules, III, 554.

TYMPANITE, diagnostic avec la phthisie péritonéale, III, 791.

U

ULCÉRATIONS intestinales, caractères anatomiques, I, 678; II, 668; III, 832,
URÈTHRE (lombrics dans l'), III, 877,
URTICAIRE, II, 72.

V

*VACCIN, III, 118.
*VACCINATION (opportunité de la); III, 124.
*VACCINE, *monographie*, III, 105; — son influence sur la variole, III, 68; — vaccine vraie et anomale, description III, 109; — fausse, varicelle, description, III, 116; — influence réciproque de la vaccine et des maladies pendant le cours desquelles on inocule le vaccin, III, 113.

VACUOLES pulmonaires, diagnostic avec les abcès du poumon, I, 421.

* VAGINITE, II, 128.

VAISSEAUX (perforation des), anatomie, III, 616.

VARICELLE (description), III, 11.

** VARIOLE, *monographie*, III, 1; — normale, description, III, 7; — anomale, description, III, 9; — diagnostic de l'espèce de variole, d'après les prodromes, III, 39; — son influence sur les maladies dans le cours desquelles elle se développe, III, 64; — ** variole et vaccine, III, 68; — diagnostic de la variole, avec la méningite franche, I, 125; — avec la rougeole, III, 261; — variole hémorrhagique, III, 53.

VARIOLE et VARIOLOÏDE (différence entre les éruptions des), III, 27.

VARIOLOÏDE normale description, III, 10; — anormale, description, III, 11.

VERMINEUSES (maladies), diagnostic avec la méningite tuberculeuse, III, 584; — avec la tuberculisation, III, 281.

VERS intestinaux, III, 852.

VÉSICATOIRES, I, 70.

VOIX (altération de la), par compression du pneumo-gastrique, III, 627.

* VULVITE, voy. *Leucorrhée*.

VULVO-VAGINITE, voy. *Leucorrhée*.

FIN DE LA TABLE ANALYTIQUE.

RÉPERTOIRE THÉRAPEUTIQUE

OU

TABLE ALPHABÉTIQUE ET ANALYTIQUE

DE LA

PARTIE THÉRAPEUTIQUE DE CET OUVRAGE.

Cette table contient l'énumération des différentes médications dirigées contre les maladies qui ont été étudiées dans cet ouvrage, et l'indication du volume et de la page où sont inscrits le mode d'administration et les doses des principaux remèdes en usage chez les enfants.

A

* **ABCÈS** rétropharyngiens. *Traitement*, I, 243; — antiphlogistiques, incision.

ACÉTATE d'ammoniaque (formule), III, 212.

ACIDE chlorhydrique, son emploi comme caustique de la gorge, I; 261.

ACONIT, I, 503; II, 727.

AFFUSIONS froides, I; 69; III; 217; — détail du procédé, effets physiologiques; etc.; III, 308; 520:

AIR, hygiène dans la seconde enfance, III, 413.

* **ALIMENTATION** dans la première enfance, I, 722; 763; — dans la deuxième enfance, III, 410.

ALIMENTATION, son influence dans les maladies de la peau, II, 68.

ALLAITEMENT, sa difficulté dans le coryza; I; 187.

ALUN. Son emploi comme caustique de la gorge; I, 261.

* **AMMONIAQUE** à l'intérieur (formule); II, 652.

* **AMYGDALES** (hypertrophie des), *Traitement*, I, 238; — *Répertoire* : huile de foie de morue, noyer; alun, chlorure de chaux sec; cautérisation, compression, ablation.

ANASARQUE. *Traitement*, II, 225; — indications, II, 225; — médications, II, 225; — *Répertoire* : antiphlogistiques, diurétiques, digitale, diète sèche, sudorifiques, purgatifs, révulsifs cutanés, toniques, topiques, hygiène; — résumé II, 330.

ANASARQUE dans la fièvre typhoïde, *traitement*, II, 727; — dans la scarlatine; voy. *Hydropisies*.

ANGINE grave. *Traitement*, I, 230.— *Répertoire* : émissions sanguines, vomitifs, frictions mercurielles, topiques divers; — résumé, I; 231.

ANGINE, légère. *Traitement*, I, 230; — *Répertoire* : émollients, frictions opiacées; alun, cautérisation au nitrate d'argent, cataplasmes contre-indiqués.

ANGINE PSEUDO-MEMBRANEUSE. *Traitement*, I, 260 à 265; — indications; I, 260; — examen des médications, I, 260, — *traitement topique* : acide chlorhydrique, nitrate d'argent, alun; *traitement général* : antiphlogistiques; spécifiques, toniques; — résumé, I, 264.

ANTIMONIALES (préparations), I, 503; III, 423, — (oxyde blanc), I, 542.

ANTISPASMODIQUES (formule), I, 364; II, 480, 655.

* **ANURIE.** *Traitement*, II, 37; — Ré-

pertoire : diurétiques, lavements, fomentations, demi-bains chauds.

* **APHTHES.** *Traitement*, I, 209 ; —
Répertoire : hygiène, bains, nitrate de
potasse, teinture d'aconit, laxatifs, vomitifs, borax, mucilage de coings, vinaigre, nitrate d'argent.

ARACHNITIS. Voy. *Méningite franche.*

ARTICULAIRES (inflammations).
Traitement, III, 99.

ASA FOETIDA, I, 361 ; II, 656.

ASCARIDES lombricoïdes. *Traitement*, III, 888 ; — *Répertoire :* anthelminthiques, mousse de Corse, semen
contra, armoise, tanaisie, aurone, absinthe, ail, camphre, asa fœtida, purgatifs, toniques, régime ; — résumé,
III, 893.

ASCITE. *Traitement*, II, 208 ; — indications, II, 208 ; — médications, II,
208. — *Répertoire :* antiphlogistiques,
purgatifs, diurétiques, toniques, compression, paracentèse.

ATELECTASIS. *Traitement*, I, 397.

B

BAINS, I, 68 ; — température, I, 68 ;
—mode d'administration, I, 69 ; — précautions, I, 69 ; — froids, I, 69 ; — aromatiques (formule), I, 362 ; — de vapeur, II, 59 ; — gélatineux, II, 81 ; —
alcalins, II, 81 ; — * de sublimé, II, 82 ;
—sulfureux, III, 427 ; — salés, III, 427 ;
—hygiéniques dans la seconde enfance,
II, 413 ; — dans la bronchite suffocante,
I, 495 ; — dans la péritonite, II, 17 ; —
dans la fièvre typhoïde, II, 726 ; —
dans la variole, III, 97 ; — dans la scarlatine, III, 224 ; — dans la rougeole
III, 312.

BELLADONE (formule), I, 490, —
(pilules d'opium et de), formule, II,
598 ; — effets physiologiques, doses,
formules, II, 652 ; III, 208.

BRIGHT (maladie de). *Traitement*,
II, 57 ; — prophylaxie, II, 57 ; — indications, II, 58 ; — *Répertoire :* antiphlogistiques, purgatifs, sudorifiques, diurétiques, digitale, * nitrate de chaux,
* mouchetures ; — résumé, II, 61.

BRONCHITE, voy. *Trachéo - Bronchite ;* — suffocante suraiguë. *Traitement*, I, 473 ; — indications, I, 493 ; —
médications, I, 493 ; — *Répertoire :* vomitifs, révulsifs, calmants et antispas-

modiques, bains, toniques, et stimulants, — résumé, I, 496.

BRONCHITE CAPILLAIRE, voy, *Broncho-
pneumonie.*

BRONCHITE CHRONIQUE. *Traitement*, I,
513 ; — membraneuse chronique. *Traitement*, I, 596.

BRONCHITE et broncho - pneumonie
dans la rougeole. *Traitement*, III, 305 ;
— *Répertoire :* émissions sanguines,
antimoniaux, vomitifs, * chlorhydrate
d'ammoniaque, * carbonate d'ammoniaque, balsamiques, vésicatoires.

BRONCHITE et pneumonie dans la variole, *traitement*, III, 99 ; — dans la
fièvre typhoïde, *traitement*, II, 727 ; —
dans la phthisie (voy. *Phthisie*).

** **BRONCHO-PNEUMONIE.** *Traitement*, I, 501 ; — indications, I, 501 ; —
médications, I, 501 ; — *Répertoire :* émissions sanguines, vomitifs, antimoniaux,
aconit, acétate de plomb, révulsifs,
bains, toniques, sulfate de quinine, eaux
minérales, — résumé, I, 505 ; — cachectique, *traitement*, I, 508.

C

* **CAFÉ** dans la coqueluche, II, 651.

CALOMEL, III, 521 ; — et digitale
(poudre de), formule, I, 590 ; III, 216 ;
— emploi du calomel et de l'alun, I,
307.

CAMPHRE (poudre de), formule, III,
215.

CANULES (des) dans la trachéotomie), I, 335.

CARBONATE d'ammoniaque, formule, III, 221.

CAROTIDES (compression des), I,
144 ; II, 477 ; III, 217.

CATAPLASMES, II, 82.

CATARRHALE (fièvre) gastro-intestinale, traitement de la forme grave, I,
729.

* **CATARRHE** BRONCHO-PULMONAIRE
(considérations générales sur le traitement du), I, 477 ; — indications,
I, 478 ; — tirées de la nature de
la maladie, I, 478 ; — de la forme de
la maladie, I, 478 ; — du siége de la
maladie, I, 478 ; — de l'espèce anatomique, I, 479 ; — de la prédominance
de certains symptômes, I, 479 ; — de
l'état des forces, I, 480 ; — de la période
de la maladie, I, 480.

CATARRHE GASTRO-INTESTINAL. Traitement en général, I, 721 ; — indica-

tions, I, 722;—fournies par les causes, I, 722 (alimentation, I, 722; changement de nourrice, lait d'ânesse, hygiène corporelle) ; par la nature de la maladie, I, 725 ;— par les formes symptomatiques, I, 726; — par le siége et l'espèce de lésions, I, 726; — par l'état des forces; I, 726.

CATARRHE GASTRO-INTESTINAL ATAXIQUE. *Traitement*, I, 784; — *Répertoire:* calomel, cataplasmes, bains de son, sangsues, purgatifs, incision des gencives.

CATARRHE CHRONIQUE de l'estomac, *traitement*, I, 736; — forme légère, I, 736; — forme grave, I, 736.

CATARRHE et phlegmasies catarrhales chroniques des intestins (voy. *Diarrhée chronique*); — et phlegmasie catarrhale aiguë des intestins, (voy. *Diarrhée*); — intestinal dans la variole, *traitement*, III, 99 ; — intestinal dans la rougeole, *traitement*, III, 307.

CAUTÉRISATION de la bouche par les caustiques énergiques, procédé, II, 386 ; — *laryngée avec les caustiques liquides, procédé, I, 311.

CAUTÉRISATION dans l'angine simple, I, 230.

CÉRÉBRAUX (accidens) dans la rougeole, *traitement*, III, 307; — *Répertoire:* émissions sanguines, opium, musc, affusions froides ;— (accidens) dans la scarlatine, *traitement*, III, 216 ; — *Répertoire :* affusions froides, carbonate d'ammoniaque, musc.

CERVEAU (tubercules du), *traitement*, III, 560; — indications, III, 560; — médications, III, 560; — *Répertoire:* iode, toniques, exutoires, antiphlogistiques, — traitement des symptômes, III, 561.

CHENOPODIUM ambrosioïdes , II , 598.

* CHLORATE de potasse. Mode d'administration et doses, I, 203.

. * CHLOROFORME (inhalation de), II, 541 ; — liniment, II, 123.

Chlorure de chaux, sans emploi topique dans les maladies de la bouche ; I, 202.

CHOLÉRA INFANTUM. Voy. *Entérite cholériforme*.

CHORÉE. *Traitement*, II, 589; — indications, II, 589; — médications, II, 590;—*Répertoire:* zinc, valériane, narcotiques, tétaniques contre-indiqués, toniques, fer, arsenic,* actea racemosa,

*iodhytrate de potasse, toniques externes, *gymnastique, purgatifs, révulsifs contre-indiqués, hygiène; — résumé, II, 597.

CIGUË, III, 647.

COCHENILLE (formule), II, 651.

COLITE (voy. *Catarrhe*), III, 704.

** COEUR (maladies organiques du), *Traitement*, I, 652; — indications, I, 652 ; médications et résumé, I, 652 ; — *Répertoire :* émissions sanguines, digitale, *iodhytrate de potasse, *eau de Wildegg, fer, huile de foie de morue.

* COLLODION. Préservatif des eschares, II, 727.

COLOMBO (formule), I, 761.

* COMPRESSION des carotides, — procédé, I, 144; — dans l'éclampsie, II, 477; III, 217.

CONTRACTURE. Voy. *Convulsion externe tonique*.

CONVULSION externe clonique. *Traitement*, II, 476; —indications, médications, II, 476 ; — *Répertoire :* antiphlogistiques, compression des carotides, dérivatifs, purgatifs, antispasmodiques, antipériodiques, toniques excitants; — résumé, II, 481.

CONVULSION externe tonique, *Traitement*, II, 496 ; — indications, II, 496; — médications, II, 497 ;—*Répertoire :* bains, onctions calmantes, oxyde de zinc.

CONVULSION interne. *Traitement*, II, 536; — indications, II, 537; — médications, II, 537; — *Répertoire :* antispasmodiques, narcotiques, évacuants, bains, incision des gencives, émissions sanguines, altérants, hygiène, traitement de l'accès, II, 541 ; — inhalation d'éther et de chloroforme; — résumé, II, 541.

COQUELUCHE. *Traitement*, II, 647; — indications, II, 647 ; — médications, II, 647; — traitement préservatif, II, 648; — traitement de la première période, II, 648 ; — traitement de la seconde période, II, 648 ; — *Répertoire :* émissions sanguines contre-indiquées, soufre, sous-carbonate de fer, oxyde de zinc, gui de chêne, orties, * cochenille, * café, belladone, opium, laitue vireuse, acide cyanhydrique, antispasmodiques, musc, asa fœtida, * nitrate d'argent, révulsifs contre-indiqués, frictions térébenthinées ; traitement des complications, II, 659; changement d'air; — résumé II, 661.

* CORYZA catarrhal. *Traitement*, I,

187; *Répertoire :* pommades, nitrate d'argent; calomel, vésicatoires, trachéotomie, I, 188.

CORYZA, pseudo-membraneux. *Traitement*, I, 192; — indications I, 192; — médications I, 192; — *Répertoire :* émissions sanguines; révulsifs, purgatifs; calomel, injections, insufflation d'alun ou de calomel; cautérisation,

CROTON (huile de); frictions III, 525; I, 135; à l'intérieur (formule), I, 135.

CROUP. Voy. *Laryngite membraneuse;* — faux (voy. *Laryngite spasmodique*).

D

DENTITION (sirop de), I, 217.

DIARRHÉE. *Traitement*, I, 740; — indications, I, 740; — médications résumé, I, 741; — *Répertoire :* calomel; bismuth, laudanum, bois de campêche, décoction blanche, cataplasmes; lavements émollients; bains, sangsues; alimentation.

DIARRHÉE CHRONIQUE. *Traitement*; I, 758; — indications, I; 758; — médications, I, 759; — *Répertoire :* évacuants; alcalins, astringents, nitrate d'argent, toniques, colombo; fer; or; narcotiques; stimulants, antiphlogistiques, alimentation, * hygiène; viande crue ; — résumé; I, 765.

* DIÈTE (indications et contre-indications de la), I. 63; sèche, II, 227.

DIGITALE (potion de) formule; I, 931; II; 226; II, 60.

DILATATEURS (des) dans la trachéotomie, I, 335.

DOUCHES. Mode d'administration, indications et contre-indications; I, 182.

DOWER (poudre de); II, 123.

DYSENTERIE. *Traitement*; I, 795; — *Répertoire :* sangsues; opium; bains, toniques, alimentation.

E

EAUX minérales dans la phthisie; III, 423.

ÉCLAMPSIE externe clonique. Voy. *Convulsion.*

ÉCOUVILLONNEMENT dans la trachéotomie I, 336.

ECZÉMA. Traitement; II, 89. Voy. *Impétigo.*

EMBARRAS gastrique: *Traitement;* I, 733 ; — indications, I, 733; — médications et résumé; I, 733; — *Répertoire:* vomitifs purgatifs, antiphlogistiques, sulfate de quinine.

ÉMÉTIQUE à la dose contro-stimulante; I; 539.

ÉMISSIONS sanguines, I, 131, 151, 158, 316, 359, 538; — * leurs inconvénients; III, 519.

* ENCÉPHALOPATHIE albuminurique scarlatineuse. *Traitement*, III, 216; *Répertoire :* émissions sanguines, calomel, digitale, vésicatoires, compression des carotides; mouchetures.

ENDERMIQUE (méthode), I, 67; — application des pommades dans l'aisselle, I, 68.

* ENTÉRITE cholériforme. *Traitement;* I, 776; — indications; I. 779; — médications; I, 779; — *Répertoire :* calomel, nitrate d'argent; opium, térébenthine, lavements salés; alcalins; toniques; — résumé, I, 782.

ENTÉRITE et entéro-colite: Voy. *Catarrhes.*

ENTÉRITE typhoïde. *Traitement;* I, 788.

ENTÉRITE dans la fièvre typhoïde, *traitement;* II; 717; — dans la variole, *traitement;* III; 94; — dans la rougeole; *traitement;* III; 307; — dans la phthisie; *traitement*, III; 843.

ÉPILATOIRES (poudre et pommade); II; 98.

** ÉPISTAXIS. *Traitement;* II; 285; — *Répertoire :* traitement général : toniques; fer, astringents; — traitement local : froid; révulsifs aux extrémités; injections, astringentes; tamponnement; élévation des bras, éther sur le front; seigle ergoté et insufflations.

* ÉRYSIPÈLE des nouveau-nés. *Traitement*, II, 174; — *Répertoire :* pommade au sulfate de fer; frictions mercurielles ; vésicatoires ; cautérisation, bains de sublimé; teinture de belladone; — dans la seconde enfance; purgatifs légers; révulsifs; frictions avec l'onguent napolitain.

EXERCICE dans la seconde enfance; III; 413.

EXPECTATION (voy. *Médecine expectante*).

F

FARINE de seigle, II, 123.

FAVUS. *Traitement*, II, 97 , — indications, II, 97 ; — médications, II, 98 ; — *Répertoire* : topiques, calotte épilatoire, traitement des frères Mahon, *traitement du docteur Henriette, liniment de Barlow, iodure de soufre, cautérisation, médication générale ; — résumé, II, 101.

FER, ses différentes préparations, III, 426.

FER (tartrate de) et de potasse, formule, II, 331 ; — poudre de quinquina et de fer, formule, II, 334 ; — poudre de limaille de — et d'opium, formule, II, 592 ; — sous-carbonate de — II, 649 ; — pernitrate de — I, 761.

** FIÈVRE typhoïde. *Traitement*, II, 717 ; — indications, II, 717 ; — médications, II, 718 ; — traitement préservatif, II, 718 ; — traitement curatif, II, 717 ; — répertoire : purgatifs, antiphlogistiques contre-indiqués, altérants contre-indiqués, toniques, antispasmodiques, révulsifs, médication tempérante, médication expectante, — traitement des complications, II, 727, — traitements des auteurs, II, 728, Wendt, Evanson et Maunsell, Meissner ; — résumé, II, 730.

FOMENTATIONS, I, 69.

G

GANGLIONS bronchiques (tuberculisation des). Voy. *Phthisie bronchique.*

GANGLIONS mésentériques (tuberculisation des), *traitement*, III, 823, — *Répertoire* : mercure, iode, teinture d'iode, eaux de Lavey, huile de foie de morue, calmants ; — résumé, III, 826.

GANGRÈNES (traitement des) en général, II, 345.

GANGRÈNE DE LA BOUCHE. *Traitement*, II, 384 ; — indications, II, 384 ; médications, II, 385 ; — *Répertoire* : caustiques, excitants, topiques, toniques, mercuriaux et antiphlogistiques contre-indiqués, purgatifs, vomitifs, hygiène ; — résumé, II, 388.

GANGRÈNE DU PHARYNX. *Traitement*, II, 400 ; — indications, II, 400 ; — médications, II, 400 ; — *Répertoire* : chlorure de chaux et quinquina en injections, toniques.

GANGRÈNE DU POUMON. *Traitement*, II, 417 ; — *Répertoire* : toniques, chlorures.

GANGRÈNE SPONTANÉE. *Traitement*, II, 432 ; — *Répertoire* : chaleur, topiques,

émissions sanguines ; — amputation ; — résumé, II, 434.

GANGRÈNE DISSÉMINÉE DE LA PEAU. *Traitement*, II, 444 ; — indications, II, 444 ; — médications, II, 444 ; — *Répertoire* : chlorure de chaux, toniques, astringents, tannate de plomb, médication générale, hygiène ; — résumé, II, 445.

GANGRÈNE dans la fièvre typhoïde. *Traitement*, II, 727 ; — dans la variole, *traitement*, III, 101.

GARGARISMES, mode d'administration, I, 67 ; — tonique, I, 265.

GOUDRON (pommade de), formule, II, 83.

* GYMNASTIQUE dans la paralysie essentielle, II, 563 ; — dans la chorée, II, 593.

H

HÉMATÉMÈSE, voy. *Hémorrhagie de l'estomac.*

HÉMORRHAGIE encéphalique. *Traitement*, II, 277 ; — primitive aiguë, II, 278 ; — *Répertoire* : émissions sanguines, révulsifs intestinaux et cutanés, grandes ventouses ; — secondaire aiguë, II, 279 ; — arachnoïdienne chronique, II, 279, traitement de Gœlis pour l'hydrocéphale, ponction ; — cachectique, II, 279.

HÉMORRHAGIE DE L'ESTOMAC ET DES INTESTINS. *Traitement*, II, 209, froid, lavements contre-indiqués, toniques, ferrugineux ; — dans la variole, *traitement*, III, 100 ; — rénale, *traitement* par la digitale, II, 312.

HÉPATITE. *Traitement*, II, 29 ; — forme fébrile, II, 29 ; — *Répertoire* : émissions sanguines, résolutifs, excitants de la sécrétion biliaire ; — * forme apyrétique, II, 30 ; — *Répertoire* : laxatifs, amers, eau alcaline.

** HUILE de foie de morue, III, 426, préparations diverses, doses ; — de ricin, formule, II, 719.

HYDRIODATE de potasse, III, 502.

* HYDROBROMATE de potasse, III, 216.

HYDROCÉPHALIE aiguë, voy. *Méningite franche* ou *Encéphalopathie scarlatineuse.*

HYDROCÉPHALIE CHRONIQUE. *Traitement*, II, 175 ; — indications, II, 175 ; — médications, II, 176 ; — *Répertoire* : ponction, compression par les bandelettes agglutinatives, mercuriaux, traitement de Gœlis.

HYDROCHLORATE d'ammoniaque, I, 488; — d'or dans l'hydropsie, III, 216.

HYDROCYANIQUE (acide), II, 655.

HYDROPÉRICARDE. Traitement, II, 202.

HYDROPISIES en général, *traitement*, II, 140.

HYDROPISIES dans la scarlatine. *Traitement*, III, 215; — *Répertoire :* poudre de calomel et de digitale, solution de crème de tartre et de nitre, oxymel scillitique, genièvre, hydrochlorate d'or, * hydrobromate de potasse, * acétate de plomb.

* HYDROTHÉRAPIE, I, 69; I, 132; I, 151; I, 316; III, 648.

HYDROTHORAX, traitement, II, 199

* HYGIÉNIQUE (heureuse influence du traitement — dans les maladies de l'enfance), I, 61.

HYPERTROPHIE cérébrale, *traitement*, I, 157, — prophylaxie, I, 157; — *Répertoire :* émissions sanguines, opium, I, 157.

I

IATRALEPTIQUE (méthode), I, 67.

IMPÉTIGO. *Traitement*, II, 70; — indications, II, 80; — aigu, II, 80; — chronique, II, 80; — examen des médications, II, 80; — *Répertoire :* émissions sanguines, bains simples ou médicamenteux, topiques émollients, topiques spécifiques, zinc, sulfure de potasse, sous-carbonate de soude, liniment oléo-calcaire, pommade de goudron; — médication générale : pensée sauvage, salsepareille, douce-amère, poudre de Plummer, soufre; — hygiène, II, 85; — résumé, II, 86.

* INHALATIONS gazeuses médicamenteuses, I, 313.

IODE, I, 136; — et ses préparations, III, 420, 521.

IODURE de fer, III, 421; — de soufre, pommade, II, 100.

* INVAGINATION. *Traitement*, I, 827; — préservatif, I, 827; — curatif de la première période, I, 827; — *traitement médical*, I, 827; — *Répertoire :* purgatifs, calmants, antiphlogistiques doux; — *traitement mécanique*, I, 829; — insufflation; injection forcée de l'eau; refoulement par la sonde; — *traitement chirurgical*, I, 831; — ses indications, contre-indications; — traitement de la seconde période, I, 832.

J

JAMES (poudre de), I, 543.
JUSQUIAME (formule), III, 302.

K

KERMÈS, I, 315, 543.

L

LAITUE vireuse, II, 655.

LARYNGITE érythémateuse et ulcéreuse aiguës. *Traitement*, I, 379; indications, I, 379; — examen des médications, I, 379; — *Répertoire :* émissions sanguines, calomel, vomitifs, révulsifs, calmants; — Résumé du traitement de la laryngite légère, I, 381; Résumé du traitement de la laryngite grave, I, 381.

** LARYNGITE PSEUDO-MEMBRANEUSE. *Traitement*, I, 304; — indications, I, 304; — examen des médications, I, 306; — *Répertoire :* mercure, sulfure de potasse, sulfate de cuivre, polygala, cautérisation avec les caustiques liquides; — inhalations gazeuses, vomitifs, kermès, sternutatoires, affusions froides, émissions sanguines, révulsifs; — Résumé, I, 319; — trachéotomie, *voyez ce mot.*

LARYNGITE pseudo-membraneuse dans la scarlatine. *Traitement*, III, 215.

LARYNGITE SPASMODIQUE. *Traitement*, I, 358; — indications, I, 358; — examen des médications, I, 359; — *Répertoire :* — émissions sanguines, I, 359; — révulsifs, I, 360; — vomitifs, purgatifs; antispasmodiques, asa fœtida, bains; — traitement de l'accès, I, 363; — Résumé, 363.

* LARYNGITE, suite de brûlure de la glotte. *Traitement*, I, 388; — *Répertoire :* opium, mercure, vomitifs, scarification de l'épiglotte, trachéotomie.

LARYNGO - TRACHÉOTOMIE, I, 332.

LAVEMENTS (mode d'administration), dose, I, 66; — tonique au quinquina, I, 265.

LEUCORRHÉE. *Traitement*, II, 132.

LINIMENT de Barlow. Formule, II, 100.

LOTIONS froides, I, 69.

M

MALADIES générales aiguës spécifiques. *Traitement*, II, 608; — prophy-laxie, II, 608; — Traitement curatif, II, 609.

*MÉDECINE expectante (son utilité), I, 60.

MÉDICAMENTS (mode d'administra-tion des — chez les enfants), I, 64.

* MÉDICATION (cause de maladie), I, 62.

* MELÆNA, voyez *Hémorrhagie* de l'estomac et des intestins.

** MÉNINGITE franche. *Traitement*, I, 129; prophylaxie, I, 130; — Traite-ment curatif, I, 131; — indications, I, 131; — examen des médications, I, 131; — *Répertoire* : émissions sangui-nes, hydrothérapie, révulsifs, * frictions huileuses, purgatifs, mercure, * iode, * opium, * sulfate de quinine; — Ré-sumé, I, 138.

MÉNINGITE RACHIDIENNE. *Traitement*, I, 170; — émissions sanguines, I, 170.

MÉNINGITE TUBERCULEUSE. *Traitement*, III, 517; — prophylaxie, III, 517; — Traitement curatif, III, 518; — indica-tions, III, 518; — médications, III, 519; — *Répertoire* : émissions sanguines, III, 519; affusions froides, purgatifs, mer-curiaux, * iode, * iodhydrate de po-tasse, * or, * sulfure de potasse, révul-sifs; — résumé, III, 527.

MERCURE, I, 136, 305, — soluble de Hahnemann, I, 307.

MORTON (pilules de), III, 704.

MOUCHETURES, II, 61.

MUGUET. *Traitement*, I, 215; — prophylaxie, I, 215; — *Répertoire* : to-pique, borax, nitrate d'argent, calomel.

MUSC, II, 655.

N

NÉVROSES en général. *Traitement*, II, 453.

NITRATE d'argent (son emploi com-me caustique de la gorge), I, 261; — à l'intérieur dans la diarrhée (formule), I, 761.

NITRATE de chaux, II, 60.

NITRATE de potasse (potion ou for-mule), I, 631; II, 230; — de potasse avec la crème de tartre soluble (for-mule), III, 216.

NOURRICE (changement de), II, 90.

NOYER (préparations de), III, 427.

O

* OEDÈME de la glotte. *Traitement*,

II, 184; — *Répertoire* : émissions san-guines, huile de croton, vésicatoires, sialagogues, diurétiques, sudorifiques, insufflations d'alun, cautérisation, sca-rifications.

OEDÈME du poumon. *Traitement*, II, 194; forme aiguë suffocante, II, 194; — *Répertoire* : émissions sanguines, émétique, purgatifs, vésicatoires, sti-mulants.

ONANISME. Traitement, III, 417.

OPHTHALMIE dans la rougeole. *Traitement*, III, 307; — dans la variole. *Traitement*, III, 100.

OPIUM, I, 137, 151, 158; II, 19, 654.

OR (préparations d'), I, 762.

*OREILLONS. *Traitement*, II, 615.

OTITE aiguë. *Traitement*, II, 127; — indications, II, 127; — résumé, II, 127.

OTITE chronique. *Traitement*, III, 581.

** OTORRHÉE chronique. *Traite-ment*, II, 128; — *Répertoire* : huile de foie de morue, préparations de noyer, eau de Wildegg, insufflations d'alun, cautérisations.

OXYURE vermiculaire. *Traitement*, III, 895; — *Répertoire* : fleurs de soufre, absinthe, eau froide, ail, asa fœtida, huile d'olive, eau de chaux, pommade mercurielle, lavements.

P

*PARALYSIE essentielle. *Traitement*, II, 562; — *Répertoire* : purgatifs, mer-curiaux, scarifications des gencives, ven-touses, traitement du docteur Heine; noix vomique, sulfate de strychnine, rhus toxicodendron, percarbure de soufre, phosphore en frictions; dou-ches de vapeur, électricité; — trai-tement de la période atrophique, II, 563; — section des tendons, orthopé-die, gymnastique.

PEAU (maladies de la). *Traitement*, indications et contre-indications, II, 70.

PÉDILUVES (mode d'administration), I, 69.

PENSÉE sauvage, II, 84.

PERFORATION intestinale. *Traite-ment*, II, 727.

PÉRICARDITE. *Traitement*, I, 629; — indications, I, 629; médications, I, 629; — *Répertoire* : antiphlogistiques, réactifs du cœur, altérants, révulsifs; — résumé, I, 631.

PÉRITONITE aiguë. *Traitement*, II, 16; indurations, II, 16; — médications, II, 17; — *Répertoire :* antiphlogistiques, bains, topiques calmants , mercure, opium ; — Résumé, II, 19.

PÉRITONITE DES TUBERCULEUX. *Traitement*, III, 805; — calmants, narcotiques, bains, mercure, pernitrate de fer, I, 760.

PHARYNGITE dans la scarlatine. *Traitement*, III, 213.

PHLÉBITE des sinus veineux. *Traitement*, I, 167.

PHLEGMASIES en général. *Traitement*, I, 89.

* PHLEGMASIES en général chez les tuberculeux. *Traitement*, III, 444.

* PHLEGMASIE gastro-intestinale par irritants locaux. *Traitement*, I, 804; — *Répertoire :* antiphlogistiques, réfrigérants, opiacés, régime ;—Résumé, I, 805.

PHOSPHORE, III, 526.

PHTHISIE. Voy. *Tuberculisation*.

PHTHISIE bronchique. *Traitement*, III, 645 ; — indications, III, 645; — médications, III, 646; — *Répertoire :* huile de foie de morue, préparations d'iode et de noyer, ciguë, extrait de laitue, belladone, jusquiame, lavements d'asa fœtida, * hydrothérapie ; — Résumé, III, 651.

PHTHISIE PULMONAIRE.*Traitement*, III, 702 ; — indications, III, 702; — médications, III, 702; — hygiène, III, 702 ; — *Répertoire :* iodure de fer, huile de morue, toniques, eaux minérales, ciguë, aconit, digitale, émétique contre-indiqué, balsamiques, fumigations; — Résumé, III, 705.

PHTHISIES (PHLEGMASIES BRONCHO-PULMONAIRES dans la —). *Traitement*, III, 730;—*Répertoire :* émissions sanguines, vomitifs, digitale, balsamique, sulfureux ; — résumé, III, 731.

PHTHISIE PÉRITONÉALE. *Traitement*,III, 795; — *Répertoire :* antiphlogistiques, mercure, bain, * topiques, traitement général ; — résumé, III, 798.

PILULES (mode d'administration), I, 66.

PLEURÉSIE. *Traitement*, I, 582 ; — indications, I, 582; — médications, I, 583; — *Répertoire :* émissions sanguines, tartre stibié, altérants, diurétiques, purgatifs, révulsifs, toniques. —Thoracentèse; — Résumé, I, 589.

PLEURÉSIE chez les tuberculeux. *Traitement*, III, 759.

PLOMB (acétate de), I, 503 ; — gargarisme, formule, III, 214 ; — (tannate de), formule, II, 445.

PLUMMER (poudre de), formule, II, 85.

PNEUMONIE lobaire. *Traitement*, I, 538;indications, I, 538 ; — médications, I, 538 ; — *Répertoire :* émissions sanguines, I, 538; — émétique, I, 539; — méthode mixte de Laënnec, I, 541 ; — oxyde blanc d'antimoine, I, 542 ; — kermès, poudre de James, vomitifs, purgatifs, expectorants, calomel, toniques, exutoires ; — Résumé, I, 545.

PNEUMONIE dans la phthisie. *Traitement*, voy. *Phthisie; —* dans la fièvre typhoïde. *Traitement*, II, 727.

PNEUMO-THORAX en général. *Traitement*, I, 606.

PNEUMO-THORAX dans la phthisie. *Traitement*, III, 773 ; — *Répertoire :* opium, fomentations, narcotiques, cataplasmes, sangsues.

PNEUMO-THORAX, suite de pneumonie. *Traitement*, I, 610.

POLYGALA, I, 310.

* POMMADE de Lausanne vésicante, I, 72.

PONCTION dans l'hydrocéphalie arachnoïdienne, II, 279.

POUDRES (mode d'administration), I, 66.

PROPHYLAXIE des maladies cérébrales aiguës, I, 130; — de la tuberculisation, III, 410; — de la méningite tuberculeuse, III, 517.

PTYALISME dans la variole. *Traitement*, III, 99.

PURGATIFS, I, 135; II, 479, 719.

PURPURA. *Traitement*, II, 329; — indications, II, 329; — médications, II, 330; — *Répertoire :* antiphlogistiques, purgatifs, toniques, quinquina, ferrugineux, astringents, * ergotine, térébenthine, traitement local, II, 332; — Résumé, II, 333.

Q

QUINQUINA (ses différentes préparations), III, 426; — (potion tonique avec l'extrait de), formule, I, 265; II, 331.

R

* RAMOLLISSEMENT blanc du cerveau. *Traitement*, I, 151; — prophylaxie, I, 151; *Répertoire :* bains, fo-

mentations, affusions froides, applications d'éther, de chloroforme, opiacés, sulfate de quinine, émissions sanguines contre-indiquées, I, 151.

RAMOLLISSEMENT DE LA MOELLE. *Traitement*, I, 180; — indications, I, 180; médications; — résumé, I, 180; — forme aiguë, I, 180; — forme chronique, I, 181; — *Répertoire* : émissions sanguines, opium, lavements, purgatifs, vésicatoires volants, douches, cautères à l'eau chaude, frictions stimulantes.

RÉVULSIFS cutanés, I, 132, 317 (voy. *Sinapismes*).

RHUBARBE (teinture de), formule, II, 728.

RHUMATISME articulaire. *Traitement*, II, 122; indications, II, 122; — médication et résumé, II, 129; — *Répertoire* : antiphlogistiques, aconit, poudre de James, sulfate de quinine, poudre de Dower, farine de seigle, liniment de chloroforme.

ROUGEOLE. *Traitement*, III, 298; prophylaxie, III, 298; — isolement, soufre, vin d'Huxham et oxymel scillitique, belladone, inoculation. — *Traitement de la rougeole simple*, III, 301; — pendant la durée de l'exanthème, III, 301; — indications, III, 301; — médications, III, 301; — *Répertoire* : boissons, hygiène; — médication symptomatique; — pendant la convalescence, III, 303; — hygiène, purgatifs; ** *Traitement des complications*, III, 304; — pendant l'éruption, III, 304; — pendant la convalescence, III, 310; — résumé, III, 310.

S

SAIGNÉE (procédé opératoire), I, 75 (voy. *Émissions sanguines*).

SALSEPAREILLE, II, 84.

SANGSUES (application des), I, 73; — siége de l'application, I, 73; — hémorrhagie, moyens d'y remédier, I, 73, — inflammation, remèdes, I, 74; — accidents nerveux, remèdes, I, 74 (voy. *Émissions sanguines*).

SCARIFICATION de l'épiglotte, I, 387.

SCARLATINE. *Traitement*, III, 208; — prophylaxie, III, 208; — belladone. *Traitement de la scarlatine simple*, III, 211; — pendant la durée de l'exanthème, III, 211; — indications, III, 211; — examen des médications, III, 211; — *Ré-*

pertoire : antiphlogistiques, purgatifs, diaphorétiques, hygiène; — pendant la convalescence, III, 212; — *Traitement des complications*, III, 213; — scarlatine ataxique, traitement, III, 217; — Résumé, III, 222.

SCROFULE. Traitement (voy. *Tuberculisation*).

SERPENTAIRE de Virginie, tisane (formule), III, 215.

* SINAPISMES (précautions pour l'application des), II, 478.

SOUFRE (poudre de), II, 85; — (formule), II, 649; — iodure de soufre, pommade, II, 100.

SPASME de la glotte (voy. *Convulsions internes*).

STERNUTATOIRES, I, 315.

STIBIÉE (pommade), III, 524.

STOMATITE. *Traitement*, I, 202; — indications, I, 202; — médication, I, 202; — *Répertoire* : hygiène de la bouche, I, 202; — gargarismes, chlorure de chaux, émissions sanguines, chlorate de potasse, manière de nettoyer la bouche et de la cautériser, collutoire de chlorure de chaux; — Résumé, I, 203.

STRYCHNINE (contre-indication), I, 182, II, 591.

SUDORIFIQUES, II, 228.

SULFATE de cuivre, I, 309; — de quinine, I, 138, I, 151, I, 504; — effets physiologiques, doses et mode d'administration, II, 723.

** SULFURE de potasse, I, 308, III, 523.

T

TANNATE de plomb (pommade de), formule, I, 445.

* TANNIN (pilules de tannin et d'opium), I, 762.

* TARTRATE de potasse avec le nitre (formule), II, 728; III, 216.

THÉRAPEUTIQUE (remarques générales), I, 59.

* THORACENTÈSE dans la pleurésie, I, 586.

TONIQUE (médication), III, 425.

* TRACHÉO-BRONCHITE. *Traitement*, I, 488, 490; — indications, I, 488; — médications, I, 488; — *Répertoire* : hydrochlorate d'ammoniaque, kermès, poudre de soufre; — Résumé de la forme légère, I, 489; — Résumé de la forme grave, I, 490.

** TRACHÉOTOMIE dans le croup, I, 323; — procédé opératoire, I, 323; —

accidents pendant l'opération, I, 326; — traitement après l'opération, I, 328; — accidents consécutifs, I, 329; — pronostic de l'opération, I, 331; — laryngo-trachéotomie, I, 332; — canules et dilatateurs, I, 335; — traitement topique, I, 336; — indications et contre-indications de l'opération, I, 337.

* TRACHÉOTOMIE dans la laryngite, suite de brûlure de la glotte, I, 387; — * dans le coryza, I, 188.

** TUBERCULISATION. *Traitement*, III, 410; — prophylaxie, III, 410; — hygiène, III, 410; — *Répertoire : nourriture, air, exercice, lotions et bains, vêtements, préservatifs thérapeutiques, traitement hygiénique dans les cas d'affections cutanées ou glandulaires chronïques, III, 415; — traitement des maladies qui peuvent être l'origine de la tuberculisation, III, 417; — Traitement curatif*, III, 418; — indications, III, 418; — médications, III, 420; — *Répertoire* : iode, iodure de fer, mercure, or, antimoine, eaux minérales, inoculation de la variole, révulsifs, changement de climat, médication tonique, fer, huile de morue, noyer, bains toniques, bains de soufre et de potasse, hygiène, exercice, digitale, émissions sanguines, purgatifs; — *Traitement des symptômes*, III, 429; — *Répertoire :* agaric, élixir de Haller, acétate de plomb, toniques — Traitement des formes de la tuberculisation, II, 430.

V

* VACCINE. *Traitement*, III, 118; — du vaccin, III, 118; — récolte et conservation du vaccin, III, 119; — des sujets qui fournissent ou reçoivent le vaccin, III, 122; — renouvellement du vaccin, III, 124; — vaccination, III, 124; — opportunité de la vaccination, III, 124; — procédé, III, 126.

VALÉRIANE, II, 590, 598.

VARIOLE. *Traitement*, III, 88; — indications, III, 88; — médications, III, 88; — prophylaxie, séquestration, III, 88; inoculation, III, 89; — Traitement de l'éruption, III, 89; — doit-on chercher à déterminer l'avortement des pustules? III, 89; — doit-on chercher à favoriser le développement des pustules? III, 90; — Examen des médications qui atténuent l'éruption, III, 91; — *Répertoire :* saignée, éméto-cathartiques, vaccination, affusions froides, frictions, teinture d'iode, cautérisation au nitrate d'argent, emplâtres et onguents mercuriels.— Moyens qui favorisent le développement de l'éruption, III, 97; — *Répertoire :* bains chauds, bains de vapeur, sudorifiques, pédiluves, sinapismes, vésicatoires. — *Traitement des varioles simples*, III, 97. *Traitement des complications*, III, 99; — Résumé, III, 101.

VÉSICATOIRES. Indications et contre-indications, I, 70; mode d'application, I, 71, — précautions, I, 71; — pansement, I, 72; — Traitement de l'inflammation causée par les vésicatoires, I, 72.

VÊTEMENTS dans la deuxième enfance, III, 414.

* VIANDE crue (son usage dans la diarrhée), I, 764.

VOMITIFS, I, 314, 502; II, 652.

W

* WILDEGG (eau de), II, 128.

Z

ZINC (oxyde de), II, 489, 590, 650, — (pommade d'oxyde de), formule, II, 83.